CLINICAL THINKING IN
DIAGNOSIS AND
TREATMENT OF
BACTERIAL AND FUNGAL INFECTIONS
A Case Study Approach

细菌和真菌感染
诊治能力训练
病例剖析与临床思维

主　编

胡必杰　潘　珏　金文婷　马玉燕

副主编

高晓东　黄英男　张　尧　姚雨濛　苏　逸　周春妹

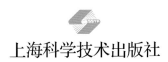

上海科学技术出版社

图书在版编目（ＣＩＰ）数据

细菌和真菌感染诊治能力训练 ： 病例剖析与临床思
维 / 胡必杰等主编. -- 上海 ： 上海科学技术出版社，
2021.1(2024.3重印)
　　ISBN 978-7-5478-5203-3

　　Ⅰ．①细… Ⅱ．①胡… Ⅲ．①细菌病－诊疗②真菌病
－诊疗 Ⅳ．①R51

中国版本图书馆CIP数据核字(2021)第003514号

细菌和真菌感染诊治能力训练：病例剖析与临床思维

主编　胡必杰　潘　珏　金文婷　马玉燕

副主编　高晓东　黄英男　张　尧　姚雨濛　苏　逸　周春妹

上海世纪出版(集团)有限公司
上海科学技术出版社　出版、发行
（上海市闵行区号景路159弄A座9F-10F）
邮政编码 201101　　www.sstp.cn
上海雅昌艺术印刷有限公司印刷
开本 889×1194　1/16　印张 46.25
字数 1900千字
2021年1月第1版　2024年3月第4次印刷
ISBN 978-7-5478-5203-3 / R·2235
定价：248.00元

内 容 提 要

感染病是全球公共卫生面临的严峻挑战，重症感染和耐药菌感染是临床诊治的难题。提升对疑难细菌、真菌感染的诊治水平是目前感染病学专业的发展方向，也是对从事感染病相关工作的医务工作者的基本要求。

本书选择复旦大学附属中山医院感染病科临床实践中的113例疑难、复杂细菌、真菌感染病例，按症状将其归类，通过对诊治过程的梳理，展现细菌、真菌感染的疾病演变过程及对应的临床诊疗思路。本书以临床诊疗过程为主线，以病原微生物判断为核心，融合国内外感染病相关最新指南、前沿技术编写。编者对病例的梳理和分析突出了"感染病科-医院感染管理科-微生物实验室"三位一体和多学科团队共同参与感染病诊治的最新理念，使本书临床视角别具一格。本书编写形式新颖，要点清晰、突出，可读性、趣味性、实用性兼备，对于临床医师，尤其是经常处理感染病的住院医师和低年资主治医师以及临床微生物专家而言，具有非常重要的临床指导意义。

本书适合感染科医师以及从事感染病相关工作的临床工作者研读，以帮助其强化感染病临床诊疗思维训练，从而提高对疾病的诊断及治疗能力。同时，本书也适合内科、外科、妇产科、急诊科、肿瘤科等其他感染病相关临床科室医师借鉴、参考。

编 者 名 单

主 编

胡必杰　潘　珏　金文婷　马玉燕

副主编

高晓东　黄英男　张　尧　姚雨濛　苏　逸　周春妹

学术秘书

李　冰　钱奕亦　陈　翔　鲍　容

编　者

（按姓氏拼音排序）

鲍　容·复旦大学附属中山医院检验科微生物实验室

蔡思诗·复旦大学附属中山医院感染病科

陈　翔·复旦大学附属中山医院医院感染管理科

陈璋璋·复旦大学附属中山医院药剂科

崔扬文·复旦大学附属中山医院医院感染管理科

单玉璋·复旦大学附属中山医院检验科微生物实验室

高晓东·复旦大学附属中山医院医院感染管理科

胡必杰·复旦大学附属中山医院感染病科、医院感染管理科

黄　鹤·复旦大学附属中山医院检验科微生物实验室

黄声雷·复旦大学附属中山医院检验科微生物实验室

黄小强·南方医科大学附属小榄医院医院感染管理科

黄英男·复旦大学附属中山医院感染病科

贾漫琳·复旦大学附属中山医院检验科微生物实验室

金文婷·复旦大学附属中山医院感染病科

李　冰·复旦大学附属中山医院感染病科

李　娜·复旦大学附属中山医院感染病科

林佳冰·复旦大学附属中山医院医院感染管理科

刘海霞·复旦大学附属中山医院感染病科

骆　煜·复旦大学附属中山医院感染病科

马　艳·复旦大学附属中山医院检验科微生物实验室

马玉燕·复旦大学附属中山医院感染病科

米宏霏·复旦大学附属中山医院厦门医院院感质控科

缪　青·复旦大学附属中山医院感染病科

潘　珏·复旦大学附属中山医院感染病科

钱奕亦·复旦大学附属中山医院感染病科

沈佳瑾·复旦大学附属中山医院检验科微生物实验室

沈　燕·复旦大学附属中山医院医院感染管理科

史庆丰·复旦大学附属中山医院医院感染管理科

苏　逸·复旦大学附属中山医院感染病科

孙　伟·复旦大学附属中山医院医院感染管理科

王萌冉·复旦大学附属中山医院感染病科

王青青·复旦大学附属中山医院感染病科

王苏珍·复旦大学附属中山医院检验科微生物实验室

姚雨濛·复旦大学附属中山医院感染病科

袁　征·复旦大学附属中山医院护理部

张　尧·复旦大学附属中山医院感染病科

张羽仪·复旦大学附属中山医院检验科微生物实验室

周春妹·复旦大学附属中山医院检验科微生物实验室

周昭彦·复旦大学附属中山医院检验科微生物实验室

序

新型冠状病毒肺炎疫情更新了人们对大规模传染病的记忆与认知，也促使人们重新审视感染病防治的重要性。在感染病领域，传染病只是一小部分，远不能代表感染病学。目前，我国感染病的诊疗仍有较多不足，主要表现为治疗病种单一、病原学诊断滞后、细菌与真菌感染诊治能力不足和抗菌药物应用经验欠缺等。为此，复旦大学附属中山医院感染病科于5年前即进行了"顶层设计"，将诊疗病种与国际接轨，关注包括呼吸、消化、心血管、泌尿、中枢神经、骨与关节、皮肤软组织等器官、系统的细菌和真菌感染，旨在解决病因复杂、难治且耐药的感染难题。

微生物耐药是全球公共卫生领域的重大挑战，是导致公共卫生经济负担加重的主要原因，也是各国广泛关注的世界性难题。2010年世界卫生组织（WHO）敲响了遏制细菌耐药的警钟。2015年WHO确立并发布了控制细菌耐药全球行动计划的5项目标，并将每年11月的第3周定为"世界提高抗菌药物认识周"。2017年WHO发布了对人类健康威胁最大的12类超级细菌名单。我国也越来越重视耐药菌的诊治和防控，印发了《遏制细菌耐药国家行动计划（2016—2020年）》，并于2020年11月，由国家卫生健康委员会抗菌药物临床应用与耐药评价专家委员会发布《遏制耐药，中国在行动（Ⅱ）》宣传视频并开展系列活动，旨在提高我国合理使用抗微生物药物的意识和水平，钟南山院士、胡必杰教授等10余位专家参与此项目并积极推广。立足国情，复旦大学附属中山医院作为上海市院内感染质控中心的主要构成单位，在推动上海市科学预防医院感染和遏制细菌耐药的工作中积极行动，取得了显著成绩，连续10年被评为上海市优秀医疗质量控制中心。

随着遏制细菌耐药工作的不断开展，国家卫生健康委员会提出了"医疗机构要加强管理技术支撑体系的建设，加大临床医师、药师、微生物检验人员和管理人员培训，逐步建立涵盖感染性疾病诊疗、疑难疾病会诊、医院感染控制、抗菌药物应用管理等相关内容的诊疗体系"的更高要求。为了响应国家号召，复旦大学附属中山医院于2004年率先建立感染病科，并于2015年开设以收治细菌和真菌感染病为主的感染病科的独立住院病房，既满足了复杂难治感染的诊疗需求，又推动了医院抗菌药物应用和管理队伍"专业化、精准化"发展。复旦大学附属中山医院感染团队在国内首创了"感染病科-医院感染管理科-微生物实验室"三位一体的运行模式，联合检验、药理实验基地引进先进的分子诊断技术，开展多学科协作，实现快速、精准的病原学甄别及诊断，实现"个体化循证诊、治、防多维度推进"。复旦大学附属中山医院感染团队正逐步实现组建时的愿景——成为与国际先进水平同步、国内领先的疑难复杂感染病的专业诊疗团队，并有力推动国内综合性医院感染病学科的升级、发展。

"感染病科故事多"，感染病的成功诊治，需要医务人员具有流行病学、影像学、病原微生物学、抗感染药物学等多领域的知识和技能，以及先进的病原学检验技术如分子诊断技术的应用，更离不开扎实的内科学功底和正确的临床诊疗思维。此前，胡必杰教授曾带领团队编写《上海中山感染探案：疑难病例临床思维》一书，通过对32个真实病例找出感染元凶的过程抽丝剥茧，展现了高水平临床思维，启发了临床医师、检验技师和临床药师的诊疗思维，出版后受到业界的广泛关注、喜爱和传阅，并被评为"2018中国感控10大事件"之一。今天，我得知《细菌和真菌感染诊治能力训练：病例剖析与临床思维》即将出版，深感欣喜。本书由复旦大学附属中山医院感染病科、医院感染管理科、微生物实验室、临床药学以及护理团队共同编写，参考国内外最新指南，从诊、治、防、护多层面深度剖析每个病例，充分展示了感染病临床诊治过程的复杂和艰难，不仅体现出团队在临床实践中缜密的临床思维，更反映了复旦大学附属中山医院感染病科这个年轻团队紧跟国际主流步伐的创新理念。本书的出版，必将极大地丰富和更新读者对感染病的认知。

国家高度重视综合性医院感染病诊疗管理，正加强推动感染病临床医学研究中心的建设，新形势下的感染病学科建设与发展将进入"3.0"时代，即全面关注感染病的诊断、治疗和预防控制。希望本书继续加深医务人员在感染病的病原学诊断、鉴别诊断、抗菌药物应用和科学管理等方面的认识，同时发挥一定的科普作用，促使人们重新审视感染病防治的未来。

樊 嘉
中国科学院院士
复旦大学附属中山医院院长
2020年12月

前　言

　　2020年新型冠状病毒肺炎（简称新冠肺炎，COVID-19）疫情全球大暴发，再次让人类感受到感染病的巨大威力，不少国家出现经济停摆，生活秩序遭到严重影响。虽然新冠肺炎这只"黑天鹅"仍在肆虐，但最新研究显示，人们翘首期盼的"黑天鹅"终结者——新冠病毒疫苗已经取得重大进展，攻克新冠肺炎可望成为现实。相比之下，感染病中的"灰犀牛"——耐药菌感染、免疫抑制宿主感染、医院获得性感染，更值得临床高度关注。2019年全球十大死亡原因中感染病占3项，并且也是导致包括脑血管病、慢性阻塞性肺疾病、糖尿病、阿尔茨海默病等在内的其他7项疾病加重或引发患者死亡的重要原因。世界卫生组织（WHO）告诫，如果不采取措施，预计2050年全球每年将有1 000万人死于耐药菌感染。

　　改善感染病预后的关键是早期、快速、准确地明确感染病原体，采用敏感、有效的抗感染药物进行治疗。随着人口老龄化的加剧，肿瘤放疗、化疗和免疫治疗以及器官移植患者的增多，侵入性操作和植入物的广泛应用，抗菌药物、糖皮质激素和免疫抑制剂的广泛使用，感染病的疾病谱发生了改变，病原谱随之变迁，疑难复杂感染的比例显著增加。在处置疑似感染病的工作中，临床医生常需面临一系列问题：这是感染病吗？感染部位在哪里？感染的可能病原体是什么？采集何种微生物标本、选择何种检验方法做病原学检查？实验室检出的微生物是感染、定植还是污染微生物？明明是感染病，为何病原学检查阴性？如何制订抗感染方案？需要联合用药吗？会是多重耐药菌感染吗？这些问题考验的不仅是临床医生对感染病相关知识的掌握情况，更重要的是其临床诊疗思维和综合处置能力，尤其是在多轮经验性抗感染治疗失败、病原体迟迟不能明确，临床面临巨大压力时。

　　与经典的传染病相比，细菌和真菌感染具有发病率高、疾病和病原体种类繁多、治疗药物复杂等特点。数以百计的病原体可以侵犯人体几乎所有的器官、组织，虽然对应的抗感染药物同样种类繁多，但病原体对药物的敏感性差异巨大且耐药性在不断增加。同时，我国医疗机构内的感染病科正处于转型期，很多医院缺乏对细菌及真菌感染和抗菌药物应用比较精通的感染病专家。

2016年国家卫生和计划生育委员会印发《关于提高二级以上综合医院细菌真菌感染诊疗能力的通知》，并与国家发展和改革委员会、科学技术部、国家食品药品监督管理总局、国家中医药管理局等14部门联合制定了《遏制细菌耐药国家行动计划（2016—2020年）》，要求加强二级以上综合医院细菌、真菌感染诊疗能力建设，减少抗菌药物不合理使用及耐药菌的产生。2020年7月，国家卫生健康委员会再次发布《关于持续做好抗菌药物临床应用管理工作的通知》，特别强调提高感染病诊疗水平，首先要加强感染病科建设；要求二级以上综合医院按照规定设立感染病科，并在2020年底前设立以收治细菌、真菌感染为主要疾病的感染病区或医疗组；要将收治细菌、真菌感染病的能力以及抗菌药物临床应用管理作为感染病科建设的重要内容；强化感染病科医务人员培训，进一步提高专业技能。

复旦大学附属中山医院感染病科响应国家号召，积极建设与国际接轨的、重点关注细菌、真菌感染诊治的"3.0"版感染病科；创新建立了"感染病科-医院感染管理科-微生物实验室"三位一体的"大感染"模式；将微生物检测、感染病诊断治疗和感染防控有机结合，联合感染专科临床药师，实现快速、精准的病原体评估并尽早进行目标性治疗，有力促进了感染病诊治能力的提升，受到业界的肯定和好评。2017年起，我们收集、整理了感染病科收治的疑难、复杂感染或酷似感染的案例，将疾病发展过程、检查情况、鉴别诊断思路、治疗经过等进行梳理，真实还原了整个临床诊治过程，每周一例发表在SIFIC感染官微的"中山感染探案"栏目中，激发了不少医务人员对细菌、真菌感染知识学习和诊疗思维训练的热情和积极性。为了便于大家学习，我们挑选近两年收治的113个疑难、复杂、能给临床启发的病例进行深度剖析，编写了这本《细菌和真菌感染诊治能力训练：病例剖析与临床思维》。

本书编写团队成员主要为复旦大学附属中山医院感染病科和医院感染管理科的医生和护士、微生物检验技师、抗菌药物专业临床药师等，各位编者从病原学诊断、精准治疗、防控、护理等多个层面深度剖析每个案例，并将相关感染的国际或国内最新临床诊治指南摘编在附录中，方便读者快速了解相关疾病诊治的最新进展。希望本书能为提升我国临床工作者的细菌和真菌感染诊治能力、面对微生物检验结果的思辨能力、抗菌药物合理应用能力、感染病防控能力作出贡献。

编　者

2020年12月

常用术语缩写词
英汉对照

缩写词	英文全称	中文全称
AAV	antineutrophil cytoplasmic antibody (ANCA)-associated glomerulonephritis	抗中性粒细胞胞质抗体（ANCA）相关性血管炎
AB	actual bicarbonate	实际碳酸氢盐
ABPA	allergic broncho-pulmonary aspergillosis	变应性支气管肺曲霉病
ABPP	allergic broncho-pulmonary pseudallescheria	变应性支气管肺假阿利什菌病
ACE	angiotensin converting enzyme	血管紧张素转化酶
ACL	anticardiolipin	抗心磷脂抗体
ACR	American College of Rheumatology	美国风湿病学会
ACS	acute coronary syndrome	急性冠状动脉综合征
ACT	artemisinin-combination therapy	联合药物治疗
ACTH	adrenocorticotropic hormone	促肾上腺皮质激素
ADA	adenosine deaminase	腺苷脱氨酶
ADH	antidiuretic hormone	抗利尿激素
AFP	α-fetoprotein	甲胎蛋白
AIDS	acquired immunodeficiency syndrome	获得性免疫缺陷综合征
Alb	albumin	血浆白蛋白
ALIS	amikacin liposome inhalation suspension	阿米卡星脂质体雾化吸入混悬液
ALP	alkaline phosphatase	碱性磷酸酶
ALT	alanine aminotransferase	丙氨酸氨基转移酶
AmB	amphotericin B	两性霉素B
ANA	antinuclear antibody	抗核抗体
ANCA	antineutrophil cytoplasmic antibody	抗中性粒细胞胞质抗体
APTT	activated partial thromboplastin time	活化部分凝血活酶时间
AQP4	aquaporin-4	水通道蛋白4
ARDS	acute respiratory distress syndrome	急性呼吸窘迫综合征

（续表）

缩写词	英文全称	中文全称
ASO	anti-streptolysin O	抗链球菌溶血素O
AST	aspartate aminotransferase	天门冬氨酸氨基转移酶
ATD	antithyroid drug	抗甲状腺药物
ATS	American Thoracic Society	美国胸科学会
AUC	area under the curve	曲线下面积
BALF	bronchoalveolar lavage fluid	支气管肺泡灌洗液
BE	base excess	碱剩余
BNP	brain natriuretic peptide	脑钠肽
BP	blood pressure	血压
BSI	blood stream infection	血流感染
BTS	British Thoracic Society	英国胸科学会
BUN	blood urea nitrogen	血尿素氮
C3	C3	补体成分3
C4	C4	补体成分4
Ca	calcium	钙
CA12-5	cancer antigen 12-5	癌抗原12-5
CA15-3	cancer antigen 15-3	癌抗原15-3
CA19-9	carbohydrate antigen 19-9	糖类抗原19-9
CA50	carbohydrate antigen 50	糖类抗原50
CA72-4	carbohydrate antigen 72-4	糖类抗原72-4
CA-MRSA	community acquired methicillin-susceptible staphylococcus aureus	社区获得性耐甲氧西林金黄色葡萄球菌
CAP	community acquired pneumonia	社区获得性肺炎
CCP	cyclic citrullinated peptide	环瓜氨酸
CCPA	chronic cavitary pulmonary aspergillosis	慢性空洞性肺曲霉病
CD	Crohn disease	克罗恩病
CDC	Center for Disease Control and Prevention	疾病预防控制中心
CDFI	color doppler flow imaging	彩色多普勒血流成像
CEA	carcinoembryonic antigen	癌胚抗原
CFPA	chronic fibrosing pulmonary aspergillosis	慢性纤维型肺曲霉病
CFT	complement fixation test	补体结合试验
CIFRS	chronic invasive fungal rhinosinusitis	慢性侵袭性真菌性鼻窦炎
CK	creatine kinase	肌酸激酶
CK-MB	creatine kinase isoenzyme MB	肌酸激酶同工酶MB
CK-MM	creatine kinase isoenzyme MM	肌酸激酶同工酶MM

（续表）

缩写词	英文全称	中文全称
Cl	chlorine	氯
CL	cutaneous lymphoma	皮肤淋巴瘤
CLSI	Clinical and Laboratory Standards Institute	美国临床和实验室标准协会
CMR	cardiovascular magnetic resonance	心脏磁共振
CMV	cytomegalovirus	人类疱疹病毒5型/巨细胞病毒
CNS	central nervous system	中枢神经系统
CPA	chronic pulmonary aspergillosis	慢性肺曲霉病
Cr	creatinine	肌酐
CRP	C-reactive protein	C反应蛋白
CSF	cerebrospinal fluid	脑脊液
CSS	Churg-Strauss syndrome	Churg-Strauss综合征
CT	computed tomography	计算机体层扫描
CTA	computed tomography angiography	计算机体层血管成像
CTLA-4	cytotoxic T-lymphocyte-associated antigen-4	细胞毒T细胞相关抗原-4
c-TNT	cardiac troponin T	肌钙蛋白T
CYFRA21-1	cyto-keratin 19 fragment antigen 21-1	细胞角质蛋白19片段抗原21-1
DBIL	direct bilirubin	直接胆红素
DDI	donor derived infection	供者来源的微生物感染
DDTB	donor derived tuberculosis	供者来源结核感染
DNA	deoxyribonucleic acid	脱氧核糖核酸
dsDNA	double-stranded DNA	双链脱氧核糖核酸
DWI	diffusion weighted imaging	弥散加权成像
EBUS-TBNA	endobronchial ultrasound-guided transbronchial needle aspiration	经支气管镜针吸活检
EBV	Epstein-Barr virus	EB病毒
ECMM	European Confederation of Medical Mycology	欧洲医学真菌学联盟
ECMO	extracorporeal membrane oxygenation	体外膜肺氧合
EFTR	endoscopic full-thickness resection	内镜下全层切除术
eGFR	estimated glomerular filtration rate	肾小球滤过率估计值
EGPA	eosinophilic granulomatosis with polyangiitis	嗜酸性肉芽肿性多血管炎
EIM	extraintestinal manifestation	肠外表现
ELISA	enzyme linked immunosorbent assay	酶联免疫吸附测定
ENA	extractable nuclear antigen	可提取核抗原
ENKTL	extranodal NK/T-cell lymphoma	NK/T细胞淋巴瘤
ENT	ear, nose and throat	耳鼻喉

（续表）

缩写词	英文全称	中文全称
EOS	eosinophilic granulocyte	嗜酸性粒细胞
EPBD	endoscopic papillary balloon dilation	内镜下十二指肠乳头球囊扩张术
ERS	European Respiratory Society	欧洲呼吸病学会
ESBL	extended spectrum β lactamase	超广谱 β-内酰胺酶
ESCMID	European Society of Clinical Microbiology and Infections Diseases	欧洲临床微生物与感染病学会
ESR	erythrocyte sedimentation rate	红细胞沉降率
EUCAST	European Committee on Antimicrobial Susceptibility Testing	欧洲药物敏感试验委员会
EUS	endoscopic ultrasonography	超声内镜
EVAR	endovascularaneurysm repair	血管内动脉瘤修复
FDA	Food and Drug Administration	美国食品与药物监督管理局
FDG	fluorodeoxyglucose	氟代脱氧葡萄糖
Fib	fibrinogen	纤维蛋白原
FiO_2	fractional concentration of inspired oxygen	吸入气氧浓度
FLAIR	fluid attenuated inversion recovery	液体抑制反转恢复
FT_3	free triiodothyronine	游离三碘甲腺原氨酸
FT_4	free thyroxine	游离甲状腺素
FUO	fever of unknown origin	不明原因发热
GAS	group A streptococcus	A组链球菌
GBM	glomerular basement membrane	肾小球基底膜
GCA	giant cell arteritis	巨细胞动脉炎
GFAP	glial fibrillary acidic protein	胶质细胞原纤维酸性蛋白
GFR	glomerular filtration rate	肾小球滤过率
Glb	globulin	球蛋白
GM试验	galactomannan antigen test	半乳甘露聚糖抗原试验
GPA	granulomatosis with polyangiitis	肉芽肿性多血管炎
G试验	β-D-glucan test	β-D-葡聚糖试验
HAdv	human adenovirus	人类腺病毒
HAV	hepatitis A virus	甲型肝炎病毒
Hb	hemoglobin	血红蛋白
HbA_1C	glycosylated hemoglobin	糖化血红蛋白
HBV	hepatitis B virus	乙型肝炎病毒
HCAI	health care associated infection	医疗保健相关感染
HCT	hematopoietic stem cell transplant	造血干细胞移植
HCV	hepatitis C virus	丙型肝炎病毒

缩写词	英文全称	中文全称
HEV	hepatitis E virus	戊型肝炎病毒
HFRS	hemorrhagic fever with renal syndrome	出血热肾病综合征
HHV	human herpes virus	人类疱疹病毒
HIV	human immunodeficiency virus	人类免疫缺陷病毒
HLA-B27	human leukocyte antigen complex-B27	人类白细胞抗原B27
HLH	hemophagocytic lymphohistiocytosis	噬血细胞综合征
HR	heart rate	心率
HRCT	high resolution CT	高分辨率CT
hsCRP	high-sensitivity C-reactive protein	超敏C反应蛋白
HSV	herpes simplex virus	单纯疱疹病毒
IBD	inflammatory bowel disease	炎症性肠病
ICPI	immune checkpoint inhibitor	免疫检查点抑制剂
IDSA	Infectious Diseases Society of America	美国感染病学会
IE	infectious endocarditis	感染性心内膜炎
IFA	immunofluorescence	免疫荧光
IFN	interferon	干扰素
IgA	immunoglobulin A	免疫球蛋白A
IgE	immunoglobulin E	免疫球蛋白E
IgG	immunoglobulin G	免疫球蛋白G
IgM	immunoglobulin M	免疫球蛋白M
IGRA	interferon-gamma release assay	γ-干扰素释放试验
IL-10	interleukin-10	白细胞介素-10
IL-2R	interleukin-2 receptor	白细胞介素-2受体
IL-6	interleukin-6	白细胞介素-6
IM	infectious mononucleosis	传染性单核细胞增多症
INR	international normalized ratio	国际标准化比值
IPA	invasive pulmonary aspergillosis	侵袭性肺曲霉病
irAE	immune related adverse events	免疫相关不良反应
K	potassium	钾
KLA	Klebsiella pneumoniae liver abscess	肺炎克雷伯菌性肝脓肿
L	lymphocyte	淋巴细胞
LAD	left anterior descending branch	左前降支
LDH	lactate dehydrogenase	乳酸脱氢酶
LSG	laparoscopic sleeve gastrectomy	腹腔镜下袖状胃切除术

（续表）

缩写词	英文全称	中文全称
LVEF	left ventricular ejection fraction	左心室射血分数
M	monocyte	单核细胞
MAA	mycoticaortic aneurysm	真菌性动脉瘤
MAC	mycobacterium avium-intracellular complex	鸟-胞内分枝杆菌复合群
MALDI-TOF MS	matrix-assisted laser desorption ionization-time of flight mass spectrometer	基质辅助激光解吸飞行时间质谱仪
MDR-TB	multidrug resistant tuberculosis	耐多药结核病
MDT	multiple disciplinary team	多学科会诊
MEITL	monomorphic epitheliotropic intestinal T-cell lymphoma	肠单形性亲上皮性T细胞淋巴瘤
MIC	minimum inhibitory concentration	最低抑菌浓度
MIF	microimmunofluorescence	微量免疫荧光法
mNGS	metagenomic next-generation sequencing	宏基因二代测序
MOG	myelin oligodendroglia glycoprotein	髓鞘寡突胶质糖蛋白
MPA	microscopic polyangitis	显微镜下多血管炎
MPO	myeloperoxidase	髓过氧化物酶
MPP	mycoplasma pneumoniae pneumonia	肺炎支原体肺炎
MRA	magnetic resonance angiography	磁共振血管成像
MRCP	magnetic resonance cholangiopancreatography	磁共振胰胆管成像
MRI	magnetic resonance imaging	磁共振成像
MRSA	methicillin-resistant staphylococcus aureus	耐甲氧西林金黄色葡萄球菌
MSSA	methicillin-susceptible staphylococcus aureus	甲氧西林敏感金黄色葡萄球菌
MT	malignant tumor	恶性肿瘤
N	neutrophil	中性粒细胞
Na	sodium	钠
NAP	neutrophil alkaline phosphatase	中性粒细胞碱性磷酸酶
NBTE	nonbacterial thrombotic endocarditis	非细菌性血栓性心内膜炎
NICE	National Institute for Health and Care Excellence	英国国家卫生与保健评价研究院
NIID	noninfectious inflammatory disease	非感染性炎症性疾病
NMOSD	neuromyelitis optica spectrum disorders	视神经脊髓炎谱系疾病
NPE	neurogenic pulmonary edema	神经源性肺水肿
NSAID	non-steroidal arotiinflammatory drug	非甾体抗炎药
NSE	neuron specific enolase	神经元特异性烯醇化酶
NSTI	necrotizing soft tissue infection	坏死性软组织感染
NTM	nontuberculosis mycobacteria	非结核分枝杆菌
NTM-PD	nontuberculous mycobacterial pulmonary disease	非结核分枝杆菌肺病

（续表）

缩写词	英文全称	中文全称
NT-proBNP	N-terminal pro brain natriuretic peptide	氨基末端脑钠肽前体
NVE	natural valve endocarditis	天然瓣膜心内膜炎
OCT	optical coherence tomography	光学相干断层成像
P	pulse	脉搏
P	phosphorus	磷
PaCO$_2$	partial pressure of carbon dioxide in arterial blood	动脉血二氧化碳分压
PaO$_2$	arterial partial pressure of oxygen	动脉血氧分压
PAS	periodic acid Schiff	过碘酸希夫
PCLBCL-LT	primary cutaneous diffuse large B-cell lymphoma, leg type	原发性皮肤弥漫性大 B 细胞淋巴瘤（腿型）
PCO$_2$	partial pressure of carbon dioxide	血二氧化碳分压
PCP	pneumocystis carinii pneumonia	卡氏肺孢子菌肺炎
PCR	polymerase chain reaction	聚合酶链反应
PCT	procalcitonin	降钙素原
PD-1	programmed cell death-1	细胞程序性死亡受体-1
PD-L1	programmed cell death-ligand 1	细胞程序性死亡受体配体-1
PEEP	positive end expiratory pressure	呼气末正压
PET/CT	positron emission tomography and computed tomography	正电子发射计算机体层显像
PG	pyoderma gangrenosum	坏疽性脓皮病
pH	pondus hydrogenii	酸碱值
PID	pelvic inflammatory disease	盆腔炎
PJP	pneumocystis jirovecii pneumonia	耶氏肺孢子菌肺炎
PLCH	pulmonary Langerhans cell histiocytosis	肺朗格汉斯细胞组织细胞增生症
PLT	platelet	血小板
PM	Penicillium marneffei	马尔尼菲青霉菌
PO$_2$	partial pressure of oxygen	血氧分压
PPD	purified protein derivative	纯蛋白衍化物
PR3	proteinase 3	蛋白酶 3
Pro	protein	蛋白质
proGRP	progastrin-releasing peptide	胃泌素释放肽前体
PSA	prostate specific antigen	前列腺特异性抗原
PSRA	post-streptococcal reactive arthritis	链球菌感染后反应性关节炎
PT	prothrombin time	凝血酶原时间
PVE	prosthetic valve endocarditis	人工瓣膜心内膜炎
R	respiration	呼吸

（续表）

缩写词	英文全称	中文全称
RBC	red blood cell	红细胞
RCA	right coronary artery	右冠状动脉
RCT	randomized controlled trial	随机对照试验
RDD	Rosai-Dorfman disease	Rosai-Dorfman病
RF	rheumatoid factor	类风湿因子
RGM	rapidly growing mycobacteria	快速生长型分枝杆菌
RLV	renal limited vasculitis	局限性肾血管炎
RNFL	retinal nerve fibre layer	视网膜神经纤维层
ROSE	rapid on site evaluation	细针穿刺涂片
RPC	relapsing polychondritis	复发性多软骨炎
RPR	rapid plasma regain	快速血浆反应素
RR-TB	rifampicin resistant tuberculosis	利福平耐药结核病
RV	residual volume	残气量
SAA	serum amyloid A	血清淀粉样蛋白A
SAB	staphylococcus aureus bacteremia	金黄色葡萄球菌菌血症
SAIA	subacute invasive aspergillosis	亚急性侵袭性曲霉病
SaO_2	oxygen saturation in arterial blood	动脉血氧饱和度
SAT	serum agglutination test	血清凝集试验
SB	standard bicarbonate	标准碳酸氢盐
SCC	squamous cancinoma-associated antigen	鳞状细胞癌相关抗原
SDA	Sabouraud's dextrose agar	沙氏葡萄糖琼脂
SF	serum ferritin	血清铁蛋白
SFTS	sever fever with thrombocytopenia syndrome	发热伴血小板降低综合征
SGM	slowly growing mycobacteria	缓慢生长型分枝杆菌
SICU	surgical intensive care unit	外科重症监护病房
SIMV	synchronized intermittent mandatory ventilation	同步间歇指令通气
SIS-E	the Surgical Infection Society Europe	欧洲外科感染协会
SLE	systemic lupus erythematosus	系统性红斑狼疮
SOT	solid organ transplantation	实体器官移植
SpO_2	percutaneous arterial oxygen saturation	经皮动脉血氧饱和度
SSTI	skin and soft tissue infection	皮肤软组织感染
SUV	standard uptake value	标准摄取值
SUV_{max}	maximam standard uptake value	最大标准摄取值
T	temperature	温度

（续表）

缩写词	英文全称	中文全称
T_1WI	T_1 weighted image	T_1加权成像
T_3	3,5,3′ triiodothyronine	三碘甲腺原氨酸
T_4	thyroxine	甲状腺素
TBB	transbronchial biopsy	经支气管镜活检术
TBIL	total bilirubin	总胆红素
TBLB	transbronchial lung biopsy	经支气管镜肺活检术
TBM	tuberculosis meningitis	结核性脑膜炎
TBNA	transbronchial needle aspiration	经支气管针吸活检术
TEE	transesophageal echocardiography	经食管超声心动图
TEN	toxic epidermal necrolysis	中毒性表皮坏死松解症
TG	triacylglycerol	三酰甘油
TG	thyroglobulin	甲状腺球蛋白
TGAb	thyroglobulin antibody	甲状腺球蛋白抗体
TM	Talaromyces marneffei	马尔尼菲篮状菌
T_{max}	maximum temperature	最高温度
TMP-SMX	trimethoprim-sulfamethoxazole	复方磺胺甲噁唑
TNF	tumor necrosis factor	肿瘤坏死因子
TOA	tubo-ovarian abscess	输卵管卵巢脓肿
TPOAb	thyroid peroxidase antibody	甲状腺过氧化物酶抗体
TPPA	treponema pallidum particle assay	梅毒螺旋体颗粒凝集试验
TRAb	thyroid stimulating hormone receptor antibody	促甲状腺激素受体抗体
TSH	thyroid stimulating hormone	促甲状腺素
T-SPOT.TB	T-cell spot of tuberculosis	结核分枝杆菌特异性T细胞斑点试验
TT	thrombin time	凝血酶时间
TTE	transthoracic echocardiography	经胸超声心动图
UA	uric acid	尿酸
UAT	urinary antigen test	尿抗原检测
UC	ulcerative colitis	溃疡性结肠炎
UCB	unconjugated bilirubin	非结合胆红素
VEP	visual evoked potential	视觉诱发电位
VSD	vacuum sealing drainage	负压真空密闭引流
Vt	tidal volume	潮气量
vWF	von Willebrand factor	血管性假血友病因子
VZV	Varicella-Zoster virus	水痘-带状疱疹病毒

（续表）

缩写词	英文全称	中文全称
WBC	white blood cell	白细胞
WSES	the World Society of Emergency Surgery	世界急诊外科协会
XGR-GNB	extensively drug resistant gram negative bacilli	广泛耐药革兰阴性杆菌
Xpert MTB/RIF	Xpert MTB/RIF	利福平耐药实时荧光定量核酸扩增技术
^{18}F-FDG	^{18}F-fluorodeoxyglucose	^{18}F-氟代脱氧葡萄糖
γ-GT	γ-glutamyl transferase	γ-谷氨酰转肽酶

目　录

第五章 · **发热伴脓肿或皮疹**

附录

第一章
发　热

作者·王萌冉　金文婷　马玉燕
审阅·胡必杰　潘　珏

病例 1　妙龄女子频发热，罪魁祸首竟是它

病史简介

女性，28岁，安徽人，2016-08-31收入复旦大学附属中山医院感染病科。

■ 主诉

发热10天。

■ 现病史

1. 患者2016-08-21在广东出差时无明显诱因出现发热，T_{max} 39.3℃，开始时每日有2次热峰，分别在凌晨4时和下午4时左右，每次发热持续约半小时，自服布洛芬后体温可降至正常，伴有畏寒，无明显寒战、咳嗽、咳痰、腹痛、腹泻、头痛、盗汗等。

2. 2016-08-22在惠州某医院查血常规：WBC $5.6×10^9$/L，N% 68%。考虑病毒感染可能，予利巴韦林治疗，体温不退。2016-08-24复查血常规：WBC $3.9×10^9$/L，N% 74.2%；ESR 15 mm/h；PCT < 0.5 ng/mL；甲型和乙型流感病毒抗原筛查试验均阴性；胸片未见明显异常。遂停用利巴韦林，予热毒宁治疗。

3. 2016-08-28因仍发热，至合肥某三甲医院就诊，查血常规：WBC $6.04×10^9$/L，N% 75.7%；CRP 25.51 mg/L；外周血涂片未检出疟原虫。予头孢替安2.0 g bid抗感染治疗。

4. 2016-08-29复旦大学附属中山医院急诊就诊，查血常规：WBC $6.87×10^9$/L，N% 67.6%；CRP 23.5 mg/L；PCT 0.12 ng/mL；尿常规：RBC 40/HP，WBC阴性；G试验 < 10；甲状腺功能：T_3 1.8 nmol/L，T_4 136.8 nmol/L，TSH 1.12 IU/mL；抗CCP抗体 < 7.0 U/mL；胸部CT未见明显异常；腹部CT平扫示回盲部周围淋巴结肿大，脾稍大（图1-1）；肠镜检查见回盲瓣口黏膜充血、水肿，病理检查提示黏膜慢性炎症。予头孢吡肟（2 g qd）+莫西沙星（0.4 g qd）抗感染治疗，热峰较前

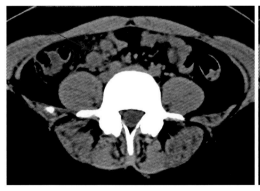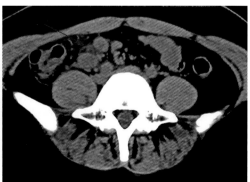

图1-1　2016-08-30腹部CT平扫

下降。为进一步诊疗，2016-08-31 收入感染病科。

5. 患病以来患者精神、胃纳、睡眠可，大小便无特殊，体重无明显改变。

▇ 既往史及个人史

否认高血压、糖尿病等慢性病史；否认结核、肝炎等传染病史。患者为办公室工作人员，未婚，否认疫区接触史，否认生食石蟹、蝲蛄或食用醉虾、醉蟹史，否认家禽、家畜或霉变物质接触史。

· 入院检查 ·

▇ 体格检查

1. T 36.5℃，P 72次/分，R 20次/分，BP 113/86 mmHg。

2. 全身皮肤无皮疹及瘀点、瘀斑。双肺呼吸音清，未闻及明显啰音。腹平软，无压痛、反跳痛。

▇ 实验室检查

1. 血常规：Hb 117 g/L，WBC 5.64×10^9/L，N% 62.2%，PLT 168×10^9/L。

2. 凝血功能：PT 14.8 s，INR 1.27，D-D二聚体 2.33 mg/L。

3. 炎症标志物：hsCRP 43.4 mg/L，ESR 24 mm/h，PCT 0.09 ng/mL。

4. 肿瘤标志物：CA12-5 51.1 U/mL，其余肿瘤标志物均阴性。

5. ANA、ANCA、抗GBM抗体、自身抗体、补体均阴性。

6. 生化：ALT/AST 61/42 U/L，Alb 36 g/L，Cr 46 μmol/L。

7. 血隐球菌荚膜抗原、肺炎支原体抗体、呼吸道病原体九联检查、G试验均阴性。

8. 血培养：需氧菌、厌氧菌、真菌和分枝杆菌瓶均阴性。

9. T-SPOT.TB：A/B 0/0。

10. 心肌标志物：c-TNT < 0.003 ng/mL，NT-proBNP 50.3 pg/mL。

11. 尿常规：RBC阳性，WBC阴性。

12. 粪常规：粪隐血（+/-）。

▇ 辅助检查

1. 2016-09-01心电图：正常。

2. 2016-09-02超声心动图：各瓣膜区未见明确赘生物附着。

· 临床分析 ·

▇ 病史特点

患者为青年女性，间断发热，无明显寒战、咳嗽、咳痰、腹痛、腹泻等伴随症状，一般情况良好。多次查血常规未见明显异常，粪隐血阳性；炎症标志物轻度升高，T-SPOT.TB、自身抗体、肿瘤标志物均阴性；胸部影像学检查未见明显异常；超声心动图未见明显瓣膜赘生物；腹盆腔CT提示回盲部多发肿大淋巴结；肠镜检查见回盲瓣口黏膜充血、水肿，病理提示黏膜慢性炎症。

▇ 诊断分析

1. 肠道感染性疾病。

• 肠结核：回盲部是常见的累及部位，常表现为非特异性慢性腹痛，可出现发热、盗汗、厌食、乏力、体重下降、腹泻与便秘交替、便血等，部分患者可扪及右下腹包块。肠镜多表现为末端回肠、升结肠多发溃疡灶，部分呈典型环状溃疡，周边可见黏膜增生，表面附有脓苔；病理检查可见干酪样坏死等。本病例病程较短，主要表现为发热，无明显腹痛、腹泻，查T-SPOT.TB阴性，肠镜检查及病理报告仅见黏膜慢性炎症，支持证据不足。

• 其他肠道感染：病原体包括其他细菌（如嗜盐弧菌、致病性大肠埃希菌、沙门菌、志贺菌、弯曲菌）、病毒、真菌、寄生虫（如阿米巴）等。急性发作时可有发热、腹痛、腹泻、便血等，可通过粪培养、组织活检及培养等手段明确诊断。除志贺菌累及乙状结肠和直肠较多见外，其他病原体的常见累及部位也是回盲部。复旦大学附属中山医院急诊使用抗生素治疗后患者体温有所下降，但因同时使用了退热药物，所以尚难判定抗感染治疗是否有效。相应的病原学检查对确定或排除诊断比较重要。

2. 非感染性肠道疾病：主要是炎症性肠病，包括溃疡性结肠炎和克罗恩病。

• 溃疡性结肠炎：可有轻度全身性中毒症状，炎症标志物可以正常或轻度升高；肠镜可见全肠弥漫性充血、水肿、糜烂、溃疡、易出血，溃疡表面覆白苔，病理检查可见炎性渗出、坏死性肉芽肿、溃疡存在。

• 克罗恩病：与溃疡性结肠炎有相似的临床表现，特征为无肉眼可见的出血、肛周疾病和瘘管形成，肠镜活检可见回肠炎、局灶性炎症和肉芽肿等。

本例患者无明显腹痛、腹泻症状，肠镜表现及病理检查亦不支持。

3. 非肠道疾病引起的发热：虽然本例患者有粪隐血阳性，肠镜检查见回盲瓣口黏膜充血、水肿，但无腹痛、腹泻，体格检查全腹平软，无压痛和反跳痛，需要考虑发热与肠道疾病无关的可能性，即定位不明的发热原因待查。定位不明的发热原因待查中，感染性疾病包括布鲁菌病、传染性单核细胞增多症、疟疾、感染性心内膜炎等，非感染性疾病包括结缔组织病、肿瘤（包括淋巴瘤、白血病）和其他疾病（如亚急性甲状腺炎）等。

进一步检查、诊治过程和治疗反应

1. 2016-08-31 考虑患者发热原因不明，暂停使用抗感染药物，观察热型。

2. 2016-09-02 腹盆部增强CT：回盲部周围多发淋巴结肿大，脾稍大，肝小囊肿，盆腔少许积液（图1-2）。

3. 2016-09-04 复查炎症标志物：CRP有所下降，ESR与前相仿（图1-3、图1-4）。

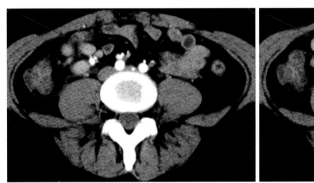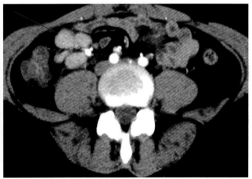

图1-2 2016-09-02患者腹盆部增强CT

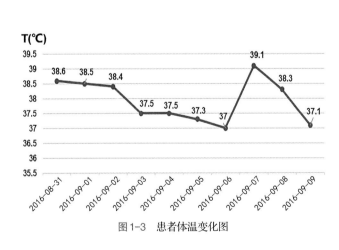

图1-3 患者体温变化图

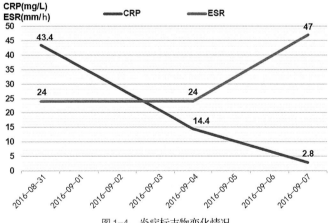

图1-4 炎症标志物变化情况

4. 2016-09-07 肠镜检查：回盲瓣口见黏膜充血、水肿，无糜烂、出血，未见溃疡，余无异常发现，于回盲瓣处取活检（图1-5）。肠镜检查后当天，患者出现发热伴腹泻，建议其再次行血培养，但患者拒绝。考虑为活检后引起的一过性菌血症，病原体为肠道革兰阴性杆菌和厌氧菌可能大，予拉氧头孢（2 g，q12 h）抗感染治疗，很快患者体温明显下降，腹泻好转。

5. 2016-09-09 肠镜病理：（回盲瓣）黏膜慢性炎症。患者体温正常，停用抗感染治疗后，予出院。

6. 2016-09-12 晚间患者再次出现发热，T_{max} 40℃，再次收入感染病科。查血常规：WBC 7.06×10^9/L，N% 74.3%；CRP 34.1 mg/L；再次完善血培养。予头孢曲松2 g+莫西沙星0.4 g抗感染治疗。

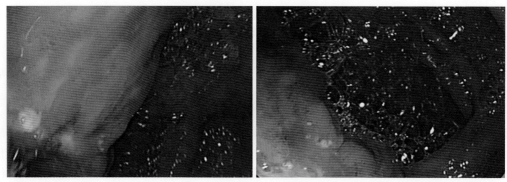

图1-5 2016-09-07肠镜检查

7. 2016-09-13患者热峰较前升高，T_{max} 41℃。血培养结果回报：伤寒沙门菌（图1-6）。调整药物为头孢曲松（2 g，静脉滴注，qd）+环丙沙星（0.2 g，静脉滴注，q12 h）抗感染治疗。次日患者体温高峰下降至38.7℃，治疗3天后体温转平（图1-7、图1-8）。

项目			结果
血培养涂片-革兰阴性杆菌			阳性
血培养报阳瓶数			同时五瓶
血培养仪报警时间			10 h
2016-09-12 19：12			
伤寒沙门菌	阳性		
		结果	MIC/RAD
头孢他啶		S敏感	≤1
氨苄西林		S敏感	≤4
复方新诺明（SXT）		S敏感	≤0.5/9.5
氯霉素		S敏感	≤4
左氧氟沙星LVX		S敏感	≤1

图1-6 2016-09-13血培养阳性结果

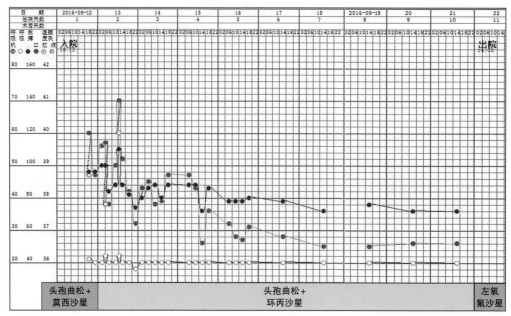

图1-7 体温变化情况

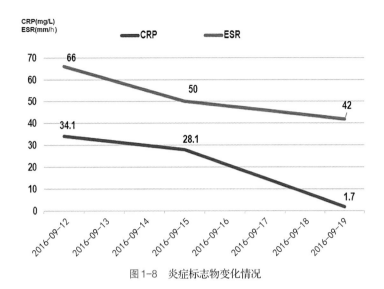

图1-8 炎症标志物变化情况

8. 2016-09-22患者出院，续用左氧氟沙星（0.4 g，口服，qd）治疗6天。

最后诊断与诊断依据

最后诊断

伤寒。

诊断依据

患者为青年女性，反复发热长达3周，血常规白细胞不升高，炎症标志物（ESR和CPR）轻度升高，粪隐血阳性，腹部和盆腔CT提示回盲部多发肿大淋巴结，肠镜检查见回盲瓣口黏膜充血、水肿，第二代头孢菌素治疗效果不佳。患者虽然无明显腹痛、腹泻，但血培养结果为伤寒沙门菌，予头孢曲松+喹诺酮类治疗后体温很快降至正常，炎症标志物也显著下降，故伤寒诊断可明确。

经验与体会

1. 伤寒是由伤寒沙门菌引起的感染性疾病，大多数是由于摄入了被该菌污染的食物或饮用水。伤寒典型表现为起病第1周出现逐步上升（阶梯式）的发热和菌血症，可有畏寒，但寒战较为罕见；第2周出现腹痛以及躯干和腹部淡红色斑疹（玫瑰疹）；第3周可出现回盲部派尔集合淋巴结淋巴滤泡增生以及肝、脾肿大，肠道出血、穿孔，继发性菌血症和腹膜炎等。胃肠道表现可为腹泻、便秘、腹痛、腹胀和便血等。实验室检查可提示贫血、血白细胞减少和肝功能异常。伤寒的确诊有赖于微生物检验，可从血液、粪便、玫瑰疹、十二指肠内容物或骨髓中培养出伤寒沙门菌。

2. 伤寒曾是我国常见感染性疾病。随着经济发展、对食品卫生的重视和防病意识提高，伤寒的发病率大幅度下降，在一些地区甚至成为少见病，导致临床医生对伤寒的诊断能力下降。同时，由于疾病早期抗菌药物的使用，伤寒的发病过程和临床表现也越来越不典型，经典的玫瑰疹和相对缓脉在临床上并不多见，更影响了临床医生对本病的早期诊断和针对性抗感染治疗。本例第1次住院时血培养阴性，可能与入院前使用过头孢吡肟+氟喹诺酮类药物有关。对于原因不明的发热且抗感染治疗有效而停药后发热反复者，尤其是疫区或热带地区旅游归来者，即使没有腹痛、腹泻等肠道症状，鉴别诊断时也应考虑伤寒的可能性。对于疑似病例，应积极做粪培养和血培养。本例患者首次入院肠镜检查后出现的发热及腹泻，有可能是伤寒沙门菌在机体再次活动的表现，但患者发热时拒绝血培养，错过了一次诊断病原体的时机。

3. 伤寒沙门菌对多种抗菌药物敏感。本例体外药物敏感试验显示，病原菌对受试的第三代头孢菌素、氨苄西林、复方磺胺甲噁唑、氟喹诺酮类药物均敏感。由于再次入院时患者体温高达41℃，而且是起病后第3周，为了快速控制病情，避免肠穿孔等并发症出现，临床选用第三代头孢菌素（头孢曲松）联合氟喹诺酮类（环丙沙星）静脉滴注，症状很快控制，后转门诊改口服治疗，获得满意的治疗效果。本案例诊治过程再次证明，积极开展病原学检查对于制订精准抗感染治疗方案和改善感染性疾病预后具有重要意义。

参考文献

[1] Crump JA, Siölund-karlsson M, Gordon MA, et al. Epidemiology, clinical presentation, laboratory diagnosis, antimicrobial resistance, and antimicrobial management of invasive salmonella infections[J]. Clin Microbio Rev, 2015, 28(4): 901–937.

[2] Korzeniewskl K, Gawel B, Krankowska D, et al. Fever of unknown origin in returning travelers[J]. Int Marit Health, 2015, 66(2): 77–83.

[3] Thwaites GE, Day NPJ. Approach to fever in the returning traveler[J]. N Engl J Med, 2017, 376(6): 548–560.

病例 2 产后高热，原因扑朔迷离：感染病还是血液病？

作者·苏　逸　金文婷　马玉燕
审阅·胡必杰　潘　珏

病史简介

女性，31岁，江苏人，2018-03-14收入复旦大学附属中山医院感染病科。

■ 主诉

发热35天。

■ 现病史

1. 患者2018-02-08（剖宫产后3天）起出现发热，T 37.4℃，伴咳嗽、咳少量白痰、畏寒、乏力，无恶心、呕吐、腹痛、腹泻、咽痛、头痛、盗汗等不适，予退热处理后体温可降至正常。2018-02-11当地医院查血常规：WBC $3.5×10^9$/L，N% 61.4%，Hb 76 g/L，PLT $82×10^9$/L；ESR 49 mm/h，CRP 35.2 mg/L；凝血功能、自身抗体、TORCH筛查、EB病毒抗体、类风湿因子、免疫球蛋白和补体、抗人球蛋白试验（Coombs试验）等均未见明显异常。因血细胞下降转至血液科，2018-02-15查骨髓穿刺涂片未见原始细胞；骨髓流式细胞学检查无明确提示。予头孢哌酮/舒巴坦抗感染治疗（方案不详）后仍有发热，体温波动于37～38℃。

2. 2018-02-22患者胸部出现皮疹，色红、点状、不高于皮面，压之不褪色，伴瘙痒，疹间皮肤正常，之后皮疹向背部、四肢扩散。当地皮肤科考虑"病毒感染"可能，予外用药治疗。2018-02-25皮疹完全消退，体温转平，未再发热。

3. 2018-03-02患者再次出现发热，T_{max} 40℃，自服"退热药"后体温稍降，仍高热，T_{max}仍达40.0℃。2018-03-09查WBC $4.3×10^9$/L，N% 52.7%，RBC $3.25×10^{12}$/L，Hb 94 g/L，PLT $78×10^9$/L；ESR 58 mm/h；CRP 57.4 mg/L；TG 3.81 mmol/L。2018-03-11复查WBC $2.2×10^9$/L，N% 58.6%，Hb 84 g/L，PLT $80×10^9$/L；T-SPOT.TB：A/B 8/15。2018-03-12复查骨髓穿刺，涂片提示：① 粒系成熟滞缓；② 红系增生旺盛；③ 噬血细胞可见，1%。2018-03-13 PET/CT：两侧颌下、腋下、胰腺周围数枚淋巴结（部分轻度增大）伴氟代脱氧葡萄糖（fluorodeoxyglucose, FDG）摄取进行性明显增高；颌下见数枚淋巴结，最大者位于左侧，大小为1.2 cm×1.3 cm，最大标准摄取值（maximum standard uptake value, SUV_{max}）16.3；胰腺周围见数枚淋巴结，最大者直径约1.0 cm，SUV_{max} 16.6；肝脏及脾脏明显增大，肝右前叶上段轻度低密度灶伴FDG摄取进行性升高，脾脏FDG摄取未见明显升高；全身诸骨髓FDG摄取略升高。综合上述情况，考虑感染性疾病可能，血液系统病变（包括淋巴瘤）不除外，建议转上级医院进一步就诊。

4. 2018-03-13至复旦大学附属中山医院急诊，查WBC $2.78×10^9$/L，Hb 81 g/L，PLT $78×10^9$/L；CRP 59.7 mg/L；PCT 0.25 ng/mL。2018-03-14收入感染病科。

■ 既往史及个人史

患者孕7月时曾发现贫血，未经诊治。否认其他慢性病史。

入院检查

■ 体格检查

1. T 40.4℃，P 108次/分，R 22次/分，BP 95/65 mmHg。

2. 神志清，全身皮肤未见皮疹，浅表淋巴结未触及肿大，心肺未及异常，肝肋下2 cm，脾肋下2 cm。神经系统检查未见异常。

实验室检查

1. 血常规：WBC 2.82×10^9/L，N% 65.2%，PLT 91×10^9/L，RBC 2.89×10^{12}/L，Hb 80 g/L。

2. 炎症标志物：ESR 28 mm/h，CRP 63.9 mg/L，PCT 0.22 ng/mL。

3. 生化：肝肾功能均正常，Alb 30 g/L，TG 3.08 mmol/L，铁蛋白 1 415.0 ng/mL。

4. 细胞因子：TNF 11.7 pg/mL，IL-2R > 7 500 U/mL，IL-642.0 pg/mL，IL-10 > 1 000 pg/mL。

5. 免疫球蛋白和补体：IgG 8.51 g/L，IgA 0.61 g/L，IgM 0.48 g/L，IgE 57 IU/mL，IgG4 0.12 g/L，C3 1.31 g/L，C4 0.24 g/L，血 β_2 微球蛋白 3.99 mg/L，κ 轻链、λ 轻链阴性。

6. EBV DNA：阴性。

7. 血隐球菌荚膜抗原阴性，T-SPOT.TB：A/B 0/0。

8. 多次血培养均阴性。

9. 自身抗体、甲状腺功能、肿瘤标志物均正常。

10. 凝血功能：PT 14.1 s，INR 1.23，TT 13.3 s，APTT 30.6 s，Fib 652 mg/dL，D-D 二聚体 0.58 mg/L。

临床分析

病史特点

患者为年轻女性，剖宫产后，发热 1 个月余，体温曾有好转，近期高热超过 1 周，有肝、脾肿大、全血细胞减少，骨髓涂片见噬血现象，血生化检查示三酰甘油、铁蛋白升高，血纤维蛋白原降低，需要考虑噬血细胞综合征（hemophagocytic lymphohistiocytosis, HLH）可能，原因从以下几个方面分析。

诊断分析

1. 原发性 HLH：为常染色体或性染色体隐性遗传病。根据缺陷基因特点分为家族性 HLH、免疫缺陷综合征相关 HLH 及 EB 病毒驱动 HLH，需行基因检测明确诊断。

2. 继发性 HLH：由感染、肿瘤、风湿性疾病等多种病因启动免疫系统的活化机制所引起的一种反应性疾病。少见病因如妊娠、药物、器官移植等也可诱发。

3. 其他疾病引起的发热。

- 感染性疾病：发热待查中，感染性疾病约占 1/3，其中最常见的包括结核病、布鲁菌病、伤寒、黑热病等。患者胸部 CT 未见典型结核感染病灶，T-SPOT.TB 示 A/B 0/0，无生牛羊肉接触史，无玫瑰疹、腹泻、相对缓脉，无白蛉叮咬史，入院后可完善痰涂片 + 培养、布鲁菌抗体、血培养、血涂片找寄生虫等进一步检查，寻找依据。

- 血液系统恶性肿瘤：患者为青年女性，有反复高热，伴全血细胞减少、肝脾肿大、淋巴结肿大，常规抗感染效果不佳，需考虑血液系统恶性肿瘤，尤其是淋巴瘤可能。入院后需进一步完善骨髓穿刺 + 活检、淋巴结活检，必要时肝脾穿刺活检以明确诊断。

- 成人 Still 病：育龄期女性，反复高热伴肝脾肿大，曾有一过性皮疹，抗感染效果不佳，需考虑成人 Still 病可能。但患者无咽痛、关节痛、肝功能损害等表现，支持依据不足，且成人 Still 病为排他性诊断，入院后可重复骨髓穿刺 + 活检等检查进一步除外其他疾病。

- 其他：如实体肿瘤或亚急性甲状腺炎等也会引起发热，但患者入院时所查甲状腺功能及抗体均正常，PET/CT 未见实体肿瘤，可排除。

进一步检查、诊治过程和治疗反应

1. 2018-03-14 产科会诊：腹部伤口愈合可，妇科检查无特殊。经阴道超声：子宫腔少量积液，双侧附件、盆腔未见异常。血液科会诊：全血细胞轻度减少，PET/CT 见数枚轻度肿大淋巴结伴 SUV 增高，脾脏肿大但 SUV 不高，骨髓穿刺示吞噬性组织细胞 1%，考虑发热待查，目前结果暂不支持 HLH；建议重复骨髓穿刺 + 活检，查染色体、流式筛查，随访外周血象。

2. 2018-03-14 下午患者出现高热，T 40.4℃，伴大汗。行血培养后予甲泼尼龙（20 mg，静脉滴注）对症处理；夜间仍高热，予以地塞米松（5 mg，静脉注射）及非甾体抗炎药（non-steroidal antiinflammatory drug, NSAID）治疗后热退。

3. 2018-03-15 风湿科会诊：无风湿性疾病依据。骨髓穿刺 + 活检：综合初步血报告，回报"感染证据不足"。予以甲泼尼龙（40 mg，静脉滴注，qd）治疗，同时予以丙种球蛋白（20 g，静脉滴注，qd×5天）治疗。

4. 2018-03-16骨髓活检初步报告：造血组织轻度增生，三系均可见到，造血组织反应性增生可能大，造血组织中见少量核深染细胞，待免疫组化结果。电话联系血液科实验室，骨髓涂片口头报告血液系统疾病证据不足，但组织细胞易见，偶有噬血现象。血液科再次会诊：考虑HLH不能除外。根据会诊意见，予以地塞米松（15 mg，静脉注射，qd）治疗，同时予以米诺环素抗感染治疗。但患者仍高热，需用NSAID才能退热。

5. 2018-03-16为进一步寻找发热原因，根据外院PET/CT结果（颌下淋巴结SUV最高），尝试行颌下淋巴结穿刺活检。但超声示左侧颌下见淋巴结，大者10 mm×4 mm，不宜穿刺。

6. 2018-03-19骨髓涂片（2018-03-15采集）结果回报：骨髓增生活跃，骨髓象中粒系增生尚活跃，伴成熟障碍及核浆发育不一致；红系增生明显活跃，有小细胞、低色素改变，能见母子核、花瓣核、出芽核、脱核迟缓；巨核系增生明显活跃，血小板少见；另外，涂片中组织细胞易见，部分可见噬血现象。骨髓活检（2018-03-15采集）：造血组织反应性改变（图2-1、图2-2）。

表现	（一）骨髓片 1. 取材、涂片良好，骨髓小粒可见。2. 骨髓有核细胞增生活跃，G/E=0.6/1，比例倒置。3. 粒系增生尚活跃，伴成熟障碍，部分幼稚阶段粒细胞有轻度核浆发育不一致。4. 红系增生明显活跃，以中、晚幼红细胞为主，有核小、浆少改变，能见母子核、花瓣核、出芽核、脱核迟缓。成熟红细胞大小不一，中央淡染区扩大，能见异形红细胞。5. 全片找到巨核细胞571只，以成熟颗粒巨核细胞为主，能见产板巨核细胞，片中血小板散在少见。6. 另外片中组织细胞易见，部分可见噬血现象。涂抹细胞易见。（二）血片分类以中性分叶核粒细胞为主，单核细胞比例偏高。成熟红细胞轻度大小不一。（三）碱性磷酸酶染色NAP积分：55分，（-）50%，（+）45%，（++）5%。（四）铁染色：外铁（+/-），内铁（+）80%，（-）20%。
诊断	骨髓增生活跃，骨髓象中粒系增生尚活跃，伴成熟障碍及核浆发育不一致；红系增生明显活跃，有小细胞、低色素改变，能见母子核、花瓣核、出芽核、脱核迟缓；巨核系增生明显活跃，血小板少见。另外涂片中组织细胞易见，部分可见噬血现象。请结合临床。

图2-1 2018-03-19骨髓涂片报告（2018-03-15采集）：部分可见噬血现象

巨检	灰黄色条索状组织2条，长均为0.5 cm，直径均为0.1 cm。
病理诊断	（骨髓）送检少量骨髓穿刺组织，骨髓造血组织与脂肪组织比约占60%，造血组织轻度增生，造血组织三系细胞均可见到，依据HE切片，造血组织反应性增生可能性大，因造血组织中散在少量核深染细胞，需进一步加做免疫组化检查以协助诊断。 2018-03-19补充报告： （骨髓）免疫组化结果显示，造血组织三系细胞均可见到，巨核系细胞轻度增生，约占骨髓有核细胞的4%，细胞形态及分布未见异常。有核红细胞约占骨髓有核细胞的30%，细胞数目稍减少，形态及分布未见异常。粒系细胞约占骨髓有核细胞的45%，细胞形态、数目及分布未见异常。淋巴细胞、浆细胞数目不增多，考虑造血组织反应性改变，请结合临床。 免疫组化（2018-N05143）：18S11033-001：CD5少数阳性，CD23阴性，CK（pan）阴性，CD235a阳性，MPO阳性，CD61巨核细胞阳性，CD68（KP1）组织细胞阳性，CD34阴性，CD20少数阳性，CD79a少数阳性，CD3少数阳性，CD56阴性，Cyclin-D1阴性，Ki-67 30%阳性，TdT阴性，CD138少数阳性，CD117少数阳性，Lysozyme阳性，κ个别阳性，λ个别阳性。 特殊染色：18S11033-001：网状纤维染色（MF-1），铁染色阴性，刚果红染色阴性。

图2-2 2018-03-19骨髓活检报告（2018-03-15采集）：造血组织反应性改变

7. 2018-03-19停地塞米松，改为甲泼尼龙（早80 mg、晚40 mg，静脉滴注）治疗。患者病情严重，发热未能控制，升级抗感染药物为亚胺培南（1 g，静脉滴注，q8 h），并进一步寻找发热原因。超声心动图：未见瓣膜赘生物，极少量心包积液。

8. 2018-03-20甲状腺、浅表淋巴结彩色多普勒超声：甲状腺双侧实性及囊实性占位，考虑良性病变；双侧颌下、双侧颈血管旁见数枚低回声区，右侧最大13 mm×6 mm，左侧最大11 mm×4 mm；双侧腹股沟区见数枚低回声区，右侧最大8 mm×3 mm，左侧最大8 mm×3 mm。上腹部MRI平扫+增强+DWI+MRCP：肝脾肿大，门静脉高压；肝右叶多发血管瘤或紫癜样病变可能（图2-3）。告知肝脾穿刺风险大，与家属沟通后，暂不行肝脾穿刺。

9. 2018-03-20外送血清寄生虫抗体全套、布鲁菌抗体、外周血微生物宏基因组二代测序（mNGS）检测。患者体温高峰似略有下降，甲泼尼龙加量至80 mg静脉滴注，q12 h（2018-03-20和2018-03-21）；后调整至80 mg静脉滴注、q8 h（2018-03-22和2018-03-23）。

10. 2018-03-21肝动脉CTA：肝脾肿大，门静脉高压；副肝右静脉；肝右叶多发血管瘤可能。据此除外血管栓塞引发肝脾肿大的可能。

11. 2018-03-22寄生虫抗体回报阴性，血mNGS未检测出明确致病病原体。血液科第3次会诊（特需专家）：① 考虑HLH可能性大；② 争取行颌下淋巴结活检；③ 积极抗感染；④ 针对HLH治疗。

12. 2018-03-23转血液科进一步治疗（图2-4）。

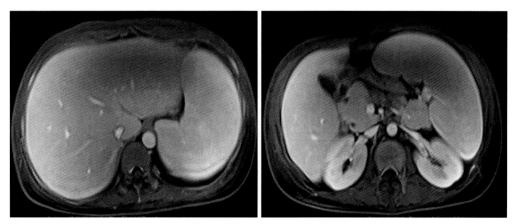

图2-3 2018-03-20腹部MRI：肝脾肿大（脾脏明显增大，超过中线）

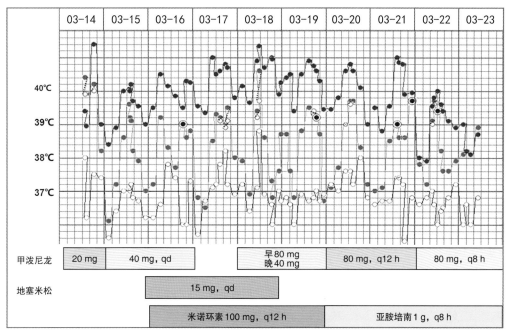

图2-4 2018-03-14起患者体温变化及用药情况

■ 转科后随访

1. 2018-03-24予地塞米松（5 mg，静脉注射，qd）治疗；万古霉素（1 g，静脉滴注，q12 h）联合头孢哌酮/舒巴坦（3 g，静脉滴注，q8 h）抗感染，患者仍有高热。查腹部超声：肝肋下斜切155 mm（肋下2指），剑突下纵切75 mm（2指），脾脏肋间切220 mm×65 mm平脐。

2. 2018-03-25起地塞米松增量至早10 mg、晚5 mg治疗，体温仍控制不佳。

3. 2018-03-29因患者情绪欠稳定，为除外中枢神经系统受累可能，行腰椎穿刺。脑脊液常规：无色，透明，蛋白定性（+/−），RBC 2/mm³，WBC 0/mm³，蛋白0.23 g/L，葡萄糖2.9 mmol/L，Cl 115.3 mmol/L，LDH 29 U/L，ADA 2 U/L。脑脊液涂片+培养：阴性。脑脊液找幼稚细胞：阴性。

4. 患者外院PET/CT提示胰腺高代谢病灶、肝脾肿大，建议脾穿刺或胰腺病灶穿刺明确诊断，但脾脏穿刺风险大，超声胃镜下胰腺细针穿刺活检组织少，诊断明确可能性小，与患者家属沟通后，暂不行脾穿刺及胰腺活检。

5. 2018-03-27反复与家属沟通后决定尝试环孢素、依托泊苷抗噬血治疗。予以环孢素A（150 mg，口服，q12 h），患者仍发热。2018-03-28加用依托泊苷（200 mg，静脉滴注，qd）抗噬血治疗，2018-03-29体温下降。

6. 2018-03-29考虑感染依据不足，抗感染治疗方案改为头孢米诺（2 g，静脉滴注，bid）。

7. 2018-04-01患者体温平。2018-04-02患者出院，继续予地塞米松（15 mg，qd，口服）联合依托泊苷（200 mg，口服，qw）和环孢素A（150 mg，口服，q12 h）治疗。

8. 2018-04-17外送疾病预防控制中心（以下简称疾控中心）布鲁菌抗体（2018-03-20送检）回报阴性，骨髓染色体未见异常。

9. 2018-04-21电话随访，地塞米松逐渐减量中，目前7.5 mg口服，qd。出院后患者体温平稳，一般情况可。当地复查血常规：WBC 2.9×10^9/L，Hb 104 g/L，PLT 240×10^9/L。患者无发热等不适，考虑噬血已控制，白细胞下降考虑可能由依托泊苷化疗引起（图2-5、表2-1）。

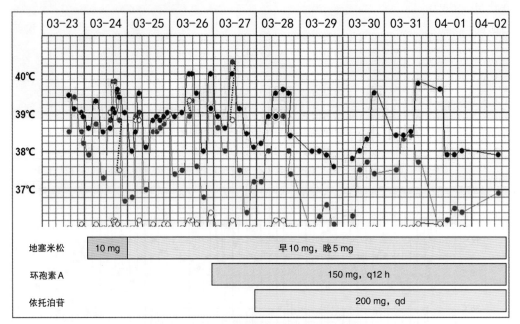

图2-5　2018-03-23起患者体温变化及用药情况

表2-1　住院期间患者血常规及炎症标志物数值变化

日期	WBC（$\times 10^9$/L）	Hb（g/L）	RBC（$\times 10^{12}$/L）	PLT（$\times 10^9$/L）	网织红细胞（%）	ESR（mm/h）	CRP（mg/L）	PCT（ng/mL）	IL-2R（U/mL）	铁蛋白（ng/mL）
03-14	2.82	80	2.89	91		28	63.9	0.22	>7 500	1 415
03-15	1.98	60	2.48	72		17	55.5			
03-16	2.45	63	2.25	74	3.4	20		0.16		
03-17	2.6	64	2.35	84	2.9	28	81.9	0.16	>7 500	1 058
03-18	2.15	60	2.16	91	3.2				>7 500	1 048
03-19	1.63	64	2.4	93	2.6	29	77.9	0.28	>7 500	1 768
03-20	2.8	60	2.24	101	2.9	28	63.1	0.22	>7 500	1 560
03-21	2.63	64	2.38	97	3.3					
03-22	3.15	69	2.53	108	3.4	26	56.6	0.20	>7 500	1 817
03-23	2.80	60	2.25	86	3.8	35		0.25		1 514
03-24	2.70	61	2.29	94	3.7		50.6			
03-30	4.35	67	2.57	81	2.2		26.0			
04-01	3.07	67	2.63	88			20.6	0.22		
04-14	2.7	84	2.83	345						
04-21	2.9	104	3.21	240						

最后诊断与诊断依据

最后诊断

噬血细胞综合征（妊娠继发性可能性大，肿瘤继发性不除外）。

诊断依据

患者为年轻女性，高热、肝脾肿大、血细胞三系减少、骨髓中找到噬血现象、三酰甘油升高、白细胞介素2受体升高、铁蛋白升高、纤维蛋白原降低，符合HLH诊断标准（HLH 2004年诊断标准）。患者抗感染治疗效果不佳，反复寻找感染病灶均阴性，反复自身抗体检查阴性，补体在正常范围，感染继发性和自身免疫性疾病继发性HLH可能小。患者外院PET/CT提示考虑肿瘤（淋巴瘤）可能，因无法行颈淋巴结及胰腺活检，肝、脾穿刺风险极大，肿瘤继发性HLH暂无明确依据，但亦不能除外。因目前暂未查及继发器质性病变依据，诊断考虑为噬血细胞综合征（妊娠继发性可能性大，肿瘤继发性不除外）。

经验与体会

1. HLH是一类由原发或继发性免疫异常导致的过度炎症反应综合征。这种免疫调节异常主要是淋巴细胞、单核细胞和巨噬细胞系统异常激活、增殖，分泌大量炎症细胞因子而引起的一系列炎症反应。临床以持续发热、肝脾肿大、全血细胞减少，以及骨髓、肝、脾、淋巴结出现噬血现象为主要特征。目前公认的HLH诊断标准由国际组织细胞协会于2004年修订，符合以下2条标准中的任何一条时可以诊断。

（1）分子诊断符合HLH：目前已知的HLH相关致病基因，如 *PRF1*、*UNC13D*、*STX11*、*STXBP2*、*Rab27a*、*LYST*、*SH2D1A*、*BIRC4*、*ITK*、*AP3β1*、*MAGT1*、*CD27* 等发生病理性突变。

（2）符合以下8条指标中的5条：① 发热：体温 > 38.5℃，持续时间 > 7天；② 脾大；③ 血细胞减少（累及外周血两系或三系）：血红蛋白 < 90 g/L，血小板 < 100×10⁹/L，中性粒细胞 < 1.0×10⁹/L且并非因骨髓造血功能减低所致；④ 高三酰甘油血症或低纤维蛋白原血症：三酰甘油 > 3 mmol/L或高于同年龄3个标准差，纤维蛋白原 < 1.5 g/L或低于同年龄3个标准差；⑤ 在骨髓、脾脏、肝脏或淋巴结里找到噬血细胞；⑥ 血清铁蛋白升高：铁蛋白 ≥ 500 μg/L；⑦ NK细胞活性降低或缺如；⑧ sCD25（可溶性白细胞介素-2受体）升高。噬血现象不是诊断HLH的充分必要条件。

2. 本例患者剖宫产后3天开始起病，严重感染证据和自身免疫性疾病证据均不足，考虑妊娠继发性HLH可能大。目前全球有文献报道的妊娠继发性HLH患者不超过30例，平均发病时间为孕20周左右，发热、铁蛋白升高及血细胞降低出现在所有妊娠继发性HLH患者中。噬血现象可发生在孕期（85%），也可发生在产后（15%），死亡率为15%，较非妊娠继发性HLH的死亡率（40% ~ 50%）低。若诊疗及时，预后较好。

3. HLH-2018专家共识中的治疗方案分两方面。首先是诱导缓解治疗，使用依托泊苷（VP-16）联合地塞米松。具体方案为依托泊苷第1 ~ 2周150 mg/m²、1周2次，第3 ~ 8周150 mg/m²、1周1次；地塞米松第1 ~ 2周10 mg/（m²·d），第3 ~ 4周5 mg/（m²·d），第5 ~ 6周2.5 mg/（m²·d），第7周1.25 mg/（m²·d），第8周减量至停药。其次为病因治疗，防止HLH复发。部分风湿免疫性疾病相关HLH和轻型HLH患者可在单纯应用糖皮质激素冲击治疗后获益，一些特殊病原体（如布鲁菌、利什曼原虫）感染患者可通过针对原发病治疗得以缓解，无需加用细胞毒药物及免疫调节药物。文献报道提示接受依托泊苷治疗的患者生存结局更好。本例患者起初对地塞米松治疗反应差，加用环孢素A、依托泊苷后发热迅速好转，考虑依托泊苷治疗效果好，近期随访体温平，也与妊娠继发性HLH预后相对较好相符合。

参考文献

[1] 嗜血细胞综合征中国专家联盟，中华医学会儿科学分会血液学组. 噬血细胞综合征诊治中国专家共识[J]. 中华医学杂志，2018，98（2）：91-95.

[2] Arca M, Fardet L, Galicier L, et al. Prognostic factors of early death in a cohort of 162 adult haemophagocytic syndrome: impact of triggering disease and early treatment with etoposide[J]. Br J Heamatol, 2015, 168: 63.

[3] Yildiz H, Vandercam B, Thissen X, et al. Hepatitis during pregnancy: a case of hemophagocytic lymphohistiocytosis[J]. Clin Res Hepatol Gastroenterol, 2017, 24: 1-7.

病例 3 体温此起彼伏，凶手竟是它，你漏掉了吗？

作者·王青青 马玉燕 金文婷 马艳
审阅·胡必杰 潘珏

· 病史简介 ·

男性，40岁，安徽人，2018-04-16收入复旦大学附属中山医院感染病科。

■ 主诉

反复发热4个月。

■ 现病史

1. 2018-01出现发热，T_{max} 38 ～ 39℃，体温常于中午开始上升，午夜后开始下降，可自行降至正常，发热时偶有双侧膝关节酸痛，偶有咳嗽，咳中等量白色黏痰，无寒战。2018-02-04当地医院查血常规：WBC 10.04×10^9/L，N% 82.81%，ESR 78 mm/h，CRP 62.2 mg/L，未行血培养；尿常规：隐血（++），蛋白及白细胞阴性；胸片：两肺纹理稍增多；腹部B超：胆囊息肉。考虑"支气管炎"，予头孢类抗生素（具体种类及剂量不详）静脉滴注，用药第2天体温平，静脉滴注1周后改为口服抗生素，6天后停药，停用抗生素3天后再次出现发热，发热规律同治疗前。

2. 2018-02-22转至上级医院，查血常规：WBC 9.36×10^9/L，N% 76.9%；ESR 63 mm/h，CRP 19.4 mg/L，PCT 0.29 ng/mL；肿瘤标志物、抗核抗体谱均阴性；腹部B超：脾脏轻度肿大；超声心动图：左心增大，左心室壁增厚，左心室舒张功能减低，二尖瓣轻度反流。予左氧氟沙星抗感染18天，用药第2天起体温平，停药后第2天再次出现发热，发热规律同治疗前。

3. 2018-03-14当地医院再次查WBC 8.69×10^9/L，N% 74.2%；ESR 48 mm/h，CRP 2.0 mg/L，PCT < 0.10 ng/mL；未行血培养；痰细菌、真菌培养阴性；T-SPOT.TB阴性；血管炎抗体谱5项未见异常；胸部CT：左肺散在少许纤维灶；骨髓涂片未见明显异常，未行活检。考虑患者发热待查，进一步完善正电子发射计算机断层显像（positron emission tomography-computed tomography，PET/CT）：脾脏及全身骨骼FDG代谢轻度增高；腹盆腔肠道结节状FDG代谢增高灶，考虑肠道炎症；左侧上颌窦炎，双肾多发结石，盆腔少量积液。予左氧氟沙星抗感染联合抗病毒治疗10天（具体方案不详），用药第2天体温平，停药后第2天再次出现发热。

4. 当地予中药治疗后无好转，仍有反复发热，规律同前，近半个月来每天均有发热。病程中患者精神尚可，饮食、睡眠无特殊，有便秘，每5天解1次大便，小便未见异常，体重下降10 kg。现为进一步治疗收入院。

■ 既往史及个人史

30年前曾因外伤导致右大腿脓肿，行手术切开引流，无后遗症。高血压史2年，血压控制可；糖尿病史2年，口服降糖药，监测空腹血糖 < 6 mmol/L。2018-01曾因牙齿断裂补牙，否认龋齿。

· 入院检查 ·

■ 体格检查

1. T 37.8℃，P 98次/分，R 20次/分，BP 118/83 mmHg。

2. 神志清楚，轻度贫血貌；全身淋巴结无肿大，皮肤、黏膜、甲床、睑结膜未见瘀斑、瘀点；伸舌左偏，左侧鼻唇沟变浅；心律齐，心率98次/分，二尖瓣听诊区闻及收缩期III级吹风样杂音；双肺未闻及干、湿啰音；腹平软，肠鸣音4次/分，无压痛；脑膜刺激征阴性，双下肢不肿。

■ 实验室检查

1. 血常规：WBC 11.02×10^9/L，N% 85.4%，Hb 95 g/L，PLT 311×10^9/L。

2. 炎症标志物：ESR 64 mm/h，hsCRP 56 mg/L，PCT 0.3 ng/mL。

3. 心肌标志物：c-TnT 0.058 ng/mL，CK-MB 0.57 ng/mL，NT-proBNP 1 795.0 pg/mL。

4. 肝、肾功能：ALT/AST 44/26 U/L，Cr 79 μmol/L。

5. 肺炎支原体抗体、呼吸道病原体九联检测、G试验：阴性。

6. T-SPOT.TB：A/B 0/0，血隐球菌荚膜抗原阴性。

7. 甲状腺功能、自身抗体、肿瘤标志物均阴性。

8. HbA$_1$C 6.2%。

9. 尿常规：蛋白阴性，红细胞阳性，白细胞阴性。

临床分析

■ 病史特点

患者为中年男性，反复发热4个月，伴随症状不明显，既往有糖尿病史，查体可闻及瓣膜杂音。多次查ESR、CRP升高，PCT正常，尿红细胞阳性，腹部B超提示脾大，外院超声心动图、PET/CT未明确提示感染灶。常规抗感染治疗有效，停抗感染药物后发热反复。无特殊接触史。

■ 诊断分析

发热原因考虑如下。

1. 感染性疾病。

• 感染性心内膜炎：多为亚急性起病，常发生于器质性心脏病患者中，多由链球菌感染引起，抗生素敏感，但往往因抗感染疗程不足而出现病情反复，临床上发热、寒战常见，可伴贫血、关节和肌肉疼痛、心功能不全、脏器栓塞表现。该患者反复发热，短期抗感染治疗有效，停用抗感染药物后复发，入院查体心脏杂音明显，虽外院超声心动图未见明确提示，仍考虑感染性心内膜炎（infectious endocarditis, IE）可能性大，可进一步行超声心动图、血培养以协助诊断。

• 结核感染：常累及肺部，也可累及淋巴结、肠道等；可有发热、盗汗、消瘦等全身表现，累及肠道时可出现腹痛、腹泻等症状。该患者无消化道累及症状，炎症标志物升高，外院T-SPOT.TB阴性，PET/CT提示腹部、盆腔肠道结节状糖代谢增高，可进一步复查T-SPOT.TB、行胃肠镜检查以协助诊断。

• 腹膜后脓肿：该患者有糖尿病史，感染风险较高，当出现长期高热时需仔细筛查有无隐匿性感染病灶，如腹膜后感染。腹膜后感染临床症状多不典型，且腹部影像学检查较易漏诊。该患者既往行PET/CT，未提示腹膜后糖代谢增高灶，暂不考虑该诊断。

2. 非感染性疾病：如淋巴瘤。该病可累及身体任意部位，最常累及淋巴结、扁桃体、脾及骨髓，无痛性、进行性淋巴结肿大和局部肿块为其特征性临床表现。该患者反复发热，PET/CT提示脾、骨髓、腹部和盆腔肠道结节状糖代谢增高，骨髓涂片未见明显异常，考虑淋巴瘤不能除外。可复查骨髓穿刺活检，行肠镜等检查以协助诊断。

进一步检查、诊治过程和治疗反应

1. 综合病史、体格检查、外院实验室及辅助检查结果和治疗反应，考虑IE可能性大。

2. 2018-04-16（入院当天）完善血培养、血mNGS检查。

3. 2018-04-17患者仍有发热，T$_{max}$ 38.0℃（腋温）。

（1）再次留取血培养。

（2）超声心动图：考虑感染性心内膜炎，① 二尖瓣后叶脱垂、赘生物形成、穿孔伴重度反流；② 中度肺动脉高压；③ 极少量心包积液。心电图：窦性心动过速，左心室肥大伴T波改变（RV$_5$+SV$_1$=42 mm）。

（3）头颅CT：左侧侧脑室旁腔隙性梗死（图3-1）。

（4）考虑感染性心内膜炎、重度二尖瓣反流、心功能不全，脑栓塞可能性大，予告病危、心电监护，并予青霉素（480万U，q6 h）+庆大霉素（12万U，q12 h）静脉应用抗感染治疗。

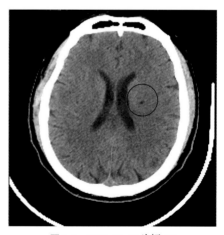

图3-1 2018-04-17头颅CT

（5）请心外科会诊：考虑感染性心内膜炎诊断明确，有手术指征，建议继续抗感染治疗，体温控制后行手术治疗。予加用美托洛尔缓释片、地高辛、利尿剂口服以改善心功能。

4. 2018-04-17晚血培养危急值：双侧5瓶，16 h报阳，均为革兰阳性球菌（图3-2）。

5. 2018-04-18血培养危急值：双侧5瓶，23 h报阳，均为革兰阳性球菌。

6. 2018-04-18起体温平。

编号	细菌名称	结果/浓度	菌落计数
TP19	血培养报阳瓶数	同时五瓶	
TP14	血培养涂片-革兰阳性球菌	阳性	
TP20	血培养仪报警时间	16 h	

图 3-2　2018-04-17血培养报告（2018-04-16采样）

（1）胸部CT：两下肺少许炎症，双侧胸腔少量积液；两肺少许慢性炎症或陈旧灶（图3-3）。

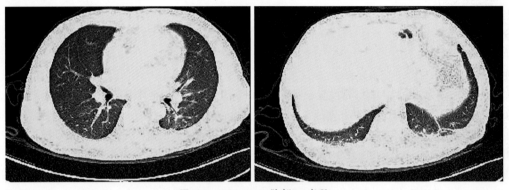

图 3-3　2018-04-18胸部CT表现

（2）腹部盆腔增强CT：脾部分梗死，肝脏钙化灶，双肾小结石，双肾周少许渗出；盆腔少量积液；后腹膜见稍大淋巴结（图3-4）。

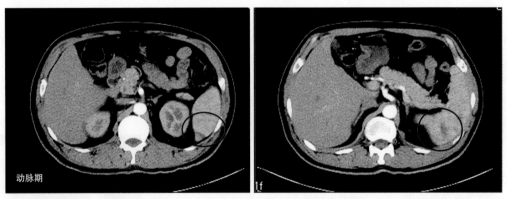

图 3-4　2018-04-18腹部盆腔增强CT：脾部分梗死（脾脏内条索状低密度影，增强后无强化）

（3）头颅增强MRI：右侧额叶、左侧顶叶及双侧小脑半球见小斑片结节状异常信号灶，增强后强化较明显，考虑梗死灶可能大（图3-5）。

7. 2018-04-20血培养菌种鉴定及药物敏感试验：崎链球菌（青霉素MIC值0.125），具体药物敏感结果见图3-6。

8. 2018-04-20血mNGS：见图3-7。

■ **治疗反应**

1. 2018-04-21患者体温平3天，体温变化及用药方案见图3-8，转至心外科行手术治疗。

2. 2018-04-22复查血培养：5瓶均阴性。

3. 2018-04-24全麻下行二尖瓣置换术。

（1）术前经食管超声：感染性心内膜炎，二尖瓣后叶脱垂、赘生物形成、穿孔伴重度反流。

（2）术中发现二尖瓣后叶可见粟粒样赘生物，瓣叶穿孔，瓣叶质地差，部分二尖瓣后瓣环被感染破坏，左心房壁近后瓣环处可见少量粟粒样赘生物附着，予切除前后叶病变瓣膜及部分后瓣环，清除左心房壁赘生物。

（3）术后病理：（二尖瓣）纤维组织增生、胶原化，部分区域表面附着纤维素性渗出物，伴急慢性炎症细胞浸润，符合

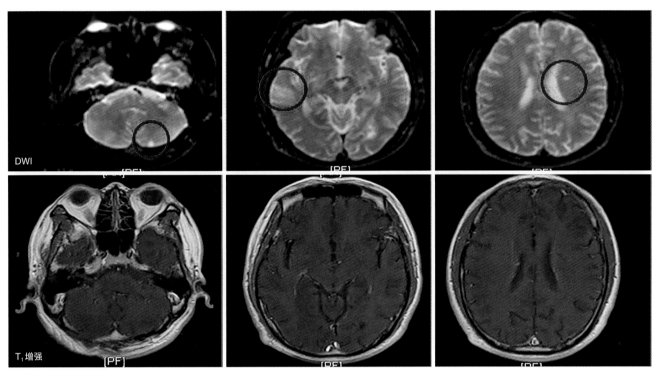

图3-5 2018-04-18头颅增强MRI表现

编号	细菌名称	结果/浓度	菌落计数	
BMX_SSI	嵴链球菌	阳性		
编号	药敏名称	直径	结果	MIC/RAD
1	氯霉素	22	S敏感	
2	青霉素		S敏感	0.125
3	克林霉素（氯林可）	6	R耐药	
4	利奈唑胺（斯沃）	32	S敏感	
5	头孢吡肟	24	S敏感	
6	头孢曲松	27	S敏感	
7	左氧氟沙星	23	S敏感	
8	万古霉素	20	S敏感	
9	红霉素	6	R耐药	
TP20	血培养仪报警时间	16 h		

图3-6 2018-04-20血培养药物敏感结果（2018-04-17采样）

类型	属			种		
	中文名	拉丁文名	检出序列数	中文名	拉丁文名	检出序列数
G+	链球菌属	*Streptococcus*	117	嵴链球菌	*Streptococcus cristatus*	52
				格登链球菌	*Streptococcus gordonii*	4
G−	伯克霍尔德菌属	*Burkholderia*	12	—	—	—
G+	链球菌属	*Streptococcus*	117			

图3-7 2018-04-20血mNGS结果 此患者血mNGS报告中将链球菌属列为背景菌，但临床认为此患者的链球菌应为致病菌，与mNGS检测团队沟通，建议修改报告

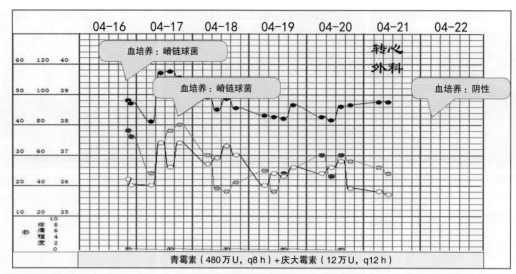

图3-8　患者住院期间体温变化及用药方案

亚急性细菌性心内膜炎改变。

4. 患者术后于心外科继续抗感染治疗。

最后诊断与诊断依据

最后诊断

感染性心内膜炎，二尖瓣赘生物伴脾、颅内多发栓塞。

诊断依据

患者为中年男性，反复发热4个月，病程较长，有糖尿病史，多次查炎症标志物升高，入院查体可闻及明显心脏杂音。多次血培养提示嵴链球菌；超声心动图提示二尖瓣后叶脱垂、赘生物形成、穿孔伴重度反流；行头颅及腹部影像学检查提示颅内、脾多发梗死灶。术后二尖瓣病理检查提示符合感染性心内膜炎改变。抗感染治疗后体温转平，故感染性心内膜炎伴多发栓塞诊断明确。

经验与体会

1. 不明原因发热最常见原因为感染，占36%，而其中IE较为常见，故对发热待查的患者，临床医生需时刻想到IE。另一方面，部分发热待查患者的首诊科室可能为急诊科、血液科、呼吸内科、风湿科，甚至栓塞症状突出的患者可能首诊于神经科、普外科等。复旦大学附属中山医院感染病科建科2年来，曾有多例患者于外院不规律就诊，因抗感染疗程不足而导致病情反复，长期被误诊，从发病至确诊，时间长达4个月至半年。故作为非感染科的医生亦需警惕IE，需注重询问病史、心脏查体和完善血培养等检查。

2. 超声心动图是诊断IE并评估预后的重要检查，分为经胸超声心动图（transthoracic echocardiography, TTE）、经食管超声心动图（transesophageal echocardiography, TEE）两种，发现IE的灵敏度分别为70%和92%，特异度均为90%；不同文献报道略有不同，这与操作者的经验、赘生物大小、病程长短等相关。对于高度怀疑IE或反复发热而病因不明者，推荐请有经验的医生操作以提高超声心动图灵敏度。第1次超声心动图检查正常者，如果有条件，建议完善TEE，或短期内（如5～7天）复查。此例患者虽然外院第1次超声心动图阴性，但对于这样反复发热、病因不明的患者，应及时重复体格检查、复查超声心动图，进一步明确诊断，不应止步于第1次的检查结果。

3. 血培养对IE的诊断意义重大，药物敏感结果可指导后续调整抗感染方案，且随访血培养对评估抗生素疗效和菌血症转阴情况意义重大。该患者外院就诊的4个月中未曾行血培养，严重延误了病情的诊治。本病例中的嵴链球菌属于缓症链球菌菌群，是细菌性心内膜炎的最常见病原菌，但同时也是口腔、消化道、女性生殖道的常规定植菌群，亦可作为正常皮肤的一过性定植菌群。随着近年来基质辅助激光解吸电离飞行时间质谱仪 [matrix-assisted laser desorption ionization (MALDI) - time of flight (TOF) mass spectrometer, MALDI-TOF] 的使用，链球菌鉴定到菌种已不再是难事，故目前多直接给出菌种名。笔者也发现，部分微生物知识不足的临床医生仅知道草绿色链球菌，而对血培养报阳鉴定到种的链球菌"视而不见"，误认为是污染菌，导致病情和诊治的延误。

4. 峰链球菌形态学特征：峰链球菌菌落较小（直径≤0.5 nm），呈灰或近白色，粗糙、干燥；镜下为革兰阳性球菌，血培养阳性培养物直接染色呈链状排列。

5. 因抗生素使用、苛养菌[嗜血杆菌属（Haemophilus），放线杆菌属（Actinobacillus），心杆菌属（Cardiobacterium），艾肯菌属（Eikenella），金氏菌属（Kingella），即HACEK菌群]常规培养难以生长等原因，12%～20% IE患者血培养阴性。本例患者诊治过程中，抽取血培养的同时采用了外周血mNGS检查以期提高阳性率，但报告解读时，mNGS团队将链球菌放入背景菌中。因此笔者也认识到mNGS作为新兴技术，在检测、报告解读等各方面存在许多问题，需要临床医生、微生物专家、mNGS团队共同探讨及研究，从而更好、更准确地使其服务和指导临床。

6. PET/CT作为发热待查的重要检查手段之一，在2015年欧洲心脏病学会指南中虽然也被用作诊断IE的辅助检查，但其灵敏度、特异度低于超声心动图，分别为76.8%和77.9%。该例患者长期发热，外院曾行PET/CT未提示心脏瓣膜病变，也反映出超声心动图、血培养在诊断IE方面的不可替代性。

7. 确诊或高度疑诊IE患者，应评估重要脏器栓塞情况，这对评估病情严重程度、选择手术时机等有指导意义。因腹部盆腔增强CT较平扫对于发现脏器栓塞更敏感、更准确，因此推荐腹部盆腔增强CT检查。该患者入院前外院曾行PET/CT，但并未提示脾栓塞，侧面反映出CT平扫的局限性。头颅CT平扫主要用于筛查脑栓塞后出血，增强MRI在准确、全面发现颅内栓塞灶方面更佳。

8. 对于链球菌感染引起的IE，如MIC≤0.125 μg/mL，指南仍首先推荐青霉素联合氨基糖苷类抗生素方案；自体瓣膜抗感染疗程为4～6周，但对于出现肾功能不全的患者，需避免使用氨基糖苷类。

9. 外科手术已成为IE治疗的重要手段，其主要目的是根除感染组织和重塑心脏结构，包括修复或置换感染瓣膜。手术的时机由感染病科、心外科、心内科等多学科综合抗感染效果、瓣膜反流及穿孔的严重程度、赘生物大小、心功能情况、有无栓塞后脑出血等方面个体化决定。

参考文献

[1] Habib G, Lancellotti P, Antunes MJ, et al. 2015 ESC guidelines for the management of infective endocarditis[J]. G Ital Cardiol (Rome), 2016, 17(4): 277−319.
[2] Mahmood M, Kendi AT, Ajmal S, et al. Meta-analysis of 18F-FDG PET/CT in the diagnosis of infective endocarditis[J]. J Nucl Cardiol, 2019, 26(3): 922−935.
[3] Wright WF, Auwaerter PG. Fever and fever of unknown origin: review, recent advances, and lingering dogma[J]. Open Forum Infect Dis, 2020, 7(5): ofaa132.

病例 4 肝、肺多发病灶，病原体疑为新毒株，来源可能更意外

作者·金文婷 马玉燕 米宏霏 贾漫琳
审阅·胡必杰 潘珏

病史简介

男性，52岁，江苏人，2018-05-10收入中山医院感染病科。

■ **主诉**

发热5天。

■ **现病史**

1. 患者5天前（2018-05-05）着凉后自觉出现发热，伴乏力、畏寒，未测体温，服"感冒灵"后无缓解。2018-05-06于当地医院就诊，予莫西沙星、奥硝唑抗感染，地塞米松5 mg退热治疗后体温平。

2. 2018-05-07中午患者再次发热，T_{max} 40.2℃，伴寒战。当地医院行血培养。查血常规：WBC 7.52×10⁹/L，N% 93.9%；肝肾功能：ALT/AST 314/201 U/L，TBIL 39.3 μmol/L，DBIL 30 μmol/L，LDH 1 292 U/L；血糖19.1 mmol/L，HbA₁C 11.8%；电解质：Na⁺ 128 mmol/L，Cl⁻ 91 mmol/L；凝血功能：D-D二聚体9.47 mg/L；尿常规：WBC阴性，蛋白（++），葡萄糖（++），酮体（++）；粪常规：隐血阳性。胸腹部CT平扫（图4-1A和图4-2A）：右肺下叶少许炎症；肝脏多发占位，肝脏肿可能。予哌拉西林/他唑巴坦（2.25 g，静脉滴注，bid）抗感染，辅以保肝、退热等治疗，

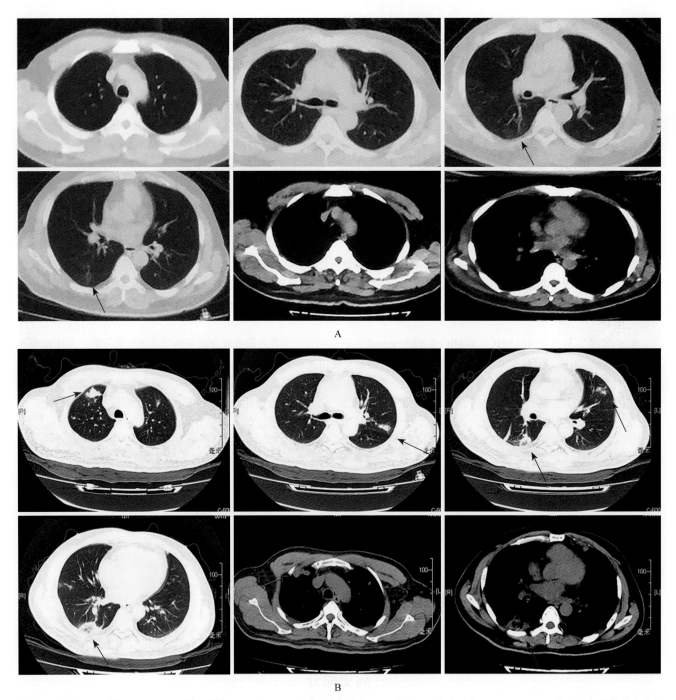

图4-1　2018-05-07及2018-05-09胸部CT平扫　A. 2018-05-07外院胸部平扫CT：右下肺少许条索影；B. 2018-05-09复旦大学附属中山医院胸部平扫CT：两肺多发斑片状、结节状阴影

患者仍有发热。

3. 2018-05-08患者出现右侧胸痛，呈持续性，较剧烈，深吸气时加重；予氨酚羟考酮（泰勒宁）口服，胸痛稍缓解。

4. 2018-05-09至复旦大学附属中山医院急诊。查血常规：WBC 9.43×10⁹/L，N% 77.4%；生化：ALT/AST 140/54 U/L，TBIL 30.8 μmol/L，血糖16.4 mmol/L；CRP > 90 mg/L；NT-proBNP 299.9 pg/mL；凝血功能：Fib 936 mg/dL，D-D二聚体1.29 mg/L。胸腹盆CT平扫（图4-1B和图4-2B）：两肺炎性病变；肝脏多发低密度灶，肝钙化灶；盆腔少许积液。肝脾胰彩色多普勒超声：肝内多发实质占位，脓肿待排除（内见数个低回声团块，最大25 mm×26 mm，边界清）。予头孢唑肟+奥硝唑、美罗培南抗感染。2018-05-10当地医院血培养报告（采样时间2018-05-07，具体报阳时间及瓶数不详）：肺炎克雷伯菌（图4-3）。为进一步诊治，收入感染病科。

■ **既往史及个人史**

患者有糖尿病史10年，未治疗，未规律检测血糖。否认高血压、心脏病史。

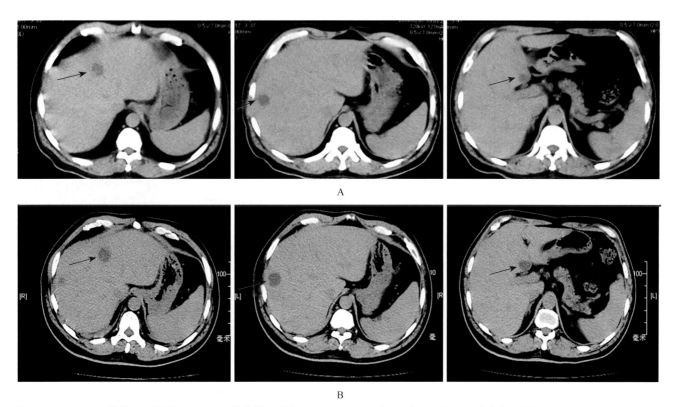

图4-2 2018-05-07腹部CT平扫及2018-05-09腹盆部CT平扫 A. 2018-05-07外院腹部CT平扫：肝内多发低密度灶，肝脓肿可能；B. 2018-05-09腹部盆腔CT平扫：肝内多发低密度灶，较2018-05-07基本相仿

微生物结果：肺炎克雷伯菌					
抗菌药物	结果	MIC 值	抗菌药物	结果	MIC 值
氨苄西林	R	> 16	头孢吡肟	R	≤ 4
阿米卡星	S	≤ 16	头孢西丁	S	≤ 8
氨曲南	ESBL	> 16	庆大霉素	R	> 8
头孢他啶	ESBL	> 16	亚胺培南	S	≤ 1
头孢他啶/棒酸	NR	2	左氧氟沙星	R	> 1
环丙沙星	I	2	美罗培南	S	≤ 1
头孢曲松	ESBL	> 32	呋喃妥因	NR	> 64
头孢噻肟	R	≤ 2	氨苄西林/舒巴坦	I	16/8
头孢呋辛	R	≤ 4	妥布霉素	S	≤ 4
头孢唑林	R	≤ 4	甲氧苄氨嘧啶/磺胺	S	≤ 2/38
厄他培南	S	4	哌拉西林/他唑巴坦	I	64

图4-3 2018-05-10外院血培养和药物敏感试验（2018-05-07送检）：肺炎克雷伯菌 R：耐药；S：敏感；NR：非耐药；I：中介；ESBL：超广谱β-内酰胺酶

入院检查及诊疗

■ 体格检查

1. T 36.5℃，P 74次/分，R 20次/分，BP 114/80 mmHg。

2. 神志清，精神萎；心律齐，二尖瓣听诊区未闻及杂音；双肺未闻及干、湿啰音，未闻及胸膜摩擦音；腹平软，无明显压痛、反跳痛，无肝、肾区叩痛。

■ **实验室检查**

1. 血常规：WBC 6.72×10^9/L，N% 78%，Hb 95 g/L，PLT 117×10^9/L。

2. 炎症标志物：ESR 54 mm/h，hsCRP 212.9 mg/L，PCT 3.97 ng/mL。

3. 肝、肾功能：ALT/AST 93/31 U/L，ALP/γ-GT 217/326 U/L，Cr 43 μmol/L，UA125 μmol/L；Na^+ 133 mmol/L，K^+ 3.9 mmol/L，Cl^- 91 mmol/L。

4. 血气分析（未吸氧）：pH 7.43，PaO_2 70 mmHg，$PaCO_2$ 38 mmHg。

5. HbA_1C 11.9%，随机血糖 29.7 mmol/L，血酮体阴性，β-羟丁酸 3.13 mmol/L。

6. 尿常规：pH 6，比重 1.022，蛋白（+），葡萄糖（++++），酮体（+++），白细胞（+），白细胞计数 62.8/μL。

7. 心肌标志物：c-TnT 0.008 ng/mL；NT-proBNP 294.0 pg/mL。

8. 肺炎支原体抗体、呼吸道病原体九联检查、G试验：均阴性。

9. T-SPOT.TB：A/B 7/7；血隐球菌荚膜抗原：阴性。

10. 甲状腺功能、肿瘤标志物：均阴性。

11. 自身抗体+免疫球蛋白：正常。

■ **辅助检查**

超声心动图未见瓣膜赘生物。

临床分析

■ **病史特点**

患者为中年男性，既往有糖尿病史，血糖控制不佳。此次因发热5天入院，伴畏寒、寒战。外院查炎症标志物明显升高，肝功能异常，腹部CT提示肝内多发低密度灶，胸部CT提示肺内多发斑片影且短期随访显示病灶进展明显，血培养为肺炎克雷伯菌，抗感染治疗后体温高峰有所下降。

■ **诊断分析**

1. 肺炎克雷伯菌血流感染：患者血培养阳性，且为肠杆菌科细菌，污染机会少，同时入院后测PCT高达3.97 ng/mL，虽然病史中未能提供血培养是否为两个部位采血，但肺炎克雷伯菌血流感染（blood stream infection, BSI）诊断基本明确。不过，仅凭此证据，不能区分是原发性BSI还是继发性BSI。

2. 肝脏和肺部病灶。

• 原发性肺炎克雷伯菌性肝脓肿（Klebsiella pneumoniae liver abscess, KLA）：即在无腹腔内易感因素（如肝胆疾病、结直肠疾病或腹内手术史或创伤史）情况下发生的肺炎克雷伯菌性肝脓肿。KLA在亚洲人群多见，分离到的致病菌多为荚膜多糖抗原K1、K2型；可存在血流播散，包括肺脓肿、脑膜炎、眼内炎、坏死性筋膜炎等。可做血培养、肝脓肿穿刺脓液培养，菌株进行荚膜多糖抗原检测、毒力基因检测等进一步明确诊断。

• 血行播散性肝脓肿、肺部感染：患者CT显示肝内多发低密度灶，大小相近，伴肝功能明显异常，肺部病灶2天后明显进展，结合同期血培养阳性，考虑肝脓肿和肺部病灶为BSI播散导致，BSI可能源于其他隐匿感染病灶。可进一步询问病史、进行详细体格检查、完善相关影像学检查（包括增强MRI、超声心动图等检查）以进一步鉴别。

• 肺炎克雷伯菌血流感染合并肝肿瘤：患者外院腹部CT提示肝内多发低密度灶，未行增强CT，不能完全除外肝内肿瘤病灶可能，且肝肿瘤也易合并肝脓肿存在。可进行腹部增强MRI、肝穿刺以明确诊断。

进一步检查、诊治过程和治疗反应

1. 2018-05-10追问病史，患者诉因肛周疼痛曾于2018-05-03于当地行肠镜检查。肠镜报告：距肛门2 cm处见直径约0.3 cm息肉，肛门口见直径约2 cm隆起，似见开口，见脓性分泌物覆盖；诊断意见：直肠息肉，肛门口脓肿可能（图4-4）。肠镜病理：直肠管状腺瘤型息肉，肛门口黏膜示急慢性炎症，间质内1枚淋巴滤泡（图4-5）。肛周查体：肛门口未见明显异常；肛指检：肛管内未触及明显病灶，指套未染血或脓液。

2. 2018-05-10考虑患者为肛周感染致肺炎克雷伯菌血流感染，血行播散导致肝脓肿和肺部感染可能大，予以厄他培南

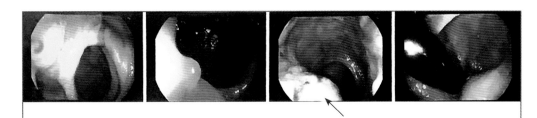

镜检所见：
　　结肠镜插至回盲部。回盲瓣呈唇样型，回盲部未见异常。距肛门2 cm处见直径约0.3 cm息肉。肛门口见直径约2.0 cm隆起，似见开口，见脓性分泌物覆盖。
诊断意见：
　　直肠息肉（待病理），肛门口脓肿？（待病理），建议肛肠科随访。

图4-4　2018-05-03肠镜报告：直肠息肉，肛门口脓肿？

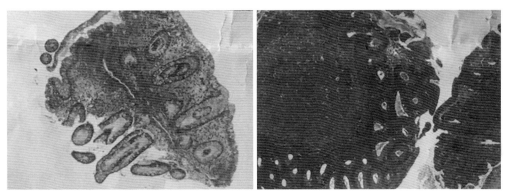

图4-5　2018-05-07肠镜下活检病理报告：直肠管状腺瘤型息肉，肛门口急慢性炎，间质内1枚淋巴滤泡

（1 g，静脉滴注，qd）抗感染治疗，辅以保肝、胰岛素控制血糖等治疗。患者入院当晚再次高热，T 40℃，伴畏寒、寒战，行血培养、血mNGS检查。

3. 2018-05-11行介入超声下肝脓肿穿刺，抽取褐色脓液7 mL，送检脓液涂片、培养、mNGS检测。脓液涂片报告：见少量革兰阴性杆菌。

4. 2018-05-11头颅增强MRI：见少许腔隙性缺血灶，无颅内感染证据。眼科会诊：颞侧弧形斑，右眼视盘清，可疑出血灶，视网膜平，无眼内炎证据。

5. 2018-05-13脓液培养：肺炎克雷伯菌（++），药物敏感试验显示对受试抗菌药物均敏感（图4-6）。外周血mNGS回报检出肺炎克雷伯菌核酸序列（图4-7）。2018-05-10同时采样的外周血培养仍未报阳。

6. 2018-05-14脓液mNGS检出大量肺炎克雷伯菌核酸序列（图4-8）。

7. 患者体温高峰逐渐下降，2018-05-15开始体温平，胸痛缓解，炎症标志物逐渐下降至正常。2018-05-10采集的血培养回报阴性。上腹部增强MRI：肝S4和S8段见3枚小结节，符合肝脓肿改变（图4-9）。

8. 2018-05-23复查胸部CT：双肺病灶较2018-05-09明显吸收。目前血糖控制可，肝功能降至正常范围，继续厄他培南抗感染。

■ 治疗反应
见图4-10～图4-12。

最后诊断与诊断依据

■ 最后诊断
1. 肺炎克雷伯菌血流感染，肛周脓肿引起可能。
2. 肺炎克雷伯菌血行播散性肝脓肿和肺部感染。

标本种类	脓液	标本说明		采样时间	2018-05-11 10：58
申请时间	2018-05-10 12：29	备注	肝脓肿		

编号	细菌名称	结果 / 浓度	菌落计数		
KLEPNEP	肺炎克雷伯菌肺炎亚种	++			
编号	药敏名称	直径	结果	MIC/RAD	
1	阿莫西林/克拉维酸		S敏感	≤4/2	
2	阿米卡星		S敏感	≤8	
3	氨曲南		S敏感	≤2	
4	头孢他啶		S敏感	≤1	
5	环丙沙星		S敏感	≤0.5	
6	头孢噻肟		S敏感	≤1	
7	头孢唑啉	23	S敏感		
8	头孢吡肟		S敏感	≤2	
9	庆大霉素		S敏感	≤2	
10	左氧氟沙星LVX		S敏感	≤1	
11	莫西沙星		S敏感	≤1	
12	氨苄西林/舒巴坦		S敏感	8/4	
13	复方新诺明（SXT）		S敏感	≤0.5/9.5	
14	四环素		S敏感	≤2	
15	哌拉西林/他唑巴坦		S敏感	≤4/4	
16	氯霉素		S敏感	8	
17	亚胺培南		S敏感	≤1	
18	头孢哌酮/舒巴坦	22	S敏感		
19	美罗培南		S敏感	≤1	
20	头孢西丁	18	S敏感		
21	磷霉素	10			
22	多黏菌素			≤0.5	

图4-6 2018-05-13脓液培养及药物敏感报告（2018-05-13采样） 肺炎克雷伯菌；对受试的抗菌药物均敏感

类型	属			种		
	中文名	拉丁文名	检出序列数	中文名	拉丁文名	检出序列数
G⁻	克雷伯菌属	*Klebsiella*	9	肺炎克雷伯菌	*Klebsiella pneumoniae*	3

图4-7 2018-05-13血mNGS报告 检出肺炎克雷伯菌核酸序列

类型	属			种		
	中文名	拉丁文名	检出序列数	中文名	拉丁文名	检出序列数
G⁻	克雷伯菌属	*Klebsiella*	13 090	肺炎克雷伯菌	*Klebsiella pneumoniae*	4 799
				变栖克雷伯菌	*Klebsiella variicola*	160
G⁻	不动杆菌属	*Acinetobacter*	560	鲍曼不动杆菌	*Acinetobacter baumannii*	480
G⁻	拉乌尔菌属	*Raoultella*	80	解鸟氨酸拉乌尔菌	*Raoultella ornithinolytica*	53
G⁻	柠檬酸杆菌属	*Citrobacter*	27	克氏柠檬酸杆菌	*Citrobacter koseri*	27
G⁻	克洛诺杆菌属	*Cronobacter*	27	苏黎士克洛诺杆菌	*Cronobacter turicensis*	27
G⁻	肠杆菌属	*Enterobacter*	27	生癌肠杆菌	*Enterobacter cancerogenus*	27

图4-8 2018-05-14脓液mNGS报告 检出大量肺炎克雷伯菌核酸序列

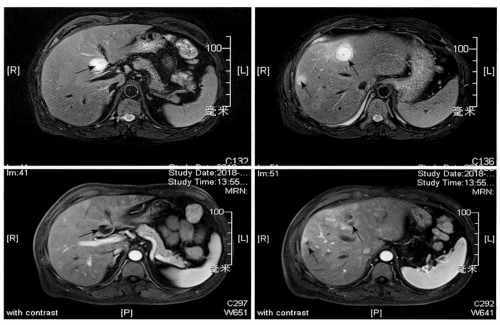

图4-9 2018-05-15上腹部增强MRI 肝S4和S8段见3枚小结节状T₁WI低密度、T₂WI等高密度、DWI高密度、ADC低密度信号，动脉期边缘明显强化，门脉期和延迟期边缘明显延迟性强化，符合肝脓肿改变

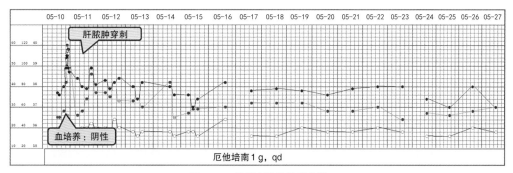

图4-10 体温变化及治疗方案

■ 诊断依据

患者为中年男性，有糖尿病史且血糖控制不佳。本次主要表现为肠镜检查（肛周可疑脓肿）后2天开始出现寒战、发热，体温最高达40℃。炎症标志物包括PCT明显升高；腹部增强MRI提示肝内3个脓肿病灶，穿刺为脓液，培养报告示肺炎克雷伯菌；起病初，外院血培养也报告为肺炎克雷伯菌；胸部CT提示发病期间肺内多发病灶明显进展。单用厄他培南抗感染治疗后，体温很快转平，炎症标志物下降至正常，肺内病灶较前吸收。综合上述证据，本病例诊断明确。

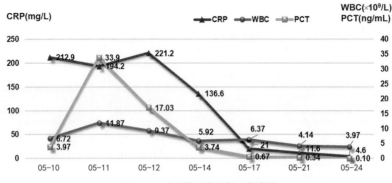

图4-11 治疗前后炎症标志物变化

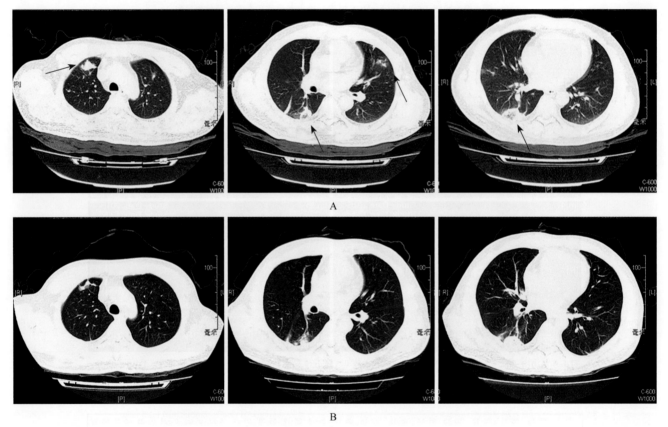

图4-12 治疗前（A）、后（B）胸部CT平扫 A. 2018-05-09复旦大学附属中山医院胸部平扫CT：两肺多发斑片状、结节状阴影；B. 2018-05-23胸部平扫CT：两肺多发病灶，较2018-05-09好转

经验与体会

1. BSI仍是引发患者严重并发症和死亡的重要原因。临床医生不应局限在诊断BSI，而应在积极抗感染治疗的同时，寻找引起BSI的原因。例如，血培养发现草绿色链球菌，应检查是否有感染性心内膜炎可能；接受医疗相关操作后短时间内出现全身感染征象，需考虑是否医疗保健相关感染（health care associated infection, HCAI）；发现肠杆菌科细菌血流感染时，需排除有无腹腔感染、尿路感染等因素。不同原发部位的感染，治疗原则、抗菌药物选择、治疗疗程不完全相同。该患者血培养提示肺炎克雷伯菌，腹部CT提示肝脓肿，是肝脓肿继发血流感染、肺部感染，还是血流感染继发肝脓肿、肺部感染，需仔细询问病史和详细检查。该病例起病前有肛周疼痛，肠镜下见肛周脓肿、病灶处脓液流出，病理检查提示炎症性病变，未进行抗感染治疗，故考虑肛周感染导致血流感染及迁徙性病灶。肠镜检查医生在肠镜下见肛门口脓肿灶且行内镜下活检，但未予抗菌药物治疗，是导致细菌入血、感染扩散的重要原因，也反映出我国抗菌药物合理使用仍任重道远。

2. 本例患者2018-05-07出现发热，T_{max} 40.2℃，伴寒战；当地医院行血培养检出肺炎克雷伯菌后（2018-05-10回报阳性），复旦大学附属中山医院2018-05-10采集的血培养结果阴性，可能与患者2018-05-10入住感染病科前曾接受哌拉西林/他唑巴坦、头孢唑肟、奥硝唑、美罗培南抗感染有关。因此，强调血培养采集时机尽可能选择在使用抗菌药物前，已经用药的患者可选择在下次用药前采集，以尽可能排除抗菌药物对病原体检测的干扰；同时，血mNGS结果可以为临床诊断提供技术支持。

3. 肺炎克雷伯菌引起的社区获得性感染，最常见的为肺部及泌尿系统感染。近年来，在台湾地区出现肺炎克雷伯菌导致的肝脓肿，占比高达50%～88%，其中3%～7.8%的病例通过血流播散引起肺、眼内、脑和筋膜感染，称为肺炎克雷伯菌肝脓肿综合征。随后，新加坡、中国香港和韩国等亚洲多地报道了由该细菌导致的肝脓肿侵袭性综合征，这逐渐成为一种全球性疾病。肺炎克雷伯菌的荚膜多糖抗原与其致病力相关，共分77个血清型，其中K1型、K2型被认为具有高侵袭性。台湾地区的研究显示，70%～78%的KLA患者存在糖尿病或空腹血糖调节功能受损，可能与血糖控制不良损害了中性粒细胞对K1型和K2型的吞噬作用有关。本例入院前1天胸部CT显示肺内多发病灶明显进展，提示病原体（肺炎克雷伯菌）的致病力较强，可惜未进行荚膜多糖抗原检测分型。近3年来，复旦大学附属中山医院感染病科收治的肝脓肿病例也多为有糖尿病基础、血糖控制不佳、病原体为肺炎克雷伯菌者，临床遇到此种病例，需提高警惕，评估有无脑、眼、肺等处的侵袭病灶。

4. 肝脓肿的治疗包括充分引流和抗菌药物治疗。通常推荐CT或超声引导下经皮穿刺引流（置管或不置管）。抗菌药物的选择需覆盖肠杆菌科细菌、厌氧菌、肠球菌，本例采用厄他培南治疗，获得满意效果。推荐疗程为4～6周，最初2～3周可给予静脉抗生素，直到患者的全身症状改善和引流完成，余下的疗程可使用口服抗生素来完成。具体疗程需根据影像学情况决定，治疗应持续至脓腔完全或近乎完全消失。

参考文献

[1] Fang CT, Lai SY, Yi WC, et al. Klebsiella pneumoniae genotype K1: an emerging pathogen that causes septic ocular or central nervous system complications from pyogenic liver abscess[J]. Clin Infect Dis, 2007, 45(3): 284–293.

[2] Lin JC, Sui LK, Fang CP, et al. Impaired phagocytosis of capsular serotypes K1 or K2 Klebsiella pneumoniae in type 2 diabetes mellitus patients with poor glycemic control[J]. J Clin Endocrinol Metab, 2006, 91(8): 3084–3087.

[3] Sui LK, Yeh KM, Lin JC, et al. Klebsiella pneumoniae liver abscess: a new invasive syndrome[J]. Lancet Infect Dis, 2012, 12(11): 881–887.

病例 5 众里寻它千百度，再回首，谜底早在 CT 中——女大学生发热 9 个月查因有感

作者 · 王萌冉　金文婷　马玉燕
审阅 · 胡必杰　潘　珏

病史简介

女性，21岁，安徽人，2018-03-29收入复旦大学附属中山医院感染病科。

■ 主诉

反复发热9个月余。

■ 现病史

1. 2017-07-15患者无明显诱因出现发热，T_{max} 38.6℃，有少量咳嗽、咳痰，偶有头痛；无寒战、胸闷、咯血、腹泻、皮疹等。当地医院予阿奇霉素（0.5 g，qd）+头孢呋辛（1.5 g，bid）抗感染治疗7天后，患者仍有发热。

2. 2017-07-28查血常规：WBC 7.56×10^9/L，N% 66.8%；ESR 104 mm/h，CRP 75 mg/L。胸部CT：右肺炎症（图5-1）。支气管镜检查：管腔通畅，未见新生物，右肺上叶后段、右中叶和左下叶各段管腔内见白色泡沫样分泌物；未行灌洗及活检。予哌拉西林/他唑巴坦+莫西沙星抗感染治疗6天，患者仍有发热。

3. 2017-08-09至复旦大学附属中山医院就诊，查血常规：WBC 8.15×10^9/L，N% 79.7%；CRP 106.8 mg/L。之后复查胸部CT：右肺磨玻璃影、实变及多发结节，左颈总动脉起始段管壁增厚（图5-1）。

4. 2017-08-16行CT引导下右上肺穿刺，病理回报：少量肺组织，未见异常。2017-08-18行经皮右上肺穿刺，病理示少量肺组织和血块，微量嗜酸性粒细胞浸润。考虑嗜酸性粒细胞肺炎可能，予以泼尼松（15 mg，bid）治疗后体温恢复正常。

5. 2017-12，糖皮质激素减量至10 mg，qd，患者再次出现发热，法罗培南治疗效果不佳。2018-01起调整泼尼松为12.5 mg，qd，之后无明显发热。

6. 2018-12，泼尼松剂量减至10 mg，qd，患者再次出现发热。至上海市某三甲医院就诊，随访血常规：WBC 11.05×10⁹/L，N% 65.7%；CRP 67.2 mg/L；自身抗体全套阴性。胸部CT示两肺纹理增多，右肺中叶少许炎症（图5-1）。为进一步诊治，2018-03-29收入复旦大学附属中山医院感染病科。

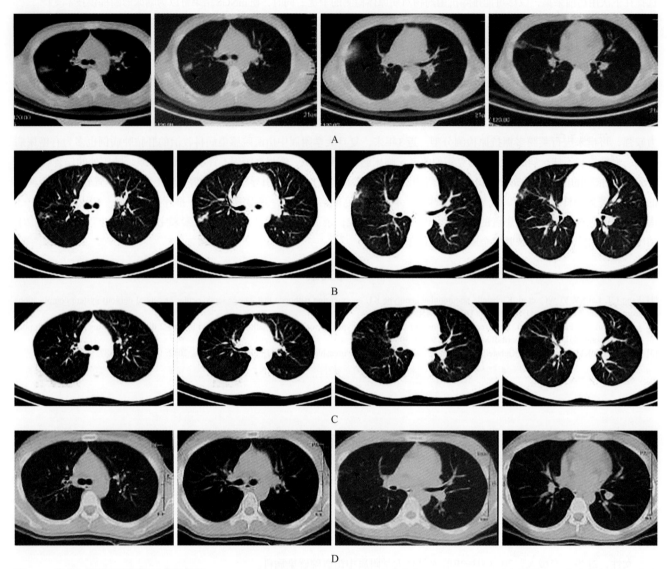

图5-1 患者入院前多次胸部CT变化情况 A. 2017-08-03胸部CT：右肺上叶、中叶炎症；B. 2017-08-16胸部增强CT：右肺磨玻璃影、实变及多发结节，较前有所缩小；C. 2017-11-20胸部CT：右肺少许炎性病变（趋向慢性），较2017-08-16明显吸收；D. 2018-03-20胸部CT：两肺纹理增多，右肺病灶与2017-11-20相仿

7. 患病以来，患者精神、胃纳、睡眠可，大小便无特殊，体重无明显改变。

■ 既往史及个人史

否认高血压、糖尿病等慢性病史；否认结核、肝炎等传染病史。患者为学生，否认疫区接触史，否认生食石蟹、蝲蛄或食用醉虾、醉蟹史，否认家禽、家畜或霉变物质接触史，否认发病前外出旅游史。

入院检查

■ 体格检查

1. T 37.8℃，P 100次/分，R 22次/分，BP 130/78 mmHg。

2. 全身皮肤无皮疹，无瘀点、瘀斑。双肺呼吸音清，未闻及明显啰音。心尖部未闻及杂音，肺动脉瓣区可疑舒张期杂音。腹平软，无压痛、反跳痛。

◼ 实验室检查

1. 血常规：Hb 106 g/L，WBC 10.32×10^9/L，N% 90.4%，Eos% 0.0%，PLT 447×10^9/L。
2. 炎症标志物：hsCRP 34.8 mg/L，ESR 97 mm/h，PCT 0.06 ng/mL。
3. 尿常规：RBC（+/−），未见WBC。
4. 尿相差显微镜：RBC > 8 000/mL，RBC%（异形多变型）8%。
5. 粪常规：粪隐血阴性。
6. 肝、肾功能：基本正常。
7. 凝血功能、甲状腺功能、肿瘤标志物、心肌损伤标志物：均阴性。
8. 细胞免疫检查：无特殊。
9. 自身抗体：ANA 1 : 100，ANCA、抗GBM抗体和其余自身抗体无异常发现。
10. 免疫球蛋白＋补体全套：IgE 81 IU/L，C3、C4正常。
11. 血隐球菌荚膜抗原、肺炎支原体抗体、呼吸道病原体九联检测、G试验：均阴性。
12. 痰涂片及普通细菌和真菌培养：阴性。
13. T-SPOT.TB：A/B 0/0。
14. 血气分析：PaO_2 89 mmHg，SpO_2 97%。
15. 入院当天（2018-03-29）送检血培养：需氧菌、厌氧菌、真菌和分枝杆菌瓶均阴性。

◼ 辅助检查

1. 2018-03-29心电图：正常。
2. 2018-03-31头颅平扫MRI：未见异常。
3. 2018-04-02超声心动图：各瓣膜区未见明确赘生物附着。
4. 2018-04-03泌尿系统＋颞动脉彩色多普勒超声：未见异常。

临床分析

◼ 病史特点

患者为青年女性，反复发热9个月，偶有咳嗽，无其他伴随症状；多次胸部CT提示右肺上叶、中叶斑片影；支气管镜、肺穿刺活检见少量炎症细胞；多次血常规未见明显异常，ESR、CRP升高；抗感染治疗效果不佳，糖皮质激素治疗后体温平，肺内病灶较前吸收，激素减量后体温反跳。入院后查ESR、CRP升高，自身抗体、肿瘤标志物、T-SPOT.TB、超声心动图等检查均未见明显异常，血培养阴性。疾病诊断和鉴别诊断考虑如下。

◼ 诊断分析

1. 感染性疾病。

• 肺部感染：以反复低热为主要表现的慢性肺部感染性疾病，常见原因包括结核或非结核分枝杆菌感染、肺隐球菌病或曲霉病、肺诺卡菌感染、肺寄生虫病等。本例患者抗感染治疗效果不佳，但糖皮质激素治疗后肺内病灶有缩小，病原体检测阴性，故考虑肺部感染可能性小。

• 感染性心内膜炎：多亚急性起病，常发生于有器质性心脏病的患者中，社区感染中最常见病原体为链球菌，对多数抗菌药物敏感。本例患者反复发热，入院查体肺动脉瓣区可疑舒张期杂音，需警惕感染性心内膜炎可能。但之前抗菌药物治疗效果不佳，且经胸超声心动图未见明显瓣膜赘生物，PCT正常，因此该诊断可能性小，必要时可进一步行经食管超声心动图检查以明确或排除诊断。

2. 非感染性疾病。

• 淋巴瘤：是发热待查中最常见的肿瘤性疾病。该病可累及身体任何部位，常见部位包括浅表或深部淋巴结、扁桃体、脾脏及骨髓。无痛性、进行性淋巴结肿大和局部肿块为其特征性临床表现；部分患者中，发热可以为其首要或唯一的临床表现。本例患者反复发热且激素治疗有效，需考虑淋巴瘤可能，可行骨髓穿刺活检、PET/CT以明确或排除诊断。

• 血管炎：患者为年轻育龄期女性，长期反复低热，需考虑自身免疫性疾病可能。虽患者无明显皮疹、光敏感、脱发、口腔黏膜溃疡、关节痛等表现，自身抗体阴性，肺部病灶形态非典型风湿疾病肺部浸润表现，但其胸部增强CT提示左侧颈总动脉起始处动脉增厚，故不能除外自身抗体阴性血管炎所引起的发热，可进一步行颞动脉彩色多普勒超声、全身血管MRI

检查以明确诊断。

进一步检查、诊治过程和治疗反应

1. 2018-03-29因患者的诊断不明，入院后泼尼松减量至5 mg，qd治疗，建议患者行骨髓穿刺活检及PET/CT检查以明确诊断，患者拒绝。

2. 2018-03-30结合患者外院胸部CT（2017-08-16）见左颈总动脉起始段增厚（图5-2），建议患者行全身血管MRI检查以排除血管炎，患者拒绝。

3. 2018-03-30外院肺穿刺病理片（2017-08-16）请复旦大学附属中山医院病理科会诊：穿刺组织为肺组织，肺间质少量炎症细胞浸润，穿刺组织一半为血凝块。

4. 2018-04-01加用米诺环素（100 mg，q12 h）抗非典型病原体，患者仍有低热。复查炎症标志物较入院时上升（图5-3）。再次与患者及家属沟通，告知行骨髓穿刺、PET/CT等检查的必要性。

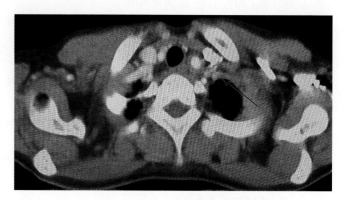

图5-2　2017-08-16患者胸部CT

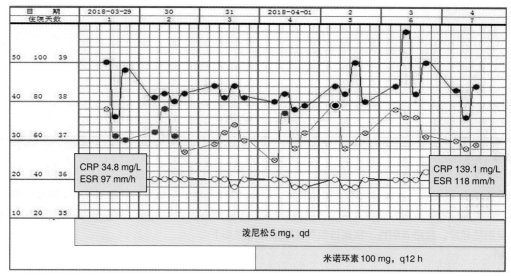

图5-3　患者入院治疗期间体温及炎症标志物变化

5. 2018-04-03骨髓穿刺+活检：无血液系统疾病证据（图5-4、图5-5）。

6. 2018-04-04 PET/CT：左、右侧颈动脉管壁增厚，内径增粗伴条形糖代谢增高，SUV 2.8/3.3；头臂干、主动脉弓、降主动脉管壁增厚、毛糙，内径略增宽伴糖代谢增高，SUV 3.9；左、右侧大隐静脉局部管壁略毛糙伴糖代谢增高，SUV

表现	（一）骨髓片 1. 取材、涂片良好，骨髓小粒可见。2. 骨髓有核细胞增生明显活跃，G/E=2.86/1。3. 粒系增生明显活跃，伴核左移，部分幼稚阶段粒细胞有颗粒减少。4. 红系增生活跃，以中、晚幼红细胞为主，部分幼稚红细胞有核小、浆少改变。成熟红细胞轻度大小不一，中央淡染区扩大，部分呈轻度缗钱状排列。5. 全片找到巨核细胞 > 500个，以成熟颗粒巨核细胞为主，能见产板巨核细胞，片中血小板散在、小簇可见。6. 片中浆细胞比例略偏高，约占3%，形态尚可，另片中偶见幼淋巴细胞。（二）血片：分类以中性分叶核粒细胞为主，单核细胞比例略偏高。（三）碱性磷酸酶染色NAP积分：150分，（−）20%，（+）25%，（++）40%（+++）15%。（四）铁染色：外铁（+/−），内铁（−）100%。
诊断	骨髓增生明显活跃，骨髓象中粒、巨两系增生明显活跃，粒系伴核左移及颗粒减少；红系增生活跃，有小细胞、低色素改变，部分成熟红细胞呈缗钱状排列。另片中浆细胞比例略偏高，约占3%，形态尚可，偶见幼淋巴细胞。外周血分类以中性分叶核粒细胞为主，单核细胞比例略偏高。

图5-4　2018-04-06骨髓穿刺涂片报告

巨检	灰褐色条索状组织1条，长1.2 cm，直径0.2 cm。
病理诊断	（骨髓）送检少量骨髓穿刺组织，镜下骨髓造血组织与脂肪组织比约占30%，造血组织三系细胞均可见到，造血组织中可见到少数核深染细胞，正在行免疫组化检查以协助诊断。 补充报告2018-04-09：（骨髓）免疫组化结果示巨核系细胞约占骨髓有核细胞的3%，细胞数目、形态及分布未见异常；有核红细胞约占骨髓有核细胞的25%，细胞数目稍减少，形态及分布未见异常；粒系细胞轻度增生，约占骨髓有核细胞的50%，细胞形态及分布未见异常。免疫组化结果示淋巴细胞、浆细胞数目不增多，浆细胞约占骨髓有核细胞的5%，余未见特殊病变，请结合临床。 免疫组化（2018-N7903）：18S14559-001：CD235α阳性，MPO阳性，CD61巨核细胞阳性，CD68组织细胞阳性，CD34阴性，CD20少数阳性，CD79α少数阳性，CD3少数阳性，CD10阴性，CD56阴性，Cyclin-D1阴性，Ki-67 30%阳性，TdT阴性，CD138少数阳性，EMA少数阳性，CD117少数阳性，lysozymc阳性。 特殊染色：网状纤维染色（MF-O），铁染色阴性，刚果红染色阴性。

图5-5　2018-04-06骨髓活检病理报告

3.5/5.1，考虑大动脉炎（图5-6）。

7. 2018-04-04 根据PET/CT检查结果，当天请风湿科会诊，考虑大动脉炎，立即转入风湿科。测四肢血压均为130/75 mmHg左右，患者仍有低热。随访炎症标志物：ESR 118 mm/h，CRP 139.1 mg/L。予泼尼松加量至5 mg，bid，并继续服用米诺环素（100 mg，q12 h），患者未再出现发热。

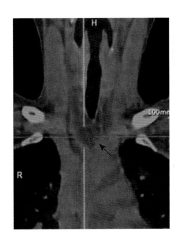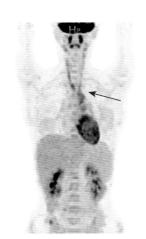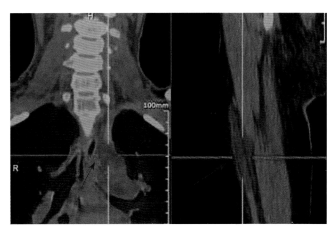

图5-6　2018-04-04 PET/CT检查

8. 予进一步完善全身血管评估。

（1）2018-04-09全身血管MRI检查：双侧颈动脉、头臂干、主动脉弓及弓上三支大血管、降主动脉及各大分支、双侧下肢大血管未见明显狭窄及充盈缺损（图5-7）。

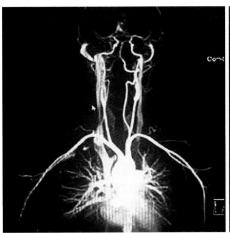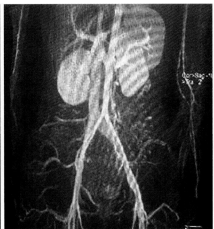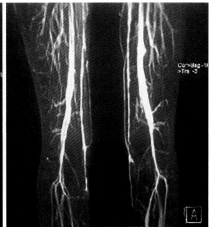

图5-7　2018-04-09患者全身血管MRI检查

（2）2018-04-09下肢静脉超声：双侧大腿内侧大隐静脉内膜全程不均匀增厚，中央残留管腔1.0～2.0 mm，其内血流通畅。

（3）2018-04-10颈动脉超声造影：双侧颈总动脉弥漫增厚，符合大动脉炎改变。

9. 2018-04-10血管外科会诊拟行大隐静脉活检，与患者沟通后，患者拒绝。

10. 2018-04-14予泼尼松加量至30 mg，qd，并加用华法林（1.25 g，qd）抗凝、防止血栓形成，调整抗生素为莫西沙星（0.4 g，qd），予出院（图5-8）。

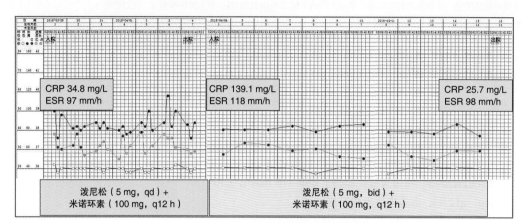

图5-8　患者入院治疗期间体温及炎症标志物变化

11. 2018-05-01随访炎症标志物：ESR 17 mm/h，CRP 2.34 mg/L。

12. 2018-05-14泼尼松减量至25 mg，qd；因患者目前无血栓性静脉炎证据，予停用华法林。

13. 2018-06-01泼尼松减量至20 mg，qd。

14. 2018-06-25随访炎症标志物：ESR 14 mm/h，CRP 17.9 mg/L。患者未再出现发热。

最后诊断与诊断依据

■ 最后诊断

大动脉炎。

■ 诊断依据

患者为青年女性，反复发热9个月，无明显伴随症状。外院胸部CT提示右肺上叶、中叶斑片影，支气管镜、肺穿刺活检见少量炎症细胞，多次血常规未见明显异常，ESR和CRP等炎症标志物明显升高，外院抗生素治疗效果不佳，而糖皮质激素治疗后体温转平，肺内病灶吸收，激素减量后体温反跳。胸部增强CT提示左侧颈总动脉起始处动脉增厚；PET/CT见双侧颈动脉、头臂干、主动脉弓、降主动脉大动脉炎可能，双侧大隐静脉局部炎性改变；颈动脉超声造影双侧颈总动脉弥漫性增厚，符合大动脉炎表现。风湿科予激素治疗有效，故诊断明确。值得指出的是，本例患者全身血管MRI提示血管狭窄不显著，超声提示有大隐静脉累及，可能与疾病早期（2017-08～2017-12，当地医院诊断为"嗜酸性粒细胞肺炎"）长时间应用糖皮质激素，意外地获得针对性治疗，遏制大动脉炎进展而引起血管狭窄或血栓形成有关，但仍应注意与系统性血管炎鉴别。

经验与体会

1. 大动脉炎是指主动脉及其主要分支的慢性进行性非特异性炎症病变。病变多见于主动脉弓及其分支，其次为降主动脉、腹主动脉和肾动脉；主动脉的二级分支，如肺动脉、链状动脉也可受累。受累血管主要表现为全层动脉炎，由于血管内膜增厚导致管腔狭窄或闭塞，少数患者因炎症破坏动脉壁中层，弹力纤维及平滑肌纤维坏死而致动脉扩张、假性动脉瘤或夹层动脉瘤。本病好发于年轻女性，30岁以前发病的约占90%，40岁以后较少发病。病因目前尚不明确，可能与感染引起的免疫损伤有关。

2. 该例患者反复发热9个月，因肺内发现病灶，起初诊治均以肺部病灶为主，支气管镜、两次肺穿刺仍未能明确原因，使用激素后肺内病灶吸收，激素减量后仍发热。此时需考虑是否为自身免疫性疾病或其他疾病引起发热的可能。2017-08-16

外院胸部增强CT曾提示左颈总动脉起始段管壁增厚，但估计由于临床医生不熟悉本病特点，故未予重视，也没有做进一步检查。进入复旦大学附属中山医院感染病科后，临床据此考虑大动脉炎不能除外，积极完善动脉彩色多普勒超声、全身动脉MRI、PET/CT等检查，并最终得以明确大动脉炎诊断。

3. 大动脉炎是一种少见病，临床上多无特征性表现，可有发热、乏力、肌痛以及局部动脉缺血所致症状。体格检查可见单侧或双侧上肢血压下降、上下肢非对称性动脉搏动减弱、血管杂音等。与系统性血管炎关系最为密切的是抗中性粒细胞胞质抗体（ANCA），但值得指出的是，ANCA相关血管炎更多累及中小动脉，其在大动脉炎患者中的阳性率不高。换言之，很多大动脉炎患者的自身免疫抗体（包括ANCA）呈阴性。这也是临床上大动脉炎漏诊、误诊较多的重要原因。

4. 近年来，PET/CT在非肿瘤性疾病的诊断和鉴别诊断方面的价值受到重视。在发热待查病因（如感染性心内膜炎、血管炎、炎症性肠病等疾病）诊断中具有重要价值。对于大动脉炎这类临床上常无特征表现的疾病，PET/CT可以较好地将结构及功能改变相结合，具有较高的灵敏性及相关性，尤其是在动脉炎早期阶段，或是接受了血管增强CT和血管增强MRI检查而无明显发现的患者，PET/CT可能具有更高的临床价值。

5. 约20%的大动脉炎有自限性。对这类患者，如无并发症发生，可随访观察。对发病早期有上呼吸道、肺部或其他脏器感染因素存在者，应予相应的抗感染治疗。常用的针对性治疗药物包括糖皮质激素和免疫抑制剂。动脉炎早期患者经及时治疗，动脉狭窄可能逆转，缺血相关症状亦可改善；但一旦血管内形成纤维组织或血栓形成，血管对该治疗反应可能不理想。部分肾动脉狭窄、腹主动脉狭窄、锁骨下动脉狭窄及颈动脉狭窄患者，也可通过经皮腔内血管成形术以及人工血管重建术等治疗方法获益。

6. 近3年来，复旦大学附属中山医院感染病科收治了大量经外院多项检查仍原因不明的发热待查患者，其中包括不少风湿性疾病（如大动脉炎、ANCA相关血管炎、类风湿关节炎、皮肌炎等）累及或不累及肺部的患者，积累了不少的成功诊断经验。这其中，最终诊断为大动脉炎的患者共3例。本例患者早期胸部CT显示左颈总动脉起始段管壁增厚，PET/CT也显示大动脉炎较为特征性的改变，但患者无明显缺血相关症状，经全身血管MRI评估未见明显血管狭窄，结合患者先前的治疗史，从另一个侧面证明，大动脉炎早期糖皮质激素治疗对于有效遏制大动脉炎出现血管狭窄等严重并发症具有重要价值。

参考文献

[1] Hatemi G, Esatoglu SN, Yazici Y. Biomarkers in vasculitis[J]. Curr Opin Rheumatol, 2018, 30(1): 30-35.
[2] Jiemy WF, Heeringa P, Kamps JAAM, et al. Positron emission tomography (PET) and single photon emission computed tomography (SPECT) imaging of macrophages in large vessel vasculitis: current status and future prospects[J]. Autoimmun Rev, 2018, 17(7): 715-726.
[3] Vaidyanathan S, Chattopadhyay A, Mackie SL, et al. Comparative effectiveness of ^{18}F-FDG PET-CT and contrast-enhanced CT in the diagnosis of suspected large-vessel vasculitis[J]. Br J Radiol, 2018, 91(1089): 20180247.
[4] Villa-Forte A, European League Against Rheumatism, European Vasculitis Study Group. European League Against Rheumatism/European Vasculitis Study Group recommendations for the management of vasculitis[J]. Curr Opin Rheumatol, 2010, 22(1): 49-53.

病例 6 置身"虫出没"的动物园，是否为高热1个月的原因？

作者·马玉燕 金文婷 米宏霏
审阅·胡必杰 潘珏

病史简介

女性，65岁，内蒙古人，定居江西，2018-07-16收入复旦大学附属中山医院感染病科。

■ 主诉

发热1个月余。

■ 现病史

1. 患者1个月前于动物园游玩归来后出现发热，T_{max} 38.5℃，伴寒战、咽痛，乏力明显，无咳嗽、咳痰、尿频、尿急、腹痛、腹泻、关节疼痛等。自诉当地医院查血白细胞及中性粒细胞百分比升高（未见报告），予头孢类（具体种类及剂量不详）抗感染2天，病情无好转，体温高峰较前上升，T_{max} 40.3℃，伴寒战，就诊于南昌某三甲医院。胸部CT示双肺炎症（图6-1），予左氧氟沙星抗感染3天，体温高峰降至38.5℃左右，继续左氧氟沙星抗感染3天，体温高峰未进一步下降。

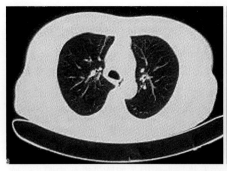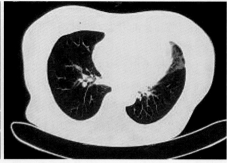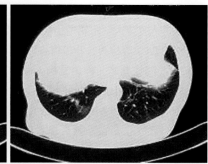

图6-1　2018-06-28胸部CT示双肺散在斑片条索影

2. 2018-06-30于当地医院住院，复查血常规：WBC 13.58×10⁹/L，N% 89%；CRP 199 mg/L，ESR 98 mm/h；尿常规：WBC（+/−），RBC（+++），细菌362/μL；血培养、降钙素原、肥达试验、EBV/CMV/HSV抗体、G试验、GM试验、抗结核抗体、T-SPOT.TB、甲状腺功能、肿瘤标志物：均阴性；尿培养：ESBL阳性大肠埃希菌，对阿米卡星、头孢西丁、亚胺培南敏感，头孢噻肟、厄他培南中介，对氨苄西林/舒巴坦、氨苄西林、氨曲南、头孢唑林、头孢呋辛、头孢曲松、头孢他啶、头孢吡肟、环丙沙星、庆大霉素均耐药。腹部盆腔CT平扫未见异常。甲状腺超声：双侧甲状腺结节，双侧腮腺及颌下腺未见异常，双侧颈前区未见异常淋巴结。超声心动图未见异常。喉镜示软腭溃疡。改用莫西沙星抗感染2天，比阿培南抗感染12天，体温高峰仍波动于38.5℃。为明确发热原因收入复旦大学附属中山医院感染病科。

3. 自发病以来，患者神志清，精神差，纳差，大小便正常，近1个月体重下降约2.5 kg。

■ 既往史及个人史

高血压病史10余年，目前服用苯磺酸氨氯地平降压治疗中，血压控制可。否认糖尿病、冠心病病史。40年前行阑尾切除术。

· 入院检查 ·

■ 体格检查

1. T 40.5℃，P 120次/分，R 20次/分，BP 131/75 mmHg。

2. 神志清，精神可，全身无皮疹，浅表淋巴结未及，肝脾未及肿大，心肺腹无特殊，双足背轻度凹陷性水肿。

■ 实验室检查

1. 血常规：WBC 12.48×10⁹/L，N% 91.5%，Hb 120 g/L，PLT 265×10⁹/L。

2. 炎症标志物：ESR 39 mm/h，hsCRP 191.3 mg/L，PCT 0.60 ng/mL，铁蛋白 > 2 000 ng/mL。

3. 生化：ALT/AST 79/128 U/L，ALP/γ-GT 115/89 U/L，LDH 706 U/L，Alb 31 g/L，Cr 84 μmol/L，Na⁺ 133 mmol/L，K⁺ 4.0 mmol/L，随机血糖 5.3 mmol/L。

4. 凝血功能：PT 12.7 s，APTT 30.8 s，D-D二聚体33.7 mg/L。

5. 尿常规：比重 1.015，pH 5.5，WBC阴性，RBC阴性，蛋白弱阳性。

6. 血气分析（未吸氧）：pH 7.57，PaO₂ 58 mmHg，PaCO₂ 25 mmHg，SpO₂ 94%。

7. T-SPOT.TB：A/B 0/0；G试验、呼吸道病原体九联检测、血隐球菌荚膜抗原、CMV IgG/IgM、EBV IgM/IgA、EBV DNA均阴性。

8. 细胞免疫：CD4 457/μL，CD8 267/μL，CD4/CD8 1.7。

9. 自身抗体、免疫球蛋白、补体全套：均正常。

10. 肿瘤标志物：基本正常。

· 临床分析 ·

■ 病史特点

患者为老年女性，急性起病，动物园游玩后出现症状，主要表现为发热，T_max 40.3℃，伴寒战、乏力、间歇性肢体肿胀，无咳嗽、咳痰、尿频、尿急、腹痛、腹泻、关节疼痛等其他伴随症状，病程达1个月余。外院胸部CT提示双肺炎症，尿培养示产ESBL大肠埃希菌，多种抗感染药物治疗效果不佳，发热病因考虑如下。

诊断分析

1. 感染性疾病。

·社区获得性肺炎：外院胸部CT提示双肺炎症，考虑社区获得性肺炎可能，但仔细阅读2018-06-28胸部CT片，炎症病灶少，难以解释此患者长时间高热的原因。而且患者呼吸道症状不明显，予氟喹诺酮类和碳青霉烯类治疗后症状无改善。可复查胸部CT了解肺部病灶的变化，并进行T-SPOT.TB、隐球菌荚膜抗原等检查，进一步排除特殊病原体引起肺炎的可能性。

·尿源性败血症：患者为老年女性，外院尿WBC阳性，尿培养为产ESBL大肠埃希菌，入院查PCT升高，考虑尿路感染，包括尿源性血流感染可能。因外院抗感染效果不佳，需考虑复杂尿路感染甚至肾周脓肿等可能。可完善血培养、尿培养、尿常规、腹部与盆腔影像学或CTU检查明确。

·虫媒感染：主要有恙虫、蜱虫叮咬引起的感染，病原体包括立克次体、螺旋体、无形体、病毒、原虫等。临床对恙虫病的认知较早，该病由恙虫病东方体引起，可表现为发热、皮疹、局部焦痂、淋巴结肿大、外周血异形淋巴细胞、肝功能损害等。蜱虫叮咬引发的感染，病原体谱可能更广，包括近年来新认知的人粒细胞无形体病、新型布尼亚病毒病。患者夏季发病，起病前有动物园游玩史，可疑虫咬伤，入院检查提示高热伴肝功能损害，D-D二聚体明显升高，常规抗感染效果不佳，虽无典型皮疹、焦痂，仍需考虑虫媒感染引起的发热。可进行立克次体等相关病原体检测。

·其他感染：患者老年女性，病程较长，发热1个月余，伴随症状不突出，常规抗感染效果不佳，需考虑定位不明确的感染性发热，比如伤寒、肺外结核等；另外患者来自内蒙古，长期发热需考虑布鲁菌病等可能。入院后可完善血培养、布鲁菌抗体等检查进一步除外。

2. 非感染性疾病。

·血液系统疾病或实体肿瘤：患者长时间发热，伴随症状不突出，多种抗感染药物治疗效果不佳，需考虑肿瘤，尤其是血液系统肿瘤（如淋巴瘤）可能，可进行骨髓穿刺甚至PET/CT等检查。

·结缔组织疾病：患者为老年女性，发热1个月余，抗感染效果不佳，需考虑结缔组织疾病可能，但患者无关节痛、口腔溃疡等，外院自身抗体均正常，目前考虑依据不足。

进一步检查、诊治过程和治疗反应

1. 2018-07-16外送立克次体抗体检查，查布鲁菌抗体及核酸；当晚患者高热，体温40.3℃，抽血培养。

2. 2018-07-17考虑虫媒感染可能，予米诺环素（100 mg，口服，q12 h；首剂200 mg）抗感染；考虑外院尿培养结果为产ESBL大肠埃希菌、PCT升高，不除外尿源性脓毒症，在进行尿常规和尿培养的同时，加用亚胺培南/西司他丁（1 g，q12 h）抗感染。

3. 2018-07-17因D-D二聚体明显升高，下肢稍有水肿，PaO₂ 58 mmHg，予低分子肝素抗凝，进行血栓相关检查：① 肺动脉CTA示两肺动脉未见明确栓塞征象，两肺散在少许炎症，纵隔淋巴结增大，两侧少许胸腔积液（图6-2）；② 下肢静脉超声示血流通畅。

4. 2018-07-18患者体温降至正常，一般情况较入院时好转。超声心动图：未见明显赘生物。腹部盆腔增强CT：轻度脂肪肝，左侧肾上腺轻度增生，右下腹肠系膜见稍大淋巴结。复查血气分析：PaO₂ 78 mmHg。

5. 2018-07-19复查炎症标志物：CRP、ESR、WBC较前明显下降，但PCT上升至0.81 ng/mL，铁蛋白 > 2 000 ng/mL。尿常规WBC阴性，肝功能略好转，D-D二聚体明显下降，血气分析示PaO₂ 95 mmHg。

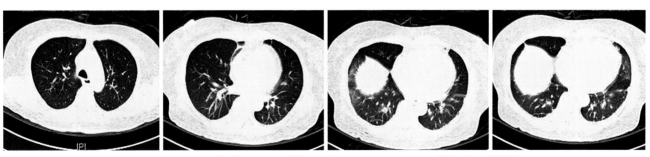

图6-2　2018-07-17肺动脉CTA示两肺散在少许炎症，较2017-06-28部分吸收、部分增多

6. 2018-07-20外送布鲁菌抗体及核酸检测：阴性。患者持续出现上腹不适，无呕吐，考虑亚胺培南导致胃肠道反应的可能性大，改用美罗培南（1 g，q12 h）抗感染。

7. 2018-07-21血培养（双侧5瓶）、尿培养回报均阴性。

8. 2018-07-23复查炎症标志物：CRP、ESR、WBC、PCT均降至正常。考虑尿源性感染证据不足，发热、炎症标志物、足背部水肿均好转，予停用美罗培南。

9. 2018-07-24外送立克次体抗体回报（图6-3）：恙虫病东方体抗体IgM阳性、IgG阴性，斑疹伤寒立克次体抗体、斑点热立克次体抗体、伯氏立克次体抗体、五日热立克次体抗体均阴性。

检验报告单

(CP-R001.01) (20141204)

姓 名	性 别:女	年 龄:65岁	检验类型:
门诊号:	送检医生:	送检科室:	病床号:
样本号:	检验大类:普检	样本类型:外周血	就诊条码:
就诊医院:上海市中山医院		临床诊断:	
采样日期:2018-07-17		签收日期:2018-07-17	

NO	编码	项目名称	结果	单位	参考值
1		恙虫病东方体抗体IgG	阴性(-)		阴性
2		恙虫病东方体抗体IgM	阳性(+)		阴性
3		斑疹伤寒立克次体抗体	阴性(-)		阴性
4		斑点热立克次体抗体	阴性(-)		阴性
5		伯氏立克次体抗体	阴性(-)		阴性
6		五日热立克次体抗体	阴性(-)		阴性

备注:	
检验日期:2018-07-24	审核日期:2018-07-24 11:50:20
检验者:	审核者:

图6-3 2018-07-24外周血立克次体抗体（2018-07-17送检）检查报告

10. 2018-07-24教授查房：再次追问病史，患者诉发病前动物园游玩2 h左右，有左侧内踝虫子（可能为蚊子，但没有看到）叮咬史，当时有瘙痒，伴风团样皮疹，局部高出皮面，次日即好转，病程中出现间歇性下肢、手臂肿胀，否认蜱虫或其他明显的虫体叮咬及皮疹，否认皮肤结痂等。

11. 2018-07-25患者体温平（图6-4），炎症标志物（图6-5）基本正常，血气分析、凝血功能好转，停抗感染治疗，予出院。

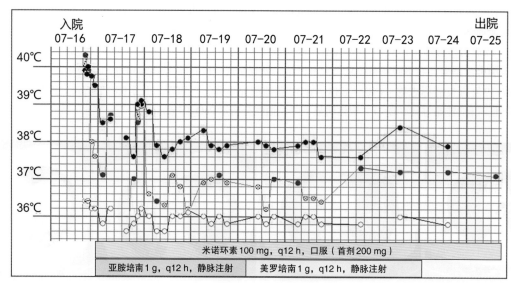

图6-4 患者治疗前后体温变化情况

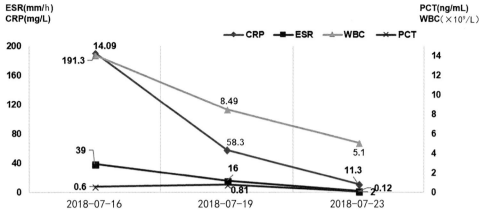

图6-5 治疗前后患者炎症标志物变化情况

最后诊断与诊断依据

最后诊断

恙虫病。

诊断依据

患者为老年女性，于夏季户外游玩后出现高热、寒战、乏力伴肝功能损害，WBC、CRP、PCT、铁蛋白明显升高，凝血功能异常，多种抗感染药物治疗效果不佳，米诺环素效果明显，用药第2天起体温迅速转平，1周后炎症标志物下降至基本正常，结合恙虫病东方体抗体IgM阳性，本例恙虫病诊断可以明确。此例患者多次胸部CT提示双肺多发斑片影，伴明显低氧血症（PaO$_2$ 58 mmHg），肺动脉CTA检查未见明确栓塞，米诺环素治疗后氧分压短期内快速上升，考虑本次肺炎可能是恙虫病肺部受累的表现。外院尿常规示白细胞轻度升高，入院后复查尿常规和尿培养均阴性，腹部盆腔增强CT未见肾周渗出或脓肿灶等，结合使用米诺环素后体温迅速转平，考虑尿源性脓毒症依据不足。

经验与体会

1. 恙虫病（tsutsugamushi disease）又名丛林斑疹伤寒（scrub typhus），是由恙虫病东方体引起的自然疫源性疾病，鼠类为主要传染源，经恙螨幼虫叮咬传播，人与人之间不传播，田间劳作、野外作业等人员被虫咬后容易出现感染。特征性临床表现为寒战、高热、皮肤焦痂或溃疡，重者可出现多脏器功能不全，包括黄疸、急性肾功能不全、肺炎、急性呼吸窘迫综合征、心内膜炎、脑膜脑炎、心包炎、弥散性血管内凝血、脓毒症休克等。

2. 恙虫病的流行受啮齿类和恙螨孳生、繁殖影响，有明显的季节性和地区性，一般自5月开始出现，以6～9月为高峰，但也有呈全年型，甚至冬季型者。近年来国内恙虫病的疫区在不断扩大，波及范围较广，发病率呈上升趋势。既往最常用于立克次体病诊断的方法是外斐反应，其阳性率和敏感性均低，临床诊断率低。目前IFA、ELISA法检测特异性IgM或IgG，敏感性及特异性均高，特异性IgM可用于早期诊断，在欧美已代替外斐反应成为主要的实验室诊断方法。本例患者最终通过外送恙虫病东方体抗体IgG/IgM明确诊断。

3. 恙虫病主要的病理生理改变是血管炎。病原体先在局部淋巴组织或小血管内皮细胞中生长、繁殖，并产生初次东方体血症；继而经淋巴系统进入血液循环，在全身脏器小血管内皮细胞内建立新的感染灶，大量增殖后导致继发性东方体血症及各种临床症状，并引起细胞肿胀、破裂，血管腔内有不同程度的阻塞和血栓形成，可导致各脏器炎性病变，最常见于皮肤、肌肉、心脏、肺和脑。

4. 恙虫病是发热待查患者的一种重要病因，当缺乏典型的焦痂时，常易被漏诊、误诊，应引起足够重视。对于发热原因不明者，若有野外接触史，需警惕立克次体病，包括恙虫病（其病原体为恙虫病东方体，原名"恙虫病立克次体"）的可能性。该病例因发热原因不明入院，虽无明确皮疹和焦痂，但发热与动物园游玩史相关，同时合并肺炎、凝血功能异常、低氧血症，PCT、CRP、WBC、铁蛋白明显升高，故入院后首先考虑虫媒感染。入院后即予以米诺环素治疗，使疾病得到快速、有效控制。查恙虫病东方体抗体IgM阳性，最终恙虫病得以确诊。该病通过早期四环素类药物治疗是可治愈的，若未及时治疗可因多脏器功能不全而死亡。多西环素在国内某些报道中的疗效显著，可使发热和其他症状尽早消退、病程明显缩短、病死率大幅度下降，目前推荐首选多西环素每天200 mg，连续服用7天。复旦大学附属中山医院感染病科已收治此类患者5例，使用米诺环素治疗同样疗效显著。文献中，体外药物敏感试验证实氟喹诺酮类、利福平以及新大环内脂类对立克次体有效，但尚缺乏充分的临床验证。这也可解释该患者起初喹诺酮类治疗后体温高峰曾有下降，但仍未完全控制。

5. 恙虫病的预防首先是对恙虫病流行地区持续开展爱国卫生运动，降低环境中鼠类和恙螨密度。做好个人防护是预防恙虫病的有效措施：① 由于恙螨主要栖息在草丛或灌木中，应避免在此类环境中坐卧休息或晾晒衣被，如果确实需要进入此类环境，应该扎紧袖口、裤管口，衬衣扎入裤腰内，以减少恙螨附着或叮咬；② 对于裸露的皮肤和裤脚、领口或袖口处，可喷涂含有邻苯二甲酸二甲酯或避蚊胺等成分的驱避剂进行防护；③ 野外作业后，及时拍打衣物以抖落附着的恙螨；④ 更衣、洗澡，重点擦洗腋窝、腰部、会阴等皮肤柔软部位，减少被恙螨叮咬的机会。对于有恙螨叮咬或者野外活动者，一旦出现疑似症状或体征，要尽快到正规医疗机构就诊，并告诉医生野外活动史等。在此提醒读者：野外游玩当心虫出没，如有发热、皮疹、焦痂等应及时就诊，及时诊断、治疗，降低病死率。

参考文献

[1] Prakash JAJ. Scrub typhus: risks, diagnostic issues, and management challenges[J]. Res Rep Trop Med, 2017, 8: 73–83.

[2] Salje J. Orientia tsutsugamushi: a neglected but fascinating obligate intracellular bacterial pathogen[J]. PLoS Pathog, 2017, 13(12): e1006657.

[3] Xu G, Walker DH, Jupiter D, et al. A review of the global epidemiology of scrub typhus[J]. PLoS Negl Trop Dis, 2017, 11(11): e0006062.

病例 7 中学生发热伴颈淋巴结肿大3周，这个病因，你遗漏了吗？

作者·苏 逸 金文婷 马玉燕
审阅·胡必杰 潘 珏

· 病史简介 ·

男性，17岁，浙江人，2017-07-19收入复旦大学附属中山医院感染病科。

■ 主诉

反复发热3周余。

■ 现病史

1. 患者于3周前无明显诱因下出现发热，体温波动于37.6～38℃，无咽痛、咳嗽、咳痰、畏寒、盗汗等症状，就诊于当地卫生所，查血常规未见明显异常（未见报告），考虑"病毒性感冒"，予对症处理后体温无明显下降。

2. 2017-07-03患者于当地市级医院就诊，查血常规：WBC 5×10^9/L，N% 24.5%，L% 54.3%，M% 19.3%，异形淋巴细胞百分比10%；CRP 2 mg/L；肝、肾功能正常；X线胸片未见明显异常。予以清热解毒药物对症处理。2017-07-05 T_{max} 达39℃，予退热治疗，2017-07-07起体温平。

3. 2017-07-15患者再次发热，T_{max} > 39℃，伴有颈部及咽喉部肿痛，当地医院颈部淋巴结超声示双侧颈部淋巴结肿大。查血常规：WBC 6.9×10^9/L，N% 34.2，L% 56.7%；CRP 16 mg/L；LDH 303 IU/L；ESR、PCT、咽拭子培养均正常。腹部及肾脏B超、超声心动图未见异常。考虑化脓性扁桃体炎，合并病毒感染可能，予以奥司他韦（75 mg，口服，bid）＋异帕米星（0.4 g，静脉滴注，qd）；2017-07-17起予地塞米松3 mg退热治疗后体温平，为进一步治疗收入感染病科。

4. 病程中，患者神志清，精神可，大小便如常，胃纳差。

■ 既往史及个人史

否认生食史、禽畜类接触史、近期无外地旅游史、无蚊虫叮咬史。

· 入院检查 ·

■ 体格检查

T 38.2℃，神志清，扁桃体Ⅱ度肿大，可见充血，未见脓点，双侧颈部（胸锁乳突肌后）均可扪及多个肿大淋巴结，最大约30 mm×10 mm，质韧，伴有轻度压痛，腋下及腹股沟未扪及肿大淋巴结，心肺未及明显异常，腹软，无压痛，肝脾未及明显肿大，双下肢不肿。

■ 实验室检查

1. 血常规：WBC 7.51×10^9/L，N% 38%，Hb 137 g/L，PLT 172×10^9/L，L 3×10^9/L，L% 40%，Mo 0.75×10^9/L，Mo% 10%，Eos 0×10^9/L，异形淋巴细胞百分比12%（图7-1）。

2. 炎症标志物：PCT 0.06 ng/mL，CRP 15.3 mg/L，ESR 17 mm/h；SF 143 ng/mL。

3. 生化：肝、肾功能均正常，ALT/AST 26/22 U/L，LDH 253 U/L。

4. 细胞免疫：B淋巴细胞CD19 6.2%，T淋巴细胞CD3 85.6%，Th淋巴细胞CD4 17.8%，Ts淋巴细胞CD8 59.3%，CD4/CD8 0.3。

5. 甲状腺功能：正常。

6. T-SPOT.TB：A/B 5/3，G试验11.3，呼吸道病毒九联检测阴性，隐球菌荚膜抗原阴性。

7. 自身抗体、免疫球蛋白、补体全套、肿瘤标志物：均正常。

8. 凝血功能：正常。

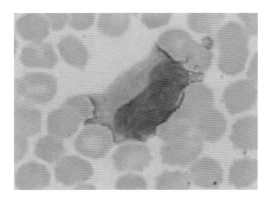

图7-1　血涂片见异形淋巴细胞

■ 辅助检查

1. 心电图：正常心电图。

2. 心脏彩色多普勒超声：未见赘生物。

3. 浅表淋巴结B超：双侧颈部数个低回声区，右侧最大30 mm×11 mm，左侧最大30 mm×12 mm。

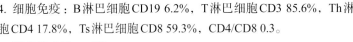

临床分析

■ 病史特点

患者为年轻男性，急性起病，表现为发热、咽痛、颈部淋巴结肿大，血常规提示淋巴细胞数增多并见异形淋巴细胞，病因从以下几个方面考虑。

■ 诊断分析

1. 感染性疾病。

· 传染性单核细胞增多症：多发生于儿童或青少年，6岁以下儿童大多表现为隐性或轻型感染，15岁以上感染者则多有明显症状。典型表现为发热、咽炎，伴双侧颈部淋巴结肿大，部分患者可伴有皮疹或肝脾大，实验室检查提示异形淋巴细胞、肝酶升高等，可通过完善EB病毒抗体及核酸检测明确诊断。约10%传染性单核细胞增多症由其他病毒引起，主要是巨细胞病毒，可通过巨细胞病毒抗体或核酸检测进行鉴别。

· 链球菌感染：链球菌感染可导致咽喉痛、淋巴结压痛及发热，可并发咽后脓肿、扁桃体周围脓肿、急性风湿热等，血生化可表现为中性粒细胞增多，ASO升高等。

· 结核、非结核分枝杆菌或寄生虫（如弓形虫）感染：往往为亚急性或慢性病程，淋巴结为单个肿大或多个粘连，常为单侧，不伴有高热及咽痛等毒性症状，可通过完善T-SPOT.TB、淋巴结活检（病理抗酸染色检查）明确诊断。

2. 非感染性疾病。

· 淋巴瘤：发热伴淋巴结肿大需考虑淋巴瘤的可能性，可行淋巴结活检明确诊断。

· 药物引起的单核细胞增多样症状：抗癫痫药物（苯妥英或卡马西平）或抗生素（利福平或米诺环素）可引发伴有异形淋巴细胞的单核细胞增多样症状。

进一步检查、诊治过程和治疗反应

1. 2017-07-19考虑患者为传染性单核细胞增多症可能大，予退热治疗，未用抗菌及抗病毒药物。进行EB病毒和巨细胞病毒等相关病毒检测。

2. 2017-07-20病毒结果回报：EBV IgM阳性，EBV IgG、EBV IgA、HIV及乙肝两对半均阴性。

3. 2017-07-20行介入超声下颈部淋巴结活检术。次日颈部淋巴结活检报告：未见肿瘤依据。

4. 2017-07-21 EBV DNA：单个核细胞 EBV DNA 6.87×10^3，血浆 EBV DNA 低于检出下限；CMV DNA 阴性。

5. 2017-07-21 以后体温降至正常（图7-2）。

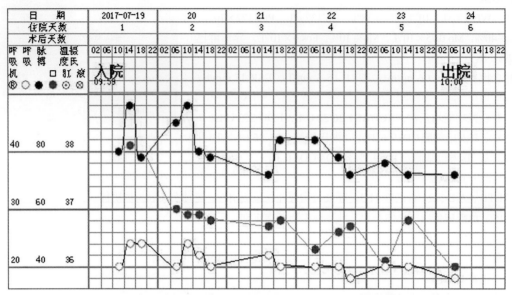

图7-2 患者入院后体温变化情况：患者入院后未予抗感染治疗，体温逐渐下降

6. 2017-07-24 复查血常规：WBC 4.35×10^9/L，Mo 0.47×10^9/L，Mo% 10.8%，L 2.4×10^9/L，L% 54.9%，未见异形淋巴细胞；ESR 5 mm/h，CRP 1 mg/L。予出院。

最后诊断与鉴别诊断

■ 最后诊断
传染性单核细胞增多症。

■ 诊断依据
患者为年轻男性，急性病程，表现为高热、咽痛、双侧颈部淋巴结肿大；起病时血常规示L% > 50%，异形淋巴细胞百分比 > 10%；颈部淋巴结穿刺活检病理检查未见肿瘤证据。EB病毒抗体IgM阳性，单个核细胞EBV DNA阳性（6.87×10^3），其他病原学检测（CMV DNA、T-SPOT.TB、弓形虫抗体）均为阴性。入院后进入病程第4周，未予用药治疗，体温降至正常，颈部淋巴结也逐渐缩小，随访血常规未再见异形淋巴细胞，提示疾病有自限性。综合这些资料，传染性单核细胞增多症的诊断可以明确。

经验与体会

1. 传染性单核细胞增多症（infectious mononucleosis, IM），主要是病毒感染引起的急性单核-巨噬细胞系统增生性疾病，常呈自限性。约90%病原体为EB病毒，10%为巨细胞病毒。EB病毒与口咽部上皮细胞接触，使病毒复制、释放至口咽分泌物中，感染口咽部淋巴组织丰富区域的B细胞，并通过B细胞将感染扩散至整个淋巴网状系统。唾液中EB病毒含量很高，IM主要通过直接或间接接触唾液感染，故又称为"接吻病"。儿童是IM的好发人群，有人认为是由被唾液污染的玩具引起感染传播。随着卫生意识和卫生条件的改善，IM首发感染的年龄明显推迟。

2. 儿童IM通常是无症状的隐性感染或者轻症感染；而青少年或成人IM多有临床症状，典型临床表现包括发热、咽炎、浅表淋巴结肿大、乏力，淋巴结受累通常为对称性分布，更常累及颈后，通常体温在第1周达峰值，2～3周后逐渐正常。其他临床症状可有脾肿大（50%～60%，第3周开始回缩）、皮疹，6岁以下的儿童可以出现气道梗阻。部分临床症状较轻的患者可仅表现为发热、咽炎或扁桃体炎，而无淋巴结肿大。

3. IM最常见的实验室检查结果为淋巴细胞计数 > 4.5×10^9/L或其比例 > 50%，异形淋巴细胞超过淋巴细胞总数10%。异形淋巴细胞在疾病第2～3周达高峰，可持续达2个月。80%患者可出现肝酶升高。EBV IgM/IgG抗体在起病时即会出现，IgM在3个月后开始降低，IgG终身存在；血浆EBV DNA在感染活动期为阳性，恢复期和潜伏期为阴性，单个核EBV DNA可在潜伏感染和活动感染后数月持续阳性。本例患者血浆EBV DNA阴性，单个核EBV DNA阳性，提示感染已进入恢复期。

4. IM主要治疗方案为支持治疗，推荐使用对乙酰氨基酚或非甾体抗炎药缓解不适。研究显示，抗病毒药物和糖皮质激素对改善病情或缩短病程均无明显效果。阿昔洛韦通过抑制EBV DNA聚合酶而抑制EB病毒裂解，可短期抑制口腔排出病毒，但未发现显著的临床获益。不推荐将糖皮质激素用于常规病例，但可考虑用其治疗EB病毒感染相关并发症（如气道梗阻、肝功能衰竭、严重溶血或再生障碍性贫血）。继发细菌感染者，则需使用抗菌药物。

5. 由于我国成人科室的医生对IM普遍认知不足，所以误诊、漏诊比较普遍。对于发热、咽痛、淋巴结肿大的患者，应考虑到IM的可能，避免因发热未缓解而盲目升级抗生素。本例患者发病过程比较典型，入院后即考虑到IM的可能，因此仅予退热治疗，未给予抗菌药物，后续体温很快降至正常。

参考文献

[1] Kessenich CR, Flanagan M. Diagnosis of infectious mononucleosis[J]. Nurse Pract, 2015, 40(8): 13-14,16.
[2] Pagano JS, Whitehurst CB, Andrei G. Antiviral drugs for EBV[J]. Cancers, 2018, 10(6): 197.
[3] Welch JL, Holland D. What elements suggest infectious mononucleosis [J]. Ann Emerg Med, 2018, 71(4): 521-522.
[4] Womack J, Jimenez M. Common questions about infectious mononucleosis[J]. Am Fam Physician, 2015, 91(6): 372-376.

病例 8 癌症患者抗 PD-1 治疗后高热，病因罕见，疗效意外

作者·王青青 金文婷 马玉燕
审阅·胡必杰 潘珏

· 病史简介 ·

男性，45岁，浙江人，2018-08-08收入复旦大学附属中山医院感染病科。

■ 主诉

发现鼻咽癌伴淋巴结转移2个月，肿瘤免疫治疗后6天，发热3天。

■ 现病史

1. 2018-06发现颈部淋巴结肿大，彩色多普勒超声示较大者约38 mm×18 mm；2018-07-13行淋巴结穿刺活检，病理检查示低分化鳞癌。2018-07-28鼻咽镜见鼻咽部隆起物，活检病理检查示少量非角化性癌。2018-07-30 PET/CT报告鼻咽癌伴咽旁和颈部、纵隔淋巴结转移。

2. 2018-08-02患者至香港某医院就诊，接受免疫检查点抑制剂（抗PD-1）治疗，采用派姆单抗（pembrolizumab，商品名keytruda、健痊得）（100 mg，静脉滴注）。2018-08-04行鼻咽增强MRI提示颈部淋巴结较前缩小。自觉颈部淋巴结明显缩小。

3. 2018-08-06患者出现畏寒、发热，T_{max} 38.9℃，自服退热药物后，体温仍维持在38.5℃左右，伴全身肌肉酸痛、右膝关节疼痛、臀部皮疹与瘙痒，无咳嗽、咳痰、咯血、恶心、呕吐、腹痛、腹泻、尿急、尿痛、胸闷、气急、胸痛、心悸等不适。

4. 2018-08-07至复旦大学附属中山医院急诊，查血常规：WBC 9.71×10^9/L，N% 83.1%；CRP 72.5 mg/L；ALT/AST 97/56 U/L。予头孢米诺+莫西沙星抗感染治疗，之后出现头部及前胸部皮疹，考虑药物过敏，停用莫西沙星后上述部位皮疹逐渐好转。

5. 2018-08-08监测体温高峰无下降，T_{max} 39.2℃，为进一步诊治，收入复旦大学附属中山医院感染病科。

■ 既往史

高血压史10年余，目前氯沙坦钾片（50 mg，qd）治疗，血压控制在110/90 mmHg；股癣20年，近4天该处皮疹加重伴瘙痒。否认糖尿病病史。

· 入院检查 ·

■ 体格检查

1. T 39.2℃，P 110次/分，R 20次/分，BP 128/76 mmHg。

2. 右侧颈部触及数枚肿大淋巴结，大者长径2 cm左右，质韧，移动度尚可，无压痛。双侧臀部见边缘清晰、稍微隆起的红斑，有鳞屑。心律齐，各瓣膜区未闻及杂音；双肺呼吸音清，未闻及明显啰音。腹部平软，无压痛，肝、脾肋下未触及。四肢关节无红肿。

■ 实验室检查

1. 血常规：WBC 9.64×10^9/L，N% 84.4%，Hb 144 g/L，PLT 150×10^9/L。

2. 炎症标志物：CRP 194.2 mg/L，ESR 45 mm/h，PCT 0.58 ng/mL。

3. 生化：ALT/AST 56/31 U/L，Alb 41 g/L，Cr 81 μmol/L。

4. 心肌标志物：c-TNT 0.038 ng/mL，NT-proBNP 1 160 pg/mL，CK 98 U/L，CK-MB 15 U/L。

5. 尿常规、粪常规：均正常。

6. 肺炎支原体抗体、呼吸道病原体九联检测：阴性。

7. 病毒抗体：EBV IgA 阳性，EBV IgM 阴性，CMV IgG 阳性，CMV IgM 阴性，风疹病毒 IgG 阳性，风疹病毒 IgM 阴性，单个核细胞 EBV DNA $< 5.0 \times 10^3$/mL，血浆 EBV DNA 低于检出下限，CMV DNA 低于检出下限。

8. T-SPOT.TB：A/B 0/8。

9. 自身抗体：ANA 颗粒 1:100，浆颗粒 1:100，余均阴性。

10. 肿瘤标志物：CEA 3.1 ng/mL，AFP 2.7 ng/mL，CA19-9 21.5 U/mL。

11. 细胞免疫：CD4 30.6%，CD8 30.1%，CD4/CD8 1.0。

12. 甲状腺功能：FT_3 2.6 mmol/L，FT_4 13.3 mmol/L，TSH 0.74 IU/mL。

13. 凝血功能：PT 13.1 s，D-D 二聚体 0.8 mg/L。

14. 血气分析（未吸氧）：pH 7.49，PO_2 67 mmHg，PCO_2 44 mmHg。

15. 血培养：5瓶均阴性。

■ 辅助检查

1. 2018-08-08 心电图：窦性心律，ST段改变（ST段在 II、III、aVF 导联呈近似水平型压低0.5 mm），T波改变（T波在 I、aVL、V_4、V_5、V_6 导联倒置≤2.5 mm），ST段在 V_1、V_2、V_3 导联呈弓背向上型抬高2～3 mm（图8-1）。

2. 2018-08-08 超声心动图：左心室壁增厚，室间隔厚度14 mm（正常值6～11 mm），左心室后壁厚度13 mm（正常值6～11 mm），左心房增大。

3. 2018-08-08 胸部CT：右中肺小结节，两肺慢性炎症，纵隔淋巴结肿大，较2018-08-03新增散在斑片和纤维病灶（图8-2）。

4. 2018-08-08 腹部盆腔增强CT：十二指肠降段憩室，余未见异常。

· 临床分析 ·

■ 病史特点

患者为中年男性，发现鼻咽癌伴咽旁、颈部、纵隔淋巴结转移2个月；接受抗PD-1肿瘤免疫治疗（派姆单抗100 mg，静脉点滴）后4天，出现高热伴肌肉、关节痛。入院查血炎症标志物升高（CRP 194.2 mg/L，ESR 45 mm/h，PCT 0.58 ng/mL），血培养阴性；胸部CT显示，与5天前比较，双下肺新增散在斑片、纤维病灶；血气分析为低氧血症（PaO_2 67 mmHg）；心电图示肢体导联及胸导联ST-T改变，较治疗前心电图加重，提示新出现的心肌损伤；超声心动图示左心室壁增厚。头孢米诺+莫西沙星抗感染治疗2天效果不佳。

■ 诊断分析

1. 免疫相关不良反应（immune related adverse events, irAE）：这是肿瘤免疫治疗独特的不良反应，与传统肿瘤化疗、靶向治疗不同，抗PD-1药物调动人体自身的免疫功能，在强化抗肿瘤效应的同时可能会引起免疫相关的不良反应。文献报道容易受到损伤的部位包括皮肤、肌肉、骨骼、肠道，可出现皮疹、腹泻、发热等不适。肺部累及多表现为间质性肺炎；心脏

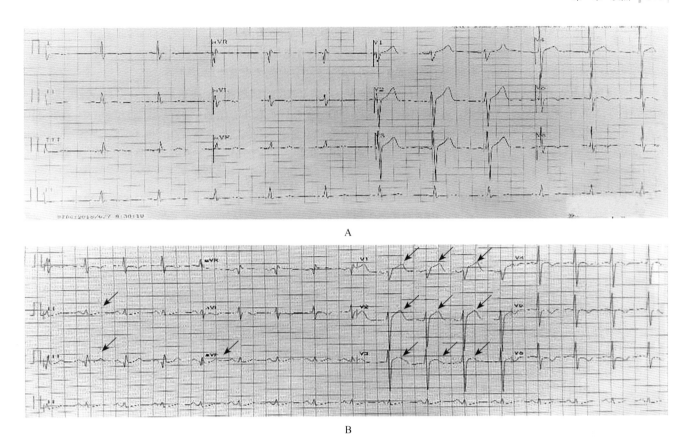

A

B

图8-1 2018-06和2018-08患者心电图变化 A.2018-06-07外院心电图：窦性心律，ST段改变；B.2018-08-08心电图：窦性心律；ST段改变（ST段在Ⅱ、Ⅲ、aVF导联呈近似水平型压低0.5mm）；T波改变（T波在Ⅰ、aVL、V₄、V₅、V₆导联倒置≤2.5mm）；ST段在V₁、V₂、V₃导联呈弓背向上型抬高2～3mm

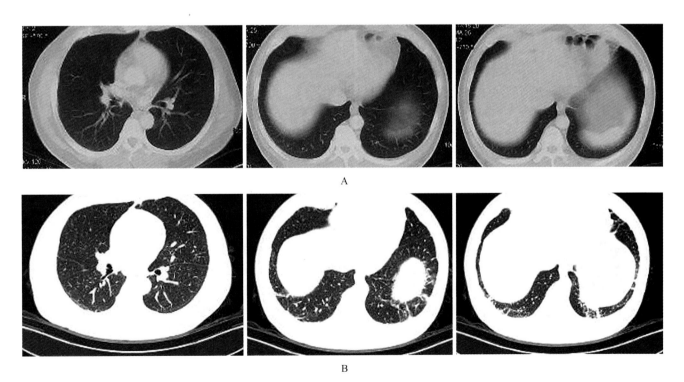

A

B

图8-2 2018-08患者胸部CT变化 A.2018-08-03胸部CT：未见明显异常；B.2018-08-08胸部CT：双下肺新增散在斑片和纤维病灶

累及少，文献报道发病急，死亡率高；也有腺体（甲状腺和脑垂体等）和神经系统累及报道。本例抗PD-1治疗后4天出现发热，实验室和辅助检查显示肺部间质改变以及心肌损伤表现，首先考虑免疫相关不良反应，心肺累及。与文献报道相比，本例出现症状的时间似乎过于快速，因为irAE通常是给药后1周甚至更长时间才出现的。

2. 病毒性心肌炎：本病好发于儿童和40岁以下的成年人，柯萨奇B组病毒最常见。多数患者发病前有上呼吸道感染、腹泻等病毒感染，3周内出现心脏表现，可有胸闷、心悸等不适，伴心肌损害（心电图ST-T变化，血清c-TNT、CK-MB升高等），炎症标志物升高。本例患者短期内出现高热、乏力、心肌损害表现和炎症标志物升高，虽无胸闷、胸痛、心功能不全表现，仍需考虑该病。可进一步查柯萨奇病毒抗体、肠道病毒RNA、动态随访心电图及心肌损伤标志物、肌酶等协助诊断。

3. 感染性肺炎：患者高热、乏力，虽然无咳嗽、咳痰和气急表现，但胸部CT示新增肺部散在斑片和纤维病灶，血氧分压下降，炎症标志物尤其是PCT升高，除了irAE肺累及（间质性肺炎）外，感染性肺炎也需要考虑。进一步可以做相关微生物检测，也可进行诊断性治疗，根据治疗反应进行鉴别。

· 进一步检查、诊治过程和治疗反应 ·

1. 2018-08-08密切监测心电图，完善病毒检测。心内科急会诊：考虑心电图改变与心肌肥厚、导联位置（V_1导联）等有关，心肌标志物轻度升高可能与严重感染有关，建议积极控制感染，密切随访心肌标志物。

2. 2018-08-08美罗培南（1 g，q8 h）+更昔洛韦（0.25 g，q12 h）抗感染治疗。

3. 2018-08-09 c-TNT 0.038 ng/mL升至0.045 ng/mL；柯萨奇病毒抗体：B组IgG/IgM阳性，肠道病毒RNA阴性；冠状动脉CTA：冠状动脉三支散在软斑块，管腔稍狭窄，左前降支近中段表浅心肌桥，管腔轻度狭窄。

4. 2018-08-09 T_{max} 39.7℃。复查hsCRP 173.2 mg/L，PCT 0.61 ng/mL。考虑感染和irAE均可能，继续上述抗感染治疗，抽血送mNGS检测（2天后报告为阴性）。加用甲泼尼龙20 mg，静脉注射，qd。

5. 2018-08-10复查超声心动图提示心肌增厚明显，斑点追踪显像提示心肌水肿（图8-3）。体温转平，复查c-TNT恢复至正常水平，心电图ST-T无动态改变。

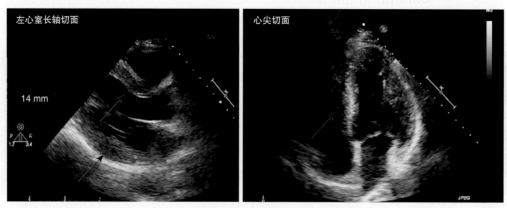

左心室长轴切面

14 mm

心尖切面

图8-3　2018-08-10超声心动图：室间隔、左心室后壁厚度明显增厚

6. 2018-08-10肿瘤内科会诊：irAE（免疫性心肌炎不除外）。根据会诊意见，甲泼尼龙加量至40 mg，静脉滴注，qd。

7. 2018-08-11复查：ANA颗粒1∶320，甲状腺功能正常；血气分析：PaO_2 70 mmHg。

8. 2018-08-12 T 38.4℃，再次行血培养（后报告阴性）。甲泼尼龙加量至40 mg，静脉滴注，q12 h。

9. 2018-08-13复查胸部CT：肺部病灶较2018-08-08有所吸收（图8-4）。皮肤科会诊：考虑股癣，建议皮肤活检以鉴别，患者拒绝，予以联苯苄唑软膏外涂治疗。

10. 2018-08-14血气分析：PaO_2 83 mmHg。综合病情，考虑感染可能不大，停用更昔洛韦和美罗培南。

11. 2018-08-15复查超声心动图：左心室壁厚度较前减少（室间隔厚度12 mm，左心室后壁厚度11 mm）。心电图：ST段回落。皮疹明显好转。

12. 2018-08-16心脏增强MRI：左心室下壁、室间隔增厚，左心室心肌散在水肿伴少许延迟强化，心肌炎症性病变可能（图8-5）。

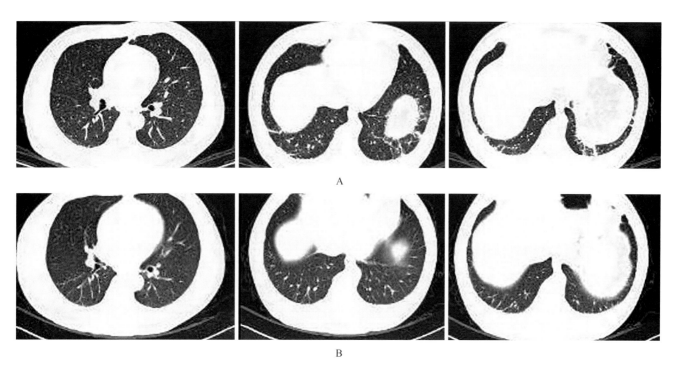

图8-4　患者入院后胸部CT变化　A. 2018-08-08胸部CT：双下肺散在斑片纤维灶；B. 2018-08-13胸部CT：双下肺病灶，较前明显吸收

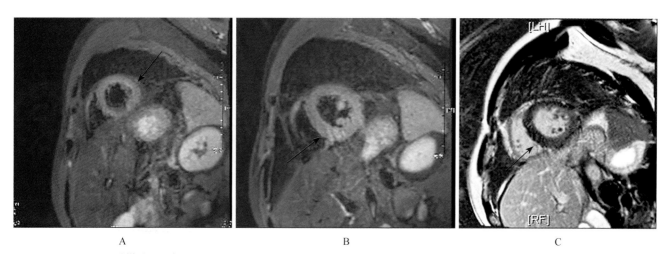

图8-5　2018-08-16心脏增强MRI表现　左右心室收缩活动可，左心房增大，右心房、心室形态及大小可。左心室下壁、室间隔局部不均匀增厚，舒张末期最大厚度约14 mm；T₂抑脂成像（A、B）示左心室心肌见散在斑片状高信号；延迟增强（C）示左心室下壁、室间隔见少许延迟强化，部分分布于外膜下

13. 2018-08-17患者体温平（图8-6）。炎症标志物显著下降（图8-7）：hsCRP降至3.4 mg/L，ESR 28 mm/h，PCT 0.06 ng/mL；心脏标志物降至正常（图8-8）；心电图及超声心动图改变均较前好转。甲泼尼龙减量至40 mg，口服，qd，予出院。

■ **出院后随访**

1. 2018-08-20复查炎症标志物、心肌损伤标志物均正常水平（图8-7、图8-8）。心电图示T波在前述导联中恢复至直立，提示心肌由损伤逐渐恢复至正常。

2. 2018-08-21甲泼尼龙减量为32 mg，口服，qd。

3. 2018-08-24复查心电图、超声心动图阴性；心脏MRI增强：左心室壁厚度正常上限，右心室壁未见肥厚，提示心肌水肿较前好转，激素减量为24 mg，口服，qd。

4. 2018-08-27患者开始在外院接受肿瘤化疗治疗。激素减量至16 mg，体温平稳，心肌标志物正常水平。

5. 2018-08-29患者右侧臀部皮疹逐渐好转，仅剩左侧臀部有少许皮疹（图8-9）。

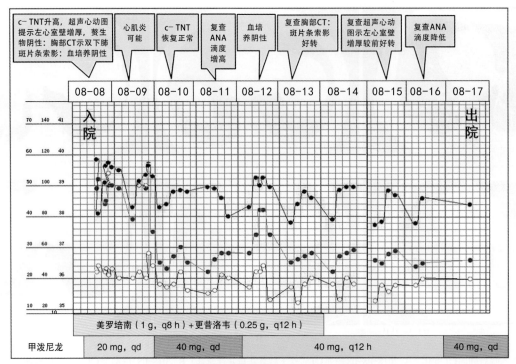

图8-6 住院期间患者体温变化及检查、用药情况

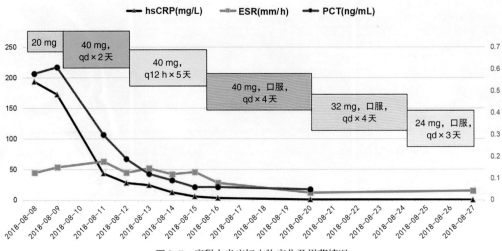

图8-7 病程中炎症标志物变化及用药情况

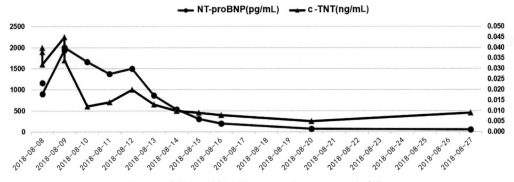

图8-8 病程中心脏标志物（c-TNT和NT-proBNP）变化

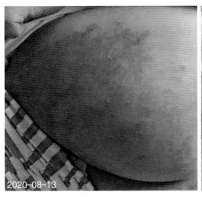 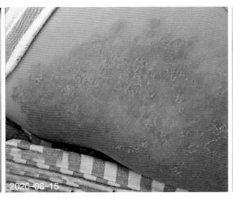 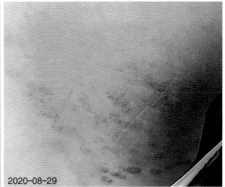

图8-9 病程中皮疹变化情况

最后诊断与诊断依据

最后诊断

1. 抗PD-1免疫治疗相关不良反应：免疫相关性心肌炎、免疫相关性间质性肺炎。
2. 鼻咽癌伴口咽、颈部及纵隔淋巴结转移。

诊断依据

患者为中年男性，鼻咽癌伴多处淋巴结转移，接受抗PD-1肿瘤免疫治疗，4天后出现高热、炎症标志物升高。胸部CT示两下肺炎症病灶伴氧分压下降，心脏标志物、心电图、超声心动图及增强MRI均提示心肌损伤表现，血培养、血二代测序等检查未发现病原体，结合心电图、心脏影像学检查，可符合心肌炎诊断。虽柯萨奇B组病毒IgM/IgG阳性，但临床症状及起病过程不符。甲泼尼龙治疗后体温平，炎症标志物及心肌损伤标志物迅速下降，心电图T波恢复，超声心动图、心脏增强MRI均提示心肌水肿明显缓解，胸部CT病灶也较快吸收。综合这些表现和治疗反应，本例考虑肿瘤免疫治疗相关不良反应诊断明确，合并感染的可能性不大。

经验与体会

1. 肿瘤免疫治疗目前正在迅速发展，已成为治疗晚期黑色素瘤、非小细胞肺癌、肾细胞癌、头颈癌、霍奇金病、膀胱癌等的重要选择。免疫检查点抑制剂（immune checkpoint inhibitor, ICPI）是免疫抑制治疗的一种，该类药物通过抑制肿瘤细胞的免疫逃逸，增强T细胞的免疫应答来消除肿瘤。ICPI分为两大类：一类为细胞程序性死亡受体1（programmed cell death-1, PD-1）/细胞程序性死亡受体配体1（programmed cell death-ligand 1, PD-L1）抑制剂，如派姆单抗、纳武单抗（nivolumab）和阿特珠单抗（atezolizumab）等；另一类为细胞毒T细胞相关抗原4（cytotoxic T-lymphocyte-associated antigen-4, CTLA-4）抑制剂，如伊匹单抗（ipilimumab）。目前国内已展开了不少关于ICPI的临床试验，取得了很好的疗效。

2. 与传统肿瘤化疗、靶向治疗不同，免疫治疗在强化抗肿瘤效应的同时，会引起一系列免疫相关不良反应，这不仅需要肿瘤内科医生关注，更需要其他相关科室（包括感染科、皮肤科、呼吸科、消化科、心脏科、内分泌科、神经内科等）医生学习、鉴别。该类不良反应主要因免疫耐受失衡引起，可导致多系统、多脏器受累。其中皮肤受累最常见，表现多样，如皮疹、瘙痒、白斑等。CTLA-4抑制剂引发者占37%～70%，PD-1/PD-L1抑制剂占17%～37%，多出现在接受治疗后5周～4.2个月。肠道炎症、腹泻在PD-1/PD-L1抑制剂使用中也较常出现（发生率分别为8%～27%和≤19%），多发生在用药后5～10周。还有研究报道，0～10%患者使用PD-1/PD-L1抑制剂2～24个月后可出现肺炎，主要表现为呼吸困难、咳嗽，胸部CT表现多样，如局灶或弥漫性磨玻璃影、结节影、实变影等。此外内分泌毒性、肌炎、心肌炎等不良反应发生较少，其中心血管系统不良反应发生率仅占0.09%，一项荟萃分析中统计，心肌炎占心血管系统不良反应的45%，其余还包括传导阻滞、心律失常等，总体死亡率达35%。故及时诊断、治疗对该类患者的预后极其重要。

3. 本例患者发热为主要症状，伴心肌标志物升高，需首先警惕心肌炎，包括感染性和非感染性。对于心肌炎的诊断，欧洲心脏病学会2013年发表了关于心肌炎的诊治声明，建议内膜下心肌活检作为诊断心肌炎及病因的金标准。但因操作技术要求高及风险较大，临床实施较困难。目前更多研究通过心脏磁共振（cardiovascular magnetic resonance, CMR）中的表现进行心肌炎诊断，常用的参考标准是Lake Louise标准，符合以下至少2条可诊断心肌炎：① T_2WI上表现为心肌周围局灶性或弥漫性高信号；② 早期强化序列显示强化；③ 延迟增强序列显示异常高信号。该标准诊断心肌炎的准确度达80%。该例中，因患者自身的顾虑而未行心肌活检，但其发病初期的CMR出现了T_2相局灶性高信号，延迟增强序列显示部分区域高信号，结合心肌标志物升高、心电图及超声心动图改变可确诊心肌炎。通过本病例总结经验，但凡疑诊心肌炎时，临床需尽早行CMR检查协助诊断。有研究发现，通过CMR获知心肌受累范围及功能受累情况，可以协助判断预后及评估疗效。

4. 2018年美国临床肿瘤协会制定了irAE的指南，根据严重程度，将不良反应分为4类，并由此制定治疗方案。该例患者不良反应包括肺1级、心脏2级，根据不良反应等级，应进行激素治疗。累及心脏时，因其突发、发展迅速的特点，均需要进行停药并予激素治疗（泼尼松1～2 mg/kg），对于激素治疗无明显效果者，需要予以甲泼尼龙（1 g，qd）并且联合免疫抑制剂（如英利昔单抗等）。故对于心脏累及的患者，需密切评估病情及疗效，根据治疗反应调整激素剂量，改善预后。文献报道，irAE同时出现肺、心脏累及的病例很少，在我国，此例尚属首次报道。本例中这一严重并发症的及时发现、正确诊断、针对性用药，是患者最终获得成功救治的关键。该类不良反应的诊断，属于排他性诊断，尤其对于恶性肿瘤晚期的患者，在治疗过程中出现发热、腹泻等不适，需排除感染因素引起，才可使用激素治疗。随着ICPI药物的广泛使用，感染科医生需要提高警惕，对于发热患者，需在积极鉴别感染性疾病的同时，考虑到irAE。该例患者发热症状与抗PD-1治疗有明确时间相关性，故入院时即考虑irAE的可能，早期查阅相关文献，请肿瘤科会诊，及时予以激素治疗，故治疗效果满意。

5. 该病例中，患者接受免疫治疗后评估颈部淋巴结肿大明显好转，但因心脏不良反应，暂停了PD-1抑制剂药物治疗。指南中建议无论心脏受累程度级别高低，均应停止ICPI药物，且不建议再次使用该类药物。

参考文献

[1] Brahmer JR, Lacchetti C, Schneider BJ, et al. Management of immune-related adverse events in patients treated with immune checkpoint inhibitor therapy: American Society of Clinical Oncology clinical practice guideline[J]. J Clin Oncol, 2018, 36(17): 1714–1768.

[2] Friedrich MG, Sechtem U, Schulz-Menger J, et al. Cardiovascular magnetic resonance in myocarditis: a JACC white paper[J]. J Am Coll Cardiol, 2009, 53(17): 1475–1487.

[3] Johnson DB, Balko JM, Compton ML, et al. Fulminant myocarditis with combination immune checkpoint blockade[J]. N Engl J Med, 2016, 375(18): 1749–1755.

[4] Mir H, Alhussein M, Alrashidi S, et al. Cardiac complications associated with checkpoint inhibition: a systematic review of the literature in an important emerging area[J]. Can J Cardiol, 2018, 34(8): 1059–1068.

病例 9 "深藏不露"的发热原因

作者·姚雨濛 马玉燕 金文婷
审阅·胡必杰 潘珏

病史简介

男性，49岁，江西人，2018-06-13收入住复旦大学附属中山医院感染病科。

■ 主诉

反复发热1年。

■ 现病史

1. 2017-06起无明显诱因下出现反复发热，T_{max} 39.5℃左右，伴有畏寒，否认其他伴随不适。发热间隔数日至2周不等，通常当地诊所静脉点滴药物（具体不详）1日后体温恢复正常，或持续2～3天后体温自行下降至正常。自述在当地医院多次验血及胸部CT均无异常发现。

2. 入院前3天再次出现发热伴畏寒，T_{max} 39.6℃，否认其他伴随症状，遂至复旦大学附属中山医院感染病科就诊，拟"发热待查"收入院。

3. 患者神志清，精神可，胃纳、夜眠可，大小便正常，1年内体重减轻5 kg。

■ 既往史及个人史

诊断2型糖尿病2年余，口服阿卡波糖及格列美脲。从事厨师工作。

入院检查

■ 体格检查

1. T 37℃，P 82次/分，R 20次/分，BP 130/85 mmHg。

2. 神志清，精神尚可，浅表淋巴结未触及明显肿大，心脏各瓣膜区未闻及杂音，双肺呼吸音清，未闻及干湿啰音，全腹软，无压痛、反跳痛，神经系统检查均阴性。

■ 实验室检查

1. 血常规：Hb 111 g/L，WBC 7.21×10^9/L，N% 66%，PLT 259×10^9/L。

2. 尿常规：RBC阴性，蛋白阴性，WBC阴性，葡萄糖阴性。

3. 粪常规：RBC、WBC阴性；粪隐血：阴性。

4. 炎症标志物：ESR 88 mm/h，hsCRP 34.2 mg/L，PCT 0.06 ng/mL。

5. 生化：Alb 36 g/L，ALT/AST 8/11 U/L，eGFR 99 μmol/L。

6. 随机血糖3.9 mmol/L，HbA_1C 5.0%。

7. 凝血功能、D-D二聚体：正常范围。

8. 细胞免疫正常范围。

9. HIV抗体阴性。

10. T-SPOT.TB：A/B 14/13；隐球菌荚膜抗原阴性。

11. EBV IgA/IgM阴性；血浆、单个核EBV DNA阴性；CMV IgG阳性，CMV IgM阴性，CMV DNA阴性。

12. 甲状腺功能：FT_3、FT_4、TSH阴性。

13. ANA、自身抗体谱、ANCA阴性。

14. 肿瘤标志物：细胞角蛋白19片段 5.1 ng/mL（正常范围 < 3.3 ng/mL）；SCC、AFP、CEA、CA19-9、CA72-4、PSA等均阴性。

15. 免疫固定电泳阴性

■ 辅助检查

1. 心电图：正常心电图。

2. 超声心动图：静息状态下经胸超声心动图未见明显异常。

临床分析

■ 病史特点

患者为中年男性，慢性病程，表现为反复高热伴体重减轻，外院多次查血常规、胸部CT均未见明显异常。本次入院实验室和辅助检查提示红细胞沉降率、C反应蛋白升高，但血白细胞和降钙素原在正常范围；除T-SPOT.TB、细胞角蛋白19片段轻度升高外，其他无阳性发现。

■ 诊断分析

患者符合不明原因发热（fever of unknown origin, FUO）诊断，需考虑以下疾病。

1. 感染性疾病：通常发热的病程越长，感染性疾病的可能性越低，但该患者仍需要考虑慢性、隐匿性感染，如结核病、布鲁菌病、心内膜炎、腹盆腔深部脏器脓肿等可能。我国FUO患者中，感染性疾病以结核病多见。结合本患者T-SPOT.TB轻度升高，需要进一步完善胸部及腹部、盆腔影像学（如增强CT、MR、PET/CT等），评估是否存在潜在病灶，可进行布鲁菌病抗体检测，必要时做经食管超声心动图等检查。

2. 肿瘤性疾病：包括实体肿瘤和血液系统恶性肿瘤在内的多种疾病均可引起慢性发热。在引起FUO的肿瘤性疾病中，尤以淋巴瘤、肾上腺或肾脏肿瘤最为常见。该患者需进一步完善胸、腹、盆腔影像学检查，寻找肿瘤性疾病的可能线索。同时需要进行骨髓穿刺及活检除外淋巴、造血系统肿瘤，必要时可行头颅影像学及胃肠镜等检查。

3. 风湿免疫性疾病：我国FUO患者中，免疫性疾病以成人Still病多见。该患者血白细胞正常范围，否认关节痛、皮疹等症状，不考虑该诊断；入院后查自身抗体均阴性，其他风湿免疫性疾病可能性也不大，但尚不能除外大动脉炎、自身抗体阴性血管炎的诊断，可考虑通过PET/CT寻找是否存在糖代谢增高的病灶，以明确或排除此类疾病。

进一步检查、诊治过程和治疗反应

■ **诊治过程**

1. 2018-06-13入院夜间 T 39.2℃，抽取血培养（需氧菌2瓶，厌氧菌2瓶，真菌1瓶）。

2. 2018-06-14 PET/CT提示右侧锁骨区和纵隔多发糖代谢异常增高的肿大淋巴结，炎性病变可能，淋巴、造血系统肿瘤累及不除外（图9-1）。

3. 2018-06-14因临床分析及PET/CT结果，考虑淋巴瘤不能除外，行骨髓穿刺+活检排除血液系统疾病，同时抽骨髓液做需氧菌、厌氧菌培养。

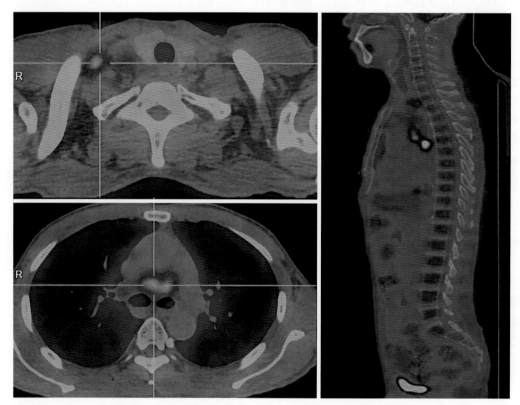

图9-1　2018-06-14 PET/CT　右侧锁骨区和纵隔多发糖代谢异常增高的肿大淋巴结（淋巴结最大者位于气管隆突下，20.2 mm×17.7 mm，SUV值11.2），炎性病变可能，淋巴、造血系统肿瘤累及不除外；全身骨髓反应性增生可能；甲状腺左叶结节；右侧输尿管下段结石可能伴上方尿路轻度积液

4. 2018-06-15超声引导下右锁骨上淋巴结穿刺活检。当天初步病理检查报告：肉芽肿性病变，待特殊染色及酶标检查。

5. 2018-06-16穿刺淋巴结组织涂片找细菌、真菌、抗酸杆菌及细菌培养均阴性。

6. 2018-06-18右锁骨上淋巴结组织mNGS检测报告（2018-06-15采集标本）：未检出特殊病原体。

7. 2018-06-19血培养和骨髓培养结果：需氧菌、厌氧菌和真菌均报告阴性。

8. 2018-06-19根据锁骨上淋巴结活检病理检查报告示肉芽肿性淋巴结炎，结合T-SPOT.TB轻度升高（A/B 14/13），本例考虑结核或非结核分枝杆菌病可能。故予异烟肼（0.3 g，口服，qd）+利福平（0.45 g，口服，qd）+克拉霉素（0.5 g，口服，q12 h）+左氧氟沙星（0.4 g，口服，qd），兼顾抗结核和非结核分枝杆菌治疗。

9. 2018-06-20右锁骨上淋巴结活检补充病理检查（2018-06-15采集标本）：肉芽肿性病变，抗酸等特殊染色及酶标检查均无特殊发现。

10. 2018-06-21骨髓穿刺涂片+活检报告提示无血液系统疾病证据（图9-2）。

11. 2018-06-21为进一步明确纵隔肿大淋巴结性质，行中央超声支气管镜检查（图9-3）：支气管管腔通畅，黏膜光滑，右肺中叶行灌洗，回收液送检。中央超声：探及7组和4R组淋巴结，直径约17 mm和10.6 mm，超声引导下分别行经支气管镜活检术，标本送液基细胞学及组织病理学检查。

表现	（一）骨髓片：1. 取材、涂片良好，骨髓小粒可见。2. 骨髓有核细胞增生活跃，G/E=2.11/1。3. 粒系增生活跃，伴核左移，形态无特殊。4. 红系增生活跃，以中、晚幼红细胞为主，形态尚可。5. 全片找到巨核细胞133只，以成熟颗粒巨核细胞为主，能见产板巨核细胞，片中血小板散在、小簇可见。（二）血片：分类以中性分叶核粒细胞为主。片中血小板略易见。（三）碱性磷酸酶染色：NAP积分150分；（+）50%，（++）50%。（四）铁染色：外铁（++）～（+++）；内铁（+）74%，（-）26%。
诊断	骨髓增生活跃，骨髓象中粒、红两系增生活跃，粒系伴核左移，形态尚可。巨核系增生明显活跃，形态尚可。外周血分类以中性分叶核粒细胞为主。片中血小板略易见。
巨检	髂后骨髓活检：灰褐色碎组织一堆，共计长1 cm，直径0.2 cm。
病理诊断	（髂后）镜下骨髓造血组织与脂肪组织比约占40%，造血组织三系细胞均可见到，造血组织中可见到少数核深染细胞，正在行免疫组化检查以协助诊断。 2018-06-19补充报告： （髂后）巨核系细胞约占骨髓有核细胞的3%，细胞数目、形态及分布未见异常；有核红细胞约占骨髓有核细胞的30%，细胞数目、形态及分布未见异常；粒系细胞约占骨髓有核细胞的50%，中性粒细胞数目稍增多，极性存在。免疫组化结果示淋巴细胞、浆细胞数目不增多，浆细胞约占骨髓有核细胞的3%，余未见特殊，请结合临床。 免疫组化（2018-N15127）：18S28138-001：CD235α阳性，MPO阳性，CD61巨核细胞阳性，CD68组织细胞阳性，CD34阴性，CD20少数阳性，CD79α少数阳性，CD3少数阳性，CD10阴性，CD56阴性，Cyclin-D1阴性，Ki-67 50%阳性，TdT阴性，CD138少数阳性，EMA少数阳性，CD117少数阳性，lysozyme阳性。 特殊染色：网状纤维染色（MF-1级），铁染色阳性，刚果红阴性。

图9-2 2018-06-21骨髓穿刺涂片+活检（2018-06-14采集）病理检查报告

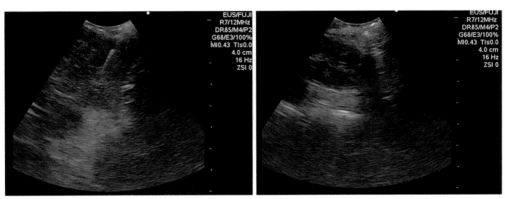

图9-3 2018-06-21中央超声支气管镜检查

12. 细胞涂片（7组+4R组纵隔淋巴结）：见大量凝固性坏死，少量炎症细胞，可疑类上皮细胞，倾向肉芽肿性病变（TB可能）（图9-4）。

13. 灌洗液及纵隔淋巴结组织检查：涂片找细菌、真菌、抗酸杆菌均阴性；细菌培养阴性，真菌、分枝杆菌培养报告在患者出院前未返回。

巨检	包埋盒：少许血丝样物。大瓶：灰褐色泥沙样物，共计直径0.3 cm。
病理诊断	（7组淋巴结、4R组淋巴结）肉芽肿性病变，伴坏死，正在行免疫组化及特殊染色检查以协助诊断。 补充报告（2018-06-26）： （7组淋巴结、4R组淋巴结）肉芽肿性病变，伴坏死，特殊染色未查见阳性菌，请结合临床。 免疫组化（2018-N15638）：18S29238-001：CK（pan）上皮阳性，CD68（KP1）组织细胞阳性。 特殊染色：18S29238-001：PAS阴性，抗酸阴性，六胺银阴性，网状纤维染色（网状纤维减少）。

图9-4 2018-06-26纵隔淋巴结病理报告（2018-06-21采样）：肉芽肿性病变伴坏死，抗酸染色、PAS染色和六胺银染色均阴性

■ **治疗反应**

1. 2018-06-25患者停止发热9天，随访炎症标志物下降，病情好转，予出院。嘱继续异烟肼+利福平+克拉霉素+左氧

氟沙星口服治疗，门诊随访。

2. 2018-07-03纵隔淋巴结穿刺组织分枝杆菌培养（2018-06-21采集）：非结核分枝杆菌（NTM）生长（图9-5）。

编号	细菌名称	结果 / 浓度	菌落计数
MPB64	结核分枝杆菌复合群特异性抗原MPB64	阴性	
FZGJPY	分枝杆菌培养	阳性	

① 右侧锁骨上淋巴结
- 真菌培养：阴性（2018-07-06回报）
- 分枝杆菌培养：阴性（2018-08-01回报）

② 纵隔淋巴结
- 真菌培养：阴性（2018-07-12回报）
- 分枝杆菌培养：阳性（2018-07-03回报）

③ 肺泡灌洗液
- 真菌培养：阴性（2018-07-12回报）
- 分枝杆菌培养：阴性（2018-08-06回报）

图9-5　2018-07-03纵隔淋巴结穿刺组织分枝杆菌培养结果（2018-06-21送检）：非结核分枝杆菌阳性

3. 2018-07-30患者门诊随访，发现肝酶升高（ALT/AST 112/90 U/L），复查胸部CT示原肿大的右侧锁骨上及纵隔淋巴结较前缩小。故予加强保肝治疗，同时根据NTM培养阳性的结果，调整抗感染方案为异烟肼（0.3 g，口服，qd）+克拉霉素（0.5 g，口服，q12 h）+乙胺丁醇（0.75 g，口服，qd）。

4. 2018-08-20纵隔淋巴结培养的NTM菌种鉴定回报结果为脓肿分枝杆菌。

5. 2018-09-13患者门诊随访，无发热。查肝功能：ALT/AST 70/35 U/L；CRP 0.4 mg/L，ESR 16 mm/h；胸部CT：纵隔多发肿大淋巴结，较前进一步缩小。继续原方案治疗，辅以保肝治疗（图9-6、图9-7）。

6. 2018-10-08电话随访，经过近3个月治疗，患者体温平，体重恢复到起病前水平，仍在接受抗分枝杆菌治疗，规律随访中。

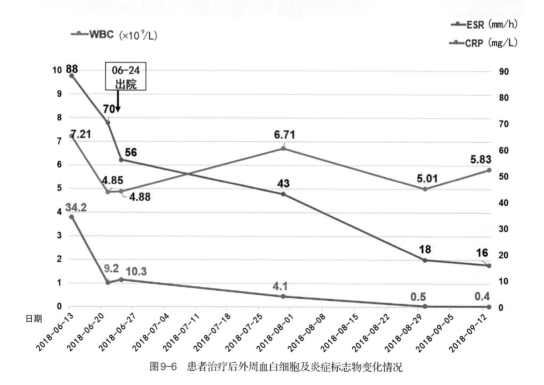

图9-6　患者治疗后外周血白细胞及炎症标志物变化情况

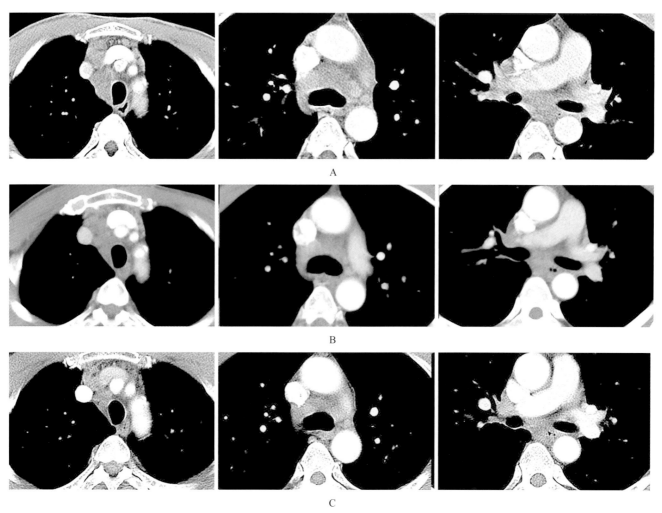

图9-7 患者胸部CT变化情况　A. 2018-06-20胸部增强CT：纵隔多发淋巴结肿大，大者长径约2.3 cm；2018-06-19至2018-07-30：异烟肼（0.3 g，qd）+利福平（0.45 g，qd）+克拉霉素（0.5 g，q12 h）+左氧氟沙星（0.4 g，qd）；B. 2018-07-30胸部增强CT：纵隔多发淋巴结较2018-06-20缩小；2018-07-31至2018-09-13：异烟肼（0.3 g，qd）+克拉霉素（0.5 g，q12 h）+乙胺丁醇（0.75 g，qd）；C. 2018-09-13胸部增强CT：纵隔多发淋巴结较前进一步缩小

最后诊断与诊断依据

■ 最后诊断

锁骨上和纵隔淋巴结脓肿分枝杆菌感染。

■ 诊断依据

患者为中年男性，以发热和消瘦为主要表现，慢性病程，影像学提示右侧锁骨上淋巴结、纵隔多发淋巴结肿大，PET/CT提示病灶糖代谢升高。淋巴结穿刺病理为肉芽肿性病变伴坏死，未见恶性肿瘤依据。纵隔淋巴结穿刺组织培养为NTM生长，菌种鉴定为脓肿分枝杆菌。经抗分枝杆菌治疗，患者未再发热，体重恢复，ESR和CRP等炎症标志物降至正常，随访胸部CT示原肿大的淋巴结逐渐缩小，因此本病诊断可以明确。

经验与体会

1. 尽管医学技术不断发展，但仍有15%～30%的FUO最终无法明确诊断。FUO的诊断过程往往非常耗时且困难重重，有时候还得不到患者及家属的理解，带给临床医生巨大的压力，以至于FUO被称为"内科医生的噩梦"。本例患者沟通良好，积极配合检查，接受了包括较为昂贵的PET/CT以及锁骨上淋巴结穿刺、骨髓穿刺活检和支气管镜+超声下纵隔淋巴结穿刺活检等在内的检查，最终获得明确诊断。文献报道，FUO中感染性疾病所占比例呈明显下降趋势，而且临床表现更为隐匿或诊断过程更为艰难、曲折。

2. ^{18}F-FDG可提示细胞内葡萄糖代谢升高，常用于肿瘤性疾病的诊断与鉴别诊断，其实糖代谢升高也见于感染与炎症性疾病。^{18}F-FDG PET/CT由于敏感性高、扫描范围广，可以发现临床上或传统影像学检查无法发现的病灶，近年来国际上越来越多被用于FUO的诊断中。面向临床医生进行的问卷调查显示，绝大多数患者从PET/CT检查中获得额外诊断信息，从该项检查中获益。我国12家医院的多中心研究显示，376例FUO患者中，95.2%的患者通过PET获得阳性发现。

3. NTM引起的人类疾病主要包括NTM肺病、NTM淋巴结病、NTM皮肤软组织与骨病以及严重免疫抑制人群中的播散性NTM病，其中NTM淋巴结病多见于婴幼儿、儿童颈淋巴结炎，或继发于NTM肺病的纵隔淋巴结炎。本例为免疫功能正常的成年人，且无肺实质病变，仅表现为纵隔与锁骨上淋巴结炎，较为罕见，NTM成为FUO的元凶。

4. 不同NTM菌种引起的临床疾病相似，难以通过临床表现鉴别，同时菌种之间对常用抗分枝杆菌药物的敏感度差异较大，因此国际上发布的指南建议对临床分离的NTM，应该鉴定到菌种水平。本例最终菌种鉴定为"脓肿分枝杆菌"，属于快生长型NTM，是常见而难治的NTM菌种。

5. 值得指出的是，由于脓肿分枝杆菌不同亚种之间的耐药情况也存在明显差异。因此指南建议，对脓肿分枝杆菌，应通过适当的分子技术鉴定至亚种，并且进行克拉霉素、阿米卡星和头孢西丁的药物敏感试验，若条件允许，试验最好包括替加环素、亚胺培南、米诺环素、多西环素、莫西沙星、利奈唑胺、复方新诺明和氯法齐明。遗憾的是，目前我国许多临床实验室尚无法常规开展菌种鉴定与药物敏感测试工作，不少患者无法选择更个体化的药物。幸运的是，本例患者经过初步经验性治疗，已获得较满意的治疗效果。

参考文献

[1] Haworth CS, Banks J, Capstick T, et al. British Thoracic Society guidelines for the management of non-tuberculous mycobacterial pulmonary disease (NTM-PD) [J]. BMJ Open Respir Res, 2017, 4(1): e000242.

[2] Mourad O, Palda V, Detsky AS. A comprehensive evidence-based approach to fever of unknown origin[J]. Arch Intern Med, 2003, 163(5): 545–551.

[3] Wang Q, Li YM, Li Y, et al. ^{18}F-FDG PET/CT in fever of unknown origin and inflammation of unknown origin: a Chinese multi-center study[J]. Eur J Nucl Med Mol Imaging, 2019: 46(1): 159–165.

病例 10　旅游归来现高热，青霉素用后发皮疹，真相是啥？

作者·缪青　金文婷　马玉燕
审阅·胡必杰　潘珏

· 病史简介 ·

女性，33岁，浙江人，职员，2018-10-11收入复旦大学附属中山医院感染病科。

■ 主诉

发热7天。

■ 现病史

1. 2018-10-05起发热，T_{max} 39.8℃，伴畏寒、出汗、全身肌肉酸痛、恶心、纳差，稍有头晕。外院查血常规：WBC 6.83×10^9/L，N% 81.5%，Hb 129 g/L，PLT 163×10^9/L。予头孢克洛+酚麻美敏片对症处理3天，体温高峰下降，T 38.0℃左右。

2. 2018-10-08患者再次发热，T 38.8℃，仍有畏寒、出汗、肌肉酸痛。外院复查血常规：WBC 2.57×10^9/L，N% 59.9%，Hb 130 g/L，PLT 140×10^9/L；PCT 0.058 ng/mL；甲型流感病毒、乙型流感病毒抗原阴性，肝、肾功能未见异常。X线胸片未见明显活动性病变。予青霉素类药物静脉滴注2天；2018-10-09静脉滴注青霉素后患者出现躯干及四肢暗红色斑片样皮疹，躯干部位为主，皮疹不高出皮面，压之可褪色。考虑青霉素过敏可能，予停用青霉素类；同时考虑麻疹不能除外，报疾控中心，疾控中心派工作人员至患者小区，要求患者所住大楼的全体居民接种麻疹疫苗。2018-10-10外院再次复查血常规：WBC 2.15×10^9/L，N% 53%，Hb 131 g/L，PLT 90×10^9/L；胸部CT：两肺未见明显异常，双侧腋窝淋巴结稍大。因患者仍有发热，当晚至复旦大学附属中山医院急诊，查WBC 3.13×10^9/L，N% 59.2%，PLT 77×10^9/L，D-D二聚体1.05 mg/L；予退热对症治疗。

3. 2018-10-11至复旦大学附属中山医院感染病科门诊，拟"发热待查"收住入院。

4. 自发病以来，患者精神可，食欲差，大小便如常。

■ 既往史及个人史

2018-09-23至2018-10-03于缅甸旅游，自诉有蚊虫叮咬，且有一晚居住于当地木屋，环境较潮湿。既往体健，年幼时有麻疹病史。

· 入院检查 ·

■ 体格检查

1. T 38.0℃，P 80次/分，R 20次/分，BP 90/57 mmHg。

2. 躯干及四肢广泛猩红热样充血性皮疹，躯干和下肢明显，皮疹不高出皮面，压之可褪色。皮疹间有少量正常皮肤，呈"皮岛"样表现。皮肤无黄染，无肝掌、蜘蛛痣（图10-1）。

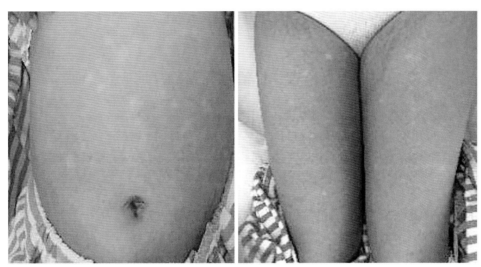

图10-1 患者入院时躯干及四肢广泛猩红热样充血性皮疹，疹间有少量正常皮肤，即"皮岛"样表现

■ 实验室检查

1. 血常规：WBC 2.64×10^9/L，N% 55.0%，L% 30.0%，10%似异形淋巴样细胞，Hb 120 g/L，PLT 68×10^9/L。

2. 尿常规：阴性；粪常规：阴性。

3. 炎症标志物：ESR 24 mm/h，hsCRP 21.2 mg/L，PCT 0.15 ng/mL。

4. 生化：ALT/AST 30/56 U/L，Cr 68 μmol/L，CK-MB 25 U/L，CK-MM 95 U/L。

5. 凝血功能：阴性。

6. 病原学检查：T-SPOT.TB A/B 0/0；呼吸道病原体九联检测、G试验、EBV、CMV、风疹病毒、疱疹病毒、弓形虫抗体及DNA检测及血培养均阴性。

7. 细胞免疫：Th淋巴细胞 CD4 20.2%，Ts淋巴细胞 CD8 52.5%，CD4/CD8 0.4。

8. 自身抗体、类风湿因子、免疫球蛋白、补体全套、肿瘤标志物：均正常。

■ 辅助检查

1. 超声心动图：未见瓣膜赘生物。

2. 胸部CT（外院）：未见明显异常，双侧腋窝部淋巴结稍大。

3. 腹部盆腔增强CT：肝左内叶斑片结节灶，右心膈角稍大淋巴结；宫颈稍粗；盆腔少量积液。

· 临床分析 ·

■ 病史特点

患者为青年女性，既往体健，急性起病，病程1周，起病前有东南亚旅游史及蚊虫叮咬史，主要表现为高热，全身广泛充血性皮疹并伴有"皮岛"样表现；外周血显示白细胞和血小板降低，可见异形淋巴细胞，炎症标志物CRP稍高，肝酶偏高，胸、腹、盆腔CT未见明显异常。发热原因考虑如下。

■ **诊断分析**

1. 登革热：患者在发病前2周内在缅甸旅游，临床表现为高热，病后数天即出现全身充血性皮疹并伴有特征性"皮岛"样表现，故首先考虑本病。确诊则有赖于登革热病毒抗体、特异性抗原或病毒核酸检测。

2. 基孔肯雅病：也是蚊媒传播的病毒病，临床表现除了发热，关节疼痛明显，皮疹以斑疹和丘疹多见，与本例呈现的全身广泛性充血性皮疹伴"皮岛"样表现不符合，进一步可进行相关抗体和核酸检测。

3. 疟疾：常见的蚊媒传播的热带病，但不伴有皮疹，与本例不符。入院前患者出现皮疹，有认为是青霉素引起的药疹，但仔细询问病史以及皮疹发生和演变的过程，考虑与青霉素用药关系不大。

4. 蜱传性疾病：蜱虫叮咬引起的感染病，包括立克次体、病毒、原虫等感染，也可表现为发热、皮疹，甚至淋巴结肿大、肝功能损害等。可了解旅游地传染病流行种类，在我国部分地区甚至要考虑人粒细胞无形体病、新型布尼亚病毒病等。

5. 其他感染性疾病：本患者外周血有异形淋巴细胞，有肝功能损害表现，通常需考虑EBV、CMV等感染，但患者常规EBV、CMV、风疹病毒血清学及核酸检测均阴性，因此暂不考虑这类感染性疾病。本例异形淋巴细胞可能与登革热病毒感染相关。

· 进一步检查、诊治过程和治疗反应 ·

1. 2018-10-11考虑虫媒性疾病，登革热可能性大，但不排除立克次体等感染可能，外送登革热病毒抗体和核酸检测，血清立克次体抗体检测。试用米诺环素（100 mg，q12 h）抗感染治疗，同时辅以补钾等对症治疗。

2. 2018-10-12皮肤科会诊：查体见躯干、四肢弥漫淡暗红色斑片，压之褪色，呈猩红热样皮疹，未见杨梅舌、柯氏斑。诊断考虑：药物性皮炎，登革热待排除。会诊意见：排除登革热后可考虑予小剂量糖皮质激素治疗。感染病科予以加用西替利嗪、维生素C抗过敏治疗。

3. 2018-10-13患者体温高峰逐渐下降，躯干部仍有皮疹，四肢皮疹较前增多。

4. 2018-10-15外送结果回报：登革热病毒核酸阳性、抗体IgM阳性，恙虫病东方体及立克次体抗体阴性。考虑登革热诊断明确，停用米诺环素（图10-2、图10-3）。

序号	编码	项目名称	结果	单位	参考值
1		登革热病毒抗体IgG	阴性（－）		阴性
2		登革热病毒抗体IgM	阳性（＋）		阴性
3		登革热病毒核酸检测	1.5E+04	copy/mL	检测下限：＜1.0E+03

图10-2　2018-10-14血登革热病毒核酸及抗体检测报告（2018-10-11采样）：登革热病毒核酸阳性、抗体IgM阳性

序号	编码	项目名称	结果	单位	参考值
1		恙虫病东方体抗体IgG	阴性（－）		阴性
2		恙虫病东方体抗体IgM	阴性（－）		阴性
3		斑疹伤寒立克次体抗体	阴性（－）		阴性
4		斑点热立克次体抗体	阴性（－）		阴性
5		伯氏立克次体抗体	阴性（－）		阴性
6		五日热立克次体抗体	阴性（－）		阴性

图10-3　2018-10-13血立克次体抗体检测报告（2018-10-12采样）：阴性

5. 2018-10-15予单间隔离，加强驱蚊、防蚊，联系防保科及疾控中心。疾控中心复核血清登革热抗体IgM阳性，核酸阴性（2018-10-15采样，2018-10-16回报）。

6. 2018-10-17患者体温转平已4天，躯干、上肢皮疹基本消退，下肢皮疹仍有部分未消退。复查血常规及炎症标志物：WBC 3.61×10⁹/L，N% 27.0%，L% 48.0%，Hb 121 g/L，PLT 175×10⁹/L，异形淋巴细胞4.0%；CRP 4.3 mg/L；ALT/AST 40/36 U/L。予以出院，门诊随访（图10-4～图10-9）。

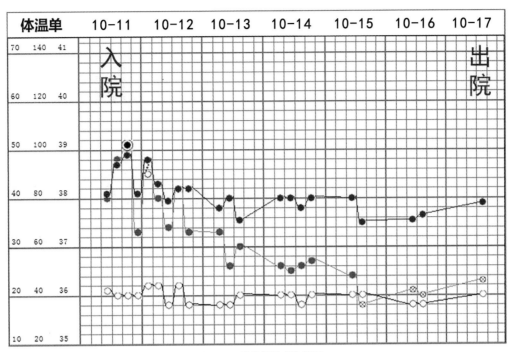

图10-4　患者体温变化情况

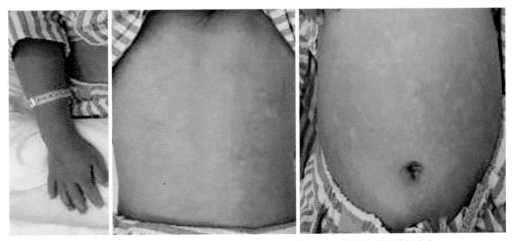

图10-5　2018-10-11患者皮疹以躯干为主，上臂不明显，下肢以大腿外侧为主

最后诊断与诊断依据

■ 最后诊断
登革热。

■ 诊断依据
患者为青年女性，既往体健，急性起病，起病前2周内有东南亚（缅甸）旅游史，主要表现为高热，有全身广泛充血性皮疹伴"皮岛"样表现，炎症标志物偏高，血常规显示血小板及白细胞下降，肝酶偏高，登革热病毒RNA及IgM检测阳性。病情似呈自限性，对症处理后体温至第9天时降至正常，全身皮疹在病程第14天时大部分消失，实验室指标也逐渐恢复正常，故登革热诊断可以明确。

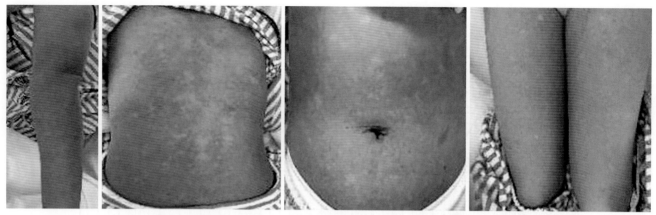

图10-6　2018-10-13患者躯干部仍有皮疹，四肢皮疹较前增多

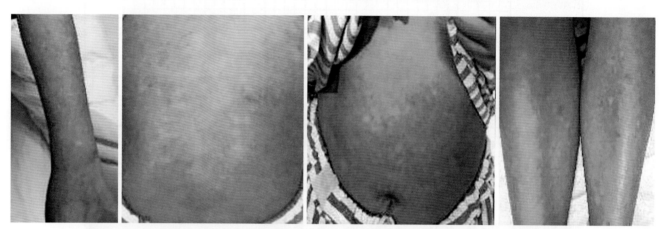

图10-7　2018-10-15患者躯干、上肢皮疹逐渐消退，下肢仍有皮疹

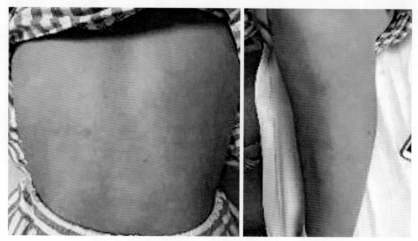

图10-8　2018-10-17患者躯干、上肢皮疹基本消退，下肢皮疹仍未消退

经验与体会

1. 登革热是由黄病毒科黄病毒属登革热病毒引起的急性传染病，主要通过埃及伊蚊或白纹伊蚊叮咬传播，流行于全球热带及亚热带地区。曾经我国散发病例以输入性病例为主，主要来源地为缅甸、老挝、菲律宾、泰国等东南亚国家和地区。近年来我国广东、云南、福建、浙江、海南等南方省份已有发生本地登革热流行疫情。

2. 登革热的潜伏期一般为3～15天，可表现为无症状隐性感染、非重症感染及重症感染等。部分病例呈双峰热型，发热时可伴头痛和全身肌肉、骨骼、关节疼痛，有明显乏力，并可出现胃肠道症状。病程第3～6天可在颜面部、四肢出现充

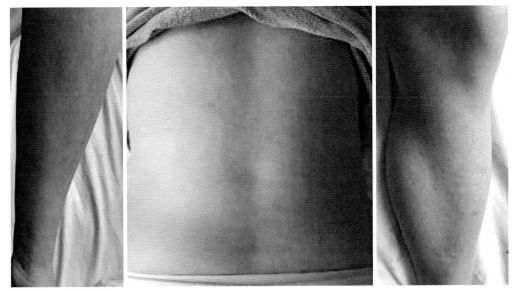

图10-9　2018-10-19患者皮疹完全消退

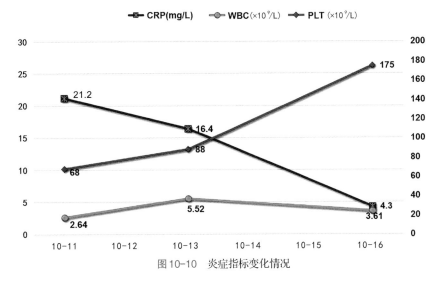

图10-10　炎症指标变化情况

血性皮疹或点状出血疹。典型皮疹为多见于四肢的针尖样出血点及"皮岛"样表现等。登革热初期皮疹由毛细血管扩张引起，表现为充血样皮疹，随后在发热前或发热第1～2天出现一过性面部红斑。发热第3天～1周左右出现第2次皮疹，表现为斑丘疹或麻疹样爆发，热退后2～3天皮疹逐渐消退。密集分布的大红斑或针尖样出血点部分融合成片，但疹间皮肤正常，即"皮岛"样表现。重症患者表现为高热持续不缓解或退热后病情加重，可发生休克、弥散性血管内凝血及其他重要脏器损伤等。

3. 上海并非登革热流行地区，若患者发病时非登革热高发季节，而临床医生对本病认知不足、警惕性不高的话，极容易漏诊、误诊。对于发热原因不明患者，需仔细询问病史（包括旅游史）等。发热伴皮疹的鉴别诊断，是内科医生的基本功，需要不断学习，积累知识和经验。该患者发病初期，因高热合并全身充血性皮疹，在外院一度考虑为麻疹，疾控中心询问病史及接触史后，为患者居住地的整栋楼居民进行了麻疹疫苗接种，造成了居民的恐慌和医疗卫生资源的浪费。

4. 登革热是一种自限性疾病，通常预后良好。影响预后的因素包括患者既往感染登革热病毒史、年龄、基础疾病、并发症等。少数重症登革热病例可因重要脏器功能衰竭死亡。本例患者既往体健，无基础疾病，主要表现为发热、皮疹、血白细胞及血小板下降、见异形淋巴细胞，伴轻度肝功能损伤，1周后病情自行好转，属于轻症患者。本病早期精准诊断有利于避免抗菌药物，尤其是高级、广谱抗菌药物的滥用和乱用。

5. 登革热病例的隔离重点是做好防蚊、驱蚊，尤其是在蚊子密度较高的夏季，可安装纱门、纱窗，搭建蚊帐。对于病程超过5天，并且热退24小时以上的病例，可解除隔离。不要过度隔离，避免患者及周围人群的恐慌。该患者入院确诊后即单间隔离，体温平4天、症状缓解后，即解除隔离，予出院。

6. 近年来，部分虫媒传播的病毒感染出现了上升趋势，主要为登革热、黄热病、寨卡病毒病等。WHO提出了综合媒介管理（IVM），以有效控制虫媒性疾病的传播。

参考文献

[1] 中华医学会感染病学分会，中华医学会热带病与寄生虫学分会，中华中医药学会急诊分会. 中国登革热临床诊断和治疗指南[J]. 中华内科杂志，2018，57（9）：642-648.

[2] Srivastava A. Dengue fever rash: white islands in a sea of red[J]. Int J Dermatol, 2017, 56(8): 873-874.

[3] Tjandra, ET, Ehrchen J, Broekaert S, et al. Dengue fever and the differential diagnoses of rash, fever, and headache following travel to the tropics[J]. J Dtsch Dermatol Ges, 2017, 15(1): 82-85.

[4] Wilder-Smith A, Gubler D, Weaver SC, et al. Epidemic arboviral diseases: priorities for research and public health[J]. Lancet Infect Dis, 2017, 17(3): e101-e106.

病例 11　肝移植后发热，如何尽早捉拿元凶？

作者·马玉燕　金文婷　陈璋璋　崔扬文
审阅·胡必杰　潘珏

病史简介

男性，47岁，浙江人，个体经营者，2018-09-10收入复旦大学附属中山医院感染病科。

■ 主诉

肝移植术后反复发热近1个月。

■ 现病史

1. 2018-07-15患者因"肝右叶MT介入术后"行"同种异体原位肝移植"手术。术后恢复好，体温平，2018-07-18拔除术中引流管。术后恩替卡韦（0.5 mg，口服，qd）抗病毒+乙型肝炎人免疫球蛋白（400 U，肌内注射，qw）+西罗莫司片（3 mg，口服，qd）抗排异+氟康唑（50 mg，qd）及阿昔洛韦（0.2 g，tid）抗感染，辅以保肝、退黄、利尿等治疗。

2. 2018-07-23床旁超声提示移植肝肝动脉流速增高，下腹未见明显积液，右侧胸腔少量积液。

3. 2018-07月底患者出现腹胀，2018-08-06行超声检查提示腹腔积液（下腹部见84 mm无回声区），予加强利尿治疗。

4. 2018-08-09胸部CT：双侧胸腔积液伴下肺部分不张（右侧显著），两肺少许炎症。当日行腹腔置管引流，每日引流量500～1 000 mL。

5. 2018-08-13患者开始出现持续发热，多于午后13：00～14：00体温上升，热峰出现在15：00～16：00，T 37.5～38℃，偶有高热，T_{max} 39.3℃，伴畏冷、乏力，无寒战、盗汗、咳嗽、咳痰、恶心、呕吐、腹痛、腹泻等不适。查血WBC 4.70×10⁹/L，N% 71.1%，Hb 117 g/L；CRP 3.5 mg/L，PCT 0.05 ng/mL；Cr 73 μmol/L；T-SPOT.TB：A/B 2/0；G试验、血培养、痰微生物学检测均阴性，腹腔积液细菌、真菌涂片及培养均阴性，腹腔积液涂片找抗酸杆菌阴性，腹腔积液分枝杆菌培养阴性。腹腔积液常规及生化未见报告。2018-08-17全血宏基因二代测序（metagenomic next-generation sequencing, mNGS）：人类细小病毒B19检出核酸序列63条。2018-08-24复查全血mNGS：人类细小病毒B19检出核酸序列9条。

6. 考虑发热为病毒合并细菌感染所致的可能性大，先后予更昔洛韦（250 mg，qd）（2018-08-13至2018-08-24），厄他培南（1 g，qd）（2018-08-15至2018-08-17）、头孢哌酮/舒巴坦（3 g，q12 h）（2018-08-17至2018-08-30）、氟康唑（0.2 g，qd）（2018-08-20至2018-09-01）抗感染，2018-08-25起患者体温转平。2018-09-02患者出院并改为口服氟康唑（50 mg，qd）及阿昔洛韦（0.2 g，tid）。

7. 2018-09-10患者出院7天后再次发热，每日仍引流淡黄色腹腔积液300 mL左右，门诊查血WBC 2.67×10⁹/L，N% 45%。为明确反复发热原因收入复旦大学附属中山医院感染病科。

8. 自发病来，患者精神可，胃纳、睡眠欠佳，大小便无特殊，体重无明显增减。

■ 既往史及个人史

乙肝病史十余年；2018-07-09因肝恶性肿瘤于复旦大学附属中山医院行肝动脉栓塞化疗术。1989年胃溃疡出血，曾输血，具体不详。高血压史2年，服用缬沙坦氨氯地平，自诉血压控制可，已停药2个月余。否认糖尿病史，移植术后监测血糖偏高，现二甲双胍（0.25 g，口服，bid）、甘精胰岛素（来得时）（睡前20 U，皮下注射）、门冬胰岛素（诺和锐）

（12 U-16 U-16 U，皮下注射）控制血糖。

· 入院检查 ·

▣ 体格检查

1. T 37.6℃，P 94次/分，R 22次/分，BP 98/76 mmHg。
2. 皮肤、巩膜无黄染，腹部平软，无明显压痛、反跳痛，右下腹留置腹腔引流管1根。

▣ 实验室检查

1. 血常规：WBC 2.73×10^9/L，N% 45%，Hb 124 g/L，PLT 68×10^9/L。
2. 空腹血糖 9.3 mmol/L，HbA$_1$C 7.6%。
3. 炎症标志物：ESR 30 mm/h，hsCRP 3.9 mg/L，PCT 0.13 ng/mL，SF 1 559 ng/mL。
4. 生化：ALT/AST 52/51 U/L，Alb 42 g/L，Cr 139 μmol/L。
5. 凝血功能：D-D二聚体 4.18 mg/L，其余正常。
6. 病原学检查：T-SPOT.TB A/B 34/14，肺炎支原体抗体IgM/IgG 1∶80，呼吸道病原体九联检测阴性，G试验阴性，EBV、CMV、风疹病毒、疱疹病毒、弓形虫抗原抗体均阴性；血培养阴性；痰、腹腔积液细菌+真菌涂片及培养阴性，涂片找抗酸杆菌阴性。
7. 细胞免疫：CD4 29.7%，CD8 30.8%，CD4/CD8 1.0。
8. 自身抗体：ANA 1∶100，其余阴性；类风湿因子、免疫球蛋白、补体全套、肿瘤标志物：均正常。

· 临床分析 ·

▣ 病史特点

患者为中年男性，肝移植术后短期内出现反复发热伴腹腔积液，炎症标志物升高不明显，T-SPOT.TB升高（A/B 34/14），腹腔积液微生物学（包括抗酸杆菌）检查及血培养等均阴性，常规抗感染治疗效果不理想，呈现反复发热和腹腔积液不消退。原因首先考虑腹腔感染性疾病，包括免疫抑制宿主常见的条件致病菌感染以及供者来源的微生物感染（donor derived infection, DDI），但以毒力较低的病原体引起的亚急性或慢性感染的可能性较大。具体分析如下。

▣ 诊断分析

1. 耐药菌感染：患者移植术后短期内出现发热，可能为医院获得性感染，主要表现为发热伴腹腔积液，常规抗感染效果不佳，需考虑弱毒力的耐药菌感染或隐匿性脓肿可能，但患者炎症标志物升高不明显，不太符合普通细菌感染的表现。

2. 诺卡菌感染：患者肝移植术后反复发热，接受免疫移植治疗，普通抗细菌治疗疗效不佳，需考虑诺卡菌感染可能，入院后可完善腹腔积液常规、生化、弱抗酸涂片、细菌培养等进一步明确。

3. 结核分枝杆菌感染：我国结核病发病率高，肝移植受者术前潜伏结核感染常见。患者移植后出现反复发热，常规抗感染不佳，应警惕结核活动，尤其是作为器官移植受者在细胞免疫受到相对抑制的状态下出现T-SPOT.TB升高，提示近期结核病的可能。入院后完善腹腔积液常规、生化、ADA、抗酸涂片、分枝杆菌培养等进一步明确。

进一步检查、诊治过程和治疗反应

1. 2018-09-11腹腔积液常规：白细胞升高，单核为主（图11-1）；腹腔积液生化：渗出液改变（图11-2）；ADA 35 U/L；腹腔积液细菌培养阴性。

2. 2018-09-13腹腔积液mNGS检测结果回报（2018-09-11送检，图11-3）：结核分枝杆菌复合群（属严格序列数）1、结核分枝杆菌（种序列数）1，其余皆阴性。

3. 综合考虑患者发热为免疫缺陷宿主继发腹腔结核感染可能性大。

4. 2018-09-14起予异烟肼（0.3 g，口服，qd）+乙胺丁醇（0.75 g，口服，qd）+左氧氟沙星片（0.4 g，口服，qd）抗结核，并予出院。患者服用的西罗莫司经CYP3A4和P-gp代谢，抗结核药利福平是CYP3A4和P-gp的强效诱导剂，能使前者普通制剂的曲线下面积（area under curve, AUC）下降68%，缓释制剂的AUC下降55%，因此未选择利福平治疗。

▣ 出院后随访

1. 2018-09-14患者出院后仍有午后低热，T$_{max}$ 37.8℃，23∶00～24∶00体温可自行下降。

项目	结果
颜色	黄色
透明度	微浊
蛋白定性试验	+/-
比重	1.018
红细胞	2 800
白细胞	2 773
多个核细胞	10.0
单个核细胞	90.0

图 11-1　2018-09-11 腹腔积液常规示白细胞升高，单个核细胞为主

项目	结果
体液蛋白	37.94
体液白蛋白	26.25
体液葡萄糖	8.1
体液乳酸脱氢酶	242

图 11-2　2018-09-14 腹腔积液生化示渗出液改变

	属			种		
属名	属相对丰度(%)	属严格序列数	种名	覆盖度（%）	种序列数	种严格序列数
结核分枝杆菌复合群	0.09	1	结核分枝杆菌	0.001 1	1	0
检测结论						
本次主要检出序列： √ 结核分枝杆菌（1条） 具体请结合临床。						

图 11-3　2018-09-13 腹水 mNGS 报告（2018-09-11 送检）

2. 2018-09-24 患者至复旦大学附属中山医院门诊，加用阿米卡星（0.4 g，静脉滴注，qd）抗结核治疗 15 天，发热、腹胀较前明显好转，T_{max} 37.2℃。

3. 2018-10-10 腹腔积液分枝杆菌培养回报（2018-09-11 送检，图 11-4）：结核分枝杆菌培养阳性。

申请时间	2018-09-11 08：11	备注	腹腔积液
编号	细菌名称		结果
MPB64	结核分枝杆菌复合群特异性抗原 MPB64		阳性
FZGJPY	分枝杆菌培养		阳性
报告时间	2018-10-10 08：23	核对者	

图 11-4　2018-10-10 腹腔积液培养（2018-09-11 送检）示结核分枝杆菌培养阳性

4. 2018-10-10 患者返院随访，无发热、腹胀，腹腔积液每日引流量 100 mL 左右，查 CRP 3.3 mg/L，Cr 90 μmol/L，B 超示少量腹腔积液（下腹部见 15 mm 无回声区），腹腔积液 ADA 较前下降；腹腔积液 mNGS 未检出结核分枝杆菌。因腹腔积液量较前明显减少，予拔除腹腔引流管。考虑腹腔结核感染诊断明确，治疗有效，继续异烟肼＋乙胺丁醇＋左氧氟沙星口服联合阿米卡星（0.4 g，静脉滴注，qd）抗结核。

最后诊断与诊断依据

最后诊断

1. 腹腔结核感染。
2. 肝移植术后状态、糖尿病、高血压。

诊断依据

中年男性肝移植术后，应用免疫抑制剂，合并糖尿病，术后反复发热、腹腔积液，午后发热为主。常规微生物培养阴性、抗细菌、病毒治疗效果不佳，短期内T-SPOT.TB明显升高，腹腔积液mNGS检出结核分枝杆菌序列，腹腔积液结核分枝杆菌培养阳性。抗结核治疗后体温逐渐转平、腹腔积液减少，治疗有效，故考虑腹腔结核感染诊断明确。

经验与体会

1. 实体器官移植（solid organ transplantation, SOT）患者活动性结核病的发生率高，是一般人群的20～74倍，发达国家中活动性结核病发生率为1.2%～6.4%，结核病流行高发区可高达12%。不同器官移植活动性结核病发生率有所不同，肝移植受者发生率仅次于肺移植、肾移植患者；对肝移植后反复发热、常规抗感染效果不佳者，临床上应考虑结核病可能。超过2/3的SOT受者的活动性结核病发生在移植术后第1年，大多数为陈旧性病灶感染重新激活；也有可能是通过移植从SOT供者中获得的感染（即DDI），尤其是术后1个月内出现的结核感染。供者来源结核感染（donor derived tuberculosis, DDTB）在肾脏、肝脏和肺移植中均有报道。

2. 本例移植术后1个月内出现反复发热、腹腔积液，考虑腹腔感染，但常规抗感染治疗效果不佳。如何尽早建立准确的病原学诊断，积极给予敏感的抗感染治疗，直接关系到患者的预后。临床根据本例结核感染T细胞斑点试验（T-SPOT.TB）阳性这条线索，判断可能为结核引起的腹腔感染。因为接受高剂量免疫抑制剂的患者，通常会减弱本试验结果，但本例短期内出现T-SPOT.TB明显升高，高度提示活动性结核。同时，本例腹腔积液mNGS检出结核分枝杆菌核酸序列，虽然数量较少，但是作为分枝杆菌检测结果，已可认为具有临床意义。简言之，mNGS进一步提示本例患者为腹腔结核感染。据此，患者收入感染病科后，立即给予抗结核治疗，很快取得了满意的效果，体温下降至正常、腹腔积液显著减少。

3. 本例最终由于腹腔积液结核分枝杆菌培养阳性使腹腔结核感染获得确诊，但此结果较mNGS检测结果滞后近1个月。SOT术后结核病患者的临床表现与免疫正常者有所不同，1/3～1/2可出现播散症状或肺外结核表现，主要症状为发热、咳嗽、呼吸困难、淋巴结肿大等，其中发热最常见。本例患者反复发热伴难以消退的腹腔积液，符合移植术后结核感染的特点。SOT术后结核病的病死率高，为20%～30%，与临床认识不足、临床表现不典型、不能快速准确诊断导致治疗延迟有关。临床医生对本病应保持高度警惕并尽早借助mNGS、GeneXpert、T-SPOT.TB等新技术明确诊断，以降低病死率。

4. 由于免疫抑制剂相关不良反应、免疫抑制剂与抗结核药物相互代谢反应、抗结核药物的不良反应，SOT术后活动性结核病的治疗难度增加。喹诺酮类药物，包括莫西沙星和左氧氟沙星，虽然不被推荐为一线治疗用药，但对耐药结核菌有明显的疗效，常被用于在标准化治疗中出现药物性肝损害或者肝功能衰竭患者的联合治疗。该患者为肝移植术后、肾功能不全并使用西罗莫司，考虑到药物不良反应及药物间的相互作用，临床选择了具有快速杀菌作用的左氧氟沙星，避开了利福平、吡嗪酰胺等，取得了良好的临床效果。

5. 肝移植作为肝脏疾病晚期的一种治疗模式，目前已得到广泛开展，然而预防排异的免疫抑制治疗必然使得肝移植受者处于感染的高风险之中。感染是肝移植术后重要的并发症之一，也是引起肝移植受者死亡的一个主要原因。器官移植病房为移植患者的术后安置区域，属于医疗机构高危区域，环境清洁应按消毒级别（符合GB 15982），对患者诊疗、护理时应实行保护性隔离。

参考文献

[1] Abad CLR, Razonable R. Donor derived mycobacterium tuberculosis infection after solid-organ transplantation: a comprehensive review[J]. Transpl Infect Dis, 2018, 20(5): e12971.
[2] Abad CLR, Razonable R. Mycobacterium tuberculosis after solid organ transplantation: a review of more than 2000 cases[J]. Clin Transplant, 2018, 32(6): e13259.
[3] Hebert MF, Fisher RM, Marsh CL, et al. Effects of rifampin on tacrolimus pharmacokinetics in healthy volunteers[J]. J Clin Pharmacol, 1999, 39(1): 91-96.
[4] Salvador NGA, Wee SY, Lin CC, et al. Clinical outcomes of tuberculosis in recipients after living donor liver transplantation[J]. Ann Transplant, 2018, 23: 733-743.

[5] Subramanian AK, Morris MI, AST Infectious Diseases Community of Practice. Mycobacterium tuberculosis infections in solid organ transplantation[J]. Am J Transplant, 2013, 13(suppl 4): 68–76.

病例 12 立夏时节重症肺炎，竟然是它惹的祸

作者·王萌冉　金文婷　马玉燕
审阅·胡必杰　潘　珏

· 病史简介 ·

男性，30岁，浙江人，2019-05-13收入复旦大学附属中山医院感染病科。

■ 主诉

发热8天。

■ 现病史

1. 2019-05-05患者无明显诱因下出现发热，当时T 38.2℃，后体温逐渐升高，呈持续高热，T_{max} 40℃；有头痛，无明显咳嗽、咳痰、胸闷、呼吸困难、腹痛、腹泻、皮疹等，自行口服"美林"等药物治疗后体温降至38℃左右。

2. 2019-05-08 T_{max} 40.5℃。随访血常规：WBC 7.5×10^9/L，N% 84.2%；炎症标志物：ESR 4 mm/h，CRP 126.4 mg/L，PCT 0.13 ng/mL；呼吸道病原体检测：呼吸道合胞病毒、甲型和乙型流感病毒、副流感病毒、腺病毒、肺炎支原体均阴性；胸部CT：左上肺炎（图12-1A）。当地医院考虑细菌性炎症可能大，先后予头孢唑肟、左氧氟沙星、阿奇霉素以及亚胺培南等药物抗感染治疗，发热仍无明显好转。

3. 2019-05-11胸部CT：左上肺炎症较前进展，新增左下肺炎症伴胸腔积液（图12-1B）。患者仍持续高热，并出现剧烈咳嗽，咳少量黄白痰，痰液稀、易咳出，伴头痛、乏力、寒战等。

4. 2019-05-13为明确诊断和进一步治疗，转至复旦大学附属中山医院感染病科。

5. 起病以来，患者精神、食欲、睡眠稍差，大小便正常，体重无明显改变。

■ 既往史及个人史

患者发病前2个月曾有生食海鲜史；否认近期外出旅游，否认霉变环境、禽类和野生动物接触史等；否认高血压、糖尿病等慢性病史。

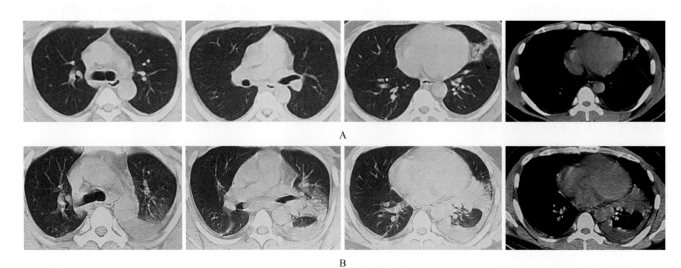

图12-1　入院前患者胸部CT变化　A. 2019-05-08胸部CT：左上肺下舌段炎症；B. 2019-05-11胸部CT：左上肺炎症较前进展，较2018-05-08新增左下肺炎症伴胸腔积液

入院检查

■ 体格检查

1. T 39.3℃，P 142次/分，R 26次/分，BP 130/78 mmHg。

2. 全身皮肤无皮疹，无瘀点、瘀斑。双肺呼吸音粗，左肺可闻及散在湿啰音，左下肺呼吸音低。心尖部未闻及杂音。腹平软，无压痛、反跳痛。双下肢无明显水肿。

■ 实验室检查

1. 血常规：Hb 146 g/L，WBC 7.80×10^9/L，N% 77.4%，E% 0.0%，PLT 187×10^9/L。

2. 炎症标志物：hsCRP 401.1 mg/L，ESR 45 mm/h，PCT 0.75 ng/mL。

3. 尿常规、粪常规及粪隐血：均阴性。

4. 肝、肾功能：ALT/AST 46/103 U/L，Cr 101 μmol/L，BUN 4.4 mmol/L。

5. 凝血功能：D-D二聚体2.46 mg/L。

6. 甲状腺功能、肿瘤标志物：均阴性。

7. 心肌标志物：c-TnT 0.007 ng/mL，BNP 182.4 pg/mL。

8. 肌酶：CK 3 628 U/L，CK-MB 55 U/L，CK-MM 3 573 U/L。

9. 自身抗体：均阴性。

10. 特定蛋白：IgE 74 IU/L，C3、C4均正常。

11. 细胞免疫检查：正常。

12. 痰细菌、真菌培养：阴性；血培养：阴性。

13. 咽拭子流感病毒抗原筛查：甲型流感病毒抗原、乙型流感病毒抗原均阴性；肺炎支原体抗体阴性。

14. 呼吸道病原体九联检测：嗜肺军团菌血清1型，肺炎支原体，Q热立克次体，肺炎衣原体，腺病毒，呼吸道合胞病毒，甲型流感病毒，乙型流感病毒和副流感病毒1、2和3型均阴性。

15. 血隐球菌荚膜抗原阴性；G试验：1-3-β-D葡聚糖23.200（< 100.5为阴性）。

16. T-SPOT.TB：A/B 0/0。

17. 血气分析（未吸氧）：PaO_2 53 mmHg，SpO_2 88%。

■ 辅助检查

1. 2019-05-13心电图：窦性心动过速。

2. 2019-05-13超声心动图：左心室内径正常上限伴左心室整体收缩活动稍减弱，LVEF 53%。

临床分析

■ 病史特点

患者为青年男性，既往体健，主要表现为高热、咳嗽，T_{max} 40.5℃。炎症标志物升高，血气分析提示Ⅰ型呼吸衰竭；胸部CT提示左肺渗出和部分实变，发展较快，伴胸腔积液。外院予头孢唑肟、左氧氟沙星、阿奇霉素以及亚胺培南等药物抗感染治疗，肺内病灶仍明显进展。本次入院后查炎症标志物较前进一步升高，肌酸激酶、肝酶均明显升高，血培养及痰细菌、真菌培养均阴性，自身抗体、肿瘤标志物、T-SPOT.TB均未见明显异常，超声心动图提示左心室收缩活动整体减弱。需考虑以下疾病可能。

■ 诊断分析

1. 细菌性肺炎：患者年轻且无基础疾病，引起社区获得性肺炎的常见细菌为肺炎链球菌、流感嗜血杆菌等，对很多抗菌药物敏感。但本患者使用左氧沙星和亚胺培南等药物治疗后仍高热不退，且患者血白细胞升高不显著，影像学提示病变进展较快，多次痰培养未发现相关病原菌，提示细菌性肺炎可能性较小。

2. 非典型病原体肺炎：为社区获得性肺炎的常见类型，病原体包括支原体、衣原体、立克次体、军团菌等。通常认为支原体和衣原体肺炎病情较轻；军团菌肺炎重症比例高，主要好发于夏秋季节。但本例患者外院先后予以氧氟沙星、阿奇霉素抗感染治疗，效果不佳，肺内病灶进展快，故支原体、衣原体、军团菌引起肺炎的可能性也较小。

3. 病毒性肺炎：患者急性病程，有高热伴咳嗽，胸部CT提示快速进展的肺部渗出及实变，外周血白细胞计数正常，炎症标志物明显升高，多种抗细菌药物治疗效果不佳，且入院后查肌酶及肝酶均明显升高，超声心动图提示左心室收缩活动整体减弱，需高度考虑病毒性肺炎可能。引起重症肺炎的常见病毒包括流感病毒、禽流感病毒、腺病毒、呼吸道合胞病毒等。患者5月初发病，流感病毒发病机会明显下降；病前无禽类接触，禽流感病毒机会明显减少。病毒性肺炎的确诊有赖于病毒核酸检测、病毒培养或血清学检测。

4. 肺部真菌或非结核分枝杆菌感染：部分真菌（如隐球菌）或非结核分枝杆菌感染也可表现为大片实变性肺炎，甚至可出现重症病例。但本患者急性起病，发展迅速，间隔3天肺部病灶明显增加，不能用真菌或非结核分枝杆菌感染的疾病过程来解释，故暂不考虑。

进一步检查、诊治过程和治疗反应

1. 2019-05-13面罩吸氧（5 L/min）；左氧氟沙星+更昔洛韦+奥司他韦联合抗感染治疗。

2. 2019-05-14随访胸部CT：两肺多发炎症伴左肺部分实变，双侧胸腔积液；对比患者外院胸部CT，两肺炎症病灶较3天前又明显进展（图12-2）。留取外周血标本送mNGS检测，并予甲泼尼龙（40 mg，静脉滴注，qd）治疗。

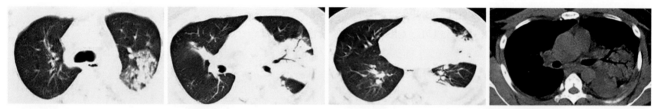

图12-2 2019-05-14患者胸部CT：左上、下肺病灶进一步加重，实变明显，胸腔积液与前基本相仿

3. 2019-05-15留取痰标本送mNGS检测。患者体温趋平。炎症标志物明显下降：hsCRP 101.7 mg/L，ESR 55 mm/h，PCT 0.07 ng/mL。

4. 2019-05-16外周血mNGS（2019-05-14采样）：检出较多人类腺病毒7型核酸序列（图12-3）。

5. 2019-05-17痰mNGS（2019-05-15采样）：检出较多人类腺病毒7型核酸序列（图12-3）。考虑腺病毒性肺炎诊断基本确立，停用更昔洛韦以及奥司他韦，保留左氧氟沙星抗感染治疗；加用免疫球蛋白（20 g，静脉滴注，qd）共5天；甲泼尼龙减量至20 mg，次日停用。

标本	种名	覆盖度（%）	种相对丰度（%）	种序列数	种严格序列数
血	人类腺病毒7型	96.5	69.13	4 859	925
痰	人类腺病毒7型	88.11	100	2 208	405

图12-3 患者外周血（2019-05-14采样）及痰（2019-05-15采样）标本mNGS检测结果：人类腺病毒7型

6. 2019-05-17随访D-D二聚体7.42 mg/L，较前明显升高；完善下肢静脉超声，示未见明显下肢深静脉血栓形成；查CTA：左下肺动脉分支少许栓子（图12-4）。予以低分子肝素（4 100 IU，皮下注射，qd）抗凝治疗。

7. 2019-05-20血气分析（鼻导管吸氧3 L/min）：PaO_2 123 mmHg；炎症标志物进一步下降：hsCRP 9.9 mg/L，ESR 32 mm/h，PCT 0.05 ng/mL。

8. 2019-05-23肌酶基本恢复正常：CK 68 U/L，CK-MB 10 U/L，CK-MM 59 U/L；超声心动图未见明显异常，LVEF 58%，较前恢复。

9. 2019-05-26患者体温平（图12-5），无明显气促、咳嗽。血气分析（未吸氧）：PaO_2 82 mmHg；hsCRP 5.8 mg/L，ESR 17 mm/h，PCT 0.09 ng/mL；D-D二聚体1.18 mg/L。

10. 2019-05-27改口服左氧氟沙星（0.5 g，qd）；予出院，嘱门诊定期随访（图12-5～图12-8）。

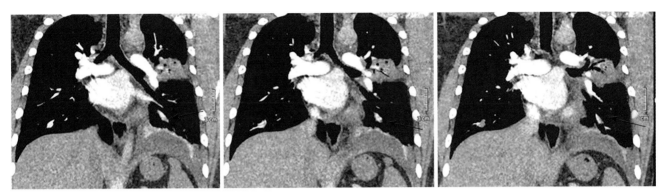

图 12-4　2019-05-17 患者肺动脉 CTA：左下肺动脉少许栓子形成

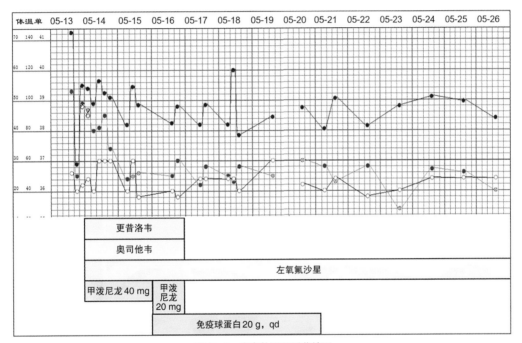

图 12-5　患者体温及用药情况

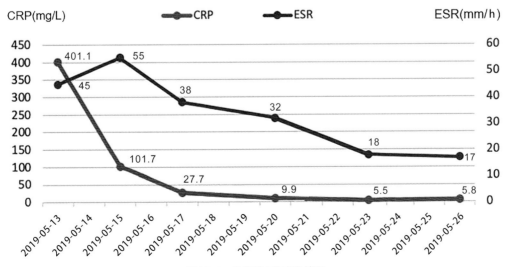

图 12-6　炎症标志物变化情况

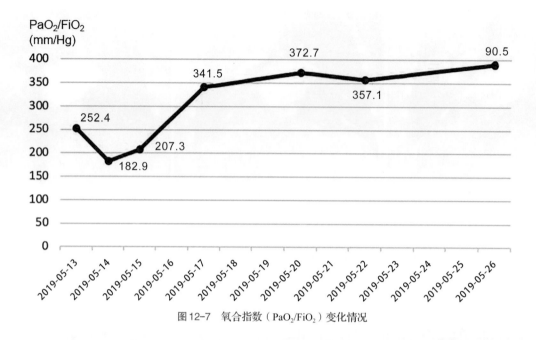

图 12-7　氧合指数（PaO$_2$/FiO$_2$）变化情况

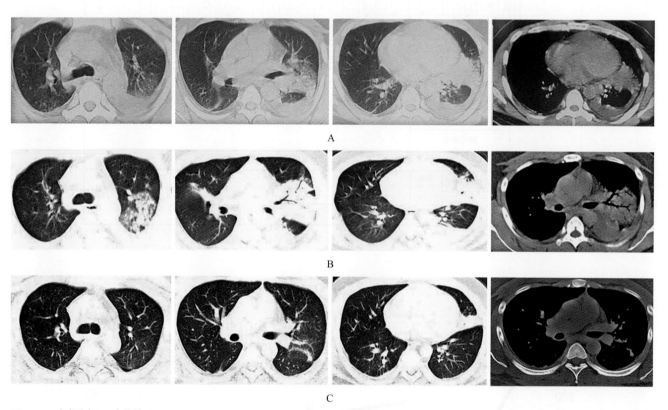

图 12-8　患者胸部 CT 变化情况　A. 2019-05-11 胸部 CT：左上肺炎症较前进展，较 2019-05-08 新增左下肺炎症伴胸腔积液；B. 2019-05-14 胸部 CT：左上、下肺病灶进一步加重，实变明显，胸腔积液与前基本相仿；C. 2019-05-26 胸部 CT：双肺病灶较前明显吸收，胸腔积液吸收

最后诊断与诊断依据

■ 最后诊断

1. 腺病毒性肺炎（人类腺病毒 7 型）。

2. 肺动脉栓塞。

■ 诊断依据

1. 患者为青年男性，既往体健，主要表现为高热、咳嗽。炎症标志物升高，血气分析提示Ⅰ型呼吸衰竭；胸部CT提示两肺渗出和实变，发展较快，伴双侧胸腔积液；血培养及痰细菌、真菌培养均阴性；抗细菌治疗效果不佳。入院后痰及外周血mNGS均检出较多人类腺病毒7型核酸序列，遂静脉予免疫球蛋白20 g×5天，并停用抗病毒药物（更昔洛韦和奥司他韦）和糖皮质激素，仅保留左氧氟沙星抗感染治疗；之后患者病情逐渐好转，故腺病毒性肺炎可以成立。

2. 病程中发现患者D-D二聚体升高、CTA显示有肺动脉栓塞，故肺动脉栓塞可以诊断。

· 经验与体会 ·

1. 人类腺病毒（human adenovirus, HAdv）是一种双链无包膜的DNA病毒，在自然界普遍存在。根据不同的分子生物学特征，可将HAdv分为69种不同的血清型和A～G的7个不同亚群。不同型别腺病毒组织嗜性不同，引起的临床表现亦不相同。HAdv感染分布广泛，无地域分布差异，冬季和早春多见，但季节性不明显。我国也曾发生过腺病毒感染大规模流行，自20世纪80年代后腺病毒大规模流行减少，2009—2013年针对全国24个省市的急性下呼吸道感染病例病原学监测结果显示，腺病毒检出率约为3.4%。我国各地区腺病毒检出率也各不相同，北方地区较多见，2006—2012年浙江地区急性下呼吸道感染患者中腺病毒检出率约0.63%，低于北京地区（5.8%）。各年龄人群对腺病毒普遍易感，病毒可通过飞沫、粪口途径及接触污染物传播。腺病毒感染在成人急性呼吸道感染中占1%～7%，低于儿童感染率（5%～10%）。80%的腺病毒感染发生在4岁以下的儿童、老年人、免疫抑制人群中。此外，在非免疫缺陷人群重症肺炎病例中腺病毒的检出也在逐渐增多。非免疫缺陷儿童及成人感染后导致重症肺炎的腺病毒血清型主要包括B亚群（HAdv3、HAdv7、HAdv11、HAdv14）、C亚群（HAdv1）和E亚群（HAdv4）等，本例患者即为B亚群中的HAdv7型感染。

2. HAdv可感染人体的呼吸道、胃肠道、泌尿道及眼和肝等组织器官。人体免疫功能正常时，感染后产生的症状较轻且具有自限性。腺病毒呼吸道感染潜伏期一般为5～7天，症状持续2周左右。典型表现包括：发热、咳嗽（婴幼儿可表现为类百日咳综合征）、咽喉痛、咽炎、扁桃体炎，少数合并肺炎、结膜炎或中耳炎。免疫功能不全人群感染腺病毒并引起重症肺炎时急性呼吸衰竭的发生率为10%～30%，病死率高出普通人群50%。研究发现，腺病毒可与靶细胞的细胞受体相结合，从而引起炎症介质（白细胞介素及趋化因子）的表达及释放，促炎细胞因子的过度释放可引起组织损伤，进而导致器官功能障碍。本例患者病程中出现的肌酶、肝酶升高以及心室收缩活动减弱，推测可能与炎症介质的过度释放相关，因此短期使用糖皮质激素抗炎治疗后很快恢复。因卧床时间长、使用糖皮质激素等，重症病毒性肺炎易并发下肢深静脉血栓和（或）肺栓塞，故在治疗原发病的基础上需警惕血栓形成，必要时预防性抗凝治疗。

3. 病原学诊断有赖于实验室对腺病毒的检测。目前针对腺病毒的常规检测方法有病毒分离培养、特异性抗原检测和聚合酶链反应（polymerase chain reaction, PCR）3种。病毒分离培养是腺病毒检测的金标准，但腺病毒分离培养的阳性率较低，检测周期较长，不利于早期诊断。特异酶免疫法和免疫荧光法常用于临床标本腺病毒抗原检测，检测周期短；当腺病毒特异性IgM抗体阳性或急性期与恢复期双份腺病毒血清特异性IgG抗体滴度升高4倍或以上时，提示急性感染，但灵敏度较低。核酸检测，尤其是PCR技术，因具有高敏感性，在早期诊断中具有重要价值，监测病毒载量可能有助于预测疾病严重程度及患者预后。本例患者入院时查呼吸道病原体九联检测示腺病毒抗体检测阴性，但患者的痰及外周血mNGS结果却见到了较多的腺病毒核酸序列，为临床快速诊断腺病毒性肺炎提供了帮助，并且避免了广谱抗生素以及不必要的抗病毒药物应用。

4. 现在尚无专门用于腺病毒感染治疗的抗病毒药物，因腺病毒感染具有自限性，所以目前以对症治疗为主。尽管通过积极的对症支持治疗，但患者死亡率依然很高。有研究表明，对于免疫抑制人群，静脉应用西多福韦及免疫球蛋白可改善预后，但目前尚无随机对照试验验证西多福韦的有效性；对于进展为急性呼吸窘迫综合征的患者，无创正压通气及有创机械通气失败率较高，体外膜肺氧合（extracorporeal membrane oxygenation, ECMO）可能是更佳选择。糖皮质激素有强烈的抗炎作用，可抑制TNF-α、IL-1等炎症介质的释放，但其对免疫系统的抑制作用也很强，可能导致机体免疫功能下降，对感染的易感性增加。因此，对于重症肺炎患者辅助应用糖皮质激素仍存在争议。早期辅助应用糖皮质激素可降低有创机械通气和休克发生率、缩短病程、缩减CAP的临床稳定时间，但病死率变化不明显。

参考文献

[1] Binder AM, Biggs HM, Haynes AK, et al. Human adenovirus surveillance–United States, 2003–2016[J]. MMWR, 2017, 66(39): 1039–1042.

[2] Blum CA, Nigro N, Briel M, et al. Adjunct prednisone therapy for patients with community–acquired pneumonia: a multicentre, double-blind, randomised, placebo-controlled trial[J]. Lancet, 2015, 385(9977): 1511–1518.

[3] Cui X, Wen L, Wu ZH, et al. Human adenovirus type 7 infection associated with severe and fatal acute lower respiratory illness and nosocomial transmission[J]. J

Clin Microbiol, 2015, 53(2): 746–749.

[4] Lynch JP 3rd, Kajon AE. Adenovirus: epidemiology, global spread of novel serotypes, and advances in treatment and prevention[J]. Semin Respir Crit Care Med, 2016, 37(4): 586–602.

病例 13　来自非洲的"礼物"——基因测序解谜团

作者·蔡思诗　金文婷　马玉燕
审阅·胡必杰　潘珏

· 病史简介 ·

男性，35岁，江苏人，2018-10-17收入复旦大学附属中山医院感染病科。

■ 主诉

发热十余天。

■ 现病史

1. 2018-10-06患者自觉发热、畏寒，伴明显乏力、双膝关节疼痛、腰部酸胀感，测口温38.5℃，自行口服退热药后体温可下降。2018-10-07就诊于沈阳市某医院，实验室检查示：WBC 6.4×10^9/L，N% 71.1%，Eos 0.05×10^9/L，RBC 5.15×10^{12}/L，Hb 162 g/L，PLT 93×10^9/L；CRP 53.78 mg/L，PCT 0.46 ng/mL；TBIL 33 μmol/L，ALT/AST 64/33 U/L；血培养阴性，血涂片镜检找疟原虫阴性，布鲁菌抗体阴性；头颅CT未见明显异常，胸部CT示两侧胸膜增厚、粘连，腹部CT示脾大。未予特殊治疗，对症退热治疗后体温降至正常。

2. 2018-10-10患者再次发热，伴乏力、食欲不佳，T_{max} 39.5℃，就诊于常熟市某医院。查血常规：WBC 7.44×10^9/L，Eos 0.13×10^9/L，Hb 136 g/L，PLT 95×10^9/L；再次查血培养及血涂片镜检找疟原虫阴性；肺炎支原体抗体弱阳性，肺炎衣原体抗体阴性，呼吸道合胞病毒IgM弱阳性，腺病毒IgM阴性，柯萨奇B组病毒IgM弱阳性；CEA等肿瘤标志物均正常。此后患者仍反复发热，无明显规律，T_{max} 39.0℃左右。

3. 2018-10-17收入复旦大学附属中山医院感染病科。

4. 起病来，患者精神可，食欲差，体重无明显变化。

■ 既往史及个人史

1. 追问病史，患者在尼日利亚工作6年，2018-09-26刚回国。2018-07在尼日利亚患过2次疟疾，分别为间日疟和恶性疟，均予青蒿素治疗后热退病愈。患者诉本次发热与以往2次疟疾规律性发热的状况明显不一致。否认近3个月有生食鱼片史。

2. 脂肪肝病史5年；否认高血压、糖尿病、冠心病。

· 入院检查 ·

■ 体格检查

1. T 36℃，P 88次/分，R 18次/分，BP 108/82 mmHg。

2. 神志清，皮肤、巩膜无黄染，全身浅表淋巴结未及肿大。双肺听诊呼吸音清，未闻及啰音。心脏听诊无杂音，双下肢无水肿。腹部平软，肝、脾肋下未及。

■ 实验室检查

1. 血常规：WBC 6.31×10^9/L，N% 51.9%，Eos% 1.1%，Hb 142 g/L，PLT 130×10^9/L。

2. 尿常规：尿隐血阴性，尿胆原阳性，胆红素阴性，蛋白（+/−），RBC 5/μL，WBC 13/μL，白细胞酯酶阴性，葡萄糖（++++）。

3. 炎症标志物：hsCRP 56.8 mg/L，ESR 21 mm/h，PCT 0.46 ng/mL。

4. 肝、肾功能：TBIL/DBIL 26.5/12.2 μmol/L，ALT/AST 31/24 U/L，ALP/γ-GT 207/325 U/L；Cr 78 μmol/L，BUN 5.2 mmol/L，LDH 352 U/L。

5. 细胞免疫功能正常；免疫球蛋白：IgG 18.68 IU/mL，其余阴性。

6. 铁蛋白1 296 ng/mL；肿瘤标志物、甲状腺功能、凝血功能、肝炎标志物阴性。

7. 自身抗体：抗核抗体颗粒1：320，核仁1：320，浆颗粒1：100，抗线粒体M2亚型抗体弱阳性，其余阴性。

8. 隐球菌荚膜抗原阴性；T-SPOT.TB：A/B 0/1。

9. 病毒：CMV DNA阴性；血浆EBV DNA阴性，单个核细胞EBV DNA 5.81×10^6。

10. 血培养阴性。

11. 血涂片镜检找疟原虫阴性。

▓ 辅助检查

1. 2018-10-17心电图：正常心电图。

2. 2018-10-17胸部CT：两肺少许慢性炎症。

临床分析

▓ 病史特点

患者为青年男性，35岁，亚急性病程，主要表现为反复发热、畏寒，外院腹部CT示脾肿大；两次血培养和血涂片镜检找疟原虫阴性；患者长期居住非洲，有蚊虫叮咬史，近期有疟疾感染史。

▓ 诊断分析

综合目前资料，诊断和鉴别诊断考虑如下。

1. 疟疾：患者长期在非洲生活、有蚊虫叮咬史，本次表现为发热、畏寒症状，腹部CT示脾大，入院检查胆红素轻度升高、尿胆原阳性，需考虑疟疾的可能。但患者的资料也有很多不支持之处，如患者曾有间日疟和恶性疟病史，诉本次发热与以往两次疟疾规律性发热的状况明显不一致，多次血涂片找疟原虫阴性，无明显贫血。可重复血涂片找疟原虫，查血清抗原快速检测、循环抗体检测或分子生物学检查以确诊或排除诊断。

2. 登革热：由登革热病毒引起的蚊媒传播疾病，流行于热带和亚热带地区，表现为急性起病的高热、充血性皮疹（特征性"皮岛"样皮损）、血小板降低、出血倾向。本例患者有发热，但无明显皮疹。虽然登革热轻症患者可以无明显皮疹，但此例发热时间超过10天。明确或排除诊断有赖于登革热病毒抗体或核酸检测。

3. 黄热病：一种常见的蚊媒传播疾病，由黄病毒引起，典型表现为高热、头痛、关节疼痛、黄疸、出血倾向、蛋白尿。本例患者表现为发热、关节疼痛、轻度黄疸、尿蛋白阳性，需考虑鉴别黄热病，可行病毒抗体及核酸检测明确。

4. 布尼亚病毒、立克次体感染等蜱虫传播疾病：患者有虫咬史，表现为发热伴一过性血小板降低，有脾肿大，虽未见典型的蜱咬焦痂，但仍需考虑布尼亚病毒感染、立克次体感染等蜱虫传播疾病，可检测相应病原体核酸或抗体以鉴别。

5. 其他感染性疾病：患者反复发热伴畏寒、关节酸痛、乏力、纳差等全身毒血症状，需考虑布鲁菌病或较隐匿部位的细菌性感染，可行血mNGS检测、腹部增强CT、超声心动图等。

6. 肿瘤性疾病：患者为青年男性，反复发热、脾大、单个核EBV DNA阳性，需考虑淋巴瘤可能，如常规排查无阳性发现，可行PET/CT、骨髓穿刺等检查。

进一步检查、诊治过程和治疗反应

1. 2018-10-17体温平。抽血行下列检查：① mNGS检测；② 外送布尼亚病毒抗体和立克次体抗体；③ 中国疾病预防和控制中心寄生虫研究所查血涂片镜检找疟原虫和寄生虫全套抗体。

2. 2018-10-18体温平。超声心动图：静息状态下超声心动图未见异常；颈部超声：双侧颈部见淋巴结，左侧最大者11 mm×5 mm。腹部增强CT：脾脏增大，后腹膜小淋巴结，脂肪肝，胰腺脂肪浸润。

3. 2018-10-19发热，T_{max} 38.3℃，伴畏寒，无寒战。下午血mNGS结果回报：检出三日疟原虫核酸序列181条（图13-1）。外送血涂片镜检找疟原虫：阴性。寄生虫全套抗体：阴性。

4. 2018-10-19追问病史，患者回忆本次发热有每间隔3天发热1次的规律。予青蒿琥酯/阿莫地喹（200/540 mg，口服，qd）共3天，体温降至正常。

5. 2018-10-22复查血常规：WBC 5.88×10^9/L，Hb 112 g/L，PLT 156×10^9/L，Eos 0.20×10^9/L；CRP 17.6 mg/L，ESR 9 mm/h，PCT 0.33 ng/mL。患者未再发热（图13-2、图13-3），予以出院。

属			种			
属名	属相对丰度(%)	属严格序列数(%)	种名	覆盖度（%）	种序列数	种严格序列数
疟原虫属	93.17	1 220	三日疟原虫	0.138 2	773	181

图13-1　2018-10-19外周血（2018-10-17采样）mNGS：检出三日疟原虫核酸序列

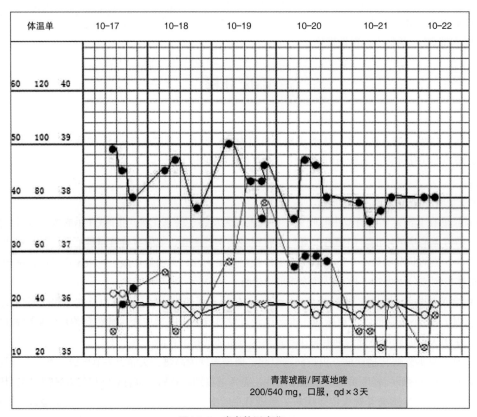

图13-2　患者体温变化

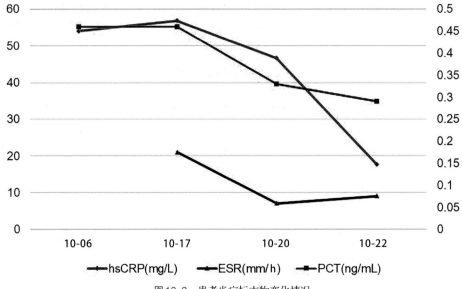

图13-3　患者炎症标志物变化情况

最后诊断与诊断依据

■ 最后诊断

疟疾（三日疟）。

■ 诊断依据

患者为青年男性，长期居住非洲（尼日利亚），有蚊虫叮咬史，曾患过2次疟疾，分别为间日疟和恶性疟，均予青蒿素治疗后热退病愈。患者诉本次发热与以往2次疟疾发热明显不一致，追问病史有每3天发热1次的规律，同时伴有轻度黄疸，CT示脾肿大。血mNGS检出三日疟原虫核酸序列，种严格序列为181条。予青蒿琥酯+阿莫地喹抗疟疾治疗后未再发热，炎症标志物明显下降，故疟疾（三日疟）诊断可以明确。

经验与体会

1. 疟疾是最常见的蚊媒传播疾病，流行于热带及亚热带，疟疾患者及疟原虫携带者为主要传染源，经按蚊叮咬传播，人群普遍易感。据世界卫生组织统计，2016年全球共2.1亿人感染疟疾，造成44.5万人死亡，90%的疟疾发生于非洲。随着耐药疟疾的逐渐增多，疫情控制面临着严峻挑战。

2. 常见的疟原虫种类主要为间日疟、恶性疟、三日疟和诺氏疟。疟疾典型的临床表现为周期性发作的高热、寒战、大量出汗，可伴有头痛、关节疼痛、乏力、肌肉酸痛、干咳、恶心、呕吐、脾肿大。疟原虫在人体红细胞内裂殖并造成红细胞破裂，严重的溶血可造成急性肾功能衰竭；重症疟疾还会引起肝功能不全、呼吸窘迫、意识障碍、低血糖、代谢性酸中毒等并发症。因此，疟疾的及时诊断非常重要。

3. 疟疾诊断的金标准为血涂片镜检找疟原虫，但该方法敏感性低，只有约50%的疟疾患者可通过血涂片确诊，如果实验室技术员经验不足，则敏感性更低。患者手指采血后应立即制作厚、薄血膜镜检，预防性服药或抗疟疾治疗会抑制疟原虫密度或改变疟原虫形态。本例患者虽多次就诊，临床医生也考虑到疟疾的可能性，但4次血涂片镜检均未找见疟原虫。血清抗原快速检测和疟疾抗体检测也可协助诊断。近年来，分子生物学技术（如PCR）越来越多地应用于疟疾的诊断。幸运的是，本例采用mNGS成功地检测到疟原虫核酸序列，使本例在入院后较快获得疟疾的明确诊断。同时，核酸检测结果提示，本次疟疾类型为三日疟，与前两次的恶性疟和间日疟的临床表现（主要为发热）是不同的。

4. 疟疾的药物治疗主要包括青蒿素衍生物、氯喹、阿莫地喹、甲氟喹等。在非洲、东南亚等氯喹耐药率高的地区，推荐使用包含青蒿素衍生物在内的联合药物治疗（artemisinin-combination therapy, ACT）。例如，本病例中的患者来自非洲，考虑可能存在氯喹耐药，故予青蒿琥酯+阿莫地喹联合用药。在氯喹耐药率低的地区，可使用氯喹或ACT。也有推荐正规抗疟疾治疗后继续口服伯氨喹2周以预防复发。

5. 疟原虫的宿主为人和按蚊，通过雌性按蚊叮咬，疟原虫得以入侵人体，故防蚊、灭蚊和保护易感人群是预防疟疾的关键措施，可穿长袖、长裤遮挡外露皮肤。菊酯类驱虫剂或浸有驱虫剂的蚊帐及衣物可提供较好的防护。药物预防主要包括氯喹、多西环素、甲氟喹等，如缺乏足够的防蚊措施，建议在前往疟疾高发地区前1～2周开始药物预防，直至离开疫区后4周。

参考文献

[1] Freedman DO. Clinical practice. Malaria prevention in short-term travelers[J]. N Engl J Med, 2008,359(6): 603-612.

[2] Garrido-Cardenas JA, González-Cerón L, Manzano-Agugliaro F, et al. Plasmodium genomics: an approach for learning about and ending human malaria[J]. Parasitol Res, 2019, 118(1): 1-27.

[3] Kattenberg JH, Ochodo EA, Boer KR, et al. Systematic review and meta-analysis: rapid diagnostic tests versus placental histology, microscopy and PCR for malaria in pregnant women[J]. Malar J, 2011, 10: 321.

作者·蔡思诗 金文婷 马玉燕
审阅·胡必杰 潘珏

病例 14 中年女性发热 2 周，附件囊肿会是元凶吗？

· 病史简介 ·

女性，44岁，江苏人，2019-06-13收入复旦大学附属中山医院感染病科。

■ 主诉

发热2周。

■ 现病史

1. 患者2019-05-30无诱因出现发热，T_{max} 40℃，伴畏寒，无寒战，否认肌肉酸痛、皮疹、腹痛、腹泻、尿频、尿急、尿痛、腰痛、咳嗽、咳痰等。2019-05-31至当地医院查WBC 21.1×10^9/L，N% 85.2%，CRP 167 mg/L，予抗感染治疗后体温高峰下降不明显（具体药物及剂量不详），遂于当地住院。2019-06-01查血常规：WBC 18.5×10^9/L，N% 86.9%；CRP 93.8 mg/L，ESR 86 mm/h，PCT < 0.02 ng/mL；CA12-5 336.9 U/mL（↑），CA19-9 149.28 U/mL（↑），AFP、CEA、CA15-3阴性；尿常规：尿隐血（++），蛋白阴性，红细胞计数26/μL，白细胞计数12/μL；肝肾功能、甲状腺功能、铁蛋白、γ干扰素试验、曲霉抗原、肥达试验、冷凝集试验、流行性出血热抗体、G试验、呼吸道合胞病毒IgM抗体、腺病毒IgG抗体、柯萨奇B组病毒IgM抗体、肺炎支原体抗体：均阴性；ANA、ENA、ANCA、抗GBM抗体：阴性。2019-05-31行血培养阴性；胸部CT：右上肺结节，右中下肺纤维灶。2019-06-03腹部及妇科超声：肝、胆、胰、脾、双肾、输尿管、膀胱未见异常；子宫体增大，右侧附件囊肿，大小约77 mm×69 mm，腹盆腔未见积液。甲状腺超声未见异常。超声心动图未见赘生物，左心收缩功能正常，舒张弛缓异常。予以哌拉西林/他唑巴坦+左氧氟沙星抗感染，体温高峰无下降，予改用利奈唑胺+头孢哌酮/舒巴坦抗感染，仍有高热。2019-06-04查中段尿培养阴性。2019-06-06复查血常规：WBC 12.9×10^9/L，N% 85.5%；CRP 159.4 mg/L，ESR 110 mm/h；CA12-5 314.2 U/mL（↑），CA19-9 124.94 U/mL（↑）；同时患者出现双下肢多发皮疹，当地医院考虑过敏性皮炎，予地塞米松（5 mg，静脉滴注，qd）2天后皮疹好转，停用地塞米松后再次发热。

2. 2019-06-12请复旦大学附属中山医院感染病科教授至当地会诊，考虑发热原因不明，2019-06-13转至复旦大学附属中山医院感染病科治疗。

3. 自发病来，患者精神可，胃纳稍差，睡眠可，大小便如常，体重无明显增减。否认近期生食史、外地旅游史。

■ 既往史及个人史

否认高血压、糖尿病、冠心病。20年前行剖宫产术。目前月经规律，LMP 2019-05-28，无痛经史。

· 入院检查 ·

■ 体格检查

1. T 36.7℃，P 80次/分，R 19次/分，BP 120/60 mmHg。

2. 神志清，皮肤、巩膜无明显黄染，全身浅表淋巴结未及肿大，眼球无突出，瞳孔等大、等圆，对光反射灵敏。双肺听诊呼吸音清，未闻及啰音。心脏听诊无杂音，双下肢无水肿。腹平软，肝、脾肋下未触及，腹部未触及肿块，无压痛、反跳痛。

■ 实验室检查

1. 血常规：WBC 13.2×10^9/L，N% 79.7%，Hb 92 g/L，PLT 668×10^9/L。

2. 炎症标志物：hsCRP 51.2 mg/L，ESR 90 mm/h，PCT 0.07 ng/mL；铁蛋白79.1 ng/mL。

3. 尿常规：尿隐血弱阳性，蛋白弱阳性，红细胞计数35/μL，白细胞计数25/μL，白细胞酯酶阴性，葡萄糖阴性。

4. 肝、肾功能：TBIL/DBIL 7.8/2.1 μmol/L，Alb 34 g/L，ALT/AST 28/10 U/L；Cr 61 μmol/L，BUN 4.7 mmol/L，LDH 173 U/L。

5. 细胞免疫：自然杀伤细胞 3.8%，CD4/CD8 839/511/μL。

6. 免疫球蛋白：IgA 4.71 IU/mL，其余阴性。

7. 甲状腺功能正常，自身抗体阴性。

8. D-D二聚体0.95 mg/L。

9. 肿瘤标志物：CA12-5 390 U/mL，CA19-9 85.5 U/mL，AFP、CEA、CYFRA21-1、SCC、NSE均阴性。

10. 隐球菌荚膜抗原阴性；T-SPOT.TB：A/B 0/0。

11. 病毒：CMV DNA阴性；血浆EBV DNA阴性，单个核细胞EBV DNA阴性。

■ 辅助检查

1. 2019-06-13心电图：窦性心动过速，QRS电轴右偏。

2. 2019-06-13超声心动图：静息状态下超声心动图未见异常。

· 临床分析 ·

■ 病史特点

患者为中年女性，高热2周，伴畏寒，血白细胞、中性粒细胞、C反应蛋白、红细胞沉降率明显升高；抗细菌治疗后体温高峰有所下降，血白细胞、CRP下降，但仍有发热，考虑感染性疾病可能大，非感染性疾病不除外。

■ 诊断分析

1. 感染灶及病原体。

• 腹腔感染或深部脓肿：患者发热，伴炎症标志物明显升高，抗感染后体温高峰、CRP、血白细胞较前下降，但仍有发热，需考虑腹腔感染或深部脓肿，如肝脓肿、脾脓肿、附件来源脓肿等可能。外院仅有腹部B超提示附件囊肿，资料有限。入院后应完善腹部盆腔增强CT或PET/CT、尿常规、血培养等，积极寻找感染灶及感染病原体。

• 泌尿系统感染：患者为中年女性，高热伴炎症标志物升高，抗感染有效但体温未完全转平，入院查尿白细胞升高，需考虑尿道感染甚至上尿路感染可能。但患者无尿路刺激症状及腰痛等症状，外院尿培养阴性，依据暂不足。入院后可复查尿常规、泌尿系统影像学检查以进一步明确。

• 肺部感染：外院胸部CT提示右中下肺纤维灶，后未复查胸部影像学检查，不除外肺部感染可能。入院后可复查胸部CT明确有无肺部感染依据。

2. 非感染性疾病。

• 肿瘤性疾病：患者为中年女性，多次查CA12-5、CA19-9升高，外院超声示附件囊肿，不除外附件来源肿瘤可能。入院后可行PET/CT并请妇科会诊协助明确诊断。

• 自身免疫性疾病：患者为育龄期女性，反复发热，入院查尿隐血（+/−），RBC 35/μL，蛋白（+/−），不除外自身免疫性疾病可能。但患者抗感染后体温及炎症标志物下降，外院及复旦大学附属中山医院自身抗体均阴性，补体及免疫球蛋白正常范围，依据暂不充分。入院后可完善颞动脉、颈动脉、腋动脉等动脉超声或PET/CT等寻找有无血管炎等依据。

— 进一步检查、诊治过程和治疗反应 —

1. 2019-06-13 T_{max} 37.6℃，完善血培养、尿培养。

2. 2019-06-14予多西环素0.1 g（首剂0.2 g），口服，q12 h抗感染。

3. 2019-06-14 PET/CT：① 考虑右侧附件及腹膜后、骶前淋巴结感染性病变可能（右侧附件区囊实性密度灶，囊壁增厚伴糖代谢增高，大小约92.6 mm×71.6 mm，SUV_{max} 11.5），卵巢MT伴淋巴结转移待排除；② 宫颈囊肿可能，宫腔内见节育器影，盆腔少量积液；③ 两肺慢性炎性小结节可能，两肺慢性炎症（图14-1）。

4. 2019-06-14行介入超声：盆腔囊性肿块，透声差，无法行囊肿穿刺。

5. 2019-06-15请介入科会诊，考虑囊性病变可能大，囊液较稠厚，难以引流，囊壁不宜穿刺活检。

6. 2019-06-18血培养、尿培养回报：阴性。

7. 2019-06-18请妇科会诊，查体：外阴已婚式，阴道畅、黏膜光滑，内见少量暗红色血性液体，宫颈光滑，宫颈举痛阴性，盆腔可及囊实性肿块，直径约10 cm，与子宫关系密切，无压痛。考虑盆腔囊肿伴感染可能，需警惕肿瘤或胃肠道转移肿瘤。建议：① 完善血人附睾蛋白4检查，若该值高，建议进一步行双下肢血管超声、肺CTA除外深静脉血栓形成。② 完善胃肠镜检查，除外转移性肿瘤；③ 积极纠正贫血、低蛋白血症。

8. 2019-06-17查人附睾蛋白4 53.6 pmol/L（参考值 < 150 pmol/L）。

9. 2019-06-18胃镜示慢性浅表性胃炎，结肠镜未见明显异常。

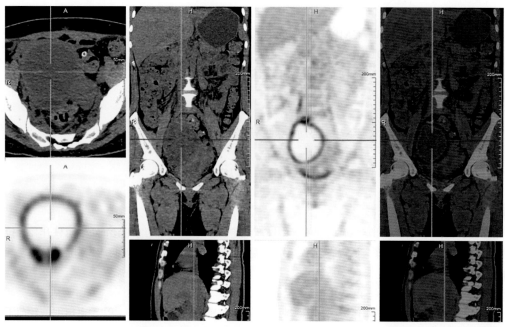

图 14-1　2019-06-14 PET/CT　考虑右侧附件及腹膜后、骶前淋巴结感染性病变可能（右侧附件区囊实性密度灶，囊壁增厚伴糖代谢增高，大小约 92.6 mm×71.6 mm，SUV_{max} 11.5），卵巢 MT 伴淋巴结转移待排除

　　10. 2019-06-20 为明确盆腔占位性质（囊肿伴感染或肿瘤），患者转至妇科进一步诊治。

　　11. 2019-06-21 腹部盆腔 CT 平扫+增强：右侧附件区占位伴周围炎性病变，MT 不除外，后腹膜稍大淋巴结，请结合 MR 检查；宫颈囊肿可能；盆腔少量积液（图 14-2）。

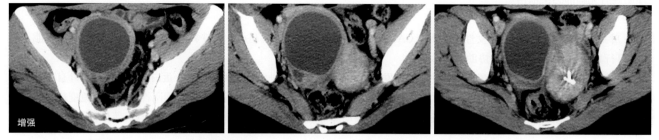

图 14-2　2019-06-21 腹部盆腔增强 CT　右侧附件区占位伴周围炎性病变，MT 不除外；宫内可见节育器影

　　12. 2019-06-24 全麻下行腹腔镜右侧附件、子宫肌瘤切除+肠粘连松解术：术中见右侧附件与子宫右后壁、直肠、右侧盆壁、盆底致密粘连、包裹成团，大小 9 cm×8 cm×7 cm。分离过程中囊壁破，见灰黄色脓液流出，吸尽脓液并冲洗。右侧附件标本剖视见囊壁厚，未见明显囊壁乳头或结节，送冰冻病理检查提示：（右侧附件）冰冻取材 3 块，镜下卵巢呈囊性，内衬上皮未见明显增生，上皮下见大量泡沫样组织细胞反应、炎症细胞浸润。冰冻切片中未见恶性肿瘤证据。术中诊断：右输卵管卵巢脓肿，浆膜下子宫肌瘤。

　　13. 2019-06-24 术后妇产科予头孢西酮+奥硝唑抗感染，术后第 4 天起体温转平。

　　14. 2019-06-27 复查：WBC 7.62×10⁹/L，N% 73.5%；PCT 0.13 ng/mL；CA12-5 102 U/mL，均较术前明显下降；CA19-9 正常（36.6 U/mL）。

　　15. 2019-06-28 患者术后恢复可，予以出院，嘱至当地医院继续抗感染治疗。

■ **出院后随访**

　　1. 当地予以头孢类药物抗感染治疗 2 天，未再发热，患者自觉一般情况较前明显好转，未进一步抗感染治疗。

　　2. 2019-07-03 病理检查正式报告：（右侧附件）巨检囊壁样组织，镜下部分内衬假复层纤毛柱状上皮，部分上皮脱落，表面覆盖纤维素性渗出，大量泡沫样组织细胞反应，急、慢性炎症细胞浸润，考虑输卵管炎症性病变伴囊性扩张；炎性病变累及卵巢（图 14-3）。

　　3. 2019-08-10 电话随访，患者未再出现发热（图 14-4），手术伤口愈合可。2019-08-09 当地复查：WBC 4.97×10⁹/L，

巨检	右侧附件：破碎囊壁样组织一堆，共计大小10 cm×6 cm×1 cm；囊壁厚薄不均，壁厚0.2～0.8 cm，囊内壁粗糙；部分区灰黄，部分区质软呈细乳头样物，卵巢及输卵管结构不清。
病理诊断	（右侧附件）巨检囊壁样组织，镜下部分内衬假复层纤毛柱状上皮，部分上皮脱落，表面覆盖纤维素性渗出，大量泡沫样组织细胞反应，急、慢性炎症细胞浸润，考虑输卵管炎症性病变伴囊性扩张。炎性病变累及卵巢。
	免疫组化（2019-N17027）：19S31920-013：CK（pan）部分阳性，CK7部分阳性，CK19部分阳性，CK5/6灶阳性，D2-40部分阳性，calretinin部分阳性，CD68（KP1）组织细胞（++），CD34（血管较丰富），S-100散在个别阳性，α-Inhibin阴性，Ki-67 20%阳性，CD138浆细胞阳性，SALL4阴性，DES阴性，WT-1阳性，HBME-1腔缘阳性，PAX8阳性。

图14-3　2019-07-03病理报告：考虑输卵管炎症性病变伴囊性扩张，炎症累及卵巢

N% 53.52%；CRP < 0.5 mg/L，ESR 8 mm/h，PCT < 0.02 ng/mL；CA12-5 25.25 U/mL；CA19-9 20.01 U/mL，均已降至正常（图14-5）。随访妇科超声：盆腔未见肿块，未见明显无回声区。

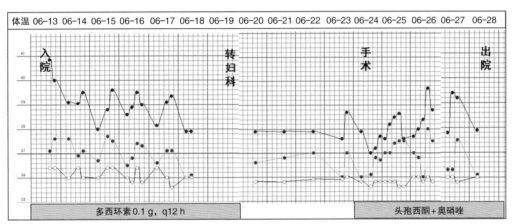

图14-4　患者体温变化

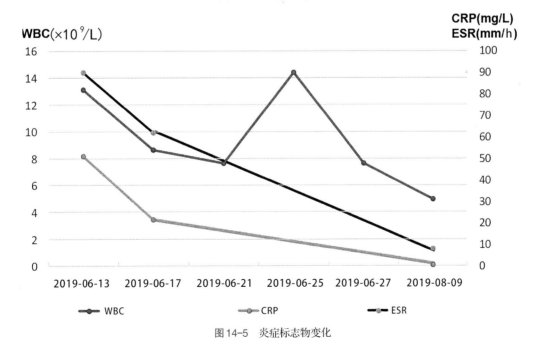

图14-5　炎症标志物变化

最后诊断与诊断依据

■ 最后诊断

右侧输卵管卵巢脓肿。

■ **诊断依据**

患者为44岁中年女性，高热、畏寒，伴随症状不明显，WBC、CRP、ESR等炎症标志物明显升高，抗细菌治疗后体温高峰及炎症标志物有所下降，查PET/CT见右侧附件区囊实性密度灶，囊壁增厚伴糖代谢增高，宫腔内可见节育器影。行右侧附件切除术，术中见右侧附件与子宫右后壁、直肠、右侧盆壁、盆底致密粘连、包裹成团，大小9 cm×8 cm×7 cm。分离过程中囊壁破，见灰黄色脓液流出，吸尽脓液并冲洗。术后病理见镜下部分内衬假复层纤毛柱状上皮，部分上皮脱落，表面覆有纤维素性渗出，大量泡沫样组织细胞反应，急慢性炎症细胞浸润，考虑输卵管炎症性病变伴囊性扩张，炎性病变累及卵巢。术后抗感染后体温转平，炎症标志物、CA12-5、CA19-9降至正常，故右输卵管卵巢脓肿诊断明确。

· **经验与体会** ·

1. 输卵管卵巢脓肿（tubo-ovarian abscess, TOA）是常见的女性生殖道感染性疾病，在女性盆腔炎（pelvic inflammatory disease, PID）中占15%。发生TOA的高危因素为多个性伴侣、既往盆腔炎史、使用宫内节育环、免疫抑状制态，20～40岁为其发病高峰年龄。典型临床表现为发热、下腹痛、阴道分泌物增多，炎症严重时可蔓延到盆腔腹膜，引起盆腔结缔组织炎、腹膜炎甚至脓毒血症。妇科超声、盆腔CT或MRI为其常见的检查手段。TOA是一种严重且可能危及生命的疾病，需要积极的内科和（或）外科治疗，在广谱抗生素和现代手术方法出现之前，TOA相关的死亡率约为50%。

2. 本例患者发病时查CA12-5轻中度升高，临床最初考虑肿瘤性疾病。但该肿瘤标志物特异性不高，在炎症等其他疾病情况下也可升高，该患者在抗感染、手术切除感染灶后复查CA12-5正常，进一步说明是炎症造成了肿瘤标志物的升高。

3. TOA大多为淋病奈瑟菌、衣原体、需氧菌、厌氧菌等多种病原体的混合感染，保守治疗应选择广谱抗生素，推荐头孢西丁/头孢替坦+多西环素，或克林霉素+庆大霉素，或氨苄西林/舒巴坦+多西环素等方案。本例患者收入院后予多西环素经验性抗感染，发热和炎症标志物有所好转。但单纯药物治疗TOA成功率仅75%～85%，对剩余的15%～25%患者，单纯保守治疗可能会面临失败。此时超声引导下经阴道/经皮穿刺脓肿引流、腹腔镜下脓肿切除术等侵入性操作可取得更好的疗效。有研究显示，患者的年龄以及脓肿直径为TOA需要外科手术干预的独立危险因素。本例患者脓肿直径达9 cm，尽早手术切除病灶取得了良好疗效，术后患者体温转平，出院后随访血常规、炎症标志物也恢复正常。但患者术中吸除的脓液未留取标本并做微生物学培养或其他病原学检查，故引起该次脓肿的病原体无从知晓，为本病例的缺憾。

4. 盆腔脓肿在部分患者可仅表现为发热，无其他特异性症状，腹部查体亦可无明显压痛。本例患者于外院妇科超声评估为右侧附件囊肿，体格检查除盆腔肿块外无其他特异性体征，在临床上易被忽视，造成漏诊、误诊。对于该患者，应用增强CT及MRI亦可明确诊断，但是内科医生临床思维中常易忽略妇科病史及查体；在此情况下，PET/CT功能性检查的敏感性较高，为明确发热原因及肿块性质都提供了重要的线索，最终由手术证实了诊断。

参考文献

[1] Jiang XF, Shi MQ, Sui M, et al. Clinical value of early laparoscopic therapy in the management of tubo-ovarian or pelvic abscess[J]. Exp Ther Med, 2019, 18(2): 1115-1122.

[2] Kuo CF, Tsai SY, Lui CC, et al. Clinical characteristics and treatment outcomes of patients with tubo-ovarian abscess at a tertiary care hospital in Northern Taiwan[J]. J Microbiol Immunol Infect, 2012, 45(1): 58-64.

[3] Levin G, Herzberg S, Dion UP, et al. The predictive role of CA-125 in the management of tubo-ovarian abscess. A retrospective study[J]. Eur J Obstet Gynecol Reprod Biol, 2019, 238: 20-24.

[4] Uyar I, Gulhan I, Sipahi M, et al. Risk factors for surgery in patients with tuba-ovarian abscess[J]. Arch Gynecol Obstet, 2012, 286(4): 973-975.

病例 15　辗转 4 家医院，发热仍然不退

作者·蔡思诗　金文婷　马玉燕
审阅·胡必杰　潘　珏

· **病史简介** ·

女性，62岁，上海人，2019-10-25收入复旦大学附属中山医院感染病科。

■ 主诉

发热伴乏力1个月余。

■ 现病史

1. 患者2019-09-16无明显诱因出现发热，体温波动在38℃左右，伴乏力、肌肉酸痛（颈部、腰部最严重），无畏寒、寒战、盗汗、头痛、咽痛、咳嗽、咳痰、腹痛、腹泻、恶心、呕吐、尿频、尿痛等不适。当日就诊于A三级甲等医院，查血常规：WBC 8.06×10^9/L，N% 73.2%；CRP 104.2 mg/L；甲状腺功能：T_3 2.79 pmol/L，T_4、TSH正常；胸部CT示双肺少许炎症。予头孢类抗生素静脉滴注3天，发热无好转。2019-09-18随访血常规正常，CRP 107 mg/L，改用莫西沙星（0.4 g，静脉滴注，qd）3天，体温仍无下降。2019-09-21查血常规仍正常，CRP 75.04 mg/L，PCT 0.04 ng/mL。

2. 2019-10-16就诊于B三级甲等专科医院。胸部CT：左肺少许炎症，双肺多发小结节（直径2～4 mm）（图15-1）；T-SPOT.TB阴性，PPD试验阴性，考虑肺部疾病引起发热可能性小，建议患者至综合性医院就诊。

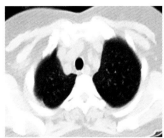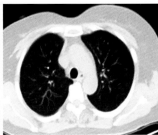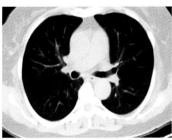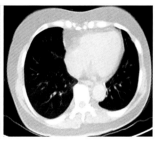

图15-1　2019-10-16外院胸部CT示双肺多发微小结节

3. 2019-10-16就诊于C三级甲等医院。查血常规：WBC 9.25×10^9/L，N% 75.2%；自身抗体：ANA 1∶100，其余阴性。予法罗培南＋莫西沙星口服，用药期间仍发热，T_{max} 38℃，伴全身肌肉酸痛，口服塞来昔布或新癀片后体温可短暂降至正常。2019-10-18随访肝功能提示肝功能损伤（ALT 47 U/L，ALP 160 U/L），遂停用上述口服药，并予谷胱甘肽保肝。

4. 2019-10-25为明确诊断和进一步治疗，转至复旦大学附属中山医院，拟"发热待查"为收入感染病科。

5. 发病以来，患者精神、饮食、睡眠可，大小便正常，体重无明显变化。

6. 患者长期居住于上海，退休后主要在家做家务，否认在农田/林地劳作史；近期无外出旅游史，无鸟类/禽类接触史、生食史，病前无外伤史、拔牙或其他有创操作史。

■ 既往史

2000年行子宫肌瘤切除术；否认高血压、糖尿病、冠心病史。

· 入院检查 ·

■ 体格检查

1. T 37.8℃，P 110次/分，R 22次/分，BP 140/90 mmHg。

2. 神志清，皮肤、巩膜无黄染，无皮疹，全身浅表淋巴结未及肿大，双侧桡动脉搏动正常。双肺呼吸音清，未闻及啰音。心脏各瓣膜区无杂音，心率110次/分，律齐。腹平软，无压痛、反跳痛，肝脾未扪及。双下肢无水肿。

■ 实验室检查

1. 血常规：WBC 7.96×10^9/L，N% 70.8%，Hb 89 g/L，PLT 456×10^9/L。

2. 炎症标志物：hsCRP 176.1 mg/L，ESR > 120 mm/h，PCT 0.05 ng/mL。

3. 肝、肾功能及酶类：ALT/AST 19/19 U/L，Cr 58 μmol/L，BUN 4.9 mmol/L，LDH 183 U/L，CK/CK-MB/CK-MM 41/9/32 U/L。

4. 尿常规：隐血弱阳性，其余正常；粪常规及OB阴性。

5. 细胞免疫功能正常；免疫球蛋白：IgG 18.79 IU/mL，其余阴性。

6. 铁蛋白 788 ng/mL，血清淀粉样蛋白A 845 mg/L。

7. 肿瘤标志物、甲状腺功能、自身抗体均阴性，RF 18 IU/mL。

8. 补体：C3 1.93 g/L，C4 0.41 g/L，总补体101.1 IU/mL。

9. T-SPOT.TB：A/B 0/0。

10. 血培养（双侧五瓶）阴性。

11. 隐球菌荚膜抗原阴性。

12. 病毒：EBV DNA阴性，EBV抗体阴性，CMV DNA阴性，CMV IgG阳性，CMV IgM阴性。

■ 辅助检查

1. 2019-10-25心电图：窦性心动过速（心率110次/分）。

2. 2019-10-25超声心动图：静息状态下超声心动图未见异常。

· 临床分析 ·

■ 病史特点

患者为62岁女性，亚急性病程，主要表现发热、乏力、全身肌肉酸痛，T_{max} 38℃左右，先后予头孢类、莫西沙星、法罗培南治疗，发热无缓解，胸部影像学检查仅见多发微小结节；入院后检验提示ESR、CRP、血清铁蛋白、SAA明显升高，中度贫血，RF阳性，补体升高。

■ 诊断分析

综合目前资料，诊断和鉴别诊断考虑如下：

1. 非感染性疾病。

· 风湿免疫系统疾病：老年女性，亚急性起病，主要表现为发热伴肌肉酸痛，入院后查炎症标志物升高、RF阳性、补体升高，虽自身抗体阴性，但不能除外风湿免疫系统疾病，如类风湿性关节炎、血管炎等。

· 肿瘤性疾病：老年女性，发热、乏力伴贫血，外院予广谱抗菌药物治疗无效，虽肿瘤标志物均正常，仍需考虑消化道恶性肿瘤、肾恶性肿瘤等常见的实体器官肿瘤以及血液系统肿瘤的可能。

2. 感染性疾病。

· 深部脓肿：发热伴炎症标志物（ESR和CRP）升高，虽然无血白细胞、PCT升高，但仍需排除深部脓肿（如肝脓肿、肾周脓肿等隐匿部位感染），可进行腹盆腔CT/MRI，甚至PET/CT以排查有无上述感染靶点。

· 感染性心内膜炎：多亚急性起病，常发生于器质性心脏病患者，多由链球菌感染引起，抗生素治疗敏感。本例患者反复发热伴部分炎症标志物升高，需警惕感染性心内膜炎可能。但患者外院抗生素治疗效果不佳，经体表超声心动图未见明显瓣膜赘生物，故本病可能性小，必要时可进一步行经食管超声心动图检查以明确或排除诊断。

· 病毒感染：患者发热伴乏力、肌肉酸痛，血白细胞未见明显升高，可符合病毒感染，但病毒感染大部分呈自限性，且通常热峰较高，患者低热持续时间长达1个月余，支持证据不多。

· 进一步检查、诊治过程和治疗反应 ·

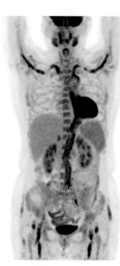

1. 2019-10-25考虑风湿系统及血液系统疾病引起发热可能性大，建议患者行PET/CT。同时，感染不能除外，予多西环素0.1 g，口服，q12 h（首剂0.2 g）。

2. 2019-10-26 PET/CT：全身多处大动脉（胸主动脉、头臂干、左颈总动脉起始处、双侧锁骨下动脉、腋动脉、腹主动脉及双侧髂动脉）、骨盆肌肉糖代谢异常增高，考虑为炎性病变可能；右肺慢性炎性结节可能；胆囊结石；左肾囊肿；双侧肾上腺生理性摄取；脾脏及骨髓反应性增生可能（图15-2）。

3. 2019-10-26考虑大动脉炎，予以甲泼尼龙40 mg，静脉滴注，qd；随后患者体温转平，仍稍有乏力，但全身肌肉酸痛明显缓解。

4. 2019-10-28风湿科会诊：考虑大血管炎，建议颞动脉超声、全身血管MRA。

5. 2019-10-29颞动脉超声：颞动脉血流通畅；CDFI示双侧颞动脉血流通畅，方向正常，流速曲线基本正常。

6. 2019-10-30停多西环素，甲泼尼龙改为40 mg，口服，qd；复查hsCRP 38.6 mg/L，ESR 96 mm/h，均较前下降；转至风湿科进一步治疗。

图15-2　2019-10-28 PET/CT

风湿科诊治经过

1. 继续甲泼尼龙40 mg，口服，qd治疗。

2. 2019-11-01颈胸腹动脉血管MRA：胸、腹主动脉管壁欠光整，头臂干管壁轻度增厚，腹腔干起始段稍狭窄（图15-3）。

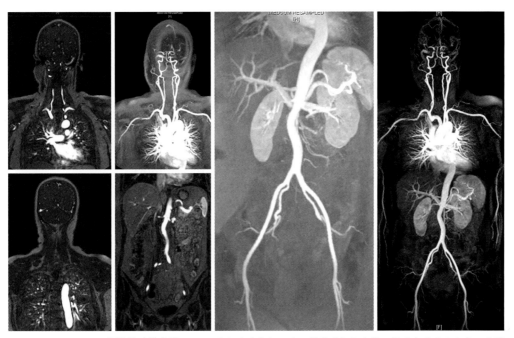

图15-3　2019-11-01颈胸腹动脉血管MRA　胸主动脉走行迂曲，管壁局部欠光整，管腔未见明显狭窄；头臂干管壁均匀轻度增厚，管腔未见明显狭窄，左颈总动脉及双侧锁骨下动脉未见明显狭窄；腹主动脉走行扭曲，管壁欠光整，未见明显狭窄；腹腔干起始段稍狭窄；肠系膜上动脉、双肾动脉、双侧髂动脉未见狭窄

3. 2019-11-04加用甲氨蝶呤10 mg，口服，qw。复查hsCRP 10.2 mg/L，ESR 79 mm/h，较2019-10-30进一步下降（图15-4、图15-5），2019-11-05予出院。出院诊断：大动脉炎（巨细胞动脉炎），嘱出院后遵医嘱服药，规律随访。

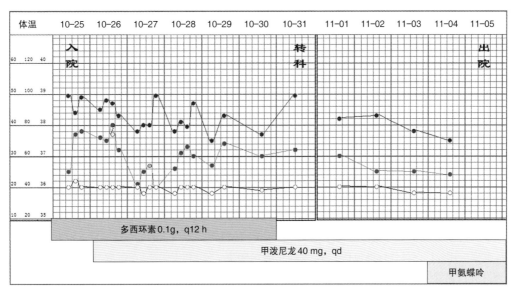

图15-4　患者体温变化及用药情况

出院后随访

2019-11-08电话随访：患者出院后无发热、肌肉酸痛等不适，乏力情况较前明显好转。

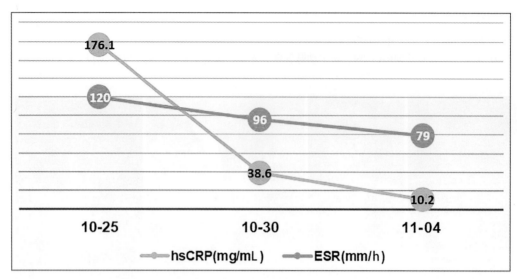

图15-5　炎症标志物变化

最后诊断与诊断依据

■ 最后诊断

大血管炎（巨细胞动脉炎可能性大）。

■ 诊断依据

患者为62岁女性，亚急性病程，表现为发热伴乏力、肌肉酸痛。炎症标志物 ESR、CRP、铁蛋白、SAA 明显升高；PEC/CT 示全身多处大动脉（胸主动脉、头臂干、左颈总动脉起始处、双侧锁骨下动脉、腋动脉、腹主动脉及双侧髂动脉）糖代谢增高；颈胸腹动脉血管 MRA 示胸腹主动脉管壁欠光整，头臂干管壁轻度增厚，腹腔干起始段稍狭窄。予以糖皮质激素治疗后体温平，炎症标志物下降，故考虑大血管炎诊断成立。患者发病年龄大于50岁，有腋动脉受累，以巨细胞动脉炎可能性大。

经验与体会

1. 血管炎是以血管壁或血管周围组织炎症伴纤维素样坏死为特征的一组疾病。原发性血管炎按受累的主导血管大小可分为大血管炎、中血管炎、小血管炎、变异性血管炎等。大血管炎主要累及大动脉（主动脉及其主要分支），但也可累及所有血管。最常见的大血管炎是巨细胞动脉炎和大动脉炎。

2. 巨细胞动脉炎（giant cell arteritis, GCA）过去被称为颞动脉炎（temporal arteritis）、Horton病（Horton disease），1932年由 Horton B.T. 发现并命名，是一种原发性肉芽肿性大血管炎，典型病理表现为受累血管壁肉芽肿、巨噬细胞融合形成多核巨细胞。后来，人们逐渐认识到该疾病可累及全身各大动脉，而不仅是颞动脉，故按其病理特征更名为巨细胞动脉炎（1994年统一命名）。

3. GCA 好发于50岁以上人群，平均发病年龄为72岁，女性发病率高于男性（2/1 ～ 3/1），是成年人中最常见的原发性大血管炎。欧洲和美国的统计数据显示 GCA 的总体患病率约0.2%，目前我国的 GCA 流行病学数据较少，实际患病率也很可能被低估。GCA 主要累及主动脉及其分支，尤其是颈动脉的颅外分支（如颞动脉），临床表现多变，可有发热、乏力、头痛、视力下降/黑矇等，严重者可发生不可逆的视觉丧失。1990年美国风湿病学会（American College of Rheumatology, ACR）制定的 GCA 分类标准现应用较广，具体标准包括：① 发病年龄 > 50岁；② 新发头痛；③ 颞动脉病变；④ ESR > 50 mm/h；⑤ 动脉活检示肉芽肿性血管炎。符合上述标准中的3条或以上，可诊断 GCA。但由于 GCA 临床表现多变，40% ～ 50% 患者无颞动脉受累，故这些患者很难套用上述 ACR 分类标准建立诊断。

4. 发热待查的病因中相当一部分为风湿性疾病，其中大血管炎因自身抗体阴性、CT 等常规检查难以发现，故而误诊、漏诊现象常见，很多患者直至动脉明显狭窄或阻塞后才被诊断，动脉超声、全身动脉 MRA 对诊断有帮助。本例全身动脉未见明显狭窄，PET/CT 发现全身多处大动脉糖代谢增高，给予了临床提示。对于大血管炎等临床表现无特异性的疾病，PET/

CT能够很好地将结构与功能改变相结合，在血管壁结构性病变尚不明显的早期大血管炎病例中具有非常大的诊断价值。

参考文献

[1] 姜林娣. 系统性血管炎[M]. 北京：人民卫生出版社，2017：116.
[2] Dasgupta B, Borg FA, Hassan N, et al. BSR and BHPR guidelines for the management of giant cell arteritis[J]. Rheumatology (Oxford), 2010, 49(8): 1594−1597.
[3] Hunder GG, Bloch DA, Michel BA, et al. The American College of Rheumatology 1990 criteria for the classification of giant cell arteritis[J]. Arthritis Rheum, 1990, 33(8): 1122−1128.
[4] Kermani TA. Takayasu arteritis and giant cell arteritis: are they a spectrum of the same disease?[J]. Int J Rheum Dis, 2019, 22 (suppl 1): 41−48.
[5] Muratore F, Kermani TA, Crowson CS, et al. Large-vessel giant cell arteritis: a cohort study[J]. Rheumatology (Oxford), 2015, 54(3): 463−470.

病例 16 肝移植患者，肺炎的原因会与众不同吗？

作者·金文婷 马玉燕 陈璋璋
审阅·胡必杰 潘珏

· 病史简介 ·

男性，70岁，上海人，2019-10-22收入复旦大学附属中山医院感染病科。

■ 主诉

发热1周。

■ 现病史

1. 患者2019-10-14至杭州旅游，次日开始出现发热，T_{max} 38.5℃，伴畏寒，无寒战、咳嗽、咳痰、呼吸困难、腹痛、腹泻等不适，可自行热退，未予重视。

2. 2019-10-20至复旦大学附属中山医院急诊，查血常规：WBC 3.73×10^9/L，N% 79.4%，L% 7.9%；CRP 49 mg/L，PCT 0.1 ng/mL；ALT/AST 14/11 U/L，Cr 117 μmol/L；c-TnT 0.014 ng/mL，BNP 635.8 pg/mL。胸部CT平扫：两肺弥漫感染性病变机会大，两肺结节，左侧胸腔积液（图16-1）。腹盆CT平扫：肝移植术后，肝内胆管轻度扩张，肝小钙化灶，双肾低密度灶，囊肿可能，腹腔少量积液。立即予莫西沙星（0.4 g）+头孢唑肟（3 g），静脉滴注抗感染，复方氨林巴比妥退热。

3. 2019-10-21上午再次发热，T_{max} 38.8℃。再次至复旦大学附属中山医院急诊，予莫西沙星（0.4 g）+头孢吡肟（2 g）+更昔洛韦（250 mg），静脉滴注；患者仍有发热，稍有气促，活动后明显，为进一步诊治于2019-10-22收入复旦大学附属中

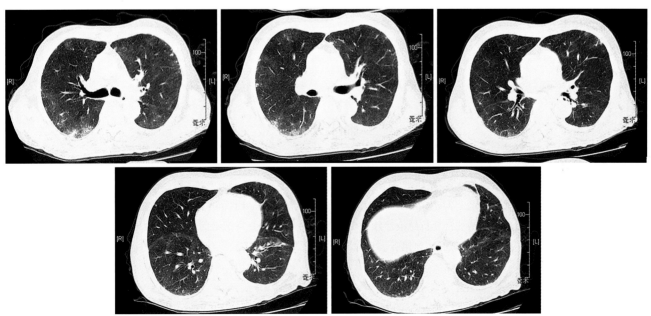

图16-1 2020-10-20胸部CT：两肺弥漫渗出影，边界不清

山医院感染病科。

4. 病程中，患者大小便正常，发热以来胃纳差，睡眠可，近1周体重下降1 kg。

■ 既往史及个人史

IgA肾病30年。2018-07因肝硬化在复旦大学附属中山医院行同种异体原位肝移植术，术后恢复可。平素甲泼尼龙（4 mg，口服，qd）+他克莫司（10 mg，口服，bid）+麦考酚（360 mg，口服，bid）抗排异；优思弗（0.25 g，口服，bid）促进胆汁代谢。40年前行阑尾切除术，36年前因左上肢Colles骨折行手术治疗。否认高血压、糖尿病、冠心病、脑卒中等病史。否认生食牛羊肉、海鲜等，否认粉尘接触史。家中饲养宠物狗。

· 入院检查 ·

■ 体格检查

1. T 39.5℃，P 99次/分，R 22次/分，BP 130/70 mmHg。

2. 稍有气促，双肺未及明显啰音，心律齐，各瓣膜未及明显杂音，双下肢不肿。

■ 实验室检查

1. 血常规：WBC 3.51×10^9/L，N% 75.2%，L% 10.8%，Hb 107 g/L，PLT 138×10^9/L。

2. 炎症标志物：hsCRP 127.4 mg/L，ESR 40 mm/h，PCT 0.06 ng/mL。

3. 血气分析（鼻导管吸氧4 L/min）：PaO_2 85 mmHg，$PaCO_2$ 27 mmHg，SpO_2 97%。

4. 肝、肾功能：ALT/AST 5/11 U/L，白蛋白30 g/L，前白蛋白0.13 g/L，Cr 123 μmol/L，其余基本正常。

5. 尿常规：尿蛋白（++），RBC 28/μL，WBC 6/μL。

6. 咽拭子流感病毒抗原：甲型流感病毒抗原、乙型流感病毒抗原均阴性。

7. 血隐球菌荚膜抗原、肺炎支原体抗体、呼吸道病原体九联检测：阴性。

8. T-SPOT.TB：A/B 0/0。

9. EB病毒：IgA阳性，IgM阴性；CMV IgM阴性；HIV抗体阴性。

10. CMV DNA、EBV DNA：低于检出下限。

11. G试验45.5 pg/mL。

12. Ig定量：IgG 6.33 g/L，其余正常。

13. 细胞免疫检查：淋巴细胞总数370.9/μL，B淋巴细胞25/μL，T淋巴细胞322/μL；CD4 22.9%，CD8 62.4%，CD4/CD8 0.4。

14. 自身抗体、肿瘤标志物：均正常。

15. 血培养、痰涂片+细菌培养：阴性。

■ 辅助检查

1. 2019-10-22心电图：正常。

2. 2019-11-19腹部超声：脾肿大。

3. 2019-11-21超声心动图：升主动脉增宽。

· 临床分析 ·

■ 病史特点

患者为老年男性，肝移植术后1年余，长期服用免疫抑制剂，本次主要表现为发热1周，伴畏寒，无明显咳嗽症状，入院时有活动后气促。血白细胞不高，但CRP和ESR明显升高，鼻导管吸氧（4 L/min）时PaO_2 85 mmHg，胸部CT示两肺较广泛的低密度渗出病灶，边界不清。常规抗感染治疗（莫西沙星+头孢唑肟/头孢吡肟）2天，效果不佳，体温无明显下降。IgG及$CD4^+$T淋巴细胞计数降低，G试验、血培养、痰涂片+培养、T-SPOT.TB、自身抗体均阴性。考虑发热原因为两肺炎症，可能病原体分析如下。

■ 诊断分析

1. 耶氏肺孢子菌肺炎（pneumocystis jirovecii pneumonia, PJP）：常见于机体免疫功能严重受损宿主，如艾滋病、器官移植、血液系统肿瘤、大剂量使用糖皮质激素、肿瘤化疗或其他原因导致粒细胞缺乏等，主要表现为发热、干咳，伴呼吸困难，典型胸部影像学特征为双侧弥漫性间质浸润。该患者稍有气急，胸部CT示两肺较广泛弥漫性低密度磨玻璃样渗出病灶，提示为PJP较早期表现，可行痰液病原学检查，如病情允许可行支气管肺泡灌洗以进行病原学检查。

2. 病毒性肺炎：该患者有免疫抑制基础，表现为发热、双肺弥漫性斑片渗出，血白细胞不高，但CRP和ESR明显升高，需考虑病毒引起的肺炎，包括免疫抑制患者机会性感染常见病原体（如CMV、EBV）等，以及其他呼吸道病毒（如流感病毒、腺病毒）等，但患者CMV IgM、EBV IgM及DNA阴性，流感病毒抗原阴性，必要时可行血或呼吸道标本的其他病毒核酸检测。

3. 非典型病原体引起的肺炎：患者胸部CT示两肺炎症，有发热和炎症标志物（CRP和ESR）升高，但无咳脓性痰，血白细胞和中性粒细胞不高，要考虑支原体、衣原体、军团菌等引起的非典型肺炎，但该患者呼吸道病原体九联检测、肺炎支原体抗体阴性，莫西沙星治疗后体温高峰未见下降，故可能性相对较小。

进一步检查、诊治过程和治疗反应

1. 2019-10-23考虑PJP，合并病毒或其他非典型病原体感染不除外。予以复方磺胺甲噁唑（1.44 g，口服，bid）+更昔洛韦（0.25 g，静脉滴注，qd）+莫西沙星（0.4 g，静脉滴注，qd）；碳酸氢钠（1 g，口服，tid）碱化尿液；与普外科医生沟通后停免疫抑制剂，甲泼尼龙增至8 mg，口服，qd。

2. 2019-10-24患者体温基本降至正常，但出现咳嗽、咳少许黄痰。予留痰，送涂片+培养、痰及血mNGS检测。

3. 2019-10-25患者体温平，复查hsCRP 37.9 mg/L，ESR 22 mm/h，较前有所下降，但PCT 0.64 ng/mL，较前升高。诉有活动后气促，查体呼吸频率快；查血气分析（鼻导管吸氧5 L/min）：PaO_2 47 mmHg，$PaCO_2$ 42 mmHg，SpO_2 83%。因氧合变差，急查胸部CT：双肺多发病灶较前明显进展，两侧胸腔积液伴两下肺部分不张（图16-2）。

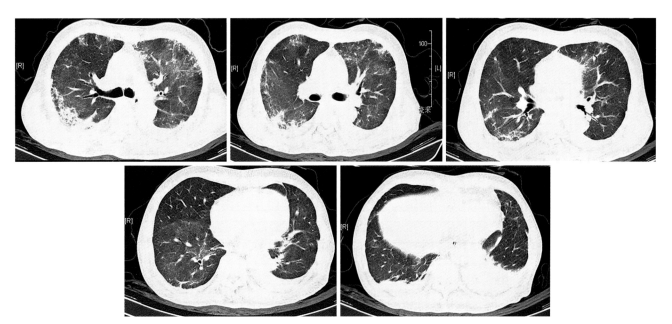

图16-2 2019-10-25胸部CT 两肺弥漫性斑片渗出影，较前明显进展，两侧胸腔积液伴两下肺部分不张

4. 2019-10-25痰和血mNGS结果：均检出肺孢子菌和EBV、CMV核酸序列。血mNGS另检出白念珠菌核酸序列（图16-3）。

5. 2019-10-25调整抗感染方案：口服复方磺胺甲噁唑（1.44 g，bid），静脉滴注更昔洛韦、莫西沙星、卡泊芬净+美罗培南。卡泊芬净兼顾肺孢子菌和白念珠菌病原治疗。甲泼尼龙改为20 mg，静脉滴注，qd，同时予丙种球蛋白（10 g，静脉滴注，qd）加强免疫功能。

6. 2019-10-27体温平，咳嗽、咳痰逐渐好转，气促较前改善。复查血气分析提示氧合情况好转。炎症标志物较前下降：hsCRP 10.8 mg/L，ESR 16 mm/h，PCT 0.17 ng/mL。

7. 2019-10-28血气分析（鼻导管吸氧4 L/min）：PaO_2 65 mmHg，$PaCO_2$ 42 mmHg，SpO_2 93%。

8. 2019-10-31血气分析（鼻导管吸氧4 L/min）：PaO_2 91 mmHg，$PaCO_2$ 44 mmHg，SpO_2 97%。停用美罗培南，甲泼尼龙减量至16 mg，口服，qd。

属名	属相对丰度（%）	属严格序列数	种名	覆盖度（%）	种严格序列数
肺孢子菌属	23.47	92	耶氏肺孢子菌	0.056	91
			人类疱疹病毒4（EBV）	88.69	9 120
			人类疱疹病毒5（CMV）	4.68	217

A

属名	属相对丰度（%）	属严格序列数	种名	覆盖度（%）	种严格序列数
假丝酵母菌属	54.58	48	白念珠菌	0.018	40
肺孢子菌属	67.63	126	耶氏肺孢子菌	0.036	6
			人类疱疹病毒4（EBV）	50.47	321
			人类疱疹病毒5（CMV）	0.145	5

B

图16-3　痰及血mNGS结果　A. 2019-10-25痰mNGS（2019-10-22留取标本）：肺孢子菌、EBV、CMV序列；B. 2019-10-25血mNGS（2019-10-22留取标本）：白念珠菌、肺孢子菌、EBV、CMV

9. 2019-11-01复查炎症标志物降至正常，hsCRP 1.7 mg/L，ESR 12 mm/h，PCT 0.04 ng/mL。

10. 2019-11-04复查胸部CT：双肺病灶较前明显吸收，双侧胸腔积液略减少。

11. 2019-11-05患者体温平（图16-4），咳嗽、咳痰基本缓解，予以出院。出院带药：复方磺胺甲噁唑（1.44 g，口服，bid）+更昔洛韦（0.5 g，口服，tid）+甲泼尼龙（16 mg，口服，qd），嘱门诊随访。

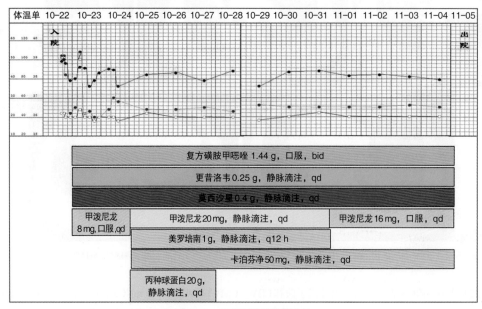

图16-4　患者体温及用药情况

■ **出院后随访**

1. 2019-11-05患者出院后体温平，无咳嗽、咳痰，规律服用复方磺胺甲噁唑、更昔洛韦及甲泼尼龙治疗。2019-11-08开始逐渐加用免疫抑制剂，2019-11-20左右开始出现四肢麻木，自行停用复方磺胺甲噁唑、更昔洛韦后麻木好转。

2. 2019-11-26患者至感染病科门诊，复查胸部CT示双肺病灶进一步吸收，双侧胸腔积液已吸收。复查血常规：WBC 4.11 × 10⁹/L，N% 61.8%；炎症标志物：hsCRP 2.0 mg/L；肺内病灶未完全吸收，继续复方磺胺甲噁唑（0.96 g，口服，bid）+甲泼尼龙减量（8 mg，口服，qd）治疗（图16-5、图16-6）。

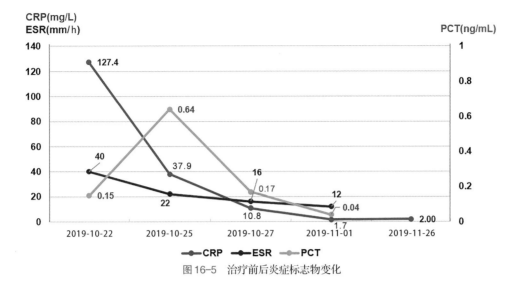

图16-5 治疗前后炎症标志物变化

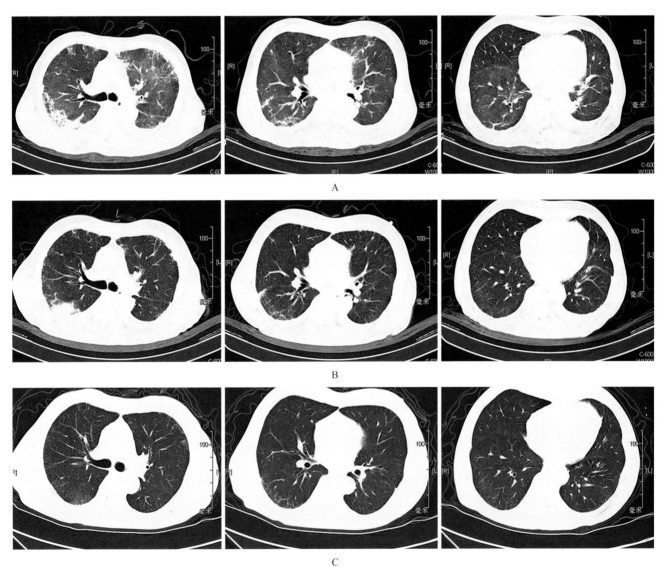

图16-6 治疗前后胸部CT变化 A. 2019-10-25胸部CT：两肺弥漫性斑片渗出影，边界不清，两侧胸腔积液伴两下肺部分不张；B. 2019-11-04胸部CT：两肺病灶较前明显缓解，两侧胸腔积液；C. 2019-11-26胸部CT：两肺病灶进一步吸收，两侧胸腔积液已吸收

最后诊断与诊断依据

■ 最后诊断

1. 两肺炎症：耶氏肺孢子菌、CMV 和 EBV 病毒混合感染。

2. 白念珠菌引起血流感染可能。

3. 乙肝后肝硬化、肝移植术后。

4. IgA 肾病。

■ 诊断依据

患者为老年男性，肝移植术后 1 年余，长期服用免疫抑制剂；本次主要表现为发热伴咳嗽、咳痰，活动后气促，血白细胞不高，CRP、ESR 明显升高，IgG 及 CD4$^+$T 淋巴细胞计数降低，胸部 CT 示两肺较广泛弥漫性低密度磨玻璃样渗出病灶，常规抗感染治疗疗效不佳，5 天后随访病灶明显进展。痰及血 mNGS 检出耶氏肺孢子菌、人类疱疹病毒 4 型（EBV）和 5 型（CMV）核酸序列，予以复方磺胺甲噁唑 + 卡泊芬净 + 更昔洛韦 + 莫西沙星 + 糖皮质激素等治疗后，体温平，咳嗽、咳痰、气促明显好转，氧合指数改善，炎症标志物下降、胸部 CT 病灶逐渐吸收，故"两肺炎症：耶氏肺孢子菌、CMV 和 EBV 病毒混合感染"的诊断可以成立。患者入院后血 mNGS 检测到白念珠菌核酸序列，可能因病原体量少，普通培养未培养到，但不能除外白念珠菌血流感染可能，卡泊芬净在联合抗耶氏肺孢子菌的同时可以兼顾白念珠菌。

经验与体会

1. 自 1954 年成功实施首例人体肾脏移植术以来，世界各地的各种实体器官移植（包括肝脏、心、肺等）在不断增加。由于免疫抑制剂的使用以及移植物存活情况改善，感染已成为器官移植后无病生存的一大主要障碍。

2. 实体器官移植后可大致分为 3 个与感染特定病原体风险有关的阶段：移植后早期（第 1 个月）、中期（1 ~ 6 个月）和晚期（6 个月后）。早期：移植后的第 1 个月，所有实体器官移植均面临两大感染原因——供者或受者已有感染，并面临移植手术和住院期间的感染性并发症风险。中期：移植后 1 ~ 6 个月，此时受免疫抑制的影响通常极大，发生机会性感染的风险最高。常见病原体包括耶氏肺孢子菌、病毒（CMV、EBV、HHV-6、HHV-7、HHV-8）、原虫、真菌、分枝杆菌等。晚期：移植 6 个月后至 12 个月时，大多数患者都在接受稳定、减量的免疫抑制治疗。这些患者易发生呼吸道感染病毒、肺炎链球菌、军团菌或其他常见病原体所致的社区获得性肺炎。

3. 实体器官移植患者的肺部感染，尤其是常规抗感染治疗失败时，需考虑机会性感染病原体（包括肺孢子菌、CMV 和 EBV），这些病原体常规涂片和培养不易或不能检出，很可能因漏诊而耽误治疗。该患者肝移植术后 1 年余，免疫抑制剂治疗中，有发热、肺部弥漫性斑片渗出影，头孢类、喹诺酮类抗感染治疗后仍发热，临床根据胸部 CT 影像学特点和以往的诊治经验，早期给予覆盖肺孢子菌和 CMV 的病原学治疗，有效遏制了疾病的发展。该患者血肌酐 123 μmol/L，计算 eGFR（C–G 公式）为 42 mL/min。更昔洛韦主要经肾脏排泄，肾功能不全时需调整剂量，应给予 2.5 mg/kg q24 h 的剂量。在肾功能正常的患者中，复方磺胺甲噁唑治疗 PJP 推荐剂量为 1.44 g，口服，qid；当 eGFR < 30 mL/min 时需减少剂量。有报道显示，低剂量复方磺胺甲噁唑联合卡泊芬净可有效治疗 PJP。复方磺胺甲噁唑可引起肾功能损伤，在患者已存在肾功能不全的情况下，临床对该药的剂量适当减少为 1.44 g，口服，bid，并联合卡泊芬净进行治疗。mNGS 对这些病原体的检测具有优势，且可同时检出混合感染病原体，该患者血和痰 mNGS 结果也证实肺部感染为肺孢子菌、EBV、CMV 混合病原体感染，后续联合卡泊芬净以加强抗肺孢子菌治疗（兼顾血流念珠菌感染的治疗），获得满意的治疗效果。

参考文献

[1] Angarita SAK, Russell TA, Kaldas FM. Pneumonia after liver transplantation[J]. Curr Opin Organ Transplant, 2017, 22(4): 328–335.

[2] Brakemeier S, Pfau A, Zukunft B, et al. Prophylaxis and treatment of Pneumocystis Jirovecii pneumonia after solid organ transplantation[J]. Pharmacol Res, 2018, 134: 61–67.

[3] Hernandez MDP, Martin P, Simkins J. Infectious complications after liver transplantation[J]. Gastroenterol Hepatol (N Y), 2015, 11(11): 741–753.

[4] Tu GW, Ju MJ, Xu M, et al. Combination of caspofungin and low-dose trimethoprim/sulfamethoxazole for the treatment of severe Pneumocystis jirovecii pneumonia in renal transplant recipients[J]. Nephrology (Carlton), 2013, 18(11): 736–742.

病例 17 发热伴腹痛，患者命悬一线

作者·苏 逸 金文婷 马玉燕
审阅·胡必杰 潘 珏

· 病史简介 ·

男性，72岁，上海人，2019-03-28收入复旦大学附属中山医院感染病科。

主诉

反复发热3个月余。

现病史

1. 2018-12-22 开始发热，T_{max} 40℃，伴畏寒、寒战，否认咳嗽、咳痰、腹痛、腹泻、尿频、尿痛等不适。2018-12-23就诊某二级医院，查WBC $6.6×10^9$/L，N% 81.8%；CRP 88.7 mg/L，ESR 19 mm/h；随机血糖19.35 mmol/L；尿白细胞镜检 0～1/HP，尿蛋白（+/-）。腹盆部CT：右肾小结石，左肾囊肿，双肾周少许炎性改变，胆囊未见，腹主动脉（腰2椎体下缘水平）钙化带稍内移；膀胱憩室。2018-12-24肾脏超声：膀胱壁稍毛糙，膀胱小憩室可能，双肾未见明显异常，双侧输尿管未见明显扩张。诊断考虑"急性肾盂肾炎"；予头孢他啶（2 g，静脉滴注，qd）+左氧氟沙星（0.4 g，静脉滴注，qd）抗感染；患者体温逐渐降至正常，2018-12-28出院，口服头孢克肟（0.2 g，bid）共1周。

2. 2019-01-18患者出现腰酸，无发热、腹痛、尿痛、呕吐、腹泻等。再次就诊查腹盆部CT：腹主动脉（腰2椎体下缘水平）壁内血肿？考虑腹主动脉血肿可能大，建议至上级医院就诊。患者当天至某医院血管外科门诊，建议随访。

3. 2019-01-24患者突发腹痛半天，为左下腹间断性绞痛，否认腹泻、腰痛、发热等，就诊于复旦大学附属中山医院血管外科急诊。查血压180/76 mmHg；胸、腹主动脉CTA：腹主动脉下段壁内血肿，合并局限性小夹层不排除（图17-1）。予急诊留观，立即予硝苯地平（10 mg）+泰勒宁（5 mg，qd）口服，患者血压降至119/76 mmHg。次日患者腹痛明显改善，未予抗感染药物，出留观。

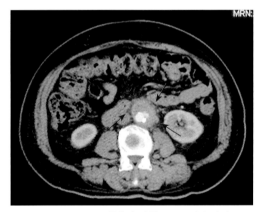

图17-1 2019-01-24胸腹主动脉CTA 腹主动脉下段壁内血肿，合并局限性小夹层不排除

4. 2019-03-03患者再次出现发热，体温波动在37.8～38.2℃，就诊于二级医院，口服中成药物3天后热度未退。2019-03-06起头孢唑肟（4 g，静脉滴注，qd）×7天，2019-03-08加用莫西沙星（0.4 g，静脉滴注，qd）×5天，治疗后患者夜间仍有发热。

5. 2019-03-19患者再次出现发热伴腹痛，2019-03-25就诊复旦大学附属中山医院感染病科专家门诊，为明确诊断和进一步治疗于2019-03-28收入感染病科。

6. 自起病以来，患者精神、睡眠一般，胃纳减少，大便无特殊，小便次数增多，近1个月体重下降约3 kg。

既往史及个人史

糖尿病史十余年，平素精蛋白生物合成人胰岛素注射液（预混30R）早餐前18 U、晚餐前20 U皮下注射，自诉空腹血糖控制在8 mmol/L左右。心房颤动病史9年余，平时服普罗帕酮片100 mg，口服，bid。高血压病史3年余，平时不规则口服氯沙坦钾氢氯噻嗪0.5 mg，qd，血压控制在130/80 mmHg左右。2017年因胆结石行开腹胆囊摘除术。

· 入院检查及诊疗 ·

体格检查

1. T 37.5℃，P 86次/分，R 20次/分，BP 98/62 mmHg。

2. 神志清，双肺呼吸音清，未及啰音，心律不齐，未及明显杂音。腹部可见手术瘢痕，未及腹部包块，未闻及血管杂音。双下肢不肿。

实验室检查

1. 血常规：WBC $7.35×10^9$/L，N% 77.8%，Hb 121 g/L，PLT $199×10^9$/L。

2. 炎症标志物：PCT 0.13 ng/mL，CRP 45.9 mg/L，ESR 44 mm/h；铁蛋白 1 093 ng/mL。

3. 尿粪常规：均正常。

4. 肝、肾功能：ALT 109 U/L，AST 114 U/L，Cr 59 μmol/L，其余正常范围。

5. 肿瘤标志物、凝血功能、甲状腺功能：均正常。

6. 自身抗体、免疫球蛋白、补体、细胞免疫：均正常。

7. HbA$_1$C 9.4%。

8. T-SPOT.TB：A/B 1/0。

9. 梅毒螺旋体、HIV 相关检测：均阴性。

■ **辅助检查**

心电图：心房颤动伴快速心室率，偶发室性早搏。

临床分析

■ **病史特点**

患者为老年男性，既往有糖尿病、高血压病史，亚急性病程，临床表现为发热，伴有腹部疼痛，实验室检查示炎症标志物升高，腹主动脉CTA示腹主动脉下段破裂伴壁内血肿，考虑动脉瘤。患者3个月前出现不明原因发热，使用抗生素后似有好转，可能为该疾病的前驱表现。需从以下几个方面分析病因。

■ **诊断分析**

1. 感染性动脉瘤。

• 葡萄球菌：葡萄球菌是感染性动脉瘤的最常见病原体之一，该患者有发热，全身毒性反应剧烈，需考虑。葡萄球菌感染常与心内膜炎相关，可进一步完善心脏超声明确有无感染性心内膜炎，并且需要通过病原学检查进一步明确病原体。

• 沙门菌：尤其是非伤寒沙门菌，是感染性动脉瘤又一常见病原体，动脉粥样硬化斑块内菌血播散所致最为常见，该患者有高血压、糖尿病等动脉粥样硬化高危因素，因此需要高度怀疑非伤寒沙门菌，确诊有赖于血培养、血mNGS等病原学检测。

• 其他病原体：其他革兰阴性杆菌、梅毒螺旋体、分枝杆菌等也会引起动脉瘤，但该患者梅毒螺旋体、HIV 相关检测及 T-SPOT.TB 均为阴性；此外，免疫抑制患者、糖尿病患者可发生念珠菌、隐球菌、曲霉、尖端赛多孢菌等真菌感染性动脉瘤，确诊需要病原学证据。

2. 非感染性动脉瘤。

动脉粥样硬化被认为是腹主动脉瘤的最基本病因，遗传因素在腹主动脉瘤的发展中起一定作用。其他尚包括风湿性疾病（如大动脉炎）等所致炎性动脉瘤，可以表现为发热、体重减轻、非特异性腹痛、红细胞沉降率升高等。炎性动脉瘤特征为主动脉外膜炎性浸润伴外膜纤维化；腹部影像学特征性表现为主动脉周围炎症性外层厚度≥1 cm。

进一步检查、诊治过程和治疗反应

1. 2019-03-28因患者高龄，发热原因不明，有高血压、心房颤动、糖尿病等基础疾病，CTA示腹主动脉下段壁内血肿，合并局限性小夹层不能除外，随时有夹层破裂、猝死可能，予以告病危、心电监护、卧床制动、控制血压。

2. 2019-03-28考虑感染性动脉瘤（非伤寒沙门菌可能性大）。予以头孢曲松（2 g，静脉滴注，q12 h）+左氧氟沙星（0.5 g，静脉滴注，qd）抗感染治疗；同时精蛋白生物合成人胰岛素（预混30R）（早餐前16 U、晚餐前22 U，皮下注射）控制血糖，厄贝沙坦（150 mg，口服，qd）控制血压。

3. 2019-03-28血mNGS回报（2019-03-26门诊采样）：阴性。

4. 2019-03-30血培养（2019-03-28采样）危急值报告：革兰阴性杆菌生长；报阳瓶数：1瓶；报警时间：38小时。

5. 2019-03-30心内科会诊：积极控制血压，血压维持在120/70 mmHg左右，必要时硝酸甘油静脉降压治疗；如心率持续过快，可临时予倍他乐克25 mg，口服。

6. 2019-04-01血培养最终报告：都柏林沙门菌。药物敏感报告：头孢他啶、左氧氟沙星、复方新诺明、氯霉素敏感；氨苄西林耐药（图17-2）。

7. 2019-04-01凌晨患者再次发作下腹部疼痛，无压痛、反跳痛。心电监护：HR 125次/分，R 20次/分，BP 146/89 mmHg，SpO$_2$ 98%。床旁心电图：心房颤动伴快速心室率。急查血心肌标志物均正常，予以泰勒宁 5 mg 口服后安睡。

编号	细菌名称	结果 / 浓度	菌落计数	
DBL	都柏林沙门菌	阳性		
1	头孢他啶		S 敏感	≤ 1
2	左氧氟沙星		S 敏感	≤ 1
3	复方新诺明		S 敏感	≤ 0.5/9.5
4	氯霉素		S 敏感	≤ 4
5	氨苄西林		R 耐药	> 16

图 17-2 2019-04-01 血培养+药物敏感报告：都柏林沙门菌

8. 2019-04-01 行腹主动脉 CTA：双侧肾门水平以下腹主动脉管腔局限性增粗，最宽处范围约 49.3 mm×41 mm，增强后见造影剂渗入假腔并充填，考虑腹主动脉下段破裂伴壁内血肿（图 17-3、图 17-4）。

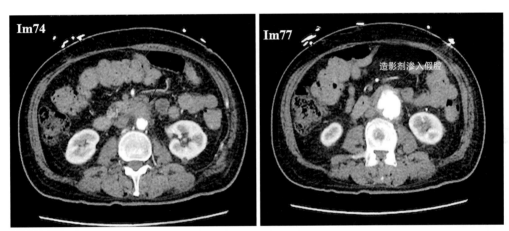

图 17-3 2019-04-01 胸腹主动脉 CTA 双侧肾门水平以下腹主动脉管腔局限性增粗，最宽处范围约 49.3 mm×41 mm，增强后见造影剂渗入假腔并充填，考虑腹主动脉下段破裂伴壁内血肿

9. 2019-04-01 血管外科急会诊：患者随时可能出现动脉瘤进展、破裂至大出血死亡风险，有急诊手术指征。经与患者沟通后，当日转入血管外科。

10. 2019-04-01 急诊行主动脉瘤腔内隔绝术+主动脉造影+腹腔动脉造影+股动脉穿刺术，术中造影见腹主动脉假性动脉瘤，置入人工血管内支架两枚覆盖病变处。术后右侧足背动脉搏动阳性。术后患者返回 ICU 病房。

11. 2019-04-02 患者生命体征平稳，转入血管外科普通病房；继续头孢曲松（2 g，静脉滴注，q12 h）+左氧氟沙星（0.5 g，静脉滴注，qd）治疗。

12. 2019-04-09 患者术后体温平，转至感染病科，继续抗感染、控制血压、监测血糖。

13. 2019-04-10 心脏超声：左心房增大，未见瓣膜赘生物。

14. 2019-04-13 监测患者血压示中午后血压升高，最高达 180/90 mmHg；调整降压药物，加量至氯沙坦氢氯噻嗪 12.5 mg 口服降压。

15. 2019-04-15 因患者中午血压较高，中午加用氨氯地平（5 mg，qd）控制血压。

16. 2019-04-16 复查腹主动脉 CTA：腹主动脉瘤术后改变。

17. 2019-04-18 血常规：WBC 4.57×10^9/L，N% 56.9%；PCT 0.07 ng/mL，CRP 3.0 mg/L，ESR 50 mm/h。

18. 2019-04-21 患者体温平 3 周（图 17-5），无腹痛，予以出院；出院后至二级医院继续使用头孢曲松（2 g，静脉滴注，q12 h）+左氧氟沙星（0.5 g，静脉滴注，qd）。

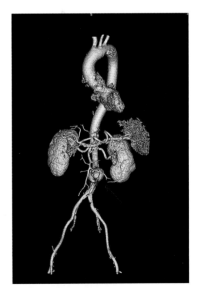

图 17-4 2019-04-01 胸、腹主动脉 CTA 三维重建示腹主动脉下段破裂伴壁内血肿

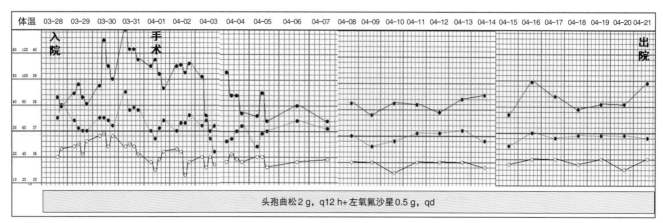

图 17-5 患者体温变化及用药情况

▨ 出院后随访

1. 2019-04-21 出院后于当地医院继续头孢曲松+左氧氟沙星治疗。

2. 2019-04-29 再次收入复旦大学附属中山医院感染病科复查。患者体温平，无腹痛；查血常规：WBC 2.55 × 10^9/L，N% 31.0%；PCT 0.05 ng/mL，CRP 2.1 mg/L，ESR 29 mm/h。予抗感染（方案同前）和升白细胞对症处理。

3. 2019-04-30 因心房颤动请心内科会诊：继续使用普罗帕酮治疗，建议口服抗凝药物。

4. 2019-05-02 予以低分子肝素（4 100 U，皮下注射，qd）。

5. 2019-05-06 患者出院，改用口服抗感染治疗，方案为头孢克肟（200 mg，口服，bid）+左氧氟沙星（0.5 g，口服，qd）。

6. 2019-07-05 门诊随访：抗感染治疗已达3个月，无发热、腹痛等不适。复查血 WBC 5.70×10^9/L，N% 64.3%；PCT 0.03 ng/mL，CRP 3.0 mg/L，ESR 19 mm/h；嘱停感染治疗。

7. 2019-12-30 电话随访：患者目前无发热、腹痛，二级医院随访CT示病灶稳定（图17-6、图17-7）。

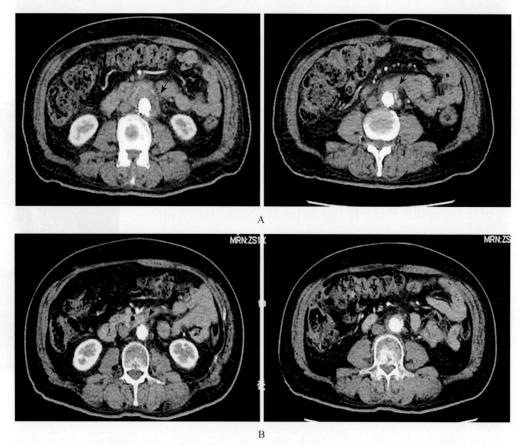

图 17-6 2019-04-16和2019-07-30胸腹主动脉CTA A. 2019-04-16胸、腹主动脉CTA：主动脉瘤术后改变；
B. 2019-07-30胸、腹主动脉CTA：主动脉瘤术后改变，瘤体较前缩小

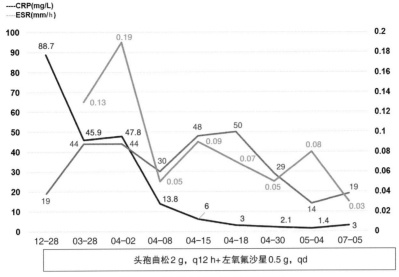

图17-7 炎症标志物变化及用药情况

最后诊断与诊断依据

▓ 最后诊断

1. 感染性腹主动脉瘤：都柏林沙门菌感染。
2. 高血压，阵发性心房颤动。
3. 糖尿病。

▓ 诊断依据

患者为老年男性，既往有糖尿病、高血压病史，亚急性病程，腹主动脉CTA示腹主动脉下段破裂伴壁内血肿，术中见腹主动脉假性动脉瘤，故腹主动脉瘤诊断成立。患者临床表现主要为发热伴腹痛，实验室检查示炎症标志物升高，血培养结果示都柏林沙门菌。这一结果在血培养中较为少见，而在感染性动脉瘤的患者中较为多见，经支架置入术联合抗感染治疗后患者体温平，腹痛好转，炎症标志物正常，随访腹部影像示瘤体减小，故诊断成立。

经验与体会

1. 主动脉瘤是指动脉管壁永久性局限性扩张，超过正常血管直径的50%。动脉瘤的发生机制很复杂，遗传易感性、动脉粥样硬化和各种蛋白酶等均与其发生直接相关，各种病因最终都表现为主动脉中层退行性变，继而扩张形成动脉瘤。其他病因还包括先天性动脉瘤、炎性动脉瘤、感染性动脉瘤。

2. 感染性动脉瘤的危险因素包括：① 动脉损伤；② 前驱感染，如胆囊炎、肺炎、泌尿道感染、心内膜炎、软组织感染、骨髓炎，其中心内膜炎引起感染性动脉瘤最多见；③ 免疫受损，如糖尿病、酗酒、糖皮质激素、化疗、恶性肿瘤、肝硬化、血液透析、移植、HIV等；④ 其他，如动脉粥样硬化等。该患者有胆囊手术史，有高血压、糖尿病等导致动脉粥样硬化的危险因素，属于高危人群；出现动脉壁异常（夹层、壁内血肿、动脉瘤）伴有发热时，需考虑感染性动脉瘤的可能。

3. 文献报道，感染性动脉瘤最常见的致病菌为葡萄球菌和沙门菌，其中金黄色葡萄球菌最为常见，沙门菌可占15%～24%。沙门菌中非伤寒沙门菌会侵袭成人大血管中已存在的动脉粥样硬化部位，腹主动脉是其最常见的感染部位，其他如中央动脉受累和心内膜炎也会发生。亚急性发热、腹痛、背痛是典型的主诉症状，搏动性包块是迟发表现且预示不良结局。该患者存在动脉粥样硬化危险因素，有发热、腹痛症状，超声心动图除外心内膜炎，在诊治过程中通过病情分析首先考虑致病菌为非伤寒沙门菌，立即针对该病原体进行经验用药，为稳定病情、等待手术赢得了时间。该患者随后血培养回报为都柏林沙门菌，证实了临床推测。

4. 流行病学数据显示非伤寒沙门菌血症的患者，10%～20%存在血管内化脓性感染灶。对于临床医生而言，若血培养示非伤寒沙门菌，除考虑肠道感染外，应积极筛查是否存在血管内感染，需要进行血管影像学检查以明确是否存在感染性动脉瘤。

5. 感染性动脉瘤需要外科手术清创联合长疗程抗菌药物治疗。经验性治疗方案包括氟喹诺酮类+第3代头孢菌素，疗程建议为6～12周。该患者在使用抗感染方案及手术治疗后虽无发热，炎症标志物迅速回归正常，但考虑到其感染部位、免疫状态及年龄，复发感染的潜在后果极其严重，因此，予静脉联合用药至6周后改为口服抗感染方案直至12周。

参考文献

[1] Guo Y, Bai Y, Yang CX, et al. Mycotic aneurysm due to Salmonella species: clinical experiences and review of the literature[J]. Braz J Med Biol Res, 2018, 51(9): e6864.

[2] Montrivade S, Kittayarak C, Suwarpimolkul G, et al. Emphysematous Salmonella aortitis with mycotic aneurysm[J]. BMJ Case Rep, 2017, pii: bcr2017220520.

病例 18 发热10天、全身脏器受损，探明元凶后，此药救其生命

作者·苏 逸 金文婷 马玉燕 米宏霏 沈佳瑾
审阅·胡必杰 潘 珏

病史简介

男性，52岁，湖北人，2019-07-26收入复旦大学附属中山医院感染病科。

主诉

发热10天。

现病史

1. 2019-07-15无明显诱因下开始发热，T_{max} 39.6℃，伴畏寒、寒战、头痛、腹痛，有少许干咳，无尿频、尿急、尿痛。头痛较轻，以前额部位为主，腹痛以剑突下的饥饿痛为主，进食后稍减轻。于当地卫生院就诊，输液2天无明显缓解。

2. 2019-07-19 T_{max} 38.7℃，至当地人民医院就诊。查血常规：WBC 3.06×10^9/L，N% 78.9%，PLT 74×10^9/L；CRP 7.4 mg/L。输液2天后症状仍无明显缓解。

3. 2019-07-21至复旦大学附属中山医院急诊，查血WBC 5.18×10^9/L，N% 86.1%，PLT 72×10^9/L；CRP 32.9 mg/L，PCT 0.14 ng/mL；D-D二聚体7.80 mg/L；尿常规：蛋白（++），隐血（+++），RBC阴性，WBC 4～6/HP。胸部、腹部和盆腔CT：双肺小结节，两侧腋窝小淋巴结，腹部、盆腔未见异常。肺动脉CTA：右上肺动脉部分分支充盈欠均匀。予左氧氟沙星+头孢米诺抗感染，体温仍超过38℃，腹痛、头痛稍缓解。

4. 2019-07-24患者开始出现尿量减少，200～300 mL/24 h，并出现颜面部、双手、下肢肿胀，患者自觉腹围较前增大。

5. 2019-07-25急诊查：c-TnT 0.023 ng/mL，BNP 2 313 pg/mL；CK 135 U/L，CK-MB 15 U/L，CK-MM 120 U/L。当日下午复查c-TnT 0.107 ng/mL；肾功能：BUN 5.2 mmol/L，Cr 50 μmol/L；尿常规：尿蛋白（++），尿隐血阴性，RBC 8/μL，WBC 23/μL；D-D二聚体14.61 mg/L；血常规：WBC 7.17×10^9/L，N% 81.8%，PLT 77×10^9/L；CRP 62.8 mg/L。胸腹部CT：较4天前（2019-07-20）双肺新增多发斑片状磨玻璃灶，以双下肺为主；双侧少量胸腔积液（图18-1）。超声心动图：主动脉瓣钙化和极少量心包积液。头颅CT平扫：未见异常。予头孢米诺+左氧氟沙星抗感染以及利尿、退热（布洛芬）等治疗，患者尿量增加，浮肿减轻，但仍有发热。

6. 2019-07-26因患者发热原因不明，心、肺、肾脏、凝血功能等受影响明显，收入复旦大学附属中山医院感染病科进一步诊治。

7. 追问病史，患者居家务农，1个月内在自家田地中有被虫叮咬史。

既往史及个人史

乙型肝炎病史15年，未服用抗乙肝病毒药物。

入院检查

体格检查

1. T 36.9℃，P 82次/分，R 20次/分，BP 90/62 mmHg。

2. 双侧颌下可触及小淋巴结，最大者约10 mm×5 mm，无压痛；双侧腹股沟可触及肿大淋巴结，最大者约15 mm×

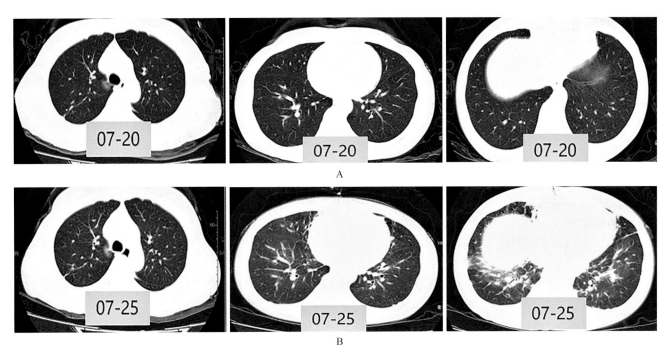

图18-1　2019-07-20和2019-07-25胸部CT　2019-07-25胸部CT（B）较2019-07-20 CT（A）双肺新增多发斑片状渗出病灶，以双下肺为著；双侧少量胸腔积液

5 mm。大腿内侧可见一皮肤焦痂（图18-2）。双肺呼吸音清，未闻及明显啰音；心律齐，各瓣膜区未及杂音；腹部平软，无压痛，肝、脾肋下未及，双下肢不肿。

■ 实验室检查

1. 血常规：WBC 5.89×10^9/L，N% 59.9%，HB 99 g/L，PLT 86×10^9/L。

2. 炎症标志物：CRP 41.2 mg/L，ESR 2 mm/h，PCT 0.15 ng/mL，铁蛋白 > 2 000 ng/mL。

3. 血气分析（未吸氧）：$PaCO_2$ 35 mmHg，PaO_2 77 mmHg，SpO_2 97%。

4. 生化：ALT/AST 231/324 U/L，Cr 60 μmol/L，LDH 683 U/L。

5. 心肌标志物：c-TnT 0.026 ng/mL，NT-proBNP 1 779 pg/mL，CK 70 U/L，CK-MB 17 U/L。

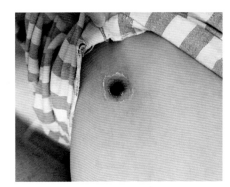

图18-2　2019-07-26患者左侧大腿内侧皮肤焦痂

6. 尿常规、粪常规：均正常。

7. 自身抗体：ANA 颗粒 1∶320，其余阴性。

8. 免疫固定电泳阳性，IgG-λ M 带；M蛋白 1.7 g/L，百分比为3.2%。

9. 细胞免疫：CD4 353/μL，CD8 1 017/μL，CD4/CD8 0.3。

10. 肺炎支原体抗体≥1∶320。

11. 病毒抗体：EBV IgA 阴性，EBV IgM 阴性，CMV IgG 阳性，CMV IgM 阴性；血浆 EBV DNA < 5.0×10^3，单个核细胞 EBV DNA 1.25×10^5，CMV DNA 低于检出下限。

12. T-SPOT.TB：A/B 3/6。

13. 血培养：2套（需氧菌、厌氧菌、真菌）均阴性。

·临床分析·

■ 病史特点

患者为中年男性，发热10天，有田间作业史及虫类叮咬史，大腿内侧见皮肤焦痂。实验室检查结果示血小板降低，炎症标志物（CRP、PCT）轻度升高，D-D二聚体升高。病程中出现心功能及肝、肾功能受损和肺部渗出病灶等多脏器受累表现，头孢类+喹诺酮抗感染治疗效果不佳。需考虑诊断如下。

■ **诊断分析**

1. 感染性疾病。

• 立克次体感染：患者高热10天，发病前在田间作业，体检发现大腿内侧皮肤见一处焦痂，临床表现为发热及多脏器功能受损，常规抗生素治疗无效，需高度怀疑立克次体感染。可予四环素类药物进行经验性治疗，并完善相关抗体及血mNGS等检测以明确病原体。

• 病毒感染：虫类叮咬亦可传播多种病毒，表现为发热及全身多脏器功能损害。例如，蜱虫叮咬可传播新布尼亚病毒，可有发热伴血小板降低综合征（sever fever with thrombocytopenia syndrome, SFTS）表现；汉坦病毒感染可表现为出血热肾病综合征（hemorrhagic fever with renal syndrome, HFRS）等。确诊有赖于相关抗体或核酸检测。

• 其他感染：包括其他全身性感染，如伤寒、布鲁菌病、结核、疟疾等，但结合本患者临床表现、疾病发展过程和抗感染治疗反应，不支持这类疾病；必要时可进行相关抗体和病毒核酸检测，以明确或排除诊断。

2. 非感染性疾病：患者高热，伴有多脏器功能受累，免疫固定电泳阳性，需考虑非感染性疾病，如血液系统肿瘤、结缔组织病等，必要时可以进行骨髓穿刺和PET/CT检查。

进一步检查、诊治过程和治疗反应

1. 考虑恙虫病可能，入院当天抽血外送立克次体抗体5项及血mNGS检测。予多西环素100 mg，口服，q12 h（首剂200 mg），并辅以保肝、补充白蛋白等支持治疗。

2. 2019-07-28入院第3天患者体温转平，头痛、腹痛、下肢酸痛缓解。

3. 2019-07-29头颅平扫＋增强MRI：未见异常。

4. 2019-07-29外送立克次体5项血清抗体结果回报：恙虫病东方体抗体IgG阳性（图18-3）。

恙虫病东方体抗体IgM	阴性（－）
斑疹伤寒立克次体抗体	阴性（－）
斑点热立克次体抗体	阴性（－）
伯氏立克次体抗体	阴性（－）
五日热立克次体抗体	阴性（－）
恙虫病东方体抗体IgG	↑阳性（＋）

图18-3　2019-07-29血清抗体回报：恙虫病东方体抗体IgG阳性

5. 2019-07-29超声心动图：① 主动脉瓣钙化；② 极少量心包积液。

6. 2019-07-30腹盆增强CT：肝囊肿，胆总管轻度扩张，盆腔少量积液。

7. 2019-07-30浅表淋巴结超声：双侧颈部、腋窝、腹股沟区见淋巴结（图18-4）；下肢静脉超声：双下肢深静脉血流通畅。

临床诊断	感染性发热	活检部位	
检查名称	血管	检查方法和技术	下肢静脉
表现	双侧颌下、双侧颈血管旁见数枚低回声区，右侧最大15 mm×5 mm，左侧最大13 mm×5 mm，双侧锁骨上未见明显肿块回声。CDFI未见异常血流。双侧颌下腺、腮腺内部回声均匀，其内未见明显肿块回声。颏下区未见明显肿块回声。CDFI未见异常彩色血流。双侧腋窝见数枚低回声区，右侧最大12 mm×5 mm，左侧最大16 mm×7 mm，CDFI示血流分布尚正常。双侧腘窝未见明显肿块回声，CDFI未见异常彩色血流。双侧腹股沟区见数枚低回声区，右侧最大14 mm×4 mm，左侧最大10 mm×4 mm，CDFI未见彩色血流。右：股总静脉内径7.6 mm，股浅静脉内径5.4 mm，股深静脉内径5.0 mm，腘静脉内径5.4 mm，胫后静脉内径4.5 mm。左：股总静脉内径7.4 mm，股浅静脉内径4.9 mm，股深静脉内径4.4 mm，腘静脉内径5.9 mm，胫后静脉内径4.2 mm。CDFI示下肢深静脉血流通畅。PD示挤压远端肢体后流速增加。			
影像学诊断	双侧颈部、腋窝、腹股沟区见淋巴结。			

图18-4　2019-07-30浅表淋巴结超声报告

8. 2019-07-30血液科会诊：考虑M蛋白血症，建议骨髓穿刺＋活检＋免疫分型＋染色体检查进一步排除血液系统肿瘤性疾病等。

9. 2019-07-31行骨髓穿刺＋活检术。报告回复：骨髓增生活跃，骨髓象中粒系、红系、巨核系三系均增生活跃，部分粒细胞胞浆内可见毒性颗粒；片中浆细胞比例1.5%；外周血偶见幼粒细胞。

10. 2019-07-31肝酶升高，肝炎标志物提示小三阳，HBV DNA 1.94×10^2。消化科会诊：暂不抗病毒治疗。

11. 2019-07-31血mNGS回报（2019-07-26采样）：立克次体属严格序列数1，猫蚤立克次体种序列数1（图18-5）。

属			种			
属名	属相对丰度(%)	属严格序列数	种名	覆盖度（%）	种序列数	种严格序列数
立克次体属	0.97	1	猫蚤立克次体	0.003 4	1	0

检出病毒列表：

种名	覆盖度（%）	种相对丰度（%）	种序列数	种严格序列数
人类疱疹病毒4型（EBV）	0.229 2	14.75	8	8
细环病毒7型	1.18	85.25	1	0

图18-5 血mNGS报告

12. 2019-08-02骨髓病理检查（2019-07-30穿刺）（图18-6）：有核红细胞病态造血可能。

巨检	左髂后：灰黄色条索状组织2条，长分别为1 cm、0.5 cm，直径均为0.2 cm，脱钙。
病理诊断	（骨髓）镜下骨髓造血组织与脂肪组织比约占40%，造血组织三系细胞均可见到，间质水肿、出血，HE切片中可见少许淋巴细胞，浆细胞增生不明显，正在行免疫组化及特殊染色检查以协助诊断。
	补充报告（2019-08-05）：
	（骨髓）免疫组化结果示造血组织三系均可见到。巨核系细胞约占骨髓有核细胞的4%，细胞数目轻度增多，形态及分布未见明显异常；有核红细胞约占骨髓有核细胞的30%，细胞数目稍减少，分布稍紊乱，形态未见异常；粒系细胞约占骨髓有核细胞的50%，细胞数目轻度增多，形态及分布未见异常；淋巴细胞数目不增多；浆细胞数目稍增多，约占骨髓有核细胞的5%，未见到轻链限制性表达，呈多克隆性增生；有核红细胞数目稍减少，有核红细胞病态造血可能，请结合临床。
	免疫组化（2019-N20858）：19S39913-001：CD117阴性，CD138少数阳性，CD20少数阳性，CD235a少数阳性，CD3少数阳性，CD34阴性，CD56阴性，CD61巨核细胞阳性，CD79a少数阳性，Cyclin-D1阴性，CD23阴性，Ki-67 40%阳性，κ少数阳性，λ少数阳性，MPO阳性，CD5少数阳性。
	特殊染色：19S39913-001：网状纤维染色（MF-0），铁染色阴性，刚果红阴性。

图18-6 2019-08-20骨髓病理：有核红细胞病态造血可能

13. 2019-08-02患者无发热、头痛、腹痛等症状（图18-7）。复查血常规：WBC 4.68×10^9/L，N% 31.0%，PLT 266×10^9/L；ESR 40 mm/h，CRP 3.1 mg/L（图18-8）；肝、肾功能：ALT/AST 102/71 U/L，Cr 58 μmol/L，LDH 412 U/L。予出院，嘱出院后继续口服多西环素，3天后停药。

最后诊断与诊断依据

■ 最后诊断

立克次体感染（恙虫病，恙虫病东方体引起可能大）。

■ 诊断依据

患者为中年男性，高热10天，发病前有田间作业、被虫叮咬史，查体见皮肤焦痂。实验室检查示外周血血小板降低，CRP、PCT升高，伴有心肌损伤标志物、肝与肾功能、凝血功能异常；恙虫病抗体阳性，血mNGS检出立克次体核酸序列。

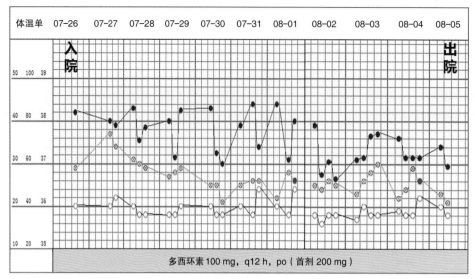

图18-7　患者体温及用药情况

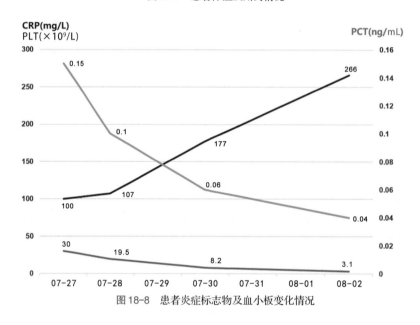

图18-8　患者炎症标志物及血小板变化情况

常规抗生素效果不佳，多西环素治疗效果良好，体温很快降至正常，炎症标志物、肝与肾功能及心肌标志物恢复正常。虽然恙虫病东方体IgM阴性而IgG阳性，但患者恙虫病典型的皮肤焦痂较"新鲜"，故本次感染仍考虑为恙虫病。

· 经验与体会 ·

1. 立克次体是一类微小的杆状或球杆状、革兰染色阴性、在细胞质或细胞核内生长的原核细胞型微生物。立克次体必须寄生于活细胞，不能在人工培养基上生长，其分离可通过接种小鼠腹腔、鸡胚或细胞，生长速度较慢，9～12小时繁殖一代。立克次体感染初期往往很难分离到阳性样本，仅可从患者被叮咬部位形成的焦痂中通过组织活检分离得到。而当其在患者体内大量繁殖引起明显表现时，才能从血液中分离到立克次体。由于是胞内寄生菌，血液样本中的有核细胞含量越多，立克次体阳性检出率就越大。因为立克次体培养的耗时长、成本高，且低剂量就有较高的传染性，通常不作为临床检测的主要方法。血清学试验是目前最常用于检测立克次体的方法，其中间接免疫荧光法是金标准，双份血清滴度4倍及以上增长具有较高的特异性，尤其是IgG滴度≥64或IgM滴度≥32时具有诊断价值。立克次体感染发病后的1周内通常检测不到抗体。分子生物学技术可用于临床的早期诊断。

2. 立克次体（rickettsiae）是一类严格细胞内寄生的原核细胞型微生物，以节肢动物为传播媒介，对人类致病的立克次体主要有立克次体属（Richettsia）、东方体属（Orientia）、埃立克体属（Ehrlichia）、无形体属（Anaplasma）、斑点热立克次体（*Spotted Fever*）、新立克次体属（*Neorickettsia*），可分别引起流行性斑疹伤寒、丛林斑疹伤寒（即恙虫病）、人单核细胞埃立克体病、人粒细胞无形体病、斑点热和腺热等疾病。

3. 立克次体可引起人体宿主全身细胞受累的严重感染性疾病，如果没有进行有效的病原体治疗，病死率可达20%～30%。临床可表现为急性呼吸困难（7.2%）、心肌损害（1.8%）、急性肾衰竭（4.9%）、肝功能损害（10.7%）、低血压休克（2.4%）等。皮疹缺失、肺水肿、BUN ≥ 20 mg/dL，LDH ≥ 500 U/L，铁蛋白 ≥ 500 ng/mL，ALP ≥ 400 U/L是重症感染独立危险因素。

4. 夏季是虫媒性疾病高发的季节。不少乡村和山地的基层医院医生对此病比较熟悉，对于有田间劳作病史、查体发现焦痂的发热患者，经验性使用四环素类，如多西环素和米诺环素治疗，病情可迅速好转。由于该病在城市中少见，一些城市医院医生对虫媒性疾病（如恙虫病）反而缺乏经验，使用多种高级抗生素后患者病情却进一步进展。多西环素是治疗恙虫病的首选药物，早期治疗对于改善预后极为重要，疗程7～15天。

5. 患者外送立克次体抗体回报示恙虫病东方体IgG阳性，而血mNGS仅示1条猫蚤立克次体（归类为斑点热立克次体）。文献报道，免疫荧光法（IFA）无法区分斑疹伤寒（恙虫病）与猫蚤立克次体抗体，确诊需要通过PCR检测。根据流行病学分布，恙虫病主要发生在亚太环太平洋地区，会形成明显的皮肤焦痂，而斑点热立克次体感染会出现全身皮疹但无焦痂，综合考虑本例患者为恙虫病感染可能性较大。

6. 立克次体肺炎需要符合立克次体感染诊断标准，且除外其他原因所致的肺部损害。临床上表现为伴或不伴有咳嗽、咳痰、呼吸困难、呼吸衰竭等。影像学可表现为肺间质样改变、间质性肺水肿、血管炎性病变导致的肺出血等。熟悉影像学和临床表现有助于疾病的早期识别和早期用药，改善预后。

7. 恙虫病的预防主要包括环境控制和个人防护。其中，降低环境中鼠类和恙螨密度是关键。个人防护措施主要包括：① 恙螨主要栖息在草丛或灌木中，应避免在此类环境中坐、卧休息或晾晒衣被，若确需进入此类环境，应该扎紧袖口、裤管口，衬衣扎入裤腰内，减少皮肤暴露面积，避免恙螨的附着或叮咬；② 对于裸露的皮肤和裤脚、领口或袖口，可喷涂含有邻苯二甲酸二甲酯或避蚊胺等成分的驱避剂进行防护；③ 野外作业后，及时拍打衣物以抖落附着的恙螨；④ 更衣、洗澡，重点擦洗腋窝、腰部、会阴等皮肤柔软部位，减少被恙螨叮咬的机会。

参考文献

[1] 侯婕，李园园，胡成平，等. 二代测序协助诊断恙虫病立克次体肺炎一例 [J]. 中华结核和呼吸杂志，2019，42（7）：546-548.
[2] Kim MH, Kim SH, Choi JH, et al. Clinical and laboratory predictors associated with complicated scrub typhus[J]. Infect Chemother, 2019, 51(2): 161-170.
[3] Walker DH. Scrubtyphus-scientific neglect, ever-widening impact[J]. N Engl J Med, 2016, 375(10): 913-915.

第二章
咳嗽与咳痰

病例 **19**　肺炎怎么总是不愈？患者头疼，医生也头疼

作者·苏　逸　金文婷　马玉燕　单玉璋
审阅·胡必杰　潘　珏

· 病史简介 ·

男性，39岁，上海人，2018-11-28收入复旦大学附属中山医院感染病科。

■ 主诉

反复咳嗽、咳痰20余天。

■ 现病史

1. 2018-11-06无明显诱因出现咳嗽、咳痰，咳嗽较为剧烈，咳黄脓痰，量较多，伴轻度畏寒，无明显发热、寒战、胸闷、气促。至社区医院，予"感冒药"对症治疗，无明显改善。

2. 2018-11-11当地查WBC 13.3×10^9/L，N% 81.8%；CRP 34.6 mg/L；口服头孢类药物治疗，效果欠佳，并出现一次头痛，较为剧烈，无明显恶心、呕吐，无发热。2天后再次就诊，改用阿奇霉素口服治疗，但仍咳嗽，痰量较前减少。

3. 2018-11-15至某三级医院门诊，查血WBC 11.81×10^9/L，N% 76%；胸片示右下肺炎症（右下肺野可见片絮状模糊影），予头孢替安+左氧氟沙星抗感染治疗9天。2018-11-23复查血WBC 11.56×10^9/L，N% 74.8%；CRP 0.95 mg/L；查胸部CT示右肺上下叶肺炎，右肺下叶显著伴局部实变（图19-1A）。2018-11-24予莫西沙星（0.4 g，静脉滴注，qd）×2天。

4. 2018-11-26至三级医院住院诊治。复查血WBC 10.54×10^9/L，N% 72.3%；CRP 8.8 mg/L，PCT 0.02 ng/mL；血隐球菌乳胶凝集试验：阳性（1∶320）；G试验和GM试验均阴性。考虑隐球菌感染可能，行腰椎穿刺术：脑脊液压力125 mmH$_2$O，脑脊液常规、生化、免疫、抗酸杆菌和墨汁染色找隐球菌均无异常发现。2018-11-27予莫西沙星（0.4 g）+氟康唑（0.4 g）抗感染治疗。因咳嗽剧烈，2018-11-28为进一步诊治转至复旦大学附属中山医院感染病科。

■ 既往史

既往体健。否认生食海鲜、肉类、活禽史及宠物饲养史，否认接触霉变物质、疫区驻留史。

· 入院检查 ·

■ 体格检查

1. T 36.7.0℃，P 72次/分，R 20次/分，BP 113/82 mmHg。

2. 神志清，皮肤、巩膜无黄染，右下肺呼吸音增粗，心脏未及杂音，双下肢不肿。

■ 实验室检查

1. 血常规：WBC 9.49×10^9/L，N% 79.6%，Hb 148 g/L，PLT 334×10^9/L。

2. 炎症标志物：PCT 0.02 ng/mL，CRP 10.1 mg/L，ESR 61 mm/h。

3. 尿、粪常规，肝、肾功能：均正常。

4. 肿瘤标志物、凝血功能、甲状腺功能：均正常。

5. 自身抗体、免疫球蛋白、补体、细胞免疫：均正常。

6. G试验：阴性。

7. 隐球菌荚膜抗原：1∶320。

8. T-SPOT.TB：A/B 1/0。

9. 呼吸道病原体九联检测：均阴性。

10. 血气分析：pH 7.4，PaO_2 74 mmHg，$PaCO_2$ 44 mmHg，SpO_2 95%。

■ 辅助检查

1. 2018-11-28胸部CT：右下肺炎性病变（图19-1）。

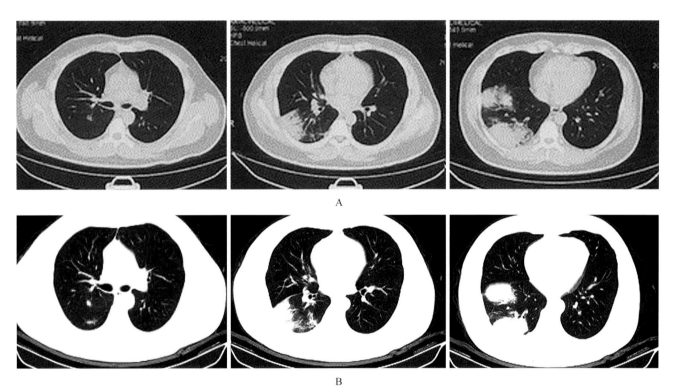

图19-1　2018-11-23和2018-11-28胸部CT　A. 2018-11-23胸部CT：右肺上下叶肺炎，右肺下叶显著伴局部实变；B. 2018-11-28胸部CT：右肺下叶实变，较前基本相仿，右肺上叶斑片影似略增多

2. 2018-11-28超声心动图：未见明显异常。

· 临床分析 ·

■ 病史特点

患者为中年男性，既往体健，本次为急性病程，临床表现主要为剧烈咳嗽，无发热，实验室检查提示炎症标志物轻度升高，肺部影像学表现为右下叶炎症伴部分实变。多种抗菌药物治疗效果不佳，间隔5天查胸部CT示肺部病灶无明显变化，病原学检查显示血隐球菌荚膜抗原阳性（1∶320）。疾病诊断考虑如下。

■ 诊断分析

1. 社区获得性肺炎：患者有咳嗽，病初有黄痰，虽无发热，但血白细胞和中性粒细胞、CRP升高，胸部CT示右下肺炎症伴部分实变，因此社区获得性肺炎首先考虑。社区获得性肺炎常见病原体包括肺炎链球菌、流感嗜血杆菌、卡他莫拉菌以及非典型病原体，如肺炎支原体和衣原体等。但患者外院已使用头孢类、喹诺酮类、大环内酯类药物，咳嗽仍较剧烈，随访CT示肺部病灶无明显变化，常见病原体引起的社区获得性肺炎可能性小。

2. 肺隐球菌感染：患者血隐球菌荚膜抗原2次阳性，均为1∶320，隐球菌感染的诊断可以成立。患者咳嗽剧烈，胸部CT示右下肺大片炎症伴实变，外院脑脊液检查无异常发现，也无发热等毒性症状，多种抗菌药物（未使用抗真菌药物）治疗效果不佳，因此可考虑肺隐球菌感染。本病常表现为多发甚至单发结节，但少数病例可为肺部片状渗出和实变，经支气管镜或经皮穿刺肺活检可明确诊断。

3. 其他疾病：患者病程中，毒性症状不明显，胸部CT提示疾病进展较为缓慢，因此肺部病灶需要考虑其他低度毒力病原体，如诺卡菌、非结核分枝杆菌（NTM）等引起的感染。此外，肺淋巴瘤或机化性肺炎等非感染性疾病也需要考虑。确诊有赖于肺活检进行相关病原学或组织病理学检查。但鉴于患者目前已经有肺隐球菌感染这一较合理的解释，因此这些疾病可暂不予考虑。

进一步检查、诊治过程和治疗反应

1. 2018-11-29行CT引导下经皮肺穿刺，活检组织送病理检查、微生物培养和mNGS。并开始予氟康唑（600 mg，静脉滴注，qd）抗隐球菌治疗。

2. 2018-12-01肺组织培养：新生隐球菌（图19-2）。

编号	细菌名称	结果/浓度	菌落计数
4201	新生隐球菌	1+	
2018-12-05（2018-11-30送检）新生隐球菌药敏			
编号	药物名称	结果/浓度	MIC
1	两性霉素B		≤0.5
2	氟康唑		4
3	伊曲康唑		0.25
4	伏立康唑		0.125

图19-2　2018-12-01肺组织培养（2018-11-30送检）结果及2018-12-05药物敏感结果

3. 2018-12-01肺组织病理检查：符合隐球菌感染（图19-3）。

手术医院	中山本部	送检材料		报告日期	2018-12-01
巨检	右肺穿刺：灰白色条索状物1条，长1.2 cm，直径0.1 cm。				
病理诊断	（CT引导经皮右下肺斑片灶穿刺活检）肉芽肿性病变，隐球菌感染可能，正在行免疫组化及特殊染色检查以协助诊断。 补充报告（2018-12-04）： （CT引导经皮右下肺斑片灶穿刺活检）肉芽肿性病变，参考免疫组化及特殊染色结果，符合隐球菌感染。 免疫组化（2018-N31811）：18S59956-001：CD68（KP1）组织细胞阳性，CK（pan）上皮阳性。 特殊染色：18S59956-001：抗酸染色阴性，六胺银染色阳性，PAS染色阳性，网状纤维染色（网状纤维增生）。				

图19-3　2018-12-01肺穿刺活检病理检查：肉芽肿性病变，PAS染色、六胺银染色阳性，符合隐球菌感染

4. 2018-12-05隐球菌药物敏感试验结果（MIC）：两性霉素B≤0.5，氟康唑4，伊曲康唑0.25，伏立康唑0.125。

5. 2018-12-06肺组织mNGS回报（2018-11-29采样）：新生隐球菌，核酸序列数2 924（因为是免费检测标本，所以测试周期较长）（图19-4）。

属名	属相对丰度(%)	属严格序列数	种名	覆盖度（%）	种序列数	种严格序列数
隐球菌属	96.03	2 924	新生隐球菌	0.781 9	2 993	2 726

图19-4　2018-12-06肺组织mNGS：检出大量新生隐球菌核酸序列

6. 2018-12-07抽血送氟康唑谷浓度检测，2018-12-11回报结果为16.8 mg/L。

7. 2018-12-13复查胸部CT：右肺上叶病灶较前增大，右下肺叶病灶与前相仿。临床考虑抗真菌治疗2周，效果不佳，

是否疗程未到？是继续原方案治疗还是增加氟康唑剂量？是联合氟胞嘧啶还是改为两性霉素B？与患者沟通，考虑两性霉素B疗程长，不良反应较多，患者及家属存在较多顾虑，与患者反复沟通后，结合患者隐球菌药物敏感试验氟康唑MIC和氟康唑谷浓度回报结果，调整抗真菌方案为：氟康唑（大扶康）（800 mg，静脉滴注，qd）+氟胞嘧啶（1.5 g，口服，qid）。

8. 2018-12-28复查胸部CT：右肺上叶、右肺下叶病灶较前均明显吸收。

9. 2019-01-02复查隐球菌荚膜抗原滴度1:1 280。2019-01-03因肺内病灶明显吸收、咳嗽症状好转，故嘱出院，门诊继续氟康唑（800 mg，口服，qd）+氟胞嘧啶（1.5 g，口服，qid）治疗。

10. 2019-02-01复查胸部CT示右肺病灶较前片明显吸收（图19-5）。

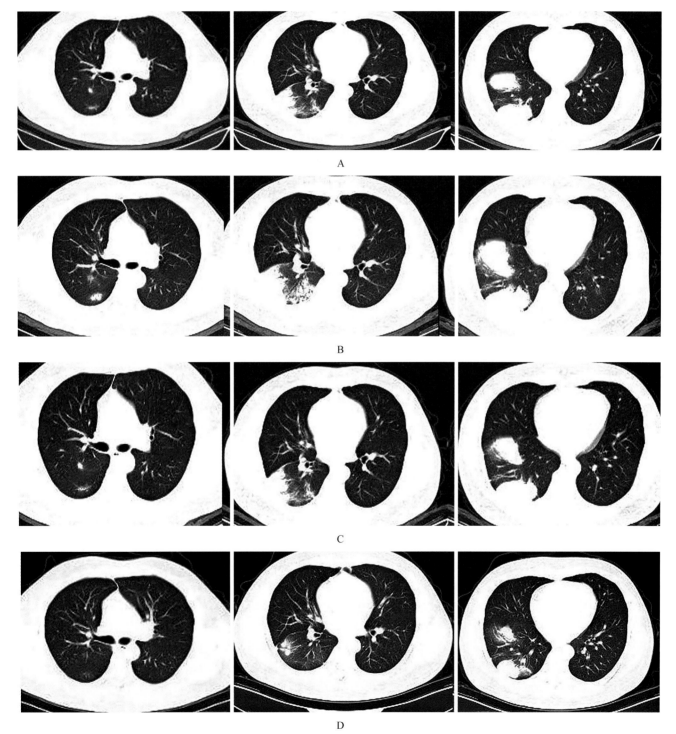

图19-5　患者胸部CT变化　A. 2018-11-28胸部CT：右肺下叶实变，较前基本相仿，右肺上叶斑片影，似略增多；B. 2018-12-13胸部CT：右肺上叶病灶增大，右肺下叶病灶较前相仿；C. 2018-12-28胸部CT：右肺上叶、右肺下叶病灶较前均明显吸收；D. 2019-02-01胸部CT：肺内病灶进一步明显吸收

11. 2019-02-20复查隐球菌夹膜抗原滴度1∶160，继续氟康唑+氟胞嘧啶治疗。目前患者已无咳嗽，CRP 1.0 mg/L，ESR 13 mm/h（图19-6）。

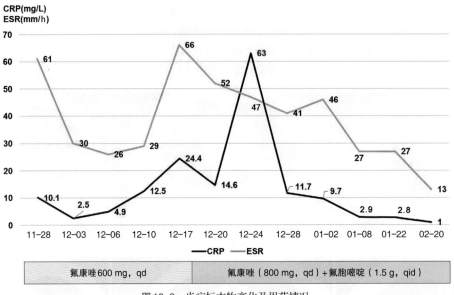

图 19-6　炎症标志物变化及用药情况

· 最后诊断与诊断依据 ·

■ **最后诊断**

肺隐球菌病。

■ **诊断依据**

患者为免疫功能正常的中年男性，急性起病，主要表现为剧烈咳嗽，全身毒性症状不明显，炎症标志物（ESR和CRP）轻度升高，血隐球菌荚膜抗原阳性且滴度较高（1∶1 280 ～ 1∶160），经皮肺穿刺活检病理检查显示肉芽肿性病变，PAS染色、六胺银染色阳性，符合隐球菌感染；组织培养为新生隐球菌，使用较大剂量氟康唑（800 mg，qd）联合氟胞嘧啶治疗后肺部病灶明显吸收，故肺隐球菌病诊断成立。患者起病时伴有头痛，外院行腰椎穿刺除外颅内受累，入院后未再头痛，中枢神经系统累及无依据。

· 经验与体会 ·

1. 新生隐球菌呈圆形或卵圆形，有宽厚荚膜，在SDA平板上培养数天呈乳白色，日久呈黏液状。新生隐球菌在鸟粪中大量存在，野鸽可能是人口稠密城区的主要传染源。肺隐球菌病是免疫抑制患者的常见感染病，有报道其发病率可高达5%，而在免疫功能正常人群较为罕见，发病率仅为0.4/10万～ 0.9/10万。肺隐球菌病的常见表现为肺部多发结节病灶。对于单发结节或者大片肺部炎症或实变表现者，临床容易误诊、漏诊。复旦大学附属中山医院感染病科近3年收治了约100例免疫功能正常的肺隐球菌病，其中大叶性肺炎样改变的占到约1/3，提示本病在免疫功能正常人群中可能也并非罕见。对于肺部病变表现为实变者，若临床毒性症状不明显、炎症标志物正常或仅轻度升高，与肺炎病变范围和严重程度不相匹配，尤其是病变进展较缓慢、常规抗感染治疗效果不佳时，临床医生在鉴别诊断时应考虑肺隐球菌病的可能。

2. 对于免疫功能正常患者的轻到中度肺隐球菌病，IDSA指南推荐使用氟康唑（400 mg，qd），必要时可增加剂量。该患者入院后使用氟康唑（600 mg，qd）的方案，但治疗效果不佳，临床对继续使用氟康唑治疗是否会有效产生了怀疑，欲调整方案为两性霉素B+氟胞嘧啶。与患者充分沟通后，考虑患者及家属对使用两性霉素B存在很多的顾虑，故根据药物敏感试验结果（氟康唑MIC值为4.0）和血液中氟康唑谷浓度较低（16.8 mg/L），临床将氟康唑（大扶康）加大剂量（至800 mg，qd），同时联合氟胞嘧啶（1.5 g，qid），获得较满意的效果。故对于氟康唑治疗效果不佳的肺隐球菌病，首先需考虑氟康唑剂量是否足够，是否可选择联合氟胞嘧啶治疗。同时建议尽量积极进行组织真菌培养、药物敏感试验以及血液氟康唑浓度监测，以指导临床准确选择抗菌药物品种和给药剂量。

3. 中国侵袭性真菌耐药监测网（CHIF-NET）2010—2014年收集的645株新生隐球菌中，氟康唑敏感率74.1%，剂量依赖敏感率16.3%，耐药率9.7%；伏立康唑敏感率99.4%。因此在临床治疗肺隐球菌病的过程中，可能出现使用常规剂量效果不佳的情况，此时应考虑剂量依赖性菌株或耐药菌株。根据药物敏感试验结果，对于剂量依赖性菌株，建议增加氟康唑的剂量；对于耐药菌株，可直接使用两性霉素B。

4. 指南不推荐将隐球菌荚膜抗原滴度作为评判疗效和疗程的参考依据。本例患者出院时肺部病灶明显吸收，炎症标志物显著下降，但荚膜抗原滴度反而明显升高，临床评估后认为抗感染有效。继续使用大剂量氟康唑联合氟胞嘧啶治疗，2个月后随访，荚膜抗原滴度出现下降。

参考文献

[1] Liu KX, Ding HB, Xu B, et al. Clinical analysis of non-AIDS patients pathologically diagnosed with pulmonary cryptococcosis[J]. J Thorac Dis, 2016, 8(10): 2813−2821.

[2] Loyse A, Burry J, Cohn J, et al. Leave no one behind: response to new evidence and guidelines for the management of cryptococcal meningitis in low-income and middle-income countries[J]. Lancet Infect Dis, 2019, 19(4): e143−e147.

[3] Perfect JR, Dismukes WE, Dromer F, et al. Clinical practice guidelines for the management of cryptococcal disease: 2010 update by the Infectious Diseases Society of America[J]. Clin Infect Dis, 2010, 50(3): 291−322.

[4] Xiao M, Chen SC-A, Kong F, et al. Five-year China Hospital Invasive Fungal Surveillance Net (CHIF-NET) study of invasive fungal infections caused by noncandidal yeasts: species distribution and azole susceptibility[J]. Infect Drug Resist, 2018, 11: 1659−1667.

病例20 中年男性，直径7 cm 肺部肿块，内科治疗2周后见奇迹

作者·骆 煜 袁 征 金文婷 马玉燕
审阅·胡必杰 潘 珏

· 病史简介 ·

男性，51岁，上海人，2016-09-21收入复旦大学附属中山医院感染病科。

主诉

反复咳嗽、咳痰4余年，加重半年。

现病史

1. 患者2012年起无明显诱因出现反复咳嗽、咳痰，偶有咯血，至外院就诊，具体诊疗过程不详，考虑"支气管扩张"。

2. 2012年、2014年外院体检时查胸部CT示右侧肺部阴影（CT报告单和CT片均遗失），未进一步诊治。近半年来咳嗽、咳痰症状加重，痰量中等，呈黄脓痰，无痰中带血，无发热、盗汗、胸闷、胸痛。

3. 2016-09-02至复旦大学附属中山医院就诊，查胸部CT：右肺上叶及下叶占位，大小分别为2 cm×2.1 cm和7 cm×4 cm，大者边界不规则，见毛刺，增强后不均匀强化；右肺上叶散在斑点状、斑片状高密度影，左肺支气管扩张，右肺门钙化淋巴结（图20-1）。查血WBC $8.36×10^9$/L；ESR 4 mm/h，CRP 0.5 mg/L；CEA 6.1 ng/mL；IgE 76 IU/mL；G试验459.9 EU/mL；T-SPOT.TB：A/B 16/1，隐球菌荚膜抗原阴性；痰细菌和真菌培养均阴性。予以口服左氧氟沙星（0.5 g，qd）×2周，症状无缓解。

4. 2016-09-21为进一步诊治，收入复旦大学附属中山医院感染病科。

5. 患病以来，患者胃纳、睡眠可，大小便正常，体重无明显改变。

既往史及手术史

支气管扩张病史4余年，否认高血压、糖尿病等。有肺结核病史，具体情况不详。有青霉素过敏史。

· 入院检查 ·

体格检查

1. T 37℃，P 80次/分，R 20次/分，BP 130/80 mmHg。

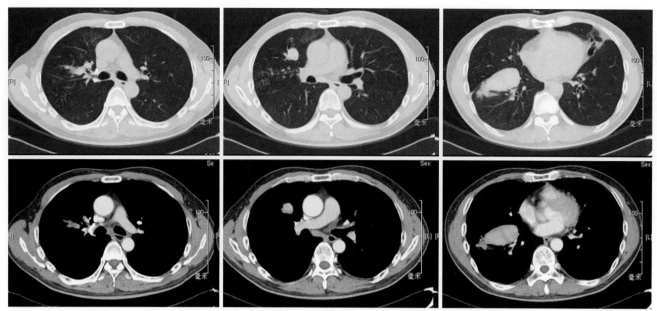

图20-1　患者入院前（2016-09-02）胸部CT　右肺上叶及下叶团块，大小分别为2 cm×2.1 cm、7 cm×4 cm，大者边界不规则，见毛刺，增强后不均匀强化；右肺上叶散在斑点状、斑片状高密度影，左肺支气管扩张，右肺门钙化淋巴结

2. 双肺呼吸音清，双肺可闻及细湿啰音。心律齐，未闻及杂音。腹平软，无压痛或反跳痛，双下肢无水肿。

■ 实验室检查

1. 血常规：WBC 10.77×10^9/L，N% 66.1%，L% 23.3%，Eos% 5.8%，Hb 140 g/L，PLT 253×10^9 L。

2. 炎症标志物：hsCRP 0.7 mg/L，ESR 3 mm/h，PCT 0.03 ng/mL。

3. 血气分析：PaO_2 86 mmHg，$PaCO_2$ 41 mmHg，SpO_2 96%。

4. 肝、肾功能：ALT/AST 25/18 U/L，Alb 46 g/L，Cr 76 μmol/L。

5. 自身抗体：均阴性。

6. 肿瘤标志物：CEA 6.2 ng/mL，其余均阴性。

7. 特定蛋白：IgG 19.16 g/L，IgE 82 IU/mL，IgA 2.86 g/L，IgM 2.0 g/L。

8. T-SPOT.TB：A/B 23/2；血隐球菌荚膜抗原阴性；G试验 > 1 000 EU/mL。

9. 痰涂片找细菌、真菌、抗酸杆菌：阴性。

■ 辅助检查

心电图：正常。

临床分析

■ 病史特点

患者为中年男性，反复咳嗽、咳痰4余年，加重半年，查血白细胞轻度升高，ESR及CRP正常，CEA及G试验升高，原有支气管扩张史。入院前3周胸部CT发现右肺下叶团块（4 cm×7 cm），右上肺结节（2 cm×2.1 cm）及散在斑点、斑片影。疾病诊断和鉴别诊断考虑如下。

■ 诊断分析

1. 肺部肿瘤：患者中年男性，有咳嗽、咳痰的呼吸道症状4年，曾有痰中带血史。2012年和2014年外院胸部CT报告有右侧肺部阴影，但CT片和报告单遗失。本次胸部CT发现右下肺较大团块病灶（4 cm×7 cm），右上肺结节灶，查血炎症标志物（ESR和CRP）正常，而CEA升高，需考虑肺部肿瘤可能性，右下肺肿块系肺原发肿瘤，右上肺结节可能为转移性肿瘤，可行支气管镜肺活检以明确诊断。

2. 肺结核：患者有咳嗽、咳痰4年，胸部CT除了右下叶团块影以外，右肺上叶见散在斑点、斑片和结节等多形态病灶，伴右肺门钙化淋巴结，T-SPOT.TB 2次阳性（A/B分别为16/1和23/2）。虽然患者无低热、盗汗，且ESR及CRP正常，仍需要考虑结核病可能，尤其是右上肺病灶，可行支气管镜肺活检和肺泡灌洗液组织病理和微生物学检查。

3. 肺曲霉病：患者CT显示右肺下叶团块影，密度高，边界清晰，除了肺部肿瘤外，尚需考虑痰栓形成的可能性，常见原因为过敏性支气管肺曲霉病（allergic broncho-pulmonary aspergillosis, ABPA）。本病通常表现为外周血嗜酸性粒细胞升高、血IgE升高、炎症标志物（包括ESR和CRP）升高。但本例除外周血嗜酸性粒细胞升高外，其余正常，可行烟曲霉特异性抗体和支气管镜检查等明确或排除诊断。

4. 肺细菌性感染：如铜绿假单胞菌感染。患者既往有支气管扩张病史，反复出现咳嗽、咳痰，呈黄脓痰，血白细胞略有升高，但炎症标志物正常，痰细菌涂片及培养阴性，暂不考虑。

进一步检查、诊治过程和治疗反应

1. 2016-09-23行支气管镜检查，见左侧各叶段支气管管腔通畅，黏膜光滑，右侧支气管见右上叶前段一亚段、右下叶前基底段黏膜稍肿胀，管腔内大量黄色黏性分泌物，未见新生物（图20-2）。

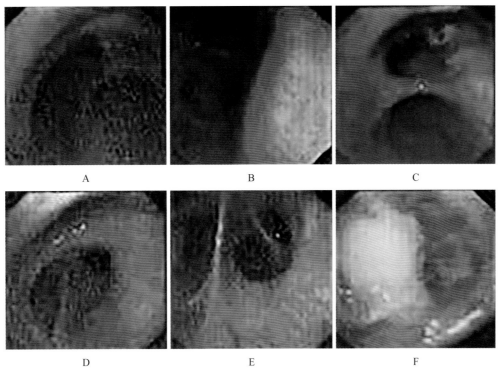

图20-2　2016-09-23支气管镜检查　A.隆突；B.左主支气管；C.右主支气管；D.右上叶支气管；E.右中间支气管；F.右下叶前基底段

2. 2016-09-23根据支气管镜检查结果（管腔内见痰栓），结合血嗜酸性粒细胞升高，考虑ABPA，予以静脉滴注甲泼尼龙（40 mg，qd），辅以护胃、补钙等治疗。

3. 2016-09-24 BALF及肺组织涂片找细菌、真菌及抗酸杆菌：阴性；痰真菌培养（2016-09-22送检）：曲霉属阳性。

4. 2016-09-26支气管镜肺组织病理检查：（右上叶前段）坏死性肉芽肿（图20-3）。复查：WBC 12.64×10⁹/L，N% 65.4%，血Eos下降至0.01×10⁹/L，ESR及CRP正常。

5. 2016-09-27考虑ABPA合并肺曲霉感染可能，加用伊曲康唑（起始剂量0.2 g，q12 h×2天，维持剂量0.2 g，qd），静脉滴注甲泼尼龙减至30 mg，qd。

6. 2016-09-28 BALF细菌培养阴性，真菌培养：曲霉属阳性；肺组织细菌、真菌培养阴性。特异性IgE报告见图20-4。

7. 2016-10-03复查ALT 221 U/L，AST 56 U/L；考虑药物性肝损伤，停用伊曲康唑，改用卡泊芬净（50 mg，静脉滴注，qd）（首剂70 mg），同时予保护肝脏治疗。

8. 2016-10-04患者诉咳嗽、咳痰较前明显好转，甲泼尼龙改为32 mg，口服，qd。

9. 2016-10-07甲泼尼龙减量至28 mg，qd；随访肝酶仍进行性升高（ALT 632 U/L，AST 149 U/L），予停用卡泊芬净。

10. 2016-10-10复查胸部CT：右肺上叶结节和下叶肿块消失，显示为扩张的支气管，右上肺斑点、斑片影也较前

复旦大学附属中山医院病理科					
病理诊断报告单（已审核）					
住院号		病区		床号		收到日期	2016-09-23
手术医院	中山本部	送检材料		001：右肺。		报告日期	2016-09-26
巨检	灰黄、灰褐色组织一堆，共计大小0.8 cm×0.5 cm×0.2 cm。						
诊断	（右上叶前段）坏死性肉芽肿。待酶标辅助诊断。 补充报告（2016-09-29）：（右上叶前段）特殊染色见个别菌丝，免疫组化示坏死性肉芽肿，请结合临床，考虑真菌感染可能，建议进一步检查。 免疫组化（2016-N18987）：16S37618-001：CD68组织细胞阳性，TTF-1阴性，P63阴性。 特殊染色：16S37618-001：PAS染色阴性，抗酸染色阴性，六胺银染色阳性，网状纤维染色阳性。						

图20-3 支气管镜病理报告

检测类型：特异性 IgE		报告日期：2016-09-29	
过敏原	OD值	浓度（KIU/L）	级别
TIgE	1.509	141.89	
M3 烟曲霉	0.359	3.27	2

图20-4 特异性IgE检查结果

（2016-09-02）明显吸收，左肺舌段支气管扩张伴炎症（图20-5）。

11. 2016-10-19复查肝酶好转后出院，出院予口服甲泼尼龙28 mg，qd。

■ **出院后随访**

1. 2016-11-12甲泼尼龙减量至24 mg，qd。
2. 2016-11-24甲泼尼龙减量至20 mg，qd，后每2周减量4 mg。
3. 2017-02-27复查胸部CT：两肺局部支气管扩张伴慢性炎症，较前相仿（图20-5），患者偶有咳嗽、咳痰，予停用激素。

最后诊断与诊断依据

■ **最后诊断**

肺曲霉病：过敏性支气管肺曲霉病合并侵袭性肺曲霉病。

■ **诊断依据**

患者为中年男性，慢性病程，反复咳嗽、咳痰4余年，加重半年，胸部CT示右肺上叶结节影和下叶团块影，外周血嗜酸性粒细胞升高，虽然炎症标志物（ESR及CRP）和IgE正常，但支气管镜检查见右上叶前段一亚段、右下叶前基底段黏膜稍肿胀，管腔内大量黄色黏性分泌物，提示痰栓存在。痰和支气管肺泡灌洗液均培养出曲霉。短时间（2周）使用糖皮质激素后，复查胸部CT示原来的右肺上叶结节影和下叶肿块影消失，显示显著扩张的支气管，据此过敏性支气管肺曲霉病诊断可以明确。同时，胸部CT示右上叶有斑点和斑片影，局部肺组织活检病理检查报告为坏死性肉芽肿，六胺银染色阳性，并见个别菌丝，故合并侵袭性肺曲霉病的诊断也可以建立。

经验与体会

1. ABPA是机体对定植于气道的曲霉产生的一种复杂超敏反应，常见于哮喘及囊性纤维化患者。典型ABPA临床特征以哮喘症状为主，且反复发作，支气管阻塞、炎症和黏液嵌塞的反复发作可导致支气管扩张、纤维化和呼吸功能受损。

2. ABPA通常综合临床表现、影像学和免疫学指标来诊断。影像学上，中央型支气管扩张是ABPA的常见特征，主要累

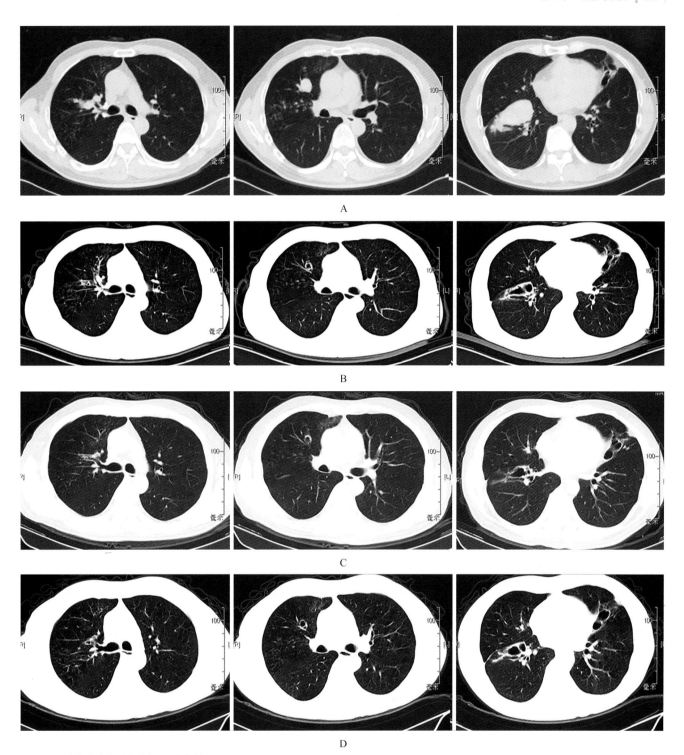

图20-5　患者治疗前后的胸部CT变化情况　A. 2016-09-02胸部CT：右肺上叶及下叶团块影，大小分别为2 cm×2.1 cm、7 cm×4 cm，大者边界不规则，见毛刺，增强后不均匀强化；右肺上叶散在斑点、斑片状高密度影，左肺支气管扩张，右肺门钙化淋巴结；B. 2016-10-10胸部CT：右肺上叶结节和下叶肿块消失，显示为扩张的支气管，右上肺斑点、斑片影较前（2016-09-02）明显吸收，左肺舌段支气管扩张伴炎症；C. 2016-11-24胸部CT：两肺局部支气管扩张伴炎症，较前片（2016-10-10）相仿；D. 2017-02-27胸部CT：两肺局部支气管扩张伴炎症，较前片（2016-11-24）相仿

及上叶及中叶肺，还可发现黏液栓证据，如第二级至第四级支气管黏液嵌塞导致的"牙膏样"阴影或支气管内渗出液伴支气管壁增厚导致的"指套征"阴影（显示为从肺门向外延伸的2～3 cm长、5～8 mm宽的分枝管状放射密度影）。本例表现不甚典型，尤其是右下肺的痰栓，影像学显示为7 cm×4 cm的类肿块，门诊曾怀疑为肺部肿瘤；同时患者既往无哮喘病史，炎症标志物（ESR、CRP）和IgE不高。入院后行支气管镜检查见右侧支气管腔内大量黄色黏性分泌物，结合外周血嗜酸性粒细胞升高，基本确定ABPA，即开始糖皮质激素治疗。后续痰及支气管肺泡灌洗液培养出曲霉，2周后复查胸部CT提示原先

的"肿块"病灶在痰栓排出后显示为显著扩张的支气管，进一步证实ABPA的诊断。

3. ABPA的治疗旨在控制急性炎症发作和减少进行性肺损伤。对于ABPA急性或反复发作患者，推荐采用全身糖皮质激素治疗，初始剂量为泼尼松0.5 mg/（kg·d），并在3～6个月缓慢减量至停药。该患者应用静脉和口服糖皮质激素治疗后症状及影像学明显改善，黏液栓排出后可见支气管扩张征象。激素调整应根据血清IgE水平逐渐减量，但该患者IgE正常，故本例主要通过复查胸部影像学检查以监测糖皮质激素的临床疗效而调整。有研究显示，联合伊曲康唑治疗可以减少ABPA的复发。

4. 使用糖皮质激素治疗的患者需注意激素可能会引起骨质的破坏，股骨头为最常见的受累部位。可以适当采用药物预防，如钙剂或维生素D等。日常生活中建议患者避免重体力劳动及负重，可定期行双髋部影像学检查。

5. 该患者黏液栓周围有斑点、斑片影，TBLB病理示坏死性肉芽肿，特殊染色见个别菌丝，六胺银染色阳性，故考虑合并气道侵袭性肺曲霉病。相对于血管侵袭性肺曲霉病，气道侵袭性肺曲霉病病情较轻。本例使用伊曲康唑6天，因为进行性肝功能受损，换用卡泊芬净治疗5天，感染病灶获得控制。出院后单用糖皮质激素，未继续抗曲霉治疗，肺部炎症病灶也基本吸收，后续门诊随访显示病灶稳定。

参考文献

[1] Agarwal R, Chakrabarti A, Shah A, et al. Allergic bronchopulmonary aspergillosis: review of literature and proposal of new diagnostic and classification criteria[J]. Clin Exp Allergy, 2013, 43(8): 850–873.

[2] Chishimba L, Niven RM, Cooley J, et al. Voriconazole and posaconazole improve asthma severity in allergic bronchopulmonary aspergillosis and severe asthma with fungal sensitization[J]. J Asthma, 2012, 49(4): 423–433.

[3] Kaur M, Sudan DS. Allergic bronchopulmonary aspergillosis (ABPA)—the high resolution computed tomography (HRCT) chest imaging scenario[J]. J Clin Diagn Res, 2014, 8(6): RC05–RC07.

[4] Patterson TF, Thompson GR 3rd, Denning DW, et al. Practice guidelines for the diagnosis and management of aspergillosis: 2016 update by the Infectious Diseases Society of America[J]. Clin Infect Dis, 2016, 63(4): e1–e60.

[5] Stevens DA, Schwartz HJ, Lee JY, et al. A randomized trial of itraconazole in allergic bronchopulmonary aspergillosis[J]. N Engl J Med, 2000, 342(11): 756–762.

病例 21　肺内空洞是何因，培养、测序齐解惑

作者·金文婷　马玉燕
审阅·胡必杰　潘珏

· 病史简介 ·

男性，50岁，四川人，定居在上海，2019-11-27收入复旦大学附属中山医院感染病科。

■ 主诉

咳嗽、咳痰2个月余。

■ 现病史

1. 患者2019-09因邻居装修而吸入大量尘土后出现流涕、咽痛，伴咳嗽、咳白痰，无发热、咯血。起初未在意，2019-11起咳嗽加重，故2019-11-05就诊外院。查：WBC 9.48×10⁹/L，N 6.97×10⁹/L；CRP 52.43 mg/L；自身抗体阴性。胸部CT：右肺下叶内基底段结节伴空洞形成。先后予头孢唑肟+帕珠沙星、哌拉西林/他唑巴坦+莫西沙星抗感染，咳嗽略好转，但开始出现痰中带血。2019-11-11复查：WBC 13.89×10⁹/L；CRP 0.89 mg/L。2019-11-12复查胸部CT：右肺下叶病灶较前增大，空洞较前增大（图21-1），建议上级医院就诊。

2. 2019-11-15至复旦大学附属中山医院胸外科门诊，查：CEA等肿瘤标志物阴性；G试验、隐球菌荚膜抗原阴性；T-SPOT.TB：A/B 1/21。建议左下肺病灶穿刺或支气管镜下活检明确病灶性质。

3. 2019-11-18至复旦大学附属中山医院感染病科门诊，查：WBC 13.61×10⁹/L，N 10.1×10⁹/L，Eos% 2.4%；ESR 57 mm/h，CRP 125.5 mg/L；胸部CT：右肺下叶病灶和空洞较前进一步增大；痰涂片找细菌、真菌、抗酸杆菌阴性，痰细菌、真菌培养阴性，为明确病灶性质收住入院。

4. 病程中患者饮食、睡眠尚可，体重变化不明显。

■ 既往史

高血压病史2个月余，服用坎地沙坦及比索洛尔控制血压；发现血糖升高1个月，随机血糖最高20 mmol/L，口服伏格列

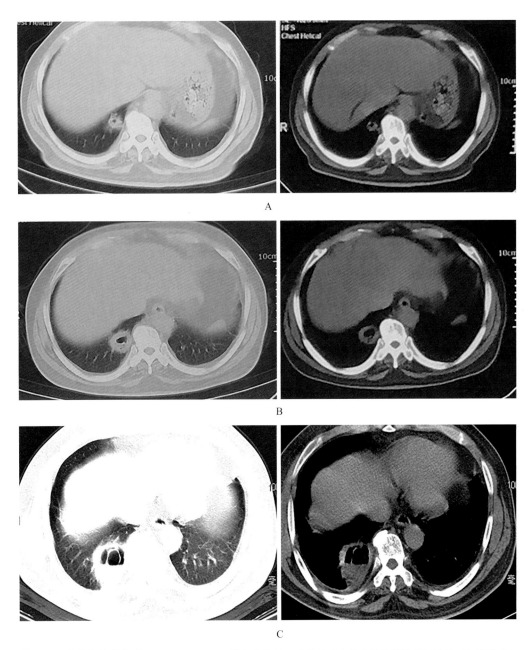

图 21-1 患者入院前胸部 CT　A. 2019-11-05 外院胸部 CT：右肺下叶内基底段结节伴空洞形成；B. 2019-11-12 外院胸部 CT：右肺下叶病灶较前增大，空洞较前增大；C. 2019-11-18 复旦大学附属中山医院胸部 CT：右肺下叶病灶较前进一步增大，空洞进一步增大

波糖（0.2 mg，tid）、二甲双胍（0.25 g，tid），皮下注射门冬胰岛素 30（早、晚各 20 U）控制血糖，血糖控制欠佳。

入院检查

■ 体格检查
1. T 36.9℃，P 72 次/分，R 20 次/分，BP 124/84 mmHg。
2. 神志清，精神可，全身皮肤无黄染，全身浅表淋巴结无肿大，双肺呼吸音清，未及啰音。

■ 实验室检查
1. 血常规：WBC 7.16×10^9/L，N% 59.8%，Eos% 11.0%，Hb 126 g/L，PLT 166×10^9/L。
2. 炎症标志物：hsCRP 5.5 mg/L，PCT 0.05 ng/mL，ESR 63 mm/h；铁蛋白 1 709 ng/mL。
3. 糖代谢：HbA_1C 11.5%，随机血糖 6.8 mmol/L。

4. 生化：白蛋白 40 g/L，ALT/AST 42/20 U/L，Cr 78 μmol/L，LDH 290 U/L。

5. 免疫球蛋白全套：补体 C3 1.42 g/L，其余基本正常。

6. 心功能：BNP 729 pg/mL，c-TNT 0.021 ng/mL。

7. 自身抗体：抗核抗体 1：320，其余阴性。

8. 细胞免疫：正常。

■ **辅助检查**

超声心动图：① 左心室内径正常上限，左心室壁增厚伴左心室整体收缩活动减弱，LVEF 40%；② 左心房增大伴轻度二尖瓣反流。

临床分析

■ **病史特点**

患者为中年男性，有糖尿病史，病程 2 个月，主要表现为咳嗽、咳痰，无发热、盗汗等全身毒性症状，红细胞沉降率升高，血白细胞、CRP 无持续升高，胸部 CT 示右下肺空洞性病灶，常规抗感染治疗（β-内酰胺类抗生素＋氟喹诺酮类）无效，病灶及空洞反而逐渐增大，并出现痰中带血。病因及病原体方面考虑如下。

■ **诊断分析**

1. 肺脓肿：本例胸部 CT 示右下肺空洞病灶，2019-11-18 胸部 CT 似见液平，需要考虑肺脓肿。引起肺脓肿的常见病原体为金黄色葡萄球菌、肺炎克雷伯菌或厌氧菌，通常急性或亚急性病程，全身毒性症状明显，咳较多脓痰，伴白细胞和中性粒细胞以及 CRP 等炎症标志物明显升高。该患者呈亚急性发展过程，无脓痰，全身毒性症状不明显，血白细胞不高，常规抗感染治疗效果不佳，故细菌性肺脓肿可能性小。

2. 肺真菌感染：曲霉、毛霉等可引起慢性进展的空洞性病灶，通常为大量吸入霉菌孢子所致。该患者有糖尿病基础、血糖控制不佳，病前有明确的尘土吸入史，有咯血，毒性症状不明显，右下肺有空洞病灶，需考虑真菌感染可能。可行痰真菌培养，经支气管镜或经皮肺穿刺活检行组织病理检查、真菌涂片＋培养等检查以明确诊断。

3. 肺诺卡菌感染：多见于免疫功能受损者和糖尿病患者，通常亚急性起病，部分患者可有高热、炎症标志物明显升高，可合并皮肤、软组织、中枢神经系统等感染。病理表现为化脓性或肉芽肿性病灶，可予痰或肺活检标本涂片及培养、mNGS 等检查。

4. 肺结核：慢性病程的右下肺空洞病灶需要考虑肺结核，但患者 T-SPOT.TB、痰找抗酸杆菌阴性，目前证据不足，可行肺活检病理检查和微生物检查以明确或排除诊断。

5. 肺癌：患者中老年男性，有咳嗽、咳痰，后出现痰中带血，全身毒性症状不明显，右下肺有空洞病灶，需考虑肿瘤性病变可能，但患者病灶增长速度较快，不符合肿瘤特性。

进一步检查、诊治过程和治疗反应

1. 2019-11-27 胸部 CT：右下肺病灶较 2019-11-18 片缩小。

2. 2019-11-29 支气管镜：各叶段支气管腔通畅，于右下肺后基底段行支气管冲洗，同时外周超声结合透视下活检钳抵达右肺下叶后基底段病灶处行肺组织活检及刷检。术后予哌拉西林/他唑巴坦（4.5 g，静脉滴注，q8 h）抗感染。

3. 2019-11-30 BALF、肺组织涂片：找细菌、真菌、抗酸杆菌阴性；初步病理检查：肉芽肿性病变，伴大片坏死。

4. 2019-11-31 BALF mNGS：检出小孢根霉核酸序列 2 条（图 21-2）。

5. 2019-12-03 气管镜 TBLB 涂片：见少量菌丝样物，真菌感染不除外（图 21-3）。肺组织 mNGS：检出小孢根霉序列 65 条（图 21-4）。

6. 2019-12-03 微生物实验室报告：2019-11-28 送检痰及肺组织 28℃、35℃ SDA 平板均见白色、绒毛状菌丝向四周蔓延生长，酚棉蓝染色镜下见粗大菌丝，无分隔，包囊梗顶端球形孢子囊。MALDI-TOF 鉴定：小孢根霉复合群（图 21-5～图 21-7）。

7. 2019-12-03 予以泊沙康唑混悬液 200 mg（5 mL），口服，qid，停用哌拉西林/他唑巴坦。

8. 2019-12-05 复查 hsCRP 2.9 mg/L，ESR 44 mm/h，予出院，出院后继续泊沙康唑治疗。

■ **出院后随访**

1. 2019-12-06 肺组织病理：肉芽肿性病变，伴大片坏死，PAS、六胺银染色阳性，结合形态，符合毛霉感染（图 21-8）。

检 测 结 论

本次极少量检出序列：

√ 小孢根霉2条（意义不明）。

检出真菌列表：

属			种			
属名	属相对丰度（%）	属严格序列数	种名	覆盖度（%）	种序列数	种严格序列数
根霉属	7.69	2	小孢根霉	0.000 7	7	2
毛霉属	6.35	2	总状毛霉	0.000 4	6	2

图21-2　2019-11-31肺泡灌洗液 mNGS 报告

住院号		病区		床号		收到日期	2019-11-29
手术医院	中山本部	送检材料				审核日期	2019-12-03
巨检							
病理诊断	涂片见大量炎症细胞，部分可疑类上皮细胞及多核巨细胞，倾向肉芽肿性病变，另见少量菌丝样物，真菌感染不能除外，请结合临床行进一步检查。						

图21-3　2019-12-03肺组织病理报告

检 测 结 论

本次主要检出序列：

√ 小孢根霉

具体请结合临床。

检出真菌列表：

属			种			
属名	属相对丰度（%）	属严格序列数	种名	覆盖度（%）	种序列数	种严格序列数
根霉属	11.43	78	小孢根霉	0.014 9	149	65

图21-4　2019-12-03肺组织mNGS报告

标本种类	痰		标本说明		采样时间	2019-11-28 06：48
申请时间	2019-11-27 11：00		备注		申请单号	
编号		细菌名称		结果/浓度		菌落计数
BMX_RHI		小孢根霉复合群		1 cfu		
检验医师				检验接收时间		2019-11-28 08：06

图21-5　2019-12-03痰培养示小孢根霉复合群

　　2. 出院后患者遵医嘱服用泊沙康唑，咳嗽、咳痰好转，无咯血。2020-01-02 复查：WBC $5.12×10^9$/L，N% 60.5%，Eos% 3.7%；ESR 32 mm/h，hsCRP 8.3 mg/L，PCT 0.05 ng/mL；BNP 1 757 pg/mL；胸部CT：右侧胸腔积液，右下肺病灶似较2019-11-27缩小，未见明显空洞。予以胸腔引流。胸腔积液常规：WBC 1 083/mm³，L% 87%；胸腔积液微生物检测均阴性；考虑胸腔积液与心功能不全有关。2020-01-06未见引流液流出，予拔除胸腔置管；考虑心功能不全引起胸腔积液可能性

标本种类	肺组织	标本说明		采样时间	2019-11-28 06：48
申请时间	2019-11-28 06：00	备注		申请单号	

编号	细菌名称	结果/浓度	菌落计数
BMX_RHI	小孢根霉复合群	1 cfu	

检验医师		检验接收时间	2019-11-29 09：54

图21-6　2019-12-03肺组织培养示小孢根霉复合群

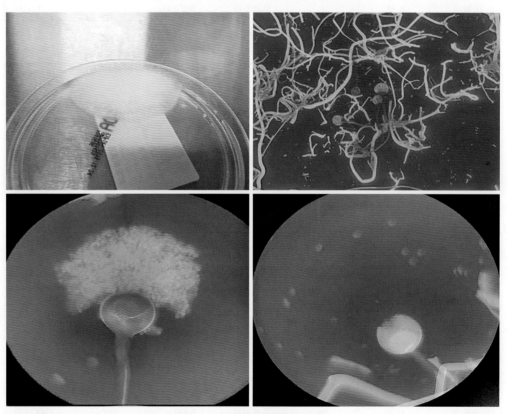

图21-7　小孢根霉菌落及镜下形态

住院号		病区		床号		收到日期	2019-11-29
手术医院	中山本部	送检材料				审核日期	2019-12-06
巨检	右下肺后基底段：灰白色组织一堆，共计直径0.5 cm。						
病理诊断	（右下肺后基底段，TBLB）肉芽肿性病变，伴大片坏死，正在行免疫组化、特殊染色检查以协助诊断。 补充报告（2019-12-02）： （右下肺后基底段，TBLB）肉芽肿性病变，伴大片坏死，PAS染色阳性，六胺银染色阳性，结合形态，符合毛霉菌感染。 免疫组化（2019-N33274）：19S64969-001：CK（pan）阴性，CD68（KP1）组织细胞阳性。 组织化学：19S64969-001：PAS染色阳性，抗酸染色阴性，六胺银染色阳性，网状纤维染色阳性。						

图21-8　2019-12-06肺组织病理报告

大，继续泊沙康唑抗真菌，并继续改善心功能、控制血糖等治疗。

3. 2020-02-26门诊复查，咳嗽、咳痰好转。查：WBC 8.18×10^9/L，Eos% 3.3%；ESR 36 mm/h，CRP 18.4 mg/L；复查

胸部CT：右侧胸腔积液较前减少，右下肺病灶似较2020-01-02吸收，未见明显空洞。

4. 2020-06-01 随访，无明显咳嗽、咳痰，4月初已自行停用泊沙康唑。复查：WBC 8.97 ×10⁹/L，Eos% 1.2%；ESR 16 mm/h，CRP 2.1 mg/L；胸部CT：右下肺病灶明显吸收，右侧胸腔积液吸收（图21-9）。

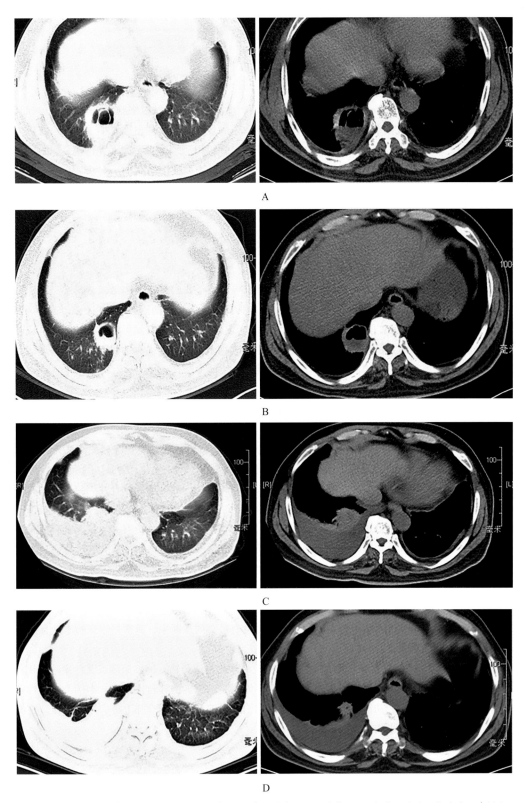

图21-9　治疗前后胸部CT　A. 2019-11-18复旦大学附属中山医院胸部CT：右肺下叶病灶较前进一步增大，空洞进一步增大；B. 2019-11-27胸部CT：右下肺病灶较2019-11-18缩小；C. 2020-01-02胸部CT：右侧胸腔积液，右下肺病灶似较2019-11-27缩小，未见明显空洞；D. 2020-02-26胸部CT：右侧胸腔积液较前减少，右下肺病灶似较2020-01-02吸收，未见明显空洞

· 最后诊断与诊断依据 ·

■ 最后诊断

1. 肺毛霉病（小孢根霉）。
2. 2型糖尿病。
3. 心功能不全。

■ 诊断依据

1. 患者为中老年男性，有糖尿病史，主要表现为咳嗽、咳痰，血白细胞和中性粒细胞无明显升高，胸部CT示右下肺空洞病灶，常规抗感染（β-内酰胺类抗生素+氟喹诺酮类）治疗无效，病灶逐渐增大并出现痰中带血。入院后痰和肺组织真菌培养均为小孢根霉；BALF、肺组织mNGS均检测到小孢根霉序列；肺组织病理检查示肉芽肿性病变，伴大片坏死，PAS染色、六胺银染色阳性，结合形态，符合毛霉感染。予以泊沙康唑治疗后肺内病灶逐渐缩小，故考虑该诊断成立。

2. 患者HbA$_1$C 11.5%，随机血糖20 mmol/L，明显升高，故2型糖尿病诊断明确。患者超声心动图提示LVEF 40%，有活动后胸闷、气促，反复胸腔积液，考虑心功能不全诊断明确。

· 经验与体会 ·

1. 小孢根霉（Rhizopus microsporus）是一种丝状真菌，属于接合菌纲毛霉目毛霉科根霉属，是广义的"毛霉"之一。根霉属在33～40℃时生长良好，48℃时不生长，主要由匍匐菌丝向四周蔓延生长，菌落开始为白色，老熟后呈灰褐色至黑色，绒毛状。镜下见菌丝无隔膜、有分枝和假根，营养菌丝体上产生匍匐枝，匍匐枝的节间形成特有的假根，从假根处向上丛生直立、不分枝的孢囊梗，顶端膨大形成圆形的孢子囊，囊内产生孢囊孢子。孢子囊内囊轴明显，球形或近球形，囊轴基部与梗相连处有囊托。根霉的孢子可以在固体培养基内保存，能长期保持生活力。

2. 毛霉病是第二常见的侵袭性丝状真菌病，仅次于曲霉病。引起毛霉病的常见病原体包括毛霉属、根霉属、横梗霉属（原名为犁头霉菌属），常见危险因素为血液系统恶性肿瘤、糖尿病、移植、使用糖皮质激素或免疫抑制剂。常见的临床类型有鼻眶—脑型（27%～39%）、肺型（20%～30%）、皮肤型（19%～26%）、播散型（3%～15%）和胃肠型（7%～8.5%）。

3. 肺毛霉病通常是一种迅速进展的感染，细支气管及肺泡吸入孢子，可导致肺炎伴肺梗死和坏死，感染可蔓延至相邻结构（如纵隔和心脏）或血行播散至其他器官，多数患者存在发热伴咯血（有时可为大咯血）。胸部影像通常无特异性，可表现为实变、磨玻璃渗出、结节、肿块、空洞、纵隔淋巴结肿大、晕轮征等，部分患者可合并胸腔积液。实验室检查通常血白细胞不高，Eos可升高（无明确免疫抑制者升高更明显），CRP升高不明显，ESR升高为主。近年来，部分肺毛霉感染患者毒性症状不明显，进展缓慢，呈慢性低毒性过程，原因不明，推测与不同种毛霉感染有关。该患者有糖尿病，血糖控制不佳，发病前有可疑铁锈、尘土吸入，胸部影像表现为结节伴空洞，空洞逐渐增大伴液平，符合肺毛霉病的影像学表现，且该患者红细胞沉降率明显升高，入院时有Eos升高，符合毛霉病的特点。患者2019-11-27胸部CT较2019-11-18 CT病灶有所缩小，其间未进行抗感染治疗，可能与引起感染的病原体毒力不强、血糖控制和自身免疫功能改善等因素有关。

4. 肺毛霉病的诊断仍具挑战性，由于临床表现和影像学无特异性，以及缺乏有效的血清标志物，故最终诊断的关键是微生物学或组织病理学证据。有研究显示组织标本的病理学检查具有最高的诊断率，其次是临床标本的直接镜检或培养。因此，积极组织活检对早期诊断非常重要。

5. 毛霉病的药物治疗方面，两性霉素B（脂质制剂）是初始治疗的首选药物，泊沙康唑或艾沙康唑可用作对两性霉素B有反应的患者的降阶梯治疗，也可用作对两性霉素B无反应或不能耐受的患者的补救性治疗。本例考虑两性霉素B毒副作用较大，起效慢，需长期住院，患者有心功能不全，加之文献显示泊沙康唑补救性治疗肺毛霉病效果尚佳，故该患者初始治疗即选择泊沙康唑，之后肺内病灶逐渐吸收，治疗有效。

参考文献

[1] Chakrabarti A, Marak RSK, Shivaprakash MR, et al. Cavitary pulmonary zygomycosis caused by Rhizopus homothallicus[J]. J Clin Microbiol, 2010, 48(5): 1965−1969.

[2] Jung J, Kim MY, Lee HJ, et al. Comparison of computed tomographic findings in pulmonary mucormycosis and invasive pulmonary aspergillosis[J]. Clin Microbiol Infect, 2015, 21(7): 684.e11−684.e18.

[3] Lin E, Moua T, Limper AH. Pulmonary mucormycosis: clinical features and outcomes[J]. Infection, 2017, 45(4): 443−448.

[4] van Burik JA, Hare RS, Solomon HF, et al. Posaconazole is effective as salvage therapy in zygomycosis: a retrospective summary of 91 cases[J]. Clin Infect Dis, 2006, 42(7): e61−e65.

病例22 迁延不愈的肺炎，胸部 CT 辨"破绽"

作者·金文婷 马玉燕
审阅·胡必杰 潘珏

· 病史简介 ·

男性，60岁，江苏人，长期于西藏工作，2020-09-10收入复旦大学附属中山医院感染病科。

■ 主诉

咳嗽、咳痰1年余。

■ 现病史

1. 2019-06劳累后出现咳嗽，咳少量黄白色痰，量不多，伴右侧胸前区疼痛，与呼吸运动相关，无发热、盗汗、消瘦、胸闷、气促等。2019-06-03至拉萨某三甲医院就诊，查血结果不详；胸部CT平扫：双肺肺炎，不排除干酪样肺炎。予头孢类抗感染9天，咳嗽、咳痰、胸痛无缓解。

2. 2019-06-17至上海某三级医院，查T-SPOT.TB：A/B 0/0；血CEA、CYFRA21-1、SCC、NSE阴性。胸部增强CT：右肺中叶阴影及双肺多发小结节，建议抗炎后复查，占位病变不除外，右肺门淋巴结肿大，两肺少量慢性炎症，纵隔数枚小淋巴结，双侧胸膜局部增厚（图22-1）。肺功能：气道阻力、通气及弥散功能均正常。2019-06-21支气管镜：右中叶内侧段支气管下支见黄色黏稠分泌物，吸净后见管腔狭小，周围黏膜略充血，行支气管黏膜活检；其余支气管管腔通畅。肺泡灌洗液细菌、真菌涂片及培养阴性，涂片找抗酸杆菌阴性；黏膜组织mNGS阴性。灌洗液、刷检未找到肿瘤细胞；病理检查结果回报为极碎散支气管黏膜组织伴纤维增生和少量淋巴细胞浸润和炭末沉着，小区见少量异形黏膜型腺上皮，恶性病变不能除外。考虑肺部感染，予头孢美唑（2 g，静脉滴注，bid）抗感染3天，诉咳嗽、咳痰稍好转，予头孢丙烯口服出院。

3. 2019-08患者仍持续有咳嗽、咳黄白色脓痰，拉萨当地医院予静脉滴注"青霉素类"1个月余，咳嗽、咳痰稍缓解，后续仍间断有咳嗽、咳痰。

4. 2020-09因咳嗽、咳痰持续，患者至江苏某三级医院就诊，查血白细胞正常，肺炎支原体抗体阴性，多项肿瘤标志物阴性；胸部增强CT：两肺多发空腔病灶伴部分实变（图22-2），未予治疗。

5. 为明确病因，收入复旦大学附属中山医院感染病科。病程中患者饮食、睡眠尚可，体重变化不明显。

■ 既往史及个人史

2019-08发现血糖升高，未进一步检查，未服用降糖药物。

· 入院检查 ·

■ 体格检查

1. T 36.2℃，P 80次/分，R 18次/分，BP 118/80 mmHg。

2. 神志清，精神可，左肺呼吸音清，未闻及啰音，右下肺可闻及少许湿啰音。

■ 实验室检查

1. 血常规：WBC 6.48×10^9/L，N% 48.3%，Hb 203 g/L，PLT 140×10^9/L。

2. 炎症标志物：ESR 5 mm/h，CRP 27.4 mg/L，PCT 0.04 ng/mL。

3. 动脉血气分析（未吸氧）：pH 7.42，PaO_2 63 mmHg，$PaCO_2$ 37 mmHg，SpO_2 92%。

4. 生化：ALT/AST 49/48 U/L，肾功能未见明显异常。

5. T-SPOT.TB：A/B 7/4。

6. 肿瘤标志物：CEA 2.2 ng/mL，CA19-9 39.5 U/mL，NSE 15.1 ng/mL，CYFRA21-1 3.3 ng/mL。

7. 自身抗体、免疫球蛋白全套：阴性。

· 临床分析 ·

■ 病史特点

患者为中老年男性，慢性病程，病程1年，以咳嗽、咳痰为主要表现。胸部CT起初表现为右中肺为主的磨玻璃影伴空

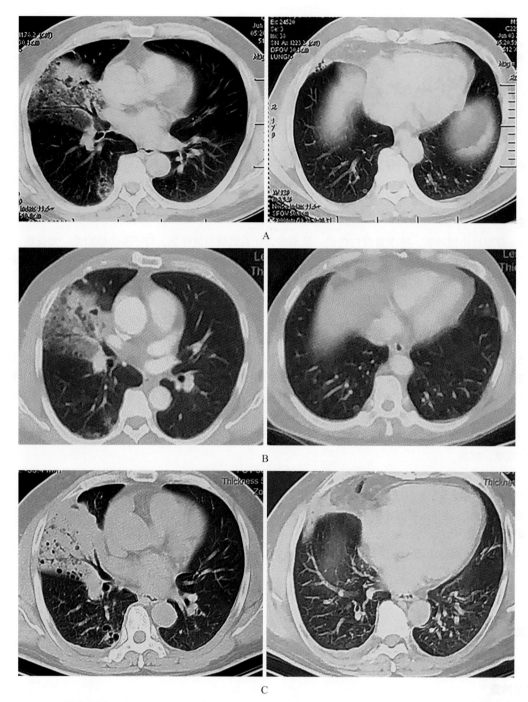

图22-1　外院胸部CT　A. 2019-06-03胸部CT：右肺中叶磨玻璃影伴空洞形成，右肺下叶见磨玻璃影伴空洞
形成及数个独立小空洞；B. 2019-06-19胸部CT：双肺病灶较2019-06-03基本相仿；C. 2019-07-13
胸部CT：右肺中叶病灶较前略增多、实变，右侧少量胸腔积液

洞形成，右下肺后段亦有少许磨玻璃影伴空洞，形态跟右中肺病灶一致；之后肺部病灶进展为右肺上、中、下叶磨玻璃病变伴大小不等囊性改变，左肺多发中心透明结节（麦圈征，或称cheerio征）。无发热、盗汗等毒性症状，炎症标志物仅CRP轻度升高，常规微生物检查和mNGS均阴性，抗感染治疗无效，尽管胸部CT表现为"炎症"，考虑非感染性疾病可能大。

■ **诊断分析**

1. 肺恶性肿瘤：仔细比较患者前后多次CT，肺内病灶逐渐增大、增多，持续进展，整个病程中每个病灶都从未吸收、缩小过，形态上表现为磨玻璃病变伴囊性病灶、多发中心透明结节，需考虑肺恶性肿瘤，特别是黏液腺癌。可行痰找脱落细胞、经支气管镜肺活检或CT引导下肺穿刺活检以进一步明确。

2. 肺朗格汉斯细胞组织细胞增生症：常见于年轻人，男性多于女性，与吸烟相关，组织病理学特征是朗格汉斯细胞及嗜酸性粒细胞混合浸润，10%～15%患者有肺外累及。胸部CT起初可表现为边界清晰或星状的小叶中央型结节，这些结节

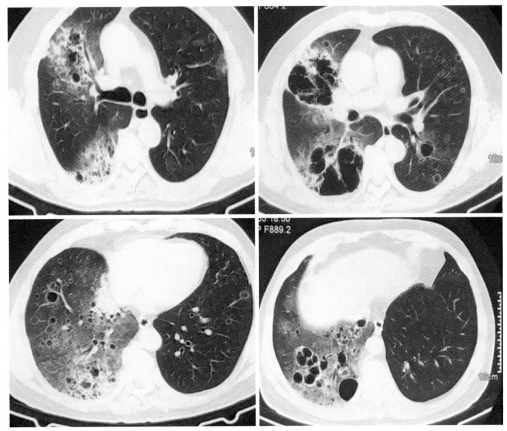

图22-2 患者入院后（2020-09-09）胸部CT 右肺上中下叶磨玻璃病变伴大小不等囊性改变，左肺多发中心透明结节（麦圈征）（较2019-07-13明显进展）

可出现空洞，形成"麦圈征"。多个不同大小、形状怪异的薄壁囊肿通常弥漫分布于整个上肺部和中肺部，部分囊肿类似于肺气肿性肺大疱。该患者虽非好发年龄，但胸部CT见麦圈征、多发大小不等囊样结构，需考虑该疾病可能，可进一步行肺活检以明确。

3. 肺淋巴管平滑肌瘤：常发生于育龄期女性，由肺部平滑肌细胞错构瘤性增生和聚集所致。胸部CT多表现为多个囊肿弥漫性分布于整个肺部。该患者为中老年男性，病灶主要累及右肺，故可能性小。

进一步检查、诊治过程和治疗反应

1. 2020-09-11拟行CT引导下肺穿刺活检，但CT下见右肺多发空腔性病变，与支气管相通，考虑活检风险大，故暂缓此项创伤性检查。患者咳痰为白黏痰为主，量每日10 mL左右，嘱多留痰标本送痰微生物及找脱落细胞检查，后续报告：2次痰找脱落细胞阴性；痰涂片找细菌见少量G⁺球菌及G⁻杆菌，痰涂片找抗酸杆菌阴性；痰细菌、真菌培养均阴性。

2. 2020-09-14支气管镜检查，术中见各支气管管腔通畅，黏膜光滑，未见新生物；刷检未见恶性肿瘤细胞。细针穿刺涂片（rapid on site evaluation, ROSE）见少量异形细胞。

3. 2020-09-16肺活检病理报告（2020-09-14采集）：黏液腺癌。因诊断明确，转呼吸科拟行抗肿瘤治疗。

最后诊断与诊断依据

■ 最后诊断

肺黏液腺癌。

■ 诊断依据

患者为中老年男性，病程1年余，以咳嗽、咳痰为主要表现，炎症标志物仅CRP轻度升高，胸部CT起初表现为右肺中叶磨玻璃影伴空洞形成，右肺下叶见磨玻璃影伴空洞形成，抗感染治疗效果不佳。之后肺部病灶进展为右肺上、中、下叶磨玻璃病变伴大小不等囊性改变，左肺多发中心透明结节（麦圈征）。经支气管肺活检病理检查报告肺黏液腺癌，故诊断明确。

· 经验与体会 ·

1. 肺炎型肺癌是一类特殊类型的肺癌，肺部影像类似于肺炎，容易误诊为肺炎，但患者通常无发热、盗汗等毒性症状，典型表现为咳大量白色泡沫样痰，痰量可高达200～500 mL/d，抗感染无效，随访胸部CT示病灶不吸收，且逐渐进展。肺炎型肺癌最主要的病理类型以黏液腺癌多见。本例患者起病初期就表现为右肺中叶为主的磨玻璃影伴空洞形成，形似"肺炎"，予抗感染治疗，疗效不佳，病灶持续进展，累及多个肺叶，故需考虑黏液腺癌的可能。虽患者外院曾行支气管镜，但仅行支气管黏膜活检，未行经支气管肺活检，故病理仅见少量异形黏膜型腺上皮，未能明确诊断。

2. 胸部CT分辨率高，可以展示肺部解剖结构和病灶的细微变化，包括病灶形态、部位、数量、大小、变化速度以及对治疗的反应，借此可以评估肺部病灶为感染性或非感染性疾病、肺部感染的可能病原体。研究显示，Ⅳ期肺黏液腺癌，可表现为肿块型、肿块联合实变型及肺炎型，其中晚期患者肺炎型占50%。肺黏液腺癌进展缓慢，误诊时间可以长达数年；胸部CT上可见麦圈征、软组织密度影，通常病灶持续进展、无吸收；PET/CT通常代谢不高，鉴别价值有限。

3. 复旦大学附属中山医院感染病科收治许多影像学表现酷似肺炎而实为非感染性疾病引起的所谓"类肺炎"病例，包括结节病、肺泡蛋白沉积症、淋巴瘤、黏液腺癌、结缔组织病肺部浸润等。临床上遇到患者抗感染治疗效果不佳时，需同时考虑非感染性疾病的可能，而并非不断升级抗菌药物或一味更换各种抗感染药物。对于疑难、复杂病例，临床医生应积极采集多种微生物和（或）组织病理学标本检查，包括通过支气管镜或经皮穿刺等创伤性检查采集标本，以尽快明确诊断并进行针对性治疗。

参考文献

[1] 金文婷，马玉燕，王萌冉，等.基于胸部CT影像学表现的肺部感染病原体的评估与甄别[J].中国临床医学，2020，27（4）：543–548.

[2] Cha YJ, Kim HR, Lee HJ, et al. Clinical course of stage Ⅳ invasive mucinous adenocarcinoma of the lung[J]. Lung Cancer, 2016, 102: 82–88.

[3] Raju S, Ghosh S, Mehta AC. Chest CT signs in pulmonary disease: a pictorial review[J]. Chest, 2017, 151(6): 1356–1374.

第三章
脓肿或皮疹

作者·李　冰　金文婷　马玉燕
审阅·胡必杰　潘　珏

病例23　左下肢丹毒3周，抗生素竟然无效

· 病史简介 ·

男性，56岁，浙江人，2018-03-12收入复旦大学附属中山医院感染病科。

主诉

左下肢进行性红肿3周，皮肤水疱破溃1周。

现病史

1. 2018-02-18出现左小腿外侧和左外踝处皮肤发红，两处直径均约0.5 cm，无肿胀、瘙痒、疼痛，未重视。2018-02-21上述皮灶范围较前略扩大，于当地医院就诊，未予特殊处理。之后两处皮肤红肿范围又逐渐扩大（左小腿外侧红肿直径约7 cm，左外踝处红肿约5 cm），局部皮温升高，伴疼痛。

2. 2018-03月初左下肢两处红肿皮肤表面出现绿豆大小透明水疱，左外踝处水疱先破溃，有少量渗出，无发热、畏寒等全身症状。2018-03-10至当地医院就诊，查血常规：WBC 15.13×10^9/L，N% 89.4%；CRP 7.5 mg/L；左下肢血管超声示下肢深静脉通畅。考虑左下肢软组织感染，先后予以哌拉西林/他唑巴坦、头孢米诺抗感染治疗（具体用法不详），左下肢红肿无好转，疼痛明显。

3. 2018-03-11患者至复旦大学附属中山医院急诊，予青霉素抗感染治疗。同时，行胸部平扫CT示右肺小结节（图23-1A）；腹部平扫CT示胆囊结石，双肾小结石及钙化灶，双肾囊性灶（部分复杂性囊肿可能大）。为进一步诊治，收入感染病科。

4. 病程中，患者神志清，一般状况可，无发热、咳嗽、胸痛等不适。

既往史及个人史

患高血压12年。患重症肌无力4年余，2014-01-10行胸腺切除术，之后反复收入神经内科病房治疗，现口服溴吡斯的明（60 mg，tid）和甲泼尼龙（20 mg，qd），近期无明显四肢乏力。患糖尿病1年，使用胰岛素，近期血糖控制欠佳。2014年肺栓塞，后长期口服华法林抗凝，目前口服华法林1.875 mg，qd，INR控制在2～3。否认吸烟、饮酒史。否认外伤史、生食史及禽类接触史。

· 入院检查 ·

体格检查

1. T 36.8℃，P 82次/分，R 20次/分，BP 138/72 mmHg。

2. 心肺检查无异常。

3. 发现4处皮肤软组织病灶（图23-1B）。

（1）左小腿下段外侧见直径约9 cm水肿性红斑，表面见数个直径约1 cm糜烂面及暗红色痂皮，皮温稍高，无压痛。

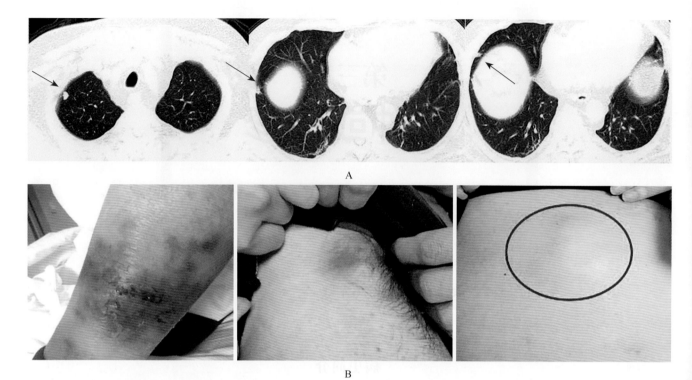

图23-1 2018-03-11胸部CT（A）见右肺小结节，2018-03-12入院体格检查见皮肤软组织病灶（B）

（2）左外踝见直径约6 cm暗褐色斑片，中间有直径分别为1.5 cm和0.5 cm的水肿性红斑及暗红色痂皮。

（3）右侧腋窝处扪及一直径2 cm结节，质韧，活动度好，皮肤表面发红。

（4）右下腹壁见一直径4 cm包块，质软，活动度好，皮肤表面光整，无红肿。

■ 实验室检查

1. 血常规：WBC 12.9×10^9/L，N% 94.5%，Hb 120 g/L。

2. 炎症标志物：CRP 17.5 mg/L，ESR 29 mm/h，PCT 0.09 ng/mL。

3. 呼吸道病原体九联检测、G试验、血培养：阴性。

4. 血隐球菌荚膜抗原：阳性，1∶640。

5. T-SPOT.TB：A/B 0/0。

6. ALT/AST 43/24 U/L，Alb 29 g/L，Cr 94 μmol/L；随机血糖16.7 mmol/L（入院后门冬胰岛素早10 U、中15 U、晚13 U，皮下注射，空腹血糖控制在5～7 mmol/L，餐后2小时血糖控制在6～11 mmol/L）。

7. 肿瘤标志物：CEA 6.1 U/mL，CA19-9 52.4 U/mL，其余正常。

8. 自身抗体：阴性。

9. 凝血功能：PT 33.4 s，INR 3.04，D-D二聚体0.59 mg/L。

10. HIV抗体阴性，CD4 216/μL，CD8 420/μL。

■ 辅助检查

1. 心电图：窦性心律（心率93次/分），V_1 Ptf增大，提示左心房负荷增大。

2. 超声心动图：静息状态下未见异常，LVEF 62%。

3. 肿块超声：右侧腋窝局部隆起处皮下软组织增厚，回声增高，边界不清，未见明显彩色血流，考虑良性病变可能大；右上腹壁皮下脂肪层见63 mm×52 mm×36 mm高回声团块，边界清，其旁另见20 mm×9 mm类似回声团块，与之相连，未见明显彩色血流，考虑脂肪瘤。

· 临床分析 ·

■ 病史特点

患者为中年男性，因重症肌无力而长期口服激素治疗，合并糖尿病，主要表现为左下肢皮肤红肿进行性加重伴破溃，予青霉素及头孢菌素抗感染治疗效果不佳，亚急性起病，病程达3周。体检发现患者同时存在右侧腋窝发红的皮肤结节以及腹壁包块。追问病史，腋下结节系近期出现，而腹壁包块发现多年，近期似有所增大，超声提示为"脂肪瘤"。此外入院实验室检查发现血隐球菌荚膜抗原阳性（1∶640）。诊断和鉴别诊断考虑如下。

■ 诊断分析

1. 皮肤感染性疾病。

· 丹毒：为皮肤网状淋巴管的急性炎症，部位表浅、界限清楚，好发于单侧下肢，局部表现为颜色鲜艳的片状红斑，红肿区有时可出现水疱，通常为A群β溶血性链球菌感染所致。本例患者病灶表现与丹毒相似，但经青霉素和头孢菌素治疗后红肿无消退，效果不佳，可能与患者免疫功能低下或耐药细菌引起感染有关，需行病原学检查及药物敏感试验。

· 蜂窝织炎：为皮下疏松结缔组织的弥漫性化脓性感染，部位较深，起病时局部明显红肿、剧痛，病变与正常组织无明显界限且迅速扩散，全身症状明显，常有高热、寒战、乏力等。本患者疾病发展较慢，皮肤红斑相对局限，与周围正常组织有分界，疼痛不明显，且发病至今无发热，故蜂窝织炎可能性不大。

· 其他病原体引起的皮肤软组织感染：患者基础疾病较严重，长期服用糖皮质激素，合并糖尿病并行胰岛素治疗，需要考虑条件致病菌，尤其是毒力较低且易导致慢性感染的少见病原体引起的感染。① 非结核分枝杆菌（NTM）：多于破损皮肤接触了污染的水后发生，亦可见于手术伤口感染。患者病程相对较短，但不除外快速生长的NTM（如龟分枝杆菌和脓肿分枝杆菌）引起的感染，确诊依赖病灶处标本分枝杆菌培养。② 隐球菌：全身播散的隐球菌感染患者可见皮肤受累，患者血清隐球菌荚膜抗原滴度高达1∶640，除了肺隐球菌感染外，皮肤隐球菌感染也需高度怀疑，可进一步行皮肤活检，通过病原学及组织病理学检查以明确或排除诊断。③ 结核：结核分枝杆菌可从全身其他病灶随血液循环播散至皮肤，也可直接通过皮损处接种感染，常表现为针尖至黄豆大小红褐色结节。本患者病程较短，皮肤表现与结核所致皮疹不符，且T-SPOT.TB阴性，故本病可能性小。④ 疱疹病毒：免疫力低下时，易发生单纯疱疹病毒或带状疱疹病毒感染。但单纯疱疹病毒所致感染局限于下肢皮肤者罕见，带状疱疹病毒所致皮疹常沿神经分布，呈群集丘疱疹，故疱疹病毒感染可能性也不大。

2. 皮肤非感染性疾病。

· 风湿免疫性疾病：如系统性红斑狼疮、血管炎、皮肌炎、痛风等疾病均可出现皮肤累及，患者自身抗体阴性，且皮疹部位局限、固定，无关节、肌肉或脏器等全身多部位受累，故诊断风湿免疫性疾病的皮肤表现依据不足。

· 肿瘤性疾病：较罕见，血液系统肿瘤中T细胞淋巴瘤可见皮肤受累，需行皮肤活检明确。

3. 隐球菌感染：本患者血隐球菌荚膜抗原滴度高达1∶640，隐球菌感染诊断可基本明确。就发病率而言，通常感染部位由高到低依次为肺、脑、皮肤。本患者胸部CT可见胸膜下3处不规则小结节，虽然病灶较小，最大直径不足8 mm，高滴度隐球菌抗原似不能完全解释，肺部病灶活检不易获得，但肺隐球菌感染仍需要考虑。同时如上所述，皮肤隐球菌感染也有可能。是否合并中枢隐球菌感染，可做腰椎穿刺行脑脊液检查和头颅MRI检查。

进一步检查、诊治过程和治疗反应

1. 2018-03-13行腹壁软组织肿块平扫＋增强MRI：右下前腹壁皮下脂肪层内见异常信号影，边界尚清，范围约6.7 cm×3.8 cm，T_2WI见絮片样高信号影，T_1WI等略高信号，增强后动脉早期轻度强化，后期部分渐进性充填样强化，提示右前腹壁皮下脂肪瘤可能大（图23-2）。

2. 2018-03-14皮肤科会诊：考虑左下肢皮疹待查，建议左下肢红肿处行皮肤活检。因患者长期口服抗凝剂，凝血时间

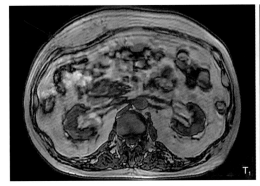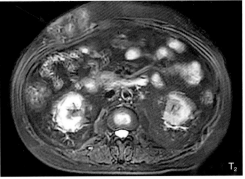

图23-2　2018-03-13腹壁软组织肿块MRI　右下前腹壁皮下脂肪层内见异常信号影，边界尚清，范围6.7 cm×3.8 cm，提示脂肪瘤可能大

延长，为行活检等有创操作，停用华法林，改用低分子肝素抗凝。

3. 2018-03-14考虑丹毒不能除外，暂予青霉素（480万U，静脉滴注，q8 h）抗感染。

4. 2018-03-15行腰椎穿刺，脑脊液压力正常，脑脊液常规及生化：RBC 4/mm³，WBC 0/mm³，蛋白 0.61 g/L，葡萄糖 4.4 mmol/L，氯 131.0 mmol/L；脑脊液涂片找隐球菌阴性，找细菌、其他真菌及抗酸杆菌阴性，培养阴性；脑脊液隐球菌荚膜抗原阴性。

5. 2018-03-16凝血功能改善至基本正常。行左小腿外侧皮肤活检及超声引导下右下腹壁肿块活检，活检组织送病理和微生物检查。

6. 2018-03-16采集活检标本后开始抗真菌治疗：氟康唑0.6 g，静脉滴注，qd。

7. 2018-03-17微生物涂片报告：左小腿皮肤组织和腹壁包块分别做涂片找细菌、真菌及抗酸杆菌，均阴性。

8. 2018-03-17病理检查报告：① 左小腿皮肤组织表皮破溃，真皮层内可疑孢子样物伴肉芽肿反应，可见坏死；② 腹壁包块为增生脂肪组织。2018-03-20左小腿皮肤病理检查补充报告：PAS染色阳性、六胺银染色阳性，提示真菌感染，隐球菌感染可能大。

9. 2018-03-18 mNGS报告：① 2018-03-16送检左小腿皮肤组织检出新生隐球菌核酸序列（图23-3）；② 腹壁包块未见有意义病原体。

属			种		
中文名	拉丁文名	检出序列数	中文名	拉丁文名	检出序列数
隐球菌属	*Cryptococcus*	505	新生隐球菌	*Cryptococcus neoformans*	488
假丝酵母属	*Candida*	49	白念珠菌	*Candida albicans*	7

图23-3　2018-03-16送检左小腿皮肤组织mNGS报告

10. 2018-03-20微生物培养报告：① 左小腿皮肤组织真菌平板见数个菌落，菌种鉴定为新生隐球菌，细菌培养阴性；② 腹壁组织细菌及真菌培养均阴性。药物敏感试验显示隐球菌对受试的5-氟胞嘧啶、两性霉素B、氟康唑、伊曲康唑和伏立康唑均敏感（图23-4、图23-5）。

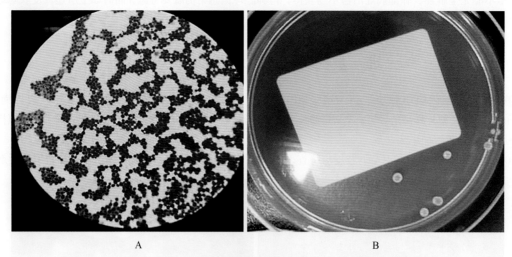

图23-4　2018-03-16送检左小腿皮肤组织革兰染色涂片（A）及药物敏感试验平板（B）

11. 2018-03-20左小腿皮肤红肿减轻、疼痛好转，右侧腋窝处皮肤发红也有好转，考虑此两处病变为隐球菌感染，故停用青霉素，继续氟康唑治疗。

12. 2018-03-21左下肢皮肤活检处局部开裂，渗出液拭子送微生物检查。后续涂片找细菌、真菌及抗酸杆菌阴性，培养阴性。

13. 2018-03-22头颅增强MRI检查未见明显异常。

标本种类	其他		标本说明		采样时间	2018-03-16 12：14
申请时间	2018-03-16 09：26		备注			

编号	细菌名称	结果/浓度	菌落计数	
4201	新生隐球菌	1+		
编号	药敏名称	直径	结果	MIC/RAD
1	5-氟胞嘧啶		S敏感	≤4
2	两性霉素B			≤0.5
3	氟康唑		S敏感	≤1
4	伊曲康唑		S敏感	≤0.125
5	伏立康唑		S敏感	≤0.06

图23-5 2018-03-16送检左小腿皮肤组织真菌药物敏感报告

14. 2018-03-22隐球菌荚膜抗原滴度降至1：320，随访CRP 1.1 mg/L，ESR 28 mm/h；继续氟康唑治疗。皮肤活检开裂处局部换药，病灶逐渐好转。

15. 2018-03-26左下肢皮肤伤口渗出液（2018-03-21采集）mNGS仍检出新生隐球菌核酸序列（图23-6）。

16. 2018-03-29随访胸部CT，贴近胸壁的3个肺小结节均较前似略缩小（图23-7）。

17. 血清隐球菌荚膜抗原动态随访：2018-03-13阳性1：640，2018-03-20阳性1：320，2018-04-02阳性1：320。

18. 2018-04-02左下肢病灶面积逐渐缩小，红肿基本消退，破溃处结痂（图23-8）。腹壁包块与前相似。腋窝包块处皮肤红肿消退（图23-9）。炎症指标较前下降（图23-10）。继续氟康唑（0.6 g，静脉滴注，qd）抗感染。

属			种		
中文名	拉丁文名	检出序列数	中文名	拉丁文名	检出序列数
隐球菌属	*Cryptococcus*	177	新生隐球菌	*Cryptococcus neoformans*	173
肠微孢子虫属	*Enterocytozoon*	6	比氏肠微孢子虫	*Enterocytozoon bieneusi*	6

图23-6 2018-03-21送检左下肢皮肤活检伤口渗出液mNGS报告

最后诊断与诊断依据

▮ 最后诊断

1. 皮肤隐球菌病，合并肺隐球菌病可能。

2. 腹壁脂肪瘤。

3. 重症肌无力、糖尿病、高血压、胸腺瘤切除术后。

▮ 诊断依据

1. 患者为中年男性，因重症肌无力长期口服糖皮质激素治疗并有糖尿病、胸腺切除病史，免疫功能低下，本次疾病主要表现为左下肢皮肤红肿进行性加重伴破溃，亚急性起病，病程达3周，无发热，但血白细胞和中性粒细胞升高，CRP轻度升高，血隐球菌荚膜抗原1：640。下肢病变皮肤活检标本mNGS检出隐球菌核酸序列，微生物培养分离出新生隐球菌，皮肤病理检查镜下见真皮层内可疑孢子样物伴肉芽肿反应，有坏死，PAS染色和六胺银染色均阳性。青霉素及头孢菌素抗感染治疗效果不佳，换用大剂量氟康唑治疗后，左侧下肢病灶较前明显好转，故皮肤隐球菌病诊断明确。胸部CT见右肺近胸膜处多发小结节，氟康唑治疗后复查胸部CT示肺小结节似略有吸收，故考虑合并肺隐球菌病可能。

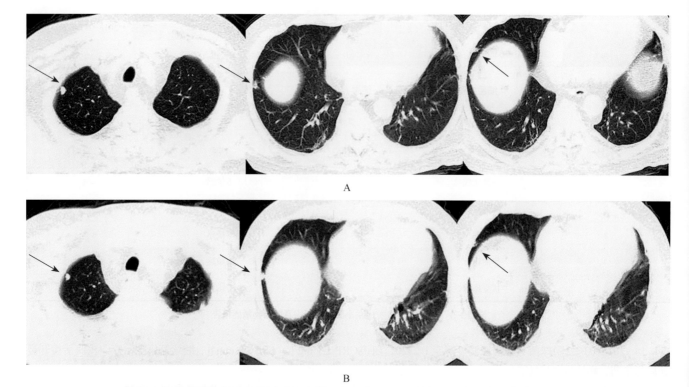

图23-7　2018-03-29胸部CT示病灶较前缩小　A. 2018-03-11胸部CT：右肺小结节，两肺散在少许慢性炎症及陈旧灶；B. 2018-03-29胸部CT：3个贴近胸壁的肺小结节较前似略缩小

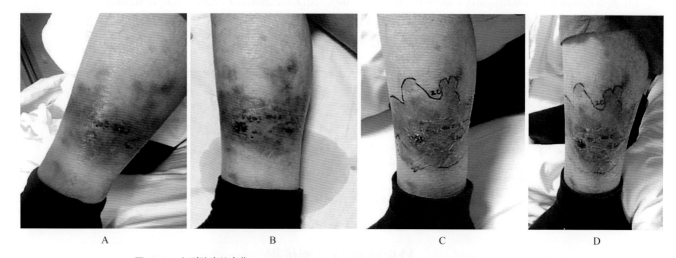

图23-8　左下肢病灶变化　A. 2020-03-13；B. 2020-03-20；C. 2020-03-28；D. 2020-04-02

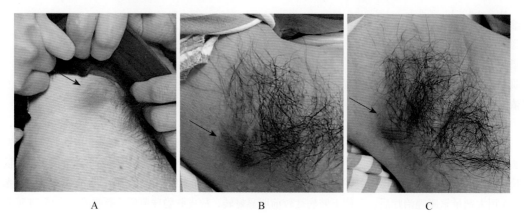

图23-9　右腋窝病灶变化　A. 2020-03-13；B. 2020-03-21；C. 2020-04-02

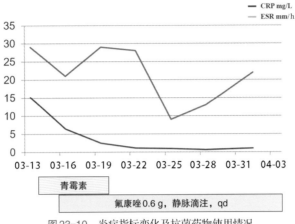

图23-10　炎症指标变化及抗菌药物使用情况

2. 患者腹壁包块活检病理检查示增生脂肪组织，微生物检查和mNGS均未发现微生物证据，抗感染治疗后包块未见明显缩小，因此腹壁包块诊断为脂肪瘤，不存在感染或合并感染情况。右侧腋窝皮肤发红之结节，氟康唑治疗后有所缩小，但尚不能完全评估是否为隐球菌感染。

· 经验与体会 ·

1. 隐球菌病的好发部位为肺和中枢神经系统，其他部位如皮肤、眼、椎骨、肝脏、肾脏、淋巴结、腹膜、肾上腺、前列腺等亦有报道，但十分罕见，常为隐球菌全身播散所致。播散性隐球菌病中皮肤隐球菌感染占15%左右，最常见于HIV患者，亦可见于器官移植者等免疫缺陷人群。本例患者因重症肌无力长期口服激素控制病情，同时患有糖尿病，血糖控制不佳，免疫功能低下，属高危人群。

2. 皮肤隐球菌感染的皮损表现缺乏特异性，可出现丘疹、脓疱、紫癜、溃疡、蜂窝织炎、浅表肉芽肿或斑块、脓肿和窦道。HIV患者中曾见到类似传染性软疣的脐状丘疹，而器官移植患者中可见蜂窝织炎。本例患者的皮肤感染似丹毒，之前给予约2周的青霉素或头孢菌素治疗，结果无效。入住复旦大学附属中山医院感染病科后，由于外周血隐球菌荚膜抗原阳性，其高滴度似不能完全以肺部小结节引起来解释，寻找更有可能的隐球菌感染灶成为目标，结合皮肤科医生的建议，进行皮肤活检并对活检标本进行多种微生物检测和组织病理特殊染色等检查，最终获得了皮肤隐球菌病的诊断。值得指出的是，本例入院后即显示存在隐球菌感染，综合判断患者病情后，临床没有立即给予抗真菌治疗，而是在采集活检标本后才开始氟康唑治疗，此举可极大地提高隐球菌培养分离机会，使得本例患者得以证实新生隐球菌感染，同时获得了体外药物敏感结果，增强了今后长时间的精准抗真菌治疗的信心。

3. 本例患者免疫功能低下，外周血隐球菌荚膜抗原滴度为1：640，肺部近胸膜处见多发小结节，虽无头痛、视物模糊、喷射性呕吐、意识障碍等中枢神经系统症状，仍须尽早行腰椎穿刺明确有无中枢受累，这对隐球菌感染严重程度的评估及抗感染治疗方案的制定有着重要意义。本例入院后临床尽快安排腰椎穿刺检查，并申请头颅MRI，结果均无异常发现。

4. 单纯的皮肤软组织隐球菌感染，即使无全身其他部位病灶，也认为是隐球菌感染的全身播散；2010年IDSA隐球菌病指南认为，对于非脑膜、非肺隐球菌病的治疗须参照中枢神经系统隐球菌病。本例患者免疫功能低下，除皮肤病灶外还存在肺部病灶可能，且隐球菌抗原滴度超过1：512，符合指南中定义的隐球菌感染播散，治疗方案参照中枢神经系统隐球菌病。

参考文献

[1] Hayashida MZ, Seque CA, Pasin VP, et al. Disseminated cryptococcosis with skin lesions: report of a case series[J]. An Bras Dermatol, 2017, 92(5 suppl 1): 69–72.

[2] Perfect JR, Dismukes WE, Dromer F, et al. Clinical practice guidelines for the management of cryptococcal disease: 2010 update by the Infectious Diseases Society of America[J]. Clin Infect Dis, 2010, 50(3): 291–322.

[3] Valente ES, Lazzarin MC, Koech BL, et al. Disseminated cryptococcosis presenting as cutaneous cellulitis in an adolescent with systemic lupus erythematosus[J]. Infect Dis Rep, 2015, 7(2): 5743.

病例 24 眼红耳肿真奇怪，究竟谁在"搞破坏"？

作者·李 冰 金文婷 马玉燕
审阅·胡必杰 潘 珏

· 病史简介 ·

女性，46岁，江苏人，2019-03-13收入复旦大学附属中山医院感染病科。

■ 主诉

眼部红肿半年余，发热、咽痛、听力下降1个月。

■ 现病史

1. 2018-08下旬出现左眼红肿伴流泪，无视物模糊、重影、脓性分泌物。五官科医院就诊，查：WBC 12.7×10^9/L，N% 79%，Hb 114 g/L；CRP 102 mg/L。眼部超声：左眼玻璃体混浊，玻璃体后脱离。考虑急性结膜炎，予左氧氟沙星、更昔洛韦、氟米龙滴眼液治疗，症状无缓解。2018-09上旬左眼肿痛加重，回当地医院予左氧氟沙星（0.5 g，静脉滴注，qd）及地塞米松（5 mg，静脉注射，qd）治疗，症状部分缓解，但易反复，继续不规律使用该方案治疗，症状发作频率为每月2～3次，每次2～3天，持续4个月。

2. 2019-02-06出现咽痛伴声嘶。当地医院颈部CT：喉部水肿、左甲状软骨外缘隆起、左鼻咽软组织增厚，咽隐窝变浅；胸部平扫CT无特殊。予哌拉西林/他唑巴坦（2.5 g，bid）×3天。2019-02-09症状加重伴呼吸困难，T_{max} 38.1℃；WBC 20.8×10^9/L，N% 86.8%，Hb 94 g/L；CRP 259 mg/L，PCT 0.17 ng/mL；喉镜示声带披裂区高度水肿。考虑Ⅱ度喉梗阻，予地塞米松（15 mg，qd）治疗，水肿缓解，但激素减量后仍有发热，并出现双侧听力下降。

3. 2019-02-15至上海某医院，查：WBC 20.8×10^9/L，N% 86.8%，Hb 96 g/L；PCT 0.167 ng/mL，CRP 259 mg/L；头颅平扫CT无殊。予头孢曲松（2 g，qd）+左氧氟沙星（0.5 g，qd）+地塞米松（5 mg，qd）。2019-02-25体温至38.7℃；电测听：左耳感音神经性聋，右耳听阈40db；随访眼部超声：左眼球壁水肿。予静脉滴注头孢西丁（2 g，bid）+莫西沙星（0.4 g，qd）。2019-02-27腰椎穿刺：脑脊液清亮，压力160 mmH_2O，常规、生化、微生物涂片及培养均未见异常。2019-02-28体温至39℃，调整药物为美罗培南（1 g，q8 h），仍发热，T_{max} 38.4℃左右，左眼红肿好转，但进一步出现右眼红肿明显伴分泌物增多，右耳肿胀伴听力丧失。

4. 2019-03-13抗感染治疗后右眼和右耳病变无好转，双侧听力丧失，为明确诊断和进一步治疗收入复旦大学附属中山医院感染病科。

■ 既往史及个人史

患者为电子厂操作工人，既往体健，否认高血压，诊断类固醇性糖尿病1个月。

· 入院检查 ·

■ 体格检查

1. T 36.8℃，P 80次/分，R 18次/分，BP 101/71 mmHg。

2. 神志清，浅表淋巴结未及肿大。右眼红肿，眼裂缩小，内眦处浅红色息肉样增生（图24-1）；右耳廓明显肿胀，局部菜花样改变，有触痛，外耳道肿胀狭窄，少量干性分泌物（图24-2），右耳听力丧失。左眼及左耳外观基本正常（图24-3），左耳听力丧失。脑膜刺激征阴性。

■ 实验室检查

1. 血常规：WBC 9.4×10^9/L，N% 78.8%，Eos% 0.6%，Hb 80 g/L，PLT 732×10^9/L。

2. 炎症标志物：CRP 113.6 mg/L，ESR 63 mm/h，PCT < 0.02 ng/mL。

3. 生化：ALT/AST 45/25 U/L，Alb 27 g/L，Cr 37 μmol/L，UA 151 μmol/L，IgE 72 IU/mL；抗"O" 224 IU/mL；随机血糖 8.4 mmol/L，HbA_1C 7.6%。

4. 自身抗体：抗β_2-糖蛋白1抗体24.1 RU/mL，抗平滑肌抗体阳性，其余正常。

5. 肿瘤标志物、肝炎标志物、甲状腺功能、免疫固定电泳及细胞免疫均正常。

6. 24小时尿蛋白定量：0.21 g。

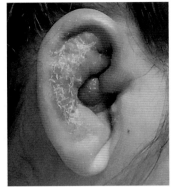

图24-1　2018-03-13患者眼部外观

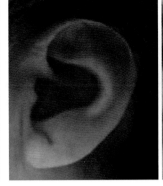

图24-2　2018-03-13患者右耳外观

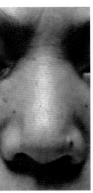

图24-3　2018-03-13患者左耳及鼻部外观

7. 隐球菌荚膜抗原：阴性。

8. T-SPOT.TB：A/B 0/0。

■ 辅助检查

1. 心电图：正常。

2. 超声心动图：静息状态下正常，未见瓣膜赘生物。

临床分析

■ 病史特点

　　患者为中年女性，慢性病程，以单侧眼部及耳部红肿、疼痛伴听力下降为主要表现，过程中有发热、咽喉部受累，随后左眼、耳的肿痛转移至右侧，血白细胞及CRP明显升高，给予抗感染治疗效果不佳，加用糖皮质激素治疗后症状可部分缓解。诊断和鉴别诊断考虑如下。

■ 诊断分析

　　1. 感染性疾病：同一时间段内患者以单侧眼耳受累为主，表现为红肿、疼痛，可见分泌物，实验室检查见CRP及ESR等炎症标志物显著升高，需考虑眼、耳部感染。然而局部及全身广谱抗菌药物治疗无效，之后患者相继出现喉梗阻、发热、听力下降、贫血及蛋白尿，上述症状似乎无法以局部感染解释。由于病变集中于头面部，不排除颅内特殊病原体感染播散所致。但患者神志清，无头痛且脑膜刺激征阴性；外院查头颅CT无特殊，腰椎穿刺脑脊液压力不高，脑脊液常规、生化及微生物检查均无阳性发现，中枢感染依据不足。

　　2. 复发性多软骨炎：患者中年女性，同时有眼部和耳廓红肿，先后出现喉梗阻、听力下降等症状，从典型临床表现看可符合复发性多软骨炎。该病常累及耳、鼻、喉部及气管等多处软骨，且病程反复，严重者可因气道塌陷而窒息，活动期炎症标志物显著升高；同时亦可累及关节、血管、血液系统，造成贫血和系统性血管炎继发肾脏病变，出现蛋白尿。

　　3. ANCA相关性血管炎：ANCA相关性血管炎亦可引起肾脏、眼及耳软骨受累，虽然患者自身抗体检测中ANCA阴性，仍不能据此排除，如有条件可进一步行相关部位活检进行鉴别。

进一步检查、诊治过程和治疗反应

　　1. 2018-03-13予哌拉西林/他唑巴坦（4.5 g，q8 h）+左氧氟沙星（0.5 g，qd）抗感染。入院当天仍发热，抽血培养、血mNGS，拟送眼部、耳部分泌物微生物检查。

　　2. 2018-03-14 PET/CT：① 右耳及颈部、锁骨区淋巴结炎性病变可能，两侧乳突炎；② 左肺慢性炎性结节可能，双侧胸腔少量积液；③ 肠系膜脂膜炎可能，左肾钙化灶（图24-4）。

　　3. 2018-03-15耳鼻喉科会诊：查体见右耳廓红肿、增厚伴压痛，外耳道狭窄，鼓膜完整，略浑浊，左耳未见明显异常；鼻腔通畅，鼻甲不肿，咽部黏膜稍充血。考虑耳廓软骨膜炎可能。眼科会诊考虑右侧巩膜炎。建议风湿科会诊。因右眼分泌物少、右耳道无分泌物，未能留取微生物相关检查。

　　4. 2018-03-16患者诉头晕。头颅增强MRI：脑实质未见明显异常；两侧乳突炎（图24-5）。

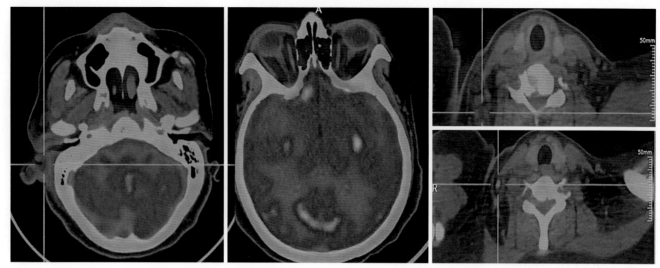

图24-4 2018-03-14 PET/CT 右耳廓及外耳道软组织、右颈后三角区和锁骨上区多处淋巴结代谢异常增高

5. 2018-03-18拟右侧锁骨上淋巴结穿刺，介入超声：右侧锁骨上见多个低回声团块，最大12 mm×5 mm，不宜穿刺。

6. 2018-03-19哌拉西林/他唑巴坦+左氧氟沙星抗感染治疗5天，患者仍发热，体温波动于37.4～38.1℃，右眼红肿及耳廓肿胀无明显好转。请耳鼻喉科、眼科、风湿科及核医学科进行多学科疑难病例讨论。综合分析，考虑复发性多软骨炎可能性大，建议激素冲击治疗，必要时联合免疫抑制剂，建议气道三维CT评估有无气道软骨累及。

7. 2018-03-19起予甲泼尼龙（80 mg，静脉滴注，q8 h）共3天，同时予丙种免疫球蛋白（10 g，静脉滴注，qd）共3天。2018-03-20体温平，右眼肿胀明显缓解。

8. 2018-03-22患者右眼肿胀基本恢复，右耳肿胀明显缓解，调整甲泼尼龙为40 mg，口服，qd并联合沙利度胺（50 mg，口服，qn）。抗感染治疗改为：哌拉西林/他唑巴坦+复方磺胺甲噁唑（0.96 g，口服，tid）。CT气道三维重建：气管未见明显异常（图24-6）。

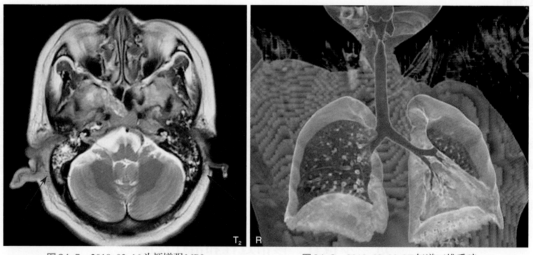

图24-5 2018-03-16头颅增强MRI   图24-6 2018-03-22 CT气道三维重建

9. 2018-03-25患者体温平（图24-7），右眼、右耳肿胀基本消退（图24-8、图24-9），仍有听力障碍，较入院时稍有改善；查：WBC 6.44×10⁹/L，N% 57.4%；炎症标志物明显下降：CRP 4.7 mg/L，ESR 69 mm/h（图24-10）。予以口服甲泼尼龙（40 mg，qd）+沙利度胺（50 mg，qn）+复方磺胺甲噁唑（0.96 g，口服，tid），并予出院，建议风湿科随访。

最后诊断与诊断依据

■ 最后诊断

1. 复发性多软骨炎（累及眼、耳、喉、血管和肾脏）。

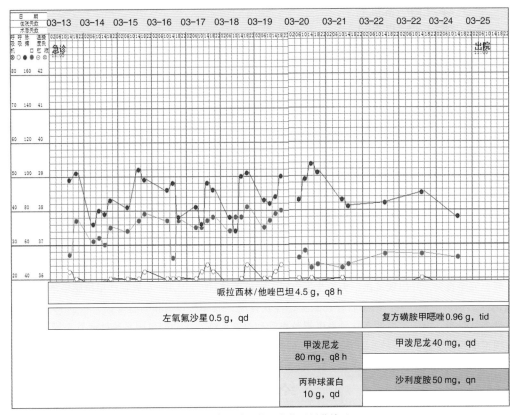

图 24-7　患者入院后体温变化及用药情况

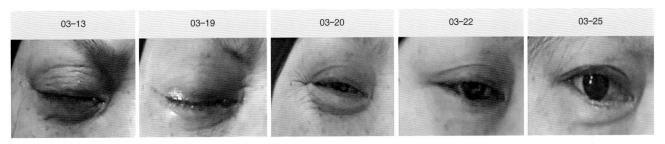

图 24-8　治疗过程中患者右眼改变情况

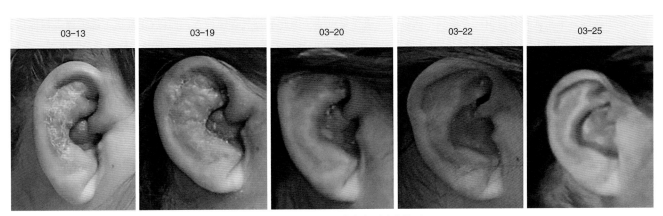

图 24-9　治疗过程中患者右耳改变情况

2. 眼、耳继发细菌感染可能。

3. 类固醇性糖尿病。

■ 诊断依据

患者为中年女性，病程半年余，起病初表现为单侧眼部红肿，过程中出现发热、咽喉部受累，后演变为对侧眼部及耳部

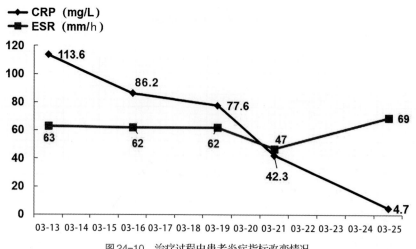

图24-10　治疗过程中患者炎症指标改变情况

病变、听力下降至完全丧失，并出现贫血、头晕及蛋白尿，哌拉西林/他唑巴坦＋左氧氟沙星抗感染治疗5天无明显疗效，加用糖皮质激素治疗后病情很快好转。因患者存在眼炎，耳软骨炎，喉部、耳蜗和前庭受损，根据1975年McAdam标准可临床诊断为复发性多软骨炎。由于复发性多软骨炎可累及血管和血液系统，活动期可因系统性血管炎导致肾脏病变，出现蛋白尿等，亦可出现正细胞性贫血。

· 经验与体会 ·

1. 复发性多软骨炎（relapsing polychondritis, RPC）是一种免疫介导的疾病，伴软骨及全身其他组织炎症，尤其是耳、鼻、眼、关节和呼吸道，好发于40～60岁，男女发病率相当。本例患者以眼、耳部红肿为主要表现。RPC眼部受累形式多样，包括巩膜炎、周边溃疡性角膜炎、葡萄膜炎等。RPC耳部的疼痛和压痛很明显，最初发作易误诊为感染。本例患者起病时多次就诊于眼科、耳鼻喉科，均以局部感染性疾病处理长达4个月，反映出临床医生对这种罕见疾病认知不足。RPC的耳部病变具有特征性，受累耳廓可见片状或弥散性红斑，炎症持续发作可最终形成"菜花耳"外观，但无软骨的耳垂不受累，这一点可与该部位普通的软组织感染鉴别。

2. RPC最危急的情况为累及喉部及气管软骨引起气道梗阻，约半数患者有喉部及气管病变，1/4有喉部及气管狭窄。本例患者在病程中出现声嘶、呼吸困难，喉部高度水肿引起喉梗阻，虽及时使用激素治疗，但症状缓解后并未做进一步的气管评估且激素剂量及疗程不足，易导致病情反复甚至加重。气道评估的方法包括肺功能、气管镜及CT等影像学检查。虽然气管镜检查对气道的观察较为直观，但对于可能存在气道显著受损的患者，其有加重气道梗阻的风险，此时通过CT进行气管支气管图像的三维重建很有价值。考虑到本例患者气道受累可能，因此未行气管镜检查，而以CT气道三维重建进行评估。近年来，人们发现PET/CT可提示无症状的CT尚不可见结构改变的软骨受累，对于早期发现气管软骨病变并及时干预、改善预后意义重大。

3. 除了气道梗阻外，RPC的另一大主要死因是感染。至少有两方面因素促使感染风险增加：一是包括激素在内的免疫抑制治疗，二是疾病导致气道分泌物排出困难继发肺部感染。本例患者接受了大剂量激素治疗，合并类固醇性糖尿病，同时伴气道受累，不能忽视对于感染风险的评估。

参考文献

[1] Kent PD, Michet CJ Jr, Luthra HS. Relapsing polychondritis[J]. Curr Opin Rheumatol, 2004, 16(1): 56-61.

[2] Yamashita H, Takahashi H, Kubota K, et al. Utility of fluorodeoxyglucose positron emission tomography/computed tomography for early diagnosis and evaluation of disease activity of relapsing polychondritis: a case series and literature review[J]. Rheumatoglogy (Oxford), 2014, 53(8): 1482-1490.

[3] Yoo JH, Chodosh J, Dana R. Relapsing polychondritis: systemic and ocular manifestations, differential diagnosis, management, and prognosis[J]. Semin Ophthalmol, 2011, 26(4, 5): 261-269.

病例 25 反复足跟流脓，看内外科珠联璧合

作者·王青青　金文婷　马玉燕　孙　伟
审阅·胡必杰　潘　珏

· 病史简介 ·

男性，46岁，江苏人，2019-01-02收入复旦大学附属中山医院整形外科。

■ 主诉

左足跟疼痛9个月，加重伴局部化脓2个月余。

■ 现病史

1. 2018-04无明显诱因下开始出现左足跟部疼痛，无红肿，未予重视，疼痛症状无明显变化。2018-10症状加重，外院行理疗等治疗，无明显好转。

2. 2018-10-07当地诊所行"小针刀"治疗后，疼痛症状略有好转。2018-11突发足跟部疼痛加重，局部红肿，不伴发热。2018-11-28行切开引流后有脓性分泌物流出，术后予抗生素（头孢类，具体不详）治疗，未见明显好转。2018-12-13转至当地县中医院行足部MRI：左足跟下缘软组织条状异常信号，炎症可能；左踝关节少量积液。行足跟部脓肿扩大切开引流术，同时行脓液细菌培养：阴性。术后先后予头孢类、甲硝唑、喹诺酮类、万古霉素治疗（具体不详），足跟部肿痛无明显好转。

3. 2019-01-02为进一步诊治收入复旦大学附属中山医院整形外科。

■ 既往史及个人史

体健。

· 入院检查 ·

■ 体格检查

1. T 37℃，P 80次/分，R 20次/分，BP 140/80 mmHg。

2. 浅表淋巴结无肿大。心律齐，各瓣膜区未及杂音；双肺呼吸音清，未闻及明显啰音。腹部平软，无压痛，肝、脾肋下未及。左足底肿胀，皮肤下有脓腔，大小约 3 cm×2 cm，压痛不明显，皮肤表面见切开引流伤口，探查脓腔内引流中，疼痛明显（图25-1）。左踝关节活动可。

■ 实验室检查

1. 血常规：WBC 10.71×10^9/L，N% 74.8%，Hb 150 g/L，PLT 329×10^9/L。

2. 炎症标志物：CRP 11.0 mg/L，PCT 0.04 ng/mL。

3. 生化：ALT/AST 28/17 U/L，Alb 41 g/L，前白蛋白 0.26 g/L；Cr 90 μmol/L。

4. 尿常规、粪常规和粪隐血检查：均阴性。

5. 凝血功能：PT 10.7 s。

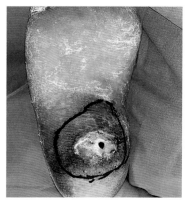

图25-1　入院时左足跟部伤口

· 临床分析 ·

■ 病史特点

患者为中年男性，左足跟疼痛9个月，病初仅疼痛，不伴皮肤红肿，局部"小针刀"治疗约1个月后，足跟部软组织出现明显红肿，后形成脓肿，并引流出脓液，曾清创和抗感染治疗（甲硝唑、头孢类、喹诺酮类、万古霉素）效果不佳。外院脓液细菌培养阴性。入院查体左足跟皮肤破溃伴反复流脓。

■ 诊断分析

需考虑以下病原体感染。

1. 金黄色葡萄球菌感染：该患者左足跟部软组织感染，并有足部操作史，需考虑金黄色葡萄球菌感染。金黄色葡萄球

菌感染多可引起明显的全身中毒症状，如发热、乏力明显，伴皮肤软组织脓肿形成，且病灶进展迅速；头孢菌素、喹诺酮类和万古霉素通常治疗效果良好。该病例中患者亚急性病程，不伴发热，曾查脓液细菌培养阴性，曾接受头孢类、万古霉素治疗效果不佳，考虑金黄色葡萄球菌感染依据不足。

2. 厌氧菌感染：多生长在失活组织和缺血、缺氧环境中，可与需氧菌相互协同，需氧菌消耗组织内氧气时，可为厌氧菌感染创造条件。病程进展迅速，多表现为发热、寒战等全身症状，皮肤局部红、肿、痛，可见片状黑色病变，脓液稀薄、奇臭。患者亚急性病程，病灶局限，全身中毒症状不明显，且脓液无明显臭味；曾予甲硝唑治疗无效，考虑该病原体感染依据不足。

3. 诺卡菌感染：该患者病程呈亚急性，常规抗感染治疗后效果不佳，需考虑特殊病原体感染。诺卡菌引起皮肤感染的途径主要为土壤、沙土暴露及灌木刺扎等造成的浅表损伤；皮损表现没有特异性，可表现为脓肿形成、溃疡、结节甚至窦道形成等；可引起化脓性或肉芽肿性病理改变，易局部播散或经血流传播，还可累及肺、骨关节和颅脑等，常见于免疫功能受损宿主，临床常用抗菌药物治疗效果不佳。该患者免疫功能正常，病灶局限，但曾有局部刀刺伤，常规抗感染治疗效果不佳，需警惕该菌感染。

4. 结核分枝杆菌感染：皮肤结核感染可表现为皮下硬疖，可伴皮肤破溃，多合并有肺结核感染，免疫功能正常者常伴T-SPOT.TB明显升高，可做脓液核酸检测或结核培养以协助诊断。值得指出的是，仅凭抗酸杆菌阳性不能区分结核或非结核分枝杆菌。

5. 非结核分枝杆菌（nontuberculosis mycobacteria, NTM）感染：本例患者起初仅表现为左足跟疼痛，局部无明显红肿，"小针刀"治疗1个月后出现红肿、脓肿形成，感染可能与此操作有关。潜伏期较长，多种抗菌药物治疗无效，普通细菌培养阴性，符合NTM感染特点。可送检脓液分枝杆菌培养及基因检测、组织活检病理检查等。

进一步检查、诊治过程和治疗反应

1. 2019-01-03行左足脓液细菌培养：阴性；脓液分枝杆菌培养结果尚未回报。
2. 2019-01-07 PET/CT：考虑左侧跟骨周围软组织炎症伴窦道形成，左侧跟骨及第5趾骨局部受累不除外（图25-2）。
3. 2019-01-08左足脓液mNGS检测（2019-01-04采样）：脓肿分枝杆菌（严格种核酸序列数229）（图25-3）。
4. 2019-01-09感染病科会诊，考虑左足软组织感染（脓肿分枝杆菌），建议外科清创，脓液行涂片找抗酸杆菌、分枝杆菌培养，并予阿奇霉素、阿米卡星、米诺环素、头孢美唑四联抗感染治疗。

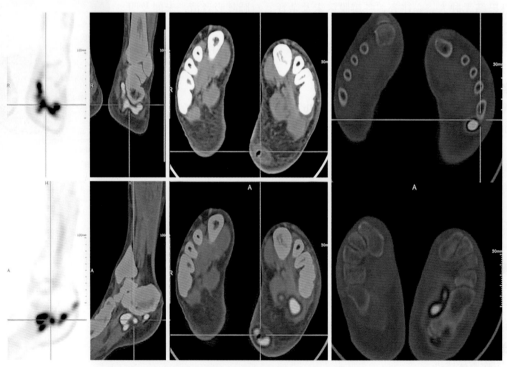

图25-2 2019-01-07 PET/CT 左侧跟骨周围软组织增厚伴糖代谢异常增高，大小约为48.0 mm×44.5 mm，
SUV$_{max}$约为18.5，左侧跟骨周围软组织炎症伴窦道形成，左侧跟骨及第5趾骨局部受累不除外

5. 检出分枝杆菌列表：

属			种			
属名	属相对丰度(%)	属严格序列数	种名	覆盖度（%）	种序列数	种严格序列数
分枝杆菌属	91.61	276	脓肿分枝杆菌	0.267 1	278	229
			免疫原分枝杆菌	0.003 6	4	1

图25-3　左足伤口mNGS报告

5. 2019-01-10全麻下行足跟脓肿清创和负压真空密闭引流（vacuum sealing drainage, VSD）。脓液分枝杆菌培养（2019-01-03送检）为脓肿分枝杆菌（图25-4）。术后起予亚胺培南（0.5 g，q8 h）及克拉霉素（0.25 g，bid）抗感染治疗。

编号	细菌名称	结果/浓度	菌落计数
MPB64	结核分枝杆菌复合群特异性抗原MPB64	阴性	
FZGJPY	分枝杆菌培养	阳性	
检验医师		检验接收时间	2019-01-03 09：02
报告时间	2019-01-10 07：58	核对者	

图25-4　2019-01-10左足伤口分泌物分枝杆菌培养结果

6. 2019-01-11左足组织病理检查：病变区上皮缺损，大量急慢性炎细胞浸润，炎性肉芽组织形成，抗酸染色少许阳性，六胺银染色阴性，PAS染色阴性（图25-5）。VSD引流液呈淡血性，引流量逐渐减少。

住院号		病区		收到日期	2019-01-10
手术医院	中山本部	送检材料		报告日期	2019-01-11
巨检	足：带皮肤组织一枚，大小3.5 cm×3 cm×3 cm，梭形皮肤3.5 cm×2.5 cm，表面见圆形缺损。				
病理诊断	（足跟部组织）病变区上皮缺损，大量急慢性炎细胞浸润，炎性肉芽组织形成，抗酸染色检出少许抗酸阳性杆菌，请密切结合临床，必要时可至病理科加做结核PCR检测。				
	免疫组化（2019-N00971）：19S01768-001：CK（pan）阴性，CK8阴性，CD68组织细胞阳性。				
	抗酸染色少许阳性，六胺银染色阴性，网状纤维染色阳性，PAS染色阴性。				

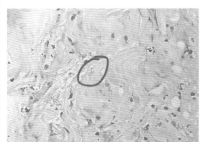

图25-5　2019-01-11左足伤口组织病理报告

7. 2019-01-16行足跟创面修复术：清创，伤口内放置引流管1根，全层缝合，关闭切口（图25-6）。

8. 2019-01-18拔除引流管（图25-7），并转至复旦大学附属中山医院感染病科进一步治疗。进一步查：ESR 36 mm/h；T-SPOT.TB：A/B 13/1；自身抗体：ANA颗粒1:100，其余均阴性；肿瘤标志物：CEA 1.7 ng/mL，AFP 3.6 ng/mL，CA19-9 11.9 U/mL。经上级医师查房后，考虑左足根部脓肿分枝杆菌感染，予阿奇霉素（0.25 g，口服，qd）+米诺环素（100 mg，口服，q12 h）联合阿米卡星（0.6 g，静脉滴注，qd）+利奈唑胺（0.6 g，静脉滴注，q12 h）治疗，进行伤口换药，纱条引流（图25-8）。

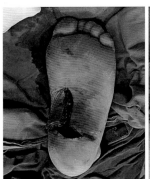
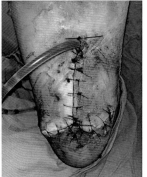

图25-6　2019-01-10足跟部脓肿清创

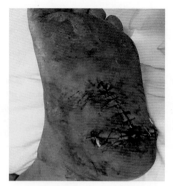

图25-7　2019-01-18左足伤口

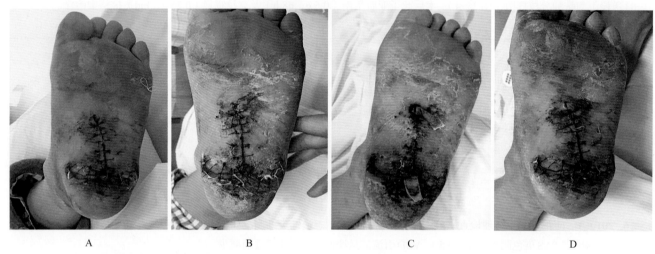

图25-8　住院期间左足伤口变化　A. 2019-01-21；B. 2019-02-02；C. 2019-02-16；D. 2019-02-24

9. 2019-01-21足部伤口脓液培养（2019-01-10采样）：非结核分枝杆菌（菌种鉴定：脓肿分枝杆菌）。

10. 2019-01-25复查足部软组织增强MRI：① 左足底软组织炎症伴周围渗出、积液，足底窦道形成；② 左跟骨下部少许骨髓水肿（图25-9）。

11. 2019-01-28伤口未愈合，有少许渗液，考虑感染累及范围较深，加用头孢美唑（2 g，静脉滴注，q12 h）抗感染。

12. 2019-02-03因恶心、腹泻、纳差，予停用米诺环素。

13. 2019-02-12伤口表面干燥、清洁，愈合可，无明显渗出，予伤口拆线。

14. 2019-02-15诉左足部局部压痛，请整形外科会诊，部分切开伤口探查，有脓液流出，再次行清创引流术。

15. 2019-02-20局部麻醉下行左足伤口扩创术。常规消毒、铺巾后予双氯水术腔冲洗，局部创面窦道见坏死组织，彻底扩大创面并清除，碘仿纱条填塞。术后每日换药。

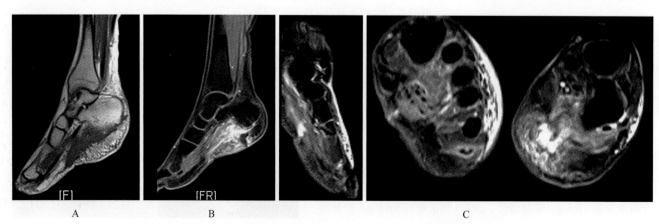

图25-9　2019-01-25左足软组织增强MRI表现　A. T_1相；B. T_1增强相；C. T_2相

16. 2019-02-22复查：WBC 5.82×10^9/L，N% 66.2%；ESR 10 mm/h，CRP 1.3 mg/L，PCT 0.06 ng/mL。查下肢PET/CT/MRI示：与2019-01-07 PET/CT比较，左侧足跟病灶范围较前缩小、糖代谢减低，左侧足跟骨皮质模糊、骨质密度较前减低；新增左侧足底窦道形成（图25-10）。整形外科会诊，经科室讨论后，拟择期行清创术。

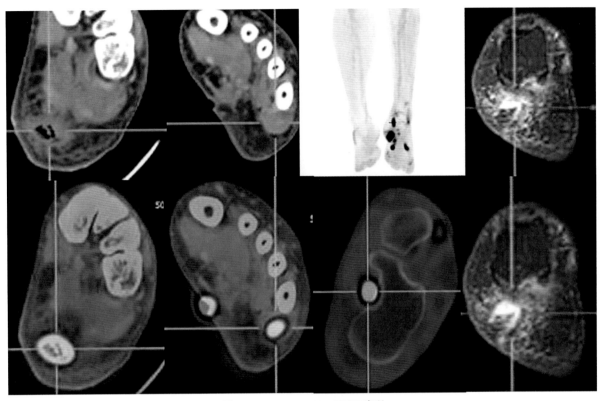

图25-10　2019-02-22 PET/CT表现

17. 2019-02-25左足伤口脓液再次送检行微生物检测，细菌、真菌涂片和培养及涂片找抗酸杆菌：均阴性（后续分枝杆菌培养结果回报均阴性）。

18. 2019-02-27脊椎麻醉下行左足清创术（图25-11）。

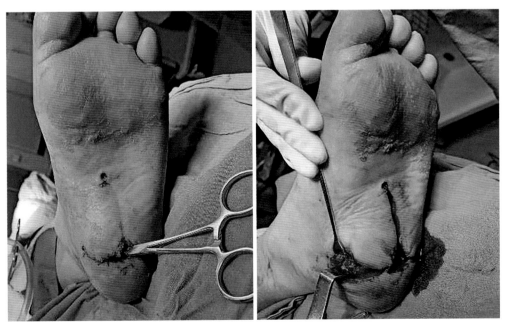

图25-11　2019-02-27左足脓肿清创

19. 2019-02-28转至整形外科，伤口未缝合，隔日伤口清创、换药，并继续予阿奇霉素（0.25 g，口服，qd）+阿米卡星（0.6 g，静脉滴注，qd）+利奈唑胺（0.6 g，口服，q12 h）+头孢美唑（2 g，静脉滴注，q12 h）抗感染治疗。

20. 2019-03-19伤口渗出逐渐减少，予出院，并按照感染病科意见，予停用头孢美唑，加用利福布汀（0.3 g，口服，qd），其余药物治疗同前。

■ 出院后随访

1. 2019-03-19出院后患者诉口服利福布汀后出现恶心、头痛，自行停用后症状好转。

2. 2019-03-26又因患者恶心不适，利奈唑胺减为0.6 g，口服，qd。伤口逐渐愈合。

3. 2019-04-04停用阿米卡星，继续阿奇霉素、利奈唑胺治疗。

4. 2019-05-08复查下肢PET/CT/MRI，与前片（2019-02-22 PET/CT）比较：左侧足跟感染范围总体较前缩小、糖代谢明显减低；但仍有足底窦道形成（图25-12）。

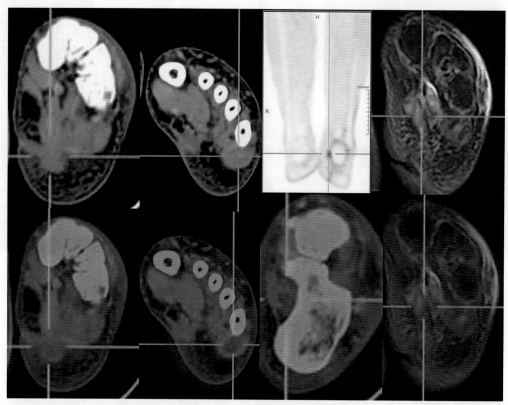

图25-12　2019-05-08下肢PET/CT/MRI表现

5. 2019-05-14至感染病科随访，左足伤口已愈合；复查炎症标志物正常：WBC 6.48×10⁹/L，N% 64.5%；CRP 1.7 mg/L，PCT 0.04 ng/mL。由于PET/CT/MRI显示足底窦道形成仍明显，为改善预后，建议调整抗感染方案为：阿奇霉素（0.25 g，口服，qd）+阿米卡星（0.4 g，静脉滴注，qd）+利奈唑胺（0.3 g，口服，q12 h）+头孢美唑钠（2 g，静脉滴注，q12 h）；门诊定期随访（随访期间左足照片见图25-13；病程中炎症标志物变化及治疗情况见图25-14）。

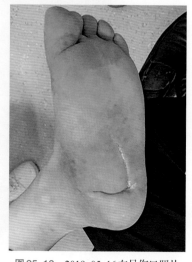

图25-13　2019-05-16左足伤口照片

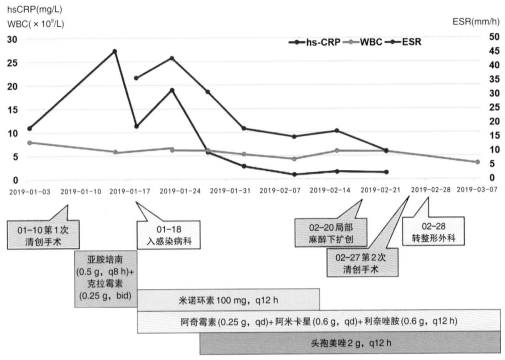

图25-14　病程中炎症标志物变化及治疗方案

最后诊断与诊断依据

■ 最后诊断
左足软组织感染、骨髓炎（脓肿分枝杆菌感染）。

■ 诊断依据
患者为中年男性，因"左足跟疼痛9个月，加重伴局部化脓2个月余"入院。加重前，足跟部有"小针刀"治疗史，后伤口疼痛明显，局部红肿，清创时见脓液流出，炎症标志物升高，反复抗感染、清创，局部感染迁延不愈。PET/CT示左侧跟骨周围软组织炎症伴窦道形成，左侧跟骨及第5趾骨局部受累不除外，脓液mNGS检出脓肿分枝杆菌核酸序列。2次伤口脓液分枝杆菌培养为脓肿分枝杆菌，局部组织病理检查发现少许抗酸杆菌。经多次清创及抗脓肿分枝杆菌治疗（阿奇霉素＋头孢美唑＋阿米卡星＋利奈唑胺）后，患者左足疼痛明显好转，足跟伤口逐渐愈合，随访足部PET/CT/MRI示局部代谢明显减少。符合足部软组织及骨髓脓肿分枝杆菌感染的诊断。

经验与体会

1. 皮肤软组织感染（skin and soft tissue infection, SSTI）是较为常见的感染性疾病，在美国的发生率为48.46/1 000人年；可出现从轻度到危及生命的不同程度临床表现。有研究统计，来院就医的SSTI患者中蜂窝织炎比例最高，占29.0%，坏死性筋膜炎、坏死性肌炎的比例分别为1.0%和0.7%，最常见的病原体为金黄色葡萄球菌（74%）。本例患者局部软组织红肿伴流脓，SSTI诊断明确。同时，该患者的足部影像学检查显示病变有骨髓累及。抗菌治疗和外科清创是骨髓炎治疗的主要方式，尽管目前手术技术、药物化学疗法在不断改进，但对临床医生而言骨髓炎的治疗仍然很难。

2. 非结核分枝杆菌广泛存在于土壤和水中，在免疫功能低下的人群中可引起机会性肺部和肺外感染；后者最常见的感染部位是皮肤软组织感染（59.0%），发生率为0.9/10万。在所有NTM中，快生长型（包括龟分枝杆菌、偶发分枝杆菌及脓肿分枝杆菌）引起SSTI比例最高（43.1%），其次是某些慢生长NTM，包括海洋分枝杆菌、溃疡分枝杆菌等。NTM引起的SSTI常发生在轻微创伤或皮肤被木片、鱼刺或针刺伤或外伤、手术后；在免疫抑制患者中，多出现经血流播散引起的SSTI。本病例中患者发病前局部有"小针刀"治疗史。小针刀是一种针灸用具，由金属制成，似针又似刀。"小针刀"治疗是一种闭合性松解术，在治疗部位用针刀刺入深部并到达病变处，对炎性、粘连及变性的组织进行松解、切割和剥离，以达到止痛、祛病的目的。根据消毒技术规范，进入人体无菌组织、器官、腔隙，或接触人体破损皮肤、破损黏膜、组织的诊疗器械、器具和物品应进行灭菌。如复用的小针刀未达到灭菌要求，则有导致感染的风险。由此推断，患者小针刀治疗可能与本次感染有关。此外NTM引起的骨髓炎较少见，病例报道中常见的病原体为鸟分枝杆菌，而脓肿分枝杆菌所致的骨髓炎报道相对较少，且一般治疗效果较差。该例患者骨髓病变范围较小，症状较轻，抗脓肿分枝杆菌治疗后效果尚可。但在诊疗过程中仍需警惕有无骨髓累及，并评估是否需要骨科手术治疗。

3. SSTI的治疗方案取决于SSTI分类和病原学诊断。化脓性SSTI需切开引流，并予抗生素治疗，在实际临床工作中常需要内、外科医师协作诊疗。该例患者最初就诊于外科，多次清创后伤口仍反复感染，需警惕特殊病原体引起感染。脓液mNGS检测比常规微生物培养更早得到病原学证据，尤其在诊断生长较慢的病原体感染时，mNGS具有更重要的价值。

4. 针对NTM感染的治疗方案尚缺乏广泛的临床研究，没有标准的治疗方案。NTM治疗很大程度上是基于指南中发表的病例研究和专家意见。脓肿分枝杆菌是NTM中引起SSTI最常见的病原体，具有高度耐药性，对多数一线抗结核药物耐药率高。脓肿分枝杆菌通常对阿米卡星、头孢西丁、克拉霉素敏感，对亚胺培南中度敏感；除大环内酯类外，还没有关于体外药物敏感和临床疗效相关的研究。治疗脓肿分枝杆菌需联合至少2种药物，疗程至少4～6个月。本例患者通过阿奇霉素+头孢美唑+阿米卡星+利奈唑胺经验性抗感染治疗4个月后，疗效明显。鉴于脓肿分枝杆菌对大环内酯类耐药率的增加，指南建议应尽量对其进行大环内酯类药物敏感性测定。

参考文献

[1] Jeong SH, Kim SY, Huh HJ, et al. Mycobacteriological characteristics and treatment outcomes in extrapulmonary Mycobacterium abscessus complex infections[J]. Int J Infect Dis, 2017, 60: 49−56.

[2] Sartelli M, Guirao X, Hardcastle TC, et al. 2018 WSES/SIS-E consensus conference: recommendations for the management of skin and soft-tissue infections[J]. World J Emerg Surg, 2018, 13: 58.

[3] Taylor J, Vagnone PS, Smith K, et al. Characteristics of clinical extrapulmonary nontuberculous mycobacteria isolates in Minnesota, 2013−2017[J]. Minn Med, 2020, 103(3): 39−43.

[4] Wi YM. Treatment of extrapulmonary nontuberculous mycobacterial diseases[J]. Infect Chemother, 2019, 51(3): 245−255.

病例 26 下肢皮肤大面积破溃、渗脓，抗生素治疗竟然无效

作者·骆 煜 金文婷 马玉燕
审阅·胡必杰 潘 珏

· 病史简介 ·

女性，65岁，安徽人，2019-08-09收入复旦大学附属中山医院感染病科。

■ 主诉

右下肢皮肤红肿、破溃、渗脓10余天。

■ 现病史

1. 2019-07-19患者感右足背外侧瘙痒，2处皮肤搔抓破口。

2. 2019-07-26患者突发全身大汗，伴恶心、呕吐3次，呕吐物为胃内容物，腹泻3次，呈水样便，伴有头晕，自觉发热但未测体温。

3. 2019-07-27出现右下肢肿胀，1天后局部皮肤变红伴疼痛，3天后右下肢出现水疱、渗脓，无臭味，疼痛进行性加重。至马鞍山某医院就诊，查血 WBC 25.45×10^9/L，N% 94.8%；CRP 440.8 mg/L，ESR 126 mm/h，PCT 1.32 ng/mL；Alb 28.5 g/L，ALT/AST 71/114 U/L。2019-07-30行CT：右踝关节在位，所扫描的诸骨显示清晰，未见明显骨质异常改变。

4. 2019-08-01送检创面分泌物培养：化脓链球菌；体外药物敏感试验：氨苄西林、阿莫西林/克拉维酸、头孢曲松、达托霉素、左氧氟沙星、利奈唑胺、苯唑西林、青霉素、利福平敏感；四环素耐药。予静脉滴注青霉素+左氧氟沙星抗感染（2019-08-01至2019-08-06，具体剂量不详），疼痛改善不明显。

5. 2019-08-07至复旦大学附属中山医院就诊，查血 WBC 12.4×10^9/L，N% 88.1%，CRP 213.1 mg/L；ESR 96 mm/h。予静脉滴注左氧氟沙星（0.5 g，qd）+头孢呋辛（2.25 g，qd）治疗2天。

6. 2019-08-09右下肢红肿无改善，局部疼痛明显。2019-08-07送检创面分泌物培养：溶血葡萄球菌；药物敏感试验：庆大霉素、利奈唑胺、达托霉素、万古霉素、利福平、替加环素、复方新诺明、米诺环素敏感；青霉素、苯唑西林、左氧氟沙星、莫西沙星、红霉素、克林霉素耐药。为求进一步诊治，收治入院。

7. 患病以来，患者胃纳差，睡眠不佳，大小便无特殊，体重无明显下降。

■ **既往史及个人史**

否认糖尿病、高血压等。1992年行胆囊及阑尾切除。2011年因锁骨骨折行手术治疗，2014年行颈椎手术。有磷霉素过敏史。患者自诉经常至鸡窝干活。有足癣史数年。

入院检查

■ **体格检查**

1. T 36.5℃，P 100次/分，R 20次/分，BP 129/76 mmHg。

2. 双肺呼吸音清，未及干湿啰音。心律齐，未及杂音。腹平软，无压痛或反跳痛。右踝及右足背红肿，伴皮温升高，右踝部及右小腿外侧中段可见破溃（图26-1），边缘参差不齐。右侧足背动脉可触及，患肢末梢活动及感觉尚可。

■ **实验室检查**

1. 血常规：WBC 10.6×10^9/L，N% 84.8%，L% 8.6%，Hb 104 g/L，PLT 463×10^9/L。

2. 炎症标志物：hsCRP 168 mg/L，ESR 117 mm/h，PCT 0.13 ng/mL。

3. 肝、肾功能：ALT/AST 46/61 U/L，Alb 29 g/L，Cr 56 μmol/L。

4. 尿常规及粪常规正常，粪隐血阴性。

5. 糖代谢：随机静脉血糖8.3 mmol/L，HbA_1C 6.8%。

6. 心肌损伤标志物：c-TnT 0.01 ng/mL，NT-pro BNP 883 pg/mL。

7. 自身抗体：ANA颗粒1:100，浆颗粒1:100，其余均阴性。

8. 甲状腺功能、肿瘤标志物、细胞免疫检查均正常。

9. 特定蛋白：IgG 21.89 g/L，IgE < 10 IU/mL，IgA 2.03 g/L，IgM 0.71 g/L，抗"O"1 485 IU/mL。

10. T-SPOT.TB：A/B 1/4；血隐球菌荚膜抗原阴性；G试验14.2 EU/mL。

11. 右下肢脓液涂片找细菌、真菌、抗酸杆菌：均阴性。

■ **辅助检查**

2019-08-13超声心动图：极少量心包积液，LVEF 66%。

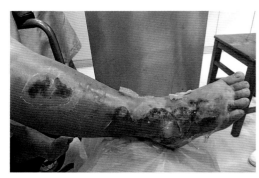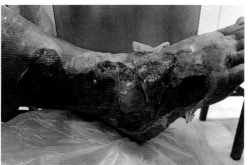

图26-1 患者入院时（2019-08-09）查体 *右踝及右足背红肿，伴皮温升高，右踝部及右小腿外侧中段可见皮肤溃烂、渗脓，表皮部分剥脱，伴皮下瘀斑，患肢末梢活动及感觉尚可*

临床分析

■ **病史特点**

患者为老年女性，右下肢皮肤红肿、破溃、渗脓10余天。外院查血白细胞和炎症标志物显著升高（WBC 25.45×10^9/L，N% 94.8%；CRP 440.8 mg/L，ESR 126 mm/h，PCT 1.32 ng/mL）；CT示右踝关节在位，未见明显骨质异常改变。疾病诊断考虑感染可能性大，鉴别诊断分析如下。

■ **诊断分析**

1. 感染性疾病。

• 链球菌感染：为最常见的病因，以A组为主。该患者入院查抗链球菌溶血素O阳性，曾行创面分泌物培养提示化脓链球菌，虽予青霉素＋左氧氟沙星治疗1周左右效果不佳，但仍需首先考虑。抗感染效果不佳可能与青霉素剂量不足、创面较大、合并其他病原体感染有关。

- **葡萄球菌感染**：以金黄色葡萄球菌（包括MRSA）为主，多表现为局部感染，扩散较快，常伴有发热和淋巴管炎。患者曾行创面分泌物培养提示溶血葡萄球菌1次（苯唑西林耐药），但溶血葡萄球菌致病力弱，皮肤定植菌污染可能性大。
- **其他病原体感染**：如创伤弧菌、脓肿分枝杆菌和诺卡菌等。前者多与海水或海产品接触有关，病情发展更快，后者低度毒力，进展较慢，与本例血白细胞和炎症标志物显著升高不符合。但本例经验性抗菌治疗效果不佳，需考虑混合感染和少见病原体感染可能，确诊有赖于病原学检查。

2. 非感染性疾病。

- **重症多形性红斑**（又称Stevens-Johnson综合征）和中毒性表皮坏死松解症（toxic epidermal necrolysis, TEN）：前驱急性发热，全身皮肤出现快速进展的疼痛性红斑，呈对称性分布，可形成水疱和大疱，伴不同程度的表皮坏死和剥脱，最常由药物（如别嘌醇、抗癫痫药物）引起。该患者病灶呈单侧分布，且无特殊用药史，故考虑可能性小。
- **接触性皮炎**：表现为皮肤红斑、水肿、大疱和渗出，局限于接触部位，伴有瘙痒及疼痛感，该患者无理化刺激物暴露史，故暂不考虑该诊断。

进一步检查、诊治过程和治疗反应

1. 2019-08-09考虑患者创面开放、渗脓较多、外院耐甲氧西林凝固酶阴性葡萄球菌阳性，不除外多种病原体合并感染，故予静脉滴注哌拉西林/他唑巴坦（4.5 g，q8 h）＋达托霉素（0.5 g，qd）抗感染，辅以每日换药、新霉素溶液湿敷。

2. 2019-08-13右踝部病灶红肿较入院时明显好转，右下肢脓液拭子mNGS：化脓链球菌（种严格序列数2498，图26-2），未发现其他病原体核酸序列。停用达托霉素，继续予以哌拉西林/他唑巴坦治疗。

检测信息					
样本类型：拭子			样本编号：		
采样时间：2019.8.9			收样时间：2019.8.9		
检测日期：2019.8.9			报告日期：2019.8.13		
属			种		
属名	属相对丰度(%)	属严格序列数	种名	覆盖度（%）	种序列数	种严格序列数
链球菌属	98.43	3 833	化脓链球菌	8.59	3 590	2 498

图26-2　2019-08-13右下肢脓液拭子mNGS检测：化脓链球菌

3. 2019-08-13右下肢软组织及右踝关节增强MRI：右小腿下段、右踝及右足背区广泛软组织肿胀、增厚，T_2WI高信号，增强后明显强化，与足背及踝部部分肌腱分界亦欠清楚，右踝未见明显积液（图26-3）。

4. 2019-08-14患者右踝部、右小腿病灶进一步好转，诉右膝关节肿痛明显（图26-4）。骨科会诊，查体：右膝运动受限，有压痛，感觉正常。处理：患肢抬高，定期换药。予以口服NSAID止痛治疗：塞来昔布（0.2 g，口服，q12 h）及双氯芬酸二乙胺（扶他林）外涂。建议右膝关节影像学检查。

5. 2019-08-16右膝关节增强MRI：右股骨下端及胫骨近端关节面下骨质见斑片状T_2WI稍高信号影；右膝关节周围软组织内见多发条片状及囊状T_1WI低信号及T_2WI高信号灶，边界清欠清，增强扫描可见多发囊腔样强化，部分病灶内见条絮状强化（图26-5）。

6. 2019-08-19复查CRP 68 mg/L，PCT 0.06 ng/mL。

7. 2019-08-21骨科随访。查体：右膝未见红肿，皮温不高，运动、感觉正常。处理：休息，注意避免长期不良姿势，继续予目前镇痛方案。

8. 2019-08-26右下肢肿胀基本消退，破溃处已结痂，予以出院，并口服阿莫西林（0.5 g，q8 h）继续治疗。

9. 随访，患者右踝部及右小腿外侧皮肤溃烂处起初可见新生肉芽组织，伴红肿消退，后逐渐结痂、愈合，渗出及脓液

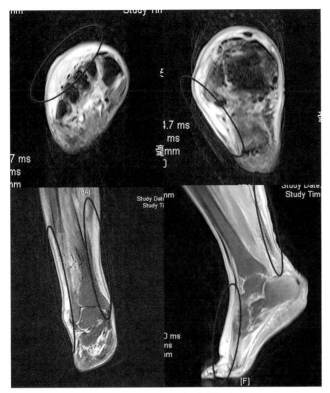

图 26-3　患者入院时（2019-08-13）右下肢增强MRI　右小腿下段、右踝及右足背区广泛软组织肿胀、增厚，边界不清

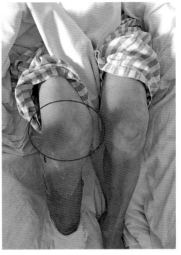

图 26-4　患者入院时（2019-08-14）右膝关节情况

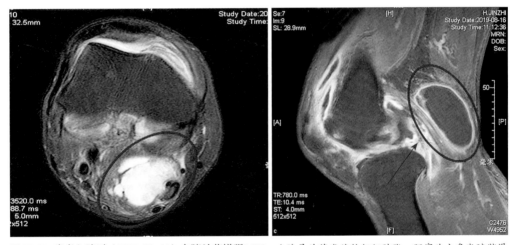

图 26-5　患者入院时（2019-08-16）右膝关节增强MRI　右膝骨关节炎伴软组织肿胀，腘窝为主多发腱鞘滑囊积液（大者约5 cm）

明显减少（图26-6）。

10. 2019-08-15、2019-08-19及2019-08-23多次随访血白细胞和中性粒细胞百分比均在正常范围（图26-7、图26-8）。

11. 2019-08-26出院后患者继续口服阿莫西林（0.5 g，q8 h）治疗2周，破溃处结痂、部分脱落，皮损较前好转，无明显渗液，右膝关节肿痛略有缓解，自行停药，未按医嘱随访血指标及影像学检查。

12. 2019-12-13电话随访：右踝部及右小腿病灶已痊愈，偶有右膝关节肿痛。

· 最后诊断与诊断依据 ·

■ 最后诊断

1. 右下肢皮肤软组织感染（蜂窝织炎：化脓链球菌引起）。

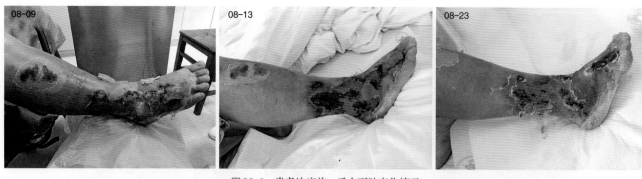

图26-6 患者治疗前、后右下肢变化情况

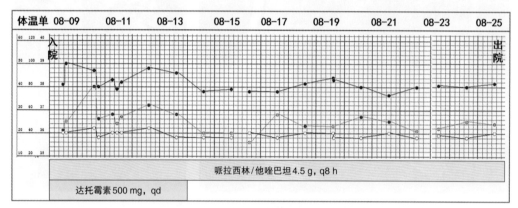

图26-7 患者治疗前后的体温变化及用药情况

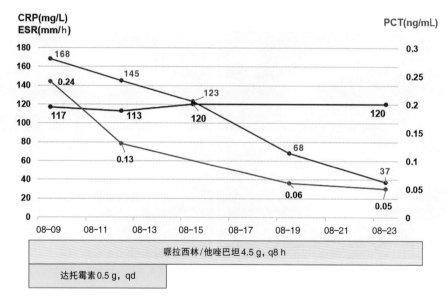

图26-8 患者治疗前、后炎症标志物变化情况

2. 右膝关节滑囊积液，链球菌感染后反应性关节炎可能。

■ **诊断依据**

患者为老年女性，右下肢皮肤红肿、破溃、渗脓10余天。查体：右小腿、右踝及右足背红肿，伴皮温升高，右踝部及右小腿外侧中段可见皮肤溃烂、渗脓。查血白细胞及炎症标志物明显升高，抗"O"阳性，行右下肢软组织及右踝关节增强MRI：右小腿下段、右踝及右足背区广泛软组织肿胀、增厚，边界不清。创面分泌物培养：化脓链球菌；右下肢脓液拭子mNGS：大量化脓链球菌核酸序列。应用青霉素类抗菌药物后局部红肿、渗液好转，炎症标志物降至正常，治疗有效，故诊断成立。病程中患者出现右膝关节明显肿痛，查体：右膝运动受限，压痛；行右膝关节增强MRI：右膝骨关节炎伴软组织肿胀，腘窝为主多发腱鞘滑囊积液，需考虑链球菌感染后反应性关节炎可能。

· 经验与体会 ·

1. 蜂窝织炎是由致病菌侵犯较深层的真皮和皮下组织引起的急性炎症性病变，表现为局部皮肤红斑、水肿和皮温升高，可伴有化脓性病变，由细菌经皮肤屏障的裂口侵入机体所致。蜂窝织炎最常发生于中年人和老年人，大多呈单侧性，下肢是最常见的受累部位，危险因素包括皮肤屏障破坏、水肿、静脉功能不全和免疫抑制。蜂窝织炎最常见的病原体是β–溶血性链球菌，其中A组最常见，其他病原体包括金黄色葡萄球菌、流感嗜血杆菌、梭菌和非芽孢厌氧菌等。该患者起初有皮肤搔抓破口，经数日后出现右下肢红肿、破溃、渗脓，伴皮温升高，故首先考虑该诊断。

2. 蜂窝织炎的诊断通常依据临床表现，不足10%的患者血培养结果呈阳性；若诊断不明确，可能需要皮肤活检，其标本培养的病原体检出率为20%～30%。链球菌溶血素O是A组链球菌（group A streptococcus，GAS）释放的一种溶细胞素，感染后宿主体内针对此抗原的抗体增加，测定此抗体可用作诊断性检查。该患者曾行创面分泌物培养阳性，且抗"O"阳性，结合脓液拭子mNGS结果，均支持化脓链球菌感染。

3. 诊治过程中患者右下肢病灶逐渐好转，但出现右膝关节明显肿胀伴疼痛，需考虑链球菌感染后反应性关节炎（post-streptococcal reactive arthritis, PSRA）。该病属于GAS感染的非化脓性并发症，通常发生在病程的第2～3周，关节痛通常比炎症的客观征象更为突出，甚至足以严重限制活动。初始治疗采用非甾体抗炎药（NSAID），大多数患者预后良好，关节炎可在发作后的6～12个月内自发缓解。

4. 对于蜂窝织炎患者，应使用覆盖β–溶血性链球菌和甲氧西林敏感金黄色葡萄球菌（MSSA）的经验性治疗。若存在耐甲氧西林金黄色葡萄球菌感染的危险因素，还需要经验性覆盖耐甲氧西林金黄色葡萄球菌治疗。该患者起初应用青霉素＋左氧氟沙星治疗后效果不佳，甚至出现红斑加重，这可能是由于病原体遭到破坏，释放出一些酶类，从而加重了局部炎症，有时会误认为是治疗失败。

5. 应用抗菌药物治疗后，微生物培养结果往往阴性，mNGS有助于明确病原体，以迅速调整治疗方案。蜂窝织炎疗程应根据临床疗效进行个体化调整，通常为5～14天。在严重感染、反应缓慢或免疫抑制的情况下，可能需要延长疗程。蜂窝织炎的辅助治疗还包括抬高受累区域和治疗基础疾病，以利于水肿和炎性物质的重力引流。测定C反应蛋白等炎症标志物有助于监测急性病变的消退情况。

参考文献

[1] Crisp JG, Takhar SS, Moran GJ, et al. Inability of polymerase chain reaction, pyrosequencing, and culture of infected and uninfected site skin biopsy specimens to identify the cause of cellulitis[J]. Clin Infect Dis, 2015, 61(11): 1679-1687.

[2] Mackie SL, Keat A. Poststreptococcal reactive arthritis: what is it and how do we know?[J]. Rheumatology (Oxford), 2004, 43(8): 949-954.

[3] Raff AB, Kroshinsky D. Cellulitis: a review[J]. JAMA, 2016, 316(3): 325-337.

[4] Stevens DL, Bisno AL, Chambers HF, et al. Practice guidelines for the diagnosis and management of skin and soft tissue infections: 2014 update by the Infectious Diseases Society of America[J]. Clin Infect Dis, 2014, 59(2): 147-159.

病例 27 老年女性右乳房肿块持续增大 8 个月

作者·王青青　金文婷　马玉燕
审阅·胡必杰　潘珏

· 病史简介 ·

女性，72岁，上海人，2019-06-20收入复旦大学附属中山医院感染病科。

■ 主诉

右前胸肿块进行性增大8个月余。

■ 现病史

1. 2018-10初患者出现右前胸肿块，位于乳房上方，病初约为黄豆大小，并进行性增大，无局部疼痛和皮肤发红，有夜间盗汗但无明显发热，无咳嗽咳痰。2018-12-14患者就诊于复旦大学附属中山医院皮肤科，超声示右侧胸壁肌层后方囊实性占位（3.7 mm×2.3 mm），考虑良性病变可能。患者胸部CT示两肺慢性炎症陈旧灶，两侧胸膜增厚钙化；右下胸腔包裹性积液伴机化（9.8 cm×4.6 cm），右侧胸壁肌层下方包裹性积液伴机化机会大（4 cm×1.7 cm）。当时考虑良性病变，未予治疗。

2. 患者自觉右前胸肿块进行性增大，2019-04-23再次皮肤科门诊就诊，胸部CT示右侧胸壁肿块（6 cm×3 cm），较2018-12-14增大，炎性病变包括结核机会大；两肺少量陈旧灶，两侧胸膜增厚钙化，右下胸腔包裹性积液伴机化（9.8 cm×4.8 cm）（图27-1）。胸壁肿块细针穿刺抽出黄色脓液约25 mL，涂片见大量坏死及炎症细胞，细菌培养阴性。2019-04-26查WBC 4.60×10⁹/L，N% 66.6%，ESR 50 mm/h，T-SPOT.TB：A/B 31/8，考虑结核可能。

3. 2019-04-29患者至感染病科门诊，结合胸部影像、T-SPOT.TB、脓液细胞学结果，考虑胸壁结核。予异烟肼（0.3 g，口服，qd）+利福平（0.45 g，口服，qd）+乙胺丁醇（0.75 g，口服，qd）+吡嗪酰胺（1 g，口服，qd）抗结核治疗，服药后出现胃纳差、厌油腻食物，伴上腹部轻度腹胀不适。4周后（2019-05-27）后复查炎症标志物无明显下降（ESR 62 mm/h，hsCRP 25.4 mg/L）。

4. 2019-06-20随访，患者抗结核近2月，胸壁肿块无明显缩小，遂收入感染病科。

5. 发病以来患者饮食睡眠欠佳，大小便如常，体重无明显减轻。

■ 既往史及个人史

30年前患者曾行"阑尾炎"手术史。否认有结核病史。

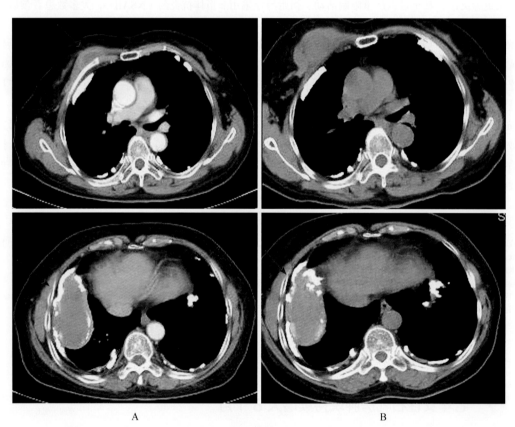

图27-1　2018-12-14与2019-04-23患者胸部CT变化　A. 2018-12-14；B. 2019-04-23

· 入院检查 ·

■ 体格检查

1. T 37℃，P 108次/分，R 20次/分，BP 116/76 mmHg，体重 37 kg。

2. 患者右前胸、乳房正上方可见一包块，大小约8 cm×5 cm，无皮疹、破溃、窦道形成；质韧，无明显波动感，无触痛（图27-2）。心律齐，各瓣膜区未闻及杂音；双肺呼吸音清，未闻及干啰音；腹软无压痛，肝脾肋下未及。

■ 实验室检查

1. 血常规：WBC 5.94×10⁹/L，N% 72.3%，Hb 129 g/L，PLT 274×10⁹/L。

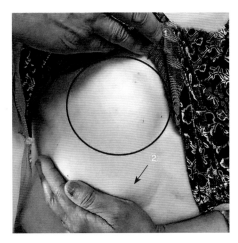

图27-2 患者入院时胸壁肿物照片 2019-06-20右前胸、乳房上方见一包块，质硬，活动度差，无皮温升高 ① 包块；② 乳房

2. 炎症标志物：CRP 24.8 mg/L，ESR 55 mm/h。

3. 生化电解质：ALT/AST 15/26 U/L，Alb 46 g/L，Cr 51 µmol/L。

· 临床分析 ·

■ 病史特点

患者为老年女性，右前胸包块进行性增大8个月余，伴盗汗明显，无局部皮肤红、痛、热；无发热、咳嗽咳痰等。血白细胞正常，CRP、ESR升高；胸部CT示胸壁肌层深部包块及右侧胸壁包裹性积液。间隔4个月随访患者胸部CT示胸部脓肿增大，穿刺抽出脓性液体；涂片见大量坏死及炎症细胞，细菌培养阴性。胸壁脓肿及胸腔包裹性积液，诊断考虑为感染性疾病。

■ 诊断分析

病原体引起慢性化脓性病变的细菌可能性大。

1. 结核分枝杆菌感染：胸壁脓肿8个月，局部皮肤无红、痛、热，考虑胸壁冷脓肿。患者盗汗明显，胸部CT示多处胸膜增厚伴钙化，考虑结核感染可能大；可行脓肿再次穿刺，脓液送微生物检查包括分枝杆菌培养以明确诊断。

2. 非结核分枝杆菌（NTM）感染：NTM皮肤软组织感染常见于外伤、手术后，多为快生长型NTM。如脓肿分枝杆菌、龟分枝杆菌、偶发分枝杆菌，可引起化脓性病变，大多化脓性肌炎伴有局部皮肤蜂窝织炎、触痛结节，数周后可形成溃疡；多数病灶无痛且无全身炎症症状。该例病程特点及胸壁改变与上述不符，但尚不能完全排除，可行病原学检查以明确或排除诊断。

3. 诺卡菌感染：多见于有基础肺部或免疫抑制患者，通常起病急，呈播散性，可出现双肺多发病变、皮肤肌肉脓肿、颅内脓肿等。本患者需警惕此类病原体可能，明确或排除诊断，有赖于脓液标本的微生物检查。

4. 放线菌感染：多呈慢性病程，可伴有表现为发热、寒战等全身症状，病变部位可出现脓肿形成、坏死及排液性窦道形成。典型的脓液中可见硫磺样颗粒，病理表现为慢性化脓性肉芽肿性病变；该患者病程进展缓慢伴脓肿形成，需考虑到该病原体感染。

5. 厌氧菌感染：厌氧菌是引起胸壁软组织及胸膜肺部感染的常见病原体，大多病程进展缓慢，也可呈快速进展病程，部分患者毒性症状不明显。也常有脓肿、胸壁窦道或脓胸表现，脓液多稀薄奇臭。胸部影像学检查可显示胸壁脓肿形成伴中心坏死，多合并有肺部及纵隔病变。本患者病变累及胸腔和胸壁，病程进展缓慢，需考虑此类病原体感染可能。

6. 金黄色葡萄球菌感染：金黄色葡萄球菌是皮肤软组织感染中最常见的病原体，多急性起病，有局部红肿热痛；伴全身毒性症状明显。该患者无发热、局部无发红、疼痛，故可以排除。

· 进一步检查、诊治过程和治疗反应 ·

■ 诊治过程

1. 2019-06-20 超声引导下行患者右前胸壁脓肿和右侧胸腔包裹性积液置管引流，均引流出脓液，无臭味（图27-3）。

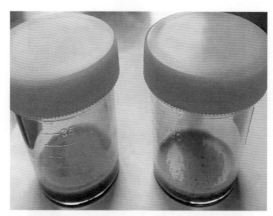

图27-3　患者胸壁脓液（左）和胸腔积液（右）照片

① 胸壁脓液检查：红细胞6 ～ 8/HP，白细胞100+/-/HP，细菌、真菌涂片和培养均阴性。脓液涂片找抗酸杆菌阳性（图27-4）。② 胸腔脓液：白细胞7 812/mm³，多个核细胞52%，ADA 100 U/L；细菌、真菌涂片和培养、抗酸涂片均阴性。

2. 2019-06-20门诊送检的胸壁脓肿标本（2019-04-23送检）结果回报：结核分枝杆菌培养阳性。

编号	细菌名称	结果 / 浓度	菌落计数
TP10	涂片找抗酸杆菌	阳性	

图27-4　2019-06-21患者的胸壁脓液厚涂片（2019-06-20采样）找抗酸杆菌报告

3. 2019-06-21患者行右胸壁增强MRI检查：右侧前胸壁肿胀隆起，见不规则异常信号灶；T_2WI为高信号，中心见少许液性信号影；T_1WI为等低信号，增强后病灶边缘环形强化；局部肋骨亦见T_1WI低、T_2WI稍高信号影，增强后周围软组织稍强化；右侧胸腔见包裹性积液（图27-5）。

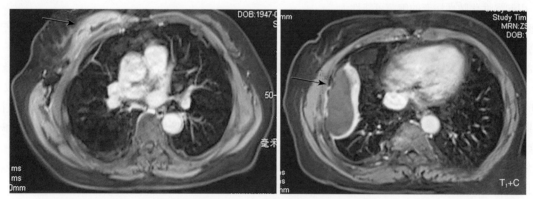

图27-5　2019-06-21患者胸壁软组织增强MRI表现

4. 2019-06-21调整抗结核方案：利福平胶囊（0.45 g，口服，qd）+异烟肼片（0.3 g，口服，qd）+吡嗪酰胺片（1 g，口服，qd）+左氧氟沙星片（0.5 g，口服，qd）。并予以带管出院。

■ **出院后随访**

1. 2019-07-15患者引流管无脓液流出，胸壁包块消失。复查MRI右侧前胸壁病灶较2019-06-21片缩小，右侧胸膜增厚（包裹性积液基本吸收），予以拔除引流管。

2. 患者门诊规律随访，2019年8月中旬盗汗症状明显缓解。2019-08-20复查MRI右侧前壁病灶较2019-07-15相仿，右侧包裹性积液较2019-07-15增多。

3. 2019-11-27患者炎症标志物降至正常，WBC 5.34×10^9/L，N% 74.0%，CRP 8.1 mg/L，ESR 26 mm/h。复查胸部CT右侧胸壁病灶较2019-08-20相仿，右侧胸膜下包裹性积液较前片缩小（图27-6）。

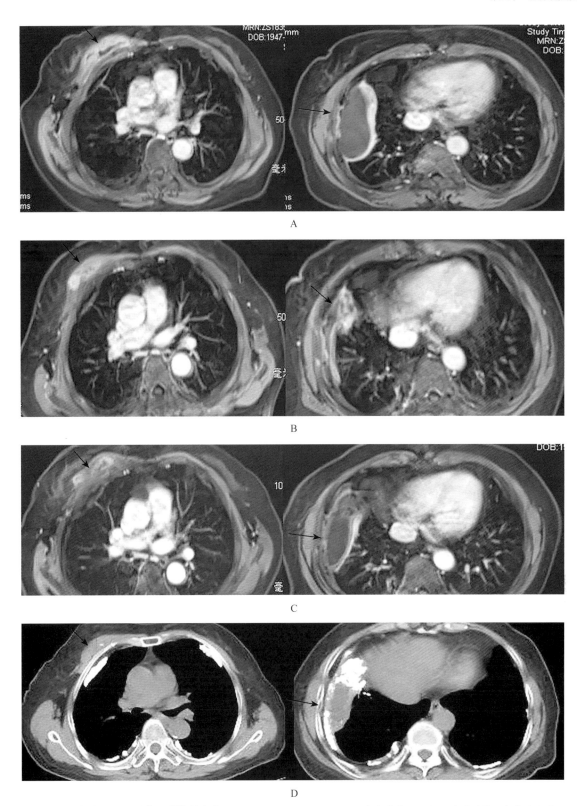

图27-6 患者病程中胸壁病灶影像学变化　A. 2019-06-21 MRI：右侧前胸壁病灶，右侧胸膜增厚，包裹性积液；
B. 2019-07-17 MRI：右侧前胸壁病灶较2019-06-21缩小，右侧胸膜增厚，包裹性积液基本吸收（2019-
07-17拔出引流管）；C. 2019-08-20 MRI：右侧前胸壁病灶较2019-07-17片稍增大，右侧胸腔新发包裹性
积液；D. 2019-11-27 胸部CT：右侧胸壁肿块（较2019-08-20 MRI大致相仿），右下胸腔包裹性积液，双
侧胸膜增厚伴钙化，较前片缩小

　　4. 2020-01-06门诊随访，胸壁病灶未见明显包块，复查炎症标志物进一步降低，CRP 2.8 mg/L，ESR 15 mm/h。继续异
烟肼＋利福平＋吡嗪酰胺治疗（炎症标志物变化及治疗方案见图27-7）。

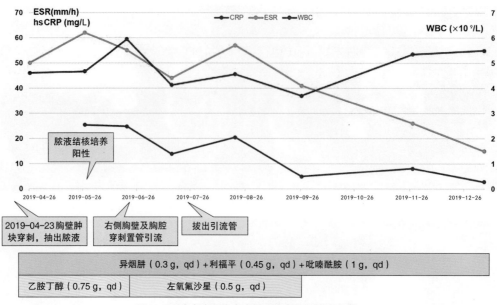

图 27-7　患者病程中炎症标志物变化及治疗方案

· 最后诊断与诊断依据 ·

■ 最后诊断

右侧胸壁脓肿、脓胸：结核感染。

■ 诊断依据

患者为老年女性，右侧胸壁肿块进行增大，局部皮肤无红、痛、热，病程进展较缓慢，有盗汗但无发热；炎症标志物（CRP 和 ESR）升高，血 WBC 和中性粒正常；T-SPOT.TB 升高。胸部 CT 和 MRI 示右侧胸壁肿块和胸腔包裹性积液，胸膜增厚钙化；胸壁肿块穿刺，抽出脓性液体，分枝杆菌培养为"结核分枝杆菌阳性"。经脓肿引流及抗结核药物治疗后，炎症标志物逐渐下降，胸部影像学检查示胸壁及胸腔包裹性积液有缩小。据此，本例结核性脓胸及胸壁脓肿诊断成立。

· 经验与体会 ·

1. 肺外结核在世界范围内的发生率达 20%～40%，其中年轻、女性、非洲或亚洲患者的发生风险似乎较高。其中胸壁结核的发生较少见，在骨肌肉结核感染中占 1%～2%，大多为单发。主要发病机制包括肋骨结核、胸膜或肺实质结核的直接侵犯、潜伏性结核血型播散或胸壁淋巴结直接侵犯所致。对于合并胸膜结核的患者，有学者认为是胸膜处干酪样物质经胸骨或肋间淋巴结转移至胸壁，继而引发胸壁结核。该例患者影像学检查示双肺多发胸膜钙化灶，推断既往结核性胸膜炎史，因无明显不适，未就医诊治。虽影像学未明确见脓胸与胸壁病灶相通，但推测可能为脓胸进展累及胸壁，破入胸壁及胸壁肌肉间隙；故考虑结核性脓胸继发胸壁脓肿可能。

2. 胸壁结核常常因非特异性临床表现和缓慢进展的病程而无法被早期发现。影像学检测对于该类疾病的诊断尤为重要，超声检查在胸壁病变检测中占有优势，可发现胸壁病变累及范围甚至骨破坏。胸部 CT 和 MRI 对发现小面积、轻度的骨皮质破坏具有较高敏感性，此外，MRI 可协助明确病变与周围软组织的关系。胸壁结核典型的影像学表现为脓肿边缘强化，中心液化坏死，半数患者可出现周围软组织累及。回顾该例患者影像学描述，与胸壁结核 MRI 典型表现相一致。

3. 胸壁结核脓肿的确诊较为困难，大多数临床医生选择对脓肿进行细针穿刺或活检协助诊断或排除其他炎症性病变。有研究发现细针穿刺诊断胸壁结核的敏感性仅 36.3%，故也有部分医生选择进行手术活检。同时有学者提出：对于结核高发地区，可通过胸壁脓肿的临床特征、肺结核病史及 CT 典型表现进行临床诊断，不需要通过活检确诊。

4. 在治疗方面，抗结核药物对该类疾病必不可少，但仅使用抗结核药物治愈的成功率并不高，且容易复发。大多数研究建议药物与手术联合治疗。但目前对于手术的方式包括脓液引流、清创手术等的选择标准尚未统一。大多认为，对于存在骨质破坏或胸腔窦道形成的患者，对脓肿壁、窦道、肿大淋巴结及受损骨质进行彻底清创是减少其并发症和复发的重要手段。本例患者起初接受抗结核药物治疗效果不佳，随即进行了脓液引流并加强抗结核药物治疗，取得了较满意的疗效。但拔管后

1个月复查胸腔脓肿增大，单纯药物抗结核治疗，后续脓肿缩小非常有限。回顾反思该诊疗过程，此类病人是否需要延长留置脓腔胸壁导管，甚至是否早期即需要外科清创手术？这值得探讨，也需要更多的临床经验的积累及循证证据。

5. 对于脓液引流后的抗结核疗程，目前也存在着争议。有学者认为使用以异烟肼和利福平为基础的药物治疗至少6～9个月，甚至可延长至12个月。结合本科室近4年来收治的肺外结核病例及随访结果，抗结核药物的选择及疗程需要根据患者耐受情况、药物毒副作用及病灶吸收情况综合判断。当然，疗程与疾病严重程度也息息相关，故对肺外结核患者，早期识别诊断及选择恰当的治疗方案亦是关键。

参考文献

[1] Boruah DK, Sanyal S, Sharma BK, et al. Role of cross sectional imaging in isolated chest wall tuberculosis[J]. J ClinDiagn Res, 2017, 11(1): TC01−TC06.

[2] Held MFG, Hoppe S, Laubscher M, et al. Epidemiology of musculoskeletal tuberculosis in an area with high disease prevalence[J]. Asian Spine J, 2017, 11(3): 405−411.

[3] Massaly A, Ndiaye LA, Cissé Diallo VMP, et al. Tuberculosis abscess of the chest wall on an immunocompetent patient in the teaching hospital of dakar (Senegal)[J]. Bull Soc Pathol Exot, 2018, 111(3): 152−155.

[4] Moyano-Bueno D, Blanco JF, López-Bernus A, et al. Cold abscess of the chest wall: A diagnostic challenge[J]. Int J Infect Dis, 2019, 85: 108−110.

病例 28　从膝盖外伤到肺炎，一次跌倒引发的"血案"

作者·骆 煜　陈璋璋　崔扬文　金文婷　马玉燕　审阅·胡必杰　潘 珏

· 病史简介 ·

女性，73岁，江苏人，2020-01-22收入复旦大学附属中山医院感染病科。

■ 主诉

外伤后左膝关节肿胀、疼痛6个月余，发热、咳嗽12天。

■ 现病史

1. 2019-07患者摔倒后左膝盖着地受伤，有轻度表皮损伤，疼痛不明显，未予重视，自行涂药处理（具体不详）。后左膝关节逐渐肿大、疼痛、影响走路，自行至当地私人诊所就诊，反复针灸、关节腔注射治疗，未见好转。

2. 201910-26患者至阜宁县人民医院，查左膝关节MRI示：① 左髌骨、胫骨近端骨髓水肿；② 左膝内外侧半月板损伤；③ 左膝前交叉韧带及内侧副韧带变性；④ 左膝关节退变，膝关节积液；⑤ 左膝周围软组织水肿（图28-1）。患者继续于当地诊所针灸治疗，肿痛未见好转。

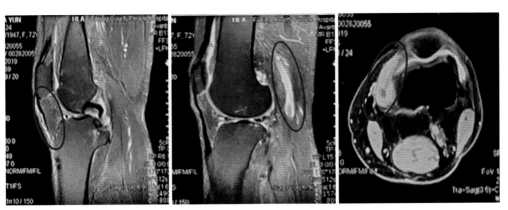

图28-1　患者入院前左膝关节MRI情况　2019-10-26左膝关节MRI：左膝关节积液，周围软组织水肿，左髌骨、胫骨近端骨髓水肿

3. 2020-01-10患者开始出现咳嗽、气促，夜间明显，伴发热，T_{max} 39℃；无寒战、无其余关节及皮肤损伤。患者至阜宁县人民医院查胸部CT：两肺内见斑片状、结节状、片状及条索密度增高影，边界欠清，局部可见小空洞影（图28-2），考

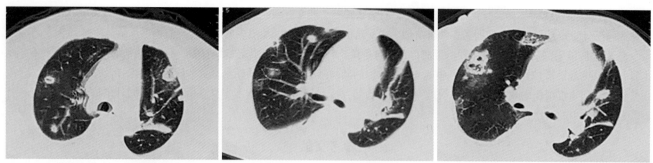

图28-2　患者入院前胸部CT情况　2020-01-12胸部CT：两肺内见斑片状、结节状及条索密度增高影，边界欠清，局部可见小空洞影，双侧胸腔积液

虑两肺感染性病变；双侧胸腔积液。未予处理，建议患者上级医院就诊。

4. 2020-01-13患者至上海某三级甲等医院就诊，查血：WBC 19.4×10⁹/L，N% 93.2%，Hb 103 g/L，PLT 121×10⁹/L，CRP 253.8 mg/L，PCT 2.2 ng/mL，白蛋白26 g/L，BNP 135.1 pg/mL。行左膝关节穿刺抽脓共两次（第一次抽出 30 mL，第二次少量）；脓液细菌培养金黄色葡萄球菌阳性；血mNGS检测到金黄色葡萄球菌序列；痰mNGS检测到金黄色葡萄球菌、肺炎链球菌、假肺链球菌、无乳链球菌、EB病毒等序列。患者收住入院，予达托霉素+利福平抗感染、化痰、营养支持等治疗。因患者体温高峰无下降，于2020-01-22转复旦大学附属中山医院感染病科住院治疗。

■ 既往史及个人史

患者高血压病史8年；2020-01-14诊断糖尿病。否认药物过敏史。

入院检查

■ 体格检查

1. T 36.2℃，P 92次/分，R 20次/分，BP 113/71 mmHg。

2. 精神萎，气平稳，双下肺呼吸音略低，未闻及明显啰音，心率92次/分，律齐，未闻及杂音。腹平软，无压痛或反跳痛。左膝关节肿胀，有表皮蜕皮，见十余个陈旧性针眼，皮温升高，关节活动受限（图28-3）。

■ 实验室检查

1. 血常规：WBC 7.55×10⁹/L，N% 74.2%，L% 17.4%，Hb 87 g/L，PLT 545×10⁹/L。

2. 炎症标志物：hsCRP 158 mg/L，ESR 79 mm/h，PCT 1.93 ng/mL。

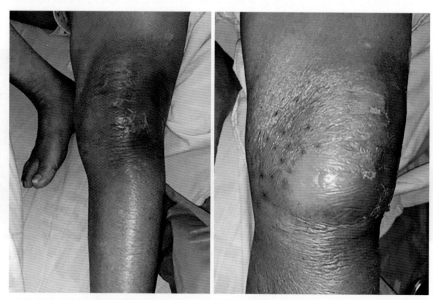

图28-3　患者入院时查体情况　2020-01-22入院查体：左膝关节肿胀，见十余个陈旧性针眼，皮温升高，关节活动受限

3. 肝肾功能：ALT/AST 17/26 U/L，Alb 28 g/L，Cr 55 μmol/L。

4. 尿常规及粪常规正常，粪隐血阴性。

5. 糖代谢：随机静脉血糖8.2 mmol/L，糖化血红蛋白10.6%。

6. 心肌损伤标志物：cTNT 0.012 ng/mL，pro-BNP 224 pg/mL。

7. 自身抗体：ANA颗粒1∶100，其余均阴性。

8. 甲状腺功能、细胞免疫检查均正常。

9. 肿瘤标志物：糖类抗原125 43 U/mL，NSE 19.8 ng/mL，SCC 4.8 ng/mL，其余均正常。

10. 特定蛋白：IgG 14.99 g/L，IgE 46 IU/mL，IgA 2.2 g/L，IgM 1.27 g/L。

11. T-SPOT.TB：A/B 0/0，血隐球菌荚膜抗原阴性，1-3-β-D葡聚糖11 EU/mL。

12. 血气分析（未吸氧）：pH 7.51，PaO_2 90 mmHg，$PaCO_2$ 31 mmHg，SpO_2 98%。

■ **辅助检查**

1. 2020-01-22心电图正常。

2. 2020-01-22超声心动图：各瓣膜未见赘生物，左房稍增大，LVEF 66%。

临床分析

■ **病史特点**

患者为老年女性，外伤后左膝关节肿胀、疼痛6个月余，发热、咳嗽12天，外院查血白细胞和炎症标志物显著升高（WBC $19.4×10^9$/L，N% 93.2%，CRP 253.8 mg/L，PCT 2.2 ng/mL），左膝关节MRI示：膝关节积液，左膝周围软组织水肿，左髌骨、胫骨近端骨髓水肿。胸部CT示：两肺内见斑片状、结节状、片状及条索密度增高影，局部可见小空洞影，多次行针灸、关节腔注射史，考虑感染可能性大，鉴别诊断分析如下。

■ **诊断分析**

1. 葡萄球菌感染：以金黄色葡萄球菌为主，多表现为局部红肿热痛，进展较快，发热等全身毒性症状常见，血炎症标志物明显增高，可合并血流感染、经血行播散引起肺部感染。该患者发热、炎症标志物明显升高、左膝关节肿痛、关节积液及局部软组织及骨髓炎症。胸部CT表现为双肺多发的斑片、结节，部分伴空洞形成，符合金黄色葡萄球菌肺部感染的CT征象，且外院曾有2次左膝关节脓液培养及血mNGS：金黄色葡萄球菌阳性，故首选考虑。患者外院曾予以达托霉素、利福平治疗后发热、左侧膝关节肿胀无好转，不能除外合并其他病原体感染可能。不过，达托霉素不可用于治疗金黄色葡萄球菌引起的肺部感染，因该药可被肺表面活性物质灭活。

2. 非结核分枝杆菌（NTM）感染：快速生长型分枝杆菌如脓肿分枝杆菌引起的皮肤软组织感染，常发生在轻微创伤、外伤或手术后，严重免疫抑制者也可出现血行播散性NTM。该患者有外伤史，后又多次小诊所行针灸、关节腔注射史，需考虑到该类病原体。实验室常规检测困难，经验性抗菌治疗效果不佳，需多次行脓液或痰涂片找抗酸杆菌及分枝杆菌培养、分子生物学检测技术以明确诊断。

3. 诺卡菌感染：多见于免疫功能受损和糖尿病患者，可同时累及肺、皮肤软组织、骨关节，甚至中枢神经系统。通常亚急性起病，部分可有高热、炎症标志物明显升高，病理表现为化脓性或肉芽肿性病灶；可进一步行痰、关节脓液行弱抗酸染色、延长培养时间、mNGS检测等鉴别。

4. 自身免疫疾病：患者女性，先后出现关节肿痛及肺部多发病灶，伴发热，无皮疹，但年龄较大，肺部出现空洞病灶；入院查自身抗体、尿常规、超声心动图基本正常，故暂不考虑该诊断。

进一步检查、诊治过程和治疗反应

■ **诊治过程**

1. 2020-01-22患者入院后即抽血培养、血mNGS检测；行超声下膝关节积液穿刺，抽出淡血性液体（图28-4），涂片找见少量革兰阳性球菌，真菌及抗酸涂片阴性。考虑葡萄球菌感染引起肺、关节及软组织感染可能大，予以利奈唑胺（0.6 g，静脉滴注，q12 h）。

2. 2020-01-23患者再次抽血培养；行右侧胸腔积液置管引流，胸腔积液检查：白细胞2 400/mm³，多个核细胞74%，单个核细胞26%，白蛋白21.5 g/L，ADA 33 U/L，细菌涂片及培养、抗酸涂片阴性。

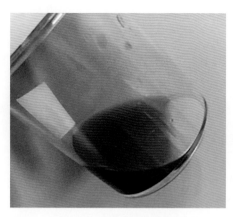

图28-4 患者行膝关节积液穿刺情况 关节腔积液穿刺，抽出淡血性液体

3. 2020-01-24患者体温较入院时明显升高；血mNGS结果回报：检测到金黄色葡萄球菌序列68条（图28-5）。

4. 2020-01-25患者痰涂片可见少量革兰阳性球菌。

5. 2020-01-26患者脓液培养为金黄色葡萄球菌（图28-6）。

6. 后查患者胸腔积液、痰mNGS均检测到金黄色葡萄球菌序列（图28-7）；2020-01-25、2020-01-27分别回报血培养阴性（2020-01-22、2020-01-23留取）。

7. 2020-01-28患者关节腔积液药敏示：甲氧西林敏感金黄色葡萄球菌（MSSA）（图28-8），改用头孢唑林（2 g，静脉滴注，q8 h）+莫西沙星（0.4 g，静脉滴注，qd）抗感染。

8. 2020-01-30患者仍有高热，左膝关节及周围软组织肿痛无好转，考虑混合其他病原体感染不能除外，调整方案为利奈唑胺（0.6 g，q12 h）+美罗培南

属			种			
属名	属相对丰度（%）	属严格序列数	种名	覆盖度（%）	种序列数	种严格序列数
葡萄球菌属	8.37	171	金黄色葡萄球菌	0.190 3	121	68

图28-5 2020-01-24患者血mNGS检测到金黄色葡萄球菌序列（2020-01-22送检）

细菌名称	结果/浓度
金黄色葡萄球菌	阳性

图28-6 2020-01-26患者关节腔积液培养金黄色葡萄球菌阳性（2020-01-22送检）

属			种			
属名	属相对丰度（%）	属严格序列数	种名	覆盖度（%）	种序列数	种严格序列数
葡萄球菌属	56.52	1 425	金黄色葡萄球菌	2.17	1 389	902

A

属			种			
属名	属相对丰度（%）	属严格序列数	种名	覆盖度（%）	种序列数	种严格序列数
葡萄球菌属	46.5	668	金黄色葡萄球菌	1.01	635	432

B

图28-7 患者痰及胸腔积液mNGS检测结果 A. 痰mNGS检测到金黄色葡萄球菌序列；B. 胸腔积液mNGS检测到金黄色葡萄球菌序列

（1 g，q8 h），体温逐渐下降，2020-02-02开始体温转平（图28-9），左膝关节及周围软组织肿痛逐渐好转，复查炎症标志物逐步下降。

9. 2020-02-10改为利奈唑胺（0.6 g，口服，q12 h）+左氧氟沙星（0.4 g，口服，qd）。

10. 2020-02-13患者胸部CT较前明显吸收（图28-10），体温转平，无咳痰，可下地行走。

11. 2020-02-14患者予以出院，出院继续予利奈唑胺（0.6 g，口服，qd）+左氧氟沙星（0.4 g，口服，qd）抗感染治疗。

金黄色葡萄球菌	阳性		
		结果	MIC/RAD
头孢西丁筛选			Neg
青霉素		R 耐药	≥ 0.5
苯唑西林		S 敏感	≤ 0.25
头孢洛林		S 敏感	0.25
庆大霉素		S 敏感	≤ 0.5
左氧氟沙星		S 敏感	1
莫西沙星		S 敏感	≤ 0.25
诱导型克林霉素耐药			Pos
红霉素		R 耐药	≥ 8
克林霉素		R 耐药	0.25
利奈唑胺		S 敏感	2
达托霉素		S 敏感	1
替考拉宁		S 敏感	≤ 0.5
万古霉素		S 敏感	≤ 0.5
替加环素		S 敏感	≤ 0.12
利福平		S 敏感	≤ 0.5
复方新诺明		S 敏感	≤ 0.5
米诺环素	35		
磷霉素	20	S 敏感	

图28-8　2020-01-28患者关节腔积液药敏：甲氧西林敏感金黄色葡萄球菌（MSSA）

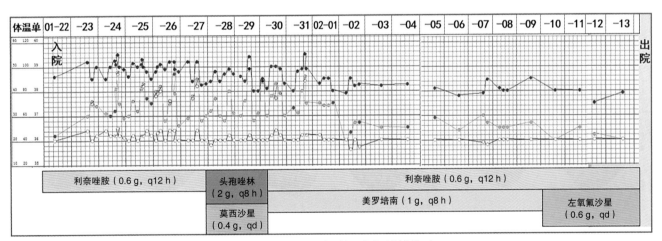

图28-9　患者治疗前后体温变化及用药情况

■ 出院后随访

1. 2020-03-10患者偶有咳嗽，无发热、咳痰，左膝关节肿胀逐渐好转，左膝关节活动无明显受限。复查CRP 8 mg/L，红细胞沉降率55 mm/h，降钙素原0.07 ng/mL；胸部CT双肺病灶较前进一步吸收（图28-10），MRI左膝关节积液减少，周围软组织及骨髓水肿较前好转（图28-11）。改用SMZ（0.96 g，口服，bid）+莫西沙星（0.4 g，口服，qd）。

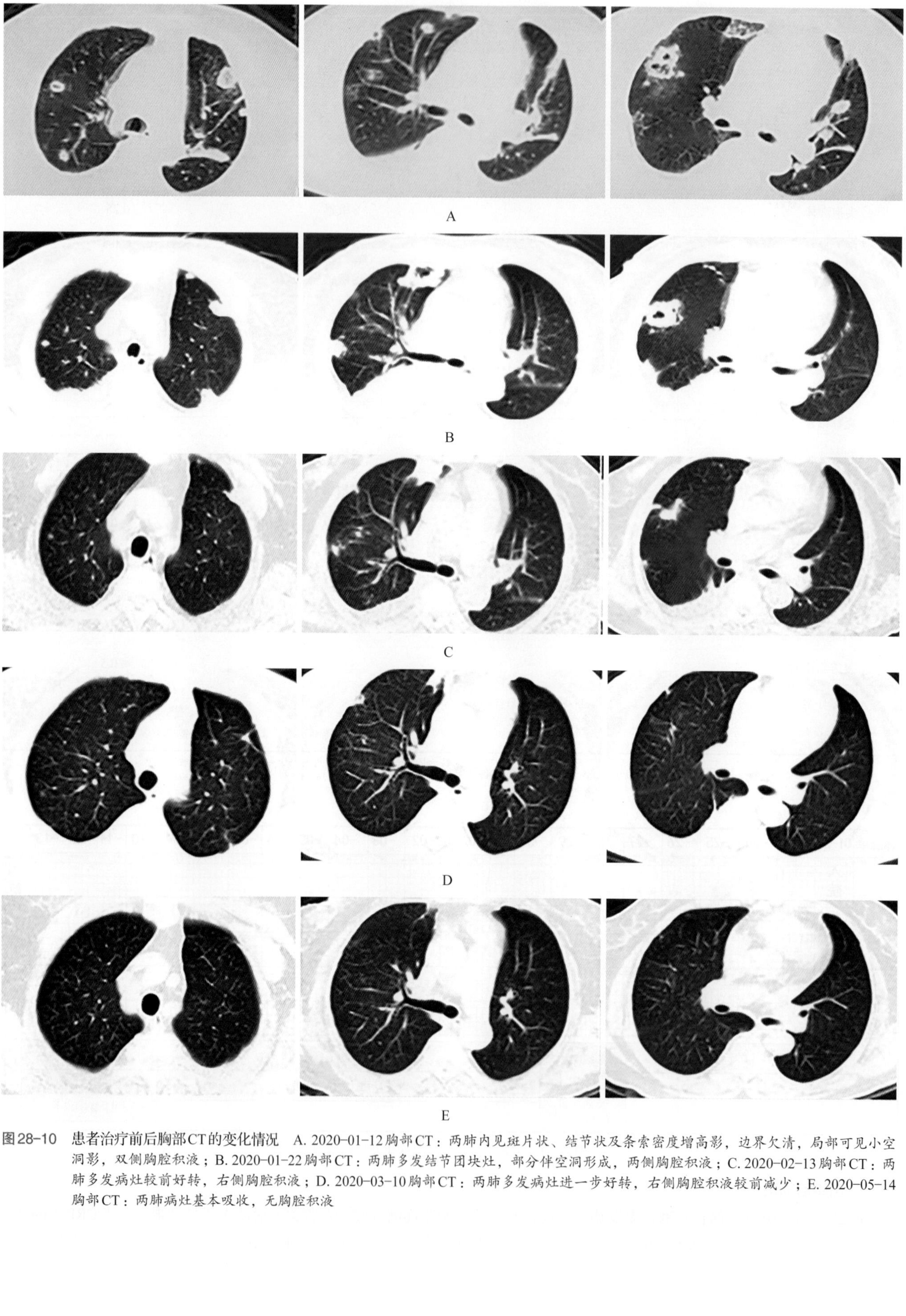

图28-10　患者治疗前后胸部CT的变化情况　A. 2020-01-12胸部CT：两肺内见斑片状、结节状及条索密度增高影，边界欠清，局部可见小空洞影，双侧胸腔积液；B. 2020-01-22胸部CT：两肺多发结节团块灶，部分伴空洞形成，两侧胸腔积液；C. 2020-02-13胸部CT：两肺多发病灶较前好转，右侧胸腔积液；D. 2020-03-10胸部CT：两肺多发病灶进一步好转，右侧胸腔积液较前减少；E. 2020-05-14胸部CT：两肺病灶基本吸收，无胸腔积液

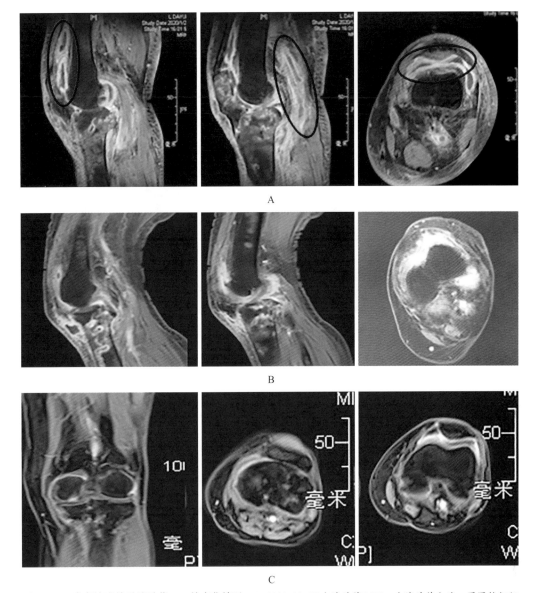

图28-11 患者治疗前后膝关节MRI的变化情况 A. 2020-01-22左膝关节MRI：左膝关节积液，周围软组织水肿，左髌骨、左胫骨近端骨髓水肿；B. 2020-02-12左膝关节MRI：左膝关节积液较前片略减少，周围软组织水肿好转，左髌骨、左胫骨近端骨髓水肿较前好转；C. 2020-05-14左膝关节MRI：左膝关节腔积液进一步减少，周围软组织无明显水肿，左髌骨、左胫骨近端死骨形成

2. 2020-04-13随访患者CRP 2.2 mg/L，红细胞沉降率18 mm/h，降钙素原0.04 ng/mL，维持原方案治疗（图28-12）。

3. 2020-05-14患者无发热、咳嗽，左膝关节肿略肿，皮肤不红，皮温不高。查CRP 2.7 mg/L，红细胞沉降率25 mm/h，降钙素原 < 0.02 ng/mL，继续予以SMZ+莫西沙星治疗（图28-12、图28-13）。

· 最后诊断与诊断依据 ·

▨ 最后诊断
播散性金黄色葡萄球菌感染（左膝关节、骨髓炎、肺、血流）。

▨ 诊断依据
患者为老年女性，外伤后左膝关节肿胀、疼痛6个月余，发热、咳嗽12天。查体：左膝关节肿胀，见陈旧性针灸针眼，皮温升高，活动受限；曾多次行针灸、关节腔注射史。查患者白细胞及炎症标志物明显升高；膝关节MRI示：左膝关节积液，周围软组织水肿，左髌骨、左胫骨近端骨髓炎；胸部CT示：两肺多发病灶伴部分空洞形成。患者关节腔培养提示金黄色葡萄球菌（MSSA），血、痰及胸腔积液mNGS均提示：金黄色葡萄球菌。抗金黄色葡萄球菌治疗后患者体温转平、咳嗽

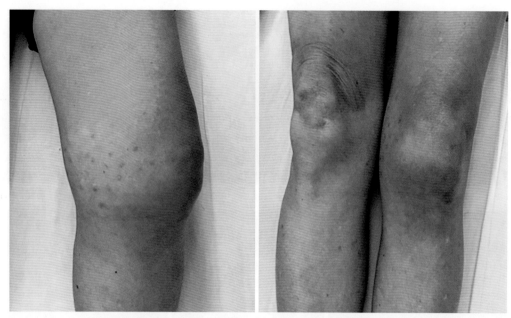

图28-12　2020-05-14患者随访：左膝关节肿胀较前好转，活动可

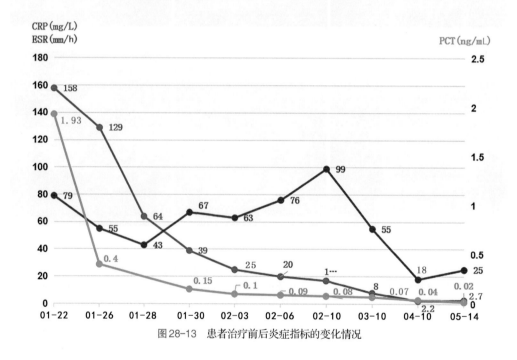

图28-13　患者治疗前后炎症指标的变化情况

好转，关节及周围软组织肿胀逐渐好转。患者炎症标志物下降至正常，复查胸部CT示肺内病灶完全吸收；左膝关节MRI示周围软组织水肿好转，关节腔积液减少，骨髓水肿逐渐好转，故诊断成立。

经验与体会

1. 感染性关节炎常见病原体包括金黄色葡萄球菌、淋病奈瑟菌、链球菌、G⁻杆菌，在穿透性损伤后或外科术后的感染中金葡菌最常见。对有糖尿病、肿瘤、免疫功能抑制等宿主的感染风险大大增加，且容易播散。本例患者存在糖尿病，曾多次行针灸、关节腔注射，先出现关节局部的金葡菌感染，后经血行播散引起肺部感染；除此之外还需评估心、脑等部位情况。有研究报道采取针灸治疗患者的感染率为6.7%，其中浅表皮肤黏膜感染占69%，深部组织感染为19%，肺部感染及血流感染均占6%。

2. 中医针灸、骨科关节腔注射是临床诊疗中经常采用的基本操作。不安全的注射会对注射的接受者（如患者）带来严重损害或威胁。应加强注射感染风险防控，强化手卫生、无菌操作、穿刺部位皮肤消毒及穿刺部位保护，以及灭菌合格的一次性针灸针都是缺一不可的感控措施。且遵循"一人一针一用一灭菌"原则。

3. 金黄色葡萄球菌是导致社区获得性菌血症和医院获得性菌血症的首要原因，金黄色葡萄球菌菌血症（staphylococcus aureus bacteremia, SAB）最初可能难以识别，导致病情加重，其死亡率为20%。使用抗菌药物治疗后，培养结果往往呈阴性。本例患者虽入院后2次血培养均性，通过mNGS检测血标本发现金黄色葡萄球菌；肺内病灶符合血行播散性金葡菌肺炎的影像学改变，表现为两肺多发以外带为主的斑片、结节灶、边界模糊、病灶与血管分布密切，发展迅速，部分伴空洞形成，故考虑存在SAB。

4. 起初关节腔积液培养、血及mNGS提示存在金黄色葡萄球菌，外院药敏结果未见，故经验性抗菌治疗应包括具有抗MRSA活性的药物（如万古霉素、利奈唑胺）。其后根据药敏提示MSSA，故抗生素调整为头孢唑林＋莫西沙星，仍高热、左膝关节无好转；考虑利奈唑胺局部软组织、骨组织、肺泡上皮衬液浓度均较高，改为利奈唑胺后取得较好的治疗效果。

5. 抗菌药物在骨关节中的浓度方面，骨关节浓度与血浓度比值较高的有：氟喹诺酮类、大环内酯类（不包括红霉素）、克林霉素、替加环素、利奈唑胺、利福平、糖肽类、氨苄西林舒巴坦、头孢他啶、头孢吡肟。头孢唑啉在骨关节中浓度较低，本例中改用该药后，治疗效果不佳可能与此有关。

参考文献

[1] 杨春明，吴春欢.针灸诱发医院感染相关因素及预防对策探讨[J].当代医学，2018，24（22）：1-5.

[2] Borzio R, Mulchandani N, Pivec R, et al. Predictors of septic arthritis in the adult population[J]. Orthopedics, 2016, 39(4): 657-663.

[3] Holland TL, Arnold C, Fowler VG Jr. Clinical management of Staphylococcus aureus bacteremia: a review[J]. JAMA, 2014, 312(13): 1330-1341.

[4] Landersdorfer CB, Bulitta JB, Kinzig M, et al. Penetration of antibacterials into bone: pharmacokinetic, pharmacodynamic and bioanalytical considerations[J]. Clin Pharmacokinet, 2009, 48(2): 89-124.

[5] McConeghy KW, Bleasdale SC, Rodvold KA. The empirical combination of vancomycin and a β-lactam for Staphylococcal bacteremia[J]. Clin Infect Dis, 2013, 57(12): 1760-1765.

[6] Tong SY, Davis JS, Eichenberger E, et al. Staphylococcus aureus infections: epidemiology, pathophysiology, clinical manifestations, and management[J]. Clin Microbiol Rev, 2015, 28(3): 603-661.

病例29 小身材，大破坏
——瘦身术后感染它，多发脓肿安了家

作者 · 姚雨濛 米宏菲 金文婷 马玉燕
审阅 · 胡必杰 潘珏

· 病史简介 ·

患者，女性，33岁，上海人，2020-01-02收入复旦大学附属中山医院感染病科。

■ 主诉

双腋下及腹壁红肿疼痛2个月余。

■ 现病史

1. 2019-09患者为减肥美体，至私人诊所行穴位皮下"埋蛋白线治疗"。2019-10初，患者"埋线"处出现红肿、硬结，伴疼痛，不伴发热，自服头孢菌素治疗无好转。

2. 2019-10中旬，患者各红肿硬结增大，左侧腋下包块自发破溃，伴瘙痒、疼痛，至某三级甲等医院门诊就诊，予青霉素静脉滴注5日（剂量不详）及外敷膏药（成分不详）2～3周，效果不佳。

3. 2019-11-25患者于复旦大学附属中山医院门诊就诊，查血常规：WBC 6.6×10^9/L，N% 71.5%，ESR 33 mm/h，CRP 2.5 mg/L，PCT 0.04 ng/mL。2019-11-29超声引导下患者右侧腋窝皮下包块穿刺抽液：抽出15 mL黄色脓液，送检微生物涂片+培养。患者在家中自行换药。2019-12-18患者脓液分枝杆菌培养：非结核分枝杆菌。

4. 2019-12-30患者门诊复诊，双侧腋下及脐周、下腹部多发硬结较前进一步增大，双侧腋下及下腹壁伴溃破。2020-01-02患者为求进一步诊治收入复旦大学附属中山医院感染病科。

5. 病程中，患者胃纳、睡眠、精神尚可，大小便如常，体重无明显增减。

■ 既往史及个人史

患者否认慢性病史；否认药物过敏史。

· 入院检查 ·

■ 体格检查

1. T 37.0℃，P 98次/分，R 20次/分，BP 114/83 mmHg。

2. 患者神志清，精神可，全身皮肤无黄染。

3. 患者双侧腋下可及片状红肿（长径约5 cm），伴触痛，局部伴破溃、少量流液；下腹壁多处条片状红肿（最大处范围约5 cm×6 cm），伴触痛，局部伴破溃、少量流液；脐上可及直径4 cm一包块，有波动感（图29-1）。

4. 患者全身浅表淋巴结无肿大。心肺无特殊。腹部平软，肝脾肋下未及。

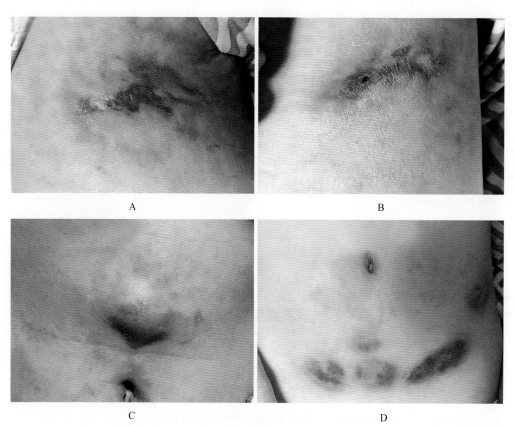

图29-1 患者"埋线治疗"处病灶外观 A.右侧腋下；B.左侧腋下；C.腹壁脐上包块；D.下腹壁多发病灶

■ 实验室检查

1. 血常规：WBC 4.94×10⁹/L，N% 72.9%，Hb 121 g/L，PLT 203×10⁹/L。

2. 炎症标志物：ESR 31 mm/h，hsCRP 0.9 mg/L，PCT 0.03 ng/mL。

3. 生化：Alb 44 g/L，ALT/AST 9/14 U/L，Cr 49 μmol/L。

4. 隐球菌荚膜抗原阴性。

5. G试验：< 10 pg/mL。

6. 细胞免疫正常范围。

■ 辅助检查

1. 胸部CT平扫：两肺未见活动性病变。

2. 心电图：正常心电图。

3. 心脏彩超未见明显异常。

· 临床分析 ·

■ 病史特点

患者为青年女性，无明确免疫抑制基础，接受穴位皮下"埋线治疗"后起病，呈慢性病程。患者表现为多发手术部位皮下的红肿硬结、脓腔形成伴自行破溃及疼痛；血白细胞和中性粒比例、C反应蛋白均正常，红细胞沉降率轻度增快。先后予患者头孢菌素和青霉素抗感染治疗，以及局部外敷药物治疗，均无效。患者脓液培养报告"非结核分枝杆菌"生长，考虑慢性皮肤软组织感染诊断较明确，需完善影像学评估病灶侵犯深度，更重要的是需对病原体进行鉴别。

■ 诊断分析

1. 非结核分枝杆菌：患者慢性病程，无中毒症状，右侧腋下穿刺脓液培养提示非结核分枝杆菌生长，诊断较为明确；为除外标本污染引起的假阳性，需复查各部位病灶脓液分枝杆菌培养。皮肤软组织非结核分枝杆菌病中，以脓肿分枝杆菌复合群、偶发分枝杆菌复合群等快生长分枝杆菌较常见，需进一步完善菌种鉴定及药敏试验，以指导抗感染药物选择。

2. 细菌混合感染：患者非结核分枝杆菌皮肤软组感染诊断较为明确，但病灶内有可疑异物，且病程中外敷药物治疗，需警惕病程中存在葡萄球菌、厌氧菌等混合感染的情况。并且患者存在多处病灶，每处病灶的致病菌是否相同仍待明确，需反复送检各处伤口的脓液行涂片找细菌及培养，除外混合感染。

3. 结核分枝杆菌：患者慢性病程，无基础疾病，皮下"埋线治疗"后起病，局部脓液非结核分枝杆菌培养阳性，结核病不考虑。

· 进一步检查、诊治过程和治疗反应 ·

■ 诊治过程

1. 2020-01-02患者体表肿块彩超：腹壁皮下多发囊实性占位，考虑脓肿形成，其中脐上部团块局部侵犯后方肌层。

2. 2020-01-02联系微生物实验室，对2019-12-18复旦大学附属中山医院门诊送检右腋窝脓液标本，培养出的非结核分枝杆菌（NTM），要求进一步做菌种鉴定及药敏试验。

3. 2020-01-03综合分析病史，考虑患者皮肤软组织快速生长分枝杆菌感染可能大，予头孢美唑（2 g，静脉滴注，q12 h）+阿米卡星（0.6 g，静脉滴注，qd）+阿奇霉素（0.25 g，口服，qd）+多西环素（0.1 g，口服，q12 h）联合抗感染。

4. 2020-01-03患者行左下腹壁脓腔穿刺，抽取黄色浓稠脓液约2 mL，送检微生物涂片及培养。

5. 2020-01-03患者脓液涂片找细菌、真菌、抗酸杆菌，均阴性。

6. 2020-01-06患者脓液细菌、真菌培养阴性。

7. 2020-01-06患者入院前脓液分枝杆菌MALDI-TOFMS菌种鉴定：偶发分枝杆菌。

8. 2020-01-07患者胸腹部软组织增强MRI：考虑皮下多发脓肿形成（图29-2）。

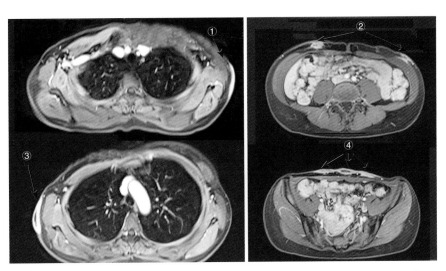

图29-2　2020-01-07患者胸、腹部软组织MR+增强：考虑双侧腋下皮肤病灶，考虑炎性病灶；中下腹部皮下软组织多发脓肿形成　①左腋下病灶；②腹壁多发脓肿；③右腋下脓肿；④腹壁多发脓肿

9. 患者腋下病灶以右侧更大，范围约 1.4 cm×5.3 cm×4.3 cm。

10. 患者中下腹部皮下软组织内多发病灶，短径约 2.6 cm。

11. 2020-01-10 请整形外科会诊后，行体表脓肿切开引流术。于患者右侧腋窝下脓肿表面、腹壁脐周多发脓肿表面分别沿脓肿长轴做切口，见到多量脓液及坏死组织涌出，取脓液及组织分别送培养及病理。

12. 2020-01-11 患者右侧腋下、腹壁上部、腹壁下部脓液分别涂片找细菌、真菌、抗酸杆菌，均阴性。

13. 2020-01-11 患者术中坏死组织病理：镜下见大量炎症细胞浸润及类上皮细胞反应，为肉芽肿性炎（图 29-3）。

手术医院	中山本部	送检材料	体表脓肿	审核日期	2020-01-19
巨检	体表脓肿：灰黄灰褐色碎组织一堆，共计大小 2.5 cm×1 cm×0.7 cm。				
病理诊断	（体表脓肿）镜下见大量炎症细胞浸润及类上皮细胞反应，为肉芽肿性炎，正在行免疫组化、特殊染色及结核 PCR 检查以协助诊断。 补充报告（2020-01-15）：（体表脓肿）镜下见大量多核巨细胞，部分多核巨细胞吞噬异物，符合异物肉芽肿伴感染。 免疫组化：CD68（KP1）阴性，CK（pan）组织细胞阳性。 特殊染色：抗酸阴性，六胺银阴性，网状纤维染色（网状纤维轻度增生），PAS 阴性。 2020-01-19 补充报告： 检测结果：结核 PCR 检测结果为阴性。				

图 29-3　2020-01-15 患者体表脓肿坏死组织病理：肉芽肿性炎伴感染

14. 2020-01-14 患者左下腹穿刺脓液（2020-01-03 送检）：非结核分枝杆菌生长。

15. 2020-01-15 患者病理（2020-01-10 送检）补充报告：（体表脓肿）镜下见大量多核巨细胞，部分多核巨细胞吞噬异物，符合异物肉芽肿伴感染。抗酸阴性，六胺银阴性，网状纤维染色示网状纤维轻度增生，PAS 阴性。结核 PCR 检测结果为阴性。

16. 2020-01-17 患者术中右侧腋窝、腹壁上部及下部脓液 mNGS 检测均检出塞内加尔分枝杆菌（属于偶发分枝杆菌复合群）序列。

■ 治疗反应

1. 术后患者每日伤口消毒、更换脓腔内引流纱条，继续阿奇霉素+多西环素+头孢美唑+阿米卡星抗分枝杆菌治疗。患者腋下及腹壁伤口周围红肿范围逐渐缩小，渗出极少，疼痛、瘙痒感减轻。

2. 2020-01-17 随访患者血常规、肝肾功能正常范围，炎症标志物较前好转（ESR 31→10 mm/h，CRP 2.5→0.5 mg/L）。

3. 静脉使用抗生素期间，患者诉大便稀薄，约 3 次/日，无腹痛、发热、水样便等不适，查粪常规+OB 及粪培养无异常；予补充益生菌后症状改善。

4. 根据文献关于偶发分枝杆菌复合群的耐药监测数据，调整抗感染方案为：阿奇霉素（0.25 g，qd）+米诺环素（0.1 g，q12 h）+左氧氟沙星（0.4 g，qd）。

5. 2020-01-20 患者出院，上述 3 联抗感染治疗，嘱规律随访，伤口定期换药。

6. 2020-02-02 患者药敏结果回报，提示大环内酯类、氟喹诺酮类、米诺环素敏感，故继续原方案治疗（图 29-4）。

7. 2020-02-10 患者手术切口完全闭合、无分泌物，多发病灶红肿、硬结好转，疼痛好转，无纳差、腹泻、关节酸痛等不适主诉。随访血常规、炎症标志物、肝肾功能均正常。

8. 2020-04-21 患者门诊随访，局部皮下硬结持续缩小，伴轻瘙痒感，调整为阿奇霉素+左氧氟沙星+多西环素口服（因米诺环素缺货）。

9. 2020-05-06 患者门诊随访，病灶进一步吸收好转，继续口服抗 NTM 治疗（图 29-5）。

最后诊断与诊断依据

■ 最后诊断

多发皮肤软组织感染：塞内加尔分枝杆菌（偶发分枝杆菌复合群）引起。

■ 诊断依据

患者为青年女性，无基础疾病，接受穴位皮下"埋线治疗"后起病，呈慢性病程，表现为多发手术部位皮下的红肿硬结、脓腔形成伴自行破溃及疼痛。患者右侧腋下、下腹壁病灶脓液培养示非结核分枝杆菌生长，MALDI-TOF MS 菌种鉴定为"偶发分枝

药物	MIC/RAD	结果	药物	MIC/RAD	结果
妥布霉素	4	I	阿米卡星	1	S
利奈唑胺	4	S	甲氧苄啶/磺胺甲噁唑	4/76	R
头孢西丁	32	I	亚胺培南/西司他丁	8	I
克拉霉素（3日）	0.12	S	克拉霉素（14日）	2	S
环丙沙星	0.5	S	莫西沙星	0.25	S
米诺环素	1	S	多西环素	0.25	S
替加环素	0.25	无折点			

图29-4 患者脓液培养塞内加尔分枝杆菌药敏结果

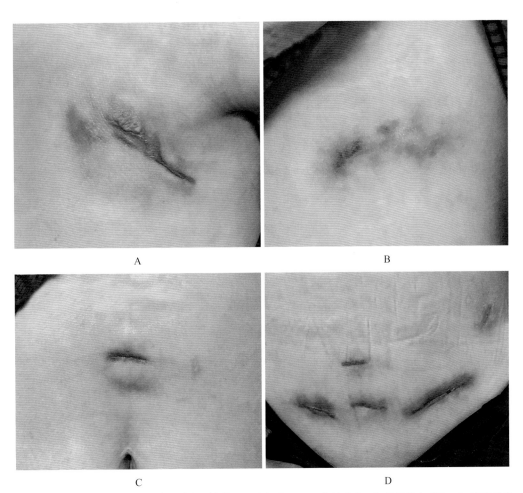

图29-5 2020-05-06患者门诊随访时病灶外观 A. 右侧腋下；B. 左侧腋下；C. 腹壁脐上病灶；D. 下腹壁多发病灶

杆菌"。患者体表脓肿切开引流术术中组织病理提示肉芽肿性炎，术中3处脓液mNGS检出塞内加尔分枝杆菌。予患者联合抗非分枝杆菌治疗5个月余，多处皮肤红肿硬结吸收，切口愈合。据此塞内加尔分枝杆菌所致多发皮肤软组织感染诊断确立。

经验与体会

1. 塞内加尔分枝杆菌（*Mycobacterium senegalense*）属于偶发分枝杆菌复合群（MFC），为快生长分枝杆菌，是引起牛皮肤鼻疽的主要病原，也是创伤或整形手术后皮肤软组织感染的机会性病原体，人类病例少见。在非洲以外地区，塞内加尔分枝杆菌分布环境不详。本例患者多处皮肤组织的感染源可能为私人诊所进行的穴位"埋线治疗"。

2. "埋线治疗"或"线雕"作为改善面部等轮廓的微创美容整形手术，近年来在亚洲国家越来越受到欢迎；然而也有越来越多术后感染病例报告，严重时可造成手术部位脓肿形成及组织坏死等后果、严重损害患者外观。因此，"埋线治疗"相关的感染防控及诊治问题需引起重视。

3. 偶发分枝杆菌复合群目前包括偶发分枝杆菌（*M. fortuitum*）、外来分枝杆菌（*M. peregrinum*）、猪分枝杆菌（*M. porcinum*）、败血分枝杆菌（*M. septicum*）、休斯敦分枝杆菌（*M. houstonense*）、*M. conceptionense*、*M. boenickei*、*M. neworleansense*、*M. brisbanense*、*M. farcinogenes*、塞内加尔分枝杆菌（*M. senegalense*）及 *M. setense*。由于病例报告罕见，针对塞内加尔分枝杆菌感染尚无诊疗规范或指南。本例的治疗主要参考偶发分枝杆菌的治疗建议，选择了外科清创、脓液引流及抗菌药物治疗。

4. 偶发分枝杆菌对一线抗结核药物十分耐药，对阿米卡星非常敏感，通常多西环素、亚胺培南、克拉霉素较敏感，而不同文献报告的氟喹诺酮类、利奈唑胺、复方磺胺敏感性差异较大。作为快生长分枝杆菌之一，需警惕 *erm* 基因导致的大环内酯类诱导性耐药。为防止产生耐药性，通常选择 2～4 种药物联合抗感染治疗；疗程暂无标准疗程，但通常要求至少 3～4 个月，甚至超过 6 个月。

5. 随着人民生活水平不断提高，大家对美也有着不懈追求，但侵入性美容操作或手术同样带来各类感染风险。普通人切不可因爱美心切，盲目到无资质的机构进行有创伤性的操作。手术器械消毒灭菌不合格、植入物质量不符合相关技术要求等还可能造成血源性传染病的传播（如乙型肝炎、丙型肝炎、梅毒、艾滋病等），因此爱美人士对于整形美容医疗机构要做好详细了解和谨慎选择。而对于内科、皮肤科、整形外科等相关科室的临床医生，也需要将非结核分枝杆菌这一大类较少见病原体纳入鉴别诊断范围，提高此类感染诊治的能力。

6. 除治疗本身外，由于疗程较长，可能存在抗菌药物无法耐受等情况；如何与患者沟通，取得患者理解与配合，也将影响到临床治疗效果；所幸本例患者依从性良好。更重要的是，本例患者接诊后，本团队始终积极进行常规检测之外的分枝杆菌鉴定、体外药敏试验，并根据循证医学证据针对这一罕见病原体选择药物，最终取得了很好的治疗效果。

参考文献

[1] Carretero O, Reyes C, San-Juan R, et al. Mycobacterium senegalense infection after implant-based breast reconstruction, spain[J]. Emerg Infec Dis, 2020, 26(3): 611–613.

[2] Hatakeyama S, Ohama Y, Okazaki M, et al. Antimicrobial susceptibility testing of rapidly growing mycobacteriaisolated in Japan[J]. BMC Infectious Diseases, 2017, 17(1): 197.

[3] Kim HJ, Lee SJ, Lee JH, et al.Clinical features of skin infection after rhinoplasty with only absorbable thread (Polydioxanone) in oriental traditional medicine: A case series study[J]. Aesthetic Plastic Surgery, 2020, 44(1): 139–147.

[4] Shen Y, Wang X, Jin J, et al. In vitro susceptibility of Mycobacterium abscessus and Mycobacterium fortuitum isolates to 30 antibiotics[J]. Biomed Res Int, 2018, 2018: 4902941.

[5] Yun Y, Choi I. Effect of thread embedding acupuncture for facial wrinkles and laxity: a single-arm, prospective, open-label study[J]. Integrative MedicineResearch, 2017, 6(4): 418–426.

病例 30 肺部空洞、腰部流脓，青年男性何去何从

作者·黄英男 金文婷 马玉燕 史庆丰
审阅·胡必杰 潘珏

病史简介

男性，27 岁，江苏人，2017-09-06 收入复旦大学附属中山医院感染病科。

■ 主诉

发现右侧肋腰部肿块 2 个月余。

■ 现病史

1. 2 个月余前患者发现右侧肋腰部肿块，鸽蛋大小、质地韧、活动度好、无局部红肿热痛，否认发热盗汗、咳嗽咳痰、关节肿痛等。当地医院就诊考虑脂肪瘤可能，未予处理。

2. 1 个月前患者肿块逐渐增大，伴局部红肿，2017-07-26 当地行超声：右腰部皮下肌层内囊实性占位（47 mm × 26 mm ×

37 mm），考虑血肿可能，未予治疗。

3. 患者肿块仍继续增大，2017-09-04当地再次就诊查WBC 4.5×10⁹/L，N% 72%，腹部软组织增强MRI：右侧肋腰部皮下包块（70 mm×35 mm×100 mm）及右侧胸腔肝包膜下病变，考虑感染性病变伴窦道形成可能大（图30-1）。行B超引导下细针穿刺，抽出少量脓液，涂片找细菌、真菌及抗酸杆菌均阴性。细针穿刺细胞学：见较多凝固性坏死及中性粒细胞。为明确肿块性质并进一步治疗收住入院。

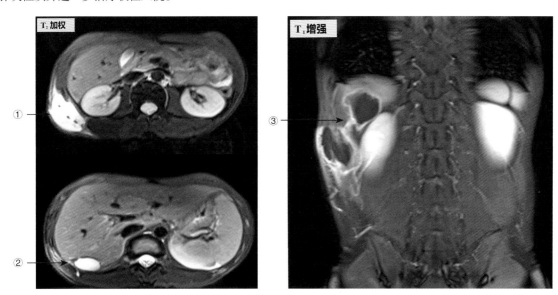

图30-1　2017-09-04患者腹部软组织增强MRI检查结果　① 右侧肋腰部皮下脓肿；② 肝包膜下病变；③ 右肋腰部脓肿与肝包膜下病变形成窦道

4. 病程中，患者胃纳一般，睡眠及大小便尚可，2个月内体重下降5 kg。

■ **既往史及个人史**

否认基础疾病。

入院检查

■ **体格检查**

1. T 36.2℃，P 96次/分，R 20次/分，BP 107/85 mmHg。

2. 查体：浅表淋巴结未及肿大，右肋腰部皮下肿块，局部破溃，表面有黄白色脓液渗出，周围红肿，皮温略高。心肺查体无殊。腹平软，无压痛，肝脾肋下未及。肝区叩击痛阴性（图30-2）。

■ **实验室检查**

1. 血常规：WBC 9.35×10⁹/L，N% 74.7%，Hb 154 g/L，PLT 329×10⁹/L。

2. 炎症标志物：ESR 35 mm/h，hsCRP 19.1 mg/L，PCT 0.05 ng/mL。

3. 生化：ALT/AST 8/13 U/L，Alb 49 g/L，Cr 61 μmol/L。

4. 隐球菌荚膜抗原、G试验阴性。

5. 肿瘤标志物：CEA 2.0 ng/mL，AFP 0.8 ng/mL，CA19-9 12.1 U/mL，自身抗体均阴性。

6. 细胞免疫：淋巴细胞数1 600 cells/μL，Th淋巴细胞CD4 728 cells/μL。

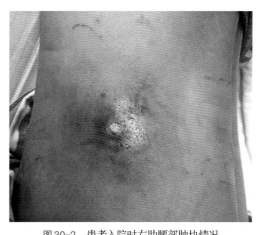

图30-2　患者入院时右肋腰部肿块情况

■ **辅助检查**

1. 超声心动图：未见明显异常。

2. 胸部CT：左上肺脓肿可能大，右肺炎症，纵隔淋巴结增大（图30-3）。

3. 为排除腹膜后淋巴结肿大及盆腔病变，予完善腹盆部CT+增强：右侧肋腰部皮下及右侧胸腔肝包膜下病变，考虑感染性病变伴窦道形成（图30-4）。

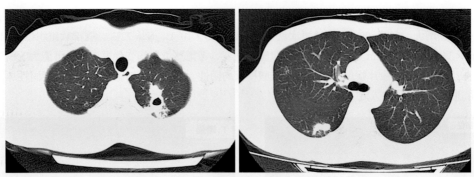

图30-3　2017-09-06患者胸部CT检查结果

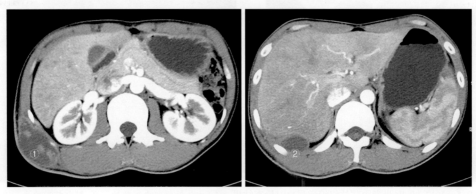

图30-4　2017-09-06患者腹盆部CT检查结果　① 右侧肋腰部皮下脓肿；② 肝包膜下病变

临床分析

■ 病史特点

患者为青年男性，病程2个月余，以右肋腰部肿块起病，肿块进行性增大，伴体重下降；实验室检查显示WBC不高，ESR、CRP轻度升高，PCT不高。患者影像学见左肺尖后段空洞性病变及右下肺背段病灶，右侧肋腰部皮下及右侧胸腔肝包膜下感染性病变伴窦道形成可能大；肋腰部肿块细针穿刺细胞学见较多凝固性坏死及中性粒细胞。

■ 诊断分析

1. 可能诊断一：患者肋腰部脓肿合并肺空洞性病变，首先考虑感染性疾病伴脓肿形成可能，病原体需考虑如下。

•普通细菌：如金黄色葡萄菌，厌氧菌及肠杆菌科细菌等所致的感染，但此类细菌毒性较强，所致脓肿多有明显的发热、咳嗽、腹痛等急性症状。患者发现皮下肿块2个月余，但无明显发热腹痛症状，炎症标志物升高不明显；影像学显示肺部空洞，但患者无明显咳嗽、咳痰症状，故此类病原体所致可能不大。可进一步完善脓肿穿刺行病原学检查以明确。

•分枝杆菌：结核及非结核分枝杆菌可导致多部位感染，可伴消耗症状，该患者皮肤脓肿发展缓慢，局部虽有红肿热但不剧烈，且伴有左肺尖空洞性病变及右肺背段病灶。患者腰部肿块穿刺细胞学见较多凝固性坏死及中性粒细胞，首先需考虑结核分枝杆菌感染，可完善T-SPOT.TB、痰涂片找抗酸杆菌及分枝杆菌培养、脓肿穿刺引流送检病原学以明确。

•诺卡菌、放线菌：二者均可以引起慢性感染。诺卡菌感染一般发生于免疫抑制者，可伴有播散性感染；此菌弱抗酸染色阳性，培养阳性可明确诊断。放线菌是人体正常菌群，感染可发生免疫正常者，多为混合感染的一部分；病灶为特征性的坚硬的炎性包块，镜下可见硫磺颗粒，需依据病理明确诊断。本患者可进一步完善病原及病理学检查以明确。

2. 可能诊断二：肿瘤患者皮下肿块伴肺部空洞，不除外肿瘤合并转移可能。但患者年纪轻，肿瘤标志物阴性，肿块穿刺细胞学未见明显肿瘤细胞，目前肿瘤依据不足。

进一步检查、诊治过程和治疗反应

■ 诊治过程

1. 2017-09-07 T-SPOT.TB：A/B 69/13；行超声引导下患者肋腰部肿块穿刺引流，引流出红白色脓液2 mL。脓液常规：

红细胞10+/-/HP，白细胞满视野；脓液涂片找细菌、真菌及抗酸杆菌均阴性；因标本黏稠不能行生化检查，因脓液量少不能行ADA等检查。

2. 2017-09-07考虑患者结核感染可能大，予异烟肼+利福平+乙胺丁醇+吡嗪酰胺抗结核治疗。

3. 2017-09-11患者支气管镜：管腔通畅；于左上叶尖后段行灌洗及TBLB，其中2块送组织培养。

4. 2017-09-12调整患者抗结核方案为异烟肼+利福平+左氧氟沙星（0.6 g，静脉滴注，qd）+阿米卡星（0.4 g，静脉滴注，qd）。

5. 2017-09-13患者肿块局部仍稍有波动感，再次超声引导下右侧腰大肌脓肿穿刺，抽出红色黏稠脓性液体10 mL。后右肋腰部局部脓液液化自穿刺点流出（图30-5）。

6. 2017-09-14患者肺泡灌洗液mNGS（2017-09-11送检）：检出结核分枝杆菌复合群序列数102条（图30-6）。

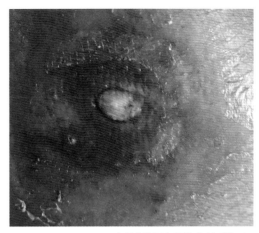

图30-5 2017-09-13患者右肋腰部肿块穿刺后情况

属			种		
中文名	拉丁文名	检出序列数	中文名	拉丁文名	检出序列数
结核分枝杆菌复合群	*Mycobacterium tuberculosis complex group*	102	非洲结核分枝杆菌	*Mycobacterium africanum*	0
结核分枝杆菌复合群	*Mycobacterium tuberculosis complex group*	102	牛分枝杆菌	*Mycobacterium bovis*	0
结核分枝杆菌复合群	*Mycobacterium tuberculosis complex group*	102	坎那分枝杆菌	*Mycobacterium canettii*	0
结核分枝杆菌复合群	*Mycobacterium tuberculosis complex group*	102	结核分枝杆菌	*Mycobacterium tuberculosis*	0

图30-6 患者肺泡灌洗液mNGS检测报告

7. 2017-09-15患者肺组织病理（2017-09-11送检）：炎症性病变（图30-7）。

巨检	灰红灰褐组织7粒，直径0.2～0.3 cm。
病理诊断	（左上叶尖段）镜下为肺组织及少许横纹肌组织，肺泡间隔部分区可见到较多淋巴细胞，肺泡腔内可见到增生的组织细胞，未见到肉芽肿结节，特殊染色未检出明确阳性菌，为炎症性病变，请结合临床。 免疫组化（2017-N21101）：17S39921-001，P63（上皮阳性），Ki-67（散在阳性），CD3（淋巴细胞阳性），ALK（1A4）阴性，P40阴性，TTF-1（上皮阳性），CD68（组织细胞阳性），DES阴性，CD79α（淋巴细胞阳性），CK广（上皮阳性），CD20（淋巴细胞阳性），S100阴性，CD30阴性。 特殊染色：17S39921-001，抗酸阴性，PAS阴性，网状纤维染色阴性，六胺银阴性。

图30-7 患者肺组织活检病理报告

8. 2017-09-23患者脓液mNGS（2017-09-07穿刺标本，因科研样本排队，于2017-09-18送检）：检出结核分枝杆菌复合群序列数2条（图30-8）。

9. 2017-09-25外科会诊：考虑患者肋腰部病变位置较深，手术范围较大，建议抗感染，暂不手术。

10. 2017-09-27患者肋腰部脓肿略缩小，炎症标志物较前下降：ESR 26 mm/h，CRP 7.4 mg/L，PCT 0.03 ng/mL；予口服异烟肼+利福平+乙胺丁醇+左氧氟沙星+吡嗪酰胺抗结核出院。

11. 2017-10-09患者肺组织分枝杆菌培养（2017-09-11送检）：结核分枝杆菌阳性（图30-9）。

12. 2017-10-11患者肺泡灌洗液分枝杆菌培养（2017-09-11送检）：结核分枝杆菌阳性（图30-10）。

属			种		
中文名	拉丁文名	检出序列数	中文名	拉丁文名	检出序列数
结核分枝杆菌复合群	*Mycobacterium tuberculosis complex group*	2	非洲结核分枝杆菌	*Mycobacterium africanum*	0
结核分枝杆菌复合群	*Mycobacterium tuberculosis complex group*	2	结核分枝杆菌	*Mycobacterium tuberculosis*	0

图 30-8　患者脓液 mNGS 检测报告

标本种类	肺组织	标本说明		采样时间	2017-09-11 14：41
编号	细菌名称			结果/浓度	菌落计数
MPB64	结核分枝杆菌复合群特异性抗原MPB64			阳性	
FZGJPY	分枝杆菌培养			阳性	

图 30-9　患者肺组织分枝杆菌培养报告

标本种类	灌洗液	标本说明		采样时间	2017-09-11 14：39
编号	细菌名称			结果/浓度	菌落计数
MPB64	结核分枝杆菌复合群特异性抗原MPB64			阳性	
FZGJPY	分枝杆菌培养			阳性	

图 30-10　患者肺泡灌洗液分枝杆菌培养报告

13. 2017-10-21患者脓液分枝杆菌培养（2017-09-07送检）阴性。

■ **治疗反应**

1. 患者出院后当地规律抗结核治疗，无明显不适症状，2017年11月起停用吡嗪酰胺，右侧腰肋部病灶逐渐缩小（图30-11），随访胸部CT示双肺病灶逐渐吸收（图30-12）；腹部软组织MRI示腰肋部、肝包膜下病灶逐渐变小（图30-13）。

2. 2018-07患者自行停药。

3. 2018-09-13复旦大学附属中山医院感染病科门诊随访，右侧腰肋部伤口已愈合，查血常规正常：WBC 7.02×10⁹/L，N% 65.1%；炎症标志物降至正常：ESR 5 mm/h，hsCRP < 0.3 mg/L，PCT < 0.02 ng/mL；T-SPOT.TB：A/B 25/5；影像提示双肺病灶、腰肋部病灶基本吸收。

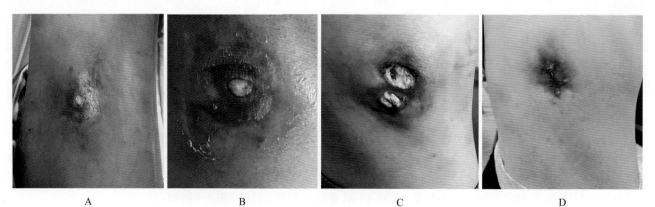

　　A　　　　　　　　　　B　　　　　　　　　　C　　　　　　　　　　D

图 30-11　患者右肋腰部脓肿变化　A. 2017-09-06；B. 2017-09-13；C. 2017-11-01；D. 2018-09-13

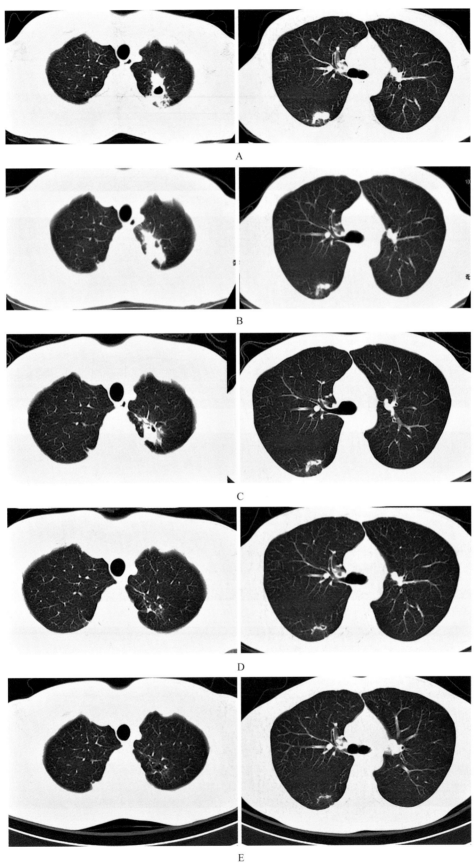

图30-12 患者胸部CT随访 A. 2017-09-06胸部CT：左肺上叶空洞，右肺下叶背段团片影；
B. 2017-11-01胸部CT：两肺病灶较2017-09-06吸收；C. 2018-01-13胸部CT：双肺病灶
较2017-11-01进一步吸收；D. 2018-04-21胸部CT：左上肺空洞消失，右肺病灶略缩小；
E. 2018-09-13胸部CT：双肺病灶较2018-04-21略吸收

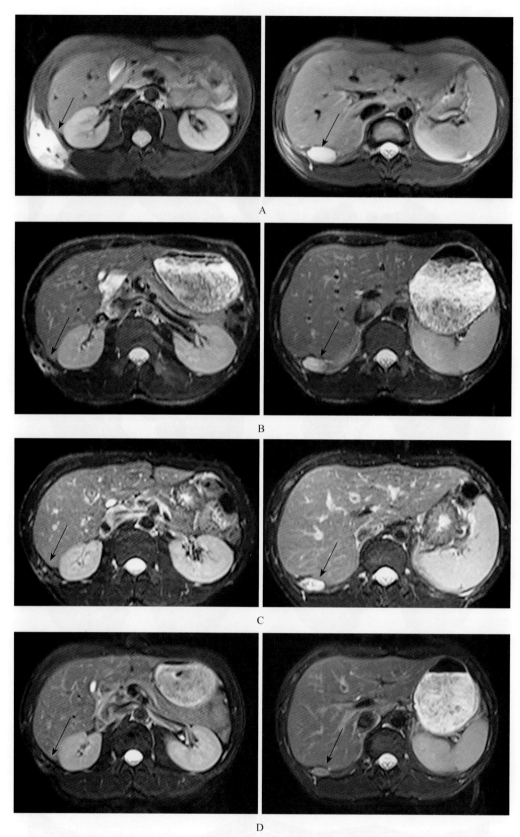

图30-13　患者腹部软组织MRI随访　A. 2017-09-04腹部软组织MRI：右侧肋腰部皮下及右侧胸腔肝包膜下
病变，考虑感染性病变伴窦道形成可能大；B. 2018-01-13腹部软组织MRI：右侧肋腰部皮下及右
侧胸腔肝包膜下病变，较前片（2017-09-04）明显吸收缩小；C. 2018-04-21腹部软组织MRI：右
侧肋腰部局部胸腔腹壁结核，较前片（2018-01-13）略缩小；D. 2018-09-13腹部软组织MRI：右
侧肋腰部局部胸腔腹壁结核，较前片（2018-04-21）略缩小

最后诊断与诊断依据

最后诊断

1. 右腰肋部皮肤软组织结核性脓肿。
2. 左上和右下肺结核。

诊断依据

患者为青年男性，以右肋腰部肿块起病，肿块逐渐变大，伴体重下降；白细胞不高，炎症标志物升高。影像学提示患者右侧肋腰部皮下及右侧胸腔肝包膜下感染性病变伴窦道形成可能大；T-SPOT.TB强阳性，CT见左肺尖空洞性病灶及右肺背段病灶，均为结核好发部位。患者肋腰部肿块细针穿刺细胞学检查见较多凝固性坏死及中性粒细胞；肺泡灌洗液及皮下肿块中脓液mNGS均提示结核分枝杆菌；肺泡灌洗液及肺组织培养到结核分枝杆菌。患者穿刺引流及抗结核治疗后肋腰部病灶消失、伤口愈合，肺内病灶吸收，炎症标志物及T-SPOT.TB明显下降，故多部位结核感染诊断明确。

经验与体会

1. 本案例为青年男性，慢性感染，肺、软组织等多部位脓肿空洞，能导致慢性感染的病原体包括分枝杆菌，诺卡菌，放线菌，隐球菌等。结核是最常见的病原体，可导致各部位多种症状的感染。患者就诊时常已发病多时，而临床医生常对结核警惕性不够，甚至造成开放性肺结核患者的误诊。

2. 患者多部位感染灶均充分送检了病原学（包括传统微生物涂片和培养及mNGS检查）及病理学检查，为疾病诊断提供了宝贵的铁证。但应认识到，本患者病理学结果并非典型，且病理特殊染色为阴性；若无病原学强有力的支持，仅仅依靠不典型的病理学，不能对该患者明确诊断。因此，对于患者的任何标本都应充分送检，尤其是经过治疗的患者，充分利用标本方可找到蛛丝马迹，为疾病明确诊断提供可靠依据。

3. T-SPOT.TB是近年来结核检测，尤其是潜伏结核检测的重要指标。在大部分感染结核分枝杆菌的患者中，用源于结核分枝杆菌的抗原刺激时，外周血单个核细胞会释放γ-干扰素，细胞数量反映了免疫反应的强弱。T-SPOT.TB诊断结核感染的敏感性约为90%，特异性 > 95%；有临床研究提示其在肺外结核患者中的阳性率为88.15%。由于血清转换窗口期的存在，以及免疫抑制因素等，该指标阴性不能排除结核；如实验室提供阳性对照孔数目，则可对假阴性结果进一步甄别。

4. 肺外结核的疗程与肺结核相同，均为6个月，中枢神经系统结核与骨结核例外，分别为12个月和6～9个月。有学者研究了肺结核患者6个月疗程和9个月疗程的有效性，发现6个月方案的患者更可能完成治疗（61% vs. 51%），且两组患者在完成治疗后2年史的复发率相近（3.5% vs. 2.8%）。本案例中患者因脓肿液化不完全，故未行引流，因此适当延长疗程。

5. 皮肤软组织结核多因原发结核未得到有效控制、而导致病灶中的结核菌通过血源性传播，最终累及皮肤软组织等。相比开放性肺结核，皮肤软组织结核未能借助呼吸道飞沫/气溶胶进行传播，故人际间传染力有限，未见导致医院感染报道。感染部位样本采集时应加强无菌操作和手卫生意识，若标本污染环境应先擦去，再进行有效清洁和消毒。

参考文献

[1] Combs DL, O'Brien RJ, Geiter LJ. USPHS Tuberculosis Short-Course Chemotherapy Trial 21: effectiveness, toxicity, and acceptability. The report of final results[J]. Ann Intern Med, 1990, 112(6): 397–406.

[2] Pai M, Zwerling A, Menzies D. Systematic review: T-cell-based assays for the diagnosis of latent tuberculosis infection: an update[J]. Ann Intern Med, 2008, 149(3): 177–184.

[3] Wang F, Yu J, Zhou Y, et al. The use of TB-specific antigen/phytohemagglutinin ratio for diagnosis and treatment monitoring of extrapulmonary tuberculosis[J]. Front Immunol, 2018, 14(9): 1047.

作者·马玉燕　金文婷　史庆丰
审阅·胡必杰　潘珏

病例 31　手臂脓肿6个月伤口不愈，涂片检查1天找到元凶

· 病史简介 ·

女性，34岁，安徽人，2018-12-17收入复旦大学附属中山医院感染病科。

■ 主诉

右前臂肿胀、术后愈合不良6个月。

■ 现病史

1. 2018-06底患者无诱因出现右前臂水肿伴压痛，当地予头孢类抗炎效果不佳（具体治疗不详）。

2. 2018-07患者至某市中心医院行右前臂MRI：右侧肱骨远端及桡骨近端少许异常信号，倾向骨髓水肿；右前臂肌肉及皮下软组织广泛肿胀。考虑患者右前臂软组织血管神经性水肿，治疗约10天后水肿稍消退。出院后患者右前臂腹侧近腕关节处开始逐渐出现3个肿物，伴局部红肿发热。

3. 2018-08底患者肿物增大，触之有波动感。患者至某县医院行右前臂脓肿切开引流术，见大量脓性渗出，术后创面愈合困难，长期换药效果不佳。

4. 2018-10中旬患者再次行手术清创，创面较大，渗出多，基底为黄白色坏死组织（图31-1）。病程中，有间断低热。

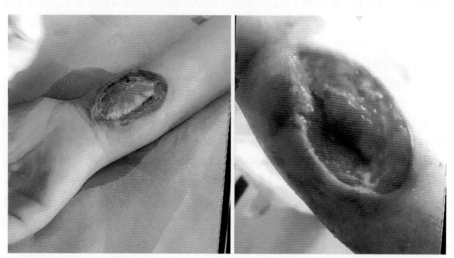

图31-1　2018-10外院患者伤口情况　右前臂远端腹侧伤口迁延不愈，表面大量黄色脓苔

5. 2018-11-29患者又至某市中心医院以"皮肤慢性溃疡"收入骨科病房。查WBC 5.3×10^9/L，N% 68.5%，CRP 10 mg/L，ESR 46 mm/h，Hb 108 g/L，尿隐血阳性；T-SPOT.TB：A/B 6/14。

6. 2018-12-04患者胸部CT（图31-2）：右肺中叶团块灶，右肺下叶斑片斑点影，两肺散在小结节。2018-12-05患者行右前臂MRI平扫（图31-3）：右前臂皮下脂肪间隙多发异常信号灶。患者右前臂组织活检，病理报告"溃疡伴变性坏死"，未行微生物学相关检查。予清创换药、头孢类抗感染、改善微循环消肿等治疗，创面相对清洁后予简易负压吸引。住院期间患者出现高热39℃，伴咳白黏痰。予莫西沙星+头孢哌酮/舒巴坦抗感染。

7. 2018-12-13起患者体温转平。当地建议患者至上级医院会诊查找前臂伤口不能愈合的原因，2018-12-17收入复旦大学附属中山医院感染病科。

8. 病程中，患者精神欠佳，胃纳睡眠尚可，大小便无特殊，近期体重无明显变化。

■ 既往史及个人史

2013年外院诊断系统性红斑狼疮、狼疮性肾炎Ⅳ型，曾行两次血浆置换，长期服用激素及免疫抑制剂。2018-11-29评估病情平稳，目前甲泼尼龙（10 mg，口服，qd）+吗替麦考酚酯（0.5 g，口服，bid）+羟氯喹（0.2 g，口服，bid）；外院发现右颈静脉血栓，予双嘧达莫（50 mg，bid）+华法林（2.5 mg，qd）。否认结核史及接触史。

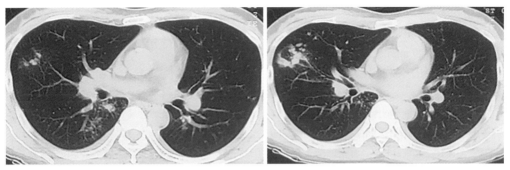

图31-2　2018-12-04患者胸部CT结果　右肺背段斑点样病灶，右肺中叶斑点、团片样病灶

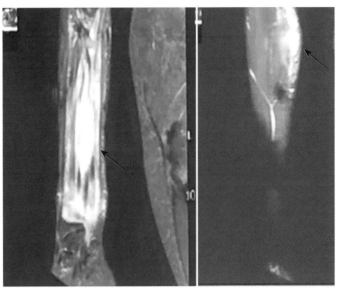

图31-3　2018-12-05右前臂MRI结果　右前臂皮下脂肪间隙多发异常信号灶，肌腱周围肿胀，部分积液

入院检查

体格检查

1. T 36.8℃，P 84次/分，R 20次/分，BP 127/93 mmHg。

2. 查体：浅表淋巴结未扪及肿大，右前臂近端背侧可扪及一大小约3 cm×4 cm包块，表面红肿不明显，可有波动感；右前臂远端腹侧手术切口处愈合不良，表面大量黄色脓苔附着，周围红肿不明显，皮温略高（图31-4）。双肺未闻及干湿啰音，心腹查体无殊。

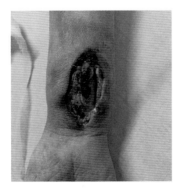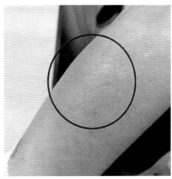

图31-4　2018-12-17入院时患者右前臂伤口情况　右前臂远端腹侧术后伤口愈合不良，表面大量黄色脓苔附着；右前臂近端背侧可扪及大小约3 cm×4 cm包块，表面红肿不明显，有波动感

■ **实验室检查**

1. 血常规：WBC 5.03×10^9/L，N% 78.6%，Hb 100 g/L。

2. 炎症标志物：hsCRP 24.9 mg/L，ESR 11 mm/h，PCT 0.16 ng/mL。

3. 生化：ALT/AST 61/40 U/L，Alb 38 g/L，BUN 5.8 mmol/L，Cr 104 μmol/L，UA 324 μmol/L。

4. 尿常规：蛋白（++），白细胞阴性，红细胞阴性。

5. 血气分析（不吸氧）：pH 7.45，PaO_2 111 mmHg，$PaCO_2$ 31 mmHg。

6. T-SPOT.TB：A/B 10/29，G试验、血隐球菌荚膜抗原阴性。

7. 自身抗体：ANA 1∶1 000，抗dsDNA抗体、抗ENA、ANCA均阴性，总补体及C3、C4正常。

8. 细胞免疫：CD4/CD8 2.6，CD4 534 cells/μL，CD8 203 cells/μL。

■ **辅助检查**

1. 2018-12-17心电图：正常心电图。

2. 2018-12-18右前臂平扫+增强MRI（图31-5）：右前臂软组织多发脓肿，右侧桡骨近段骨髓炎可能。

3. 2018-12-19胸部平扫CT（图31-6）：右肺感染，两肺见弥漫粟粒样小结节影，右侧腋下增大淋巴结。

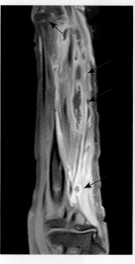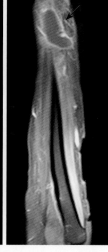

图31-5　2018-12-18患者右前臂MRI结果　右侧桡骨近段见多发片状T₁WI低信号，明显强化；考虑右前臂软组织多发脓肿，皮下水肿

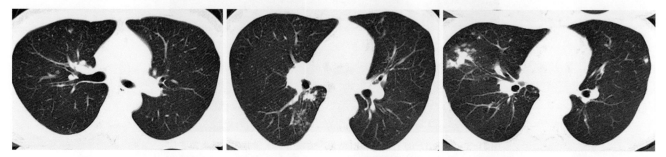

图31-6　2018-12-19患者胸部CT结果　右下肺背段、右肺外侧段斑点、斑片样病灶，两肺弥漫粟粒样小结节影

临床分析

■ **病史特点**

患者为青年女性，基础病为系统性红斑狼疮、狼疮性肾炎，长期服用激素及免疫抑制剂。患者右前臂水肿起病，逐渐出现脓肿伴波动感，切开引流后伤口迁延不愈，病程半年；外院WBC不高，红细胞沉降率、CRP轻度升高；MRI提示右前臂软组织感染伴脓肿形成，头孢类抗感染总体效果不佳。患者病程中间断发热，胸部CT示右肺背段及右中叶外侧段斑点斑片样病灶，两肺粟粒样病变；诊断考虑右前臂及肺感染性疾病，病原体方面考虑如下。

■ **诊断分析**

1. 诺卡菌：诺卡菌感染好发于免疫抑制人群，病理为慢性化脓性炎症，肺、皮肤多发脓肿性病变最常见，可伴有高热等毒性症状，治疗疗程不足往往容易迁延不愈。该患者长期使用激素及免疫抑制剂，存在免疫缺陷基础，病程半年，右前臂反复脓肿、伤口愈合不良，病程中有发热偶有高热，胸部CT示两肺多发病灶；普通抗细菌药物似有效果，但总体疗效不佳，可符合诺卡菌感染。疗效不佳考虑与抗感染疗程短、用药不甚规范有关。诺卡菌生长缓慢，通常在培养基上生长2～3天仅形成针尖大小的菌落，实验室经验不足的话容易漏诊。入院后可再次行脓液、创面分泌物弱抗酸涂片，积极与微生物室沟通细菌培养延长培养2周，行脓液mNGS等提高阳性率，寻找依据。

2. 结核分枝杆菌：患者有免疫抑制基础，病灶迁延不愈，局部红肿痛不剧烈，CRP轻度升高，炎症反应不剧烈；常规抗细菌效果差，2次T-SPOT.TB均轻度升高；胸部CT示右肺背段斑点增殖样病灶，为结核好转部位，两肺弥漫大小不等粟粒样小结节影，符合肺结核的影像学表现，提示合并肺结核可能。患者病程中病灶偶有好转，考虑与患者抵抗力、外院可能间断使用了对结核有效的氟喹诺酮类药物有关；入院后可行脓液、创面分泌物涂片找抗酸杆菌、分枝杆菌培养、mNGS等寻找病原学依据。

3. 非结核分枝杆菌：NTM好发于免疫力低下、支气管扩张等患者中，毒力较低，通常表现为慢性病程，尤其是慢生长的NTM感染。该患者存在继发性免疫功能缺陷，前臂伤口迁延不愈，抗细菌治疗效果不佳；且胸部CT示两肺多发粟粒样小结节影、斑点样病灶，需考虑NTM感染可能。但患者两次查T-SPOT.TB均升高，不支持常见NTM菌种感染；入院后可行脓液、创面分泌物分枝杆菌培养、mNGS等与结核进一步鉴别。

进一步检查、诊治过程和治疗反应

■ 诊治过程

1. 2018-12-18于患者右前臂近段背侧波动感明显处穿刺抽出少量黄色稠厚脓液，脓液涂片找抗酸杆菌（++）（图31-7）。右前臂远段腹侧创面分泌物涂片找抗酸杆菌（++）（图31-8）。痰涂片找抗酸杆菌阴性。考虑结核感染可能大，予异烟肼（0.3 g，口服，qd）＋利福平（0.45 g，口服，qd）＋莫西沙星（0.4 g，静脉滴注，qd）＋利奈唑胺（0.6 g，静脉滴注，q12 h）抗结核，同时兼顾NTM和诺卡菌。

编号	细菌名称	结果/浓度	菌落计数
TP10	涂片找抗酸杆菌	（++）	

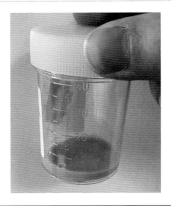

图31-7　2018-12-18患者右前臂近段脓液涂片（2018-12-18采样）找抗酸杆菌（++）

编号	细菌名称	结果/浓度	菌落计数
TP10	厚涂片找抗酸杆菌	（++）	

图31-8　2018-12-18患者右前臂远段脓液涂片找抗酸杆菌（++）

2. 2018-12-19患者复查颈静脉超声，颈内静脉血流通畅，停华法林和双嘧达莫。风湿科会诊考虑SLE病情稳定，继续糖皮质激素和羟氯喹，停吗替麦考酚酯MMF。

3. 2018-12-21患者右前臂近段背侧包块脓液（2018-12-18采样，图31-9）mNGS：检出大量结核分枝杆菌核酸序列，结核感染诊断明确。

4. 2018-12-24患者诉口服利福平后恶心、腹部不适，无腹痛腹泻等予停药，加用吡嗪酰胺（1 g，口服，qd）。

5. 2018-12-25 06：30患者诉呕吐胃内容物3次，量不多，伴发热，T_{max} 39℃，无寒战，伴中上腹疼痛，后转移至右下腹。查体：右下腹压痛明显，中上腹轻压痛，无反跳痛及肌抵抗，未扪及明显包块；肠鸣音略亢。急查患者血培养：（2019-01-01报告阴性）WBC 9.61×10^9/L，N% 94.9%；CRP 59.3 mg/L，PCT 1.43 ng/mL，ESR 28 mm/h。患者腹盆CT平扫（图31-10）：回盲部周围炎性改变，周围淋巴结肿大。

6. 2018-12-25普外科会诊：无急腹症依据，无需急诊手术，建议抗感染、解痉、对症支持；考虑不能除外肠结核继发细菌感染可能，予禁食、补液营养支持，加用美罗培南（1 g，静脉滴注，q8 h）抗细菌。

大量检出序列：

√ 结核分枝杆菌复合群989条。

属名	属相对丰度（%）	属严格序列数	种名	覆盖度（%）	种序列数	种严格序列数
结核分枝杆菌复合群	90.55	989	结核分枝杆菌	0.288 1	256	3
			非洲结核分枝杆菌	0.273 1	240	0
			牛分枝杆菌	0.279 8	247	0
			坎那分枝杆菌	0.111 3	101	0
			分枝杆菌	0.279 6	240	0

图31-9　2018-12-21患者右前臂近段背侧包块脓液mNGS（2018-12-18采样）检出大量结核分枝杆菌核酸序列

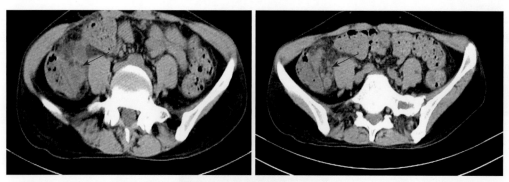

图31-10　2018-12-25患者腹盆CT结果　回盲部周围炎性改变，末端回肠壁稍增厚，周围淋巴结肿大

7. 2018-12-26患者腹痛好转，改流质饮食，继续美罗培南（1 g，静脉滴注，q8 h）抗细菌和四联（异烟肼+吡嗪酰胺+莫西沙星+利奈唑胺）抗结核；右前臂伤口予每日换药，并予阿米卡星 0.1 g湿敷。消化科会诊：① 不排除结核累及肠道，可行肠镜及活检；② 不排除SLE累及肠道。

8. 2018-12-28患者腹痛明显缓解，发热较前好转，T_{max} 37.6℃，前臂伤口渗液较前减少。复查WBC 2.57×10^9/L，N% 65.4%，Hb 83g/L，hsCRP 32.9 mg/L，PCT 2.01 ng/mL，ESR 25 mm/h，Alb 29 g/L，Cr 121 μmol/L，UA 623 μmol/L。患者及家属拒绝进一步行肠镜等检查。WBC及Hb下降考虑利奈唑胺引起骨髓抑制不除外，故减量为0.3 g，口服，q12 h。

9. 2019-01-02患者再次发热，T_{max} 39.4℃，偶有轻微腹痛，伴畏寒，无寒战，前臂伤口处脓苔明显减少，伤口较前明显好转。随访患者WBC 4.2×10^9/L，N% 76.9%，hsCRP 82 mg/L，PCT 0.25 ng/mL，ESR 30 mm/h，Cr 108 μmol/L，UA 576 μmol/L。高热再次反复，需考虑药物热或原发疾病活动所致发热可能，停异烟肼。

10. 2019-01-03患者右前臂近端背侧包块脓液（2018-12-18送检，图31-11）培养结果为结核分枝杆菌生长。

11. 2019-01-04患者右前臂远端腹侧创面分泌物（2018-12-19送检，图31-12）培养结果为结核分枝杆菌生长。

12. 2019-01-05患者停用异烟肼3天仍发热，T_{max} 38.3℃，考虑药物热不成立，继续异烟肼+吡嗪酰胺+莫西沙星+利奈唑胺抗结核；美罗培南抗细菌；每日伤口换药+阿米卡星 0.1 g湿敷，积极营养支持。

13. 2019-01-05评估患者狼疮可疑活动（24 h尿蛋白定量0.42 g/1.90 L，补体C3 0.78 g/L↓），风湿科随诊予甲泼尼龙片（10 mg，口服，q12 h），2019-01-06起体温转平。

14. 2019-01-08复查WBC 4.31×10^9/L，N% 68%，hsCRP 28.7 mg/L，PCT 0.09 ng/mL，ESR 16 mm/h，Cr 111 μmol/L，UA 711 μmol/L；停美罗培南，患者未再发热、腹痛等。

15. 2019-01-14患者右前臂伤口较前明显好转，体温转平，无腹痛等不适，改异烟肼（0.3 g，口服，qd）+吡嗪酰胺（1 g，口服，qd）+莫西沙星（0.4 g，口服，qd）+利奈唑胺（0.3 g，口服，q12 h）联合抗结核，出院转当地医院继续治疗。

■ 出院后随访

1. 2019-01-30患者痰分枝杆菌培养阴性。

2. 患者电话随访：出院后当地继续抗结核，体温转平，无腹痛，右前臂伤口逐渐愈合。2019-03右前臂伤口完全愈合，

编号	细菌名称	结果/浓度	菌落计数
MPB64	结核分枝杆菌复合群特异性抗原MPB64	阳性	
FZGJPY	分枝杆菌培养	阳性	

检验医师		检验接收时间	2018-12-18 16:02
报告时间	2019-01-03 10:24	核对者	

图31-11 2019-01-03患者右前臂近段背侧包块脓液（2018-12-18取样）结核分枝杆菌培养阳性 结核分枝杆菌复合群包括人型结核杆菌、牛型结核杆菌、非洲分枝杆菌、田鼠分枝杆菌，MPB64为结核分枝杆菌复合群特异性抗原，牛分枝杆菌的某些亚种缺少该抗原，其他的非结核分枝杆菌不具备该抗原。MPB64阴性考虑非结核分枝杆菌

编号	细菌名称	结果/浓度	菌落计数
MPB64	结核分枝杆菌复合群特异性抗原MPB64	阳性	
FZGJPY	分枝杆菌培养	阳性	

检验医师		检验接收时间	2018-12-19 10:00
报告时间	2019-01-04 13:24	核对者	

图31-12 2019-01-04患者右前臂远段腹侧包块脓液（2019-12-19取样）结核分枝杆菌培养阳性 结核分枝杆菌复合群包括人型结核杆菌、牛型结核杆菌、非洲分枝杆菌、田鼠分枝杆菌，MPB64为结核分枝杆菌复合群特异性抗原，牛分枝杆菌的某些亚种缺少该抗原，其他的非结核分枝杆菌不具备该抗原。MPB64阴性考虑非结核分枝杆菌

未再渗液化脓（图31-13）。2020-06复查胸部CT示两肺散在小结节较2020-03相仿，评估病情稳定停抗结核药。

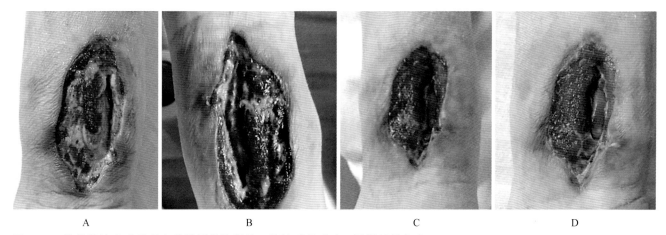

A   B   C   D

图31-13 抗结核治疗后患者右前臂原段腹侧伤口渗液明显减少，逐渐好转愈合 A. 2018-12-17；B. 2018-12-25；C. 2019-01-01；D. 2019-01-05

·最后诊断与诊断依据·

▓ 最后诊断

1. 全身播散性结核病：前臂皮肤软组织、两肺、肠（回盲部）。
2. 回盲部肠壁继发细菌感染可能。
3. 系统性红斑狼疮、狼疮性肾炎。

▓ 诊断依据

患者为青年女性，因SLE、狼疮性肾炎长期服用激素及免疫抑制剂；右前臂感染病灶病程长达半年，伴脓肿形成，切开

引流后伤口迁延不愈。患者WBC不高，CRP轻度升高，常规抗细菌治疗疗效差；2次查T-SPOT.TB轻度升高，脓液及创面分泌物涂片找抗酸杆菌阳性；mNGS检出大量结核分枝杆菌核酸序列，培养见结核分枝杆菌生长。予抗结核治疗后渗液及脓苔明显减少，伤口好转愈合，故考虑右前臂皮肤软组织结核感染诊断明确。患者胸部CT示两肺多发斑点、斑片样病变，右肺背段病灶呈增殖性肉芽肿样改变，符合肺结核典型表现。虽入院后痰涂片找抗酸杆菌及分枝杆菌培养阴性，结合病史及影像学变化考虑两肺结核感染诊断明确。患者末端回肠壁稍增厚伴淋巴结肿大，从一元论考虑肠道结核可能性大。入院后出现腹痛高热伴PCT明显升高，美罗培南抗细菌后体温及腹痛好转，降PCT下降至正常，故考虑继发细菌感染可能。

患者既往有系统性红斑狼疮、狼疮性肾炎，长期口服激素及免疫抑制剂，考虑诊断明确。

· 经验与体会 ·

1. 结核病目前往往在定点专科医院诊治，导致综合性医院年轻医师缺乏对典型结核病临床及影像学的认识，警惕性不够；且喹诺酮类广谱抗菌药物的广泛使用甚至滥用常常混淆结核的诊治，更加剧了结核感染的漏诊和误诊。对治疗效果不好的慢性感染或溃疡性/空洞性病变需警惕分枝杆菌感染可能，注意完善T-SPOT.TB、红细胞沉降率、涂片找抗酸杆菌、分枝杆菌培养等进一步排查。

2. 临床医师在诊治感染性疾病的过程中，应高度重视病原学检查，尽早明确致病病原体进行目标性治疗。该患者病程半年，反复清创好转不明显，辗转多家医院；但整个病程中未见病原学检查结果，一直经验性抗感染，导致长时间漏诊结核，病灶迁延不愈，给患者造成很大的痛苦和不必要的创伤。该患者入复旦大学附属中山医院感染病科1天后涂片找抗酸杆菌即阳性，快速锁定病原体，明确诊断。

3. T-SPOT.TB是近年来结核检测，尤其是潜伏结核检测的重要指标；诊断结核感染的敏感性约为90%，特异性>95%。T-SPOT.TB检测结果依赖于患者的细胞免疫情况，淋巴细胞低、先天性免疫缺陷、接受免疫抑制治疗患者假阴性明显增加。临床医师应根据患者免疫状态合理判读T-SPOT.TB结果，阴性或轻度升高不要轻易排除结核诊断。该患者长期服用激素及免疫抑制剂，外院T-SPOT.TB轻度升高并未引起临床医师的重视，导致漏诊结核。

4. mNGS是无偏倚快速检测病原菌核酸序列的新型分子诊断技术，无需培养增菌，可同时检测多达上万种病原体，送检至出报告仅需48小时甚至更短，对生长缓慢的细菌如诺卡菌、NTM、结核，或苛养菌、厌氧菌，少见真菌如马尔尼菲篮状菌、球孢子菌等，均可有效检出；同时可快速鉴别明确病原体，指导临床尽早目标性治疗，促进抗菌药物的合理使用。该患者脓液mNGS回报检出大量结核杆菌核酸序列，进一步明确诊断。

5. 利奈唑胺作为耐药结核的二线治疗药物，具有强大的抗结核作用，可迅速缓解毒性症状。该患者有免疫抑制基础，免疫状态差，全身播散性结核感染；前臂创面长达半年难以愈合，两肺多发斑点病变，回盲部病变，结核累及范围广泛。为快速杀菌，迅速控制病情，避免骨、颅内等其他部位播散，故虽无结核耐药依据仍加用利奈唑胺强效抗结核。

6. 肺外结核多由自身结核感染经血液、淋巴液或邻近的局部病灶播撒所致，故人际间传染力较弱，未见医院感染报道。感染部位样本采集时应加强手卫生意识，若标本污染环境应先擦去，再进行有效清洁和消毒。

参考文献

[1] Held MFG, Hoppe S, Laubscher M, et al. Epidemiology of musculoskeletal tuberculosis in an area with high disease prevalence[J]. Asian Spine J. 2017, 11(3): 405-411.

[2] Nemes E, Rozot V, Geldenhuys H, et al. Optimization and interpretation of serial quantiFERON testing to measure acquisition of mycobacterium tuberculosis Infection[J]. Am J Respir Crit Care Med, 2017, 196(5): 638-648.

病例 32 皮肤软组织红肿痛，"隐秘魔鬼"再出动

作者·王青青 金文婷 马玉燕
审阅·胡必杰 潘珏

· 病史简介 ·

男性，57岁，江苏人，2017-05-16收入复旦大学附属中山医院感染病科。

■ 主诉

阴囊肿痛3个月，加重伴右侧肢体、腹壁红肿痛20天。

■ 现病史

1. 2017-03患者无明显诱因下出现阴囊红肿胀痛，无发热等不适，阴囊肿胀逐渐加重，至外院皮肤科就诊未予特殊处理。2017-04-17患者至复旦大学附属中山医院就诊，查WBC 4.61×10⁹/L，N% 64%；予口服头孢克洛1周，症状无好转。

2. 2017-04-25起患者逐渐出现下腹壁、右侧上下肢、右侧胸壁红肿伴皮温升高、胀痛，至当地医院，查四肢超声示：双侧下肢及右上肢软组织水肿。

3. 2017-05-05患者出现呕吐胃内容物，伴意识淡漠，呼之能应。2017-05-08至复旦大学附属中山医院急诊就诊，查WBC 8.67×10⁹/L，N% 78.3%，hsCRP 23.6 mg/L，ANA 1∶100，ALT/AST 32/60 U/L，Na⁺ 133 mmol/L，Ca²⁺ 3.27 mmol/L，乳酸11.66 mmol/L，D-D二聚体3.57 mg/L；T-SPOT.TB：A/B 3/23。患者胸部增强CT：左胸淋巴管瘤术后病例，右侧胸壁皮下软组织明显肿胀；腹盆增强CT：右侧胸腹壁及下腹部广泛皮下软组织增厚、肿胀，副脾（图32-1）；头颅CT阴性。予以肠外营养、补液治疗，呕吐症状好转。风湿科就诊考虑皮肤病变为脂膜炎可能，予洛索洛芬钠（60 mg，口服，tid）＋羟氯喹（0.4 g，口服，qd）治疗，皮肤红肿无改善。

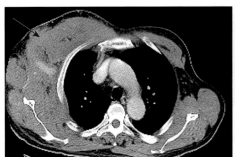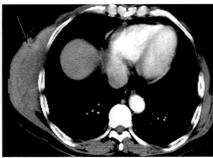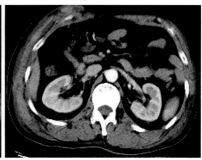

图32-1　2017-05-04患者胸腹盆部增强CT表现　右侧胸腹壁及下腹部广泛皮下软组织增厚、肿胀

4. 2017-05-11复旦大学附属中山医院PET/CT示：① 全身多处（右侧颈部及锁骨区、右侧腋窝、腋下、胸壁及背部、右侧膈上心周、双侧腹壁、右侧肾周筋膜及右侧腰大肌、会阴部、下段直肠周围及肛周、双侧盆壁近腹股沟处、腹股沟区及双下肢）软组织增厚、肿胀，糖代谢异常增高，考虑炎性病变可能；② 肝脏小囊肿（图32-2）。

5. 2017-05-16患者为明确诊断和进一步治疗，收入复旦大学附属中山医院感染病科。

■ 既往史及个人史

2013-12-09患者于复旦大学附属中山医院行经左胸左前纵隔占位切除术，术后病理（左纵隔）倾向淋巴管瘤。

入院检查

■ 体格检查

1. T 37.2℃，P 90次/分，R 20次/分，BP 130/80 mmHg。

2. 神志清，精神萎，对答切题。右上肢肿胀、皮肤发红、皮温高；腹部可见3 cm宽的腰带状红色水肿型斑块，双股近端伸侧和外侧可见不规则大片红色水肿型斑块，双下肢近端肿胀（图32-3）。双肺呼吸音清，未闻及明显啰音；心律齐，各瓣膜区未及杂音；腹部平软，无压痛，肝脾肋下未及。

■ 实验室检查

1. 血常规：WBC 8.56×10⁹/L，N% 78.1%，Hb 128 g/L，PLT 209×10⁹/L。

2. 炎症标志物：hsCRP 17.6 mg/L，ESR 2 mm/h，PCT 0.21 ng/mL，IL-2受体6 278 U/mL，TNF 16.6 pg/mL，IL-6 7.7 pg/mL。

3. 生化：ALT/AST 13/55 U/L，Cr 65 μmol/L，UA 1 223 μmol/L，LDH 2 288 U/L；K⁺ 3.4 mmol/L，Ca²⁺ 3.1 mmol/L，CK 141 U/L，CK-MB 9 U/L。

4. 心脏标志物：cTNT 0.026 ng/mL，NT-proBNP 200.7 pg/mL。

5. D-D二聚体：3.52 mg/L。

6. 尿常规、粪常规均正常。

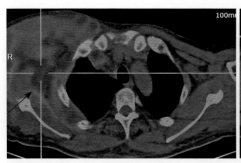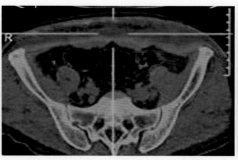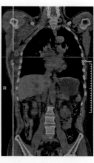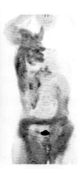

图32-2 2017-05-11患者PET/CT表现 全身多处（右侧颈部及锁骨区、右侧腋窝、腋下、胸壁及背部、右侧膈上心周、双侧腹壁、右侧肾周筋膜及右侧腰大肌、会阴部、下段直肠周围及肛周、双侧盆壁近腹股沟处、腹股沟区及双下肢）软组织增厚、肿胀，糖代谢异常增高，考虑为炎性病变可能

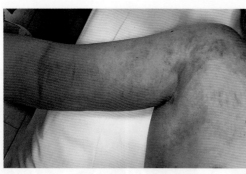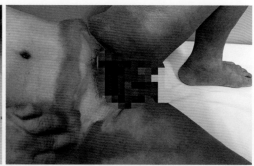

图32-3 患者入院查体照片 右上肢肿胀、皮肤发红、皮温高；腹部可见3 cm宽的腰带状红色水肿型斑块，双股近端伸侧和外侧可见不规则大片红色水肿型斑块，双下肢近端肿胀

7. 甲状腺功能：FT$_3$ 1.6 pmol/L，FT$_4$ 6.8 pmol/L，TSH 0.7 IU/mL。

8. 免疫固定电泳阴性。

9. 细胞免疫：CD4 156 cells/μL，CD8 167 cells/μL，CD4/CD8 0.9。

10. 肿瘤标志物：NSE 41.1 ng/mL，其余均正常水平。

11. 自身抗体：ANA 1∶100，其余均阴性。

12. 病毒抗体：CMV IgG阳性，CMV IgM阴性，EBV抗体及HIV抗体均阴性。

· 临床分析 ·

■ 病史特点

患者为中年男性，全身多处皮肤软组织红肿痛进行性加重3个月，入院后出现发热，炎症指标（CRP）轻度升高，血钙及LDH明显升高，PET/CT示多处软组织及肌肉糖代谢增高，头孢类抗感染治疗效果不佳。

■ 诊断分析

1. 皮肤软组织细菌性感染：患者多处皮肤软组织红肿热痛，伴炎症指标升高，需首先考虑此类疾病，如丹毒。本病多累及较浅的真皮层和淋巴管，严重者可累及肌层，受累皮肤呈鲜红色，高出周围正常皮肤，形成分界线；易发生于颊部和下肢；由链球菌或葡萄球菌引起多见，免疫抑制者也可见弧菌属等病原体感染。该例患者炎症标志物升高不明显，且短期内口服头孢类抗生素效果不佳，进一步完善病原体检查，必要时行皮肤活检，以明确诊断。

2. 脂膜炎：临床上呈急性或亚急性经过，以反复全身不适、关节痛、发热、皮下结节为特征。皮肤型脂膜炎以皮下结节为特征，皮下结节大小不等，直径一般1～4 cm，亦可大至10 cm以上。好发于股部与小腿，亦可累及上臂，脂膜炎皮肤表面呈暗红色，带有水肿；亦可呈正常皮肤色，皮下结节略高出皮面，质地较坚实，可有自发痛或触痛。系统型脂膜炎可累及各种内脏，消化系统累及较为常见，若有中枢累及可导致精神异常后意识障碍。可行皮肤活检进一步明确。

3. 淋巴回流障碍：如丝虫病，可出现反复发作性发热，伴淋巴结肿大，可累及淋巴管，并多在下肢出现"流火"（皮下呈离心性发展的红线）；也可出现象皮肿、睾丸鞘膜积液、乳糜尿等慢性阻塞性病变。该例患者虽单侧肢体肿胀明显，但PET/CT示皮肤软组织水肿分布散在且广泛，不符合象皮肿表现，且血嗜酸性粒细胞无升高，考虑该类寄生虫感染可能小；

必要时行血涂片找微丝蚴或寄生虫抗体协助诊断。

4. 风湿免疫相关疾病：如ANCA相关性血管炎，中年人多见，临床表现多样，常累及肺部，70%可有皮肤病变，表现为网状青斑、紫癜、荨麻疹等。该例患者无明显诱因出现皮肤改变，需警惕该类疾病；但该例患者ANCA相关抗体均阴性，可进一步行软组织活检病理协助诊断。

5. 皮肤软组织肿瘤：患者全身多发皮肤软组织肿胀，血钙及LDH明显升高，结合PET/CT提示多处糖代谢异常增高；考虑皮肤来源肿瘤、血液系统肿瘤不能排除，可行病灶活检组织病理检查以明确诊断。

· 进一步检查、诊治过程和治疗反应 ·

■ 诊治过程

1. 2017-05-16患者T 38℃，抽血培养；考虑皮肤软组织感染不能排除，予青霉素+米诺环素抗感染。

2. 2017-05-17患者T_{max} 39.5℃，予以再次行血培养。行超声引导下腹部软组织条状斑块活检；组织涂片找细菌、真菌、抗酸杆菌均阴性。

3. 2017-05-18风湿科会诊，考虑高尿酸血症（继发性），予以水化、加强降尿酸等对症处理。患者有嗜睡，请神经内科会诊，神经系统查体未见异常，建议完善头颅增强MRI。

4. 2017-05-19患者头颅增强MRI未见明显异常。组织活检初步病理报告：（腹部软组织）纤维脂肪组织内可见核大深染异型细胞。结合患者多发皮肤软组织肿胀，高钙、LDH升高，考虑肿瘤可能性大。

5. 2017-05-19皮肤科会诊，考虑皮肤淋巴瘤不除外，建议等最终病理报告。

6. 2017-05-20和2017-05-21两次患者血培养（2017-05-16和2017-05-17采集）回报均阴性。

7. 2017-05-23患者组织活检病理报告示：（腹部软组织）弥漫大B细胞淋巴瘤。行骨髓穿刺活检，骨髓涂片及骨髓病理结果示：未见B细胞淋巴瘤累及骨髓（图32-4）。复查WBC 8.65×10⁹/L，N% 79.1%，CRP 18.7 mg/L，血Ca²⁺ 2.63 mmol/L，LDH 2 015 IU/L，D-D二聚体2.29 mg/L（体温变化及治疗经过见图32-5）。患者转至肿瘤内科进一步治疗。

巨检	灰白灰黄条索组织1条，长0.8 cm，直径0.1 cm。
病理诊断	（腹部软组织）纤维脂肪组织内可见核大深染异型细胞。 补充报告（2017-05-23） （腹部软组织）弥漫大B细胞淋巴瘤（GCB型）。 免疫组化（2017-N10535）：17S20204-001，CD30（个别大细胞阳性），ALK-1阴性，CD3（部分淋巴细胞阳性），CD5（部分淋巴细胞阳性），CK7阴性，CD20（++），CD56（部分弱阳性），Syn阴性，Perforin阴性，GranB阴性，Ki-67（90%阳性），CD10（部分阳性），Bcl2（部分阳性），Bcl6阳性，MUM-1阳性。 2017-05-27补充免疫组化 免疫组化（2017-N10535）：17S20204-001，PD-1阴性，PD-L1（28-8）（肿瘤5%阳性，间质阴性），PD-L1（BP6001L）（肿瘤30%阳性，间质阴性），PD-L1（E1L3N）（肿瘤10%阳性，间质阴性），PD-L1（SP142）（肿瘤60%阳性，间质阴性）。 2017-05-31补充报告 检测项目：双色荧光原位杂交　检测编号：FISH2017-1693　检测蜡块：17S20204-001。 检测结果： Bcl-2分离探针检测结果示未见Bcl-2基因分离，提示FISH检测结果为阴性。 Bcl-6分离探针检测结果示未见Bcl-6基因分离，提示FISH检测结果为阴性。 MYC分离探针检测结果示未见MYC基因分离，提示FISH检测结果为阴性。

图32-4　2017-05-17患者右侧大腿内侧软组织活检病理报告　弥漫大B细胞淋巴瘤（GCB型）

■ 转科后情况

1. 2017-05-24患者腹部病灶软组织活检标本（2017-05-17采集）细菌、真菌结果均阴性。

2. 2017-05-25予患者VP+CTX+反应停诱导方案化疗。

3. 2017-05-31予患者R-CHOP方案化疗。

4. 2017-06-02考虑患者肿瘤细胞负荷大，化疗后病情持续恶化，自动出院。

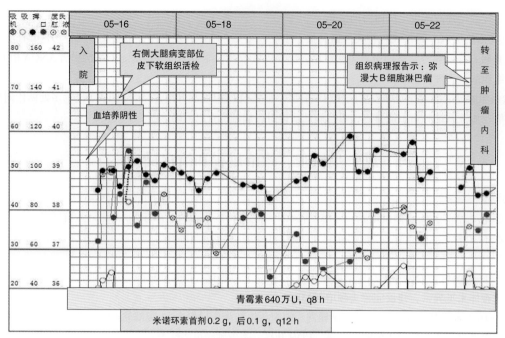

图32-5　患者体温变化及治疗经过

最后诊断与诊断依据

■ 最后诊断

1. 原发性皮肤弥漫大B细胞淋巴瘤。
2. 前纵隔淋巴管瘤切除术后。

■ 诊断依据

患者为中年男性，全身多处皮肤软组织红肿痛伴皮温升高，亚急性病程，炎症标志物稍升高，血钙及LDH明显升高。PET/CT示多处软组织糖代谢增高，无皮肤软组织以外的脏器累及。抗感染治疗无效。病变部位软组织活检病理报告"弥漫大B细胞淋巴瘤"，故本病诊断明确。患者入院多次查血钙升高，住院期间嗜睡，神经查体无明显异常，曾行头颅影像学检查未见异常，考虑与高钙血症相关可能。

经验与体会

1. 皮肤及皮下软组织改变是人们发现疾病最直观的信号，出现红肿热痛时常提示局部炎症。同时由于皮肤与机体其他系统或脏器之间也存在紧密联系，内部疾病也能对皮肤造成复杂影响，因此皮肤异常也成为某些疾病的"窗口"。本例患者表现为皮肤肿胀、发红、皮温升高，需考虑皮肤软组织感染，但有很多不能完全用软组织感染解释之处，例如高钙、LDH明显升高、意识水平下降、抗感染治疗无效。是否隐藏不一样的病因？为避免耽误病情，在入院后立即安排皮肤软组织活检及病理检查，终于快速明确诊治。

2. 皮肤淋巴瘤（cutaneous lymphoma, CL）是以皮肤损害为原发或突出表现的一组异质性、表现复杂的恶性淋巴增殖疾病，分为原发性皮肤淋巴瘤和继发性皮肤淋巴瘤，分别具有不同意义，后者可反映疾病进展程度；而前者可以为早期肿瘤，部分为惰性肿瘤。原发性皮肤淋巴瘤是仅次于胃肠道的最常见的结外非霍奇金淋巴瘤。其发病机制尚不明，感染因素（如EBV等）、遗传及环境因素均与本病的发生、发展有关。结合该例患者PET/CT及骨髓穿刺病理显示无其他脏器和骨髓累及，故考虑原发性皮肤弥漫大B细胞淋巴瘤。

3. 皮肤B细胞淋巴瘤占所有皮肤淋巴瘤的25%～35%，本例患者属于原发性皮肤弥漫性大B细胞淋巴瘤（腿型）（primary cutaneous diffuse large B-cell lymphoma, leg type, PCLBCL-LT），此类型发病率约占原发性B细胞淋巴瘤的10.9%，占原发性皮肤淋巴瘤的2%～4%。好发于老年女性，呈中度侵袭性，预后不良，5年总生存率仅41%。该例患者短短3个月病程，疾病进展快，诊断时临床分期为淋巴瘤Ⅳ期；患者肿瘤负荷大，化疗后无法耐受，病情恶化。此外，该例患者既往患前纵隔淋巴管瘤，并手术切除；此类疾病属于淋巴系统的良性肿瘤，且手术切术后极少复发。故与此次皮肤淋巴瘤发生无关联。

参考文献

[1] Kempf W, Zimmermann AK, Mitteldorf C. Cutanelous lymphomas-An update 2019[J]. Hematol Oncol, 2019, 37 (Suppl 1): 43-47.
[2] Willemze R, Cerroni L, Kempf W, et al. The 2018 update of the WHO-EORTC classification for primary cutaneous lymphomas[J]. Blood, 2019, 133(16): 1703-1714.

病例 33 反复发热，是否肿瘤？一波三折后拨云见日

作者·姚雨濛 金文婷 马玉燕
审阅·胡必杰 潘 珏

本书共133病例，此为唯一对同一患者进行2次介绍的病例。究竟是何原因？若有兴趣，请您参见本书中病例68（本书按症状与体征分类，故病例顺序改变），回顾这位患者一年多前的诊治过程。

· 病史简介 ·

女性，62岁，江西人，2020-08-24收入复旦大学附属中山医院感染病科。

■ 主诉

右侧臀部及大腿肿痛、破溃2个月。

■ 现病史

1. 2020-06底，患者无明显诱因下出现右臀部隐痛，伴局部发红、硬结，未重视。

2. 2020-07初，患者出现发热，T_{max} 38.5℃，至当地医院就诊，查白细胞14.3×10^9/L，N% 76.9%，予引流、换药，考虑皮肤软组织非结核分枝杆菌感染可能。2020-07-12起予患者阿奇霉素（0.25 g，qd）+多西环素（0.1 g，q12 h）+头孢美唑（2 g，q8 h）+阿米卡星（0.4 g，qd）治疗，2周后体温转平，但其间右臀部、右大腿相继出现包块，逐渐增大，病灶红肿、疼痛，并破溃流脓。患者脓液涂片和培养无特殊发现。2020-07-31臀部脓液结核分枝杆菌、分枝杆菌菌种鉴定（PCR-反向点杂交）均阴性。

3. 2020-08-24因患者右侧臀部、大腿疼痛明显，破溃、渗液无好转，就诊复旦大学附属中山医院感染病科。

■ 既往史及个人史

2019-06，患者因"反复发热1年，淋巴结肿大8月，皮疹2个月"于复旦大学附属中山医院感染病科诊断为播散性脓肿分枝杆菌感染，T细胞淋巴瘤待排，予阿奇霉素+多西环素+头孢美唑+阿米卡星治疗后体温转平、淋巴结缩小、皮疹消退，治疗6个月后调整为阿奇霉素+多西环素+左氧氟沙星治疗至2020-07当地就诊。2020-01，胸部CT提示右上肺新增斑片阴影，建议住院，患者拒绝。

· 入院检查 ·

■ 体格检查

1. T 37.0℃，P 98次/分，R 20次/分，BP 100/80 mmHg。

2. 神志清，精神萎，痛苦面容，右侧臀部及大腿根部红肿，伴明显触痛，局部破溃、内有纱条填塞，取出纱条见少许黄色脓液流出（图33-1），右侧腹股沟淋巴结轻度肿大，质韧，无压痛，余浅表淋巴结无肿大。心肺无特殊。腹部平软，肝脾肋下未及。

■ 实验室检查

1. 血常规：WBC 14.56×10^9/L，N% 75.4%，PLT 436×10^9/L，Hb 71 g/L。

2. 炎症标志物：CRP 85.6 mg/L，ESR 85 mm/h，PCT 0.27 ng/mL。

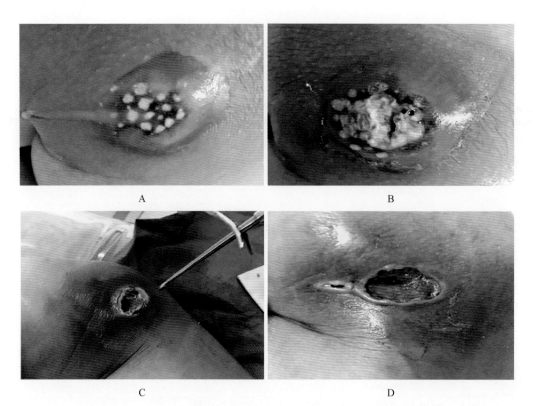

图33-1　2020-06至2020-07患者右侧臀部肿块，自行破溃（A、B）；2020-07患者臀部脓腔探查（C）；2020-08-26患者臀部伤口（D）

3. 生化：ALT/AST 13/18 U/L，Alb 28 g/L，LDH 145 U/L，IgG 26.11 g/L，IgE 182 g/L。

4. 隐球菌荚膜抗原阴性。

5. 抗HIV抗体阴性，梅毒抗体阴性。

■ **辅助检查**

1. 胸部CT平扫：右上肺斑片、结节灶，较前部分增大，部分吸收（图33-2）。

2. 浅表淋巴结彩超：右侧腹股沟淋巴结肿大（18 mm×8 mm），颈部、腋窝及左侧腹股沟未见明显肿大淋巴结。

· **临床分析** ·

■ **病史特点**

患者为老年女性，无明确免疫抑制基础，呈亚急性病程，主要表现为发热、臀部红肿硬结、脓腔形成伴自行破溃及疼痛，查血白细胞和中性粒细胞比例、红细胞沉降率、C反应蛋白升高，降钙素原水平正常。使用阿奇霉素＋多西环素＋头孢美唑＋阿米卡星抗分枝杆菌治疗无效，已完善磁共振评估病灶性质及侵犯深度，右臀部及大腿肌肉与皮肤软组织感染诊断较明确。

■ **诊断分析**

可能的病原体如下。

1. 耐药的非结核分枝杆菌：患者入院前1年通过淋巴结组织mNGS诊断为脓肿分枝杆菌感染所致播散性非结核分枝杆菌病，阿奇霉素＋多西环素＋头孢美唑＋阿米卡星治疗后体温转平、原多发肿大淋巴结及皮疹消退。治疗6个月后调整为阿奇霉素＋多西环素＋左氧氟沙星继续口服治疗，原先病灶吸收良好，但右臀部皮肤软组织感染持续进展，需要考虑耐药的非结核分枝杆菌引起新的感染。为明确诊断需再次送脓液涂片找抗酸杆菌、分枝杆菌培养及PCR、脓液mNGS等。

2. 普通化脓菌如金黄色葡萄球菌、厌氧菌等：皮肤软组织感染，病初有发热，需考虑金黄色葡萄球菌，甚至MRSA感染；之后出现较深的窦道，要考虑厌氧菌感染。但患者病程长达2个月，近期无发热，无远隔部位的迁徙性感染病灶，伤口分泌物无臭味，故金黄色葡萄球菌或厌氧菌感染的可能性小。

3. 其他低毒力的特殊病原体：对治疗方案"阿奇霉素＋多西环素＋左氧氟沙星"耐药的病原体，包括耐药的诺卡菌或真菌感染。确诊有赖于组织病理、常规微生物检查和分子基因诊断技术如mNGS。

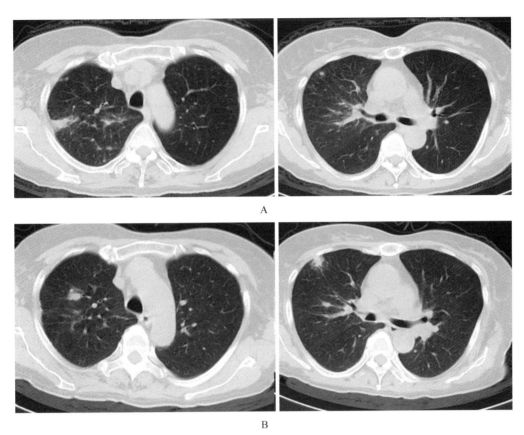

图33-2　A. 2020-01-15患者胸部CT示：右上肺斑片、结节影；B. 2020-08-25患者胸部CT示：右上肺斑片、结节灶，较前片部分增大，部分吸收

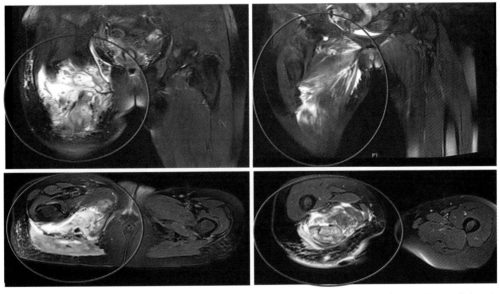

图33-3　2020-08-25患者臀部软组织增强MRI结果　右侧臀部、右侧大腿内后方肌群及皮下软组织感染，右侧髂骨受累，右侧腹股沟区多发淋巴结肿大（最大范围14.6 cm×13.1 cm）

进一步检查、诊治过程和治疗反应

1. 2020-08-25患者脓液送检涂片、培养及mNGS检测。每日脓肿病灶处换药。

2. 2020-08-26暂予患者阿奇霉素（0.25 g，qd）+左氧氟沙星（0.6 g，qd）+阿米卡星（0.4 g，qd）抗感染治疗。因臀部疼痛症状明显，一般情况欠佳，故未行气管镜下肺活检。臀部脓液数次涂片找细菌、找真菌、找抗酸杆菌及弱抗酸杆菌均阴性。

3. 2020-08-27患者臀部脓液mNGS结果：检出马尔尼菲篮状菌，种严格序列144条。

4. 2020-08-28综合分析，患者右侧臀部皮肤软组织感染系马尔尼菲篮状菌引起的可能性大，停抗NTM治疗，改为两性霉素B静脉滴注抗真菌治疗（初始剂量每日5 mg、10 mg、15 mg，2020-08-31起20 mg，qd），同时两性霉素B浸泡纱条、填塞局部伤口治疗。

5. 2020-08-31患者脓液细菌培养均无阳性结果（2020-08-24、2020-08-25、2020-08-26送检）。

6. 2020-09-03患者脓液（2020-08-26送检）真菌培养回报：SDA培养基25℃见菌落生长，菌落最初灰褐蜡样、皱褶，背面产生红葡萄酒色素，37℃暂无生长。结合菌落和镜下形态，符合马尔尼菲篮状菌（图33-4）。继续两性霉素B治疗。

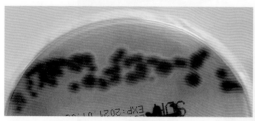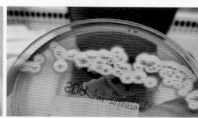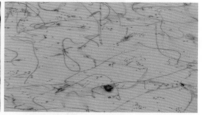

图33-4　2020-09-03患者的脓液培养：见马尔尼菲篮状菌生长　25℃菌丝相生长，产酒红色色素；37℃酵母相暂无生长；酚棉兰染色见无色透明分隔菌丝，分生孢子梗光滑无顶囊，分生孢子呈圆形

7. 2020-09-07两性霉素B治疗后患者臀部病灶疼痛减轻，随访炎症标志物明显好转，臀部伤口渗出减少，其内见新鲜肉芽生长，脓腔深度变浅。住院期间无发热。

8. 2020-09-10患者无明确基础疾病或使用免疫抑制剂，却出现反复机会性病原体感染。予查抗IFN-γ自身抗体排除免疫缺陷，结果回报抗IFN-γ自身抗体阳性，滴度1∶2 500。

9. 2020-09-11因患者两性霉素B治疗后出现肌酐水平升高，且两性霉素诱导治疗已两周，改为伏立康唑（0.2 g，口服，q12 h），抗真菌治疗。

10. 2020-09-14患者一般情况良好，臀部疼痛明显减轻（图33-5），予以出院，嘱继续伏立康唑口服抗真菌治疗，门诊随访。

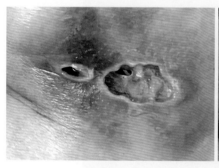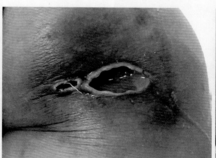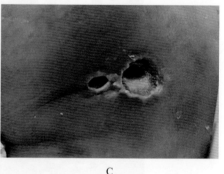

A　　　　　　　　　　　B　　　　　　　　　　　C

图33-5　患者的臀部病灶　A. 2020-08-26；B. 2020-09-02；C. 2020-09-13

最后诊断与诊断依据

■ 最后诊断

1. 右侧臀部及大腿皮肤软组织感染：马尔尼菲篮状菌引起。
2. 播散性脓肿分枝杆菌感染：累及全身多处淋巴结、皮肤，基本痊愈。
3. 抗IFN-γ自身抗体综合征。

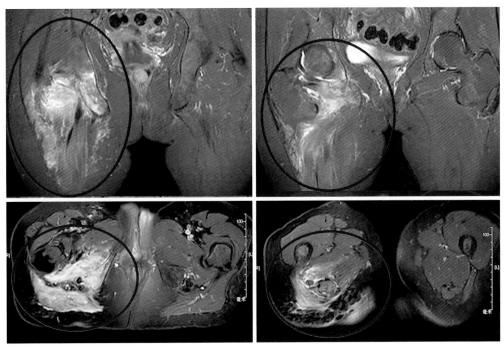

图33-6　2020-09-11复查患者臀部软组织MRI结果　右侧臀部、大腿内后方皮下软组织感染范围较前缩小（最大12.4 cm×11.4 cm），右侧腹股沟区多发肿大淋巴结较前缩小

■ 诊断依据

患者为老年女性，既往播散性脓肿分枝杆菌感染，有病原学诊断依据，抗NTM治疗后病灶吸收，考虑已治愈。本次患者病程2个月，主要表现为发热、右侧臀部及大腿肿胀、疼痛、破溃流脓。查患者炎症标志物升高，臀部软组织MR：右侧臀部、大腿内后方肌群及皮下软组织感染，臀部脓液mNGS及真菌培养示马尔尼菲篮状菌，两性霉素B治疗后体温转平、症状及炎症标志物好转，右侧臀部和大腿皮肤软组织马尔尼菲篮状菌感染诊断明确。血清抗IFN-γ自身抗体阳性，滴度1∶2 500，抗IFN-γ自身抗体综合征诊断明确。

· 经验与体会 ·

1. 引起皮肤软组织感染的常见病原体包括葡萄球菌与链球菌，直肠周围、会阴部及口腔周围感染常也可见革兰阴性杆菌与厌氧菌的混合感染，少见病原体包括非结核分枝杆菌、诺卡菌、隐球菌、芽生菌等。对于病情进展迅速、程度严重或是感染迁延病例，需完善血培养、脓液或拭子涂片及培养、病灶活检及影像学等检查评估病原体与鉴别病变性质。mNGS病原检测新技术，对于发现少见或罕见病原体，尤其是常规培养技术不能或不易发现的特殊病原体，具有重要意义。若患者反复出现感染，尤其是机会性感染病原体的感染，除需警惕地方病外，还应警惕基础存在各类免疫缺陷的可能。

2. 马尔尼菲篮状菌（talaromyces marneffei, TM）旧称马尔尼菲青霉菌，为温度依赖性双相菌，在25～28℃为菌丝相（传播相），37℃为酵母相（致病相）。仅有宿主为人和竹鼠。马尔尼菲篮状菌病多见于免疫力低下者，尤其是HIV感染者。流行于东南亚如泰国、越南等地区及我国南方的广西、广东、云南、香港等地。发病以春、夏季为主，雨季高发，马尔尼菲篮状菌经空气-呼吸道传播，由肺入侵而血液播散，主要侵犯单核-巨噬系统，可累及多个器官，常见于肺、肝和皮肤，可侵犯血管形成菌血症。潜伏期长期不一，平均10周（1～40周）。起病隐匿、病情凶险，不及时治疗病死率极高（高达97%）。临床表现分为局限型和播散型，其中局限型以肺部感染为主，容易漏诊、误诊为肺炎、肺结核等。播散型最为常见，临床表现无特异性，常有发热、皮损、肝脾肿大、淋巴结肿大、呼吸系统症状等。非HIV感染者常有多样皮疹、溶骨性损害、呼吸道症状，而HIV感染者以消瘦、消化道症状、软疣样丘疹常见。

3. 确诊金标准为培养获得马尔尼菲篮状菌。骨髓、皮肤活检物、肺泡灌洗液真菌阳性率高。为提高阳性率，应选取多种类型的标本进行培养。轻症患者的治疗选用伊曲康唑治疗12周。对于多脏器受累的中至重症患者，治疗包括两性霉素B 2周的诱导治疗与伊曲康唑200 mg，bid的巩固治疗10周。对于免疫抑制者，需在诱导治疗和巩固治疗后，伊曲康唑200 mg，qd维持治疗直到细胞免疫功能恢复。无法耐受两性B和伊曲康唑者，可选用伏立康唑。

4. 抗IFN-γ自身抗体综合征（anti-IFN-γautoantibody syndrome），亦称抗IFN-γ自身抗体阳性的成人免疫缺陷、获得性成人免疫缺陷，见于既往免疫力无异常的成人，患者具有可中和IFN-γ的自身抗体，Th1应答严重受损，存在胞内病原体（不仅胞内细菌）清除障碍。该综合征于2004年首次报道，好发于东南亚国家和地区，无家族遗传性，为散发，患者多在30～50岁起病，常见播散性非结核分枝杆菌、非伤寒沙门菌、巨细胞病毒、马尔尼菲篮状菌、伯克霍尔德菌、水痘带状疱疹病毒感染等。产生抗INF-γ自身抗体具体原因不详，与遗传因素、特定HLA基因有关（HLA Ⅱ类等位基因 HLA-DRB1*16：02/DQB1*05：02, HLA-DRB1*15：02/DQB1*05：01 ）。据报道，我国广西的严重马尔尼菲篮状菌病例中抗IFN-γ自身抗体阳性者高达94.8%，死亡率较HIV阳性感染者高。即使接受抗真菌治疗，一部分患者仍发生持续、致死性感染。对于单纯抗感染治疗无效者，可使用抗CD20单克隆抗体（利妥昔单抗注射液）以消除产生抗体的B细胞、降低自身抗体滴度、恢复内源性IFN-γ所介导免疫功能。

5. 本例患者自首次起病至今2年余，前后2次分别通过淋巴结组织和脓液mNGS及培养，明确了播散性非结核分枝杆菌病和马尔尼菲篮状菌病的诊断，并通过进一步筛查抗体，最终确诊了导致其免疫缺陷的抗IFN-γ自身抗体综合征，通过初期两性霉素B诱导治疗，取得了一定的治疗效果，后期恢复情况仍需密切随访。

参考文献

[1] Browne SK, Burbelo PD, Chetchotisakd P, et al. Adult-onset immunodeficiency in Thailand and Taiwan (region)[J]. N Engl J Med, 2012, 367: 725–734.
[2] Browne SK, Zaman R, Sampaio EP, et al. Anti-CD20 (rituximab) therapy for anti-IFN-gamma autoantibody-associatednontuberculous mycobacterial infection[J]. BLOOD, 2012, 119: 3933–3939.
[3] Chan JF, Lau SK, Yuen KY, et al. Talaromyces (Penicillium) marneffei infection in non-HIV-infected patients[J]. Emerg Microbes Infect, 2016, 5: e19.
[4] Guo J, Ning XQ, Ding JY, et al. Anti-IFN-gamma autoantibodies underlie disseminated Talaromyces marneffei infections[J]. J EXP MED, 2020: 217.

病例 34　皮肤多发破溃伴流脓，病因隐藏难寻觅

作者·蔡思诗　金文婷　马玉燕
审阅·胡必杰　潘　珏

病史简介

女性，73岁，江苏人，2020-07-13入住复旦大学附属中山医院感染病科。

■ 主诉

全身多处皮肤流脓2个月。

■ 现病史

1. 患者2个月前拔草后出现右手中指水泡，随后出现肿痛、流脓，伴左眼结膜充血、背部数处皮损流脓，未觉发热，自行服用塞来昔布止痛。2020-05-16至当地医院眼科就诊考虑结膜炎，予氧氟沙星滴眼，并建议至外科行右中指清创，但患者未至外科就诊，自行采草药捣烂后外敷，随后右中指流脓处破溃加剧、创面增大，并出现右无名指、背部、臀部、腹股沟区、右侧大腿及胫前、右踝、左锁骨上区等全身多处皮肤破损伴流脓。

2. 2020-05-26患者因皮损加重，当地乡镇医院就诊，予头孢类抗感染治疗1周，病情无改善。

3. 2020-06-05患者于当地市级医院就诊，查血常规：WBC 7.98×10^9/L，N% 78.8%，Hb 63 g/L，PLT 308×10^9/L；炎症标志物：hsCRP 150.49 mg/L，PCT 0.1 ng/mL；肝功能：ALT/AST 95/82 IU/L，白蛋白 25.5 g/L；粪隐血阳性；抗核抗体、自免肝抗体、免疫球蛋白、凝血功能、T-SPOT.TB均正常；下肢静脉彩超示双侧小腿肌间静脉、右侧胫后静脉血栓，右侧腓静脉血栓。考虑患者皮肤诺卡菌感染可能，2020-06-06起复方磺胺甲噁唑（0.96 g，口服，bid），起初皮损有所好转，2周后皮损再次加重，多次皮肤脓液培养阴性。

4. 2020-06-25收入当地医院住院，为留取脓液细菌培养暂停复方磺胺甲噁唑，随后出现体温升高，T_{max} 38.9℃，皮损加重、流脓增多，送检血培养、皮肤脓液培养及脓液mNGS检测均阴性。2020-07-01起予复方磺胺甲噁唑（0.96 g，bid）+利奈唑胺（0.6 g，q12 h）+头孢曲松（2 g，qd）抗感染，T_{max}下降至38℃左右，皮损好转不明显。

5. 2020-07-07行右侧大腿皮损皮肤活检，病理示皮肤慢性化脓性肉芽肿性炎伴脓肿形成，局灶皮下见不典型增生鳞状上皮巢团，考虑外伤所致，不完全除外高分化鳞状细胞癌可能。2020-07-11眼科会诊考虑坏死性巩膜炎。

6. 2020-07-13为进一步诊治收住入院。病程中，患者精神、睡眠欠佳，饮食尚可，体重减轻2.5 kg。

■ **既往史及个人史**

颈椎、腰椎间盘突出病史10年，时有颈部疼痛，长期不规律服用塞来昔布止痛。高血压30年，每日口服缬沙坦胶囊及培哚普利降压，血压控制良好。否认糖尿病、冠心病。

· 入院检查 ·

■ **体格检查**

1. T 37.6℃，P 95次/分，R 20次/分，BP 117/77 mmHg。

2. 神志清，消瘦，贫血面容，左眼鼻侧球结膜可见一圆形约3 mm×4 mm大小溃疡，左眼球结膜充血，瞳孔圆，对光反应阳性，手指、背部、臀部、腹股沟区、右侧大腿及胫前、右踝、左锁骨上区等全身多处皮肤破损，皮损表面结痂，仍有红肿、可挤出脓液，全身浅表淋巴结未扪及肿大。双肺呼吸音清，未闻及啰音。心脏各瓣膜区无杂音，律齐。腹平软，无压痛、反跳痛，肝脾未扪及。右脚踝肿胀（图34-1）。

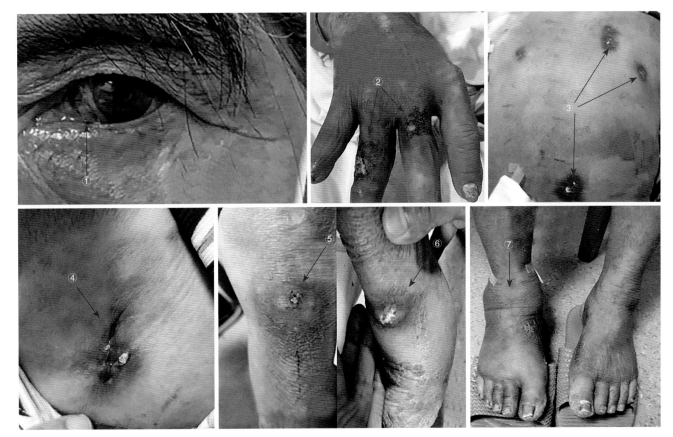

图34-1 2020-07-13患者全身多发皮损，部分结痂，间断流脓 ① 左眼球结膜溃疡；② 右手中指、无名指皮损可挤出脓液；③ 背部多发皮损；④ 右锁骨上区皮损；⑤ 右腿胫前皮损；⑥ 右足跟部皮损；⑦ 右脚踝肿胀

■ **实验室检查**

1. 血常规：WBC $3.08×10^9$/L，N% 73.5%，Hb 67 g/L，PLT $363×10^9$/L。

2. 炎症标志物：hsCRP 34.2 mg/L，ESR 70 mm/h，PCT 0.06 ng/mL。

3. 肝肾功能及酶类：ALT/AST 12/16 U/L，Cr 64 μmol/L，BUN 3.1 mmol/L，LDH 129 U/L，CK/CK-MB/CK-MM 21/8/13 U/L。

4. D-D二聚体：1.96 mg/L。

5. 粪隐血：（++），尿常规正常。

6. 细胞免疫：淋巴细胞计数546 cells/μL，淋巴细胞27.5%，CD4淋巴细胞计数150 cells/μL，CD4/CD8 0.9。

7. 免疫球蛋白、甲状腺功能、肝炎标志物正常。

8. 肿瘤标志物：CEA 5.8 ng/mL，CA12-5 35.1 U/mL，其余阴性。

9. 铁代谢：血清铁3.9 μmol/L，铁蛋白406 ng/mL，不饱和铁结合力33 μmol/L，总铁结合力37 μmol/L，转铁蛋白饱和度11%，转铁蛋白1.74 g/L，可溶性转铁蛋白受体0.96 mg/L，叶酸4.3 ng/mL，维生素B12 453 pg/mL。

10. 自身抗体：ANA 1:100，中性粒细胞胞浆抗体（核周型）阳性，抗组蛋白抗体弱阳性，其余阴性；类风湿因子 < 7 IU/mL。

11. 补体C3 1.47 g/L，C4 0.35 g/L，总补体82.3 IU/mL。

12. T-SPOT.TB：A/B 3/0（阴性对照/阳性对照：0/38）。

13. 隐球菌荚膜抗原阴性。

14. 背部及手指脓液细菌、真菌涂片及培养阴性，曲霉培养阴性，抗酸涂片阴性，分枝杆菌培养阴性。

15. 病毒：EBV DNA阴性，CMV DNA阴性。

■ **辅助检查**

1. 2020-07-13心电图：正常心电图。

2. 2020-07-14超声心动图：静息状态下超声心动图未见异常。

临床分析

■ **病史特点**

患者为73岁女性，主要表现全身多发皮肤破溃流脓2个月，病程中间断发热，外院查血示中度贫血、hsCRP明显升高。使用头孢类、复方磺胺甲噁唑、利奈唑胺等抗感染药物效果不佳，皮肤活检病理示慢性化脓性肉芽肿性炎伴脓肿形成。入院后查血示hsCRP、ESR升高，部分肿瘤标志物升高、粪隐血阳性，部分自身抗体阳性。

■ **诊断分析**

综合目前资料，诊断和鉴别诊断考虑如下。

1. 皮肤软组织感染：全身多发皮肤破溃流脓伴发热、炎症标志物持续升高，首先考虑感染性疾病，抗感染治疗效果不佳，可能为特殊病原体引起，如结核或非结核分枝杆菌（nontuberculous mycobacteria, NTM）及真菌感染。患者在外院曾查血培养、皮肤脓液培养及脓液二代测序均阴性，可能与病程初期的抗生素暴露或采样不当有关，应继续积极寻找感染的证据，送脓液/拭子微生物学涂片、培养及mNGS，完善病灶部位的MRI或CT查看病灶的范围、深度，便于评估病情和留取标本。

2. 肿瘤性疾病：老年患者，消瘦、贫血、CEA升高、抗感染治疗效果不佳、粪隐血阳性；外院皮肤活检病理报告，不除外高分化鳞状细胞癌，需将肿瘤性疾病纳入考虑，如皮肤鳞癌、血管肉瘤、淋巴瘤、白血病皮肤累及、其他部位肿瘤皮肤转移等，可完善PET/CT，必要时再次活检，寻找病理依据。

3. 自身免疫性疾病：一些自身免疫系统疾病如血管炎、白塞病、系统性红斑狼疮等均可累及皮肤造成多发皮肤溃烂，炎症性肠病肠外累及也可有皮肤溃烂。患者入院查ANA 1:100，中性粒细胞胞浆抗体（核周型）阳性，抗组蛋白抗体弱阳性，补体C3升高，既往抗感染效果差，更提示自身免疫性疾病的可能，可考虑行PET/CT寻找更多证据和靶点，必要时再次活检明确病理。

进一步检查、诊治过程和治疗反应

■ **诊治过程**

1. 2020-07-13起予哌拉西林/他唑巴坦（4.5 g，静脉滴注，q8 h）+复方磺胺甲噁唑（0.96 g，口服，q12 h）经验性抗感染，辅以补铁改善贫血。查血、背部皮肤脓液、手指脓液、眼睛拭子mNGS均未检测明确的病原体核酸序列。

2. 2020-07-14患者下肢彩超：下肢深静脉血流通畅，右侧脚踝肿胀处软组织内未见明显占位。胸腹盆腔CT平扫+增强：左上肺GGO，大小约13 mm×9 mm，边界稍模糊（图34-2）。

3. 2020-07-14眼科会诊：左眼球结膜充血，鼻侧球结膜见一圆形3 mm×4 mm溃疡，可见巩膜表面；下方球结膜见一2 mm×2 mm溃疡。诊断为左眼结膜溃疡，左眼结膜炎，予左氧氟沙星滴眼液、妥布霉素滴眼液滴眼。

4. 2020-07-15风湿科会诊，考虑皮肤软组织感染？CEA升高5.8 ng/mL，建议完善胃肠镜，积极筛查恶性肿瘤。

5. 2020-07-16考虑患者皮肤NTM感染或真菌感染不除外，调整抗感染方案为阿奇霉素（0.25 g，静脉滴注，qd）+多西环素（0.1 g，q12 h）+阿米卡星（0.4 g，qd）联合伏立康唑（0.2 g，q12 h）。

6. 2020-07-18患者右手MRI平扫+增强示：右手皮下软组织肿胀，第四掌骨远端、环指中节指骨周围软组织感染性病变（图34-3）。

7. 2020-07-18皮肤科会诊：阅读外院皮肤活检病理切片，表皮轻度增生，真皮内弥漫淋巴细胞、部分区域中性粒细胞、嗜酸性粒细胞，少许浆细胞浸润，真皮深部局部可见组织细胞，个别多核巨细胞。考虑为皮肤感染可能（真菌？ NTM？），建议当地皮肤活检蜡块送复旦大学附属中山医院病理科进一步做特殊染色，查找抗酸杆菌及真菌孢子。

8. 2020-07-21当地医院大腿皮肤活检送复旦大学附属中山医院病理科会诊，报告示：（大腿后侧皮肤）皮肤表面完整，真皮组织内大量小血管增生伴较多淋巴细胞、中性粒细胞浸润，少许多核巨细胞，符合血管炎，伴鳞形上皮呈上皮瘤样增生及异物肉芽肿反应。后续（2020-07-30）特殊染色结果：抗酸、弱抗酸、六胺银、PAS均阴性，网状纤维染色阳性（图34-4）。

9. 2020-07-23眼科再次会诊：左眼结膜轻度充血；鼻下方巩膜两处溃疡，直径分别为3 mm、1.5 mm，达巩膜中层，并可透见葡萄膜；结膜囊未见明显分泌物，左眼巩膜溃疡无明显分泌物，综合考虑为免疫性巩膜炎导致巩膜溶解可能。排除感染后，建议全身试用免疫抑制剂或眼局部使用妥布霉素地塞米松滴眼液、环孢素滴眼液等。

10. 2020-07-23风湿科随诊：结合外院皮肤活检复旦大学附属中山医院病理会诊结果，考虑皮肤感染？血管炎？白塞病？建议脓液送检NGS，必要时针刺试验、肌电图、全身血管磁共振。

11. 2020-07-23患者PET/CT示：全身多处皮肤、软组织糖代谢异常增高，横结肠局部增厚伴糖代谢增高（图34-5）。

12. 2020-07-28患者肠镜：横结肠中段见环周肿物，内镜无法通过，予以活检3块，质地脆，其余黏膜均无充血水肿，未见肿块及息肉（图34-6）。

13. 2020-07-30患者肠镜活检病理示：炎症性肠病，结合肠镜所见，倾向溃疡性结肠炎（图34-7）。

14. 2020-08-03患者转至复旦大学附属中山医院消化科住院，2020-08-04皮肤科专家会诊，考虑全身皮损为炎症性肠病伴发坏疽性脓皮病，2020-08-05起予甲泼尼龙（40 mg，静脉滴注，qd）、托法替布（5 mg，口服，bid）；辅以补钙、护胃、补铁治疗。

15. 2020-08-12予甲泼尼龙片（12 mg，tid）、托法替布（5 mg，bid）带药出院。

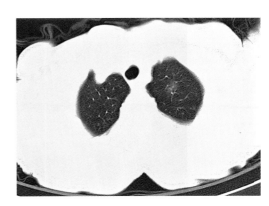

图34-2　2020-07-14患者胸部CT结果　左上肺13 mm×9 mm GGO

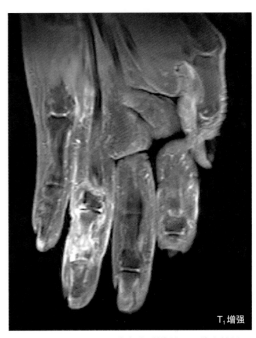

T₁增强

图34-3　2020-07-18患者右手增强MRI检查结果

病理诊断	（大腿后侧皮肤）送检皮肤表面完整，真皮组织内大量小血管增生伴较多淋巴细胞、中性粒细胞浸润，少许多核巨细胞，符合血管炎，伴鳞形上皮呈上皮瘤样增生及异物肉芽肿反应，特殊染色未见阳性菌。 免疫组化：20T01578，CD34（血窦阳性），CD56（少量阳性），CD20（少量阳性），CD4（部分阳性），CD8（部分阳性），CD68（KP1）（组织细胞阳性），p63（部分阳性），CD3（部分阳性），p53（D07）（部分阳性）。 特殊染色：20T01578，弱抗酸阴性，抗酸阴性，六胺银阴性，PAS阴性，网状纤维染色（网状纤维阳性）。

图34-4　2020-07-21外院患者皮肤活检复旦大学附属中山医院病理会诊

■ 出院后随访

患者甲泼尼龙片每周减量4 mg，减至16 mg，qd后每2周减4 mg，减至8 mg，口服，qd后维持；同时维持托法替布（5 mg，口服，bid）。全身皮损明显好转（图34-8），半月前停用托法替布。2020-10-07患者于当地医院随访血常规：WBC 7.4×10⁹/L，N% 72.3%，Hb 127 g/L，PLT 166×10⁹/L，hsCRP 0.4 mg/L（图34-9、图34-10）。

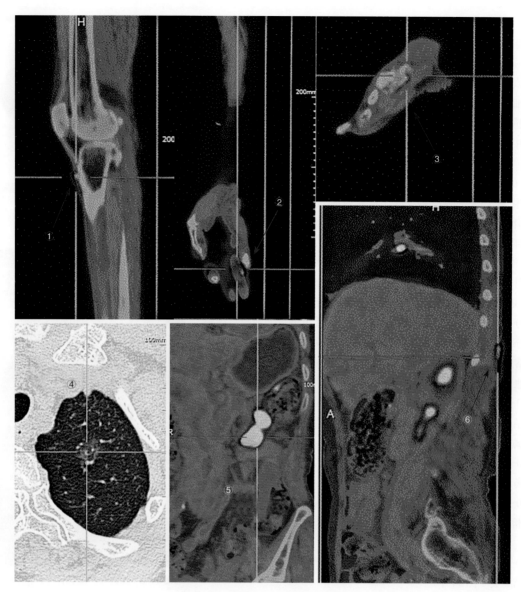

图34-5 2020-07-23患者行PET/CT检查 ① 右腿胫前；② 右手无名指；③ 右足跟部；④ 左上肺GGo；⑤ 横结肠局部糖代谢异常增高；⑥ 后背皮损处

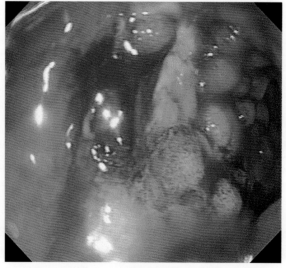

图34-6 2020-07-28患者行肠镜检查见横结肠肿物

巨检	横结肠：灰白色组织3粒，直径均为0.2 cm。
病理诊断	（横结肠）送检肠黏膜，腺体萎缩；肠隐窝部分拉长、扭曲，隐窝脓肿明显，伴隐窝上皮变性坏死；固有腺体部分减少，部分增生；间质内大量浆细胞、淋巴细胞增生，伴中性粒细胞聚集，为炎症性肠病，结合肠镜所见，倾向溃疡性结肠炎。

图 34-7 2020-07-30患者肠镜病理：倾向溃疡性结肠炎

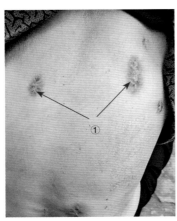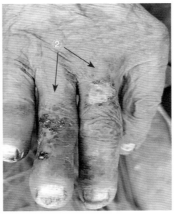

图 34-8 出院后随访，2020-11-01患者全身皮损明显好转 ① 背部多发皮损已愈合；② 右手中指、无名指伤口愈合

最后诊断与诊断依据

■ 最后诊断

1. 溃疡性结肠炎伴发坏疽性脓皮病、免疫性巩膜炎。
2. 左上肺磨玻璃结节，肺癌待排。

■ 诊断依据

患者为73岁女性，全身多处皮肤破溃、流脓2个月，炎症标志物升高、中度贫血，抗感染治疗效果差。患者PET/CT示全身多处皮肤、软组织糖代谢异常增高，横结肠局部增厚伴糖代谢异常增高；肠镜下见横结肠中段环周肿物。病理示隐窝脓肿明显，隐窝上皮变性坏死；固有腺体部分减少；间质内大量浆细胞、淋巴细胞增生，伴中性粒细胞聚集，结合肠镜所见，符合溃疡性结肠炎。皮肤活检考虑血管炎，皮肤科专家会诊考虑为坏疽性脓皮病；使用糖皮质激素和蛋白酪氨酸激酶抑制剂（托法替布）后全身皮损明显好转。眼科会诊考虑为免疫性巩膜炎导致巩膜溶解可能，系炎症性肠病肠外累及可能。综合分析，本例溃疡性结肠炎伴发坏疽性脓皮病、免疫性巩膜炎的诊断可以建立。

经验与体会

1. 炎症性肠病（inflammatory bowel disease, IBD）是一种慢性、非特异性肠道炎症性疾病，主要包括溃疡性结肠炎（ulcerative colitis, UC）和克罗恩病（Crohn disease, CD）。目前IBD的病因及发病机制尚不清楚，普遍认为环境、基因、免疫及肠道微生态共同影响了IBD的形成。IBD的临床表现以腹痛、腹泻、便血等肠道症状为主，但也可累及其他器官如皮肤、眼、关节，称之为IBD的肠外表现（extraintestinal manifestations, EIMs）。约20%的IBD患者可有皮肤受累。本案例患者以皮肤破溃流脓、巩膜溃疡等肠外表现为主，肠道症状不明显，无腹痛腹泻，仅有反复粪隐血阳性；入院腹盆腔增强CT亦未见异常，直至行PET/CT发现结肠异常糖代谢增高、进一步行肠镜活检，才得以明确诊断。

2. 坏疽性脓皮病（pyoderma gangrenosum, PG）属于IBD的反应性皮肤表现，约占IBD皮肤表现的1%～3%，常表现为全身多部位炎性丘疹、脓疱，可形成潜行性溃疡、伴疼痛。其发病机制不明，目前认为可能由肠道菌群和皮肤共同抗原导致的免疫反应引起。PG在IBD皮肤表现中往往比较严重，可能超过肠道症状对患者的影响，正如本案例患者，皮肤破溃流脓、疼痛明显，完全超过了肠道症状。

3. PG治疗的基础是控制IBD病情，治疗目标是控制炎症活动、促进皮肤伤口愈合。起始治疗以糖皮质激素为主，对于皮损广泛的患者可联用免疫抑制剂、静注免疫球蛋白，其他可能有效的药物包括柳氮磺胺吡啶、雷公藤制剂等。本案例患者

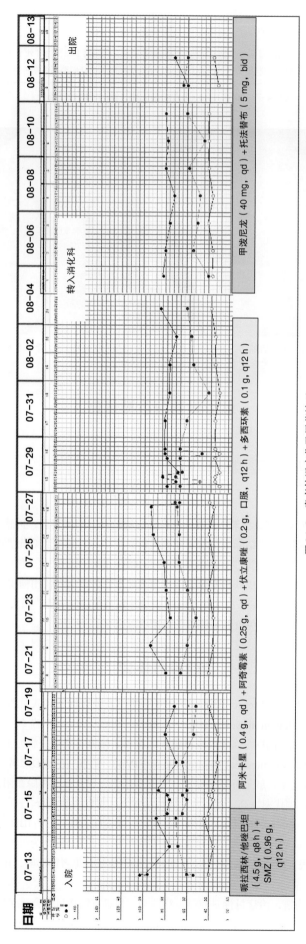

图 34-9　患者体温变化及用药情况

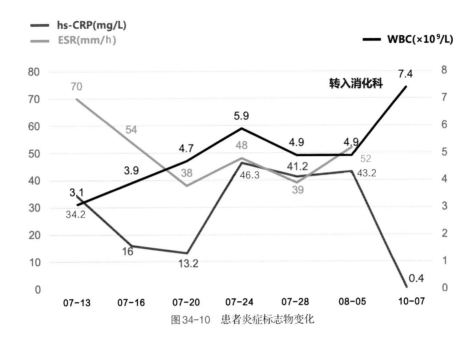

图34-10 患者炎症标志物变化

经糖皮质激素和蛋白酪氨酸激酶抑制剂抗炎治疗后病情明显好转。

4. 本案例患者以全身多发皮损流脓起病，通常临床医师首先想到的是感染性疾病，但我们鉴别诊断的思路不能局限于此，还需要将肿瘤性疾病、自身免疫性疾病等均纳入考虑。对于该类疑难复杂病例，PET/CT在发现靶点、明确诊断上起到了重要作用。

参考文献

[1] Ahronowitz I, Harp J, Shinkai K. Etiology and management of pyoderma gangrenosum: a comprehensive review[J]. Am J Clin Dermatol, 2012, 13(3): 191−211.

[2] Brinkmeier T, Frosch PJ. Pyodermatitis-pyostomatitis vegetans: a clinical course of two decades with response to cyclosporine and low-dose prednisolone[J]. Acta Derm Venereol, 2001, 81(2): 134−136.

[3] Danese S, Semeraro S, PaPa A, et al. Extraintestinal manifestations in inflammatory bowel disease[J].World J Gastroenterol, 2005, 11(46): 7227−7236.

病例 35 "祸"从口出，缝针伤膝后流脓不愈

作者·刘海霞 金文婷 马玉燕
审阅·胡必杰 潘珏

病史简介

女性，60岁，江苏人，2020-10-07收入复旦大学附属中山医院感染病科。

■ 主诉

右膝关节针刺后肿胀4周。

■ 现病史

1. 2020-09-09患者使用缝衣针后，将针插于床铺，后跪于床面时不慎缝衣针刺入右膝关节，自行拔除后未予特殊处理。次日患者右膝关节出现肿胀、皮色变红伴皮温升高，无法行走，遂至卫生所就诊，予注射破伤风针、依替米星抗感染治疗，右膝关节持续肿胀无好转。

2. 2020-09-15患者至当地医院，行右膝关节穿刺，抽出脓性液体，送检细菌真菌培养：阴性。予头孢类抗生素治疗，效果不佳。

3. 2020-09-24行关节镜下探查，术中见关节腔大量炎性组织，前交叉韧带和髌韧带部分撕裂。行右膝关节局部清创及负压封闭引流术（vacuum sealing drainage, VSD）。炎症组织送检细菌和真菌培养阴性；病理：滑膜组织慢性炎症及肉芽组织

伴炎细胞浸润。术后予万古霉素（1 g，q12 h）抗感染8天，消肿止痛对症治疗。患者诉膝关节肿胀较前稍好转，但伤口处每日仍有脓性渗出物。2020-10-07为进一步诊治，收入复旦大学附属中山医院感染病科。

■ 既往史及个人史

患者否认高血压、糖尿病、心脏病等。

· 入院检查 ·

■ 体格检查

1. T 36.2℃，P 82次/分，R 20次/分，BP 113/83 mmHg。
2. 心肺、腹部体检无异常。
3. 右膝近关节处见破溃伤口2处，见脓性渗液（图35-1）。

■ 实验室检查

1. 血常规：WBC 4.82×10^9/L，N% 67.0%，Hb 106 g/L，PLT 272×10^9/L。
2. 炎症标志物：CRP 24.3 mg/L，ESR 72 mm/h，PCT 0.02 ng/mL。
3. ALT/AST 68/44 U/L，Cr 53 μmol/L，UA 222 μmol/L。
4. 随机血糖 11.9 mmol/L，糖化血红蛋白 6.7%。
5. 细胞免疫正常，免疫球蛋白全套正常。
6. 病毒抗体：HBV DNA 9.83×10^3。
7. 脓液细菌、真菌培养阴性。
8. G试验阴性。
9. T-SPOT.TB：A/B 1/21。

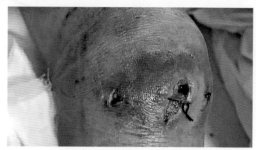

图35-1　2020-10-07患者入院体格检查所见右膝关节皮肤软组织病灶　右膝关节破溃伤口2处

· 临床分析 ·

■ 病史特点

患者为老年女性，无明确免疫抑制基础，膝关节缝衣针刺伤后肿胀4周，关节镜见：关节腔大量炎性组织，前交叉韧带部分撕裂，髌韧带部分撕裂。但多次病原学检查阴性，清创和VSD治疗，先后予以氨基糖苷类、头孢菌素、万古霉素治疗效果不佳。补充病史：患者刺伤膝关节的缝衣针，当时刚剔过患者自己口腔的蛀牙。综合目前资料，膝关节皮肤软组织感染诊断明确，引起感染的病原体考虑如下。

■ 诊断分析

1. 口腔厌氧菌：本次感染的起因是膝关节皮肤软组织被缝衣针刺伤（图35-2），之后引发局部感染。通常缝衣针被微生物污染的菌量较低，主要考虑持针的手指皮肤上细菌污染，包括葡萄球菌和革兰阳性杆菌等。然而，本次缝衣针刚剔过蛀牙，需考虑被口腔和牙齿表面的大量正常菌群污染，主要包括厌氧菌。本患者先后使用对厌氧菌无抗菌活性或活性较差的氨基糖苷类、头孢菌素类抗感染治疗，效果不佳，更提示膝关节感染系厌氧菌引起，可行脓液厌氧培养或mNGS检测，以明确感染可能之病原体。

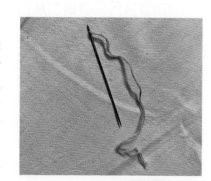

图35-2　患者剔牙所用缝衣针

2. 破伤风杆菌：本患者为缝衣针刺伤膝关节软组织所致的局部感染，环境病原体所致感染不除外，且患者伤口小而深，而破伤风杆菌在厌氧环境中可大量生长繁殖，因此，需考虑破伤风杆菌感染可能。但该患者并无骨骼肌痉挛及自主神经系统紊乱等破伤风临床症状，刺伤后已注射破伤风疫苗，故不考虑。

3. 革兰阳性球菌：如链球菌、葡萄球菌等软组织及关节感染常见的病原体，且大量存在于健康人口腔及皮肤，伤口局部红肿热痛症状明显，可伴化脓，严重者可累及骨髓，通常可引起全身毒性症状，如高热、乏力等，且进展迅速。该例患者体温正常，伤口少量脓液渗出，局部炎症表现不剧烈，头孢菌素、万古霉素治疗效果欠佳。该患者病程进展缓慢，左膝关节局部红肿不明显，不符合金黄色葡萄球菌或链球菌表现，可进一步行微生物检查，协助诊断。

4. 其他低度毒力的病原体感染，如放线菌、非结核分枝杆菌（NTM）、诺卡菌、特殊真菌感染。放线菌感染为慢性化脓性炎症，表现为软组织肿胀、脓肿或肿块，可形成窦道和特征性的带有硫磺样颗粒的脓液，该患者病程较长、常规抗感染治疗效果不佳，需考虑放线菌感染可能。NTM软组织感染常见于医疗美容、手术、创伤后，多为快生长型分枝杆菌如脓肿分枝杆菌、龟分枝杆菌、偶发分枝杆菌等，该患者病程长、毒性症状轻、常规抗感染治疗效果不佳，需考虑NTM感染可能。诺卡菌感染为慢性化脓性炎症，好发于免疫抑制人群，常规抗感染药物治疗效果不佳，本例虽然无免疫抑制基础，但仍需要考虑。可行脓液物找抗酸杆菌、分枝杆菌培养、mNGS等检查以明确或排除低度毒力病原体感染。

进一步检查、诊治过程和治疗反应

■ **诊治过程**

1. 2020-10-07患者伤口分泌物送涂片和培养等常规微生物检查，以及mNSG检测。考虑口腔厌氧菌感染可能大，采样后即予哌拉西林/他唑巴坦经验性抗厌氧菌治疗。

2. 2020-10-08患者右膝关节增强MRI：右膝关节周围软组织肿胀，髌骨骨髓水肿，内外侧半月板后角损伤（Ⅱ级），髌韧带部分撕裂水肿可能大，前交叉韧带胫骨附着处水肿（图35-3）。

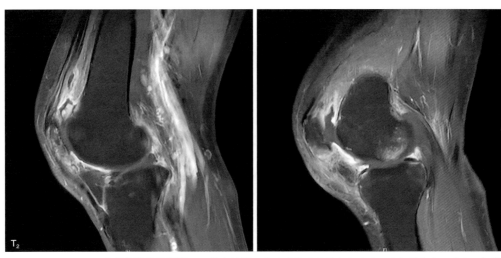

图35-3　2020-10-08患者右膝关节增强MRI检查结果　右膝关节周围软组织肿胀，髌韧带部分、前交叉韧带胫骨附着处水肿

3. 2020-10-08患者伤口有少量脓性分泌物渗出，每日换药。多次伤口分泌物涂片和培养检查均阴性。

4. 2020-10-10患者脓液mNGS报告，检出大量混合厌氧菌核酸序列（图35-4）。继续哌拉西林/他唑巴坦抗感染。骨科会诊，建议继续换药，右膝关节伸屈操练。

5. 2020-10-15伤口渗出物较前减少、结痂。嘱出院至当地医院继续上述抗感染治疗。

属名	属相对丰度（%）	属严格序列数	种名	覆盖度（%）	种序列数	种严格序列数
普雷沃菌属	51.39	7 126	口腔普雷沃菌	5.47	4 816	4 098
锥形杆菌属	10.16	1 256	鱼腥味锥形杆菌	2.55	1 331	1 256
巨球菌属	8.03	620	巨球菌	1.99	723	618
拟普雷沃菌属	7.43	804	坦纳拟普雷沃菌	1.8	950	787
卟啉单胞菌属	4.2	365	牙髓卟啉单胞菌	1.02	437	361
梭杆菌属	5.37	488	具核梭杆菌	0.536 3	550	279

图35-4　2020-10-08送检患者脓液mNGS报告　脓液mNGS检出：大量混合口腔厌氧菌核酸序列（2020-10-08采样）

■ 出院后随访

1. 2020–10–15出院后继续哌拉西林/他唑巴坦钠（4.5 g，q8 h）抗感染，伤口愈合好（图35–5～图35–7）。

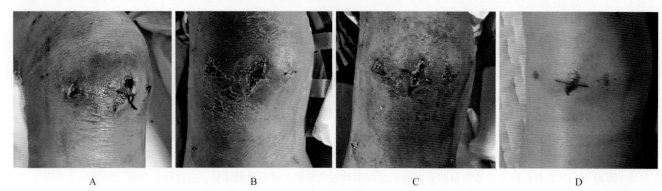

图35–5　患者右膝伤口变化　A. 2020–10–07（入院时）；B. 2020–10–12（入院5天）；C. 2020–10–15（入院8天）；D. 2020–11–08

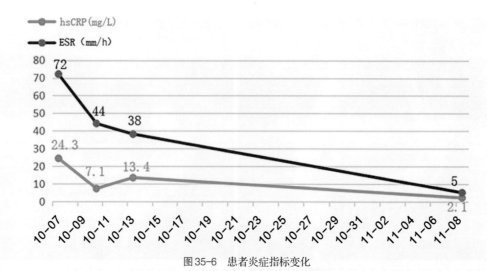

图35–6　患者炎症指标变化

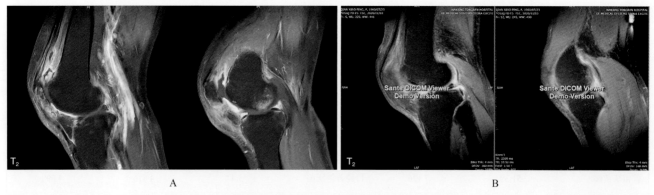

图35–7　2020–10–08（A）及2020–11–04（B）患者右膝关节增强MRI检查结果　A. 2020–10–08右膝关节增强MRI：右膝关节周围软组织肿胀，髌韧带部分、前交叉韧带胫骨附着处水肿；B. 2020–11–04外院右膝关节增强MRI：右膝关节周围软组织肿胀，右髌上囊及关节腔积液

2. 2020–11–02患者药物治疗改为：阿莫西林（1 g，口服，qid）＋甲硝唑片（0.4 g，口服，tid）。

3. 2020–11–08患者外院随访炎症标志物：CRP 2.1 mg/L，ESR 5 mm/h。目前阿莫西林（1 g，口服，qid）＋甲硝唑片（0.4 g，口服，tid），继续随访中。

· 最后诊断与诊断依据 ·

■ 最后诊断

右膝关节和皮肤软组织混合厌氧菌感染。

■ 诊断依据

患者为老年女性，右膝关节剔牙针刺伤后伤口红肿流脓，氨基糖苷类和头孢菌素抗感染治疗效果不佳，清创后伤口不能愈合，MRI提示右膝关节周围软组织肿胀，髌韧带部分、前交叉韧带胫骨附着处水肿。脓液常规细菌、真菌涂片+培养均阴性，涂片找抗酸杆菌阴性，脓液mNGS检出大量口腔混合厌氧菌核酸序列，予以哌拉西林/他唑巴坦、阿莫西林+甲硝唑抗感染治疗后，伤口渗出逐渐减少、结痂愈合，复查MRI病灶范围明显缩小，故右膝关节和皮肤软组织混合厌氧菌感染诊断明确。

· 经验与体会 ·

1. 本案例系被口腔菌群高浓度污染的缝线针所致的皮肤和膝关节针刺伤后感染，由于当时伤口没有消毒处理，也没有预防性使用抗感染药物，导致伤口较短时间内出现化脓性感染，并累及关节。

2. 出现明显关节腔和周围皮肤软组织感染后，没有做厌氧菌检查或应用分子基因诊断技术，也没有使用对厌氧菌的抗菌药物，而是常规使用主要针对皮肤菌群如葡萄球菌的抗感染药物（氨基糖苷类、头孢菌素），导致感染没有有效控制。

3. 对于混合厌氧菌感染所致的化脓性关节炎国外指南推荐用药方案：氨苄西林/舒巴坦3 g，静脉滴注，q6 h；替代方案：甲硝唑500 mg，口服，q8 h或克林霉素600 mg，口服，q8 h。化脓性关节炎抗菌药物治疗周期通常为4～6周，静脉抗生素至少应用2周；2周后，如果症状改善，可改用口服抗生素。需通过随访关节症状、红细胞沉降率、C反应蛋白等感染指标，最终确定临床治疗终点。对于厌氧菌感染引起的慢性骨髓炎，需在积极的外科清创术后，应用4～6周的静脉药物治疗，序贯8周的口服药物治疗。针对本例患者复旦大学附属中山医院MRI见髌骨骨髓水肿。慎重起见复查膝关节MRI，综合评估用药疗程。

4. mNGS是快速检测病原菌核酸序列的新型分子诊断技术，对培养条件要求较高的苛养菌、厌氧菌，培养周期较长的细菌如诺卡菌、NTM、结核，或罕见病原体等，均可有效检出，快速鉴别明确病原体，指导临床尽早目标性治疗，促进抗菌药物的合理使用。该患者入院后，我们即使用对厌氧菌有效的广谱青霉素抗感染，后续脓液mNGS检出大量混合口腔厌氧菌核酸序列，进一步证实我们对于病原体的最初判断。

5. 化脓性关节感染的治疗通常需要抗生素治疗与关节引流联合进行，发现病灶局限或出现波动感，应立即进行引流。治疗成人化脓性关节炎的关节引流方法包括针吸、关节镜下引流或关节切开术（开放性手术引流）。

参考文献

[1] Jamal W, Shahin M, Rotimi VO. Surveillance and trends of antimicrobial resistance among clinical isolates of anaerobes in Kuwait hospitals from 2002 to 2007[J]. Anaerobe, 2010, 16: 1.

[2] Korean Society for, C., D. Korean Society of Infectious, A. Korean Orthopaedic. Clinical guidelines for the antimicrobial treatment of bone and joint infections in Korea[J]. Infect Chemother, 2014, 46(2): 125-138.

[3] Stevens DL, Bisno AL, Chambers HF, et al. Practice guidelines for the diagnosis and management of skin and soft tissue infections: 2014 update by the infectious diseases society of America[J]. Clin Infect Dis, 2014, 59: 147.

第四章
发热伴咳嗽、咳痰

作者·姚雨濛 马玉燕 金文婷
审阅·胡必杰 潘珏

病例 36 老年男性发热、痰中带血、肺空洞，抗菌治疗 2 个月无效，又是罕见病吗？

· 病史简介 ·

男性，64岁，江苏人，2017-02-04收入复旦大学附属中山医院感染病科。

主诉

发热伴咳痰、痰中带血2个月。

现病史

1. 患者入院前2个多月开始出现发热伴咳嗽，咳白黏痰、痰带血丝。2016-11-29外院查 WBC $6.5 \times 10^9/L$，N% 75.4%，ESR 58 mm/h，CRP 83 mg/L。胸部CT：左肺上叶占位，肺癌可能。4天后胸部增强CT：左肺上叶占位，肺癌可能大。予头孢西丁+左氧氟沙星治疗1周，体温转平稳，咳痰、痰中带血好转后出院（图36-1）。

2. 2016-12-06患者就诊上海某三甲医院，2016-12-13行支气管镜：左固有上叶管腔狭窄，并见新鲜出血。患者左肺病灶活检（TBLB），病理为"黏膜急慢性炎症细胞浸润，个别多核巨细胞反应，伴挤压伤"。2016-12-14患者行左上肺占位经皮穿刺活检，病理为"炎症细胞、上皮细胞、组织细胞及少量坏死，未见恶性依据"。

3. 2016-12-16之后30多天，患者经常咳嗽、咳白黏痰，时有发热，T_{max} 38.7℃，未再有痰血。多次患者痰真菌培养为白假丝酵母菌，多次痰找抗酸杆菌阴性。先后予莫西沙星、头孢噻肟、头孢哌酮/舒巴坦、氟康唑等抗感染治疗，效果不佳。

4. 2017-01-22患者就诊复旦大学附属中山医院，查 WBC $11.68 \times 10^9/L$，N% 85.9%，PCT 0.59 ng/mL，CRP 257.9 mg/L；T-SPOT.TB：A/B 0/0。外院病理切片会诊：TBLB为"急慢性炎伴灶性坏死，多核巨细胞，符合肉芽肿性炎"；经皮肺穿刺活检为"镜下见坏死、多核巨细胞、多量炎细胞浸润，及微脓肿形成，符合肉芽肿性炎"。

5. 2017-01-30患者咳嗽、咳痰较前加重，再次发热，T_{max} 38.4℃。当地医院查 WBC $14.52 \times 10^9/L$，N% 86.9%，PCT 0.74 ng/mL，D-D二聚体 5.06 mg/L，ESR 109 mm/h，CRP 143.1 mg/L。考虑患者病情加重，于2017-02-03 PET/CT检查，结果示"左肺上叶病变，较前有缩小，但FDG代谢增高（SUV_{max} 5.1）"。为明确诊断和进一步治疗，2017-02-04收治复旦大学附属中山医院感染病科。

6. 自患者起病以来，精神、睡眠、胃纳差。入院前1日出现腹痛及多次水样便，近两月体重下降约10 kg。

既往史及个人史

2016-12-16患者住院期间确诊为2型糖尿病，现胰岛素晚餐前10 U，皮下注射。

· 入院检查 ·

体格检查

1. T 38.8℃，P 105次/分，R 20次/分，BP 160/76 mmHg。

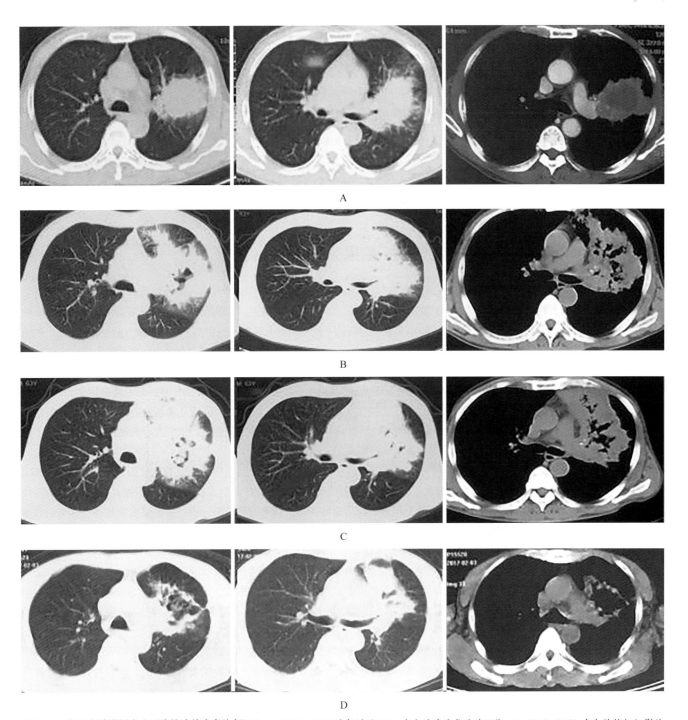

图 36-1 复旦大学附属中山医院就诊前患者胸部CT A. 2016-12-02胸部增强CT：左上肺癌症或脓肿可能；B. 2016-12-29 左上肺软组织影伴空洞性病变；C. 2017-01-13左上肺软组织影伴空洞，较前进展；D. 2017-02-03 PET/CT：左上肺病灶伴空洞，较前缩小

2. 神志清；心脏各瓣膜区未闻及杂音，左上肺呼吸音稍低，双肺未闻及明显干湿啰音；腹软，上腹及右下腹轻压痛、反跳痛，神经系统检查阴性。

■ **实验室检查**

1. 血常规：WBC 15.45×10^9/L，N% 93.2%，Hb 90 g/L。

2. ESR 98 mm/h，hsCRP 141.2 mg/L，PCT 0.71 ng/mL。

3. 尿常规：RBC 583.3/μL（++），蛋白（+/−），WBC阴性，糖（++++）。

4. 粪隐血：（++）。

5. 生化：Alb 27 g/L，ALT/AST 131/88 U/L，Cr 102 μmol/L。

6. D-D二聚体：10.12 mg/mL。

7. 动脉血气（不吸氧）：PaO_2 74 mmHg，$PaCO_2$ 31 mmHg。

8. T-SPOT.TB：A/B 2/0。

9. 呼吸道病原体九联检、肺炎支原体抗体阴性。

10. 血隐球菌荚膜抗原阴性。

11. 肿瘤标志物：AFP、CEA、CA19-9 等均阴性。

12. 细胞免疫：CD4/CD8 6.3。

■ **辅助检查**

1. 肺动脉 CTA：未见明确栓塞征象。

2. 双下肢深静脉 B 超：血流通畅。

3. 腹部彩超：肝胆胰肾输尿管未见占位。

· 临床分析 ·

■ **病史特点**

患者为老年男性，慢性病程，主要表现为发热、咳嗽咳痰、痰血；血白细胞、红细胞沉降率、C 反应蛋白均明显升高；胸部 CT 示左上肺片状高密度病灶，2 个月内先后使用多种抗菌药物（氟喹诺酮类联合头霉素类、头孢菌素、β 内酰胺-β 内酰胺酶抑制剂合剂等）症状仍反复，左上肺病灶呈持续增大并伴空洞形成；经支气管镜及经皮肺穿刺活检，病理提示炎性病变。

■ **诊断分析**

1. 急性细菌性肺脓肿：患者有发热、咳嗽咳痰，血 WBC 及炎症标志物升高，病初（2016-12-02）胸部增强 CT 显示左上肺病灶内见圆形低密度影，需要考虑肺脓肿可能。引起急性肺脓肿的常见病原体，包括金黄色葡萄球菌、肺炎克雷白杆菌，以及厌氧菌等。但本患者病程长、发热等毒性症状较轻、胸部 CT 后续的影像学表现，也不符合典型的肺脓肿表现，痰培养未检出金黄色葡萄球菌或革兰阴性杆菌等，故本病证据不足。

2. 特殊病原体所致慢性肺脓肿：如结核分枝杆菌、曲霉、诺卡菌、放线菌等。患者反复痰找抗酸杆菌阴性、T-SPOT.TB 阴性，肺结核可能性小，可进一步复查支气管镜、灌洗液行抗酸染色、分枝杆菌培养及组织病理检查。胸部 CT 显示慢性炎症伴空洞，需要考虑慢性坏死性肺曲霉病可能，但两次肺活检的病理，均未发现真菌证据，反复多次痰培养也未见曲霉生长，故本病可能性也较小。放线菌和诺卡菌感染，常呈慢性化脓性感染表现，病理为肉芽肿性病变，确诊有赖于病原学检查，包括非培养技术如基因检测技术。

3. 原发性肺癌：患者为老年男性，慢性咳嗽伴痰血 2 个月余，左上肺病灶表现为片状高密度影，伴空洞形成，外院支气管镜检查示左固有上叶管腔狭窄，PET/CT 显示左肺上叶病变，FDG 代谢增高（SUV_{max} 5.1），需要考虑肺癌可能。但 TBLB 及经皮肺穿刺活检病理，均无明确肺癌证据。另外，入院前胸部 CT 示左上肺病灶有缩小，提示周围性肺癌的可能性更小。

4. 自身免疫性疾病肺内表现：患者存在发热、肺部阴影、蛋白尿，肺活检提示肉芽肿性炎症，需要考虑如肉芽肿性多血管炎（Wegner 肉芽肿）、变应性肉芽肿血管炎（Churg-Strauss 综合征）、肺出血-肾炎综合征（Goodpasture 综合征）等系统性疾病肺部累及的可能，尤其是当前感染性疾病或肿瘤性疾病都不能很好解释整个疾病的发展过程时。确诊则需进一步做自身抗体检测和相关组织的病理学检查。

5. 此外，患者应用多种抗菌药物治疗后出现腹痛、多次水样便，粪隐血（++），应考虑抗生素相关腹泻/艰难梭菌感染可能，可进行粪便艰难梭菌培养、毒素检测，必要时可予诊断性抗艰难梭菌治疗。

· 进一步检查、诊治过程和治疗反应 ·

■ **诊治过程**

1. 2017-02-04 送患者粪便做常规、培养和艰难梭菌毒素检测。甲硝唑（0.2 g，口服，qid）停用其他抗生素。2 日后患者体温转平，未再腹痛腹泻，复查粪隐血转为阴性。

2. 2017-02-06 因患者 D-D 二聚体高，行肺动脉 CTA，未见明显动脉栓塞。附见左上肺支气管狭窄，左肺上叶见片状高密度影，内伴空洞形成；左侧少量胸腔积液。

3. 2017-02-06 患者自身抗体检测结果：ANA、ENA 阴性，RF 127 U/mL，抗 CCP 抗体、抗 GBM 抗体阴性，补体及 Ig 定量大致正常，中性粒细胞胞浆抗体（胞质型，c-ANCA）阳性，中性粒细胞胞浆抗体（核周型，p-ANCA）阴性，蛋白酶 3 131.7 RU/

mL，髓过氧化物酶 2.0 RU/mL。

4. 2017-02-08考虑ANCA相关血管炎可能，支气管镜检查（图36-2）：左上叶支气管黏膜充血肿胀、粗糙、增厚，管腔变小狭窄，余各支气管管腔通畅，黏膜光滑，未见新生物。左上叶阴影处行TBLB。灌洗液、肺组织涂片找抗酸杆菌，细菌和真菌培养均阴性。病理为"炎症性病变"。

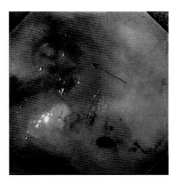

病理诊断	（左肺上叶）送检组织镜下为增生纤维组织，伴急慢性炎症细胞浸润及泡沫组织细胞反应，小脓肿形成，灶性区见坏死，周边见可疑类上皮样细胞，为炎症性病变，正在行免疫组化检查以协助诊断。 2017-02-14补充报告： （左肺上叶）特殊染色结果未查见阳性菌，结核及真菌感染证据不足，活检组织未见血管炎证据，请结合临床。 免疫组化（2017-N02002）：17S04393-001，CD68（KP1）组织细胞阳性，CK（pan）阴性。 特殊染色：17S04393-001，PAS阴性、抗酸阴性、六胺银阴性、网状纤维染色（网状纤维减少）。

A　　　　　　　　　　　　　　　　　　　　　　　　B

图36-2　2017-02-08患者支气管镜检查病理结果（A），支气管镜下见患者左上叶支气管狭窄（B）

5. 2017-02-09风湿科会诊：ANCA相关血管炎可能。追问病史，诉声音嘶哑1月，听力下降5天，伴间断鼻塞，建议评估有无上呼吸道受累；24小时尿蛋白、肾脏B超等评估肾脏受累情况。

6. 2017-02-09耳鼻喉科会诊：双耳中重度传导性耳聋，副鼻窦CT无殊。

7. 2017-02-09肾脏方面评估：随访肌酐进行性上升（102→146 μmol/L）；尿沉渣红细胞总数 > 8 000个/mL，异形多变型90%；24小时尿蛋白定量0.6 g/L；肾脏B超左/右肾长径104/106 mm，伴皮质回声增强。

8. 2017-02-14肾内科会诊：建议肾穿刺活检。

9. 2017-02-15考虑ANCA相关性肾炎，肺内病灶为ANCA相关性血管炎肺累及可能，予丙种球蛋白（10 g，qd×3日），并予甲泼尼龙（500 mg，qd×3日；240 mg，qd×3日，后逐渐减量）。

10. 2017-02-17患者肾穿刺活检病理回报：新月体肾炎（Ⅲ型）（图36-3）。

【2017-02-15】肾脏穿刺活检病理

光镜描述：全片可见25个肾小球，其中1个球性硬化，13个可见大细胞性新月体，1个可见小细胞性新月体。新月体球内节段袢坏死，并可见瘢痕形成，球内见炎细胞浸润，以单个核细胞、中性粒细胞为主，可见核碎屑；其余肾小球毛细血管袢开放欠佳。肾固有细胞100+/-个/球，系膜基质轻-中度增多，系膜细胞轻-中度增生；部分袢与球囊壁有粘连，部分袢内见红细胞瘀滞。肾小球间质病变中度，约20%小管萎缩，部分肾小管上皮细胞浊肿空泡变，近端小管代偿性扩张；少量蛋白管型，较多红细胞管型堵塞管腔，可见上皮细胞脱落形成细胞管型；间质纤维化阳性，中等量炎细胞浸润，以单个核细胞为主，聚集成团。血管病变阴性。

免疫荧光：可见肾小球，IgG阴性，IgA阴性，IgM阳性，C3阴性，C4阴性，C1q阴性，Kappa阴性，Lambda阴性，FIB阴性。描述：IgM呈颗粒状、团块状在系膜区弥漫分布。

病理诊断：新月体肾炎（Ⅲ型）。

图36-3　患者肾脏穿刺活检病理报告

11. 2017-02-20患者转至肾内科予环磷酰胺（第1天0.2 g、第2天0.4 g）治疗。体温转平，咳嗽较前好转，未再有痰中带血；随访血肌酐、炎症标志物明显下降，复查蛋白酶3滴度逐渐下降（2017-02-13 79 RU/mL，2017-02-23 41.7 RU/mL，2017-03-24 11.7 RU/mL），c-ANCA于2017-04-11转阴。

12. 2017-02-25出院并带药泼尼松（45 mg，qd）治疗。

■ 治疗反应

1. 2017-03-27胸部CT：左肺空洞较前吸收。

2. 2017-04-12复查胸部CT示左肺上叶病灶较前片进一步吸收好转。为进一步除外肿瘤性病变，再次支气管镜检查：左主支气管下端、上下叶管口、基底段管口黏膜充血水肿增厚，上叶管口、下叶管口、基底段管口显著狭窄。病理：（左主支气管下端）少量支气管壁组织，纤维组织增生，部分上皮轻度鳞化。

3. 至2018-02肾内科共行8次CTX治疗（每次0.4 g×2 d），累积剂量6.2 g，联合甲泼尼龙并逐渐减量（45 mg，口服，qd→10 mg，口服，qd）。无发热、咳嗽咳痰、痰中带血，肾功能稳定，24小时尿蛋白正常（0.9 g/L），尿红细胞阴性，肺部CT左肺病灶进一步吸收（图36-4、图36-5）。

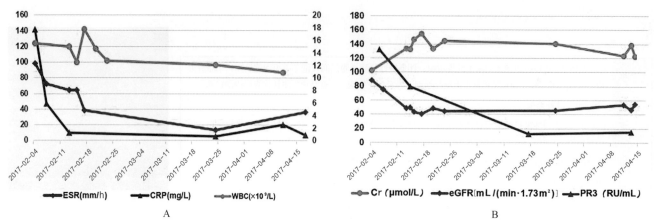

图36-4　患者治疗后血清炎症标志物（A）、肾功能及蛋白酶3（B）变化

最后诊断与诊断依据

■ 最后诊断

1. ANCA相关性血管炎（肾、肺累及）。
2. 2型糖尿病。

■ 诊断依据

患者为老年男性，慢性病程，主要表现为发热、咳嗽咳痰、痰中带血；血白细胞、红细胞沉降率、C反应蛋白均明显升高；胸部CT示左上肺片状高密度病灶，2个月内先后使用多种抗菌药物症状仍反复，左上肺病灶呈持续增大并伴空洞形成。入院后查血清抗中性粒细胞胞浆抗体（c-ANCA及蛋白酶3）阳性，并存在血尿、蛋白尿、肾功能进行性恶化，肾脏活检病理提示新月体型肾炎Ⅲ型，考虑ANCA相关血管炎（肾累及诊断明确）。左上肺病灶TBLB提示急慢性炎症细胞浸润及泡沫组织细胞反应，小脓肿形成，灶性区见坏死；虽然无明确坏死性肉芽肿证据，但入复旦大学附属中山医院后未行抗感染治疗，而使用大剂量糖皮质激素冲击联合环磷酰胺治疗后，肺内病灶吸收、肺不张范围缩小，故考虑ANCA相关血管炎肺累及的诊断也可以成立。

经验与体会

1. 该患者以发热及呼吸道症状起病，就诊多家医院的多个科室，但由于此前诊断思路限于抗感染治疗，以及明确是否存在肿瘤上，因此在排除了肿瘤性疾病后就没有进一步探究其他疾病的可能性。尽管经过支气管镜检查和经皮肺穿刺等有创操作，仍未能明确诊断。

2. 肺部肉芽肿性疾病除分枝杆菌（结核分枝杆菌与非结核分枝杆菌）、真菌（曲霉、隐球菌、组织胞浆菌、球孢子菌等）、寄生虫（犬恶丝虫）所致感染外，还包括多种非感染性疾病，包括结节病、变应性肺泡炎、类风湿结节、ANCA相关血管炎中的变应性肉芽肿性血管炎（Churg-Strauss综合征）及肉芽肿性多血管炎（Wegner肉芽肿）等，鉴别诊断过程中，需将上述诊断纳入考虑，并结合患者的临床特点、炎症标志物、自身抗体、组织病理等结果，加以鉴别。

3. 约80%的ANCA相关血管炎患者存在肺部受累，引起包括鼻部疾病、声门下狭窄、支气管疾病、肺间质疾病、胸膜病变与肺动脉等呼吸系统所有部位疾病。常见胸部CT改变有结节病灶、支气管扩张、胸腔积液、肺泡出血、淋巴结肿大、肺气肿、空洞样病变等。本患者蛋白酶3阳性，肺内病变表现为支气管管腔狭窄与肺部肿块空洞影，符合文献所报道中央气道疾病与结节病灶更常见于PR3-ANCA阳性者，而间质性肺炎与支气管扩张多见于MPO-ANCA阳性者。

4. 新月体性肾小球肾炎病因分为5型：Ⅰ型，抗基底膜型，患者血内有GBM抗体；Ⅱ型，免疫复合物型，肾小球内有免疫复合物沿基底膜沉积；Ⅲ型，血管炎型，患者血循环中有ANCA阳性；Ⅳ型，抗基底膜和血管炎混合型，患者血ANCA和抗GBM抗体均阳性；Ⅴ型，特发型，抗体均阴性。根据肾穿病理，本例患者为Ⅲ型，诊断明确。

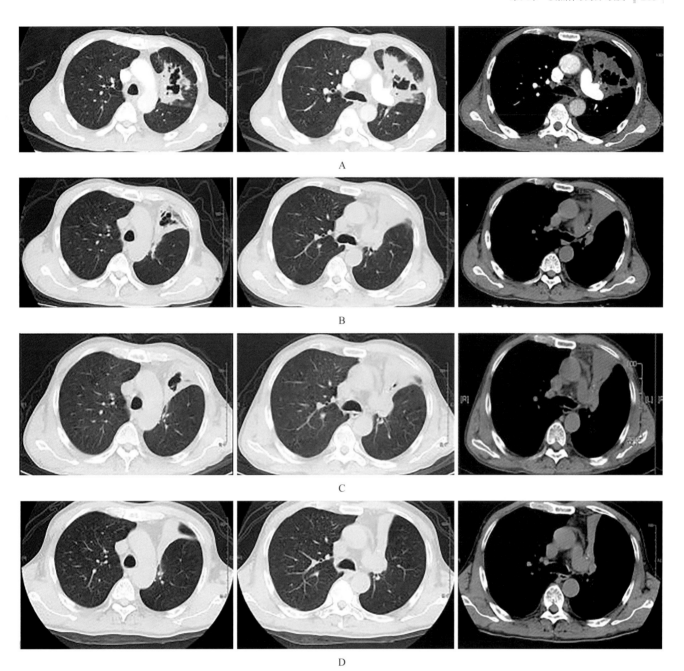

图36-5 患者治疗后胸部CT变化 A. 2017-02-06：左肺上叶病灶伴空洞；B. 2017-03-27：左肺上叶病灶较前片缩小；C. 左肺上叶病灶较前片进一步缩小；D. 2018-02-24：左肺上叶支气管狭窄伴不张，范围缩小

5. 肉芽肿性多血管炎（Wegner肉芽肿）的经典组织病理学特征，为坏死性肉芽肿性炎伴坏死性血管炎，其他组织学特征包括微脓肿、微小化脓性肉芽肿、胶原坏死及主要病灶周边的机化性肺炎等。本患者尽管多次支气管镜及肺穿刺病理未明确提示坏死性血管炎诊断，但病理呈肉芽肿性炎症改变，伴微脓肿形成，结合临床特征及肾脏穿刺提示新月体型肾炎Ⅲ型，以一元论分析，考虑肺内病灶为ANCA相关血管炎累及诊断成立。

6. 值得注意的是，ANCA相关血管炎患者一旦开始治疗，高达50%的患者将发生肺部感染，且血管炎患者罹患肿瘤风险增加，此时出现呼吸道症状与合并胸部影像学异常的诊断更具挑战性，因为治疗随访过程中更需要谨慎评估。

参考文献

[1] Mohammad AT, Mortensen KH, Babar J, et al. Pulmonary involvement in AAV[J]. The Journal of Rheumatology, 2017, 44 (10): 1458-1467.

[2] Mukhopadhyay S, Gal AA. Granulomatous lung disease: An approach to the differential diagnosis[J]. Arch Pathol Lab Med, 2010, 134(5): 667-690.

[3] Thickett DR, Richter AG, Nanthani N, et al. Pulmonary manifestations of anti-neutrophil cytoplasmic antibody (ANCA)-positive vasculitis[J]. Rheumatology (oxford), 2006, 45(3): 261-268.

病例 37 持续发热、咳嗽 1 个月余，突发呕吐引出罕见病

作者·金文婷 马玉燕
审阅·胡必杰 潘珏

· 病史简介 ·

男性，35岁，山东人，2018-01-18收入复旦大学附属中山医院感染病科。

主诉

发热伴咳嗽咳脓痰1个月余，头痛2天。

现病史

1. 2017-12初患者开始发热，T_{max} 40℃，伴咳嗽咳痰，黄脓痰，不易咳出，夜间盗汗明显。2017-12-07患者至当地县医院，查血结果未见，胸部CT：右肺中叶大片炎症，左肺下叶基底段团片影，似见空洞。予以头孢哌酮/舒巴坦（2 g，静脉滴注，q12 h）+左氧氟沙星（0.4 g，口服，qd）抗感染治疗共14天。其间2017-12-14随访胸部CT：右肺中叶炎症范围较前缩小。治疗后患者体温降至正常，予以出院。

2. 患者出院1周再次出现发热，T_{max} 39.5℃，仍伴咳嗽、咳痰、盗汗。2017-12-29胸部CT：右肺中叶病灶较前缩小，新增左肺下叶背段团块影，左肺下叶基底段病灶略进展。2017-12-31患者转至当地市医院就诊，查血结果未见。2018-01-07患者复查胸部CT：右肺中叶和左肺下叶基病灶进一步缩小，左肺下叶背段病灶进展；考虑肺部感染，流感不除外，予以莫西沙星（0.4 g，口服，qd）+奥司他韦（75 mg，口服，qd）抗感染治疗，体温较前有所下降，T_{max} 38℃，咳嗽咳痰也略有好转。2018-01-14随访患者胸部CT示右肺中叶病灶略增大，左肺下叶背段、基底段病灶较前缩小（图37-1）。

3. 2018-01-17患者至上海市某三甲医院就诊，查血常规：WBC 15.44×10^9/L，N% 85.6%；血气分析：PaO_2 79 mmHg，仍有发热。为进一步诊治，次日转入复旦大学附属中山医院感染病科。近两日出现轻度头胀痛伴恶心，入院当天神志淡漠，无呕吐、四肢无力、言语不清、饮水呛咳等不适。

4. 病程中，患者精神萎，睡眠良好，胃纳差，大小便无特殊，近2个月体重下降约14 kg。

既往史及个人史

否认慢性病史，否认家禽、家畜、疫区、霉变环境接触史。患者为长途货运司机，运送家用百货，吸烟史10余年，每日约20支，已戒1个月；饮酒史20年，每周平均饮酒2～3次，每次约半斤白酒，已戒1个月。

· 入院检查（2018-01-18）·

体格检查

1. T 36.2℃，P 70次/分，R 18次/分，BP 121/79 mmHg，SpO_2 91%。

2. 神志清，精神萎，稍淡漠，对答切题，无颈抵抗，双肺呼吸音清，未闻及明显干湿啰音。

实验室检查

1. 血常规：WBC 13.77×10^9/L，N% 88.4%，Eos% 0.1%。

2. 炎症标志物：hsCRP 87 mg/L，ESR 113 mm/h，PCT 0.08 ng/mL，铁蛋白1 060 ng/mL。

3. 血培养阴性。

4. 呼吸道病原九联检、G试验、血隐球菌荚膜抗原均阴性。

5. CMV、EBV、梅毒非特异性抗体、HIV抗体均阴性。

6. T-SPOT.TB：A/B 0/0。

7. 血气分析（不吸氧）：PaO_2 68 mmHg。

8. 生化：肝肾功能正常，Alb 41 g/L，随机血糖7.7 mmol/L，糖化血红蛋白6.2%。

9. 肿瘤标志物、自身抗体、细胞免疫均正常。

10. 免疫球蛋白+补体全套：IgE 1 253 IU/mL，补体C3 1.94 g/L，补体C4 0.48 g/L，其余正常。

11. 凝血功能：基本正常，D-D二聚体0.86 mg/L。

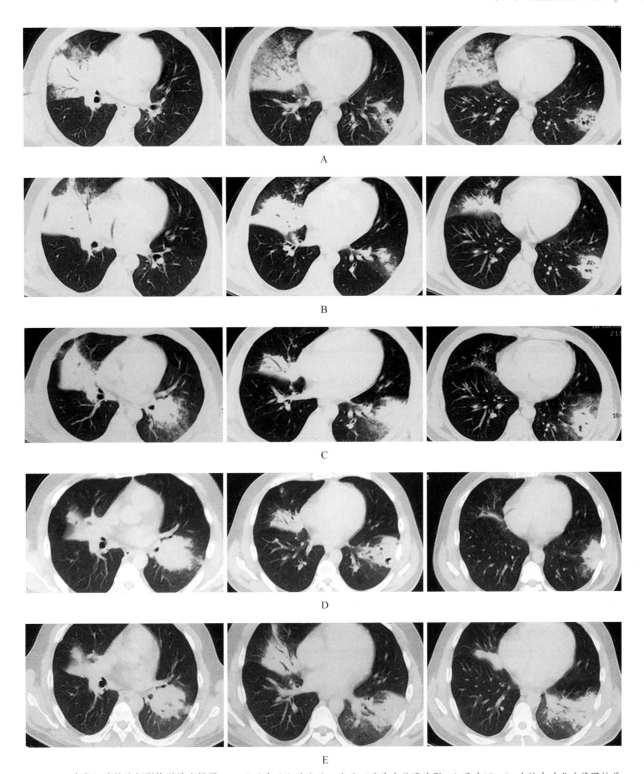

图37-1 患者入院前胸部影像学检查结果 A.右肺中叶大片炎症，左肺下叶基底段团片影，似见空洞；B.右肺中叶炎症范围较前缩小，实变明显，左下肺病灶略进展；C.右肺中叶病灶进一步缩小，新增左肺下叶背段团块影，左肺下叶基底段病灶略进展；D.右肺中叶病灶进一步缩小，左肺下叶背段病灶进展，左肺下叶基底段病灶较前缩小；E.右肺中叶病灶略增大，左肺下叶背段、基底段病灶较前缩小

■ **辅助检查**

1. 胸部CT：两肺炎症伴实变、不张，纵隔及肺门淋巴结稍大，与4天前外院CT比较，右中叶病灶相仿，左下肺病灶缩小（图37-2）。

2. 腹盆增强CT：未见明显异常。

3. 头颅CT：颅内多发病灶，脑水肿明显（入院当天晚上头痛加重伴呕吐2次，急行头颅CT）（图37-2）。

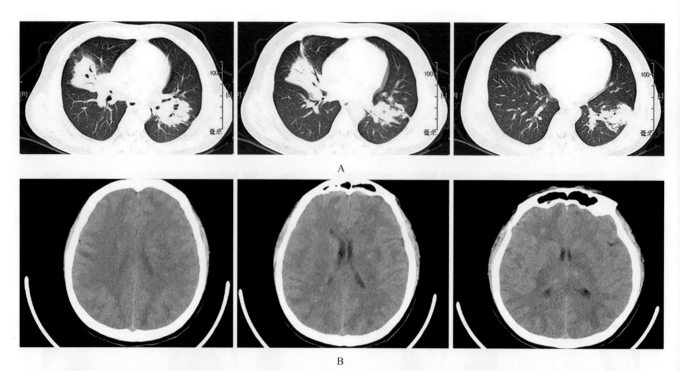

图37-2　患者入院后影像学检查　A.胸部CT：右肺中叶病灶与4天前相仿，左下肺病灶较缩小；B.头颅CT：脑干、双侧小脑半球、基底节－丘脑区及大脑可见多发斑片样低等密度结节影

临床分析

■ 病史特点

患者为年轻男性，无基础疾病，以发热、咳嗽咳痰起病，亚急性病程，胸部CT示双肺实变影，似见空洞形成，抗感染治疗后症状可缓解，停药后反复，肺内病灶部分好转、部分进展。近2天开始头痛，入院当天神志淡漠，当晚呕吐，急行CT示颅内多发病灶，脑水肿明显。肺部和颅内病灶的诊断，若从一元论角度，需考虑以下疾病。

■ 诊断分析

1. 感染性疾病。

·结核病：最常见感染部位为肺，颅内结核多继发于肺结核或其他结核病灶，可表现为结核性脑膜炎、结核瘤或脑脓肿，可单发，也可多发病灶，可合并脑室扩张。该患者T-SPOT.TB阴性，肺内病灶非结核典型病灶，多次间隔一周随访CT，病变的变化速度，也不支持肺结核发病规律。故结核证据不足，但仍需进一步检查以排除。

·其他特殊病原体引起的感染：如隐球菌、曲霉、毛霉、诺卡菌等，表现为慢性病程，毒力较低，肺和脑可以同时受累。① 隐球菌病最常见病变部位为肺，中枢感染多见于免疫抑制人群，该患者肺内病灶在未予抗真菌治疗时曾有缩小吸收表现，血隐球菌荚膜抗原阴性，肺部影像学表现也非典型隐球菌感染特点。血和脑脊液隐球菌荚膜抗原、肺或脑组织病理有助于本病诊断和鉴别诊断。② 该患者胸部CT影像学需考虑肺曲霉病，但同时合并脑曲霉病甚为罕见。脑曲霉病可表现为多发结节、脓肿，通常为免疫功能受损宿主或鼻窦部感染蔓延至颅内，与本例表现不符。③ 毛霉脑病罕见，多数合并鼻-眶毛霉病，且通常进展快，鼻窦外蔓延的标志是腭组织坏死形成腭焦痂、鼻甲破坏、鼻周肿胀、受累鼻窦部位的面部皮肤红斑和绀等，本例也无类似情况存在。④ 诺卡菌病可累及多部位，包括肺、脑、皮肤等，多见于免疫抑制人群。肺诺卡菌病影像学缺乏特异性，无结构性肺病者多表现为结节、团块、实变，或伴空洞形成，肺诺卡菌病未及时治疗可播散至中枢，脑诺卡菌病典型影像学表现为脑脓肿样病灶，可有环形强化，也可表现为多发病灶。该患者无明确免疫抑制，确诊有赖于肺和脑标本如咳痰、肺泡灌洗液、肺活检、脑脊液或脑组织活检标本的微生物检查、基因检测和组织病理等检查。

·寄生虫病：肺和脑可以同时感染的寄生虫病，最常见为囊虫病、包虫病、吸虫病、弓形虫病等。影像学可表现为颅内多发病变，可有颅高压症状、精神症状。该患者否认生食史，无明确寄生虫疫区接触史，肺多发性空洞或胸腔积液等，头颅MRI、血和脑脊液寄生虫抗体检测，有助于本病诊断。

·梅毒脑病：梅毒脑病早期可表现为脑膜炎症状，包括发热、头痛、呕吐，脑脊液检查可出现压力增高、细胞数和蛋白增高，但该患者入院梅毒抗体阴性，无冶游史、无其他梅毒皮肤表现等，且梅毒基本无肺部累及，暂不支持该诊断。

2. 非感染性疾病：如淋巴瘤或肿瘤性病变，患者肺部病灶抗感染后部分吸收、部分进展，近期较前有进展，不除外肿瘤性病灶累及中枢可能，需进一步完善头颅MRI、腰穿、PET/CT、骨髓穿刺、肺活检等明确。

进一步检查、诊治过程和治疗反应

■ 诊治过程

1. 2018-01-18患者入院当晚头痛较前加重伴呕吐2次，为胃内容物，非喷射样。急行头颅CT提示颅内多发病灶，脑水肿明显。神经内科急会诊："稍颈抗，未引出明显病理征，建议除外梅毒性脑病等，暂予甘露醇降颅压治疗"。抗感染治疗：美罗培南（1 g，静脉滴注，q8 h）+米诺环素（100 mg，口服，q12 h）+伏立康唑（200 mg，静脉滴注，q12 h）（首日400 mg，静脉滴注，q12 h 1天）+奥司他韦（150 mg，口服，bid）抗感染。并予甘露醇（125 mL，静脉滴注，q8 h）+白蛋白（10 g，静脉滴注，qd）+托拉塞米（10 mg，静脉推注，qd）脱水降颅内压治疗。

2. 2018-01-19患者头颅MRI示：颅内广泛多发病变，病灶周围明显水肿（图37-3）。

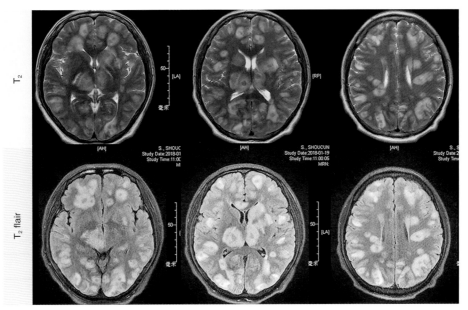

图37-3　2018-01-19患者头颅MRI检查结果　脑内见多发结节灶，T_1WI为等低信号，T_2WI为高信号，周围见明显水肿带，增强后明显强化，部分呈环状，脑沟变窄

3. 2018-01-19行腰椎穿刺术，脑脊液无色澄清，测压力 > 400 mmH_2O；CSF常规：透明无色WBC 32/mm^3，L% 80%；CSF生化：蛋白0.92 g/L，葡萄糖3.92 mmol/L，Cl^- 121.6 mmol/L，乳酸脱氢酶35 U/L；CSF ADA 4.0 U/L。CSF涂片：细菌、真菌、抗酸杆菌、隐球菌阴性，弱抗酸杆菌涂片阴性。CSF培养：细菌和真菌培养均阴性，结核培养未归。隐球菌荚膜抗原阴性。外送寄生虫抗体全套、曲霉三联检。

4. 2018-01-19神经内科专家会诊：脑内血行性播散感染不除外，真菌或结核感染可能，梅毒性脑病待排；脑脊液白细胞升高不显著且淋巴为主，细菌性脑膜脑炎或脑脓肿可能性不大。

5. 2018-01-21患者脑脊液和外周血的mNGS（2018-01-19送检）的结果回报：均检出诺卡菌属（皮疽诺卡菌）核酸序列（见图37-4、图37-5）。无分枝杆菌及真菌核酸序列检出。联系微生物实验室脑脊液和血培养标本延长培养。

6. 2018-01-22患者寄生虫抗体全套阴性；曲霉三联检（GM试验+曲霉IgG/IgM）阴性。

7. 2018-01-22患者头痛缓解不明显，淡漠明显，偶伴胡言乱语、人物定向力障碍，考虑感染控制不佳，加用利奈唑胺（0.6 g，静脉滴注，q12 h）抗诺卡菌治疗。流感证据不足，停用奥司他韦。

8. 2018-01-25复查患者炎症标志物CRP、ESR较前明显下降，但胸部CT病灶吸收不明显。精神稍好转但仍有明显头痛，增加甘露醇至（250 mL，静脉滴注，q6 h），加用地塞米松（5 mg，静脉推注，qd）。

9. 2018-01-29考虑颅内病灶广泛，感染严重，美罗培南加量（2 g，静脉滴注，q8 h）。

类型	属			种		
	中文名	拉丁文名	检出序列数	中文名	拉丁文名	检出序列数
G⁻	罗尔斯顿菌属	*Ralstonia*	68	—	—	—
G⁺	诺卡氏菌属	*Nocardia*	25	皮疽诺卡菌	*Nocardia farcinica*	24
G⁺	链球菌属	*Streptococcus*	22	肺炎链球菌	*Strcptococcus pncumoniae*	6
G⁻	假单胞菌属	*Pseudomonas*	19	斯氏假单胞菌	*Pseudomonas stutzeri*	7
G⁻	贪铜菌属	*Cupriavidus*	17	耐金属贪铜菌	*Cupriavidus metallidurans*	13
G⁻	不动杆菌属	*Acinetobacter*	17	—	—	—
G⁺	葡萄球菌属	*Staphylococcus*	12	—	—	—

图37-4 2018-01-21患者脑脊液mNGS检测结果

类型	属			种		
	中文名	拉丁文名	检出序列数	中文名	拉丁文名	检出序列数
G⁻	Methyloten	*Methylotencra*	23	—	*Methylotenera 301*	18
G⁻	贪铜菌属	*Cupriavidus*	14	耐金属贪铜菌	*Cupriavidus metallidurans*	10
G⁺	链球菌属	*Streptococcus*	13	血红链球菌	*Streptococcus sanguinis*	4
				格登链球菌	*Streptococcus gordonii*	3
G⁻	假单胞菌属	*Pscudomonas*	13	—	—	—
G⁺	葡萄球菌属	*Staphylococcus*	11	—	—	—
G⁺	红球菌属	*Rhodococcus*	8	红城红球菌	*Rhodococcus erythropolis*	8
G⁺	诺卡氏菌属	*Nocardia*	7	皮疽诺卡菌	*Nocardia farcinica*	6

图37-5 2018-01-21患者外周血mNGS检测结果

10. 2018-01-30复查患者头颅MRI示：颅内广泛强化结节伴水肿，病灶未见明显吸收，与2018-01-19相仿，尚需除外淋巴瘤或转移瘤。复查腰穿：脑脊液仍为无色澄清样，压力140 mmH₂O；CSF常规仍提示"白细胞轻度升高，单核细胞增多为主，生化见蛋白轻度升高，ADA 4.0 U/L"；CSF涂片可见较多的淋巴细胞及少量单核细胞；细菌真菌涂片和培养均阴性；涂片找抗酸杆菌及弱抗酸杆菌均阴性，分枝杆菌培养结果未归；外送mNGS检查未发现明显致病菌。

11. 2018-01-30考虑米诺环素无法透过血脑屏障，故停用。美罗培南继续（2 g，静脉滴注，q8 h）。

12. 2018-01-31复查胸部CT，较2018-01-25稍吸收。复查炎症标志物基本降至正常。

13. 2018-02-01行骨髓穿刺+活检：未见明确肿瘤依据。血液科会诊：血液系统疾病证据不足。加用甲泼尼龙（80 mg，静脉滴注，q12 h；3天后减至60 mg，静脉滴注，qd）。同时白蛋白+托拉塞米降颅压。

14. 2018-02-02患者脑脊液和血细菌培养（延长培养至2周）：均阴性。

15. 2018-02-02患者病情有所稳定，行气管镜检查：左下叶基底干黏膜见新生物样浸润，直视下于该处活检及刷检。右中叶局部黏膜隆起，新生物浸润表现，于该处肺泡灌洗（图37-6）。BALF、肺组织涂片找细菌、真菌、抗酸杆菌、弱抗酸杆菌均阴性。次日病理报告为"组织内见较多急慢性炎症细胞及类上皮细胞"。

16. 2018-02-02神经外科会诊：颅内病灶弥散且伴水肿，同时肺部存在多发病灶，诊断考虑转移瘤、淋巴瘤、寄生虫及结核等炎性疾病等多种可能性。如需本科开颅活检，需告知患者家属手术风险。

17. 2018-02-05患者PET/CT检查：考虑为两肺炎性病变和脑水肿，无明确肿瘤证据。肺内病灶较前明显吸收（图37-7）。支气管镜检查肺组织匀浆mNGS（2018-02-02送检）检出大量诺卡菌核酸序列，主要为皮疽诺卡菌（图37-8）。同时

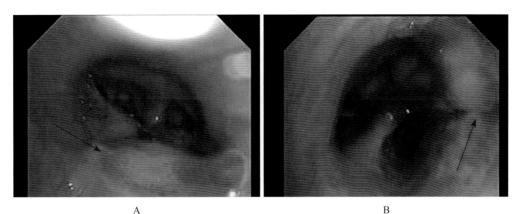

图37-6 患者行支气管镜所见 A.左下叶基底干；B.右中叶支气管

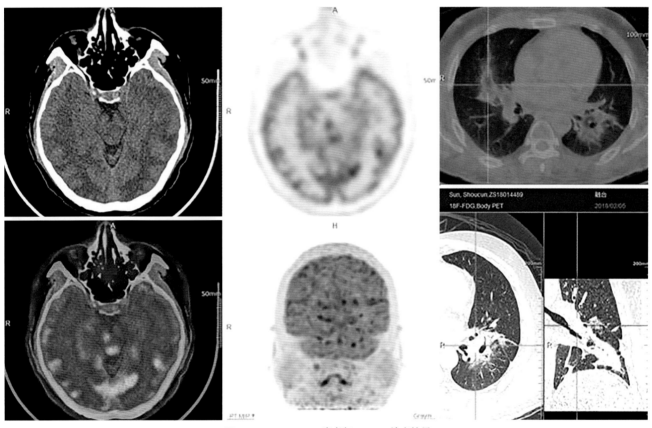

图37-7 2018-02-05患者行PET/CT检查结果

类型	属			种		
	中文名	拉丁文名	检出序列数	中文名	拉丁文名	检出序列数
G⁺	诺卡氏菌属	*Nocardia*	7 539	皮疽诺卡菌	*Nocardia farcinica*	7 274
				盖尔森基兴诺卡氏菌	*Nocardia cyriacigeorgica*	119
G⁺	红球菌属	*Rhodococcus*	31	红球菌	*Rhodococcus jostii*	31
G⁺	戈登氏菌属	*Gordonia*	3	—	—	—

图37-8 2018-02-05患者肺组织匀浆 mNGS检测结果

送检痰、BALF行mNGS检查，未见明显致病菌。停用伏立康唑。

18. 2018-02-06头颅增强MRI示：脑内多发强化小结节伴水肿，较2018-01-30明显缩小好转。患者精神也明显好转，未再出现头痛。

19. 2018-02-07患者要求回家过年，故停用美罗培南，加用复方磺胺甲噁唑（1.44 g，口服，tid）；保留利奈唑胺治疗。甘露醇逐渐减量（由125 mL，静脉滴注，q8 h；减至125 mL，静脉滴注，qd）。甲泼尼龙也继续减量。

20. 2018-02-08支气管镜病理回报：考虑炎症性病变（图37-9）。

21. 2018-02-09复查腰穿，脑脊液压力140 mmH₂O；CSF常规示白细胞降至正常，生化见蛋白较前下降，ADA 3.0 U/L；细菌和真菌涂片阴性；常规培养阴性。

22. 2018-02-11起停用甘露醇及甲泼尼龙，改为甲泼尼龙片（20 mg，口服，qd）。

23. 2018-02-12随访胸部CT示两肺病灶较前片明显吸收；患者病情平稳，无头痛，无恶心呕吐，无咳嗽咳痰，予出院，改口服利奈唑胺（0.6 g，口服，q12 h）+复方磺胺甲噁唑（1.44 g，口服，tid）抗感染治疗，并嘱春节长假结束后来院复查。

病理诊断	（左肺基底干）送检组织内见较多急慢性炎症细胞及类上皮样细胞，正在行免疫组化及特殊染色检查以协助诊断。 2018-02-08补充报告： （左肺基底干）送检组织内见较多急慢性炎症细胞及类上皮样细胞，免疫组化未见异型增生上皮细胞，其间T淋巴细胞、B淋巴细胞、中性粒细胞及浆细胞浸润，组织细胞反应，考虑炎症性病变。 免疫组化（2018-N03076）：18S05566-001，CK（pan）（上皮阳性），CD68（KP1）（组织细胞阳性），Ki-67（10%阳性），CD3（部分淋巴细胞阳性），CD4（少数淋巴细胞阳性），CD8（散在淋巴细胞阳性），CD20（少数淋巴细胞阳性），CD79α（部分淋巴细胞阳性），MUM-1（部分淋巴细胞阳性），CD15（中性粒细胞阳性），CD30阴性，TIA-1（部分淋巴细胞阳性），Perforin（少数淋巴细胞阳性），GranB（散在淋巴细胞阳性），CD138（部分浆细胞阳性），S-100（少数阳性），CD21阴性，CD1a阴性，CD34（血管阳性），CD56阴性。 特殊染色：18S05566-001，PAS阴性，抗酸阴性，六胺银阴性，网状纤维染色（网状纤维略增生）18S05566-001，（原位杂交）EBER阴性。

图37-9　患者支气管镜下肺活检病理报告

■ **再次入院**

1. 出院后患者基本规律服药，未再出现发热，无明显咳嗽咳痰，偶有头痛，无视物模糊及恶心呕吐等不适。

2. 2018-02-26患者入院复查，胸部CT病灶较前进一步吸收，头颅增强MRI：脑内多发强化小结节伴水肿，较2018-02-06片水肿范围缩小，强化结节总体略增大。神经内科会诊：考虑颅内囊虫感染不能除外，建议完善脑脊液寄生虫抗体。

3. 2018-02-27患者腰穿：脑脊液压力310 mmH₂O；脑脊液常规正常，ADA 2.0 U/L；微生物细菌真菌涂片+培养未见明显异常，抗酸染色及弱抗酸染色均阴性，分枝杆菌培养结果未归；外送脑脊液寄生虫抗体全套阴性。

4. 2018-02-27考虑患者停用美罗培南后，中枢感染治疗效果不如先前。调整抗感染方案：美罗培南（2 g，静脉滴注，q8 h）+利奈唑胺（0.6 g，静脉滴注，q12 h）+复方磺胺甲噁唑（1.44 g，口服，tid）。重新予以甘露醇（125 mL，静脉滴注，q12 h）脱水降颅压。之后患者诉头痛减轻。

5. 2018-03-13患者复查胸部CT肺部病灶较前进一步吸收，头颅增强MRI：脑内多发强化小结节伴水肿，结节较2018-02-26片缩小，复查腰穿：脑脊液压力250 mmH₂O；CSF常规和生化蛋白正常；细菌真菌涂片和培养阴性；脑脊液mNGS未检出明确病原体。患者头痛好转，停用利奈唑胺，继续甘露醇（125 mL，静脉滴注，q12 h）脱水降颅压，继续美罗培南（2 g，静脉滴注，q8 h）+复方磺胺甲噁唑（1.44 g，口服，tid）。

6. 2018-04-03患者复查胸部CT、头颅MRI进一步好转，腰穿脑脊液压力240 mmH₂O，常规、生化正常（图37-10～图37-13），继续回当地美罗培南+复方磺胺甲噁唑治疗。

· 最后诊断与诊断依据 ·

■ **最后诊断**

肺和脑皮疽诺卡菌病。

■ **诊断依据**

患者为年轻男性，无基础疾病，以发热伴咳嗽咳痰起病，胸部CT提示双肺多发病灶，抗感染治疗后症状可缓解，但停

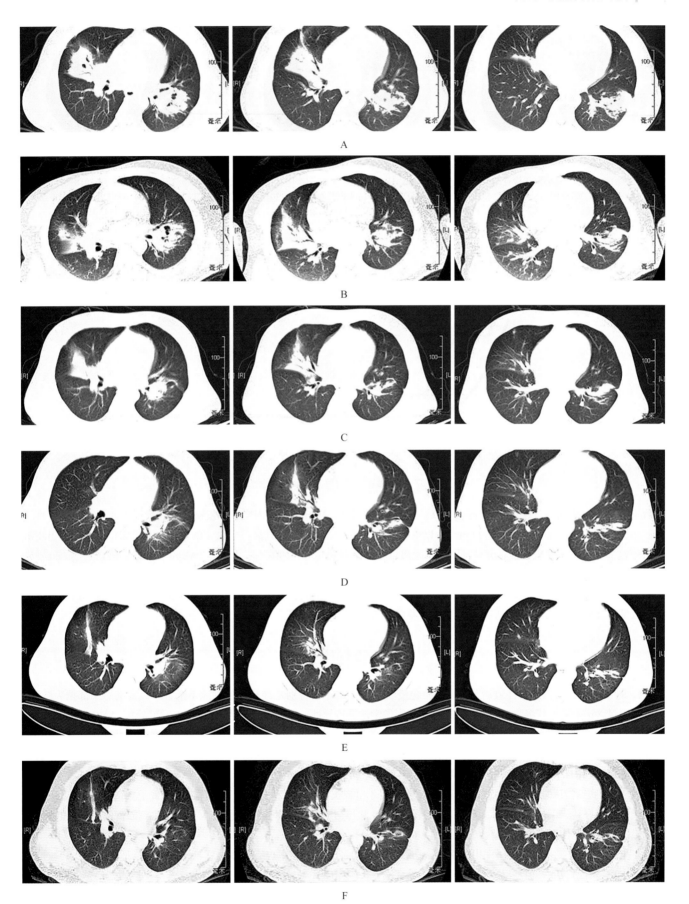

A

B

C

D

E

F

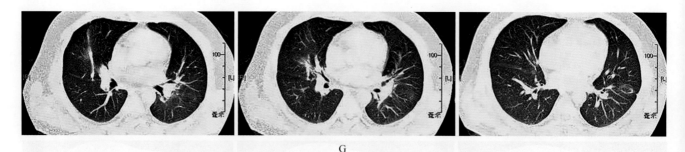

G

图 37-10 治疗前后患者胸部 CT 检查结果比较　A. 2018-01-18 胸部 CT：两肺炎症伴实变、不张，纵隔及肺门淋巴结稍大；B. 2018-01-25 胸部
CT：较 2018-01-18 好转；C. 2018-01-31 胸部 CT：较 2018-01-25 好转；D. 2018-02-12 胸部 CT：较 2018-01-31 好转；E. 2018-02-26
胸部 CT：较 2018-02-12 好转；F. 2018-03-13 胸部 CT：较 2018-02-26 好转；G. 2018-04-03 胸部 CT：较 2018-03-13 好转

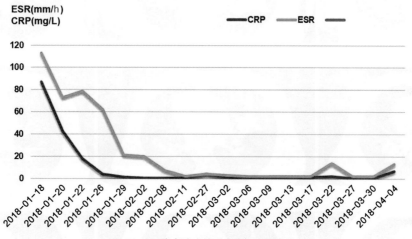

图 37-11　患者治疗前后炎症标志物变化

药后反复，肺内病灶部分好转、部分进展，后出现头痛伴呕吐，MRI 显示颅内广泛多发病变，病灶周围明显水肿。腰椎穿
刺：压力升高明显，常规见白细胞 32/mm³，以单核细胞为多，生化蛋白略升高。全血、脑脊液、肺组织 mNGS 均检出皮疽
诺卡菌核酸序列，未发现真菌、分枝杆菌、寄生虫证据。病理提示急慢性炎症，抗酸、PAS 和六胺银染色均阴性。抗感染
（美罗培南、利奈唑胺和复方磺胺甲噁唑）后肺和颅内病灶逐渐吸收，因此肺和脑诺卡菌病诊断明确，菌种为皮疽诺卡菌。
比较治疗反应，肺部病灶吸收较快，而头颅病灶吸收总体较慢，而且停用美罗培南后中枢感染表现有反复，提示由于血脑屏
障导致颅内抗菌药物浓度不足，后改回大剂量美罗培南治疗获得较好效果。

· 经验与体会 ·

1. 通常认为诺卡菌为条件致病菌，多感染免疫功能低下宿主，特别是细胞免疫功能不全者。最常见感染部位为肺脏，
因吸入大量含诺卡菌的气溶胶而致病。肺诺卡菌病影像学缺乏特异性，可与曲霉、结核、NTM、肺脓肿、ANCA 相关血管炎
肺累及等相似。治疗不及时，可出现颅内播散。脑诺卡菌病临床表现也缺乏特异性，常表现为头痛、局灶性神经功能缺失、
意识障碍、痫性发作；血液检查可表现为白细胞、CRP、ESR 等升高；CT 或 MRI 也往往无特征性，部分诺卡菌脑脓肿病灶
中央液化区在 MRI 的 T2 上可见各种信号强度交替出现的"同心圆"，与组织坏死碎片的同步液化有关，此征象在普通 CT 不
易发现。本例患者发热及呼吸道症状起病，一个多月后才出现头痛呕吐、精神萎靡等脑部症状。曾予头孢哌酮/舒巴坦、喹
诺酮类等治疗好转，但停药后症状反复，肺部病灶增多，此与初期肺部诺卡菌感染病原体未能明确，抗感染疗程严重不足有
关，最终导致病原体向中枢播散。

2. 该患者入住复旦大学附属中山医院感染病科后，最初经验性治疗中也有诸多困惑，无明确免疫抑制基础，起初抗感
染后肺内病灶有所吸收，但意识障碍似乎加重，脑脊液、头颅 MRI 无好转。是中枢抗感染药物选择不恰当，还是颅内病灶与
肺内病灶属于两种不同种类的病原体，甚至颅内病灶是否为肿瘤性病灶？因此，最初在积极使用广谱的抗感染治疗的同时，
我们积极开展骨髓穿刺、支气管镜检查和 PET/CT，均排除颅内肿瘤性病变可能性，坚定了继续抗感染的决心，并加强降颅
压处理，颅高压症状获得明显缓解，头颅 MRI 好转。

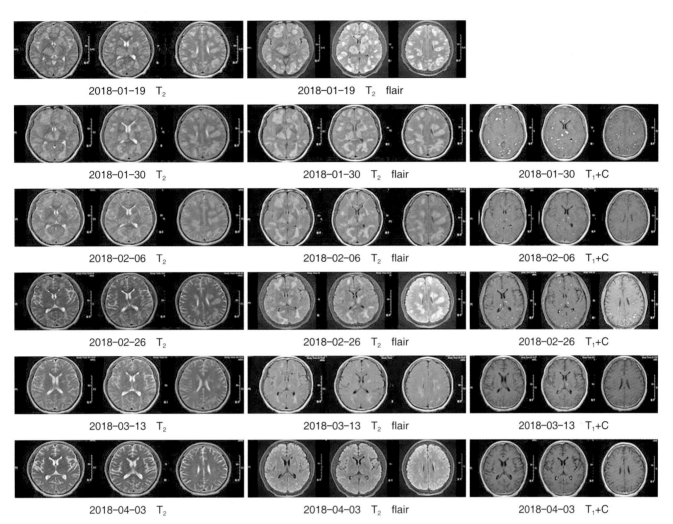

图 37-12 患者治疗前后头颅 MRI 检查结果比较

日期	CSF 压力（mmH₂O）	性质	白细胞（/mm³）	蛋白（g/L）	葡萄糖（mmol/L）	氯（mmol/L）	ADA（U/L）
2018-01-19	> 400	无色透明	32（N% 80%）	0.92	3.9	121.6	4
2018-01-30	140	无色透明	36（N% 73%）	1.16	3.5	125.3	4
2018-02-09	140	无色透明	2	0.55	3.5	122.4	3
2018-02-26	310	无色透明	0	0.45	3.2	129.7	2
2018-03-13	250	无色透明	0	0.38	3.3	121.6	1
2018-04-03	240	无色透明	0	0.34	3.3	124.3	/

图 37-13 患者治疗前后脑脊液检测结果

3. 诺卡菌属不同菌种药敏谱不同，《热病》推荐星型诺卡菌、巴西诺卡菌首选方案为 SMZ-TMP 联合碳青霉烯类，次选为利奈唑胺，非常遗憾本例多次脑脊液、BALF、肺组织、血培养均未培养出诺卡菌属，不能借助体外药敏试验选择敏感的抗菌药物，虽然 mNGS 检出核酸提示为皮疽诺卡菌。该患者为肺部和脑部均有累及的诺卡菌病，起初抗诺卡菌方案为美罗培南+米诺环素，考虑米诺环素血脑屏障透过率低，改为利奈唑胺，并将美罗培南加量至 2 g，q8 h。为方便门诊口服治疗，调整为利奈唑胺+复方磺胺甲噁唑治疗方案，但效果不佳。最后改用美罗培南+复方磺胺甲噁唑，获得较好效果。文献提出，对于免疫正常者，单纯肺和皮肤感者，抗感染治疗疗程 3 个月，但对于颅内播散者则需要延长疗程至 12 个月，本例是否需要用满 12 个月，值得琢磨。

参考文献

[1] Jiang, Y., A. Huang, Q. Fang. Disseminated nocardiosis caused by Nocardia otitidiscaviarum in an immunocompetent host: A case report and literature review[J]. Exp Ther Med, 2016.12(5): 3339–3346.

[2] Perfect JR, Dismukes WE, Dromer F, et al. Clinical practice guidelines for the management of cryptococcal disease: 2010 update by the infectious diseases society of America[J]. Clin Infect Dis, 2010, 50(3): 291–322.

[3] Tashiro, H., Takahashi K, Tanaka M, et al. Relationship between the duration of trimethoprim/sulfamethoxazole treatment and the clinical outcome of pulmonary nocardiosis[J]. Respir Investig, 2018. 56(2): 166–172.

病例 **38** 发热 4 个月抗生素治疗无效，骨穿、PET、肺活检，查因成功

作者 · 黄英男　金文婷　马玉燕
审阅 · 胡必杰　潘　珏

病史简介

男性，69 岁，江苏人，2018-03-01 收入复旦大学附属中山医院感染病科。

主诉

反复干咳、发热 4 个月，伴活动后气促 3 个月。

现病史

1. 4 个月前患者带状疱疹痊愈后出现发热伴干咳、盗汗，T 38℃左右，无畏寒寒战、咳痰气促、胸闷胸痛，未予重视。3 个月前患者出现活动后心悸、气促，体温波动于 37.5 ～ 38℃，当地胸部 CT 示胸腔积液（未见报告及影像学资料），建议置管引流，患者拒绝。

2. 1 个月余前患者仍有发热，活动后气促加重，当地医院予静脉抗感染（具体不详）3 日无好转。2018-01-28 患者突发气急加重，血检：WBC 2.02×10^9/L，N% 70.3%，Hb 76 g/L，CRP 93 mg/L。胸部 CT：左下肺门旁团块影，左肺及右上肺炎症，左侧胸腔积液伴左肺膨胀不全，纵隔淋巴结肿大（图 38-1）。

3. 2018-02-02 收入当地医院，予亚胺培南（1 g，静脉滴注，q8 h）+ 莫西沙星（0.4 g，静脉滴注，qd）抗感染。2018-02-04 验血：WBC 2.60×10^9/L，N% 71.9%，Hb 79 g/L，CRP 69.5 mg/L。左侧胸腔穿刺引流出淡黄色透明液体，胸腔积液常规：RBC 790/mL，WBC 1 300/mL，L% 80%，李凡他试验阳性，ADA 8 U/L，胸腔积液涂片找抗酸杆菌阴性，胸腔积液细菌和真菌培养阴性。

4. 2018-02-06 复查胸部 CT：左下肺门旁团块影，右肺炎症较前进展，左肺少许吸收，纵隔淋巴结肿大（图 38-1）。2018-02-09 调整为亚胺培南（1.0 g，静脉滴注，q8 h）+ 利奈唑胺（0.6 g，静脉滴注，q12 h）抗感染。2018-02-15 验血：WBC 2.3×10^9/L，N% 66.1%，Hb 72 g/L，CRP 72.8 mg/L。再次调整抗感染方案为哌拉西林/他唑巴坦（5.0 g，静脉滴注，q12 h）。2018-02-20 血常规：WBC 2.4×10^9/L，N% 65.4%，Hb 69 g/L，CRP 44.8 mg/L。胸部 CT：左下肺门旁团块影，左肺炎症，左侧胸腔积液，右肺炎症较前吸收，纵隔淋巴结肿大（图 38-1）。患者仍发热，考虑抗感染效果不佳，2018-02-22 改为异烟肼 + 利福平 + 乙胺丁醇诊断性抗结核，热峰无下降；加用米乐松（20 mg，静脉滴注，qd×5 天）抗炎仍有发热。为明确发热、肺部病灶原因，2018-03-01 收入复旦大学附属中山医院感染病科。

既往史及个人史

患者有心房颤动病史 2 年，口服华法林（2.5 mg，qd）抗凝；高血压病史 20 余年，血压最高 160/100 mmHg，口服珍菊片降压；否认糖尿病；否认近 6 个月旅游史、否认生食史、宠物饲养史、禽畜类接触史、拔牙史、昆虫叮咬史、外伤史及发霉物接触史。

入院检查

体格检查

1. T 38.7℃，P 114 次/分，R 22 次/分，BP 121/82 mmHg。

2. 浅表淋巴结未及肿大。左下肺呼吸音低。腹平软无压痛，双下肢不肿。

实验室检查

1. 血气分析（不吸氧）：pH 7.51，PaO_2 99 mmHg，$PaCO_2$ 32 mmHg。

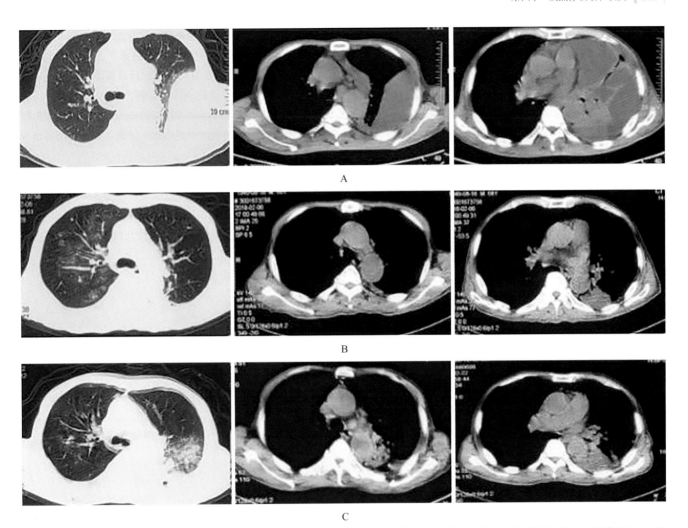

图38-1 患者入院前历次胸部CT表现 A. 2018-01-28胸部CT：左下肺门旁团块影，左肺及右上肺炎症，左侧胸腔积液伴左肺膨胀不全，纵隔淋巴结肿大；B. 2018-02-06胸部CT：左下肺门旁团块影，右肺炎症较前进展，左肺少许吸收，纵隔淋巴结肿大；C. 2018-02-22胸部CT：左下肺门旁团块影，左肺炎症，左侧胸腔积液，右肺炎症较前吸收，纵隔淋巴结肿大

2. 血常规：Hb 69 g/L，WBC 1.87×10^9/L，N% 57%，L% 28%。

3. 炎症标志物：ESR 93 mm/h，CRP 84.1 mg/L，PCT 0.13 ng/mL。

4. 肝肾功能电解质：Alb 27 g/L，见可疑M蛋白，Cr 45 μmol/L，Ca^{2+} 2.02 mmol/L。

5. 呼吸道病原体九联检、G试验、隐球菌荚膜抗原均阴性。

6. T-SPOT.TB：A/B 0/4。

7. 细胞免疫、甲状腺功能、自身抗体、肿瘤标志物均阴性。

8. 血培养：阴性（双侧五瓶）。

■ **辅助检查**

超声心动图：① 双房增大伴轻度三尖瓣反流；② 主动脉窦部及升主动脉动脉增宽；③ 轻度肺动脉高压；④ 极少量心包积液。

· 临床分析 ·

■ **病史特点**

患者为老年男性，反复发热、咳嗽气促，伴盗汗，进行性加重，血两系下降，CT示肺部阴影、胸腔积液及纵隔、肺门淋巴结肿大，炎症标志物升高，血培养阴性，多种抗感染治疗无明显好转。

■ **诊断分析**

1. 可能诊断一：感染性疾病，病原体考虑如下。

• 结核：患者有低热盗汗咳嗽等症状，胸部CT示单侧为主的胸腔积液，多种抗感染效果不佳，需考虑结核感染可能；但患者T-SPOT.TB阴性，肺部影像学与典型结核感染不甚相符，抗结核治疗后体温好转不明显。当然临床上亦遇到过多次T-SPOT.TB阴性的肺结核，抗结核10天时间较短不一定能正确评价疗效，而且如果无效也有可能是耐药结核因素。可进一步完善胸腔积液ADA及微生物检查，以及痰液、肺活检等的微生物或组织病理检查，以明确或排除诊断。

• 特殊病原体：如诺卡菌、放线菌、NTM，患者老年男性，发病前有带状疱疹，表明患者存在免疫力低下。肺部多形性病变不排除以上特殊病原体感染可能。诊断需依赖痰、胸腔积液、肺或淋巴结组织的病原学或病理学证据，也可采用非培养的检测方式如基因测序等，后者的敏感性高且检验时间可望明显缩短。

2. 可能诊断二：非感染性疾病。

• 肿瘤：患者有低热盗汗，白细胞及血红蛋白减低；肺部占位，纵隔淋巴结肿大，单侧胸腔积液；使用多种抗生素广覆盖、甚至诊断性抗痨后仍无明显好转；需考虑肿瘤，包括实体瘤和血液系统肿瘤。但患者多项肿瘤标志物均无明显升高。进一步检查包括腹盆部CT，胸腔积液找肿瘤细胞、肺部肿块或纵隔淋巴结穿刺等，必要时可完善骨穿和活检及PET/CT等检查。

进一步检查、诊治过程和治疗反应

■ 诊治过程

1. 2018-03-02行左侧胸腔积液穿刺引流，引流出黄色液体。

• 常规：RBC 1 000/mL，WBC 3 200/mL，L% 88%，N% 12%。

• 生化：LDH 95.0 U/L，总蛋白42.64 g/L，Alb 18.99 g/L，Glu 8.40 mmol/L。

• ADA 21.0 U/L，CEA 2.7 ng/mL。

• 微生物：细菌、真菌涂片和培养，涂片找抗酸杆菌均阴性。

2. 2018-03-03起予亚胺培南（0.5 g，静脉滴注，q8 h）+米诺环素（100 mg，口服，q12 h）抗感染治疗。

3. 2018-03-03寄生虫抗体阴性。

4. 2018-03-03免疫固定电泳阳性（IgG-λ M带），M蛋白浓度14.3 g/L，M蛋白比例22.4%。

5. 2018-03-04患者仍高热，T_{max} 39.3℃，再次抽血培养。

6. 2018-03-05胸腔积液引流后，复查胸部CT：左下肺病灶较外院2018-02-22进展，仍有少量胸腔积液（图38-2）。腹部增强CT见盆腔少量积液。建议行左下肺病灶穿刺以明确诊断，家属拒绝。

7. 2018-03-06骨髓穿刺（图38-3）和活检。仍高热，考虑非感染可能大，开始试用甲泼尼龙（20 mg，静脉滴注，qd）。

8. 2018-03-07骨髓活检初步报告：骨髓造血组织与脂肪组织比约占70%，造血组织三系细胞均可见到，造血组织中可见到较多增生浆样细胞。

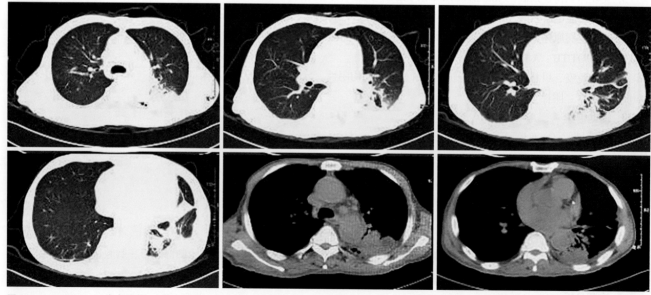

图38-2 2018-03-05患者胸部CT检查结果 左下肺门旁软组织影伴左下肺实变不张，左侧肺门及纵隔淋巴结肿大；左侧颈根部及心膈角稍大淋巴结，两肺散在炎性病变及结节灶，左侧胸腔积液

表现	（一）骨髓片 ①取材、涂片良好，骨髓小粒可见。②骨髓有核细胞增生极度活跃，G/E=2.57/1。③粒系增生显著活跃，呈明显核左移现象，原始细胞（5.5%）及早幼粒细胞（8%）比例升高，形态尚可。④红系增生活跃，以中、晚幼红为主，形态尚可。⑤全片找到巨核细胞58只，以成熟颗粒巨为主，片中血小板散在多见。⑥片中浆细胞略易见，形态尚可。（二）血片分类见部分幼粒及杆状核粒细胞，部分有分叶不能现象。片中血小板散在多见。（三）碱性磷酸酶染色NAP积分：258分（+）10%，（++）35%，（+++）42%，（++++）13%。（四）铁染色外铁：（++）。内铁：（+）10%，（-）90%。
诊断	骨髓增生极度活跃，髓象中粒系增生显著活跃且呈明显核左移现象，原始细胞（5.5%）及早幼粒细胞（8%）比例升高；红、巨二系增生活跃，形态尚可。片中浆细胞略易见，形态尚可。周围血见部分幼粒及较多杆状核粒细胞。请结合临床。建议：随访。

图38-3 患者骨髓穿刺报告 2018-03-08骨髓穿刺涂片报告（2018-03-06采集）：增生极度活跃，粒系明显核左移，易见原粒与早幼粒细胞，浆细胞易见

9. 2020-03-08建议患者行PET/CT检查，家属拒绝。当日回报2020-03-04送检血培养阴性。

10. 2020-03-09拔除患者胸腔引流管。血液科会诊，血液系统疾病目前证据不足，建议：查血清游离轻链、尿轻链、PET/CT了解有无骨质损害及肿瘤性病灶，必要时肺门旁及纵隔淋巴结穿刺或活检，可重复骨髓穿刺。

11. 2020-03-11患者骨髓活检正式报告提示对血液系统疾病诊断证据不足（图38-4），仍发热，再次建议做PET/CT和肺活检以明确诊断。

病理诊断	（髂后上棘）镜下骨髓造血组织与脂肪组织比约占70%，造血组织三系细胞均可见到，造血组织中可见到较多增生浆样细胞，正在行免疫组化及特染检查以协助诊断。 2018-03-08补充报告： （骨髓）巨核系细胞约占骨髓有核细胞的2%，粒系细胞减少，约占骨髓有核细胞的35%；有核红细胞增生，约占骨髓有核细胞的35%。免疫组化结果示淋巴细胞不增多，浆细胞数目稍增多，约占骨髓有核细胞的8%，考虑浆细胞增生性病变，请结合临床进一步相关检查。 免疫组化（2018-N5125）：18S09235-001，CD235α阳性，MPO阳性，CD61（巨核细胞阳性），CD34（少数阳性），CD20（少数阳性），CD79α（个别阳性），CD3（少数阳性），CD56（少数阳性），Cyclin-D1（少数阳性），Ki-67（30%阳性），TdT阴性，CD138（部分阳性），EMA（少数阳性），IgG（个别阳性），IgM（个别阳性），K（个别阳性），λ（少数阳性）。 特殊染色：网状纤维染色（MF-0-1级），铁染色阳性，刚果红阴性。

图38-4 患者骨髓活检报告 2018-03-11骨髓活检补充报告（2018-03-06采集）：浆细胞数目稍增多，约占8%，考虑浆细胞增生性病变

12. 2020-03-12患者PET/CT示：考虑为浆细胞瘤累及全身多处骨骼可能性大（图38-5）。

13. 2020-03-12患者行CT引导下左下肺病灶穿刺活检。初步病理：肺泡腔内充满纤维性渗出物，肺泡上皮轻度增生，肺泡间隔少量淋巴细胞浸润，近胸膜处可见较多淋巴细胞、浆细胞聚集。

14. 2020-03-14患者肺活检免疫组化结果：考虑浆细胞瘤（图38-6）。停用抗感染治疗。

15. 2020-03-15患者转至复旦大学附属中山医院血液科进一步治疗。骨髓FISH检测，诊断为多发性骨髓瘤（IgG λ型，DS Ⅲ期A组 ISS Ⅲ期）。

■ 治疗反应

1. 血液科自2020-03-06至2020-03-20应用甲泼尼龙（20 mg，静脉滴注，qd）治疗，体温峰值逐渐下降，炎症标志物有所下降。

2. 2020-03-21患者行第一周期VCD方案（硼替佐米2.2 mg+环磷酰胺500 mg+地塞米松38 mg，d1、8、15、22）化疗。第一天用药后出现发热，考虑化疗后反应，对症治疗后好转，后体温降至基本正常（图38-7、图38-8）。

3. 2020-04-02患者复查胸部CT示肺部病灶较前明显吸收（图38-9）。

4. 2020-04-11患者第一周期化疗结束，体温转平，无咳嗽胸闷等，予以出院。

· 最后诊断与诊断依据 ·

■ 最后诊断

浆细胞瘤（多发性骨髓瘤）。

■ 诊断依据

患者为老年男性，反复发热伴气急，伴血两系下降，多种抗感染治疗无效；入院查免疫固定电泳阳性，骨髓涂片及病理

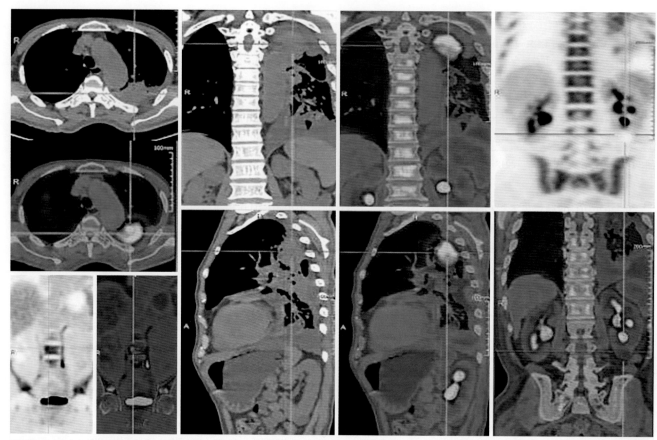

图38-5　2018-03-12患者PET/CT检查结果　① 考虑为浆细胞瘤累及全身多处骨骼可能性大，左肺上叶尖后段及下叶、多处淋巴结（纵隔、左肺门、左侧内乳及左侧心膈角）累及可能，请结合临床；② 余两肺炎性病变可能，左侧叶间裂及胸腔积液；③ 肝脏及双肾囊肿，肝脏钙化灶，脾脏良性病变，盆腔积液。SUV$_{max}$见于左肺上叶尖后段，为9.9

（肺活检）穿刺组织肺泡腔充满纤维素性渗出物，肺泡上皮轻度增生，肺泡间隔少量淋巴细胞浸润，近胸膜处可见较多淋巴细胞、浆细胞聚集，正在行免疫组化检查以协助诊断。
2018-3-14补充报告
（肺活检）穿刺组织肺泡腔充满纤维素性渗出物，肺泡上皮轻度增生，肺泡间隔少量淋巴细胞浸润，近胸膜处可见较多淋巴细胞、浆细胞聚集，免疫组化结果示浆细胞明显增生，考虑浆细胞瘤，建议临床进一步行骨髓活检。
免疫组化（2018-N5672）：18S10345-001，Ki-67（20%阳性），CD3（部分阳性），CD5阳性，CD20（部分阳性），CD10（少量阳性），CD38阳性，CD56阴性，IgG阴性，IgG4（个别阳性，IgG/IgG4 < 40%），IgM（个别阳性），k（少量阳性），λ（++）。

病理诊断

图38-6　患者肺穿刺病理报告

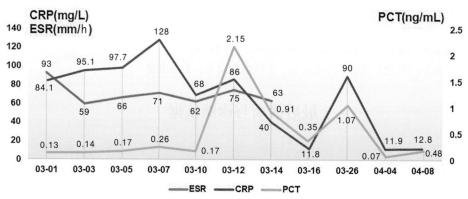

图38-7　患者住院期间炎症标志物变化情况

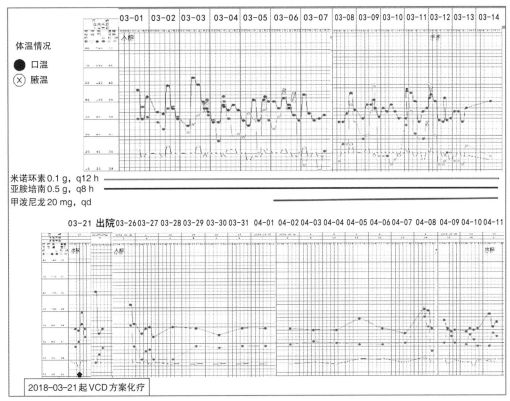

体温情况

● 口温

⊗ 腋温

米诺环素 0.1 g，q12 h
亚胺培南 0.5 g，q8 h
甲泼尼龙 20 mg，qd

2018-03-21 起 VCD 方案化疗

图 38-8 患者住院期间治疗及体温变化情况

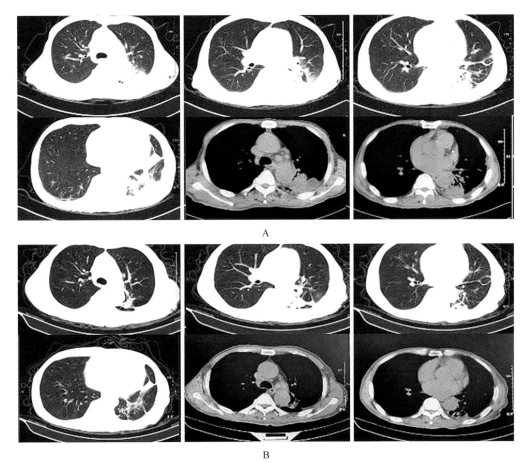

图 38-9 患者随访胸部 CT 检查结果 A. 2018-03-05 胸部 CT：左下肺门旁软组织影伴左下肺实变不张，左侧肺门及纵隔淋巴结肿大，左侧颈根部及心膈角稍大淋巴结，两肺散在炎性病变及结节灶，左侧胸腔积液；B. 2018-04-02 胸部 CT：左下肺部分实变不张，两肺散在炎性病变及结节灶，总体较 2018-03-05 片好转左侧少量胸腔积液，左侧肺门及纵隔淋巴结肿大

浆细胞增多；肺穿刺病理见较多淋巴细胞、浆细胞聚集，免疫组化结果示浆细胞明显增生，考虑浆细胞瘤。PET/CT考虑为浆细胞瘤累及全身多处骨骼可能性大，左肺上叶尖后段及下叶、多处淋巴结（纵隔、左肺门、左侧内乳及左侧心膈角）累及可能；两周期化疗后体温转平，肺内病灶明显缩小，故本病诊断明确。

· 经验与体会 ·

1. 发热待查（fever of unknown origin, FUO）病因众多，虽然感染依然是发热待查最重要的原因，但是近年来统计资料显示非感染性疾病所占比例明显增加。上海复旦大学附属中山医院感染病科2017年共收治FUO患者199例，164例（82.4%）最终得到明确诊断。最常见的原因是感染性疾病（94例，47.2%），其他病因包括为结缔组织病（23例，11.6%），血液系统疾病（18例，9%），实体恶性肿瘤（15例，7.5%），其他疾病如甲状腺炎等（14例，7%），此外尚有未明确诊断者35例（17.6%）。

2. 多发性骨髓瘤是一种浆细胞克隆性增生性疾病，是来源于终末分化的B淋巴细胞的恶性肿瘤，特征是骨髓被恶性浆细胞取代，常见的临床表现为骨痛、贫血、肾功能不全、感染等。多数患者起病隐匿，急性细菌感染可为首发表现。本患者以发热起病，但抗感染效果不佳，需要考虑其他原因包括血液系统疾病。

3. 抗菌药物合理应用需要知识和技能训练。对于发热患者，广谱抗生素覆盖的经验性治疗是不少临床医生初始治疗的策略。常规抗感染治疗无效，便可能会一路升级，甚至被戏称为"大（氟康唑胶囊，大扶康）万（万古霉素）能（注射用亚胺培南西司他丁钠，泰能）""美（美罗培南）斯（利奈唑胺口服混悬液，斯沃）斯（注射用醋酸卡泊芬净，科赛斯）"方案，效果不佳还可能进一步诊断性抗肺结核治疗。其实，对于抗感染治疗效果不佳，尤其感染不明确的患者，以及有占位性病变、淋巴结肿大的患者，应积极开展病原学检查而不是一味地升级抗菌药物。这包括有创检查如各种穿刺，送微生物及病理检查，当然需要病人和家属的理解和支持。本例来复旦大学附属中山医院后，考虑特殊感染或非感染性疾病可能，积极动员病人做骨穿、肺活检和PET/CT，10天后患者家属最终同意接受有创检查，才使疾病得以明确诊断。

4. PET/CT在发热待查中的作用。PET/CT通过对影像和代谢的有机结合，在发热待查的诊治中发挥重要作用。在其他检查提示有限的情况下，PET/CT可提供思路和鉴别诊断依据。FDG-PET/CT的诊断价值已在一项前瞻性研究和1 523例FUO患者的回顾性研究中进行了研究。Keidar Z等的前瞻性研究纳入48名FUO患者，PET/CT确定了22例（46%）FUO的潜在病因，为90%病例的诊断或排除诊断提供了重要信息。

参考文献

[1] Keidar Z, Gurman-Balbir A, Gaitini D, et al. Fever of unknown origin: The role of 18F-FDG PET/CT[J]. J Nucl Med, 2008, 49(12): 1980–1985.

[2] Kouijzer IJE, Mulders-Manders CM, Bleeker-Rovers CP, et al. Fever of unknown origin: the value of FDG-PET/CT[J]. Semin Nucl Med, 2018, 48(2): 100–107.

[3] Shi XC, Liu XQ, Zhou BT, et al. Major causes of fever of unknown origin at Peking Union Medical College Hospital in the past 26 years[J]. Chin Med J, 2013, 126(5): 808–812.

作者·黄英男 金文婷 马玉燕 马艳
审阅·胡必杰 潘珏

病例 39 心、肺感染关系不一般，检出病菌你可能没见过

· 病史简介 ·

女性，57岁，江苏人，2018-06-21收入复旦大学附属中山医院感染病科。

■ 主诉

发热咳嗽11天。

■ 现病史

1. 2018-06-10无诱因出现发热，T_max 40℃，伴畏寒寒战、咳嗽咳少量白痰，活动后气促，口服解热镇痛药体温降至正常。次日外院胸部CT见双肺多发斑片影（图39-1），自服解热镇痛药对症治疗。

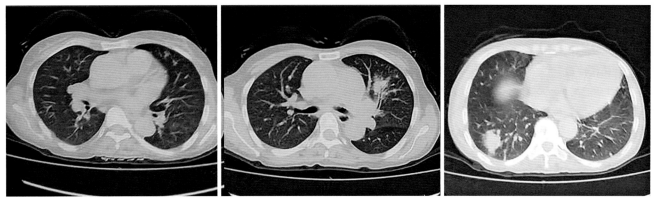

图39-1　2018-06-11患者胸部CT检查结果

2. 2018-06-14患者至复旦大学附属中山医院急诊，考虑肺部感染，予头孢唑肟（2.0 g，静脉滴注，qd）+莫西沙星（0.4 g，静脉滴注，qd）抗感染3天，体温峰值稍有下降。其间患者呼吸科门诊就诊，因考虑肿瘤不除外，完善PET/CT提示两肺感染性病变可能，纵隔淋巴结炎性病变和双侧胸腔少量积液（图39-2）。

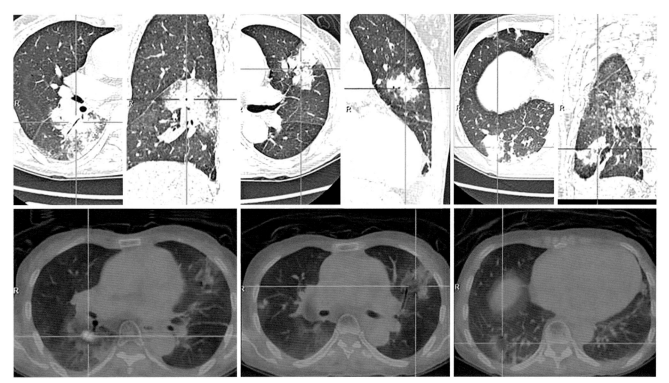

图39-2　2018-06-13患者PET/CT检查结果　两肺多发斑片及结节状密度增高灶，左肺上叶舌段及右肺下叶背段为著，内见充气支气管征，SUV$_{max}$分别约为4.5和6.6；考虑为两肺感染性病变可能，较外院2天前CT片加重，纵隔淋巴结炎性病变

3. 2018-06-17患者因急诊床位紧张，至外院进一步治疗。血常规：WBC 10.03×10^9/L，N% 90%，Hb 84 g/L，ESR 50 mm/h，hsCRP 200 mg/L，PCT 0.23 ng/mL，外院继续头孢唑肟+莫西沙星抗感染治疗，体温峰值有所下降。

4. 2018-06-21血常规：Hb 76 g/L，WBC 20.63×10^9/L，N% 90%，CRP > 90 mg/L。实验室检查提示病情未控制，为行进一步诊治收入感染病科。

5. 病程中，患者精神尚可，胃纳尚可，大小便正常。近3个月体重减轻7.5 kg。

■ **既往史及个人史**

既往体健，近3个月有腰痛，不剧烈，外院MRI未见异常，未特殊治疗。

· 入院检查 ·

■ 体格检查

1. T 36.3℃，P 96次/分，R 18次/分，BP 106/65 mmHg。

2. 神志清，精神尚可，浅表淋巴结未及。肝脾未及肿大，心律齐，胸骨左缘第2～4肋间及心尖部可闻及3～4级收缩期吹风样杂音。双肺可及少量干湿啰音。

■ 实验室检查

1. 血常规：WBC 17.8×10^9/L，N% 88.7%，Hb 72 g/L，PLT 422×10^9/L。

2. 尿常规正常。

3. 炎症标志物：ESR > 120 mm/h，hsCRP 202.8 mg/L，PCT 1.15 ng/mL。

4. 生化：ALT/AST 41/39 U/L，ALP/γ-GT 293/137 U/L，白蛋白 30 g/L，RF 36 IU/mL，抗"O"、肾功能、电解质、血脂均正常，随机血糖7.4 mmol/L。

5. 凝血功能：PT 13.4 s，APTT 26.7 s，D-D二聚体1.17 mg/L。

6. 血气分析（不吸氧）：pH 7.48，PaO_2 94 mmHg，$PaCO_2$ 37 mmHg，SpO_2 98%。

7. G试验、呼吸道九联、支原体抗体、隐球菌荚膜抗原均阴性；T-SPOT.TB：A/B 1/2。

8. 病毒及其他抗体：CMV-IgG、RV-IgG阳性，CMV-IgM、RV IgM、EBV-IgM、IgA均阴性，HIV、RPR、HAV、HBV、HCV、HEV均阴性。

9. 免疫球蛋白、补体全套、细胞免疫：总补体48.6 IU/L，C3、C4正常范围，其余均阴性。

10. 甲状腺功能、自身抗体均阴性。

11. 肿瘤标志物：CA12-5 131.7 U/mL，NSE 18 ng/mL，余均阴性。

· 临床分析 ·

■ 病史特点

患者为中年女性，急性起病，病程较短近2周，主要表现为发热，最高达40℃。查体心尖部及肺动脉瓣听诊区闻及3～4级收缩期吹风样杂音，两肺少许干湿啰音。实验室检查主要为炎症标志物明显升高；影像学提示两肺多发性斑片影；予头孢唑肟、莫西沙星抗感染治疗效果不佳。

■ 诊断分析

1. 可能诊断一：感染性疾病。

• 肺部感染：发热咳嗽、两肺干湿啰音，胸部CT显示两肺渗出病灶，血白细胞及炎症标志物升高，故首先考虑肺部感染。但三代头孢+喹诺酮类抗感染治疗后无明显好转，故需考虑常见社区获得性肺炎病原体以外其他病原体感染可能，也不能除外合并隐匿部位感染或非感染性疾病可能。

• 感染性心内膜炎：发热近2周，血白细胞及炎症标志物升高显著，心尖及肺动脉瓣区闻及3～4级收缩期杂音，虽然PET/CT未见心瓣膜糖代谢增高，仍需考虑心内膜炎可能，尤其是入院查PCT 1.15 ng/mL。可进一步行血培养、超声心动图，必要时行经食管超声心动图检查。肺部感染与心内膜炎的关系，按照一元论思路，有可能是肺动脉瓣上的菌栓脱落，引起肺部感染。

• 其他感染：患者近3个月有腰痛症状，11天前出现发热，需考虑腰椎及周围软组织或尿路感染可能。但患者尿常规及腰椎MRI未见异常，PET/CT未见腰椎及周围软组织糖代谢增高，故可能性小。

2. 可能诊断二：非感染性疾病。

• 血液系统疾病或实体肿瘤：患者有发热、消瘦，需考虑血液系统疾病或实体肿瘤所致。但患者PET/CT未见相关证据，故证据不足。必要时可行骨髓穿刺、纵隔淋巴结活检等以明确。

• 结缔组织疾病：患者中年女性，发热伴消瘦，需考虑结缔组织疾病，但患者否认皮疹、关节疼痛，自身抗体未见阳性证据，可暂不考虑。

进一步检查、诊治过程和治疗反应

■ 诊治经过

1. 患者心电图示：窦性心动过速，心室率105次/分。

2. 患者胸部CT示：两肺炎症，较2018-06-11外院片加重。腹盆部CT+增强：胰尾少许脂肪浸润可能，盆腔少量积液。部分腰椎及双侧髂骨骨密度降低。

3. 患者超声心动图示：先心合并感染性心内膜炎。① 动脉导管未闭（左向右分流）；② 肺动脉内大团赘生物；③ 二尖瓣粟粒样赘生物伴轻中度反流；④ 主动脉瓣粟粒样赘生物伴轻中度反流，升主动脉增宽（图39-3）。

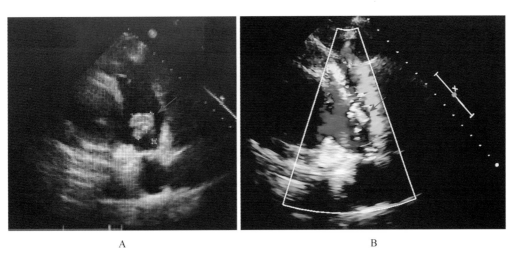

A   B

图39-3 2018-06-21患者心脏超声检查结果 A.结构图；B.血流图；箭头所指为赘生物

4. 2018-06-21根据超声心动图结果，患者有心脏结构异常基础，多处赘生物形成，菌栓较大随时有脱落可能，告病危并心电监护。

5. 2018-06-21患者血培养（双侧五瓶）。予以万古霉素（1 g，静脉滴注，q12 h）+亚胺培南（1 g，静脉滴注，q12 h）抗感染治疗。

6. 2018-06-21心外科急会诊：暂无急诊手术指征。建议抗感染治疗；完善头颅影像学，排除颅内栓塞；监测体温，随访血培养，再行决定手术时间。

7. 2018-06-22患者T_{max} 39.5℃，再次行血培养。

8. 2018-06-23患者肺动脉CTA：肺动脉栓子（赘生物）形成（图39-4）。头颅MRI平扫+增强：未见异常。

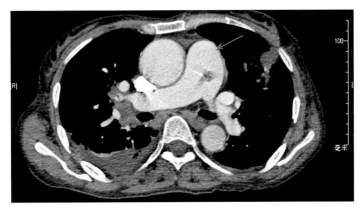

图39-4 2018-06-23患者肺动脉CTA检查结果 箭头所指为肺动脉栓子（赘生物）形成

9. 2018-06-24患者血mNGS报告（2018-06-21采样）：血红链球菌，但序列数少（图39-5）。

10. 2018-06-25患者痰mNGS测序报告（2018-06-23采样）：检出大量血红链球菌核酸序列（图39-6）。患者发热持续，随

类型	属			种		
	中文名	拉丁文名	检出序列数	中文名	拉丁文名	检出序列数
G⁻	—	*Azospira*	15	水稻固氮螺菌	*Azospira oryzae*	15
G⁺	葡萄球菌属	*Staphylococcus*	10	—	—	—
G⁺	链球菌属	*Streptococcus*	8	血红链球菌	*Streptococcus sanguinis*	5
G⁻	不粘柄菌属	*Asticcacaulis*	4	离心不粘柄菌	*Asticcacaulis excentricus*	4
G⁻	鞘脂菌属	*Sphingobium*	4	噬异物鞘脂菌	*Sphingobium xenophagum*	3
G⁻	不动杆菌属	*Acinetobacter*	4	—	—	—

图39-5　2018-06-24患者血mNGS检测报告

类型	属			种		
	中文名	拉丁文名	检出序列数	中文名	拉丁文名	检出序列数
G⁺	链球菌属	*Streptococcus*	17 914	血红链球菌	*Streptococcus sanguinis*	10 719
				唾液链球菌	*Streptococcus salivarius*	763
G⁺	放线菌属	*Actinomyces*	1852	放线菌	*Actinomyces graevenitzii*	856
				龋齿放线菌	*Actinomyces odontolyticus*	484
G⁺	乳杆菌属	*Lactobacillus*	276	黏膜乳杆菌	*Lactobacillus mucosae*	210
				唾液乳杆菌	*Lactobacillus salivarius*	28

图39-6　患者痰mNGS检测报告

访血气分析及炎症指标无明显改善，调整抗感染方案为达托霉素（0.5 g，静脉滴注，qd）+亚胺培南（1 g，静脉滴注，q12 h）。

11. 2018-06-25及2018-06-26患者第一和二批血培养报告（分别为2018-06-21及2018-06-22采样）均阴性；多次痰微生物培养均阴性。

■ 治疗反应

1. 2018-06-26患者一般情况较前好转，但体温峰值无下降，复查炎症标志物逐步下降，动脉血氧分压上升。再次留取血标本送培养及mNGS测序。

2. 2018-06-28患者血mNGS测序报告（2018-06-26采样）：血红链球菌，但序列数少（图39-7）。

类型	属			种		
	中文名	拉丁文名	检出序列数	中文名	拉丁文名	检出序列数
G⁺	链球菌属	*Streptococcus*	6	血红链球菌	*Streptococcus sanguinis*	3

图39-7　2018-06-28患者复查血mNGS检测报告

3. 2018-06-30患者第三批血培养报告（2018-06-26采样）阴性。

4. 2018-06-30血液科会诊考虑患者消耗所致慢性病性贫血，予以铁剂及促红素治疗。

5. 2018-06-30考虑患者达托霉素药物热可能，予停用。调整抗感染方案为万古霉素（1 g，静脉滴注，q12 h）+亚胺培南（1 g，静脉滴注，q12 h）+磷霉素（8 g，静脉滴注，q12 h），体温高峰逐渐下降。监测万古霉素谷浓度：15～20 μg/mL。

6. 2018-07-03心外科随访会诊，考虑患者抗感染治疗后好转，建议完善相关检查，择期手术治疗。建议患者复查超声心动图、胸部CT、冠脉CTA完善术前检查。

7. 2018-07-04患者超声心动图较前相仿；胸部CT提示部分吸收、部分进展；冠脉CT示RCA近段软斑块，管腔狭窄 < 30%；LAD中段心肌桥。

8. 2018-07-07炎症标志物进一步下降，患者一般状况可，T_{max} < 37.5℃（图39-8）。转至心外科手术治疗。

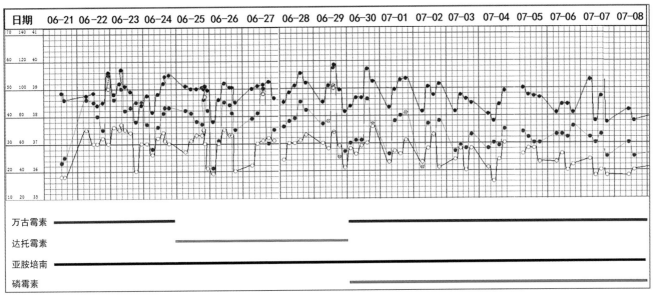

图39-8　患者术前诊治经过及体温变化情况

9. 2018-07-08采集送检患者第四批血培养（2018-07-12回报为阴性）。并予以万古霉素 + 美罗培南抗感染。

10. 2018-07-10行动脉导管未闭结扎术 + 主动脉瓣赘生物清除术 + 主动脉瓣成形术 + 二尖瓣赘生物清除术 + 二尖瓣成形术 + 肺动脉取赘生物清除术 + 肺动脉成形术。

11. 术中切开肺动脉，取出2 cm×2 cm×3 cm赘生物送培养 + 药敏 + mNGS测序；A3及P3多个粟粒样赘生物，无冠瓣左室面见一1 cm大小赘生物附着，均予剥离之（图39-9）。

12. 术毕经食管超声：① 动脉导管未闭纠治术后，彩色多普勒未测及残余分流；② 二尖瓣成形术后，二尖瓣不增厚，彩色多普勒示轻微二尖瓣反流；③ 主动脉瓣成形术后，主动脉瓣不增厚，彩色多普勒示轻度主动脉瓣反流。

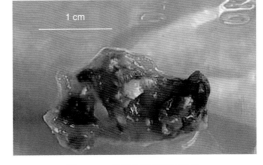

图39-9　患者的肺动脉赘生物

13. 2018-07-11万古霉素 + 亚胺培南抗感染。2018-07-12至2018-07-17加用磷霉素，随访炎症标志物下降。

14. 2018-07-11主动脉瓣赘生物病理：符合赘生物组织学改变。

15. 2018-07-13肺动脉赘生物mNGS测序：检出大量血红链球菌核酸序列（图39-10）。

16. 2018-07-14肺动脉赘生物：微生物涂片 + 培养阴性。

17. 2018-07-20转回感染病科复查超声心动图：先心术后，① 动脉导管未闭纠治术后未见残余分流；② 二尖瓣成形术后未见明显异常；③ 升主动脉增宽，轻中度主动脉瓣反流（图39-11）。

类型	属			种		
	中文名	拉丁文名	检出序列数	中文名	拉丁文名	检出序列数
G⁺	链球菌属	*Streptococcus*	13 133	血红链球菌	*Streptococcus sanguinis*	8 705
				格登链球菌	*Streptococcus gordonii*	204

图39-10　患者肺动脉赘生物mNGS检测报告

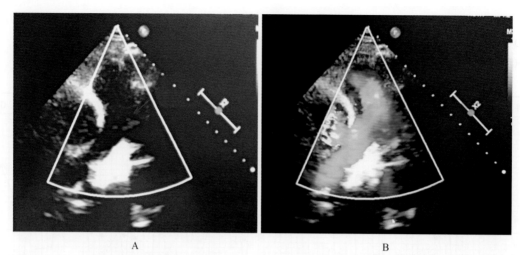

图39-11　2018-07-20患者复查心脏超声检查结果　（近肺动脉分叉截面）：肺动脉内未见赘生物，动脉导管未闭纠治术后未见残余分流　A. 结构图；B. 血流图；箭头所指为未见赘生物

18. 2018-07-20考虑患者赘生物mNGS提示血红链球菌，调整抗感染方案为头孢曲松（2 g，静脉滴注，qd）+阿米卡星（0.4 g，静脉滴注，qd）继续治疗（图39-12、图39-13）。

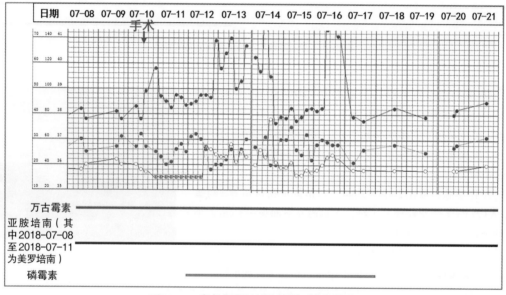

图39-12　患者术后诊治经过及体温变化情况

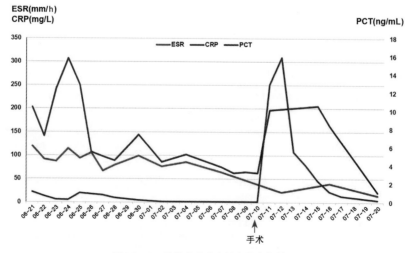

图39-13　患者术后炎症标志物变化情况

最后诊断与诊断依据

■ 最后诊断

1. 感染性心内膜炎（二尖瓣，主动脉瓣）伴肺动脉主干赘生物形成：血红链球菌引起。
2. 先天性心脏病（动脉导管未闭）。
3. 肺部感染：肺动脉菌栓脱离所致？

■ 诊断依据

患者为中年女性，急性咳嗽发热，最高达40℃，查体心尖部及肺动脉瓣听诊区闻及3～4级收缩期吹风样杂音，实验室检查显示炎症标志物明显升高，影像学提示两肺多发性斑片影，初期抗感染治疗效果不佳。超声心动图提示动脉导管未闭、肺动脉内大团赘生物、二尖瓣+主动脉瓣粟粒样赘生物，后经心脏手术证实。虽然血和痰培养均阴性，但血、肺动脉赘生物和痰，均测序到血红链球菌，尤其是后二者检测到大量核酸序列。术后继用抗感染治疗，患者热退，炎症指标亦恢复正常，因此本例血红链球菌引起感染性心内膜炎诊断可以明确。肺部感染考虑为肺动脉菌栓脱落引发，因为痰mNGS也检测到大量血红链球菌核酸序列。

经验与体会

1. 发热待查病因复杂多样，常常需完善诸多检查，但基本的体格检查不可忽视，可为疑难复杂的发热病例提供蛛丝马迹进而找到病因。本患者入院前多次就诊均未注意到心前区杂音，入院后即刻发现肺动脉瓣及二尖瓣区3～4级收缩期吹风样杂音，马上考虑到心内膜炎可能，进而完善超声心动图检查发现病因。

2. 感染性心内膜炎在发热待查中占有重要地位，尤其是有心脏结构异常的患者。病原学检测，尤其是用药前的血培养意义重大。IE中约有31%为血培养阴性，多为抗感染后送检病原学导致，为目标性治疗及抗生素的规范化应用带来障碍。

3. 当反复送检传统微生物检查无明显阳性提示时，mNGS测序可作为重要补充，对血、甚至赘生物进行mNGS测序意义重大。本患者反复血培养阴性，经过长时间广谱抗感染治疗后仍可在血、痰和赘生物中检出核酸序列，且均为血红链球菌。虽然血红链球菌为口腔正常菌群，但痰液中核酸序列数极高，高度提示肺部感染为赘生物脱落导致。必要时可在抗感染治疗后复查痰mNGS测序，半定量监测抗感染效果。

4. 目前链球菌属包含的已知菌种有100余种。随着新一代测序技术应用范围不断扩大，链球菌属种类将进一步增加。仅在最近5年间，就有十余个新型链球菌种发布。本案例中的血红链球菌（旧称血链球菌）属于缓症链球菌群，该群链球菌多数是口腔、消化道、女性生殖道的常规定植菌群，可作为正常皮肤的一过性定植菌群，从血培养中分离出的此类菌可能为污染菌。与此同时，这类菌也是细菌性心内膜炎的最常见病原菌：血红链球菌可产生细胞外多糖葡聚糖，这种葡聚糖容易黏附在心脏表面或导致血小板凝块，进而在心脏瓣膜上形成赘生物。近来已有血红链球菌导致感染性心内膜炎合并肺菌栓栓塞的报道。血红链球菌所致的感染性心内膜炎与菌栓导致的肺栓塞、肺部感染的关系尚待研究，是否有必要在血红链球菌导致的心内膜炎患者中、甚至无肺部症状或体征的患者中常规行肺动脉CTA，值得进一步探索。

5. 本患者抗感染治疗存在波折，由于病原体一直不明确，不排除经典病原体以外的其他因素存在；同时患者病变累及多个瓣膜，赘生物较大。考虑到以上因素，首先予以广谱抗生素覆盖，直至术后且病原体明确后，复旦大学附属中山医院感染病科予抗感染降级。而且术后的赘生物测序也确认，即使在充分抗感染后仍可检出极高的链球菌核酸序列。当然，对于药物治疗不能有效控制的重症感染，及早手术治疗非常必要。

6. PET/CT常常是疑难的发热待查患者诊断的"最后一招"。但本例PET/CT仅见肺部感染，未见心瓣膜及肺动脉代谢增高。PET/CT在感染性心内膜炎中敏感度为61%，仅考虑人工瓣膜心内膜炎（prosthetic valve endocarditis，PVE）时可达81%。但PET/CT在PVE中研究较多，在天然瓣膜心内膜炎（natural valve endocarditis，NVE）中的诊断价值尚待发掘；有报道指出NVE中大部分（55.0%）、甚至全部为PET/CT阴性。可能与NVE病变常局限于赘生物、而PVE通常沿缝合环扩散或导致脓肿有关。此外，由于大脑皮质对葡萄糖生理性摄取即较高，PET/CT对颅内病灶亦不敏感。这些情况需在PET/CT的应用中，尤其是发热待查的诊断中多加注意。

参考文献

[1] Crump KE, Bainbridge B, Brusko S, et al. The relationship of the lipoprotein SsaB, manganese and superoxide dismutase in Streptococcus sanguinis virulence

for endocarditis[J]. Mol Microbiol, 2014, 92(6): 1243−1259.

[2] Erba PA, Lancellotti P, Vilacosta I, et al. Recommendations on nuclear and multimodality imaging in IE and CIED infections[J]. Eur J Nucl Med Mol Imaging, 2018, 45(10): 1795−1815.

[3] Granados U, Fuster D, Pericas JM, et al. Diagnostic accuracy of 18F-FDG PET/CT in infective endocarditis and implantable cardiac electronic device infection: a cross-sectional study[J]. J Nucl Med, 2016, 57(11): 1726−1732.

[4] Juneau D, Golfam M, Hazra S, et al. Molecular imaging for the diagnosis of infective endocarditis: a systematic literature review and meta-analysis[J]. Int J Cardiol, 2018, 253: 183−188.

[5] Kim KJ, Lee KW, Choi JH, et al. A massive haemothorax as an unusual complication of infective endocarditis caused by Streptococcus sanguinis[J]. Acta Clin Belg, 2016, 71(4): 253−257.

[6] Kouijzer IJE, Berrevoets MAH, Aarntzen EHJG, et al. 18F-fluorodeoxyglucose positron-emission tomography combined with computed tomography as a diagnostic tool in native valve[J]. Nucl Med Commun, 2018, 39(8): 747−752.

病例 40　反复发热近1年，诊断一波三折，结局令人长叹

作者·黄英男　金文婷　马玉燕
审阅·胡必杰　潘珏

· 病史简介 ·

男性，74岁，浙江人，2018-08-14第三次收入复旦大学附属中山医院感染病科。

■ 主诉

反复咳嗽1年，伴间断发热10个月。

■ 现病史

患者第一次住院和诊治经过（2017-12-18至2018-01-02）。

1. 2017-08患者无明显诱因出现咳嗽咳痰，中药调理治疗。12月咳嗽加重，伴气促，反复查血WBC 5.0×10^9/L左右，PLT（$112 \rightarrow 91 \rightarrow 41$）$\times 10^9$/L，ESR $18 \sim 27$ mm/h，CRP $33.9 \sim 43.7$ mg/L。2017-12-06胸部CT：两肺散在炎症，部分趋向慢性；纵隔及两侧肺门多发大小不等淋巴结。先后予患者以头孢呋辛＋左氧沙星、哌拉西林/他唑巴坦抗感染，症状无缓解，炎症标志物无下降，血小板较前降低，2017-12-18患者第一次收入感染病科。

2. 入院检查：T 38.8℃，右侧腋下可触及肿大淋巴结1枚，直径约1.5 cm，双肺未闻及明显干湿啰音，心脏听诊无杂音。血WBC 5.8×10^9/L，N% 66.9%，PLT 40×10^9/L，ESR 29 mm/h，CRP 57.3 mg/L，PCT 0.34 ng/mL，血浆EBV DNA $< 5.0 \times 10^3$，单个核细胞EBV DNA 7.02×10^5/mL；自身抗体：ANA 1 : 1 000，抗SCL-70抗体（＋/−），抗线粒体M2亚型抗体阳性，其余均阴性。动脉血气：PaO_2 66 mmHg，$PaCO_2$ 35 mmHg。胸部CT：双肺间质性改变，两侧锁骨上区、腋窝、肺门及纵隔多发淋巴结肿大（图40-1）。

3. 考虑患者自身免疫性疾病所致肺部病变及血小板降低可能，合并EBV感染，其他病原体引起肺部感染不除外。入院次日起予米诺环素（100 mg，口服，q12 h）＋比阿培南（0.6 g，静脉滴注，q12 h）＋更昔洛韦（0.25 g，静脉滴注，q12 h）抗感染。2017-12-20根据风湿科会诊意见，予丙种球蛋白（20 g，静脉滴注，qd×3 d）、甲泼尼龙（80 mg；静脉滴注，qd）。

4. 2017-12-21患者血WBC 1.72×10^9/L，N% 45%，L% 30%，异形淋巴细胞1%，PLT 37×10^9/L；因多发淋巴结肿大、两系降低，同时见异形淋巴细胞，血、痰mNGS提示EBV（图40-2），故考虑血液系统疾病可能，行骨髓穿刺和活检（图40-3）、PET/CT（图40-4）、右腋窝淋巴结mNGS检测（图40-5）及活检（图40-6），但均未发现血液病证据。

5. 激素治疗后，患者体温逐渐转平（图40-7），随访血小板较前上升，氧合好转，2018-01-02出院，出院诊断为"肺间质病变、全身多发淋巴结肿大、血小板减少：未分化结缔组织病可能大，血液系统疾病不能除外"，嘱甲泼尼龙（减至40 mg，口服，qd）；之后规则减量；2018-02-23减至20 mg，口服，qd）。

患者第二次住院和诊治经过（2018-03-05至2018-03-26）：

1. 2018-03-01患者无诱因再次出现咳嗽乏力，2018-03-04乏力加重，因乏力瘫坐在地，后自行好转，遂至复旦大学附属中山医院急诊。测体温38.5℃；血常规WBC 13.24×10^9/L，N% 80.7%，L% 9.1%，PLT 168×10^9/L；炎症标志物：CRP 75 mg/L，PCT 0.15 ng/mL，D-D二聚体1.12 mg/L。胸部CT：双肺广泛渗出性改变，较前2017-12-20片显著进展；右肺门及纵隔淋巴结轻度肿大（图40-8）。2018-03-05患者第二次入住感染病科。

2. 患者入院时有高热，血气分析：PaO_2 66 mmHg（鼻导管吸氧5 L/min）；考虑重症肺炎（除细菌外，病毒、肺孢子菌、

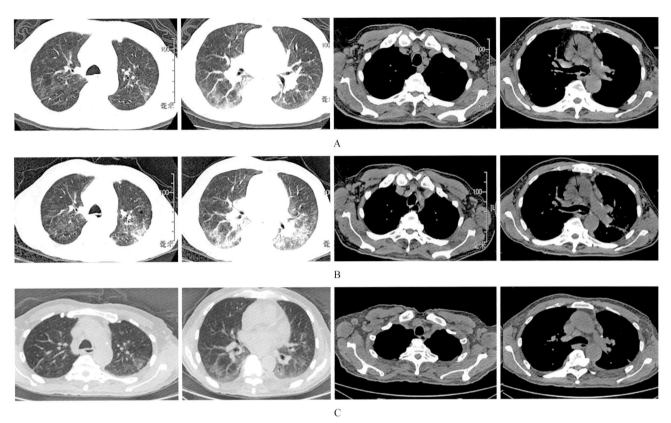

图40-1　患者第一次住院期间历次胸部CT检查结果　A. 2017-12-18 CT：CT示双肺间质性改变，多发淋巴结增大，PaO₂ 66 mmHg；B. 2017-12-20 CT：CT示肺内病灶快速进展，PaO₂ 58 mmHg；C. 2017-12-25 PET/CT：肺内病灶较2017-12-20吸收，淋巴结未见明显缩小

中文名	拉丁文名	检出序列数
人类疱疹病毒6B	*Human herpesvirus* 6B	578
人类疱疹病毒4型（EBV）	*Human herpesvirus* 4	205

A

中文名	拉丁文名	检出序列数
人类疱疹病毒4型（EBV）	*Human herpesvirus* 4	68

B

图40-2　第一次住院期间患者血及痰标本mNGS检测报告　A. 2017-12-18血mNGS检测；B. 2017-12-18痰mNGS检测

巨检	灰色条索状组织1枚，长0.8 cm，直径0.1 cm。
病理诊断	（骨髓）送检少量骨髓穿刺组织，镜下骨髓造血组织与脂肪组织比约占30%，造血组织三系细胞均可见到，造血组织中可见到少数核深染细胞，正在行免疫组化检查以协助诊断。 补充报告2017-12-25：（骨髓）免疫组化结果示造血组织三系细胞均可见到，巨核系细胞约占骨髓有核细胞的3%，细胞数目稍减少，体积较小，分布未见异常，有核红细胞约占骨髓有核细胞的30%，细胞数目、形态及分布未见异常；粒系细胞约占骨髓有核细胞的45%，细胞数目、形态及分布未见异常。免疫组化结果示T淋巴细胞、浆细胞数目不增多；B淋巴细胞数目稍增多，约占骨髓有核细胞的5%，呈灶性分布，为巨核系病态造血可能，伴B淋巴细胞轻度增生。建议临床进一步完善相关检查以排除B细胞肿瘤性增生。 免疫组化（2017-N30488）：17S57853-001，CD235α阳性，MPO阳性，CD61（巨核细胞阳性），CD68（组织细胞阳性），CD34阴性，CD20（灶阳性），CD79α（个别阳性），CD3（少数阳性），CD10阴性，CD56阴性，Cyclin-D1阴性，Ki-67（20%阳性），TdT阴性，CD138（少数阳性），EMA阴性，CD117阴性，lysozyme阳性。 特殊染色：网状纤维染色（灶性区MF-1），铁染色阴性，刚果红阴性。

图40-3　2017-12-21患者骨髓活检病理报告　骨髓活检病理：巨核系病态造血可能，伴B淋巴细胞轻度增生

非典型病原需考虑），Ⅰ型呼吸衰竭，未分化结缔组织病、血液系统疾病不除外。告患者病危，当天起予甲泼尼龙（80 mg，静脉滴注，q12 h）抗炎；更昔洛韦（1 g，静脉滴注，q8 h）+复方磺胺甲噁唑（1.5 g，口服，q8 h）+卡泊芬净（50 mg，静脉滴注，qd）+美罗培南（1 g，静脉滴注，q8 h）抗感染，以及羟氯喹、丙种球蛋白等治疗，体温平，氧合逐渐好转。

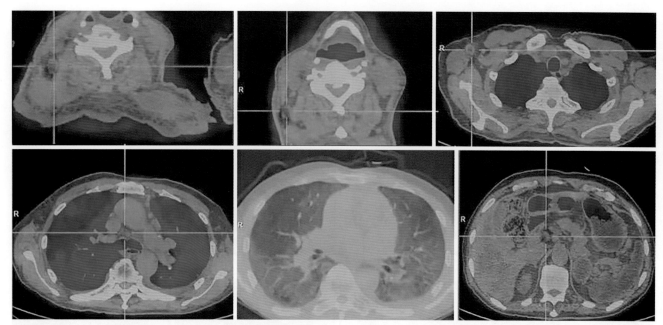

图40-4　2017-12-25患者PET/CT检查结果　全身多处糖代谢增高的炎性淋巴结（右侧颈根部、双侧腋窝及门静脉主干旁）可能，脾脏及骨髓弥漫性糖代谢增高，考虑为发热引起的增生性改变，淋巴瘤累及不除外

中文名	拉丁文名	检出序列数
人类疱疹病毒4型（EBV）	*Human herpesvirus* 4	695

图40-5　2017-12-27患者右腋下淋巴结mNGS检测报告

巨检	灰白条索状组织一条，长2 cm，直径0.1 cm。
病理诊断	（超声引导下右侧腋窝淋巴结穿刺）穿刺少许淋巴组织，小血管增生，淋巴滤泡可见，正在行免疫组化检查以协助诊断。
	补充报告（2017-12-28）：（超声引导下右侧腋窝淋巴结穿刺）穿刺少许淋巴组织，小血管增生，淋巴滤泡可见，免疫组化结果提示生发中心存在，窦组织细胞略增生，考虑反应性增生。
	免疫组化（2017-N30838）：17S58506-001，Ki-67（20%阳性），Bcl2阳性，CD3阳性，CD20阳性，MUM-1（部分阳性），CD10阴性，CD68（KP1）（散在阳性），SOX11阴性。

图40-6　2017-12-28患者右腋下淋巴结病理报告　淋巴结病理：反应性增生

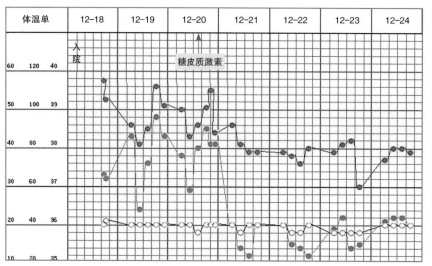

图40-7　患者第一次住院期间体温变化

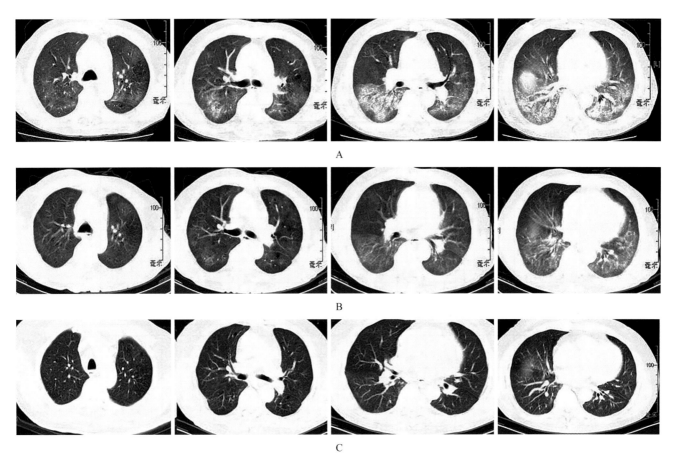

图40-8　患者第二次住院前后历次胸部CT检查结果　A. 2018-03-04胸部CT：双肺弥漫性肺泡渗出，较2017-12-25 PET/CT明显进展；B. 2018-03-26胸部CT：肺内病灶吸收较2018-03-04好转；C. 2018-06-14胸部CT：肺内病灶吸收较2018-03-26好转

中文名	拉丁文名	检出序列数
人类疱疹病毒1型（HSV1）	*Human herpesvirus 1*	144
人类疱疹病毒4型（EBV）	*Human herpesvirus 4*	118
人类疱疹病毒5型（CMV）	*Human herpesvirus 5*	106
人类疱疹病毒7	*Human herpesvirus 7*	44

属			种		
中文名	拉丁文名	检出序列数	中文名	拉丁文名	检出序列数
假丝酵母属	*Candida*	805	白色念珠菌	*Candida albicans*	772
白锈菌属	*Albugo*	37	白锈菌	*Albugo laibachii*	37
肺孢子虫属	*Pneumocystis*	32	耶氏肺孢子虫	*Pneumocystis jirovecii*	32
马拉色菌属	*Malassezia*	30	球形马拉色菌	*Malassezia globosa*	28

图40-9　2018-03-07患者第二次住院期间痰mNGS检测报告（2018-03-05采集）

3. 患者痰mNGS检测提示人疱疹病毒1型，EBV，CMV，人疱疹病毒7型和PCP（图40-9）。血浆EBV DNA ＜ 5.0×10^3/mL，单个核细胞EBV DNA 3.66×10^6/mL。

4. 其间诉腹胀明显，有排气排便，床旁腹部平片示肠道积气明显，对症治疗后缓解。

5. 考虑患者症状、氧合及炎症标志物逐渐好转（图40-10），抗感染逐渐降级，激素逐渐减量。2018-03-26复查胸部CT

示双肺渗出较前明显好转（图40-8），停卡泊芬净及复方磺胺，甲泼尼龙减量（32 mg，口服，qd）；出院。出院诊断为"重症肺炎，Ⅰ型呼吸衰竭，全身多发淋巴结肿大：未分化结缔组织病可能大，血液系统疾病不能除外"。门诊继续服用甲泼尼龙，规则减量（2018-07-07起减为4 mg，口服，qd）。

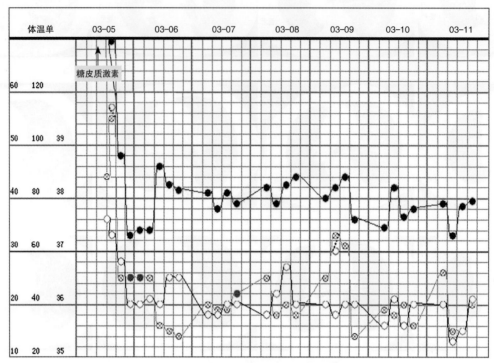

图40-10 患者第二次住院期间体温变化情况

■ 本次住院

2018-08-07再次发热，T_{max} 39.2℃，无咳嗽咳痰，无气促，至复旦大学附属中山医院感染病科门诊：血常规、ESR及PCT正常，CRP 71.6 mg/L，ANA 1:100。新癀片对症处理后仍发热，体温波动于38.4～39.2℃；为进一步明确发热原因，2018-08-14再次收治入院。

■ 既往史及个人史

无特殊。

· 入院检查 ·

■ 体格检查

1. T 36.3℃，P 96次/分，R 20次/分，BP 130/81 mmHg。

2. 浅表淋巴结未及肿大；双肺呼吸音粗，未闻及明显干湿啰音；腹平软，无压痛。

■ 实验室检查

1. 血气分析（不吸氧）：pH 7.44，PaO_2 81 mmHg，$PaCO_2$ 34 mmHg。

2. 血常规：WBC 4.82×10^9/L，N% 75.3%，L% 16.4%，PLT 140×10^9/L。

3. 尿常规：正常；粪常规和隐血均阴性。

4. 炎症标志物：ESR 10 mm/h，CRP 60.9 mg/L，PCT 0.21 ng/mL。

5. 生化：ALT/AST 91/87 U/L，LDH 645 U/L。

6. 肿瘤标志物：CEA 10.8 ng/mL，CA19-9 47.9 U/mL，CA15-3 34.1 U/mL；余均阴性。

7. 自身抗体：ANA 1:100，余均阴性。

8. D-D二聚体：1.34 mg/L。

9. 心脏标志物：cTNT，NT-proBNP，CK/CK-MB均阴性。

10. 细胞免疫：淋巴细胞数 629.9 cells/μL，B淋巴细胞绝对计数 5 cells/μL，T淋巴细胞绝对计数 522 cells/μL，CD4淋巴细胞 50.3%，CD8 淋巴细胞 31.6%。

11. 甲状腺功能：正常。

12. 病毒：血浆 EB 病毒 DNA $< 5.0 \times 10^3$，单个核细胞 EB 病毒 DNA 3.66×10^5，CMV DNA 低于检出下限。

13. 呼吸道九联、G 试验，隐球菌荚膜抗原均阴性。

14. T-SPOT.TB：A/B 0/2。

15. 血培养（双侧 5 瓶）均阴性。

临床分析

■ 病史特点

患者为老年男性，发热、全身多发淋巴结肿大，起病初有血小板明显降低、白细胞降低，自身抗体和 Coombs 试验阳性，炎症标志物轻度升高，血、痰多次检测提示 EBV。病程中有两次明显肺炎表现，其中一次为重症肺炎，痰液中检出免疫抑制患者感染的常见病原体，包括肺孢子菌等；单独抗感染效果不佳，而皮质激素治疗后发热可迅速好转。

■ 诊断分析

1. 可能诊断一：血液系统疾病。反复发热近一年，病初有血小板进行性下降，PET/CT 提示全身多处糖代谢增高的淋巴结，血 EBV DNA 阳性。发热时抗感染效果不佳而皮质激素治疗后，体温可迅速下降，故需考虑血液系统疾病如淋巴瘤，白血病等。但患者骨髓活检及淋巴结活检均未见肿瘤证据，必要时可复查 PET/CT，骨髓及淋巴结检查等以明确。

2. 可能诊断二：自身免疫性疾病。患者长时间发热症状，炎症标志物轻中度升高，第一次住院时自身抗体、尿蛋白和 Coombs 试验阳性；皮质激素治疗有效，减量后复发，故需考虑自身免疫性疾病。

3. 可能诊断三：感染性肺炎。患者多次发热，有两次合并明显咳嗽、气急，炎症标记升高，血气分析呈严重低氧血症，胸部 CT 显示两肺渗出和间质病变。其中一次的痰标本检测到肺孢子菌、EBV 和 CMV 等免疫抑制患者感染的常见病原体，多种抗感染治疗联合大剂量皮质激素，症状迅速控制；胸部 CT 多次随访示肺炎逐渐吸收，故应考虑感染性肺炎。但本次（第 3 次住院）发热，不伴咳嗽气急，入院当天血气分析示 PaO_2 81 mmHg；胸部 CT 肺内病灶与 2018-06-15 门诊随访时相仿，因此，本次发热不考虑肺内病灶即感染性肺炎引起。

进一步检查、诊治过程和治疗反应

■ 诊治过程

1. 入院当天患者无发热，次日起高热，T_{max} 39.4℃，无明显畏寒寒战。

2. 2018-08-15 患者胸部 CT 示：双肺少许慢性炎症，右肺门及纵隔淋巴结轻度肿大，两肺局限性肺气肿；心包增厚，总体较 2018-06-14 相仿（图 40-11）。

3. 2018-08-15 患者腹盆腔 CT+增强：较 2018-03-19 肝脏多枚新发结节，考虑淋巴增生病变浸润可能大，肝左叶、左肾囊肿；左侧腹股沟疝。

4. 2018-08-15 起予患者哌拉西林他唑巴坦（4.5 g，静脉滴注，q8 h）+甲泼尼龙片（4 mg，口服，qd）；仍高热，T_{max} 39℃。患者间断发热，多发淋巴结肿大，CEA 逐渐升高（4.1→8.6→10.8）、多次 EBV DNA 持续阳性（图 40-12）、LDH 升高，腹部 CT 提示肝脏多发病灶，肺部弥漫性病灶，仍高度怀疑淋巴瘤，建议再次骨髓穿刺、PET/CT。

5. 2018-08-16 患者骨穿和活检未见到淋巴细胞肿瘤性增生证据（图 40-13）。

6. 2018-08-16 患者复查 PET/CT：与 2017-12-25 本院 PET/CT 图像比较，① 肝脏新增多发病变、右侧腹腔内小肠壁增厚、多处（门静脉周围、肠系膜根部和右侧腹股沟）淋巴结肿大，均伴糖代谢异常增高，考虑为淋巴瘤累及可能，小肠来源 MT 不除外；② 右侧颈根部和双侧腋窝淋巴结较前减少、缩小，糖代谢减低，脾脏及骨髓糖代谢减低；③ 两肺炎症较前好转，左侧胸腔少量积液，部分吸收，其余基本同前（图 40-14）。

7. 2018-08-23 患者行小肠镜，见空回交界处环周黏膜病变，质硬，局部活检（图 40-15）。次日患者的病理报告示：送检组织黏膜层内可见较多增生异型淋巴细胞，淋巴瘤可能。

■ 治疗反应

2018-08-24 血液科会诊后转血液科化疗，2018-08-26 起予患者 DA-EPOCH 方案化疗。2018-08-27 患者小肠镜黏膜活检正式报告：NK/T 细胞淋巴瘤，EBER 阳性（图 40-16）。化疗期间，患者发作心房颤动伴快速心室率，后出现心力衰竭、血压下降；对症治疗无好转，2018-08-31 自动出院（图 40-17）。

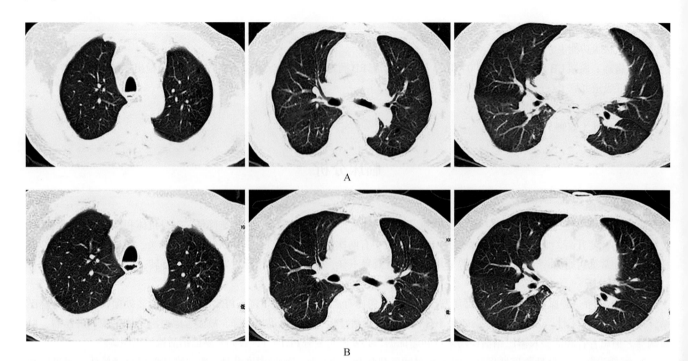

图40-11　患者胸部CT检查结果　A. 2018-06-14胸部CT：肺内病灶吸收较03-26好转；B. 2018-08-15胸部CT：肺内病灶吸收较06-14好转

标本种类	EDTA-K2抗凝血	标本说明		标本种类	EDTA-K2抗凝血	标本说明
申请时间	2017-12-18 17：41	备注		申请时间	2018-03-08 00：30	备注

序号	项目	结果		序号	项目	结果
1	血浆EB病毒DNA	< 5.0×10³		1	血浆EB病毒DNA	低于检出下限
2	单个核细胞EB病毒DNA	7.02×10⁵		2	单个核细胞EB病毒DNA	2.42×10⁶

标本种类	EDTA-K2抗凝血		标本说明	采样时间	2018-08-15
申请时间	2018-08-14 17：34		备注		

序号	项目	结果	参考值
1	血浆EB病毒DNA	< 5.0×10³	5×10³拷贝/mL最低检出限：定量检测，采用实时荧光
2	单个核细胞EB病毒DNA	3.66×10⁵	5×10³拷贝/mL最低检出限：定量检测，采用实时荧光

图40-12　患者历次血EBV DNA检测报告

巨检	灰黄色条索样物一条，长0.9 cm，直径0.1 cm。
病理诊断	（骨髓活检）镜下骨髓造血组织与脂肪比约占30%，造血组织三系细胞均可见到，正在行免疫组化检查以协助诊断。 补充报告（2018-08-20）： （骨髓）免疫组化结果示巨核系细胞约占骨髓有核细胞的3%，细胞数目、形态及分布未见明显异常；有核红细胞约占骨髓有核细胞的20%，细胞数目稍减少，形态及分布未见明显异常；粒系细胞约占骨髓有核细胞的60%，细胞数目、形态及分布未见明显异常。淋巴细胞、浆细胞数目不增多，骨髓内未见到淋巴细胞肿瘤性增生证据，请结合临床。 免疫组化（2018-N21490）：18S40218-001，CD235α阳性，MPO阳性，CD61（巨核细胞阳性），CD34（个别阳性），CD20（少数阳性），CD79α（少数阳性），CD3（少数阳性），CD10阴性，CD56（个别阳性），Cyclin-D1阴性，Ki-67（30%阳性），TdT阴性，CD138（少数阳性），EMA（个别阳性），CD4（个别阳性），CD8（个别阳性），CD117（个别阳性），CD5（少数阳性）。 特殊染色：刚果红阴性，铁染色阴性，网状纤维染色（MF-0）。

图40-13　2018-08-16患者骨髓活检病理

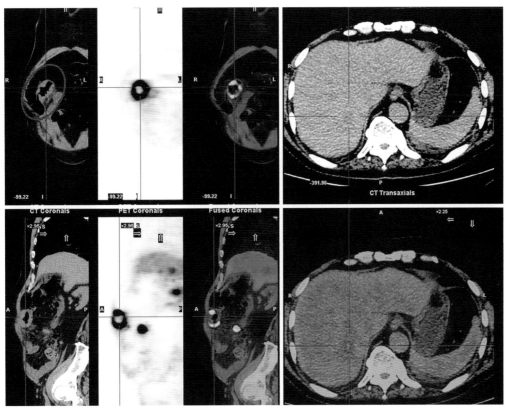

图40-14 2018-08-16患者PET/CT检查结果 肝脏多发病变、右侧腹腔内小肠壁增厚（SUV_{max}14.1）、多处淋巴结肿大伴糖代谢异常增高，淋巴瘤累及可能，小肠来源MT不除外

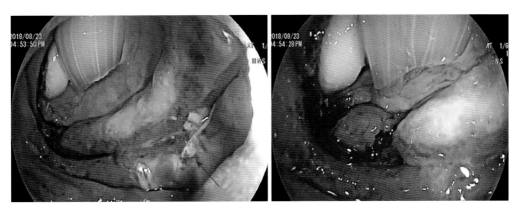

图40-15 2018-08-23患者小肠镜检查结果

巨检	空回交界处：灰白色组织5粒，直径均为0.2 cm。
病理 诊断	（空回交界处）送检组织黏膜层内可见较多增生异型淋巴细胞，淋巴瘤可能。正在行免疫组化检查以协助诊断。 补充报告（2018-08-27）： （空回交界处）送检少量肠黏膜组织，部分区黏膜表面溃疡形成；肠黏膜组织黏膜固有膜、黏膜肌层及黏膜下层可见到增生异型淋巴样细胞弥漫分布；灶性区组织坏死。免疫组化结果示增生淋巴组织为T淋巴细胞，增生淋巴组织Ki-67细胞增殖指数高（70%），GranB、TIA-1、perforin、CD56呈阳性反应，考虑非霍奇金淋巴瘤，NK/T细胞淋巴瘤。复习骨髓切片（18s40218），其间可见小灶T淋巴细胞聚集，CD56呈阳性反应，结合其肠镜活检切片，NK/T细胞淋巴瘤累及骨髓可能性存在，因组织少，请结合临床。 免疫组化（2018-N22226）：18G52813-001，LCA阳性，CD3阳性，CD20（少数阳性），CD56阳性，CD79α（少数阳性），Bc12（少数阳性），Bc16阳性，CD10阴性，MUM-1阳性，CD4（少数阳性），CD8阳性，GranB（部分阳性），TIA-1阳性，Ki-67（70%阳性），CK（pan）（上皮阳性），perforin（部分阳性），Cyclin-D1阴性。 其他：18G52813-001，（原位杂交）EBER阳性。

图40-16 患者小肠镜活检病理正式报告

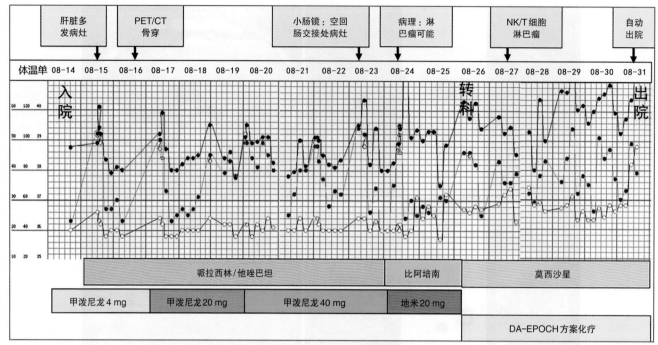

图40-17　患者第三次住院期间诊疗经过

· 最后诊断与诊断依据 ·

■ 最后诊断

NK/T细胞淋巴瘤（小肠、骨髓、肝脏、淋巴结累及，肺可能累及）。

■ 诊断依据

1. 患者为老年男性，因反复发热近1年，伴多发淋巴结肿大，曾有两系降低；炎症标志物、CEA升高；血液检测多次 EBV DNA阳性；PET/CT提示全身多处淋巴结、肝脏多发病变、增厚的小肠壁糖代谢增高；小肠镜提示空回交界处可见环周黏膜病变，活检病理明确NK/T细胞淋巴瘤，EBER阳性；故本病诊断明确。

2. 血异形淋巴细胞及血小板进行性下降与EBV感染及淋巴瘤有关。患者自身抗体滴度较高，尿蛋白阳性，Coombs阳性，血红蛋白不低，考虑合并自身免疫性疾病不除外。病程中有两次明显肺炎表现，其中一次为重症肺炎，痰液中检出肺孢子菌和CMV等，考虑为免疫抑制状况下的感染性肺炎。而首次肺部间质炎症，可能为淋巴瘤在肺内的浸润表现。

· 经验与体会 ·

1. 发热待查（FUO）病因众多，虽然感染依然是发热待查最重要的原因，但是近年来统计资料显示非感染性疾病所占比例明显增加，且发热持续时间越长，非感染性疾病可能性越大；流行病学数据提示淋巴瘤占发热待查明确病因者非感染性疾病中很大比例。虽随着医疗水平的进步及新型检查手段如PET/CT的应用等，大多发热待查可以快速查见病因明确诊断；但仍有一部分患者一次住院无法明确诊断，需定期随访，监测异常指标，必要时重复相关检查或活检协助明确病因。该例患者第一次住院出现血小板快速下降、EBV DNA检测阳性、LDH升高，抗感染效果不佳，骨穿提示异常，但未达到淋巴瘤诊断标准，高度怀疑血液系统疾病。故后续随访中持续监测EBV DNA、LDH等指标，再次发热明显时复查PET/CT发现新发阳性病灶，多次重复活检，终于明确淋巴瘤诊断，过程复杂而曲折。发热待查常涉及多个器官系统，其诊治常需多科合作。该患者通过与影像科沟通，进一步定位在空肠部位可能大，故行经口小肠镜下活检，同时与病理科反复多次沟通最终明确诊断。发热待查的诊治不仅检验感染病科的能力，更是检验综合性医院的综合能力。

2. NK/T细胞淋巴瘤属于非霍奇金淋巴瘤（NHL）中的T细胞亚类，其恶性细胞大部分来源于成熟的NK细胞，少部分来源于NK样T细胞，因此被称为NK/T细胞淋巴瘤。该病发病具有明显的地域差异，亚洲及南美发病率较高，西方国家发病率低，与EB病毒的感染密切相关。NK/T细胞淋巴瘤侵袭性强，早期即可累及结外组织，可导致多器官广泛受累，有时可合并噬血细胞综合征，病情凶险，预后较差。对于Ⅰ/Ⅱ期NK/T细胞淋巴瘤，多采用联合化放疗；对Ⅲ/Ⅳ期的患者，尤其是非鼻腔及侵袭性的亚型，化疗是其主要的治疗方法。

3. 结外 NK/T 细胞淋巴瘤的发病机制尚不明了，但部分与肿瘤细胞感染 EBV 相关，该患者反复查血、痰、淋巴结中检测到 EBV，故第一次住院时就高度怀疑淋巴瘤但当时无法达到诊断标准。该患者两次发病均提示肺部累及，回顾病情，考虑第一次肺部间质改变淋巴瘤累及不除外；第二次考虑重症肺炎，为免疫抑制情况下 PCP、EBV、CMV 等多重病原体引起的感染，治疗反应和病情演变过程，符合感染性重症肺炎的特点。

4. PET/CT 通过对影像和代谢的有机结合，在发热待查的诊治中发挥独特作用。在一项前瞻性研究和 1 523 例 FUO 患者的回顾性研究中证明了 FDG-PET/CT 的诊断价值。Keidar 等的前瞻性研究纳入 48 名 FUO 患者，PET/CT 确定了 22 例（46%）FUO 的潜在病因，为 90% 病例的诊断或排除诊断提供了重要信息。

参考文献

[1] Asano N, Kato S, Nakamura S. Epstein-Barr virus-associated natural killer/T-cell lymphomas[J]. Best Pract Res Clin Haematol, 2013, 26(1): 15–21.
[2] Keidar Z, Gurman-Balbir A, Gaitini D, et al. Fever of unknown origin: The role of 18F-FDG PET/CT[J]. J Nucl Med, 2008, 49: 1980–1985.
[3] Kouijzer IJE, Mulders-Manders CM, Bleeker-Rovers CP, et al. Fever of unknown origin: The value of FDG-PET/CT[J]. Semin Nucl Med, 2018, 48(2): 100–107.
[4] Swerdlow SH, Campo E, Pileri SA, et al. The 2016 revision of the World Health Organization classification of lymphoid neoplasms[J]. Blood, 2016, 127(20): 2375–2390.

病例 41 反复发热 4 个月余，线索看似很多，真凶只有一个

作者 · 金文婷 马玉燕 陈翔
审阅 · 胡必杰 潘珏

病史简介

女性，46 岁，浙江人，2016-06-13 收入复旦大学附属中山医院感染病科。

■ 主诉

反复发热伴干咳 4 个月余。

■ 现病史

1. 2016-02 患者无明显诱因下出现发热，T_{max} 39.8℃，伴畏寒、干咳，当地医院予以抗感染、止咳等治疗（具体不详）后体温下降，但咳嗽未能缓解。

2. 2016-04 患者再次发热，T_{max} 40℃，咳嗽症状明显加重，自行服用退热药后体温转平，咳嗽好转不明显。

3. 2016-05-07 胸部 CT：左肺感染，两侧胸腔、心包积液。2016-05-09 当地医院住院治疗，查 WBC 4.8×10^9/L，N% 70.1%；CRP 19.5 mg/L，PCT < 0.05 ng/mL，血培养阴性，超声心动图阴性。予头孢曲松抗感染，仍高热。

4. 2016-05-12 复查胸部 CT：左肺病灶较前进展，胸腔积液较前增多，改美罗培南+阿奇霉素抗感染 10 天，其间分别行双侧胸腔积液穿刺引流，胸腔积液常规：WBC 1 173/μL，N% 85%，L% 12%，Eos% 0%，RBC 8 000/μL，间皮细胞 3%；生化：Glu 2.2 mmol/L，Pro 37 g/L，LDH 2 076 U/L，ADA 29 U/L；细菌涂片+培养阴性；脱落细胞阴性。体温下降至正常后又复升至 38.0℃。2016-05-13、2016-05-17 复查两次血培养，均阴性。

5. 2016-05-21 患者来上海中山医院接受专家超声心动图：二尖瓣及主动脉瓣增厚毛糙、主动脉瓣粟米状赘生物形成、少量心包积液。当地医院综合考虑，拟诊感染性心内膜炎，予以万古霉素+美罗培南抗感染，咳嗽较前好转，体温转平，但 2 天后再次发热，T_{max} 38.1℃。2016-05-25 查：WBC 6.1×10^9/L，N% 84.6%，CRP 35 mg/L。

6. 2016-05-26 转至上海某三甲医院，住院期间体温正常，复查胸部 CT 左上肺病灶基本吸收、双侧少量包裹性胸腔积液，超声心动图未见赘生物。考虑肺部感染，感染性心内膜炎不能除外，予以万古霉素+亚胺培南抗感染 3 天，无发热，嘱出院。

7. 2016-06-01 T_{max} 39℃，伴畏寒，咳嗽不明显，再次至当地医院住院治疗。继续予万古霉素联合美罗培南抗感染，用药期间，患者消化道症状显著，随访 Cr 进行性升高至 192 μmol/L，考虑万古霉素导致药物性肾损伤，2016-06-02 起改予利奈唑胺+美罗培南抗感染，2016-06-04 起体温逐渐降至正常，复查上海中山医院专家超声心动图，报告二尖瓣及主动脉瓣增厚毛糙、

主动脉瓣粟米状赘生物形成。其间再次复查血培养仍阴性。2016-06-07查血 WBC 2.8×10^9/L，N% 57.7%，CRP 10.4 mg/L，Cr 171 μmol/L。

8. 为明确诊断和进一步治疗，2016-06-13拟"发热待查"转上海入住复旦大学附属中山医院感染病科（图41-1、图41-2）。

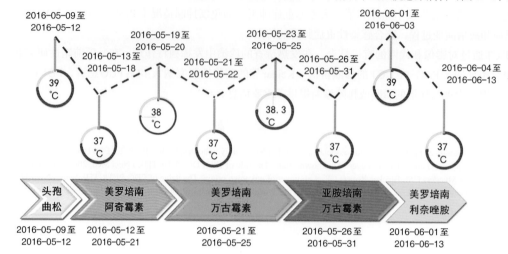

图41-1　患者外院治疗期间体温及用药史

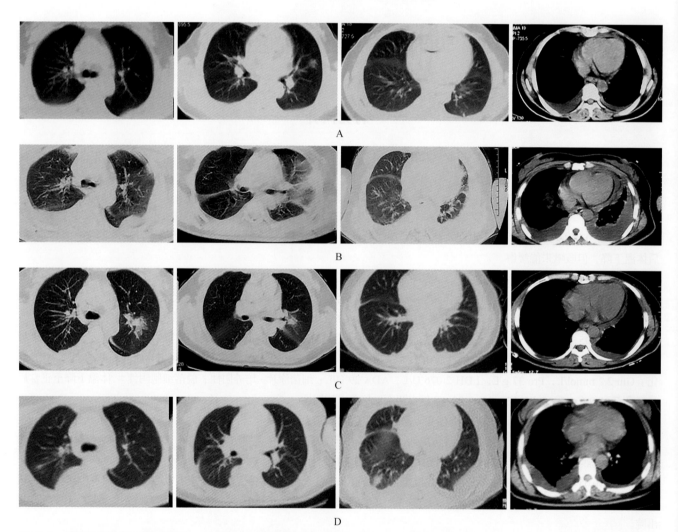

图41-2　患者外院胸部CT检查结果　A. 2016-05-07胸部CT：左上肺结节渗出影，双侧胸腔积液头孢曲松（2016-05-09至2016-05-12）；B. 2016-05-12胸部CT：左上肺结节似吸收，双侧胸腔积液增多美罗培南＋阿奇霉素（2016-05-12至2016-05-21）；C. 2016-05-21胸部CT：左上肺团片渗出灶，双侧胸腔积液较前减少万古霉素/利奈唑胺＋美罗培南/亚胺培南（2016-05-21至2016-06-13）；D. 2016-06-09胸部CT：左上肺病灶吸收，新增右上肺、右下肺病灶，右侧胸腔积液增多，左侧胸腔积液减少

■ 既往史及个人史

高血压病史1年余，血压最高180/90～190/100 mmHg，予口服降压药治疗（具体不详）1年余。

入院检查（2018-06-13）

■ 体格检查

1. T 36.5℃，P 79次/分，R 20次/分，BP 144/90 mmHg。

2. 皮肤黏膜未及淤点，未扪及Osler结节，两肺未闻及干湿啰音。心前区无隆起，心界不大，心率79次/分，律齐，各瓣膜区未闻及杂音。

■ 实验室检查

1. 血常规：WBC 3.71×10^9/L，N% 69.2%，Eos% 0.02%。

2. 炎症标志物：ESR 40 mm/h；CRP 23.4 mg/L；PCT 0.07 ng/mL；铁蛋白 227.8 ng/mL。

3. 肝肾功能：ALT/AST正常范围，Alb 34 g/L，Cr 133 μmol/L，IgE 48 U/mL。

4. 肿瘤标志物：CA12-5 78.9 U/mL，CA15-3 38.1 U/mL，余均阴性。

5. 尿常规、粪常规正常。

6. 细胞免疫正常。

7. BNP 197.7 pg/mL；心肌损伤标志物正常范围。

8. T-SPOT.TB：A/B 0/0；G试验阴性；血隐球菌乳胶凝集试验阴性。

9. EBV、CMV-IgG、IgM阴性。

10. 呼吸道病原体九联检阴性。

11. 自身抗体阴性。

12. 血培养阴性。

■ 辅助检查

1. 胸部CT：双肺炎症（右肺为著），双侧胸腔积液伴双肺部分膨胀不全。

2. 腹部增强CT：肝血管瘤可能。

3. 心电图：窦性心律，T波改变。

临床分析

■ 病史特点

患者为中年女性，因反复发热伴干咳4个月余，炎症标志物轻度升高，多次胸部CT提示肺内病灶、胸腔积液，肺内病灶为结节、片状渗出，部位不固定，外院胸腔积液检查提示渗出液，ADA 29 U/L；多次血培养阴性，两次超声心动图提示二尖瓣及主动脉瓣增厚毛糙、主动脉瓣粟米状赘生物形成、少量心包积液。外院予以头孢曲松、美罗培南+阿奇霉素、万古霉素+美罗培南/亚胺培南、利奈唑胺+美罗培南等方案抗感染后仍反复发热。仔细回顾发热及用药史，似每次换药后有所好转，但几日后再次高热，实则无规律可循，因患者除发热外还有肺部、心脏累及可能。

■ 诊断分析

1. 感染性心内膜炎（infective endocarditis，IE）：亚急性起病多见，常发生于伴器质性心脏病患者，链球菌是自体瓣膜IE的常见病原体，主要表现为发热等全身毒性症状和心脏瓣膜区杂音，可伴有菌栓脱落所致的迁徙病灶等。由于抗菌药物的应用，IE临床表现常不典型。该患者反复发热，两次超声心动图提示二尖瓣及主动脉瓣增厚毛糙、主动脉瓣粟米状赘生物，故需考虑该IE。但患者无心脏结构异常、查体瓣膜区未及杂音，多次血培养阴性，多种抗感染方案治疗后均无好转，尤其是患者双侧胸腔积液和心包积液而无心衰表现，不支持IE的诊断。

2. 结核病：患者有反复发热、咳嗽、病程较长，胸部CT示多浆膜腔积液（胸膜腔和心包），并有肺部散在小斑片和纤维病灶，胸腔积液检验显示为渗出液，多种抗菌药物治疗效果不佳，需要考虑肺、胸腔和心包结核。但该患者胸腔积液细胞以中心粒细胞为主，ADA较低，尤其是T-SPOT.TB为0/0，故本病可能性也不大。

3. 寄生虫病：发热伴双侧胸腔积液和心包积液，肺部小斑片病灶部位似不固定，炎症标志物轻度升高，病程较长，多种强效广谱抗菌药物治疗效果不佳。在感染性疾病中需要考虑之前抗感染治疗不能覆盖的病原体引起的感染包括寄生虫病，可进行血寄生虫抗体、胸腔积液检查等。

4. 风湿性疾病：风湿性疾病如SLE可表现为发热、多浆膜腔积液，少数SLE也可出现心脏瓣膜赘生物，该类赘生物叫Libman-sacks赘疣，也称无菌性心内膜炎，但患者自身抗体均阴性，无SLE其他表现，故暂不考虑。

进一步检查、诊治过程和治疗反应

■ 诊治过程

1. 2016-06-14考虑患者肾功能不全，结合之前用药情况，调整抗感染为利奈唑胺（0.6 g，静脉滴注，q12 h）＋莫西沙星（0.4 g，静脉滴注，qd）。但用药后患者恶心呕吐明显，考虑入院后体温转平，血培养未报阳性，感染性心内膜炎证据不足，予停抗感染治疗。

2. 2016-06-16复查炎症标志物：ESR 32 mm/h，CRP 9.1 mg/L。

3. 2016-06-20主任查房，追问病史，患者浙江宁波人，平素喜食醉蟹等，结合外院多次影像学病灶提示游走性斑片影，虽嗜酸性粒细胞、IgE均无升高，寄生虫感染不能除外，抽血外送寄生虫抗体全套。

4. 2016-06-20、2016-06-22分别行介入彩超下右侧、左侧胸腔穿刺引流术，引流液均提示渗出液，ADA 48 U/L（图41-3）。

> 常规：WBC 1 173/μL，N 85.0%，L 12%，Eos 0.1%，RBC 8 000/μL，间皮细胞 3.0%；
> 生化：葡萄糖 2.2 mol/L，总蛋白 37 g/L，LDH 2 076 U/L；
> ADA 29 U/L；
> 细菌涂片、培养阴性；
> 脱落细胞阴性。

A

> 常规：WBC 1 272/μL，N 53.5%，L 46.5%，Eos 0.0%，RBC 3 000/μL；
> 生化：葡萄糖 0.9 mol/L，总蛋白 50 g/L，LDH 2 100 U/L；
> ADA 23 U/L；
> 细菌涂片、培养阴性；
> 脱落细胞阴性。

B

图41-3　患者胸腔积液检测结果　A. 2016-05-14左侧胸腔穿刺；B. 2016-05-16右侧胸腔穿刺

5. 2016-06-22寄生虫抗体结果回报：肺吸虫阳性。次日开始予以吡喹酮（1.2 g，口服，tid×3天）抗寄生虫治疗。

6. 2016-06-27体温转平，咳嗽症状好转，复查炎症标志物ESR 26 mm/h，CRP 20.3 mg/L；肝功能正常（图41-4）。2016-06-28复查超声心动图：二尖瓣及主动脉瓣增厚毛糙，粟米状赘生物附着，心包未见积液。予以出院。

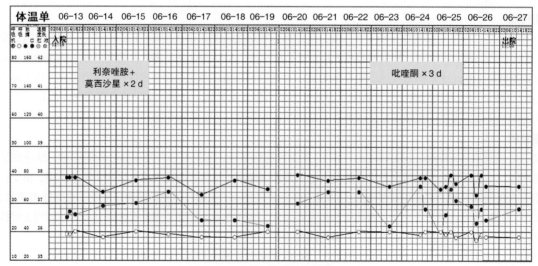

图41-4　患者体温单及用药情况

■ 出院后随访

1. 患者在2016-06-28出院后，未使用其他药物，自觉进一步好转，无发热，无咳嗽症状。2016-07-14当地胸部CT提示双侧残留少许胸腔积液。

2. 2016-08-29复旦大学附属中山医院门诊随访，炎症标志物 ESR 8 mm/h；CRP 2.3 mg/L，复查专家超声心动图仍提示二尖瓣及主动脉瓣增厚毛糙、粟米状赘生物（已机化）（图41-5、图41-6）。

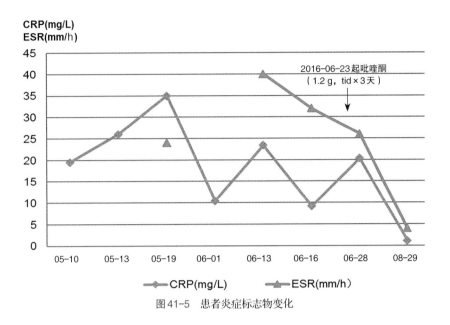

图41-5 患者炎症标志物变化

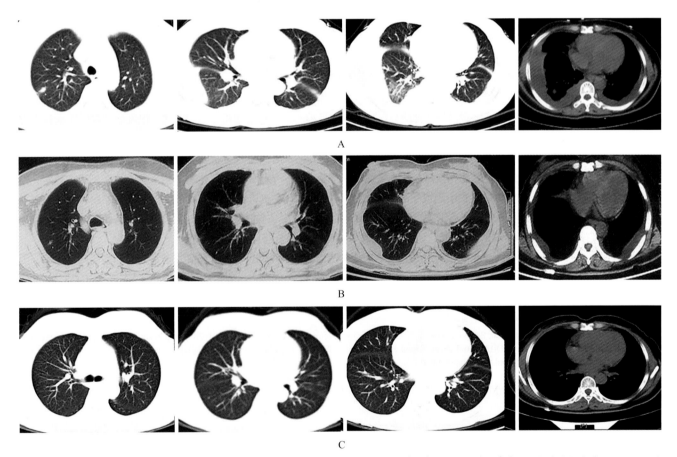

图41-6 患者抗寄生虫治疗后胸部CT检查结果 A. 2016-06-14胸部CT：右上肺结节存在，右下肺片状渗出，双侧胸腔积液（2018-05-23至2018-05-25，吡喹酮1.2 g, tid）；B. 2016-07-14胸部CT：右上肺病灶较前吸收，双侧少量包裹性胸腔积液；C. 2016-08-29胸部CT：肺部病灶、双侧胸腔积液完全吸收

最后诊断与诊断依据

■ 最终诊断

肺吸虫病。

■ 诊断依据

患者为中年女性，反复发热伴干咳4个月余，喜食醉蟹，胸部CT示双侧胸腔积液和心包积液，肺内病灶呈小斑片影部位不固定，多种抗菌药物治疗无效，虽然血和胸腔积液嗜酸性细胞不高，但寄生虫抗体显示"肺吸虫阳性"，予吡喹酮治疗后获得显著效果，即未再出现发热和咳嗽，肺内病灶及胸腔积液、心包积液完全吸收，炎症标志物降至正常，故肺吸虫病诊断成立。

患者多次超声心动图均报告为"瓣膜毛糙/粟米状赘生物"，而且之后随访瓣膜变化不大，抗感染效果不佳，血培养多次阴性，所以发热原因不考虑感染性心内膜炎。心瓣膜上述病变，可能是既往感染或其他疾病引起炎症后所残留的陈旧性改变。

经验与体会

1. 肺吸虫病，也称并殖吸虫病，以卫氏并殖吸虫和斯氏并殖吸虫引起多见，主要因生吃或半生吃含有肺吸虫囊蚴的第二中间宿主淡水蟹类、蝲蛄所致。急性肺吸虫可表现为发热、腹痛腹泻、胸闷气短、咳嗽等，慢性肺吸虫病主要表现为咳嗽、咳痰、咯血。卫氏并殖吸虫更易导致肺实质病变，影像学可表现为肺结节、实变和囊性病灶；斯氏并殖吸虫更易引起胸膜病变，如气胸、胸腔积液、胸膜增厚等。

2. 肺吸虫病主要依靠显微镜下检查，在感染后8～10周时，部分病例可通过痰液、BAL或粪便中发现特征性的虫卵（卵圆形，棕色，壳较厚，大小约为100 μm×55 μm）而诊断。血清学检查也可作为肺吸虫病诊断的辅助检查，酶联免疫吸附测定（enzyme linked immunosorbent assay，ELISA）法具有较好的敏感性（92%）和特异性（＞90%），感染后2～3周即可检测到抗并殖吸虫特定抗体，但方法作为检测患者治疗效果作用有限。值得指出，近十多年来，我国医院检验人员从显微镜下发现特征性虫卵确诊肺吸虫病罕有报告，可能与此病发病率低检验人员形态学检查经验不足，以及病情较轻排卵较少有关。临床确诊病例，绝大多数是根据血清学检查结果确诊的。

3. 本例反复发热4个月伴干咳，胸部CT显示双侧胸腔积液和心包积液，肺内病灶呈小斑片影部位不固定，多种抗菌药物治疗无效，需要考虑肺吸虫的可能性。然而外周血嗜酸性粒细胞不高，干扰了临床医生对寄生虫病的诊断思路。其实，国际上有文献报道，至少有20%的肺吸虫不出现嗜酸性粒细胞升高和（或）IgE升高，所以对于临床表现高度提示但外周血甚至胸腔积液中嗜酸性粒细胞不高者，临床医生仍需有寄生虫感染的警惕性。本例便是基于这个理念，我们及时做血寄生虫抗体检测，终于让发热长达4个月的病人获得了正确的病原学诊断和针对性抗感染治疗。

4. 肺吸虫病是一种食源性寄生虫病，尚无相关文献报道有院内传播的可能。但部分患者可通过痰液和粪便排出虫卵，因此在患者住院期间要特别注意粪便和痰液的处置，以免污染环境。

参考文献

[1] Nagayasu E, Yoshida A, Hombu A, et al. Paragonimiasis in Japan: A twelve-year retrospective case review (2001-2012) [J]. Intern Med, 2015, 54(2): 179-186.

[2] Seon HJ, Kim YL, Lee JH, et al. Differential chest computed tomography findings of pulmonary parasite infestation between the paragonimiasis and nonparagonimiatic parasite infestation[J]. J Comput Assist Tomogr, 2015, 39(6): 956-961.

病例 42 这个隐藏很深的元凶，被它轻易挖掘

作者 · 骆 煜 金文婷
审阅 · 胡必杰 潘 珏

· 病史简介 ·

男性，51岁，安徽人，2018-11-15收入复旦大学附属中山医院感染病科。

主诉

发热伴咳嗽2个月。

现病史

1. 2018-09患者出现发热伴咳嗽，干咳为主，T_{max} 38.4℃，无明显畏寒、寒战，无气促，至当地医院予抗感染治疗8天（具体不详），症状无明显好转。

2. 2018-09-25至安庆某医院，查血常规：WBC 3.5×10^9/L，N% 26.7%，PLT 43×10^9/L，CRP 60.4 mg/L，PCT 0.21 ng/mL。胸部CT示：两肺结节灶，转移待排；两肺炎症。予哌拉西林/他唑巴坦+莫西沙星+伏立康唑静脉滴注抗感染，辅以地塞米松治疗1周，发热、咳嗽症状逐渐好转，SpO_2 98%左右，2018-10-10出院。

3. 1周后再次发热、咳嗽，T_{max} 39.4℃，2018-10-18再次至安庆某医院就诊，查WBC 3.42×10^9/L，N% 36.3%，PLT 77×10^9/L，CRP 59 mg/L；胸部CT示：两肺炎症（图42-1）；超声示：双侧腋下肿大淋巴结。再次予哌拉西林/他唑巴坦+莫西沙星+伏立康唑静脉滴注抗感染，2018-10-22复查血常规提示粒细胞缺乏（WBC 1.3×10^9/L，N 0.5×10^9/L，PLT 62×10^9/L），仍发热咳嗽，并逐渐出现气促。

4. 2018-10-23转至上海某三甲医院，查WBC 1.0×10^9/L，N% 43.9%，PLT 39×10^9/L，CRP 27 mg/L，PCT 0.05 ng/mL，白蛋白25 g/L，IgG 5 g/L，BNP 702.5 pg/mL；血培养、痰培养、GM、T-SPOT.TB等检查均阴性。2018-10-25胸部CT平扫（图42-1）：两侧肺门影大，两侧肺门旁多发斑片影，考虑感染性病变。予亚胺培南+莫西沙星+伏立康唑抗感染，发热加重，T_{max} 40℃，伴气促；改用头孢哌酮/舒巴坦+两性霉素B治疗，并予升白细胞、促红细胞、升血小板、丙种球蛋白、白蛋白、激素等治疗，气促加重。

5. 2018-11-02复查胸部CT（图42-1）：较前片进展，加用更昔洛韦（0.25 g，bid）+复方磺胺甲噁唑（0.96 g，tid）治疗；停用两性霉素B，改为氟康唑；同时予甲泼尼龙（40 mg，bid）治疗。之后体温降至正常，咳嗽、气喘自觉较前略改善，分别于2018-11-07/2018-11-12随访WBC 2.97/3.7 × 10^9/L，PLT 33/45 × 10^9/L，CRP 29/7 mg/L，PCT 0.05 ng/mL，BNP 2 366/1 514 pg/mL。为明确诊断和进一步治疗，2018-11-15转入复旦大学附属中山医院感染病科病房。

6. 发病以来，患者精神、睡眠尚可，胃纳稍减退，大小便无特殊，体重下降近10 kg。

既往史及个人史

2017-03外院诊断为外周T细胞淋巴瘤，曾行化疗6次（具体方案不详），2017-10行自体干细胞移植。自述2018-03复查超声提示有复发迹象，予口服西达本胺联合那度胺治疗，后患者反复出现发热、影像学示肺部感染（2018-05曾予伏立康唑治疗，其余诊疗不详）。2018-07外院复查PET/CT及骨穿与活检提示淋巴瘤复发伴骨髓累及，于2018-08底停药。30年前曾有肺结核病史，否认高血压、糖尿病、冠心病、肝炎病史等。

· 入院检查 ·

体格检查

1. T 36.2℃，P 84次/分，R 20次/分，BP 140/92 mmHg。

2. 口周疱疹已结痂，浅表淋巴结未及肿大。双肺呼吸音清，未闻及明显啰音。心律齐，未闻及杂音。腹平软，无压痛或反跳痛，双下肢无水肿。

实验室检查

1. 血常规：Hb 91 g/L，WBC 4.74×10^9/L，N% 85%，L% 13.1%，PLT 35×10^9/L。

2. 炎症标志物：hsCRP 5.0 mg/L，ESR 2 mm/h，PCT 0.06 ng/mL。

3. 尿常规及粪常规+粪隐血均阴性。

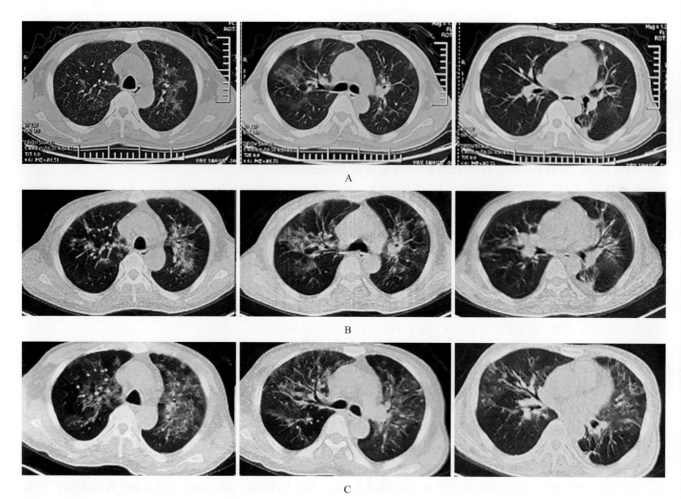

图 42-1　患者入院前的胸部 CT 检查结果　A. 2018-10-19 胸部 CT：两肺多发斑片影，以双上肺为主；B. 2018-10-26 胸部 CT：两肺多发病灶较 2018-10-19 进展；C. 2018-11-02 胸部 CT：双肺多发病灶，较 2018-10-26 进展，左侧少量胸腔积液

4. 肝肾功能：ALT/AST 24/11 U/L，白蛋白 31 g/L，Cr 47 μmol/L。

5. 心肌标志物：pro-BNP 1 037 pg/mL。

6. 自身抗体、出凝血功能、甲状腺功能均正常。

7. 肿瘤标志物：CEA 18.4 ng/mL，NSE 24 ng/mL，其余正常。

8. 特定蛋白：免疫球蛋白 G 4.52 g/L，免疫球蛋白 E 20 IU/mL。

9. 血隐球菌荚膜抗原、肺炎支原体抗体、呼吸道病原体九联检均阴性。

10. T-SPOT.TB：A/B 1/5。

11. 血培养、痰涂片＋培养阴性。

12. 血气分析（不吸氧）：PaO_2 66 mmHg，$PaCO_2$ 36 mmHg，SpO_2 94%。

13. 细胞免疫检查：B 淋巴细胞 CD19 65.8%，T 淋巴细胞 CD3 32.4%，Th 淋巴细胞 CD4 27.8%，Ts 淋巴细胞 CD8 6.3%，CD4/CD8 4.4，自然杀伤细胞（CD56+16）1.2%。

■ 辅助检查

1. 2018-11-19 心电图正常。

2. 2018-11-19 腹部超声：脾肿大。

3. 2018-11-21 超声心动图：升主动脉增宽。

临床分析

■ 病史特点

患者为中年男性，发热伴咳嗽 2 个月，干咳为主，后出现气促，外院胸部 CT 示：两肺多发斑片影，予以多种抗菌药物联合治疗，症状未见好转，肺部病灶逐渐进展。患者既往有外周T细胞淋巴瘤病史，曾行6次化疗、自体干细胞移植及靶向药物治疗。本次患者入院后查胸部CT示双肺多发片状渗出影（较前进展），CRP略有升高，红细胞沉降率、PCT正常，血氧分压偏低，免疫球蛋白G及CD4+T淋巴细胞计数降低，G试验、血培养、痰涂片+培养、T-SPOT.TB、自身抗体均阴性。疾病诊断和鉴别诊断考虑如下。

■ 诊断分析

1. 感染性疾病：考虑特殊病原体感染，主要为肺孢子菌和巨细胞病毒感染，普通细菌、非典型病原体（支原体和衣原体）和真菌（曲霉和念珠菌）感染的可能性小。

• 耶氏肺孢子菌肺炎（pneumocystis jirovecii pneumonia，PJP）：常见于HIV、血液系统肿瘤、使用糖皮质激素和免疫缺陷的患者，主要表现为发热、干咳，伴呼吸困难，典型胸部影像学特征为双侧弥漫性的间质浸润。该患者表现及胸部CT与其相符，传统的确诊方法主要依赖于痰液或支气管肺泡灌洗液（bronchoalveolar lavage fluid，BALF）显微镜下形态学检查，目前更多采用包括mNGS在内的核酸检测，敏感性较高。

• 病毒感染：本患者病程较长，无鼻塞流涕、头痛乏力、肌肉酸痛等症状，急性呼吸道病毒如流感病毒、鼻病毒和腺病毒感染可能性小。主要需考虑免疫抑制患者常见病毒如巨细胞病毒（CMV）和EB病毒引起的感染，确诊有赖于抗原抗体检测、病毒培养或核酸检测。

2. 非感染性疾病。

• 淋巴瘤累及肺部：患者既往有外周T细胞淋巴瘤病史，2018年7月外院复查PET/CT及骨穿与活检提示淋巴瘤复发伴骨髓累及，曾予多种抗菌药物联合治疗，症状未见好转。肺部病灶有所进展，同时有粒细胞减少、血小板降低，故需考虑淋巴瘤进展、肺累及可能。

• 自身免疫疾病：常有多系统累及，呼吸系统主要表现为刺激性干咳、气急，伴低热；合并感染时可出现高热；合并有皮肤、关节等肺外病变，肺部可闻及Velcro啰音。该患者入院查自身抗体均阴性，CRP及红细胞沉降率基本正常。

· 进一步检查、诊治过程和治疗反应 ·

1. 2018-11-16患者复查胸部CT示：两肺磨玻璃样渗出病灶（图42-2），较外院CT进一步加重，首先考虑PJP、合并病毒感染不除外。先前治疗效果不佳，考虑可能与复方磺胺甲噁唑剂量偏低有关，但因患者血小板偏低（35×10⁹/L），予以复方磺胺甲噁唑（0.96 g，bid）+卡泊芬净（50 mg，qd）联合抗PJP；更昔洛韦（1 g，口服，tid）抗病毒；加用左氧氟沙星（0.6 g，qd）以覆盖其他可能的病原体；同时予以甲泼尼龙（40 mg，q12 h），升血小板等治疗，密切监测血常规、血气分析。

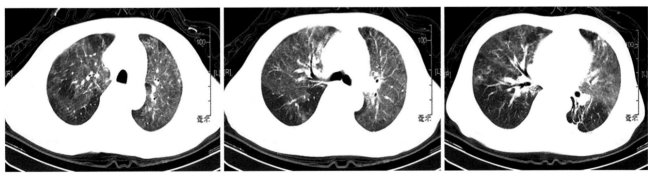

图42-2　患者入院时的胸部CT检查结果

2. 2018-11-20患者体温下降，气促较前缓解，痰液mNGS回报：检出序列为耶氏肺孢子菌、人类疱疹病毒5型（Cytomegalovirus，CMV）（图42-3）。调整抗感染方案为：复方磺胺甲噁唑（1.44 g，bid）+米卡芬净（150 mg，静脉滴注，qd）+更昔洛韦（0.25 g，q12 h）+左氧氟沙星（0.6 g，qd）；甲泼尼龙减量（40 mg，qd）；补充白蛋白、升血小板等治疗。

3. 2018-11-21血mNGS回报亦提示耶氏肺孢子菌、CMV病毒（图42-4）。复查胸部CT提示两肺渗出病灶，较前片（2018-11-16）有所好转（图42-4）。

4. 2018-11-23复查WBC 2.16×10⁹/L，血小板42×10⁹/L，予调整复方磺胺甲噁唑（1.44 g，口服，tid），甲泼尼龙片（美卓乐）（32 mg，口服，qd）。

属名	属相对丰度（%）	属严格序列数	种名	覆盖度（%）	种严格序列数
肺孢子菌属	96.92	6 409	耶氏肺孢子菌	3.87	6 374
			人类疱疹病毒5型（CMV）	31.29	1 782

图42-3 患者痰mNGS检测结果2018-11-20痰mNGS：大量肺孢子菌和CMV核酸序列（2018-11-16留取标本）

属名	属相对丰度（%）	属严格序列数	种名	覆盖度（%）	种严格序列数
肺孢子菌属	67.63	126	耶氏肺孢子菌	0.079	123
			人类疱疹病毒5型（CMV）	52.77	3 977

图42-4 患者血mNGS检测结果2018-11-21血mNGS：大量CMV和少量肺孢子菌核酸序列（2018-11-19留取标本）

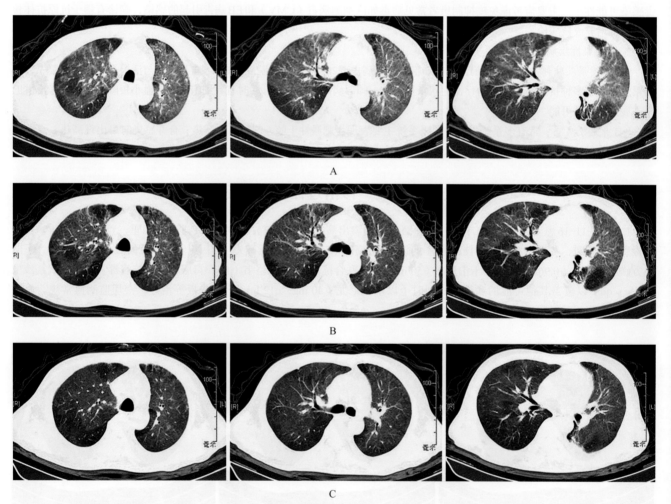

图42-5 患者治疗前后的胸部CT变化情况　A. 2018-11-16胸部CT：两肺多发片状密度增高影，边界模糊；B. 2018-11-21胸部CT：两肺渗出病灶，较2018-11-16有吸收；C. 2018-11-29胸部CT：两肺渗出病灶，较2018-11-21进一步吸收

5. 2018-11-29复查胸部CT提示双肺病灶较前进一步好转（图42-5），血小板升至84×10^9/L，随访动脉血气：PaO$_2$ 86.0 mmHg，较前明显好转。停用左氧氟沙星，并逐渐调整甲泼尼龙片为（16 mg，qd）。继续复方磺胺甲噁唑（1.44 g，口服，tid）+米卡芬净（150 mg，静脉滴注，qd）+更昔洛韦（0.25 g，q12 h）治疗。

6. 2018-12-02复查痰液mNGS回报：耶氏肺孢子菌及CMV核酸序列数，较2018-11-16标本明显减少。体温及相关指标均好转（图42-6～图42-8）。

属名	属相对丰度（%）	属严格序列数	种名	覆盖度（%）	种严格序列数
肺孢子菌属	71.84	195	耶氏肺孢子菌	0.12	193
			人类疱疹病毒5型（CMV）	1.83	85

图42-6　患者治疗后的痰mNGS检测结果　2018-12-02痰mNGS：肺孢子菌和CMV核酸序列较前明显减少（2018-11-30留取标本）

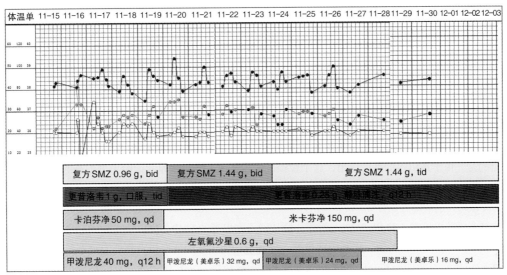

图42-7　患者入院后的体温及用药情况

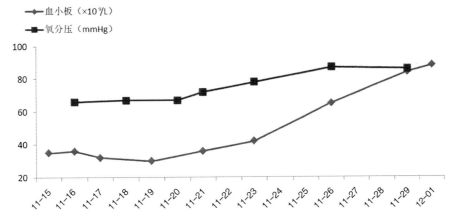

图42-8　患者入院后的血小板及氧分压情况　住院期间患者随访血气氧分压及血小板逐渐升高，WBC 2.04～4.74×10⁹/L，CRP 3.7～15.9 mg/L，ESR 2～3 mm/h，PCT 0.02～0.07 ng/mL

· 最后诊断与诊断依据 ·

▓ 最后诊断

1. 耶氏肺孢子菌肺炎（PJP）。
2. 巨细胞病毒性肺炎。
3. 外周T细胞淋巴瘤。

▓ 诊断依据

患者为中年男性，有淋巴瘤病史，化疗、自体干细胞移植术后，反复发热伴咳嗽2个月，干咳为主，气促逐渐加重。胸部CT示：两肺多发斑片影，边界模糊；予以多种抗感染方案联合治疗，肺部病灶逐渐进展。入院后痰及血mNGS检测示：耶氏肺孢子菌、人类疱疹病毒5型（CMV）；予以复方磺胺甲噁唑+卡泊/米卡芬净+更昔洛韦、皮质激素等治疗后，体温降至正常、气促好转、血氧上升、胸部CT病灶逐渐吸收，复查痰mNGS检测肺孢子菌和CMV序列数明显降低，故考虑该诊断可以成立。

· 经验与体会 ·

1. 肺孢子菌肺炎（PCP），又称为耶氏肺孢子菌肺炎（PJP），是由耶氏肺孢子菌（pneumocystis jirovecii）引起，曾经被命名为卡氏肺孢子菌（pneumocystis carinii），发生于免疫功能受损者，特别是HIV感染者、造血干细胞移植（hematopoietic stem cell transplant，HCT）和实体器官移植受者、血液系统恶性肿瘤，以及接受糖皮质激素、肿瘤化疗药物和其他免疫抑制药物的患者。病原学诊断和治疗耽误，可危及生命。该患者有外周T细胞淋巴瘤病史，曾行多次化疗、自体干细胞移植及靶向药物等治疗。本次入院查CD4+T淋巴细胞计数 < 200个/μL，属于PCP感染的高危人群。

2. PCP患者因免疫力低，通常合并多种病原体的感染，最常见合并的病毒为CMV、EBV。由于PCP临床表现缺乏特异性，传统确诊方法为痰液或BALF进行染色镜检，对检验人员的技术要求较高；非HIV感染的PCP患者体内肺孢子菌的负荷量较少，临床阳性诊断率更低。

3. 值得指出的是，由于mNGS的推广应用，这个曾经被认为临床上获得病原学诊断十分困难的PCP，呼吸道标本（咳痰或BALF）甚至血液标本中，成功检出肺孢子菌已经变得轻而易举。另外，mNGS还可以同时识别多种病原体，对于混合感染的诊断具有重要意义，包括部分病毒如CMV和EBV。

4. PCP首选复方磺胺甲噁唑（TMP-SMX）治疗，肾功能正常患者的TMP-SMX剂量为15 ~ 20 mg/（kg·d），分3次或4次静脉给药或口服。由于TMP-SMX的生物利用度极好，胃肠道功能正常的所有患者都适合口服给药。耶氏肺孢子菌囊壁含有β-D-葡聚糖，棘白菌素类能抑制其合成，故可作为PCP的治疗药物。文献显示部分重症病例可使用TMP-SMX联合棘白菌素类治疗。本例患者虽外院也曾予以复方磺胺甲噁唑+更昔洛韦治疗，但病情仍进展，入院后考虑复方磺胺甲噁唑剂量不足可能；但患者血小板低（35×10^9/L），复方磺胺甲噁唑可能出现进一步骨髓抑制，故联合棘白霉素类治疗，效果明显。

5. 随着对非HIV感染者中PCP的临床认识不断提高，以及实验室诊断PCP方面的改善，非HIV感染者出现轻至中度PCP的情况近年来有增加趋势。该患者为自体HCT受者，属于PCP高风险人群，建议进行预防用药，推荐TMP-SMX作为一线用药。研究发现，与不预防或使用氟喹诺酮类药物（对肺孢子菌无效）预防相比，TMP-SMX预防使PCP发生减少了85%（RR 0.15，95%CI 0.04 ~ 0.62），PCP所致死亡率也显著降低（RR 0.17，95%CI 0.03 ~ 0.94）。非HIV感染者通常能良好耐受TMP-SMX，仅3.1%的成人出现了需停止治疗的不良事件，如白细胞减少、血小板减少、重度皮肤反应等。

参考文献

[1] Limper AH, Knox KS, Sarosi GA, et al. An official American Thoracic Society statement: Treatment of fungal infections in adult pulmonary and critical care patients[J]. Am J Respir Crit Care Med, 2011, 183(1): 96-128.

[2] Miao Q, Ma Y, Wang Q, et al. Microbiological diagnostic performance of metagenomic next-generation sequencing when applied to clinical practice[J]. Clin Infect Dis, 2018, 67 (supple_2): S231-S240.

[3] Stern A, Green H, Paul M, et al. Prophylaxis for Pneumocystis pneumonia (PCP) in non-HIV immunocompromised patients[J]. Cochrane Database Syst Rev, 2014, (10): CD005590.

[4] Thomas CF Jr, Limper AH. Pneumocystis pneumonia[J]. N Engl J Med, 2004, 350(24): 2487-2498.

病例 43　冬季高热、咳嗽，会是"猛如虎"的重症流感吗？

作者·金文婷　马玉燕　米宏霏　周昭彦
审阅·胡必杰　潘珏

· 病史简介 ·

男性，67岁，上海人，农民，2018-02-12收入复旦大学附属中山医院感染病科。

■ 主诉

发热伴咳嗽咳痰10天。

■ 现病史

1. 2018-01-30因头晕于当地医院静脉用活血药物，2018-02-01晚发热，自测T 39.5℃，次日开始咳嗽咳痰，咳白色黏痰，伴胸闷、气促。于某医院就诊，查CRP 9.77 mg/L，WBC 9.8×10^9/L，N% 81.5%；咽拭子甲流/乙流抗原阴性；胸部CT：两肺纹理增深，两肺多发微小结节，诊断为"急性支气管炎"。先后予左氧氟沙星、阿奇霉素、头孢吡肟、甲泼尼龙治疗，至2018-02-08症状无改善，T_{max}持续大于39℃。复查胸部CT：肺内病变较前进展，考虑病毒性肺炎，建议上级医院诊治（图43-1）。

2. 2018-02-08就诊复旦大学附属中山医院急诊，查WBC 6.32×10^9/L，N% 83.5%，ALT/AST 75/58 U/L，CRP 37.6 mg/L，D-D二聚体0.44 mg/L，PCT < 0.02 ng/mL，予头孢吡肟（2 g，静脉滴注，st）+莫西沙星（0.4 g，静脉滴注，st）治疗。

3. 2018-02-09又先后就诊于复旦大学附属中山医院呼吸科门诊和肺科医院，米诺环素（100 mg，口服，q12 h×1天），拉氧头孢（1 g，静脉滴注，qd）+莫西沙星（0.4 g，静脉滴注，qd×3天）；咳嗽、咳痰无明显改善，胸闷、气促逐渐加重，T_{max}仍39.0℃左右。

4. 2018-02-12收入复旦大学附属中山医院感染病科。

■ 既往史及个人史

高血压病史10余年，血压最高180/110 mmHg，口服厄贝沙坦氢氯噻嗪，控制在120/80 mmHg左右。否认糖尿病史。10余年前有脑梗病史。

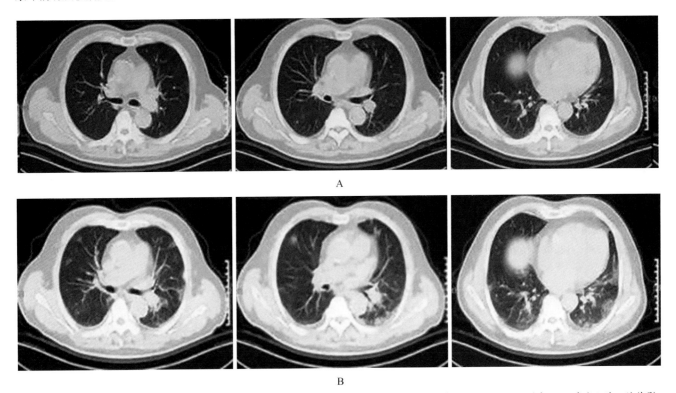

图43-1 患者外院胸部CT检查结果 A. 2018-02-02胸部CT：两肺纹理稍增多，多发微小结节；B. 2018-02-08胸部CT：多发斑片、结节影，以胸膜下为主

入院检查

■ 体格检查

1. T 37.5℃，P 95次/分，R 20次/分，BP 92/61 mmHg。

2. 神清，精神尚可，气稍促，双肺散在干性啰音，以中下肺为著。

■ 实验室检查

1. 血常规：WBC 8.04×10^9/L，N% 70.5%，Hb 137 g/L，PLT 272×10^9/L。

2. 炎症标志物：ESR 40 mm/h，hsCRP 45.4 mg/L，PCT 0.06 ng/mL；SF 1 803 ng/mL。

3. 血气分析：pH 7.51，PaO_2 45 mmHg（未吸氧），SpO_2 86%。

4. 生化：K^+3.2 mmol/L，ALT/AST 84/49 U/L，Alb 36 g/L，Cr 71 μmol/L，其余基本正常。

5. 自身抗体：ANA 1∶100，其余均阴性。

6. CMV 抗体 IgM、IgG 阴性，EBV 抗体 IgG 阴性，EBV 抗体 IgA 阳性。

7. HIV 抗体阴性。

8. 细胞因子：IL-2 受体 1 115 U/mL，IL-6 4.2 pg/mL，其余正常。

9. 细胞免疫基本正常。

10. 免疫球蛋白+补体全套：IgE 536 IU/mL，补体C3 1.56，其余正常。

11. T-SPOT.TB：A/B 0/0。

临床分析

■ 病史特点

患者为老年男性，主要表现为发热伴咳嗽咳痰，T_{max} > 39℃，并逐渐出现气促，血常规基本正常，CRP 轻度升高，肝酶升高，予以多种药物抗感染均无好转，症状加重，肺内病灶逐渐增多。2018-02-08 胸部CT：双肺多发斑片、结节影，以胸膜下为主。

■ 诊断分析

1. 病毒性肺炎：上呼吸道感染症状，后出现干咳、持续高热、气急，外周血白细胞计数正常或减低，CRP、红细胞沉降率多正常，痰培养阴性，胸部影像学以弥漫性双肺间质性病变为主，或斑片密度增高模糊影，常见有流感或禽流感病毒、腺病毒、呼吸道合胞病毒等。患者发病期间为冬春季，无基础疾病，期间恰逢我国多个省市流感暴发，需考虑流感病毒可能，可行咽拭子病毒核酸检测、血清抗体检测等进一步明确诊断。

2. 其他感染性肺炎：包括引起肺炎的常见细菌如肺炎链球菌、流感嗜血杆菌、卡他莫拉菌，以及非典型病原体如肺炎支原体、衣原体和立克次体等。但本例患者，多次测 PCT 均非常低，抗细菌和抗非典型病原体治疗无效，所以这些病原体引起肺炎的可能性较小。

3. 特发性肺间质纤维化：可表现为进行性加重呼吸困难、刺激性干咳或伴少量黏痰，部分有乏力、消瘦、关节疼痛、低热，炎症标志物可不高或轻度升高。查体可闻及典型的 Velcro 啰音，胸部CT 典型表现为以胸膜下、纵隔旁肺间质病变，后期典型表现为网格征、蜂窝肺。该患者也有咳嗽、少许咳痰、逐渐进展的呼吸困难，胸部CT 可符合早期表现，需考虑该诊断，但有高热，IPF 不多见，需鉴别是否合并其他感染可能。

4. 风湿性疾病累及肺：风湿性疾病累及肺主要表现为肺间质纤维化，也可有发热症状，但患者无皮疹、关节酸痛、雷诺现象等表现，自身抗体阴性，目前风湿性疾病依据不足。

进一步检查、诊治过程和治疗反应

■ 诊治过程

1. 2018-02-12 当天患者入院后血气分析，提示 I 型呼吸衰竭，PaO_2 45 mmHg，予以面罩吸氧，急行胸部CT：双肺病灶较 2018-02-08 外院明显进展（图43-2），考虑流感可能大，留取咽拭子行呼吸道病原体 Filmarray™。立即予以奥司他韦（150 mg，口服，q12 h）+莫西沙星（0.4 g，静脉滴注，qd）+甲泼尼龙（80 mg，静脉滴注，qd）治疗，同时保肝、护胃、纠正电解质紊乱、营养支持等治疗。追问病史，否认家禽接触史。

2. 2018-02-13 咽拭子 FilmArray™ 检测结果报告：甲流可疑阳性。复查血气分析（面罩 5 L/min）：PaO_2 45 mmHg，继续原方案［奥司他韦+莫西沙星+甲泼尼龙（80 mg，静脉滴注，qd）］治疗。

3. 2018-02-16 体温转平，气促逐渐好转，复查血气分析提示氧合明显好转，鼻导管 4 L/min 下，PaO_2 99 mmHg。炎症标志物下降，ESR 16 mm/h，hsCRP 3.6 mg/L。甲泼尼龙减量（40 mg，静脉滴注，qd）。因肝酶升高 ALT/AST 224/62 U/L，莫西沙星改为哌拉西林/他唑巴坦抗感染，加强保肝治疗。

4. 2018-02-18 奥司他韦减量（75 mg，口服，q12 h），2018-02-20 复查血气分析（鼻导管 5 L/min）：PaO_2 96 mmHg，甲泼尼龙片（32 mg，口服，qd）。

5. 2018-02-22 胸部CT 显示两肺病灶，较 2018-02-12 吸收好转。

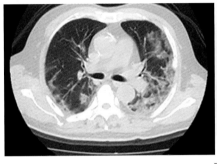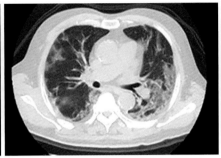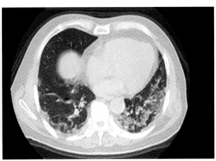

图43-2 2018-02-12患者入院后胸部CT检查结果

6. 2018-02-24痰（2018-02-14留取）曲霉培养：黑曲霉阳性，烟曲霉阳性；因肝酶仍高 ALT/AST 226/52 U/L，加用卡泊芬净（50 mg，口服，qd）抗曲霉治疗；甲泼尼龙片减量（24 mg，口服，qd）。

7. 2018-02-26复查痰真菌培养2次均未见曲霉生长。结合肺部CT，考虑肺曲霉感染证据不足，之前培养阳性的曲霉，考虑定植可能大，故停用卡泊芬净。

8. 2018-02-26复查血气分析（不吸氧）：PaO_2 81 mmHg；炎症标志物降至正常 ESR 6 mm/h，hsCRP < 0.3 mg/L；肝酶下降ALT/AST 155/24 U/L。

9. 2018-02-27停奥司他韦，甲泼尼龙片减量（20 mg，口服，qd），口服保肝药治疗，出院随访。

■ 出院后随访

门诊定期随访。2018-03-12复查胸部CT，示双肺病灶进一步吸收，炎症标志物正常。甲泼尼龙片遵医嘱逐渐减量，2018-07-02复查胸部CT较2018-03-12进一步吸收，停甲泼尼龙片治疗（图43-3、图43-4）。

最后诊断与诊断依据

■ 最后诊断

1. 重症肺炎：流感病毒性肺炎。

2. Ⅰ型呼吸衰竭。

■ 诊断依据

患者为老年男性，主要表现为发热伴咳嗽咳痰，T_{max} > 39℃，并逐渐出现气促，血常规基本正常，CRP、ESR升高，肝酶升高，肺内病灶以靠近胸膜下的间质性病灶为主。咽拭子FilmArray™示甲型流感病毒可疑阳性。入院前给予多种抗细菌和抗非典型病原体药物治疗，仍高热。入院后予加大剂量的奥司他韦（150 mg，口服，bid）抗病毒，配以激素等治疗后，体温很快转平、气促逐渐好转、血气分析PaO_2逐渐升高，炎症标志物下降，肺内病灶逐渐吸收，结合患者发病期间，正值我国部分省市出现甲型流感的暴发流行，故本病诊断可以确立。此外，患者住院期间曾有痰培养报告为黑曲霉、烟曲霉少量生长，但后续多次培养均阴性，结合胸部CT表现，考虑肺曲霉感染证据不足。

经验与体会

1. 季节性流感是甲型（influenza A）或乙型（influenza B）流感病毒导致的急性呼吸道感染，主要发生在冬季，可在世界范围内引起暴发和流行。流感的典型潜伏期为1～4日，感染者的呼吸道分泌物中常有大量流感病毒，传播途径主要是飞沫传播，部分接触传播。多以突然发热、头痛、肌痛和不适起病，肺炎是常见并发症，也可出现肌炎、横纹肌溶解、中枢神经系统受累、中毒性休克综合征。2017-2018 WHO流感显示，东亚地区主要的流行时间为2017-10至2018年初，以H1N1、H3N2、乙型流感。中国则以乙型流感最多，其次为甲型流感H1N1和H3型，当然因目前国内病原检测资源的缺少，可能存在实际发病数比上报数多的情况。

2. 流感的预防主要通过疫苗接种、药物预防和个人卫生等措施实现。推荐60岁及以上老年人、6月龄至5岁儿童、孕妇、医务人员等重点人群每年优先接种流感疫苗。对流感未产生免疫力的重症流感高危因素密切接触者，可在暴露后48小时内开始预防用奥司他韦/扎那米韦等。在新冠疫情防控常态化的当下，需要更多关注的是个人卫生习惯，包括勤洗手、居住办公环境的清洁通风，避免非必要聚集、保持社交距离，佩戴好口罩，做好呼吸道礼仪等，出现流感样症状时应注意休息

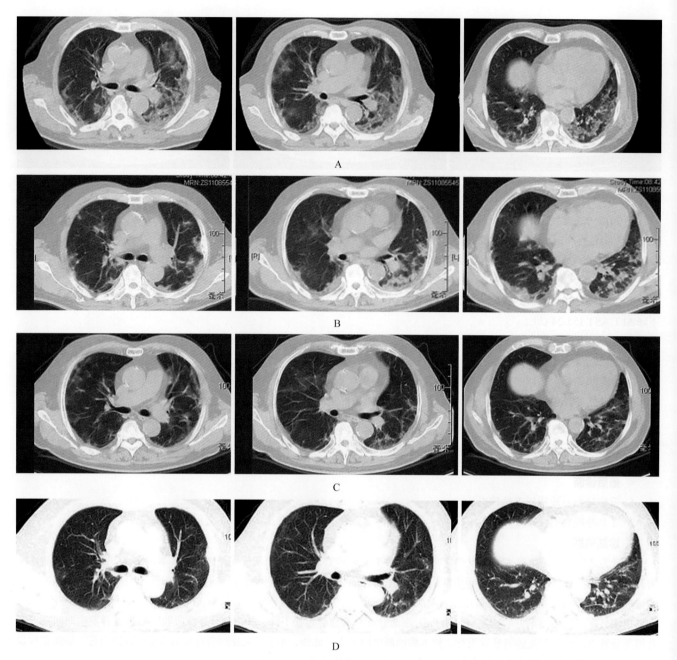

图43-3　患者治疗前后胸部CT　A. 2018-02-12胸部CT：双肺病灶，范围外院片进一步增加；B. 2018-02-22胸部CT：两肺病灶较前吸收好转；C. 2018-03-12两肺病灶较前进一步吸收好转；D. 2018-07-02两肺病灶较前进一步吸收好转

和自我隔离。

3. 流感病原学检测主要包括病毒抗原检测和核酸检测，核酸检测敏感性和特异性最好，且能区分病毒类型和亚型，快速抗原检测敏感性低于核酸检测，一项meta分析纳入了159项评估快速流感抗原检测的研究，发现该检测的汇总敏感性为62%（95% CI 58% ～ 67%），汇总特异性为98%（95% CI 98% ～ 99%）。本例在当地医院也曾进行抗原检测，但结果阴性，故误认为非流感病例，错过了早期抗病毒最佳时机，进而发展为重症肺炎。入复旦大学附属中山医院感染病科后采用FilmArray™多重PCR系统，可同时检测多种呼吸道感染的常见病毒和细菌靶标，让本例患者的"甲型流感"病原体获得快速诊断。

4. 如果流感症状持续，临床上需考虑流感病毒性肺炎，常为重症肺炎，可出现高热、呼吸困难，高分辨率CT可显示支气管血管周围或胸膜下多灶性肺实变影和（或）毛玻璃样影。本患者发热起病为2月初，首先出现高热，后咳嗽、逐渐加重的气促，第一次CT肺内病灶不明显，6天后复查双肺多发斑片、结节影，以胸膜下为主，予以抗细菌和非典型病原体治疗但无好转，入院时复CT示两肺病灶进一步加重，考虑重症流感可能大，立即留取咽拭子标本、并予奥司他韦抗病毒治疗。

5. 目前流感病毒的药物主要有神经氨酸酶抑制剂（包括奥司他韦、扎那米韦、帕拉米韦）和金刚烷类药物（M2抑制

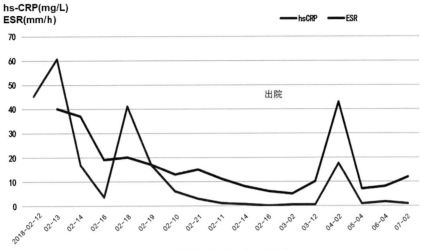

图43-4 患者治疗前后炎症标志物

剂），前者对甲流、乙流均有效、耐药性低，而离子通道M2阻滞剂仅对甲流有效，且耐药率较高，不推荐使用。研究显示发病48 h内抗流感病毒治疗可减少并发症，降低病死率，缩短住院时间。

6. 发病超过48 h的重症患者，依然能从抗病毒治疗中获益。本例入院时虽已发病10余天，发现肺内病变5天，我们使用奥司他韦（150 mg，q12 h×7天；75 mg，q12 h×7天）治疗，取得比较好的疗效。重症流感，糖皮质激素治疗的作用仍有争议，虽然可减轻炎症反应，但改善总体预后方面缺乏明确证据。对于多个观察性研究的meta分析显示，大剂量糖皮质激素使用，甚至会导致流感病人的死亡率增高。另一临床顾虑是流感病毒性肺炎后期可继发细菌性肺炎，研究数据显示以肺炎链球菌、金黄色葡萄球菌为主；重症患者大剂量糖皮质激素使用也增加二重感染的可能，故本例入院时即加用莫西沙星抗细菌治疗。去冬今春，复旦大学附属中山医院感染病科共诊治重症流感病毒多例，有3例后期痰培养曲霉阳性，本例后续因未再有培养阳性、且肝功能不全和影像学不支持，故未予抗曲霉治疗。2016年一篇回顾性研究显示，8例病原学确诊的ICU流感患者，6例检测到曲霉，其中5例被诊断为侵袭性曲霉病；而40例病原学无流感证据者，呼吸道标本均未检出曲霉。

参考文献

[1] Dobson J, Whitley RJ, Pococks, et al. Oseltamivir treatment for influenza in adults: a meta-analysis of randomised controlled trials[J]. Lacent, 2015, 385(9979): 1729-1737.

[2] Hammond A, Laurenson-Schafer H, Marslard M, et al. WHO, Review of the 2017-2018 influenza season in the northern hemisphere[J]. Wkly Epidemiol Rec, 2018, 93: 429-444.

[3] Rodrigo C, Leonardi-Bee J, Nguyen-Van-Tam J, et al. Corticosteroids as adjunctive therapy in the treatment of influenza[J]. Cochrane Database Syst Rev, 2016, 3: CD010406.

病例44 发热、咳嗽引出的"头等大事"

作者·黄英男 马玉燕 金文婷 周春妹
审阅·胡必杰 潘珏

病史简介

男性，61岁，安徽人，2018-08-14收入复旦大学附属中山医院感染病科。

主诉

发热伴咳嗽咳痰9天。

现病史

1. 患者9天前开始出现发热，多在午后，T_max 38.8℃，伴咳黄白痰。2018-08-05当地WBC 15.4×10⁹/L，CRP 16.15 mg/L，PCT 0.05 ng/mL，Alb 20 g/L，Cr 50 μmol/L。尿蛋白（++）；胸部CT：左上肺团块影，考虑球形肺炎（图44-1）；G试验

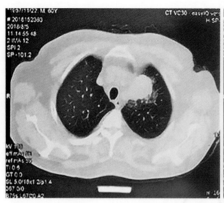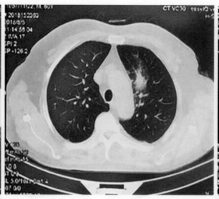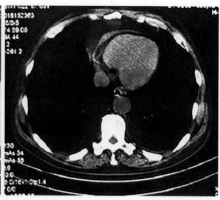

图 44-1 2018-08-05 患者胸部 CT 检查结果

> 600，GM 试验 0.34，血隐球菌乳胶凝集试验阴性，痰找抗酸杆菌阴性。予阿莫西林/克拉维酸+左氧氟沙星治疗 1 天，后改比阿培南+氟康唑治疗 2 天，体温高峰无下降。2018-08-09 调整为头孢哌酮/舒巴坦+莫西沙星；2018-08-11 改为亚胺培南；仍发热，T_{max} 41℃，伴咳痰。

2. 2018-08-13 至复旦大学附属中山医院急诊，复血常规：WBC 15.6×10^9/L，N% 92.6%，CRP 17.3 mg/L，PCT 0.23 ng/mL，Alb 16 g/L，Cr 60 μmol/L，G 试验 2 478.8。T-SPOT.TB：A/B 0/0；肺支原体抗体、呼九联、隐球菌荚膜抗原、自身抗体均阴性。胸部 CT：左上肺结节，炎性可能大；双侧胸腔积液伴双下肺少许膨胀不全；心包少量积液（图 44-2）。腹部 CT 为"胆囊炎可能；胰头可疑占位，合并胰腺炎待排；腹盆腔积液伴系膜及腹膜增厚"。予头孢吡肟（2 g，静脉滴注，qd）+莫西沙星（0.4 g，静脉滴注，qd）+氟康唑（0.2 g，静脉滴注，qd）+甲泼尼龙（40 mg，静脉滴注，qd）治疗；体温降至正常。

3. 2018-08-14 早晨出现腹泻，黄色稀水样便，共 4 次，无恶心呕吐腹痛等，为进一步诊治收住复旦大学附属中山医院感染病科。

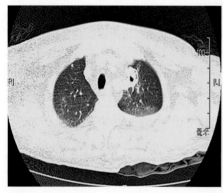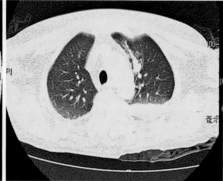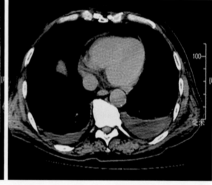

图 44-2 2018-08-13 患者胸部 CT 检查结果

■ 既往史及个人史

2018-01 出现下肢水肿，2018-05 当地肾穿病理：符合 II 期膜性肾病；抗 M 型磷脂酶 2 受体（PLA2R）+/-。予甲泼尼龙+环磷酰胺冲击治疗，后甲泼尼龙逐渐减量，环磷酰胺每月一次静脉滴注。2018-08-06 调整甲泼尼龙（40 mg，口服，qd）；2018-08-12 因口腔白斑调整（24 mg，qd）；末次环磷酰胺治疗日期为 2018-07-25，累积剂量 2.0 g。2018-01 发现高血压，口服氨氯地平和氯沙坦，血压控制尚可。否认糖尿病、冠心病等。

入院检查

■ 体格检查

1. T 36℃，P 110 次/分，R 20 次/分，BP 151/107 mmHg。

2. 神志清，精神可，双肺未闻及干湿啰音。

■ 实验室检查

1. 血常规：WBC 13.64×10^9/L，N% 93.9%，Hb 115 g/L，PLT 288×10^9/L。

2. 尿常规：RBC 41/μL，WBC 44/μL，蛋白（+++），亚硝酸盐阴性。

3. 炎症标志物：ESR 64 mm/h，hsCRP < 5 mg/L，PCT 0.13 ng/mL，SF 1 979 ng/mL。

4. 血气分析：pH 7.47，PaO_2 128 mmHg（吸氧 3 L/min），SpO_2 99%。

5. 生化：K^+ 3.4 mmol/L，ALT/AST 24/15 U/L，Alb 18 g/L，Cr 85 μmol/L，其余基本正常。

6. 肿瘤标志物：CEA 6.4 ng/mL，其余均阴性。

7. 病毒抗体：CMV 抗体 IgM 阴性，IgG 阳性，EBV 抗体 IgG 阴性，IgA 阳性，单个核细胞 EBV DNA 1.90×10^4/mL，血浆 EBV DNA 阴性。

8. 细胞因子：IL-2 受体 1 371 U/mL，IL-6 3.8 pg/mL，TNF 13.3 pg/mL，其余正常。

9. 细胞免疫：Th 淋巴细胞 CD4 30.2%，Ts 淋巴细胞 CD8 37.8%，CD4/CD8 0.8。

10. 血培养阴性，痰细菌培养及 GM 试验阴性。

临床分析

■ 病史特点

患者为老年男性，有免疫抑制基础，主要表现为发热伴咳嗽咳痰，血常规白细胞及中性粒升高，CRP 轻度升高，多种抗感染药物治疗均无好转，肺内病灶出现空洞和胸腔积液。

■ 诊断分析

1. 可能诊断一：感染性疾病。

• 肺曲霉病：临床表现和胸部影像学可因患者免疫功能状态表现为多态性，胸部影像学典型可表现为结节、空洞、晕轮征、新月征等。本患者为免疫抑制状态，长期使用激素及免疫抑制剂，外院 G 试验阳性；胸部 CT 示短时间内病灶出现空洞，需警惕曲霉感染。可行肺活检和抽取胸腔积液做病理学和微生物学检查以明确诊断。

• 隐球菌感染：全身症状轻重不一，可有发热、干咳，偶有少量咯血、乏力、体重减轻；影像学表现多样，较为特征的为单发或多发结节，可伴有小空洞形成，多位于周围肺野。本患者隐球菌荚膜乳胶试验阴性不支持本病，但隐球菌病患者约有 30% 概率为该试验阴性，确诊同样有赖于组织病理学或微生物学的培养技术等。

• 其他特殊病原体感染：如结核、非结核分枝杆菌（NTM）、诺卡菌、放线菌等病原体引起的感染。本例患者喹诺酮类抗感染效果不佳，T-SPOT.TB 不高，病变发展速度似乎也不太符合结核的特点。放线菌感染，通常表现为慢性化脓性感染，以口腔菌群吸入为其主要发病机制；患者肺部病灶部位，似乎也不太符合。本例的免疫抑制基础，抗感染治疗效果不佳，需要考虑 NTM 或诺卡菌感染，但这些菌常规实验室检测困难，容易漏检。可以与实验室联系，加做弱抗酸染色，以及延长培养时间并关注这些细菌生长情况，同时送标本行 mNGS 提高病原体检出率。

• 合并其他部位感染：患者有反复发热，虽然有肺部病灶解释，但患者腹部 CT 提示胆囊炎可能；胰头可疑占位，合并胰腺炎待排；腹盆腔积液伴系膜及腹膜增厚。需进一步排除合并肺外感染的可能性。

2. 可能诊断二：非感染性疾病。

• 肿瘤：患者中年男性，CEA 稍高，结合腹部影像学，不排除合并肿瘤，甚至肿瘤引起的发热可能性。且患者伴有膜性肾病，可能与肿瘤相关。可进一步行相关检查，包括 PET/CT 和组织活检等。

• 风湿性疾病累及肺：风湿性疾病累及肺主要变现为肺间质纤维化，也可有发热症状，但患者无皮疹、关节酸痛、雷诺现象等表现，自身抗体阴性，目前风湿性疾病依据不足。

进一步检查、诊治过程和治疗反应

■ 诊治过程

1. 2018-08-14 起予亚胺培南，因恶心纳差明显，2018-08-18 调整为美罗培南（1 g，静脉滴注，q12 h）+伏立康唑+复方磺胺甲噁唑抗感染，同时予注射用甲泼尼龙琥珀酸钠（20 mg，qd）治疗膜性肾病。

2. 2018-08-20 复查血常规及炎症标志物转为正常。胸部 CT：左上肺结节，较 2018-08-12 片略有缩小，两肺散在少许炎症，胸腔积液较前稍减少（图 44-3）。

3. 2018-08-21 PET/CT：左肺上叶炎性结节可能，合并 MT 不除外（图 44-4）。

4. 2018-08-24 体温转平；美罗培南降级为哌拉西林他唑巴坦（4.5 g，静脉滴注，q8 h）。

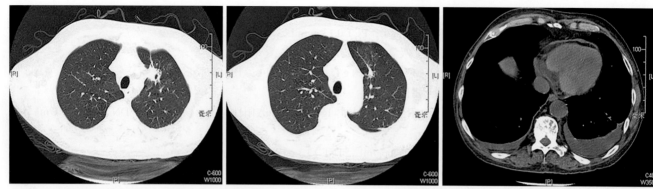

图44-3　2018-08-20患者胸部CT检查结果　左肺尖结节影，约31 mm×20 mm，其内密度不均，厚壁空洞形成，周围模糊；左肺斑片条片状模糊影；右肺散在小片絮影，双侧胸腔积液

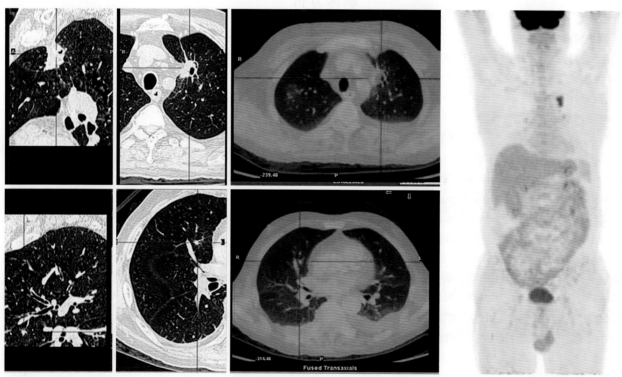

图44-4　2018-08-21患者PET/CT检查结果　① 左肺上叶炎性结节可能，合并MT不除外；② 余两肺炎性病变，双侧胸腔积液伴两下肺膨胀不全；③ 左肾囊肿，胆囊炎，腹盆腔少量积液

5. 2018-08-29复查血常规及炎症标志物均正常范围，胸部CT示右上肺病灶较2018-08-20有所吸收（图44-5）。予出院，出院后伏立康唑单药口服。出院后继续予注射用甲泼尼龙琥珀酸钠（20 mg，qd）治疗膜性肾病，肾内科会诊建议暂不调整激素剂量，暂缓免疫抑制剂使用。

6. 2018-09-03出院后5天，患者再次畏寒发热，T_max 39℃，伴咳嗽，门诊予左氧氟沙星（0.5 g，口服，qd）；体温仍波动于38.5～39.5℃。

7. 2018-09-04再次收治中山感染病科。查血常规：WBC 12.03×10⁹/L，N% 79.2%；ESR 14 mm/h，CRP 3.0 mg/L，PCT 0.05 ng/mL。肝肾功能基本正常，血培养（需氧和厌氧）阴性。胸部CT：左上肺含空洞病变，两肺散在少许炎症，双侧胸膜稍厚，整体较前2018-08-29片好转（图44-6）。

8. 2018-09-04考虑抗真菌治疗病灶有吸收，不排除合并其他感染可能，予伏立康唑+氟胞嘧啶抗真菌治疗，并加用哌拉西林/他唑巴坦抗细菌。

9. 2018-09-06因发热、外周血单个核EBV DNA两次阳性，考虑EBV感染不除外，使用伐昔洛韦抗病毒7天。同时继续甲泼尼龙（20 mg，静脉滴注，qd）治疗膜性肾病，并遵肾内科建议予丙种球蛋白（10 g，静脉滴注，qd）治疗3天。

10. 2018-09-10仍高热，T_max 40℃，行头颅增强MRI：脑内少许腔隙缺血灶，鼻窦轻度炎症。

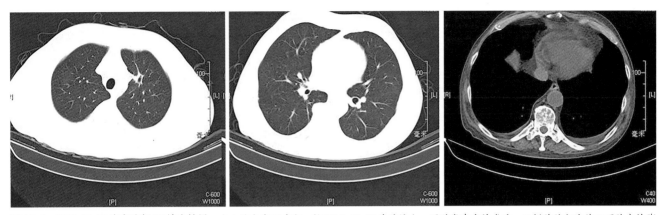

图44-5　2018-08-29患者胸部CT检查结果　左上肺含空洞病变，较2018-08-20片稍缩小；两肺散在少许炎症，双侧胸腔积液伴双下肺少许膨胀不全较前好转

11. 2018-09-12骨穿和活检：未见明确血液系统疾病依据。

12. 2018-09-18甲泼尼龙加量至40 mg，静脉滴注，qd。

13. 2018-09-21复查胸部CT基本吸收（图44-6），停抗细菌药物，考虑肺部病灶吸收快，曲霉感染可能小，停用伏立康唑。但患者仍有发热，不除外特殊病原体感染，改米诺环素单药治疗。

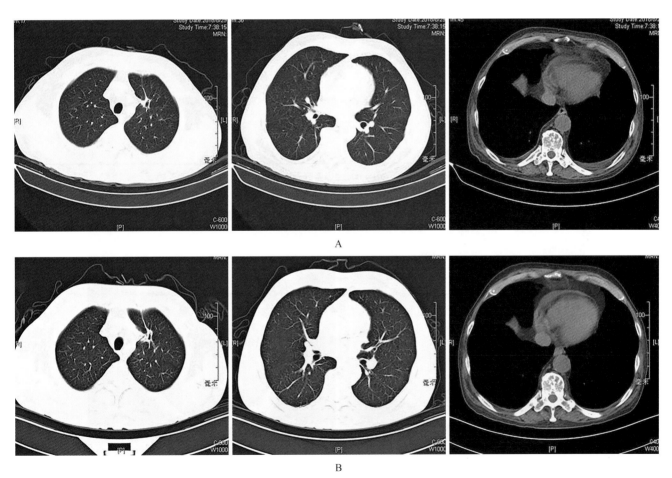

图44-6　患者随访胸部CT检查结果　A. 2018-09-05胸部CT：左上肺含空洞病变，较前进一步缩小，两肺散在炎症；B. 2018-09-21胸部CT：左上肺病变基本吸收，双侧胸腔积液伴少许肺不张

14. 2018-09-26起头痛明显。2018-09-28头颅CT：脑内散在腔梗缺血灶。

15. 2018-09-29行腰穿，提示颅压增高，测初压为190 mmH$_2$O；脑脊液常规提示WBC升高以中性粒为主（图44-7），生化示低糖低氯明显，蛋白升高明显（图44-8）。考虑中枢感染，予美罗培南+莫西沙星+复方磺胺甲噁唑+更昔洛韦抗感染，并予甘露醇降颅压；后脑脊液 ADA、细菌及真菌涂片和培养、隐球菌抗原回报均阴性。

16. 2018-09-29 头颅增强 MRI：胼胝体压部环形强化灶，双侧脑室周围斑点状长 T1 长 T2 信号；脑内少许腔隙缺血灶，鼻窦少许炎症（图 44-9）。

序号	项目	结果	参考值	单位
1	颜色	淡黄色		
2	透明度	透明		
3	凝块	无		
4	蛋白定性试验	（++）		
5	红细胞	12		/mm³
6	白细胞	504		/mm³
7	多核细胞	85		%
8	单核细胞	15		%

图 44-7　2018-09-29 患者脑脊液常规

序号	项目	结果	参考值	单位
1	脑脊液蛋白	5.11	0.15～0.45	g/L
2	脑脊液葡萄糖	0.7	2.5～4.5	mmol/L
3	脑脊液氯	98	120～132	mmol/L
4	脑脊液乳酸脱氢酶	461		U/L

图 44-8　2018-09-29 患者脑脊液生化结果

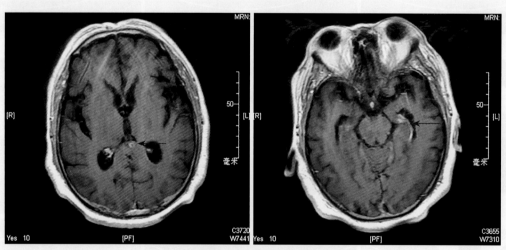

图 44-9　2018-09-29 患者头颅 MRI 检查结果

17. 2018-09-29 神经科会诊：考虑脑室炎，调整抗感染方案为美罗培南＋莫西沙星＋伐昔洛韦，继续注射用甲泼尼龙琥珀酸钠抗炎，以及对症支持治疗。

18. 2018-09-29 寄生虫抗体回报：阴性（2018-08-25 送检）。

19. 2018-09-30 血 mNGS 回报：诺卡菌属（豚鼠耳炎诺卡菌）序列数 1 条，比氏肠微孢子虫序列数 141 条（图 44-10）。患者仍有发热，考虑寄生虫感染不除外，予以加用阿苯达唑抗肠微孢子虫治疗 2 周。

A. 检出细菌列表

属			种			
属名	属相对丰度（%）	属严格序列数	种名	覆盖度（%）	种序列数	种严格序列数
诺卡菌属	0.05	1	豚鼠耳炎诺卡菌	0.000 6	1	1

B. 检出真菌列表

属			种			
属名	属相对丰度（%）	属严格序列数	种名	覆盖度（%）	种序列数	种严格序列数
肠微孢子虫属	97.91	141	比氏肠微孢子虫	0.223 3	158	141

图44-10　2018-09-30患者血mNGS检测报告

20. 2018-10-01脑脊液mNGS回报：诺卡菌属（豚鼠耳炎诺卡菌）检出序列数362条，比氏肠微孢子虫序列数1条（图44-11）。电联微生物室脑脊液细菌培养延长至2周，后回报阴性。

A. 检出细菌列表

属			种			
属名	属相对丰度（%）	属严格序列数	种名	覆盖度（%）	种序列数	种严格序列数
诺卡菌属	66.87	400	豚鼠耳炎诺卡菌	0.662 9	476	362

B. 检出真菌列表

属			种			
属名	属相对丰度（%）	属严格序列数	种名	覆盖度（%）	种序列数	种严格序列数
肠微孢子虫属	31.49	1	比氏肠微孢子虫	0.002 6	1	1

图44-11　2018-10-01患者脑脊液mNGS检测报告

21. 2018-10-01考虑患者为中枢神经系统豚鼠耳炎诺卡菌感染，调整抗感染方案：继续予以美罗培南＋莫西沙星治疗。

■ **治疗反应**

1. 2018-10-11起患者体温逐渐转平，头痛、恶心、呕吐好转；2018-10-19起患者体温转平。

2. 2018-10-08头颅增强MRI：胼胝体压部环形强化灶，较2018-09-29片相仿；双侧脑室旁见少许斑片状异常信号（图44-12）。

3. 2018-10-11血mNGS复查回报：比氏肠微孢子虫序列数60条，较前下降，诺卡菌序列未检出（图44-13）。

4. 2018-10-16复查腰穿，脑脊液压力下降至正常（初压135 mmH$_2$O）；WBC较前下降（图44-14），生化较前好转（图44-15）。后陆续回报：脑脊液隐球菌抗原阴性，脑脊液涂片找细菌、真菌、抗酸杆菌及隐球菌均阴性。

5. 2018-10-18脑脊液mNGS：诺卡菌检出序列数22条，较前明显下降，肠微孢子虫序列未检出（图44-16）。

6. 患者头痛、发热症状明显好转；随访炎症标志物较前下降，后因恶心呕吐停莫西沙星，继续予美罗培南＋复方磺胺甲噁唑抗感染，以及其他对症支持治疗（复方磺胺甲噁唑使用后消化道副作用明显，于2018-10-22停用）。

7. 神经内科专家会诊，自阅片考虑胼胝体环形强化及左侧脑室后角强化，考虑中枢神经系统感染：诺卡菌感染可能较大，脑脊液蛋白较高。2018-10-18起激素调整为地塞米松20 mg预防脑室粘连，并逐渐减量。2018-10-29地塞米松减量（5 mg，qd），患者再次出现体温升高，再次加用莫西沙星（0.4 g，qd）抗感染。

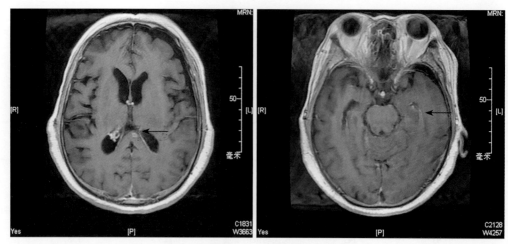

图44-12　2018-10-08患者头颅MRI表现

A. 检出细菌列表

属			种			
属名	属相对丰度（%）	属严格序列数	种名	覆盖度（%）	种序列数	种严格序列数
未检出						

B. 检出真菌列表

属			种			
属名	属相对丰度（%）	属严格序列数	种名	覆盖度（%）	种序列数	种严格序列数
肠微孢子虫属	97.32	60	比氏肠微孢子虫	0.011 6	77	60

图44-13　2018-10-11患者血mNGS检测报告

序号	项目	结果	参考值	单位
1	颜色	无色		
2	透明度	透明		
3	凝块	无		
4	蛋白定性试验	（++）		
5	红细胞	2		/mm³
6	白细胞	110		/mm³
7	多核细胞	80		%
8	单核细胞	20		%

图44-14　2018-10-16患者脑脊液常规

8. 治疗期间，2018-10中旬出现幻视，被害妄想，神经内科考虑幻视与颅内病变相关，心理科会诊考虑幻觉妄想状态；予利培酮（0.25 mL，口服，qn），患者幻觉妄想好转，停用后未再出现。

9. 2018-11-01胸部CT：左上肺病灶基本吸收。双侧胸腔积液基本吸收，少许胸膜增厚（图44-17）。头颅MRI：胼胝体压部强化灶，较2018-10-08片基本相仿；双侧脑室旁见少许斑片状异常信号；脑内少许腔隙性缺血灶，老年脑（图44-18）。

序号	项目	结果	参考值	单位
1	脑脊液蛋白	3.74	0.15～0.45	g/L
2	脑脊液葡萄糖	1.2	2.5～4.5	mmol/L
3	脑脊液氯	101	120～132	mmol/L
4	脑脊液乳酸脱氢酶	133		U/L

图44-15　2018-10-16患者脑脊液生化

A. 检出细菌列表

属			种			
属名	属相对丰度(%)	属严格序列数	种名	覆盖度(%)	种序列数	种严格序列数
诺卡菌属	14.89	24	豚鼠耳炎诺卡菌	0.025 9	26	22

B. 检出真菌列表

属			种			
属名	属相对丰度(%)	属严格序列数	种名	覆盖度(%)	种序列数	种严格序列数
未检出						

图44-16　2018-10-18患者脑脊液mNGS检测报告

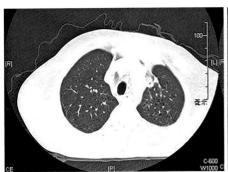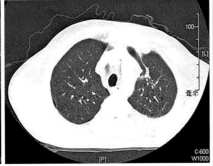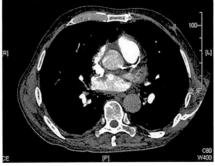

图44-17　2018-11-01患者胸部CT表现

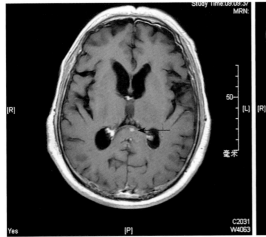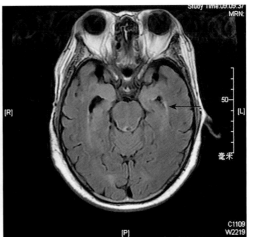

图44-18　2018-11-01患者头颅MRI表现

建议患者复查脑脊液以评估病情，患者及家属表示拒绝。

10. 2018-11-13出院至当地继续美罗培南+莫西沙星抗感染治疗。

11. 2018-12-19为随访病情，再次入院。

12. 2018-12-19复查增强头颅MRI：原胼胝体压部强化灶（2018-11-01）消失，双侧脑室旁见少许斑片状异常信号；脑内少许腔隙性缺血灶，老年脑（图44-19）。

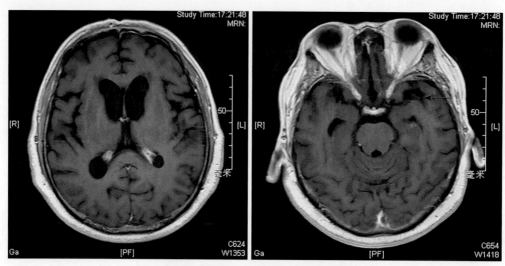

图44-19　2018-12-19患者头颅MRI表现

13. 2018-12-20复查腰穿提示常规、生化均明显好转（图44-20）。

项目	结果	参考值	单位
颜色	无色		
透明度	透明		
凝块	无		
蛋白定性试验	（+）		
红细胞	20		/mm³
白细胞	50		/mm³
多核细胞	60		%
单核细胞	40		%

项目	结果	参考值	单位
脑脊液蛋白	1.19	0.15～0.45	g/L
脑脊液葡萄糖	2.3	2.5～4.5	mmol/L
脑脊液氯	120	120～132	mmol/L
脑脊液乳酸脱氢酶	30		U/L

图44-20　2018-12-20患者脑脊液常规及生化

最后诊断与诊断依据

■ 最后诊断

1. 豚鼠耳炎诺卡菌感染（肺，脑）。

2. 膜性肾病。

■ 诊断依据

患者为老年男性，有免疫抑制基础，主要表现为发热伴咳嗽咳痰，血常规白细胞及中性粒升高，CRP轻度升高；胸部CT提示左上肺病灶伴空洞，抗细菌治疗有效。但反复高热、后出现头痛，腰穿示脑脊液压力升高，常规及生化提示化脓性脑膜炎表现；头颅增强MRI提示胼胝体炎性病灶，脑室旁斑片状异常信号；血及脑脊液mNGS测序提示豚鼠耳炎诺卡菌。抗诺卡菌治疗后，患者头痛发热症状明显好转，脑脊液常规、生化好转，随访mNGS监测脑脊液诺卡菌序列明显下降；头颅

MRI提示胼胝体病灶吸收，故考虑诺卡菌颅内感染诊断成立。回顾肺部病灶治疗过程，抗细菌和曲霉治疗后迅速吸收，后停抗曲霉后病灶进一步吸收；曲霉感染证据不足，考虑肺内病灶亦为诺卡菌感染。此外，虽然血液检测到较多的肠微孢子虫核酸序列，临床意义不明，可能为环境污染微生物，综合分析疾病过程，肺部和颅内感染应该与肠微孢子虫无关。

· 经验与体会 ·

1. 本例患者以肺部起病，外院多种抗细菌治疗无效，入院后改用同时覆盖细菌和真菌的抗感染治疗后病情明显好转，考虑肺部真菌感染；但微生物学检查未获明确结果。后因再次发热，并出现明显头痛等脑部症状，进而对累及颅内引起关注。然而复查头颅 MRI 虽然发现病灶，判断为"脑内少许腔隙缺血灶"。后进行腰穿并送脑脊液 mNGS 测序，终于获得诺卡菌感染的诊断。此案例也再次验证，临床上无明显脑膜刺激征的中枢神经系统感染非常隐匿，可仅表现为发热，炎症标志物升高不明显，临床诊断困难，容易漏诊、误诊。

2. 诺卡菌属生长缓慢，容易实验室漏诊，对于此类生长缓慢或者需要特殊培养基的病原体或者经过抗菌药物治疗后，传统培养常无阳性发现。mNGS 可成为诊断的有力补充，亦可成为监测病原载量的重要工具。若临床怀疑此类病原体感染，可联系实验室延长培养。

3. 诺卡菌其广泛存在于世界各地的土壤、腐烂蔬菜和水生环境中，一般认为吸入是最常见的感染途径，引起肺诺卡菌病；也可经被污染的食物通过胃肠道致病、外伤导致皮肤感染，以及院内传播。诺卡菌不属于人体正常菌群，其感染通常认为是一种机会性感染，免疫抑制患者患病率较高，且容易播散至其他器官尤其是中枢神经系统。该患者长期使用激素及免疫抑制剂，存在免疫抑制状态，以发热、肺部感染起病，后出现头痛，腰穿提示化脓性脑膜炎表现，符合诺卡菌感染的特点。

4. 诺卡菌通常引起播散性感染，形成脓肿如皮肤脓肿、脑脓肿常见，所有免疫功能受损患者和所有肺部诺卡菌病患者均需考虑是否有颅内累及、行脑部影像学检查或腰穿排除。本患者脑脊液压力高，常规和生化提示化脓性脑膜炎改变；但 MRI 未见明显脑脓肿占位，可见胼胝体病灶、左侧脑室旁异常信号，故考虑脑室炎可能，诺卡菌感染引起的脑室炎实属罕见。

5. 具有抗诺卡菌活性的药物包括复方磺胺甲噁唑、阿米卡星、亚胺培南、美罗培南、三代头孢菌素类（头孢曲松和头孢噻肟）、米诺环素、超广谱氟喹诺酮类药物（如莫西沙星）、利奈唑胺、替加环素和氨苯砜。不同分离株对抗菌药物的敏感性不同。重症患者如播散性或中枢神经系统感染，以及免疫抑制者超过1个部位受累，需要联合用药。该患者免疫抑制状态，mNGS 证实为豚鼠耳炎诺卡菌感染，累及肺、中枢，病程严重，故予碳青霉烯类+复方磺胺甲噁唑联合抗感染治疗，收到了良好的效果。

6. 诺卡菌感染推荐长疗程治疗，疗程不足容易复发。免疫正常的单纯皮肤感染者通常治疗 3～6 个月，若有免疫受损则为 6～12 个月，严重肺部感染需治疗 6～12 个月或更长。所有免疫功能受损的患者（单纯性皮肤感染者除外）以及中枢神经系统受累者应至少治疗1年。

参考文献

[1] Cercenado E, Marín M, Sánchez-Martínez M, et al. In vitro activities of tigecycline and eight other antimicrobials against different Nocardia species identified by molecular methods[J]. Antimicrob Agents Chemother, 2007, 51(3): 1102-1104.

[2] Lerner PI. Nocardiosis[J]. Clin Infect Dis, 1996, 22(6): 891-903.

[3] Vera-Cabrera L, Gonzalez E, Choi SH, et al. In vitro activities of new antimicrobials against Nocardia brasiliensis[J]. Antimicrob Agents Chemother, 2004, 48(2): 602-604.

病例 45 这例大叶性肺炎，是经典病原体引起的吗？

作者·姚雨濛 马玉燕 金文婷
审阅·胡必杰 潘珏

· 病史简介 ·

女性，71岁，2018-12-24收入住复旦大学附属中山医院感染病科。

▣ 主诉

发热1周，咳嗽咳痰4天。

▣ 现病史

1. 2018-12-18出现发热伴寒战、乏力明显，T_{max} 38.7℃，自行服用泰诺退热，3日后出现咳嗽、咳白黏痰，否认胸痛、气促、咯血等不适。

2. 2018-12-22至社区医院查血常规：WBC 16.2×10^9/L，L% 72.1%，N% 26.4%，CRP > 210 mg/L。胸片：右中下肺野大片炎症，两上胸膜增厚。予头孢替安（4 g，静脉滴注，bid）2日后口服头孢菌素治疗（具体不详），患者仍有乏力、咳嗽。

3. 2018-12-24至复旦大学附属中山医院门诊，查血常规：WBC 39.85×10^9/L，L% 53%，N% 45.6%，ESR 55 mm/h，CRP 437 mg/L，PCT 5.55 ng/mL，为进一步治疗当晚收入复旦大学附属中山医院感染病科。

4. 自起病以来，患者精神、夜眠尚可，胃纳差，大小便如常，体重无明显改变。

▣ 既往史及个人史

诊断慢性淋巴细胞白血病10年，规律随访血常规，未服药物治疗。否认生食史、近期旅游史、家禽等动物接触史。

· 入院检查 ·

▣ 体格检查

1. T 36.4℃，P 104次/分，R 20次/分，BP 96/69 mmHg。

2. 神志清晰，精神尚可，全身浅表淋巴结无肿大，呼吸平稳，听诊呼吸音粗，右肺少许湿啰音。心前区无隆起，心界不大，心率100次/分，律齐。腹部平软，肝脾肋下未及，无压痛/反跳痛，神经系统检查阴性。

▣ 实验室检查

1. 血常规：WBC 28.93×10^9/L，N% 52%，L% 47%，Hb 111 g/L，PLT 202×10^9/L。

2. 炎症标志物：ESR 51 mm/h，hsCRP 245 mg/L，PCT 6.06 ng/mL。

3. 生化：Alb 30 g/L，ALT/AST 22/30 U/L，Cr 57 μmol/L；Na^+/K^+/Cl^- 135/3.1/98 mmol/L。

4. 血气分析：pH 7.53，PaO_2 77 mmHg，$PaCO_2$ 35 mmHg，HCO_3^- 29.9 mmol/L，BE 6.5（未吸氧）。

5. 尿常规、粪常规未见异常。

6. 空腹血糖 4.6 mmol/L，糖化血红蛋白5.0%。

7. 出凝血功能正常范围，D-D二聚体 1.69 mg/L。

8. 细胞免疫正常范围。

9. HIV抗体阴性。

10. T-SPOT.TB：A/B 0/0；隐球菌荚膜抗原阴性。

11. EBV-IgA，IgM阴性，CMV-IgG阳性，IgM阴性。

12. 甲状腺功能：FT_3 1.7 pmol/L，FT_4、sTSH阴性。

13. ANA、自身抗体谱、ANCA阴性。

▣ 辅助检查

心电图正常。

· 临床分析 ·

▣ 病史特点

患者为老年女性，有慢性淋巴细胞白血病史，此次急性起病，表现为发热伴咳嗽、咳痰，体检右肺少许湿啰音，胸部平片显示右中下肺野大片炎症，血液检查示血白细胞及炎症标志物明显升高（hsCRP 245 mg/L、PCT 6.06 ng/mL），需考虑以下疾病。

▣ 诊断分析

1. 肺部感染：根据症状、体征、胸部平片，可初步诊断为肺部感染。由于患者存在免疫抑制基础，炎症标志物尤其是PCT显著升高，需要考虑肺炎合并菌血症。常见病原体有肺炎链球菌、金黄色葡萄球菌、肺炎克雷伯菌、铜绿假单胞菌、军团菌、厌氧菌等。可进行血和痰细菌培养、抗原抗体检查、甚至核酸检测，以明确肺部感染的病原体。同时做胸部CT，更全面准确显示肺部病灶特性，排除诸如中央型肺癌引起的阻塞性肺炎或其他原因引起的肺部病变。

2. 白血病肺部浸润：患者有明确的慢性淋巴细胞白血病史，此次发热、咳嗽伴肺部病变（胸片），也需要考虑白血病肺部浸润的可能。但本次起病较急，且PCT较高，感染的可能性较大。必要时可行肺活检予以明确或排除诊断。

进一步检查、诊治过程和治疗反应

1. 2018-12-25胸部CT（图45-1）：右下肺大片实变，伴右上和左肺少许淡片渗出影，两侧少量胸腔积液。因患者肺内病灶范围大、以右下肺为主，PCT明显升高，合并脓毒症可能大，且病原体不明，故予左氧氟沙星（0.6 g，qd）+美罗培南（1 g，q8 h）抗感染治疗。

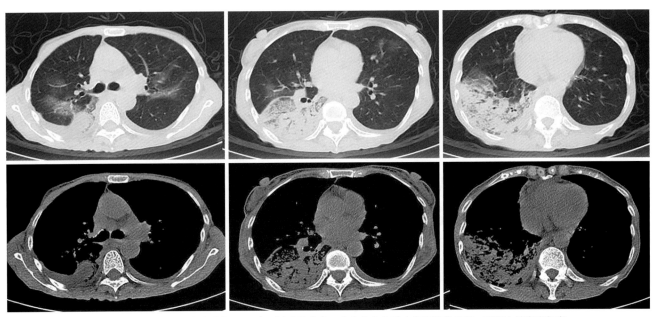

图45-1 2018-12-25患者胸部CT：右下肺大片实变，伴右上和左肺少许淡片渗出影，两侧少量胸腔积液

2. 2018-12-25经胸超声心动图：主动脉瓣钙化，极少量心包积液。
3. 2018-12-25痰微生物检查：痰涂片找细菌和找抗酸杆菌阴性。
4. 2018-12-27痰（2018-12-25送检）细菌培养：奈瑟菌（＋）、草绿色链球菌（＋＋）；真菌培养：白色念珠菌（＋＋＋）（图45-2）。
5. 2018-12-27外周血（2018-12-25采样）mNGS报告：检出较多肺炎链球菌核酸序列和少量EBV核酸序列（图45-3）。

编号	细菌名称	结果/浓度
T2	痰液外观	脓性
T3	白细胞	300
T4	上皮细胞	0
T1	痰液质量总评	合格
TY2	奈瑟菌	（＋）
TY1	草绿色链球菌	（＋＋）
TYP4	嗜血杆菌属	无生长
TY3	念珠菌属	（＋）

图45-2 2018-12-27患者痰细菌培养结果（2018-12-25采样）

检出细菌列表

属			种			
属名	属相对丰度(%)	属严格序列数	种名	覆盖度（%）	种序列数	种严格序列数
链球菌属	62.45	366	肺炎链球菌	0.702 7	310	111

种名	覆盖度（%）	种相对丰度（%）	种序列数	种严格序列数
人类疱疹病毒4型（EBV）	0.173 6	6.14	6	6

图45-3　2018-12-27患者外周血（2018-12-25采样）mNGS检测

6. 2018-12-28患者体温转平，咳嗽咳痰逐渐好转，炎症标志物显著下降。根据mNGS结果，结合痰细菌培养、胸部CT影像学表现和抗感染治疗反应，考虑本次肺部感染为肺炎链球菌引起，抗生素降级为头孢曲松（2 g，qd）治疗，停用"左氧氟沙星（0.6 g，qd）+美罗培南（1 g，q8 h）"方案。

7. 2018-12-29血（2018-12-25采样）培养报告阴性。

8. 2019-01-02病情继续好转，未再发热，咳嗽减轻、痰量减少，乏力、纳差明显改善，予以出院，改用头孢克洛抗感染，嘱择日门诊复查（图45-4）。

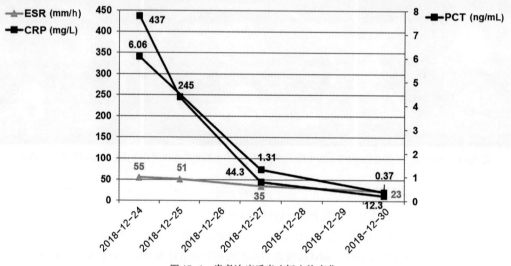

图45-4　患者治疗后炎症标志物变化

最后诊断与诊断依据

■ 最后诊断

1. 肺炎链球菌肺炎（伴血流感染可能）。
2. 慢性淋巴细胞白血病。

■ 诊断依据

急性起病，主要表现为发热、咳嗽咳痰，2018-12-25痰检外观呈脓性，显微镜下每低倍视野WBC 300，而上皮细胞0；血液炎症标志物明显升高，反映脓毒症的重要指标PCT高达6.06 ng/mL；胸部CT显示较典型的大叶性肺炎（右下肺大片实变）征象；同时病史显示患者有明确免疫功能受损的基础（慢性淋巴细胞白血病），所以社区获得性肺炎诊断明确。感染的病原体，首选考虑细菌，尤其是肺炎链球菌。但是本例血和痰液细菌培养，均未检出肺炎链球菌，可能与先前使用抗菌药物有关。欣喜的是，入院后立即采集的外周血，进行mNGS检出较多的肺炎链球菌核酸序列，未发现其他有意义的病原体核酸序列，与实验室人员沟通，排除标本和环境污染可能，换言之，mNGS检测结果提示血液中存在肺炎链球菌，结合病史和胸部CT，考虑细菌源于肺部炎症，并继发血流感染。

· 经验与体会 ·

1. 这是一例非常典型的社区获得性肺炎中的大叶性肺炎，表现为急性起病、咳嗽、咳痰，伴高热、纳差等全身症状，肺部听诊及湿啰音，影像学表现为渗出及实变阴影。据教科书中介绍，大叶性肺炎最主要病原体为肺炎链球菌，其他病原体包括肺炎克雷伯菌、流感嗜血杆菌、金黄色葡萄球菌、军团菌和其他链球菌等。但由于我国社区抗生素广泛早期应用，临床上极少能真正识别致病病原体，尤其是伴有菌血症者。通过这个案例，可以巩固临床医生对肺炎链球菌肺炎临床表现和影像学的认识，提升诊断能力与信心。

2. 社区获得性肺炎患者中，较高的降钙素原（PCT）水平提示细菌感染较非典型病原体及病毒感染可能大。细菌感染时，PCT浓度与感染严重程度呈正相关，当PCT浓度升至 2 ～ 10 ng/mL 时，很可能为脓毒症、严重脓毒症或脓毒性休克，因此PCT是诊断脓毒症和识别严重细菌感染的重要生物标志物之一。本例患者正是因为病初PCT的明显升高，引起了临床充分重视。

3. 由于本患者有慢性淋巴细胞白血病基础，存在免疫受损，感染病原体易定位为特殊病原体、真菌、耐药菌等，故起初CT示大片炎症伴CRP、PCT升高明显时使用了广谱抗生素治疗，同时考虑不排除吸入性肺炎可能，覆盖了厌氧菌治疗。反映出对于免疫抑制人群，有时易过于关注其他病原体，而忽略了最常见病原体。该例所幸通过外周血病原学高通量测序技术检测到肺炎链球菌，明确了病原体，从而进行了针对性治疗。

4. 值得注意的是，本例患者经过入院前抗菌药物治疗后，传统的痰液、血液培养均无致病菌生长，而外周血病原体高通量测序仍能检出致病菌，为临床提供了诊断参考及抗生素降级依据，减少了患者不必要的广谱抗生素暴露，体现出二代测序技术在临床应用中的重要价值。

5. mNGS通过非靶向对数千种病原体进行测序，被越来越多的应用于各类感染的诊断与鉴别诊断中。临床免疫抑制人群中，mNGS较传统微生物学方法，能检测更多具有临床意义的病毒与细菌。本例患者血CRP、PCT升高明显，外周血mNGS检测到肺炎链球菌，但同步血培养阴性，提示可能肺部感染后伴一过性菌血症。因该病原体对抗生素敏感，故入院时血、痰均未培养阴性，这也进一步证实抗生素暴露后常规微生物检测方法的局限性，显示了mNGS此时具有明显优势。

参考文献

[1] 刘又宁，解立新. 感染相关生物标志物临床意义解读专家共识[J]. 中华结核和呼吸杂志，2017，40（4）：243-257.
[2] Parize P, Muth E, Richaud C, et al. Untargeted next-generation sequencing-based first-line diagnosis of infection in immunocompromised adults: a multicentre, blinded, prospective study[J]. Clinical Microbiology & Infection, 2017, 23(8): 574.e1-574.e6.
[3] Self WH, Balk RA, Grijalva CG, et al. Procalcitonin as a marker of etiology in adults hospitalized with Community-Acquired Pneumonia[J]. Clinical Infectious Diseases, 2017, 65(2): 183-190.

病例46 欢欢喜喜过大年，别让它来扫你兴

作者·马玉燕 金文婷
审阅·胡必杰 潘 珏

· 病史简介 ·

女性，36岁，安徽人。2019-01-16收入住复旦大学附属中山医院感染病科。

■ 主诉

反复发热咳嗽2个月，咳痰1周。

■ 现病史

1. 2018-11出现发热，T_{max} 38.5℃，伴少许干咳，无畏寒寒战、盗汗、头痛、咽痛、气促、恶心呕吐、腹痛腹泻、尿急尿痛等症状。当地医院间断予阿奇霉素、头孢类、青霉素等治疗，每次抗感染后体温转平，自行停药后再次发热，反复多次（期间检查结果不详）。

2. 2018-12-14当地医院随访，体温转平，查WBC正常，N% 78.1%，PCT 0.08 ng/mL，CRP 55.3 mg/L，ESR 59 mm/h，

ANA阳性，ENA阴性，抗CCP抗体可疑阳性。肺部HRCT（图46-1）：两肺间质性炎症可能，左下肺部分支气管扩张，左肺小结节影，纵隔淋巴结肿大，甲状腺右侧叶占位；考虑间质性肺炎。予头孢哌酮/舒巴坦、甲泼尼龙（具体剂量不详）治疗，出院后继续泼尼松（20 mg，口服，bid）；自诉用药期间咳嗽症状加重，无发热。

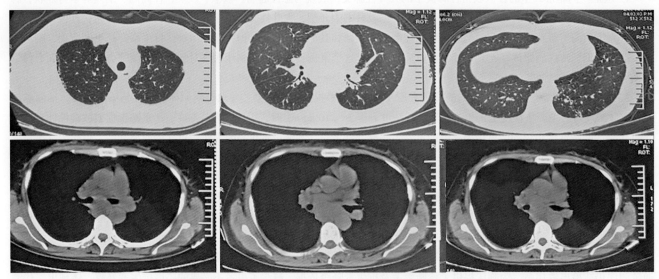

图46-1　2018-12-14患者胸部HRCT：两肺间质性炎症可能，左下肺部分支气管扩张，左肺小结节影；纵隔淋巴结肿大

3. 2019-01-08停用泼尼松后再次发热，T_{max} 39.5℃，伴咳少量较黏稠白痰。2019-01-11就诊苏州某三级医院，查WBC 4.6×10⁹/L，N% 89.6%，CRP 125 mg/L，ESR 85 mm/h；血培养2次阴性，痰抗酸染色阴性，自身抗体阴性。胸部CT：两肺感染、纵隔淋巴结肿大、两侧胸膜增厚，两肺局限性肺气肿（图46-2）；甲状腺超声：双侧甲状腺占位，考虑腺瘤可能；腹部超声：肝囊肿、脾肿大；予头孢西丁+莫西沙星抗感染，仍有发热。

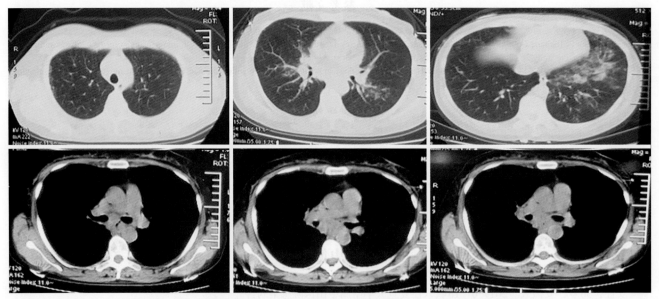

图46-2　2019-01-09患者胸部CT平扫：两肺炎症，左下肺病灶明显进展；纵隔淋巴结肿大

4. 2019-01-16为明确诊断和进一步治疗来复旦大学附属中山医院感染病科。
5. 发病以来，精神和食眠一般，大小便如常，体重无明显改变。

■ **既往史及个人史**

否认慢性病史，否认肝炎、结核病史。自2018-07始，家中饲养八哥鸟一只，活动良好，未发现明显病征。

入院检查

■ 体格检查

1. T 36.5℃，P 120次/分，R 20次/分，BP 99/78 mmHg。

2. 精神稍萎，双肺未闻及明显干湿啰音；心律齐，无杂音；腹部和神经系统检查阴性。

■ 实验室检查

1. 血常规：WBC 4.6×10^9/L，N% 87.6%，Hb 111 g/L，PLT 338×10^9/L。

2. 炎症标志物：ESR > 120 mm/h，hsCRP 261.8 mg/L，PCT 0.14 ng/mL。

3. 血气（不吸氧）：pH 7.52，PaO_2 74 mmHg，$PaCO_2$ 33 mmHg。

4. ALT/AST 33/19 U/L，Alb 35 g/L，Cr 48 μmol/L。

5. 甲状腺功能、肿瘤标志物均阴性。

6. 自身抗体：ANA 1:320，ENA阴性，ANCA、抗CCP抗体阴性。

7. 病原学检查：T-SPOT.TB：A/B 0/2；呼吸道病原体九联检、隐球菌荚膜抗原、G试验均阴性，血培养2套均阴性。

■ 辅助检查

1. 胸部增强CT（图46-3）：两肺炎症，右肺门斑片影，纵隔及肺门多发淋巴结肿大；两肺局限性肺气肿，左侧胸腔积液。

2. 超声心动图正常，未见赘生物。

3. 腹盆增强CT未见异常。

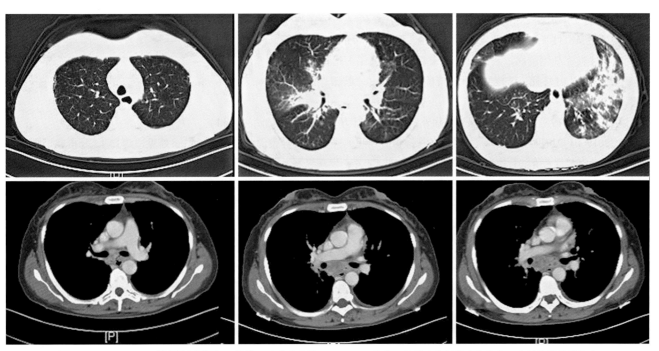

图46-3　2019-01-16患者胸部增强CT结果　两肺炎症较2019-01-09进展，纵隔及肺门淋巴结肿大；左侧少量胸腔积液

临床分析

■ 病史特点

患者为青年女性，反复发热咳嗽2个月，先后用阿奇霉素、β-内酰胺类、莫西沙星等抗感染治疗或用皮质激素治疗，症状时有好转，但停药后症状容易反复。胸部CT显示肺部炎症，左下叶和右中叶明显，但部位不完全固定，同时合并纵隔淋巴结增大，入院查炎症标志物明显升高，ANA阳性。追问病史，发病前4个月家中饲养一只"八哥鸟"。综合病史，诊断及鉴别诊断考虑如下。

■ 诊断分析

1. 肺部感染：患者有咳嗽发热，胸部CT显示两肺炎症和纵隔淋巴结稍肿大，血白细胞正常但中性粒升高，入院时炎症标志物升高显著（ESR > 120 mm/h，hsCRP 261.8 mg/L），由此考虑肺部感染可能很大。患者年轻女性，没有免疫抑制基础，仔细阅读胸部CT，支气管扩张不明显，亚急性病程，可能是致病力相对较弱病原体引起，或者反复急性感染（近半年饲养八哥鸟）病原体引起，需要考虑的病原体有非结核分枝杆菌（nontuberculous mycobateria，NTM）、诺卡菌、隐球菌、鹦鹉热衣原体、其他衣原体或支原体等。可行支气管镜检查进行支气管肺泡灌洗和肺活检，做涂片、培养、mNGS和组织病理检查。目前炎症较严重，需考虑混合细菌感染。

2. 自身免疫性疾病累及肺：患者育龄期女性，发热咳嗽起病，亚急性病程，外院及复旦大学附属中山医院查ANA阳性，部分肺部病灶间质样改变；需考虑自身免疫性疾病肺部受累可能。但患者病初抗感染治疗似乎有效，且无关节痛、脱发、尿蛋白阳性等多系统受累证据，诊断依据不足。

进一步检查、诊治过程和治疗反应

1. 2019-01-16入院当天开始抗感染治疗：美罗培南（1.0 g，静脉滴注，q12 h）+ 米诺环素（100 mg，口服，q12 h）。

2. 2019-01-17支气管镜（图46-4）：示左主支气管膜部距隆突约1.5 cm处见一瘘口，有分泌物及气泡溢出，左主支气管行灌洗；外周超声结合透视下行左下叶基底段阴影处行TBLB及活检，ROSE见纤毛细胞、组织细胞及少量淋巴细胞。中央超声见第7组淋巴结直径20.1 mm，超声引导下行淋巴结活检。

3. 2019-01-18支气管镜病理结果：（左下前基底段）送检穿刺肺组织支气管黏膜慢性炎，肺泡上皮细胞略增生，肺泡间隔增宽、纤维组织轻度增生伴炎症细胞浸润，其余未见特殊。（7组淋巴结）送检组织镜下为渗出组织及大片坏死，结核性坏死不能除外，PAS、六胺银、抗酸染色阴性。

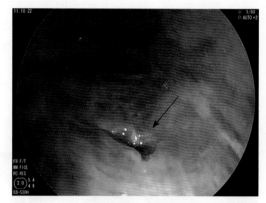

图46-4　患者支气管镜见左主支气管膜部距隆突约1.5 cm处可见一瘘口

4. 2019-01-19考虑分枝杆菌感染不除外，加用阿米卡星（0.6 g，静脉滴注，qd）。

5. 2019-01-21胡主任查房：根据支气管镜检查所见（左主支气管膜部距隆突约1.5 cm处见一瘘口），分析整个疾病过程，需要考虑"食管支气管瘘"。重新仔细阅读胸部CT片，发现纵隔淋巴结似有数个小气泡影，其中一个纵隔窗层面，见可疑食管与左支气管相通的瘘管（图46-5）。追问病史，患者诉2018-07左右曾有误吞鱼骨史，2018-12食用汉堡、大块鸡块等时自觉胸骨后疼痛。近期饮水或进食流质时呛咳明显，而吞咽固体食物时则无明显呛咳。至此，高度怀疑食管异物后穿孔、食管支气管瘘伴吸入性肺炎、纵隔感染。嘱禁食、予抑酸、静脉补液营养支持，继续抗感染。请内镜中心、消化科会诊：建议禁食、完善胃镜明确诊断。

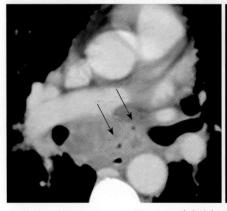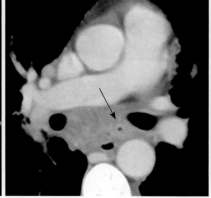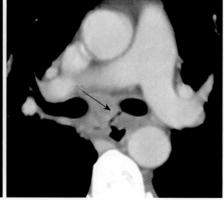

图46-5　患者胸部CT纵隔窗见食管气管间隙有气体影，似相通，可疑食管支气管瘘

6. 2019-01-22咳嗽咳痰好转，体温有所下降。2019-01-17采集的BALF的mNGS检测结果（图46-6）：检出较多口腔正确菌群核酸序列，包括放线菌、韦荣球菌、产黑色普氏菌等，未检出诺卡菌、NTM和衣原体等病原体。

A. 疑似定植微生物检出列表

属			种			
属名	属相对丰度（%）	属严格序列数	种名	覆盖度（%）	种序列数	种严格序列数
放线菌属	29.01	885	放线菌	2.32	1 044	832
韦荣球菌属	23.42	600	殊异韦荣球菌	1.23	530	273
链球菌属	14.52	382	轻型链球菌	0.259 8	112	36
孪生球菌属	1.69	35	溶血孪生菌	0.072 5	30	12
颗粒链菌属	0.52	8	毗邻颗粒链菌	0.035 7	14	5
弯曲菌属	0.59	13	简明弯曲菌	0.034 1	14	9

B. 疑似背景/污染微生物检出列表

属			种			
属名	属相对丰度（%）	属严格序列数	种名	覆盖度（%）	种序列数	种严格序列数
普氏菌属	16.66	719	产黑色普氏菌	0.906 8	579	385
罗氏菌属	1.93	47	黏液罗氏菌	0.153 5	70	43
拟普雷沃菌属	0.94	28	坦纳拟普雷沃菌	0.08	42	28
棒状杆菌属	1.14	34	银色棒状杆菌	0.073 8	30	25
二氧化碳噬纤维菌属	0.91	37	牙龈二氧化碳嗜纤维菌	0.052 2	28	22

图46-6 2019-01-22 BALF（2019-01-17采样）患者mNGS检出较多口腔定植菌群，未发现衣原体等

7. 2019-01-23行胃镜：食管内距门齿30 cm可见一直径约0.5 cm瘘口（图46-7），表面尚光滑，无异常分泌物。

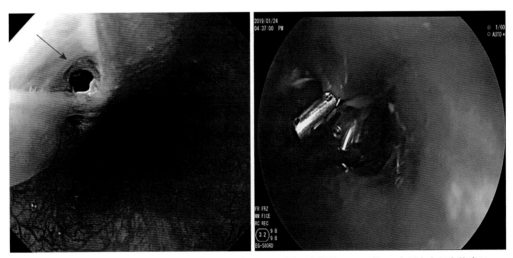

图46-7 2019-01-24患者胃镜见食管内距门齿30 cm可见一直径约0.5 cm瘘口，金属夹夹闭食管瘘口

8. 2019-01-24胃镜下通过金属夹夹闭食管瘘口；并置入营养管。

9. 夹闭食管瘘口2天后，体温降至37.5℃以下（图46-8），咳嗽咳痰好转，随访炎症标志物较前下降（图46-9）；继续予抗感染及支持治疗。

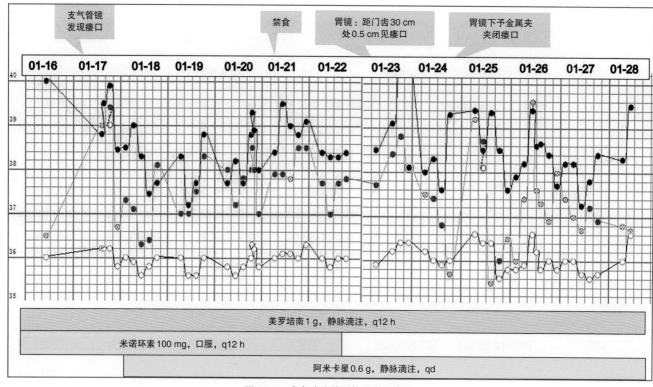

图46-8　患者治疗前后体温变化情况

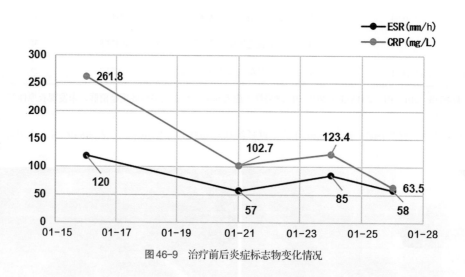

图46-9　治疗前后炎症标志物变化情况

最后诊断与诊断依据

■ 最后诊断

1. 食管异物穿孔和食管支气管瘘。
2. 纵隔淋巴结和周围组织感染。
3. 吸入性肺炎。

■ 诊断依据

　　患者为青年女性，主要表现为咳嗽发热，饮水或进食流质时呛咳明显，炎症标志物升高显著；胸部CT显示两肺炎症、纵隔淋巴结肿大和周围组织有小气泡影，并见可疑食管与左支气管相通的瘘管；支气管镜和胃镜检查分别在左主支气管膜部和食管内距门齿30 cm见到瘘口，追问病史患者起病前有误吞鱼骨史。予禁食、抑酸、抗感染和胃镜下行漏口金属夹夹闭术后，患者体温高峰下降，咳嗽咳痰好转，炎症标志物下降。BALF行mNGS检测，主要为口腔正常菌群，未发现NTM、诺卡菌、衣原体等病原体，故"食管支气管瘘、纵隔淋巴结和周围组织感染、吸入性肺炎"诊断可以建立。

· 经验与体会 ·

1. 误吞异物常有发生，多见于儿童、没有牙齿或心智受损的老人、醉酒者；成年人的异物多为鱼骨、鸡骨、牙签、药物、义齿，80%的异物无需干预即可排出，损伤轻微。少数可引起严重的并发症包括撕裂、穿孔、肠梗阻、食管支气管瘘和菌血症等；尤其尖锐的物体如牙签、鸡骨头、鱼骨更常导致穿孔、瘘管形成。

2. 文献报道，吞食异物者中仅有少数能感知或回忆起误食异物，故病史采集十分困难；而发生消化道穿孔后临床表现各不相同，症状多不特异，容易误诊、漏诊。本例患者为青年女性，追问病史后才回忆起病前数月有鱼骨误食史，当时未引起重视至医院就诊，导致数月后出现食管支气管瘘和吸入性肺炎；该患者CT中可见纵隔内少量气体影，考虑感染累及纵隔淋巴结和局部软组织。

3. 研究发现，超声及腹部X线诊断消化道异物的敏感性低，CT因可较好地显示骨头等线性、钙化密度异物故灵敏度、特异度均较高，且可评估异物所在部位、指导手术治疗。故对于临床怀疑病例，可首先进行CT检查，但较小的瘘口CT有时也很难发现。

4. 随着内镜技术的进步，内镜检查评估和治疗食管异物、可疑食管穿孔患者越来越重要。内镜可直视下发现异物并同时取出异物，明确有无穿孔、穿孔部位及大小等。该患者支气管镜下看到瘘口，提醒临床寻找瘘口形成原因，促使医生追问病史、重新阅读胸部CT片子，及时完善胃镜检查，直视下看到食管瘘口，确诊病因找出元凶。

5. 食管穿孔的初始治疗包括禁食、肠外营养、使用广谱抗生素；抗感染应经验性覆盖阳性菌、阴性菌及厌氧菌。保守性治疗最近有所创新，镜下夹闭瘘口，置入覆膜支架覆盖穿孔部位等可使穿孔初步稳定并逐渐愈合，避免了部分患者开放手术的痛苦。如果支架治疗失败、瘘口较大或病情严重者，则可选择开放手术修复。

6. 节假日期间提醒大家少饮酒，细嚼慢咽，警惕鱼骨、鸡骨、坚果等嵌顿，万一出现嵌顿，应及时就诊请专业的医生取出异物。

参考文献

[1] 中华医学会消化内镜学分会. 中国上消化道异物内镜处理专家共识意见（2015年，上海）[J]. 中华消化内镜杂志，2016（1）：19–28.

[2] Guelfguat M, Kaplinskiy V, Reddy SH, et al. Clinical guidelines for imaging and reporting ingested foreign bodies[J]. Am J Roentgenol, 2014, 203(1): 37–53.

[3] Lin XK, Wu DZ, Lin XF, et al. Intestinal perforation secondary to ingested foreign bodies: a single-centere experience with 38 cases[J]. Pediatric Surgery International, 2017, 33(5): 605–608.

病例 47 冬春季遭遇"重症肺炎"，病原体不是流感病毒而是它

作者·金文婷 马玉燕 陈翔
审阅·胡必杰 潘珏

· 病史简介 ·

男性，81岁，浙江人，2019-02-28收入复旦大学附属中山医院感染病科。

■ 主诉

咳嗽、胸闷气促、发热20天。

■ 现病史

1. 2019-02-08开始干咳未予重视，2019-02-12自觉低热，未测体温，伴畏寒，服用中药汤剂（清热解毒功效）治疗，咳嗽症状加重，稍感胸闷气促。

2. 2019-02-13于浙江当地医院就诊，T_{max} 39.0℃。血常规：WBC 8.53×10^9/L，N% 92%，ESR 99 mm/h，PCT 4.66 ng/mL；血气分析：pH 7.55，PaO_2 55 mmHg，$PaCO_2$ 23 mmHg；胸部CT示"右肺中叶炎症，大片实变，右下肺少许渗出"。予以头孢哌酮/舒巴坦（2 g，静脉滴注，q8 h）抗感染治疗，胸闷气促加重。

3. 2019-02-15转入ICU，血 WBC 10.08×10^9/L，N% 95.5%；PCT 3.52 ng/mL；CRP 187.5 mg/mL；甲型流感抗原阴性；

血气分析：pH 7.45，PaO_2 57 mmHg，$PaCO_2$ 20 mmHg；高流量吸氧后无改善，行气管插管机械通气。抗感染改为亚胺培南（0.5 g，静脉滴注，q8 h）联合左氧氟沙星（0.5 g，静脉滴注，qd）治疗；同时甲泼尼龙（40 mg，静脉滴注，qd）。2019-02-16复查胸部CT示肺部炎症明显进展，右上肺、右下肺和左下肺渗出明显，伴部分实变和双侧胸腔积液；2019-02-18体温转平，复查炎症标志物较前下降：血WBC 5.74×10^9/L，N% 89.9%，CRP 64.2 mg/L，PCT 0.81 ng/mL。但是2019-02-21胸部CT显示两肺炎症继续进展，多叶实变，右肺为著，伴双侧胸腔积液。2019-02-21开始加用替加环素（100 mg，静脉滴注，q12 h）抗感染，激素减量至20 mg静脉滴注、qd，同时补充白蛋白、肠内肠外营养（图47-1）。

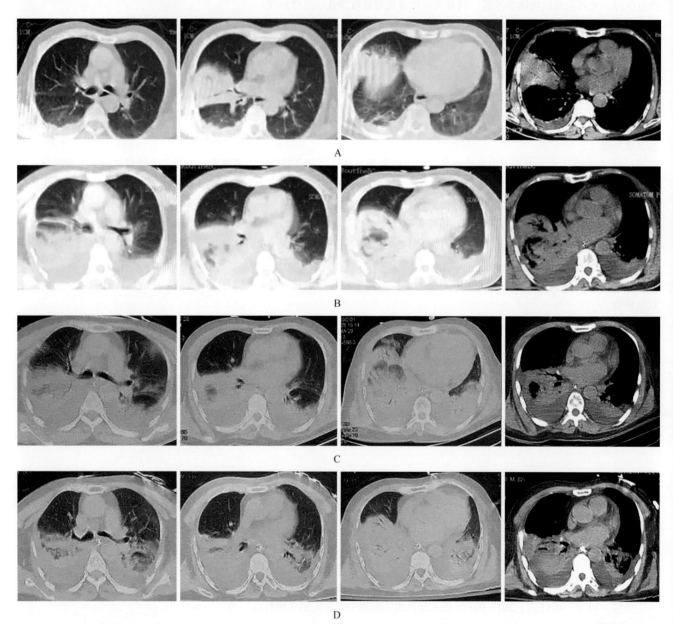

图47-1　患者外院胸部CT检查结果　A. 2019-02-13胸部CT：右肺中叶炎症，大片实变，右下肺少许渗出；B. 2019-02-16胸部CT：肺部炎症明显进展，右上肺、右下肺和左下肺渗出明显，伴部分实变和双侧胸腔积液；C. 2019-02-21胸部CT：双肺多叶实变，右肺为著，双侧胸腔积液；D. 2019-02-25胸部CT：右肺上叶似略有吸收，左肺下叶病灶较前略进展，其余基本相仿

4. 2019-02-22胡必杰教授会诊认为，尽管先前多种抗菌药物治疗，两肺炎症持续较快进展，病原体不明，建议吸痰送mNGS。因为病情凶险，建议扩大抗感染谱，调整抗菌药物为"美罗培南（2 g，静脉滴注，q8 h）+利奈唑胺（0.6 g，静脉滴注，q12 h）+甲硝唑（0.5 g，静脉滴注，q12 h）+氟康唑（0.4 g，静脉滴注，qd）"。2019-02-22因考虑暂时无法脱机，予以气管切开。2019-02-23痰培养结果回报：鲍曼不动杆菌，对碳青霉烯类和其他受试抗菌药物均耐药。

5. 2019-02-24痰（2019-02-22采样）mNGS回报："鲍曼不动杆菌、纹带棒状杆菌、金黄色葡萄球菌和鹦鹉热衣原体"

（图47-2）。再次联系胡必杰教授，考虑肺炎病原体为"鹦鹉热衣原体"可能性较大，建议立即加用多西环素（100 mg，口服，q12 h）治疗，并建议停用氟康唑和利奈唑胺，暂时保留美罗培南。2019-02-25复查胸部CT：右肺上叶病灶似略有吸收，左肺下叶病灶较前略进展，其余基本不变。行右侧胸腔置管引流出500 mL胸腔积液，常规生化检查提示漏出液。

检出细菌列表

类型	属			种		
	中文名	拉丁文名	检出序列数	中文名	拉丁文名	检出序列数
G⁻	不动杆菌属	*Acinetobacter*	235	鲍曼不动杆菌	*Acinetobacter baumannii*	132
G⁺	棒状杆菌属	*Corynebacterium*	8	纹带棒状杆菌	*Corynebacterium striatum*	4
G⁺	葡萄球菌属	*Staphylococcus*	5	金黄色葡萄球菌	*Staphylococcus aureus*	3

检出支原体/衣原体列表

属			种		
中文名	拉丁文名	检出序列数	中文名	拉丁文名	检出序列数
衣原体属	*Chlamydia*	11	鹦鹉热衣原体	*Chlamydia psittaci*	7

图47-2　患者外院痰mNGS报告

6. 2019-02-27 WBC 5.74×10^9/L，N% 83.4%，CRP 22.1 mg/L；复查床旁胸片，两肺炎症较前有吸收好转，氧合状况也有改善（图47-3）。当地医生对病原体和抗感染治疗效果的评估没有把握，ICU会诊医生建议加用头孢他啶/阿维巴坦治疗耐药鲍曼不动杆菌，2019-02-28应家属要求，用急救车转院至复旦大学附属中山医院感染病科。

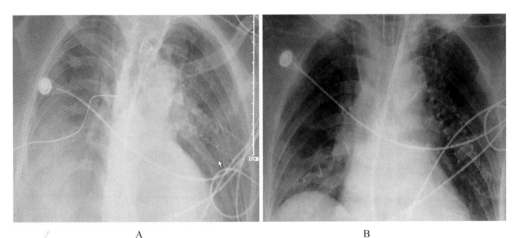

图47-3　患者外院调整治疗方案后胸片结果　A. 2019-02-23床边胸片：双下肺渗出明显，右肺为著；
B. 2019-02-27床边胸片：较2019-02-23胸片明显好转

■ 既往史及个人史

自诉40岁时曾患伤寒，40余年前行阑尾切除术，否认高血压、糖尿病、心脏病史。2019年春节前有围观杀鹅史。

· 入院检查 ·

■ 体格检查

1. T 36.5℃，P 120次/分，R 25次/分，BP 160/95 mmHg。

2. 神志清，明显烦躁，气管切开接呼吸机辅助通气，双下肺可闻及少量湿啰音。

■ 实验室检查

1. 血常规：WBC 5.25×10^9/L，N% 87.8%，Hb 86 g/L。

2. 炎症标志物：hsCRP 55.3 mg/L，PCT 0.20 ng/mL，ESR 18 mm/h。

3. 血气分析（SIMV，FiO_2 40%，PEEP 6）：pH 7.62，PaO_2 146 mmHg，$PaCO_2$ 26 mmHg，SpO_2 98%，BE 5.5。

4. 生化：肝、肾功能及电解质正常，Alb 33 g/L，其余基本正常。

5. 凝血功能：D-D二聚体4.52 mg/L。

6. 心肌损伤标志物：c-TNT 0.04 ng/mL，BNP 1 818 pg/mL。

7. 呼吸道九联检、肺支抗体：阴性。

8. T-SPOT.TB：A/B 4/0，隐球菌荚膜抗原阴性。

9. CMV抗体、风疹病毒、EBV IgM：阴性，HIV抗体阴性。

10. 自身抗体阴性。

11. 细胞免疫、甲状腺功能、肿瘤标志物：基本正常。

12. 免疫球蛋白+补体全套：基本正常。

临床分析

■ 病史特点

患者为老年男性，既往无明确基础疾病，主要表现为咳嗽、气促、发热，T_{max} 39℃，起初血常规基本正常，PCT、ESR升高明显，血气分析提示 I 型呼吸衰竭，胸部CT示双肺快速进展的渗出和实变伴双侧胸腔积液，予以头孢哌酮/舒巴坦、亚胺培南、左氧氟沙星等抗感染治疗，肺部病灶仍持续进展。

■ 诊断分析

1. 病毒性肺炎：咳嗽、发热、气急，胸部CT示快速进行性肺部渗出和实变，外周血WBC正常，CRP和ESR等炎症标志物升高，多种抗菌药物治疗效果不佳，结合发病时间为2月初，恰逢我国多个省市流感暴发，故首先考虑流感，但患者奥司他韦治疗也无明显效果，且病初PCT明显升高、外院咽拭子甲型流感抗原检测阴性，与本病不符合。其他急性呼吸道病毒尚包括禽流感病毒、腺病毒、呼吸道合胞病毒等，可进行相关病原体检测。

2. 非典型病原体肺炎：社区获得性肺炎的常见类型，常见病原体包括支原体、衣原体、立克次体、军团菌等，但支原体和衣原体肺炎通常病情较轻，军团菌肺炎重症比例高，但好发季节为夏秋季节。而且该患者呼吸道九联检、肺炎支原体抗体均阴性，期间使用左氧氟沙星效果不佳。病程中，下呼吸道吸痰mNGS检出鹦鹉热衣原体，虽然核酸序列数少量，但此病原体污染机会少，考虑有临床意义。文献报道鹦鹉热衣原体与肺炎衣原体等不同，可以表现为重症，而且氟喹诺酮类药物治疗效果劣于四环素类和大环内酯类抗菌药物。本例换用多西环素（100 mg，bid）治疗后床边胸片显示病灶较前明显吸收、好转，氧合状况改善，因此本病可能性较大。

3. 肺部真菌感染：部分真菌如隐球菌也可表现为大片实变性肺炎，个别病例病情较严重；但如此严重和快速的肺部病灶发展，患者无明显的鸽子、鸽粪接触史，使用氟康唑治疗3天病情无改善，吸痰标本mNGS检测也未检测到隐球菌核酸序列，肺隐球菌感染可能性小。

4. 细菌性肺炎：高龄患者，病初累及的肺以后坠部位明显，故需要考虑口腔细菌引起的吸入性肺炎，但本例患者影像学病情进展过快，而且以渗出实变为主，无组织破坏引起的多发脓肿、蜂窝肺等厌氧菌感染典型表现，多种抗厌氧菌药物治疗效果也不佳，因此本病可能性也不大。也需考虑少见的诺卡菌或NTM感染引起肺部病灶，但患者多次痰培养、痰mNGS均无相关提示。痰细菌培养和mNGS检测，均提示有鲍曼不动杆菌存在，综合本例疾病发展和诊治过程，考虑此菌为医院内获得的呼吸道定植菌，与本次感染病原体关系不大。

进一步检查、诊治过程和治疗反应

1. 2019-02-28急救车转入病房时（19：30），气管切开处接呼吸机辅助通气（SIMV，FiO_2 40%，PEEP 6），烦躁明显，予以适当镇静和利尿等处理，人机配合改善，血压恢复正常。血气分析：pH 7.62，PaO_2 146 mmHg，$PaCO_2$ 26 mmHg，SpO_2 98%，BE 5.5。予以调整呼吸机参数1 h后，复查血气分析：pH 7.5，PaO_2 113 mmHg，$PaCO_2$ 39 mmHg，SpO_2 99%，BE 7.2。

2. 2019-02-28床边胸片提示双肺病灶较2019-02-27外院胸片基本相仿。气切导管吸痰有黄脓痰，考虑重症肺炎和 I 型呼吸衰竭（鹦鹉热衣原体引起可能大，其他病原体不能除外），予以米诺环素（100 mg，口服，q12 h）+美罗培南（2 g，静脉滴注，q8 h）抗感染治疗。

3. 2019-03-01停镇静药，唤醒，呼吸治疗师会诊，调整呼吸机模式为CPAP（FiO$_2$ 40%，PEEP 6，f 12次/分），V_t 360 mL左右，考虑长期镇静引起的呼吸肌无力，待适应后再脱机。夜间T$_{max}$ 38.3℃，伴一过性排便后腹痛、烦躁。复查血WBC 0.85×10^9/L，N% 90.5%，PCT 0.2 ng/mL，CRP 74.5 mg/mL；D-D二聚体12.71 mg/L。予以升白、抗凝、扩容等治疗。后患者安睡，生命体征平稳。

4. 2019-03-02能写字与家属沟通，烦躁情绪好转，未再使用镇静，继续抗感染、抗凝、营养支持治疗。

5. 2019-03-03痰培养：鲍曼不动杆菌（++）（图47-4），患者总体情况继续改善，体温平，考虑定植可能大。

T2	痰液外观	脓性	
T3	白细胞	150	
T4	上皮细胞	0	
T1	痰液质量总评	合格	
编号	细菌名称	结果/浓度	菌落计数
BMX_PTX	鲍曼不动杆菌复合菌	（++） 注：此菌为多重耐药菌，建议隔离！	
TYP4	嗜血杆菌属	无生长	
编号	药敏名称	直径	结果	MIC/RAD
1	哌拉西林/他唑巴坦		R耐药	≥128
2	头孢他啶		R耐药	≥64
3	头孢哌酮/舒巴坦		I中介	32
4	头孢吡肟		R耐药	≥32
5	亚胺培南		R耐药	≥16
6	美罗培南		R耐药	≥16
7	阿米卡星	6	R耐药	
8	妥布霉素		R耐药	≥16
9	环丙沙星		R耐药	≥4
10	左氧氟沙星		R耐药	≥8
11	多西环素		R耐药	≥16
12	米诺环素		R耐药	≥16
13	替加环素		S敏感	1
14	黏菌素		S敏感	≤0.5
15	复方新诺明		R耐药	≥16
16	氨苄西林/舒巴坦	6	R耐药	

图47-4 2019-03-03患者痰培养+药敏报告：鲍曼不动杆复合菌

6. 2019-03-04白天气切套管处接气切面罩湿化吸氧（5 L/min），血气分析：pH 7.48，PaO$_2$ 140 mmHg，PaCO$_2$ 34 mmHg，SpO$_2$ 91%，BE 2.1；PCT 7.9 ng/mL；CRP 59.1 mg/mL；降低吸氧浓度为3 L/min。

7. 2019-03-05复查胸部CT：较外院2019-02-25明显好转，开始停用呼吸机，气切处接面罩吸氧，SpO$_2$维持在97%～99%。

8. 2019-03-06 炎症标志物较前下降，PCT 1.98 ng/mL，CRP 26.6 mg/mL，美罗培南减量至 1 g，q8 h。

9. 2019-03-08 病情稳定。多次痰培养：铜绿假单胞菌（++）～（+++）（多重耐药）（图 47-5），痰 mNGS 检出大量铜绿假单胞菌核酸序列（图 47-6），考虑继发细菌感染不除外，调整抗感染方案为：头孢他啶（2 g，静脉滴注，q8 h）+ 阿米卡星（0.4 g，静脉滴注，qd）+ 米诺环素（100 mg，口服，q12 h），黄黏痰逐渐减少。

编号	细菌名称	结果 / 浓度	菌落计数	
BMX_PPA	铜绿假单胞菌	（++） 注：此菌为多重耐药菌，建议隔离！		
编号	药敏名称	直径	结果	MIC/RAD
1	替卡西林/克拉维酸		R耐药	≥128
2	哌拉西林/他唑巴坦	19	I中介	
3	头孢他啶		S敏感	8
4	头孢哌酮/舒巴坦		I中介	32
5	头孢吡肟		I中介	16
6	氨曲南	13	R耐药	≥64
7	亚胺培南		R耐药	≥16
8	美罗培南		R耐药	≥16
9	阿米卡星		S敏感	≤2
10	妥布霉素		S敏感	2
11	环丙沙星		S敏感	1
12	左氧氟沙星		I中介	4
13	黏菌素		S敏感	2
T2	痰液外观	黏液		
T3	白细胞	800		
T4	上皮细胞	0		
T1	痰液质量总评	合格		
TYP4	嗜血杆菌属	无生长		

图 47-5 2019-03-08、2019-03-09 患者两次痰培养铜绿单胞菌药敏报告

检出细菌列表

属			种		
属名	属相对丰度（%）	属严格序列数	种名	覆盖度（%）	种序列数	种严格序列数
假单胞菌属	62.43	12 795	铜绿假单胞菌	9.45	13 784	11 579
不动杆菌属	27.5	3 626	鲍曼不动杆菌	4	3 349	2 171
克雷伯菌属	3.13	479	肺炎克雷伯菌	0.439 3	490	193
寡养单胞菌属	1.93	146	嗜麦芬寡养单胞菌	0.319 6	292	146

图 47-6 2019-03-08 患者痰 mNGS 报告：大量铜绿假单胞菌；中量鲍曼不动杆菌、肺炎克雷伯杆菌、嗜麦芽寡食单胞菌（2019-03-06 留样本）

10. 2019-03-11炎症标志物下降至正常，PCT 0.17 ng/mL，CRP 2.4 mg/mL，WBC 升至 4.45×10^9/L，予以拔出气切套管。复查血气分析（鼻导管吸氧3 L/分）：pH 7.46，PaO_2 125 mmHg，$PaCO_2$ 34 mmHg，SpO_2 99%；鼻导管吸氧流量下调至 1 L/分，SpO_2维持在98% ~ 100%。多次痰培养：鲍曼不动杆菌（药敏同前）。

11. 2019-03-13复查胸部CT：较2019-03-05进一步吸收。

12. 2019-03-14总体情况进一步改善，无明显胸闷气促，无发热，炎症指标均在正常范围内：WBC 4.28×10^9/L，PCT 0.12 ng/mL，CRP 0.9 mg/mL；痰培养：肺炎克雷伯菌（+++）（CRKP）（图47-7），考虑定植菌，未予抗感染治疗（图47-7 ~ 图47-9）。

13. 2019-03-18予以停药出院，门诊随访。

编号	细菌名称	结果/浓度	菌落计数	
BMX_EKPN	肺炎克雷伯菌	（+++） 注：此菌为多重耐药菌，建议隔离！		
编号	药敏名称	直径	结果	MIC/RAD
1	阿莫西林/克拉维酸		R 耐药	≥32
2	哌拉西林/他唑巴坦		R 耐药	≥128
3	头孢呋辛		R 耐药	≥64
4	头孢呋辛酯		R 耐药	≥64
5	头孢西丁		R 耐药	≥64
6	头孢他啶		R 耐药	≥64
7	头孢曲松		R 耐药	≥64
8	头孢哌酮/舒巴坦		R 耐药	≥64
9	头孢吡肟		R 耐药	≥32
10	厄他培南		R 耐药	≥8
11	亚胺培南		R 耐药	≥16
12	阿米卡星		R 耐药	≥64
13	左氧氟沙星		R 耐药	≥8
14	复方新诺明		R 耐药	≥16
15	磷霉素	6		
16	美罗培南	6	R 耐药	
17	头孢唑林	6	R 耐药	
18	氨苄西林/舒巴坦	6	R 耐药	
19	庆大霉素	6	R 耐药	
20	黏菌素			1
21	替加环素		S 敏感	2
T1	痰液质量总评	不理想，建议复查		
T2	痰液外观	黏液		
T3	白细胞	150		
T4	上皮细胞	100		
TYP4	嗜血杆菌属	无生长		

图47-7　2019-03-13患者痰培养肺炎克雷伯菌药敏报告

■ **治疗后反应**

详见图47-8和图47-9。

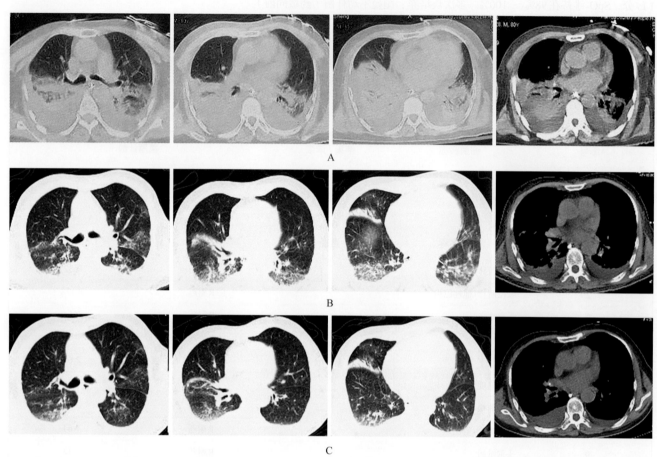

图47-8　患者治疗前后胸部CT结果　A. 2019-02-25胸部CT：右肺上叶病灶似略有吸收，左肺下叶病灶较前略进展，其余基本无改变；B. 2019-03-05胸部CT：双肺病灶较前明显好转，双侧胸腔积液；C. 2019-03-13胸部CT：双肺病灶、胸腔积液较2019-03-05进一步吸收

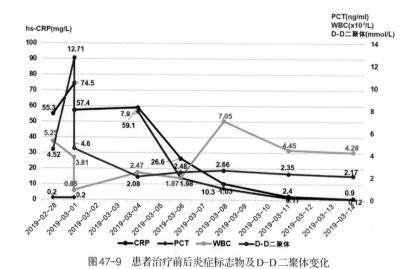

图47-9　患者治疗前后炎症标志物及D-D二聚体变化

最后诊断与诊断依据

■ **最后诊断**

1. 重症肺炎：鹦鹉热衣原体引起。

2. Ⅰ型呼吸衰竭。

■ **诊断依据**

患者为老年男性，既往无明确基础疾病，主要表现为咳嗽、气促、发热，T_{max} 39℃，起初血常规基本正常，PCT、ESR 升高明显，血气分析提示Ⅰ型呼吸衰竭，胸部CT表现为右中叶为主的实变，后快速进展为双肺多发实变、双侧胸腔积液。予以头孢哌酮/舒巴坦、亚胺培南+左氧氟沙星、糖皮质激素治疗，双肺病灶吸收不明显。痰mNGS检出鹦鹉热衣原体，加用多西环素后，胸部CT提示肺内病灶好转，转入复旦大学附属中山医院后继续四环素类（米诺环素）治疗，肺内病灶逐渐吸收，血氧逐渐好转，并成功脱机，炎症标志物逐渐下降至正常，故考虑"鹦鹉热衣原体肺炎"诊断可以成立。病程中曾多次痰细菌培养和痰mNGS检测，均有铜绿假单胞菌、鲍曼不动杆菌、肺炎克雷伯菌生长或核酸序列检出，考虑这些菌为医院内获得的呼吸道定植菌可能大。结合临床表现（黄痰）和抗感染治疗反应，存在某几天继发铜绿假单胞菌感染之可能。

· 经验与体会 ·

1. 鹦鹉衣原体是一种革兰阴性的严格胞内寄生菌，很多鸟类携带该菌，包括鸽子、金丝雀、长尾小鹦鹉、鹦鹉和一些海鸥。人类通过接触鸟类羽毛上的灰尘、鸟类粪便或被携带这种病原体的鸟类叮咬而获得这种细菌，没有人传人的风险。养宠物鸟的人或在养鸟地方工作的人患这种肺炎的风险最高。鹦鹉热衣原体引起的疾病称为鹦鹉热，是一种人兽共患病，潜伏期常为5～14天，症状表现为高热、寒战、相对缓脉、头痛、乏力、干咳和呼吸困难。其他的非特异性表现包括皮疹、呕吐、腹痛、腹泻等消化道反应，少见的可出现心肌炎、心内膜炎、脑炎、黄疸和急性呼吸窘迫综合征（acute respiratory distress syndrome，ARDS）。鹦鹉热衣原体属于衣原体科，嗜衣原体属，既往认识的衣原体肺炎可能更多由肺炎衣原体引起，而鹦鹉热衣原体引起的肺炎可能会相当严重，通常老年患者更为严重，病程可以持续数周。

2. 鹦鹉热的诊断需要至少以下一种检测：① 呼吸道标本分离到鹦鹉热衣原体；② 补体结合试验（complement fixation test，CFT）或微量免疫荧光法（microimmunofluorescence，MIF）检测双份血清抗体滴度增加4倍或以上；MIF法检测到鹦鹉热衣原体的IgM相对滴度≥1∶16。非常遗憾的是国内微生物实验室常规不开展以上检查，故临床医生对鹦鹉热的诊断困难，因而对该疾病的认识严重不足。本例通过新兴的检测技术——二代测序意外发现鹦鹉热衣原体，根据文献报道的临床表现、影像学，以及经验性治疗后的反应，考虑本例为鹦鹉热衣原体引起的可能大，非常遗憾未能得到相关血清学的证据。

3. 治疗上与肺炎衣原体、沙眼衣原体不同，鹦鹉热衣原体首选四环素类，包括多西环素、米诺环素；若存在四环素类禁忌证，次选大环内酯类、喹诺酮类，但疗效远不如四环素和大环内酯类，也曾有喹诺酮类治疗失败的鹦鹉热病例报告。疗程至少10～14天，以确保有效和预防复发。

4. 患者病程中多次培养提示鲍曼不动杆菌、铜绿假单胞菌、肺炎克雷伯菌，考虑此类菌为医院内获得的呼吸道定植菌，与本次感染病原体关系不大。临床医生若对诊断不自信，经常会将多重耐药定植菌作为致病菌重锤猛击，本例我们入院后就考虑鹦鹉热衣原体为主要病原体，而其他多重耐药菌为定植可能性更大，最终取得满意疗效。

· 参考文献 ·

[1] Ionescu AM, Khare D, Kavi J. Birds of a feather: an uncommon cause of pneumonia and meningoencephalitis[J]. BMJ Case Rep, 2016, 1: bcr2016216879.

[2] Radomski N, Einenkel R, Müller A, et al. Chlamydia-host cell interaction not only from a bird's eye view: some lessons from Chlamydia psittaci[J]. FEBS Lett, 2016, 590(21): 3920–3940.

[3] Vande Weygaerdea Y, Versteele C, Thijs E, et al. An unusual presentation of a case of human psittacosis[J]. Respiratory Medicine Case Reports, 2018, 23: 138–142.

病例 48 青年女性患肺炎，打针吃药竟半年

作者 · 骆 煜　金文婷　马玉燕
审阅 · 胡必杰　潘　珏

· 病史简介 ·

女性，30岁，安徽人，2018-11-19收入复旦大学附属中山医院感染病科。

■ 主诉

咳嗽、咳痰4个月，发热2周。

■ 现病史

1. 2018-07患者出现咳嗽、咳黄白痰，无发热、盗汗、消瘦、咯血等。2018-07-06 胸部CT示：双肺上叶纤维结节伴左肺上叶支气管扩张；至上海某三甲医院就诊，予支扩养阴颗粒、福多司坦片治疗，咳嗽、咳痰无明显好转。

2. 2018-11-03患者出现低热（T_{max} 37.5℃），仍有咳嗽、咳痰，就诊于黄山市某医院，WBC 11.02×10^9/L，N% 80.6%，CRP 77.79 mg/L，PCT 0.15 ng/mL，ESR 37 mm/h，痰涂片及培养阴性。胸部CT示：左肺下叶炎症伴实变，左肺上下叶多枚小结节影，上叶局部支气管扩张。予阿莫西林/克拉维酸+多西环素抗感染治疗。

3. 2018-11-07复查WBC 14.3×10^9/L，N% 82.2%，CRP 32.27 mg/L，ESR 51 mm/h。行支气管镜检查示：左侧各叶段支气管黏膜明显水肿，管腔通畅，未见新生物；左肺下叶基底段刷检未见异型细胞、灌洗液未见异常。2018-11-07改为莫西沙星抗感染，咳嗽咳痰症状无明显好转。

4. 2018-11-16复查WBC 7.65×10^9/L，CRP 9.38 mg/L，ESR 25 mm/h。胸部CT示：左下肺多发感染性病变，肺TB不除外，左肺上叶前段局限性支气管扩张。

5. 2018-11-19为进一步诊治，收入复旦大学附属中山医院感染病科。患病以来，胃纳、睡眠尚可，大小便正常，体重无明显改变。

■ 既往史及个人史

否认高血压、糖尿病等；否认肝炎、结核等。患者发病前曾接触发霉物品。

· 入院检查 ·

■ 体格检查

1. T 36.6℃，P 81次/分，R 20次/分，BP 99/65 mmHg。

2. 双肺呼吸音清，左下肺可及湿啰音；心律齐，未及杂音；腹平软，无压痛或反跳痛，双下肢无水肿。

■ 实验室检查

1. 血常规：WBC 6.12×10^9/L，N% 69.6%，Hb 128 g/L，PLT 188×10^9/L。

2. 炎症标志物：hsCRP 7.3 mg/L，ESR 33 mm/h，PCT < 0.04 ng/mL。

3. 尿常规、粪常规：阴性。

4. 肝肾功能：ALT/AST 17/15 U/L，白蛋白38 g/L，Cr 62 μmol/L。

5. T-SPOT.TB：A/B 0/0，血隐球菌荚膜抗原：阴性。

6. 自身抗体：抗核抗体颗粒型 1：320，抗SS-A抗体阳性，其余均阴性。

7. 肿瘤标志物：CA 125 157.3 U/mL，CA 15-3 34.9 U/mL，其余均阴性。

8. 特定蛋白：Ig G 13.54 g/L，Ig E 19 IU/mL，补体C3 1.02 g/L，补体C4 0.33 g/L，总补体测定39.6 IU/mL。

9. 甲状腺功能、心肌标志物、出凝血功能均正常。

10. 血气分析：PaO_2 92 mmHg，$PaCO_2$ 40 mmHg，SpO_2 97%。

■ 辅助检查

1. 2018-11-20腹部、盆腔平扫+增强CT：肝脾稍饱满，左肾小囊肿，右肾复杂囊肿可能；附见左肺下叶多发结节病灶，部分融合实变，可见树芽征（图48-1）。

2. 2018-11-29超声心动图：静息状态下超声心动图未见异常。

· 临床分析 ·

■ 病史特点

患者为青年女性，咳嗽、咳痰4个月，发热2周，WBC、NE、ESR、CRP升高，腹部增强CT附见左下肺多发结节病灶，部分融合实变，可见树芽征。抗感染治疗后热退但肺部炎症吸收不明显，疾病诊断和鉴别诊断考虑如下。

■ 诊断分析

1. 感染性疾病。

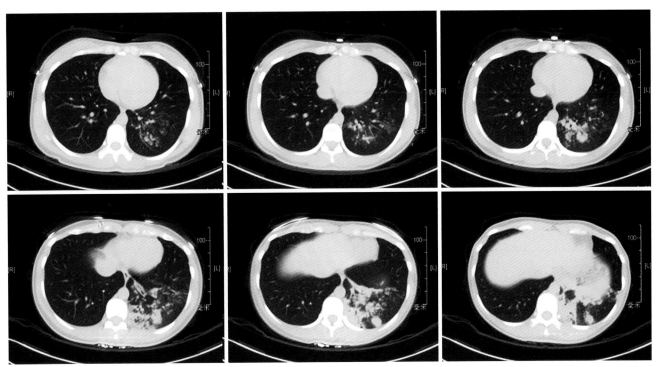

图48-1 患者入院时的腹部CT情况 2018-11-20腹部增强CT附见：*左下肺多发结节病灶，部分融合实变，可见树芽征*

· 社区获得性肺炎：患者虽然咳嗽、咳痰时间较长，出现发热等毒性症状则为近2周，血常规提示白细胞及中性粒细胞比例高，影像学检查见大片炎症浸润影，提示本次急性加重为社区获得性肺炎，常见病原体为肺炎链球菌、支原体、衣原体等。但患者先后使用阿莫西林/克拉维酸+多西环素、莫西沙星等治疗后，效果欠佳，热退但咳嗽仍严重，肺部CT示炎症病灶吸收不明显，需要考虑其他病原体感染或合并其他感染的可能性。

· 肺分枝杆菌感染：包括结核和NTM。本例患者为青年女性，出现慢性咳嗽、咳痰，伴发热，胸部CT示左下肺多发结节病灶，伴融合实变；抗感染治疗肺部病灶吸收不佳，需要考虑分枝杆菌病。患者入院查T-SPOT.TB阴性，结核病可能性减少，但NTM肺病则不能除外，进一步明确或排除诊断有赖于肺活检的病原学和组织病理学检查。

· 其他病原体感染：主要是慢性且毒性症状不严重的感染，如肺隐球菌感染、诺卡菌感染等，均可表现慢性多发渗出炎症、结节病灶等；病情进展相对慢，有时也可出现发热、炎症标志物升高。本患者血隐球菌荚膜抗原阴性，可能性较小。病原学确诊也主要依赖于肺活检的病原学和组织病理学检查。

2. 自身免疫疾病：患者入院查ANA及抗SSA抗体阳性，主要表现为咳嗽、痰少，无口干、眼干。本病胸部CT通常以间质性病变为主，与本例CT表现不符，可暂不考虑该诊断。

进一步检查、诊治过程和治疗反应

■ 诊治过程

1. 2018-11-20支气管镜检查，灌洗液涂片+培养均阴性，气管镜活检病理报告示：（左肺下叶后）送检肺泡组织可见小灶肉芽肿性病变（图48-2）。

2. 2018-11-23结合影像学及mNGS结果（图48-3、图48-4），考虑NTM肺部感染，开始抗NTM治疗：阿奇霉素（0.25 g，口服，qd）+米诺环素（100 mg，静脉滴注，q12 h）；阿米卡星（0.4 g，qd）+头孢美唑（2 g，q12 h）抗感染治疗。后因头晕、恶心、呕吐于2018-11-26暂停米诺环素。

3. 2018-12-03复查CRP 1.9 mg/L，ESR 15 mm/h；胸部CT：左肺下叶结节病灶较外院2018-11-16片吸收（图48-5）；恢复米诺环素100 mg口服，q12 h。

4. 2018-12-06予以出院，继续阿奇霉素+阿米卡星+头孢美唑+米诺环素治疗。

■ 出院后随访

1. 2018-12-25门诊加用利福布汀（0.3 g，口服，qd），3天后体温升至39℃，遂停用。

巨检	灰褐色组织一堆，共计直径0.5 cm。
病理诊断	（左肺下叶后）送检肺泡组织可见小灶肉芽肿性病变，余肺泡腔内较多泡沫样组织细胞，肺泡上皮未见明显异型；正在行免疫组化及特殊染色检查以协助诊断。 补充报告（2018-11-29）： （左肺下叶后）送检肺泡组织可见小灶肉芽肿性病变，余肺泡腔内较多泡沫样组织细胞，肺泡上皮未见明显异型；特殊染色未发现阳性菌，结核PCR阴性，请结合临床。 免疫组化（2018-N30571）：18S57560-001，CK（pan）（上皮阳性），CD68（KP1）（组织细胞阳性）。 特殊染色：18S57560-001，抗酸阴性，六胺银阴性，PAS阴性，网状纤维染色（网状纤维阳性）。 其他：结核PCR阴性。

图48-2　2018-11-20患者行支气管镜检查结果：见小灶肉芽肿病变

标本类型：灌洗液			报告日期：2018-11-23		
属名	属相对丰度（%）	属严格序列数	种名	覆盖度（%）	种严格序列数
分枝杆菌属	1.65	11	脓肿分枝杆菌	0.01	8
			龟分枝杆菌	0.001	1

图48-3　2018-11-23患者灌洗液mNGS检测结果：分枝杆菌（脓肿分枝杆菌）（2018-11-20送检）

标本类型：肺组织			报告日期：2018-11-23		
属名	属相对丰度（%）	属严格序列数	种名	覆盖度（%）	种严格序列数
分枝杆菌属	0.11	25	脓肿分枝杆菌	0.017 3	16
			休斯敦分枝杆菌	0.003	0

图48-4　2018-11-23患者肺组织mNGS检测结果：分枝杆菌（脓肿分枝杆菌）（2018-11-20送检）

2. 2018-12-29查CRP < 0.3 mg/L，ESR 9 mm/h；胸部CT：左下肺炎症，较2018-12-03进一步吸收（图48-5）。

3. 2019-01-10停头孢美唑，阿米卡星0.4 g静脉滴注改为肌注，继续阿奇霉素（0.25 g，口服，qd）+米诺环素（100 mg，q12 h）治疗。

4. 分枝杆菌培养结果陆续回报。

（1）2019-01-02肺组织分枝杆菌培养阴性（2018-11-20送检）。

（2）2019-01-03灌洗液分枝杆菌培养阴性（2018-11-20送检）。

（3）2019-01-04痰分枝杆菌培养阴性（2018-11-22送检）。

（4）2019-01-18痰分枝杆菌培养阴性（2018-12-05送检）。

5. 2019-02-14胸部CT：左下肺炎症较2018-12-29片好转（图48-5）。

6. 2019-04-17胸部CT：左下肺炎症较2019-02-14片进一步明显好转（图48-5）。

7. 2019-05-04因米诺环素缺货，改口服多西环素。方案为：阿奇霉素（0.25 g，口服，qd）+多西环素（100 mg，q12 h）+阿米卡星（0.4 g，静脉滴注，qd）+头孢美唑（2 g，q12 h）。

8. 2019-06-12胸部CT：左肺炎症渗出病灶和结节病灶，基本消散，较2019-04-17片相仿（图48-5）；患者无咳嗽咳痰症状，CRP < 0.3 mg/L，ESR 2 mm/h。嘱患者停药，定期随访。

最后诊断与诊断依据

■ 最后诊断

左肺脓肿分枝杆菌感染。

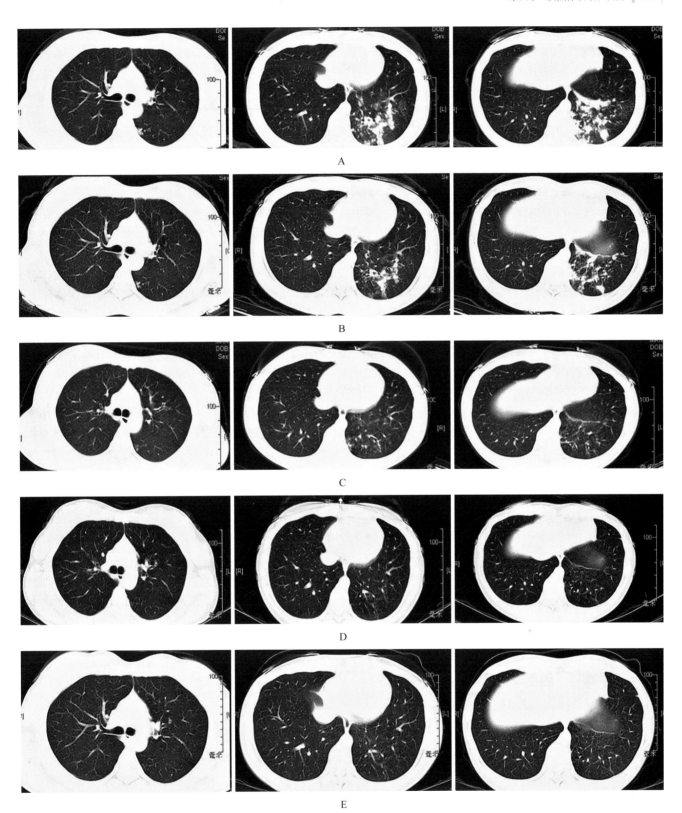

图48-5 患者治疗后的胸部CT变化情况 A. 2018-12-03胸部CT：左下肺病灶较2018-11-20略吸收；B. 2018-12-29胸部CT：左下肺炎症，较2018-12-03部分吸收；C. 2019-02-14胸部CT：左下肺炎症，较2018-12-29好转；D. 2019-04-17胸部CT：左肺轻度支扩伴感染，较2019-02-14好转；E. 2019-06-12胸部CT：左肺局部支扩伴炎症（部分慢性炎症），较2019-04-17相仿

■ **诊断依据**

患者为青年女性，咳嗽、咳痰4个月，发热2周，外周血白细胞、中性比及CRP升高，T-SPOT.TB阴性，胸部CT示：左下肺多发结节病灶，部分融合实变，可见树芽征。外院抗感染治疗后体温平，炎症标志物基本降至正常，但肺部病灶未见

吸收。复旦大学附属中山医院支气管镜肺活检病理显示为小灶肉芽肿性病变，肺泡灌洗液及肺组织mNGS均检出"脓肿分枝杆菌核酸序列"。针对脓肿分枝杆菌的抗感染治疗（阿奇霉素＋头孢美唑＋阿米卡星＋米诺环素）获得较满意效果，咳嗽咳痰消失，CT随访肺部病灶逐渐吸收。虽然抗酸杆菌涂片及分枝杆菌培养结果均阴性，根据疾病过程、影像学改变、抗感染治疗反应和mNGS检测结果，故考虑该诊断。

· 经验与体会 ·

1. NTM是指除结核分枝杆菌复合群及麻风分枝杆菌之外的其他分枝杆菌菌种。其中，脓肿分枝杆菌属于快速生长分枝杆菌（rapidly growing mycobacteria，RGM）之一，培养时间通常在1周以内（与其他分枝杆菌相比生长很快）。

2. RGM最常见的感染部位是肺部感染（47%），主要由脓肿分枝杆菌引起（80%），平均年龄为55岁，其中70%的患者存在基础肺部疾病；胸部影像学显示50%以上的病例存在3个或以上肺叶受累。本例患者年龄较轻，既往无肺部基础疾病，且肺部病灶以左肺下叶为主，容易出现误诊。在常规经验性抗感染治疗后效果不佳，需考虑不典型病原体感染可能。

3. NTM肺部疾病的诊断需由痰涂片、痰培养、支气管肺泡灌洗或经支气管镜活检等样本分离出NTM以明确。不同NTM菌种具有不同的药敏谱，所以分枝杆菌菌种鉴定具有重要价值，目前主要方法包括：高压液相色谱（HPLC）、商业化DNA探针以及mNGS技术。既往研究发现RGM通常在症状出现后2年以上才确诊，本例患者行痰涂片、痰培养、支气管肺泡灌洗及经支气管镜活检等多次分枝杆菌培养阴性，通过mNGS技术快速、高效地检出病原体为脓肿分枝杆菌，为后续治疗提供了可靠的依据。mNGS用于诊断结核和非结核分枝杆菌感染时，与其他很多细菌感染不同，检测到分枝杆菌核酸序列条数通常较少，但结合病史和影像学，常常能够判断为感染的病原体。本例BALF和组织活检，都有脓肿分枝杆菌核酸序列检出，因此可确立诊断。

4. 目前缺乏针对NTM治疗的大规模临床研究，对于大多数NTM菌种的治疗尚无统一标准。该患者考虑为脓肿分枝杆菌引起的肺部感染，根据文献报道和我国NTM药敏结果，选用"阿奇霉素＋头孢美唑＋阿米卡星＋米诺环素"四联治疗方案，初始治疗后病灶有所吸收。后选用"阿奇霉素＋阿米卡星＋米诺环素"三种药物联合治疗，2019-06中旬复查病灶基本吸收，故停药（总疗程近7个月）。

参考文献

[1] Jarand J, Levin A, Zhang L, et al. Clinical and microbiologic outcomes in patients receiving treatment for mycobacterium abscessus pulmonary disease[J]. Clin Infect Dis, 2011, 52(5): 565–571.

[2] Miao Q, Ma Y, Wang Q, et al. Microbiological diagnostic performance of metagenomic next-generation sequencing when applied to clinical practice[J]. Clin Infect Dis, 2018, 67: S231–S240.

[3] Redelman-Sidi G, Sepkowitz KA. Rapidly growing mycobacteria infection in patients with cancer[J]. Clin Infect Dis, 2010, 51(4): 422–434.

[4] Wentworth AB, Drage LA, Wengenack NL, et al. Increased incidence of cutaneous nontuberculous mycobacterial infection, 1980 to 2009: a population-based study[J]. Mayo Clin Proc, 2013, 88(1): 38–45.

病例 49　凶手早隐现，相见不相识？

作者·马玉燕　金文婷　陈　翔
审阅·胡必杰　潘　珏

· 病史简介 ·

男性，62岁，江苏人，2019-04-16收入复旦大学附属中山医院感染病科。

■ 主诉

发热、咳嗽2周。

■ 现病史

1. 2019-04-01患者出现高热和咳嗽，T_{max} 40℃，伴寒战，咳嗽剧烈，咳少量泡沫状黏痰，无胸痛、咯血等；2019-04-03至高邮当地医院就诊，胸部CT示左肺少许炎症（图49-1），予哌拉西林/他唑巴坦＋左氧氟沙星抗感染3天，仍发热、咳嗽。

2. 2019-04-05于上海某三甲医院就诊，查血WBC 10×10⁹/L，N% 86.1%，CRP 227.46 mg/L，ALT 64 U/L，AST 98 U/L，D-D二聚体1.23 mg/L，血培养阴性。胸部增强CT（2019-04-05）示：左肺上叶炎症，较前明显进展，两侧胸腔积液，前纵隔

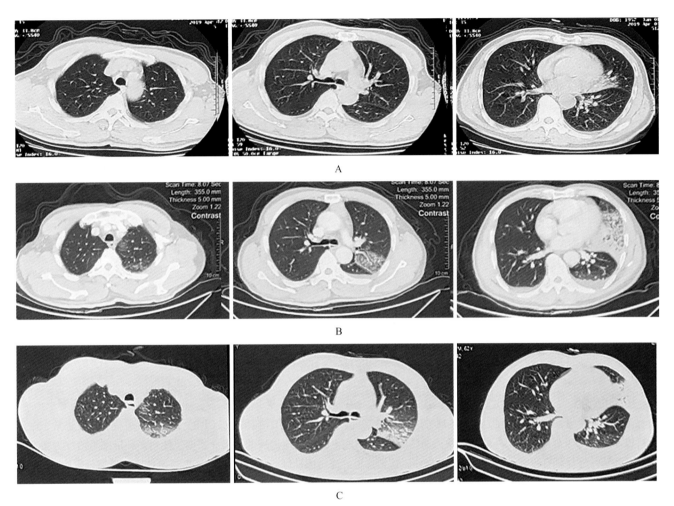

A

B

C

图49-1　2019-04-03（A）、2019-04-05（B）及2019-04-12（C）患者胸部CT检查结果

囊肿，两肺慢性炎症，两侧胸膜局部增厚（图49-1）；送检痰mNGS检出微生物核酸序列数如下：乳明串珠菌465条，黏液罗氏菌106条，龋齿罗氏菌3条，鹦鹉热衣原体9条。考虑mNGS无明确阳性提示，予以亚胺培南（0.5 g，q8 h），体温高峰较前下降。

3. 2019-04-08转至上海另一家三甲医院，查WBC 8×10⁹/L，N% 81.4%，CRP 192.6 mg/L，D-D二聚体 2.13 mg/L，ALT 69.3 U/L，AST 71 U/L，NSE 22.80 ng/mL。予以亚胺培南/西司他丁（1.0 g，静脉滴注，q8 h）+伏立康唑（0.2 g，静脉滴注，q12 h）抗感染；2019-04-08起体温平，咳嗽较前好转；2019-04-10晚22点至次日凌晨1点，出现后背痛，由一侧蔓延至整个后背，剧烈，伴大汗，对症后好转。

4. 2019-04-11查WBC 7.8×10⁹/L，N% 82.6%，CRP 22.5 mg/L，D-D二聚体 3.96 mg/L，ALT 428.3 U/L，AST 592 U/L。复查胸部CT（2019-04-12）示：左上肺炎症伴胸膜反应，炎症病灶较前吸收，左侧胸腔积液（图49-1）。2019-04-14停抗感染，当天晚上再次发热Tₘₐₓ 38.5℃。2019-04-15再次出现后背痛，为明确诊断，至复旦大学附属中山医院感染病科门诊，次日收治入院。

5. 自发病来，患者精神尚可，食欲差，大小便如常，体重无明显变化。

■ 既往史及个人史

高血压6年余，最高150/100 mmHg，平素服用氯沙坦50 mg qd，血压控制在130/90～140/100 mmHg；否认糖尿病、脑梗、慢性支气管炎等慢性疾病。1986年外伤后脾破裂后行脾全切，术中有输血。抽烟、饮酒30年，每日30支烟、3两白酒。否认疫区驻留史。

· 入院检查 ·

■ 体格检查

1. T 39℃，P 124次/分，R 20次/分，BP 118/75 mmHg。

2. 神志清，精神可。双肺呼吸音粗，未闻及明显干、湿啰音；心率124次/分，律齐，各瓣膜区未及杂音。双下肢不肿。

■ 实验室检查

1. 血常规：WBC 11.41×10^9/L，N% 86.8%，Hb 112 g/L，PLT 321×10^9/L。

2. 炎症标志物：hsCRP 135.4 mg/L，ESR 100 mm/h，PCT 0.16 ng/mL。

3. 尿常规：蛋白阴性，红细胞阴性，白细胞阴性。

4. 血气分析（不吸氧）：PaO_2 59.0 mmHg，$PaCO_2$ 33.0 mmHg，SpO_2 93.0%。

5. 生化：Alb 35 g/L，ALT/AST 186/89 U/L，Cr 76 μmol/L，Na^+ 132 mmol/L，K^+ 4.2 mmol/L，Cl^- 93 mmol/L，CK/CK-MB 40/24 U/L。

6. T-SPOT.TB A/B 0/0，血隐球菌荚膜抗原、肺炎支原体抗体 IgG/IgM、呼吸道病原体九联检、G试验均阴性，EBV-DNA阴性。

7. 咽拭子甲型流感病毒、乙型流感病毒抗原检测：阴性。

8. ANA、ENA、ANCA、补体、免疫球蛋白定量均阴性。

9. 肿瘤标志物均阴性。

10. 细胞免疫检查：CD4/CD8 1.0，CD4 187 /μL，CD8 191 /μL。

■ 辅助检查

超声心动图：静息状态下未见明显异常。

·临床分析·

■ 病史特点

患者为老年男性，急性病程，主要表现为高热、咳嗽咳痰，WBC和中性粒稍高，CRP、ESR明显升高，PCT正常，血气分析提示Ⅰ型呼吸衰竭，病初外院间隔两天的胸部CT显示左上肺较快速进展的渗出和实变。使用多种抗感染治疗方案，体温曾有好转，病灶稍有吸收，但后又发热、胸痛，病情加重，需考虑社区获得性肺炎（CAP），具体感染类型分析如下。

■ 诊断分析

1. 细菌性肺炎：常见病原体包括肺炎链球菌、流感嗜血杆菌、肺炎克雷伯杆菌等，本例患者有高热、血WBC和中性粒升高、炎症标志物明显升高、胸部CT表现为左上肺炎症渗出和实变，有细菌性肺炎的特点，但后续没有出现脓性痰、肺部病灶不广泛而呈现呼吸衰竭、强有力的抗感染方案（哌拉西林/他唑巴坦＋左氧氟沙星，亚胺培南）治疗2周仍发热，即效果不够理想，需要考虑其他病原体引起肺炎的可能性。

2. 病毒性肺炎：患者为老年男性，急性病程，春末夏初出现高热、咳嗽，CT示左上肺病灶短期内（2天）进展较快，CRP、ESR明显升高而血白细胞仅轻度升高，尤其是抗普通细菌感染治疗2周患者仍发热，需考虑病毒性肺炎可能。入院行咽拭子甲型流感、乙型流感抗原检测阴性，需考虑其他病毒如腺病毒、呼吸道合胞病毒等。同时，外院抗感染后曾一度有效，体温转平，左上肺病灶有所吸收，不符合典型的病毒性肺炎表现。可行支气管镜，在病变处行支气管肺泡灌洗，采集BALF送mNGS检测，以明确感染病原体。

3. 非典型病原体性肺炎：患者为老年男性，急性病程，CT示病初肺部病灶进展较快，CRP、ESR明显升高而血白细胞仅轻度升高，有明显低氧血症，入院查肝酶升高，需要考虑军团菌、支原体和衣原体等非典型病原体引起肺炎之可能。患者治疗第一阶段联合抗感染方案中使用左氧沙星3天，体温似有下降，但肺部病灶继续进展，调整抗感染治疗后病灶则有吸收，但停用抗非典型病原体的药物（左氧氟沙星）数天后患者又开始发热，因此，目前资料不能判断肺炎的元凶是否为非典型病原体，需要进一步检查。

·进一步检查、诊治过程和治疗反应·

1. 2019-04-16潘珏教授查房，仔细翻阅外院痰mNGS结果，检出鹦鹉热衣原体序列数9条（图49-2）。结合病史及影像学变化考虑肺衣原体感染可能，床旁追问病史，诉发热前有清理鸡粪史。外院抗感染后体温一度转平，后又发热，考虑先前使用氟喹诺酮类有效，停用氟喹诺酮后，再次高热、胸痛病情加重、新增左下肺病灶，可能与过早停药、疗程不足相关；此外需警惕细菌感染可能。入院后予完善血mNGS、支气管镜检查。予多西环素（0.1 g，口服，q12 h，首剂0.2 g）＋哌拉西林/他唑巴坦（4.5 g，静脉滴注，q8 h）抗感染，同时予保肝、化痰等对症治疗。

A. 检出细菌列表

类型	属			种		
	中文名	拉丁文名	检出序列数	中文名	拉丁文名	检出序列数
G^+	明串珠菌属	*Leuconostoc*	481	乳明串珠菌	*Leuconostoc lactis*	465
G^+	罗氏菌属	*Rothia*	113	黏液罗氏菌	*Rothia mucilaginosa*	106
				龋齿罗氏菌	*Rothia dentocariosa*	3

B. 检出支原体/衣原体列表

属			种		
中文名	拉丁文名	检出序列数	中文名	拉丁文名	检出序列数
衣原体属	*Chlamydia*	13	鹦鹉热衣原体	*Chlamydia psittaci*	9

图49-2 2019-04-11患者痰mNGS检出鹦鹉热衣原体序列数9条

2. 2019-04-16送检血mNGS。

3. 2019-04-17支气管镜检查：于左上叶舌段行支气管肺泡灌洗，灌洗液送检细菌、真菌涂片+培养，涂片找抗酸杆菌单行分枝杆菌培养及mNGS检测。并予左上叶舌段行TBLB及刷检。

4. 2019-04-19肺活检病理回报：未见特殊病原体，符合慢性炎症伴机化性肺炎改变（图49-3）。

巨检	左肺舌段：灰黑碎组织一堆，共计直径0.4 cm。
病理诊断	（左肺舌段）镜下穿刺肺组织肺泡间隔增宽，胶原纤维组织增生，部分区纤维母细胞灶形成，肺泡间隔少量炎症细胞浸润，符合慢性炎症伴机化性肺炎改变。 补充报告（2019-04-24）： （左肺舌段）镜下穿刺肺组织肺泡间隔增宽，胶原纤维组织增生，部分区纤维母细胞灶形成，肺泡间隔少量炎症细胞浸润，符合慢性炎症伴机化性肺炎改变。特殊染色未查见真菌菌丝及孢子，抗酸阴性。 免疫组化（2019-N09883）：19S18932-001，CD68（KP1）（组织细胞阳性），CK（pan）（上皮阳性）。 特殊染色：19S18932-001，PAS阴性，抗酸阴性，六胺银阴性，网状纤维染色（网状纤维增生）。

图49-3 2019-04-19患者肺活检报告，考虑慢性炎症伴机化性肺炎改变，特染未见特殊病原体

5. 2019-04-19血mNGS（2019-04-16采样）结果：阴性。

6. 2019-04-23支气管肺泡灌洗液（2019-04-19采样）mNGS结果：检出鹦鹉热衣原体核酸序列数30条（图49-4）。

检出细菌列表

属			种		
属名	属相对丰度（%）	属严格序列数	种名	覆盖度（%）	种序列数	种严格序列数
衣原体属	3.1	53	鹦鹉热衣原体	0.226 1	53	30

图49-4 2019-04-23患者灌洗液mNGS检出鹦鹉热衣原体核酸序列数30条

7. 2019-04-25胸部CT：左肺炎症，左侧胸腔少量积液，较外院CT明显吸收。

8. 2019-04-25出现腹痛，肝酶明显升高，腹盆CT提示胆总管结石伴胆管扩张。为控制胆道感染，继续使用哌拉西林/他唑

巴坦。

9. 2019-04-26遵普外科会诊建议行ERBD取石术＋支架置入术；术后腹痛明显好转。

10. 2019-05-05体温已平2周（图49-5），无腹痛，随访炎症标志物均降至正常（图49-6），复查PaO₂ 80 mmHg（不吸氧）较入院时明显上升；胸部CT：左肺炎症，较前明显吸收（图49-7）。予出院。

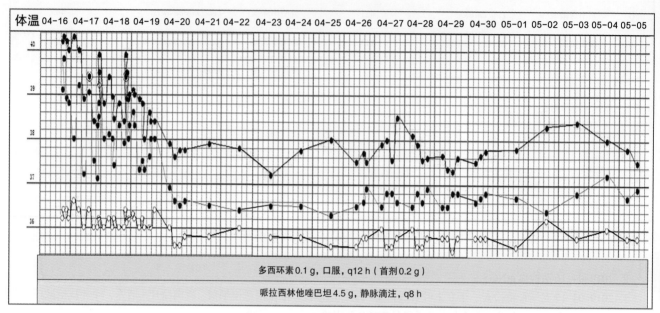

图49-5　患者治疗前后体温变化情况

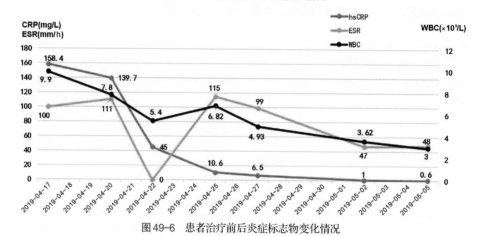

图49-6　患者治疗前后炎症标志物变化情况

最后诊断与诊断依据

■ **最后诊断**

1. 鹦鹉热肺炎。

2. Ⅰ型呼吸衰竭。

3. 胆总管结石伴扩张。

■ **诊断依据**

患者为老年男性，急性起病，发病前有鸡粪大量接触史，主要表现为高热、咳嗽咳痰、Ⅰ型呼吸衰竭，CRP、ESR明显升高而血白细胞和中性粒仅轻度升高，CT示病初肺部渗出和实变影进展较快。先后采集痰和支气管灌洗液做mNGS检测，均检出鹦鹉热衣原体核酸序列，使用左氧沙星起初有效，停用后再次高热、新增左下肺病灶，考虑疗程不足疾病反复。入院后联合使用多西环素治疗，体温很快转平，炎症标志物降至正常，故鹦鹉热衣原体引起社区肺炎的诊断可以成立。住院期间出现急性腹痛，发现胆总管结石伴扩张，行EPBD下取石术＋支架置入术，腹痛消失。此系偶发事件，与鹦鹉热肺炎无关。

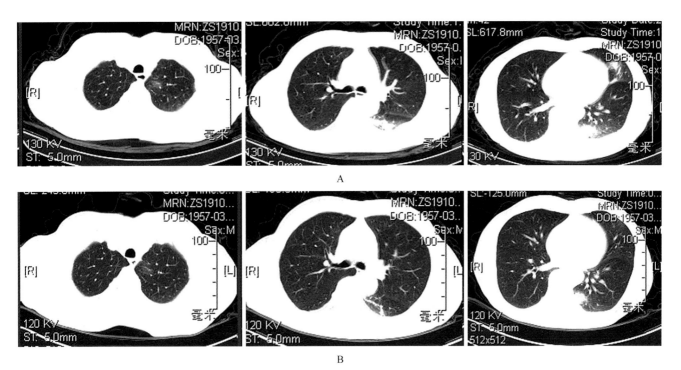

图49-7 患者治疗前后胸部CT病灶吸收情况——2019-04-25（A），2019-05-05（B） A. 2019-04-25胸部CT：左肺炎症较外院片进一步吸收，新增左下肺病灶，左侧胸腔少量积液；B. 2019-05-05胸部CT：左肺上叶、下叶病灶较2019-04-25明显吸收，胸腔积液吸收

· 经验与体会 ·

1. 鹦鹉热肺炎是鹦鹉热衣原体引起的社区获得性肺炎，是一种人兽共患病。该衣原体系革兰阴性、严格胞内寄生菌，常见于宠物鸟（鹦鹉、长尾小鹦鹉、金刚鹦鹉）和其他禽类，如鸡、鸭、火鸡、鸽、孔雀、雀类的组织、血和粪中。人类主要通过直接接触疫鸟（或其他禽类），或吸入它们的粪便或羽毛的粉尘、疫鸟（或其他禽类）的鼻腔分泌物的气溶胶而得病，没有人传人的风险。该患者发热前有铲除清理鸡粪史，据此推测可能是吸入鸡粪中的鹦鹉热衣原体而感染。

2. 鹦鹉热肺炎通常潜伏期为5～14天，男性多见（暴露增加），典型症状包括发热、寒战、肌肉酸痛、相对缓脉、剧烈头痛、肝脾大和胃肠道症状。近年来认识到鹦鹉热衣原体引起的肺炎可能会相当严重，甚至出现呼吸衰竭、急性呼吸窘迫综合征。该患者高热、咳嗽咳痰起病，CT提示肺部病变进展较快，血气分析显示有严重低氧血症（Ⅰ型呼吸衰竭），病情较重。

3. 鹦鹉热肺炎通常白细胞正常，偶尔明显升高；炎症标志物CRP、ESR往往较高；超过一半会出现肝酶异常，低钠血症多见。该患者CRP、ESR较高，伴肝酶升高，轻度低钠血症，符合鹦鹉热衣原体感染后的表现。

4. 以前衣原体感染最常用的血清学检测是属特异性CF（补体结合）试验，但现在的金标准是MIF（微量免疫荧光法）试验，抗体或IgM抗体滴度升高4倍，或抗体滴度≥1：16可诊断。鹦鹉热衣原体培养困难且危险，具有高度传染性，故不鼓励使用该方法进行诊断。另外，通过PCR法快速直接检测到呼吸道标本中的鹦鹉热衣原体核酸也可确诊。本例中，外院虽借助二代测序的新技术检测到痰中的鹦鹉热衣原体核酸序列，但遗憾的是，由于临床医生对mNGS技术和鹦鹉热疾病认知不足，对痰mNGS检出的少量鹦鹉热衣原体核酸序列未引起重视，给予了亚胺培南、伏立康唑的治疗方案，导致病情反复，患者停用氟喹诺酮10天后再次高热、新增左下肺病灶。入住中山感染病科后行支气管镜检查，BALF也检出了鹦鹉热衣原体核酸序列；虽然序列数少量，但此病原体污染机会少，且2次均检出该病原体，应该认为具有诊断意义。

5. 鹦鹉热衣原体肺炎抗感染治疗首选四环素类如多西环素、米诺环素；与肺炎衣原体、沙眼衣原体不同，为避免复发，文献推荐疗程需2～3周。若存在四环素类禁忌证（如儿童或孕妇），大环内脂类口服可作为替代治疗。喹诺酮类有效，但疗效远不如四环素和大环内酯类。本患者起初使用左氧沙星后体温逐渐转平，但因仅用了3天，后再次发热、胸痛，考虑疗程不足而致疾病反复，入院后支气管灌洗液mNGS仍检出不少鹦鹉热衣原体序列，也验证了这一推测。

参考文献

[1] Fischer N, Rohde H, Indenbirken D, et al. rapid metagenomic diagnostics for suspected outbreak of severe pneumonia[J]. Emerg Infect Dis, 2014, 20(6): 1072-1075.

[2] Hogerwerf L, DE Gier B, Bann B, et al. Chlamydia psittaci (psittacosis) as a cause of community-acquired pneumonia: a systematic review and meta-analysis[J]. Epidemiol. Infect. 2017, 145(15): 3096–3105.

[3] Kohlhoff SA, Hammerschlag MR. Treatment of Chlamydial infections: 2014 update[J]. Expert Opin Pharmacother, 2015, 16(2): 205–212.

病例 50 老汉慢性咳嗽伴多发肺结节，你能一眼看出病因吗？

作者·姚雨濛 袁 征 金文婷
审阅·胡必杰 潘 珏

· 病史简介 ·

男性，68岁，山东人，2018-05-28收入复旦大学附属中山医院感染病科。

■ 主诉

反复咳嗽5年余，加重伴发热3周。

■ 现病史

1. 患者2013年起出现反复咳嗽，干咳为主，不伴发热，外院胸部CT报告两肺炎症（未见CT片子），未予特殊治疗。2015-08间因发热至当地医院就诊，血常规及生化指标不详，查胸部CT（2015-08-06）：两肺散在慢性炎症，两肺多发小结节灶；支气管镜检查：右中叶病灶刷检，涂片未见异型细胞，予头孢美唑+阿奇霉素治疗（疗程不详）后体温转平，但仍有反复咳嗽。2017-12-04随访胸部CT示右肺上叶和下叶新增少量斑片病灶，右肺中叶、左上肺舌段病灶与前相仿，未进一步诊治。

2. 入院前3周劳累受凉后出现畏寒、发热，T_{max} 38.2℃，咳嗽、咳痰较前加重，咳少量白痰，盗汗明显，自行服用阿奇霉素、疏风感冒片等药物4天无好转，遂就诊当地医院。2018-05-08胸部CT示两肺炎症，WBC 8.0×10^9/L，N% 76.2%，ESR 32 mm/h，CRP 80.6 mg/L，ALT/AST 92.3/56.3 U/L，痰涂片找真菌、痰细菌培养阴性；T-SPOT.TB：A/B 2/2；GM试验、G试验、肿瘤标志物（CYFRA21-1/NSE/AFP/CEA/SCC）均阴性。予莫西沙星+美洛西林抗感染治疗14天，体温转平，但咳嗽、盗汗症状无好转，痰少不易咳出。

3. 2018-05-22复查WBC 5.8×10^9/L，N% 77.4%，CRP 9 mg/L；胸部CT示双肺病灶较前略增多，调整为头孢哌酮/舒巴坦+左氧氟沙星抗感染治疗6天。仍咳嗽，就诊复旦大学附属中山医院，为进一步治疗，2018-05-28收入复旦大学附属中山医院感染病科（图50-1）。

4. 自起病以来，精神、睡眠、食欲尚可，大小便正常，体重无明显增减。

■ 既往史及个人史

否认吸烟史，否认慢性病史，2014年曾因腹股沟疝于外院手术。

· 入院检查 ·

■ 体格检查

1. T 36.4℃，P 84次/分，R 20次/分，BP 137/72 mmHg。

2. 身高170 cm，体重65 kg，浅表淋巴结未扪及肿大，胸廓无畸形。心脏各瓣膜区未及杂音，听诊双肺呼吸音稍粗，未闻及干湿啰音。全腹软，无压痛、反跳痛。

■ 实验室检查

1. 血常规：WBC 4.57×10^9/L，N% 69.8%，Hb133 g/L，PLT 187×10^9/L。

2. 炎症标志物：ESR 8 mm/h，hsCRP 0.7 mg/L，PCT 0.04 ng/mL。

3. 生化：Alb 46 g/L，ALT/AST 31/28 U/L，Cr 61 μmol/L。

4. 糖化血红蛋白15.8%。

5. 免疫球蛋白E：32 IU/mL。

6. 细胞免疫正常范围。

7. 肿瘤标志物：CA72-4、proGRP、SCC、AFP、CEA、CA19-9、PSA等均阴性。

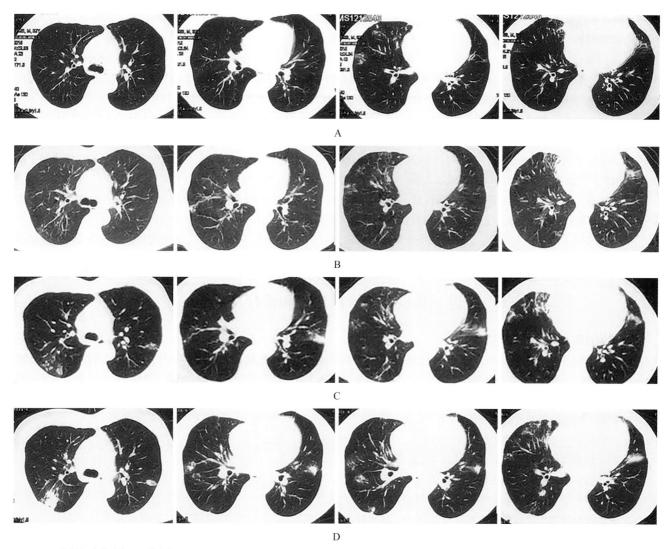

图50-1　患者入院前胸部CT检查结果　A. 2015-08-06 胸部CT：右肺中叶、下叶、左上肺舌段散在斑点、斑片病灶；B. 2017-12-04 胸部CT：右肺上叶和下叶新增少量斑片病灶，右肺中叶、左上肺舌段病灶与前相仿；C. 2018-05-08 胸部CT：右肺上、中、下叶及左上肺尖后段和舌段新增斑点、斑片、结节病灶。予莫西沙星＋美洛西林治疗14天；D. 2018-05-22 胸部CT：两肺斑点、斑片、结节病灶较前增多、扩大，改用头孢哌酮/舒巴坦＋左氧氟沙星抗感染治疗6天

8. T-SPOT.TB：A/B 1/0；隐球菌荚膜抗原阴性。

9. EBV-IgA，IgM阴性，CMV-IgG阳性，IgM阴性。

10. ANA、自身抗体谱、ANCA均阴性。

11. 甲状腺功能：FT_3、FT_4、TSH均阴性。

12. 血气分析：pH 7.43，PaO_2 90.0 mmHg，$PaCO_2$ 38.0 mmHg，BE 1.0，SpO_2 97.0%。

■ 辅助检查

1. 心电图正常心电图。

2. 胸部CT（2018-06-02）：两肺散在炎性病变，建议治疗后复查；左下肺小结节，建议随访复查。

3. 心脏彩超（2018-06-05）：静息状态下超声心动图未见异常。

· 临床分析 ·

■ 病史特点

　　患者为老年男性，无明确免疫抑制基础，慢性病程，主要表现为咳嗽、咳痰，长达数年。期间有几次短时间的发热、盗汗，血WBC正常，炎症标志物中红细胞沉降率、PCT正常范围，发热期间测CRP有过升高，后恢复正常。胸部CT显示两肺斑点、斑片和结节病灶，3年内逐渐增加、扩大趋势。需要考虑以下疾病。

■ 诊断分析

1. 非结核分枝杆菌肺病：患者老龄、慢性病程，胸部CT显示缓慢进展的斑点、斑片、结节影；白细胞计数正常范围，炎症标志物多正常范围，T-SPOT.TB阴性，非结核分枝杆菌肺病首先考虑。应当送检痰找抗酸杆菌，明确诊断需多次咳痰行分枝杆菌培养，必要时行支气管镜检查，活检肺组织送检病理学检查，灌洗液及肺组织送检分枝杆菌培养。

2. 肺诺卡菌病：常呈亚急性起病，免疫抑制宿主可急性起病，肺内表现为多发浸润阴影、大小不一的单发或多发结节，易出现空洞，半数肺诺卡菌病患者可合并包括脑、皮肤、骨骼等肺外表现。本患者胸部CT病灶以斑点和小结节病灶为主，渗出实变病灶少；而且病程较长，也无明确免疫抑制基础，无肺外病变表现，因此诺卡菌病可能性较小。明确诊断有赖于微生物和组织病理检查，必要时可借助mNGS。

3. 肺结核：慢性病程、胸部CT所见病灶形态可符合结核表现，不过右中叶和左上叶舌段部位，结核少见。尤其是本例T-SPOT.TB结果阴性，同时病程长达数年但毒性症状不显著，因此结核可能性较小。

4. 肺结节病：两肺多发斑点、斑片和结节病灶，持续时间较长，T-SPOT.TB阴性，非感染性肉芽肿病变需要考虑结节病可能。但本患者系老年男性，肺门纵隔淋巴结不大，也未发现结节病肺外典型表现，因此本病可能性也不大。

· 进一步检查、诊治过程和治疗反应 ·

■ 诊治过程

1. 2018-05-30支气管镜检查：镜下见气管及各支气管管腔通畅，黏膜光滑，未见新生物。于右上叶后段灌入生理盐水30 mL，回收液送细菌、真菌及分枝杆菌涂片和培养。透视引导下于右上叶后段阴影处行TBLB（活检5块）及刷检。术后病理报告"炎症性病变"（图50-2）。

2. 刷检、咳出物涂片找抗酸杆菌阴性。

3. 灌洗液涂片找抗酸杆菌阴性；涂片找细菌、找真菌阴性。

4. 肺组织涂片找抗酸杆菌阴性；组织湿片找真菌未见。

5. 灌洗液：普通细菌培养正常菌群少量，真菌培养阴性。

6. 肺组织：普通细菌培养阴性，真菌培养阴性。

7. 灌洗液和肺组织分枝杆菌培养：至2018-06-05出院前无生长。

8. 2018-06-01咳痰细菌、真菌培养阴性；干咳为主，患者不愿雾化导痰，故未重复送痰检。

巨检	灰白灰褐碎组织一堆，共计直径0.3 cm。
病理诊断	（右上叶后段）送检支气管壁组织，黏膜下平滑肌组织间见少许炎症细胞，肺泡腔内未见组织细胞及炎症细胞浸润，仅少许炭末样沉积，呈轻微炎症性病变。 补充报告（2018-06-05）： （右上叶后段）特殊染色未查见明确阳性菌，请结合临床。 免疫组化（2018-N13562）：18S25101-001，CK（pan）（上皮阳性），CD68（KP1）（组织细胞阳性），Ki-67（2%阳性）。 特殊染色：18S25101-001，PAS阴性，六胺银阴性，抗酸阴性，网状纤维染色（网状纤维阳性）。

图50-2　2018-05-30患者经支气管镜肺活检病理诊断报告

9. 综合分析，考虑非结核分枝杆菌肺病，鸟-胞内分枝杆菌复合群可能大，2018-06-01起予试用抗NTM治疗：克拉霉素（0.5 g，口服，q2 h）+左氧氟沙星（0.6 g，静脉滴注，qd）+阿米卡星（0.4 g，静脉滴注，qd）（由于患者于外院曾有一过性肝损，故未选用利福平）。

10. 2018-06-02复查胸部CT示病灶较外院CT片（2018-05-22）略有好转。先前已经用过含左氧氟沙星的抗感染药物6天。

11. 2018-06-05复查血WBC 4.38×10^9/L，ESR 9 mm/h，CRP 1.9 mg/L，ALT/AST 31/28 U/L。予以出院，继续克拉霉素（0.5 g，口服，q12 h）+左氧氟沙星（0.4 g，口服，qd）治疗，嘱门诊随访。

12. 2018-06-14支气管灌洗液分枝杆菌培养（2018-05-30送检）结果回报：非结核分枝杆菌生长，菌种鉴定为胞内分枝杆菌。

■ **治疗反应**

1. 克拉霉素+左氧氟沙星治疗后，患者未再发热，咳嗽、盗汗症状好转，遂继续该方案治疗。2018-07-24门诊随访，复查胸部CT示双肺多发病灶均较前有吸收好转，继续该方案治疗。

2. 后患者症状进一步改善，无特殊不适，2018-11-05门诊随访，复查胸部CT示双肺病灶进一步吸收好转。继续克拉霉素（0.5 g，q12 h）+左氧氟沙星（0.4 g，口服，qd）抗胞内分枝杆菌治疗（图50-3）。

3. 2018-12起停药观察，定期复查随访。

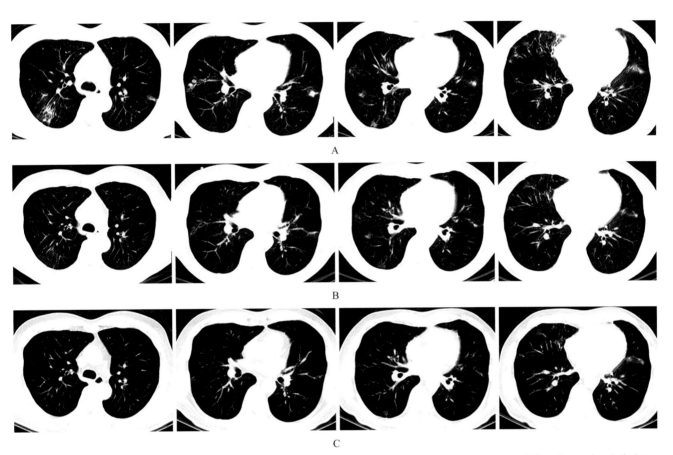

图50-3　患者治疗后胸部CT检查结果　A. 2018-06-02胸部CT：右肺上、中、下叶及左上肺尖后段和舌段，多发斑点、斑片、结节病灶；B. 2018-07-24胸部CT：两肺多发病灶均较前明显吸收。继续克拉霉素0.5 g，q12 h+左氧氟沙星0.4 g，口服，qd治疗；C. 2018-11-05胸部CT：两肺病灶基本吸收

最后诊断与诊断依据

■ **最后诊断**

胞内分枝杆菌肺病。

■ **诊断依据**

患者为老年男性，慢性病程，以咳嗽为主要表现，3年内多次胸部CT影像学显示逐渐进展的两肺散在斑点、斑片、结节病灶，支气管镜检查病理为"炎症性病变"，支气管灌洗液培养为"胞内分枝杆菌"，予克拉霉素+左氧氟沙星抗分枝杆菌治疗6个月，两肺病灶逐渐吸收，据此胞内分枝杆菌肺病诊断可以确立。

经验与体会

1. 本例临床过程及胸部CT表现，属于比较典型的非结核分枝杆菌肺病（NTM-LD），在复旦大学附属中山医院就诊后立即考虑本病并很快确诊。但患者之前经历多家医院诊治，从未考虑此病，反映我国临床医师对NTM-LD认知度普遍不足。文献报道，部分病例误诊为结核，长时间予以抗结核治疗。我国大陆地区疑似肺结核患者中，NTM-LD的比例占

5.4% ～ 7.4%；疑似耐药结核患者中，NTM-LD比例甚至高达占30.7%。因此，提高对NTM-LD的警惕性和诊治能力，对于抗菌药物合理使用和改善疾病预后十分重要。咳痰标本是协助诊断的重要方法之一。留取咳痰标本前，应嘱患者先漱口以去除口腔中的杂菌；无痰或痰量极少的换者可选用雾化导痰后留取。雾化导痰时，尽可能保持端坐位，从而提升导痰效果。留取后痰标本应2 h内送检，无法及时送检的需存放在4℃的环境中，不超过24 h。我国东南部沿海地区的NTM患病率最高，可能与潮湿温暖气候有关。引起肺部感染的常见菌种包括慢生长分枝杆菌中的鸟-胞内分枝杆菌复合群与快生长分枝杆菌中的脓肿分枝杆菌复合群。

2. 对于NTM-LD，并非一确诊就必须立即治疗。Hwang长期随访了韩国488例鸟-胞分枝杆菌复合群肺病患者，其中23.6%的患者在未接受治疗情况下，持续保持病情稳定至少3年。对于一般情况良好、症状不严重、病情稳定的患者，可以选择先观察随访一段时间再决定是否需要抗NTM治疗。本患者病程中的2次发热伴入院前一过性CRP升高，考虑为合并急性呼吸道感染可能，但由于入院前6个月内，呼吸道症状加重、双肺病变持续进展，认为具有抗NTM治疗指征。

3. 根据2007年ATS/IDSA与2017年BTS的指南，对于非重症、大环内酯类敏感的鸟-胞内分枝杆菌复合群肺病患者的初始治疗，推荐每周三次给予大环内酯类联合乙胺丁醇及利福平治疗，治疗疗程为痰菌阴转后的12个月。但对于是否选择大环内酯类药物、选择几联药物、间断还是每日给药，以及治疗的具体疗程等问题，许多学者认为仍有待研究探讨。对于本例患者，由于存在对患者依从性及再次引起肝损的顾虑，在实验室培养结果回报前，选择了出院后每日一次克拉霉素联合左氧氟沙星口服治疗，患者耐受良好，并在半年内取得了很好的治疗效果。

4. 目前，国际指南和共识推荐对于接受抗NTM治疗的患者进行复查痰培养的微生物学评估指标。对于难以咳出痰的患者，可采用支气管镜检查行支气管肺泡灌洗，但此法有一定风险。如何评判治疗效果是值得探究的另一问题，研究中的评估方式包括胸部MRI与PET/CT等影像学、症状改善和生活质量评分、新型血清标志物及肺功能检查等。本例患者病初干咳为主，治疗后无痰，无法重复痰检，我们采用了复查胸部CT的影像学方法，很清晰地观察到了双肺病灶的明显吸收情况。

参考文献

[1] Griffith DE, Aksamit T, Brownelliott BA, et al. An official ATS/IDSA statement: diagnosis, treatment, and prevention of nontuberculous mycobacterial diseases[J]. Am J Respir Crit Care Med, 2007, 175(4): 367−416.

[2] Haworth CS, Banks J, Capstick T, et al. British Thoracic Society guidelines for the management of non-tuberculous mycobacterial pulmonary disease (NTM-PD) [J]. Bmj Open Respiratory Research, 2017, 4(1): e00242.

[3] Hwang JA, Kim S, Jo KW, et al. Natural history of Mycobacterium avium complex lung disease in untreated patients with stable course[J]. European Respiratory Journal, 2017, 49(3): 1600537.

[4] Jing H, Wang H, Deng Y, et al. Prevalence of Nontuberculous Mycobacteria Infection, China, 2004−2009[J]. Emerg Infect Dis, 2012, 18(3): 527, 528.

[5] Vinnard C, Mezochow A, Oakland H, et al. Assessing Response to Therapy for Nontuberculous Mycobacterial Lung Disease: Quo Vadis.[J]. Front Microbiol, 2018, 9: 2813.

[6] Yu X, Liu P, Liu G, et al. The Prevalence of Non-tuberculous mycobacterial infections in mainland China: Systematic review and meta-analysis[J]. J of Infect, 2016, 73(6): 558−567.

病例 51　CT示大叶性肺炎，检出这个病原体，你能想到吗？

作者·李　娜　金文婷　马玉燕　黄声雷
审阅·胡必杰　潘　珏

· 病史简介 ·

男性，35岁，河南人，在上海工作，2019-07-25收入复旦大学附属中山医院感染病科。

■ 主诉

发热、咳嗽6天，咳痰3天。

■ 现病史

1. 2019-07-20劳累后出现发热，T_{max} 40℃，伴少许咳嗽，无咳痰、畏寒、胸闷、气促、恶心、呕吐、尿频、尿急等不适。就诊上海某外资医疗中心，查血常规：WBC 9.99×10^9/L，N% 61.6%；CRP升高（具体数值不详）；予头孢曲松（1 g，静脉滴注，qd）抗感染（2019-07-21至2019-07-24共4天）、蒲地蓝消炎口服液等治疗，仍有发热，T_{max} 39.5℃。

2. 2019-07-23起咳嗽加重，伴咳少量黄痰，再次就诊该外资医疗中心，予加用克拉霉素（250 mg，口服，bid）（2019-07-

23至2019-07-24共2天），辅以止咳等对症支持治疗。体温热峰降至37.5～38℃，但咳嗽、咳痰加重，为进一步诊治，收入复旦大学附属中山医院感染病科。

■ 既往史及个人史

患者3周前开始饲养小猫1只（已接种疫苗），否认被猫抓咬。否认近期外地旅游、生食牛羊肉和海鲜、接触鸟类或潮湿霉变环境。20余年前行右侧扁桃体切除术。无慢性病或传染病史。平素工作强度较大，常有头部双颞侧及枕部钝痛，双肩及肘关节痛，本次病程中均无明显加重。吸烟史1年，平均2～3支/天，已戒烟1个月；机会性饮酒（饮啤酒、红酒，量少）。

入院检查

■ 体格检查

1. T 37.5℃，P 88次/分，R 20次/分，BP 107/70 mmHg。

2. 神志清，精神可。全身浅表淋巴结未及肿大。左下肺听诊呼吸音减弱，余肺听诊呼吸音清，未闻及明显干湿啰音。心律齐，腹软，无压痛。双下肢无水肿。

■ 实验室检查

1. 血常规：WBC 6.48×10^9/L，N% 67.2%，L% 18.1%，M% 14.2%，Hb 145 g/L，PLT 212×10^9/L。

2. 血气分析（未吸氧）：PaO_2 82 mmHg，SaO_2 96%。

3. 炎症标志物：hsCRP 96.3 mg/L，ESR 57 mm/h，PCT 0.26 ng/mL。

4. 尿常规：隐血（++），RBC 45/μL，WBC阴性，蛋白阴性。

5. 血液生化：ALT/AST 86/82 U/L，γ-GT 218 U/L，LDH 261 U/L，Alb 39 g/L；Na^+ 136 mmol/L，Cl^- 96 mmol/L；CK、CK-MM正常。

6. 免疫球蛋白定量：IgE 247 IU/mL，IgA、IgG、IgM、IgG_4、补体、RF、抗"O"均正常。

7. 甲状腺功能正常，肿瘤标志物均阴性，自身抗体均阴性。

8. 呼吸道病原体九联检测、肺炎支原体抗体、血隐球菌荚膜抗原、G试验、CMV DNA、EBV DNA均阴性。

9. T-SPOT.TB：A/B 0/0。

■ 辅助检查

1. 2019-07-25心电图：正常。

2. 2019-07-25胸部平扫CT：左下肺大片状密度增高影，内见支气管充气征，部分边界模糊（图51-1）。

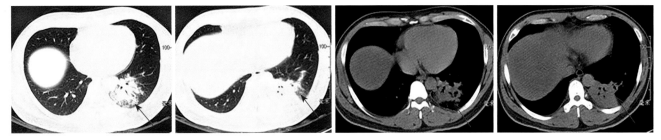

图51-1　2019-07-25胸部CT　左下肺大片状密度增高影，内见支气管充气征，部分边界模糊

临床分析

■ 病史特点

患者为青年男性，急性起病，主要表现为高热、咳嗽、咳痰；血白细胞、中性粒细胞不高，单核细胞升高，CRP、ESR升高，PCT不高；胸部CT提示左下肺大片实变。外院先后予头孢曲松、克拉霉素抗感染治疗4天，体温高峰较前下降，咳嗽、咳痰加重；考虑社区获得性肺炎诊断明确。结合CT示大叶性肺炎，病原体方面需考虑以下可能。

■ 诊断分析

1. 肺炎链球菌：青壮年高发，多受凉或淋雨后急性起病，以高热、寒战、咳嗽、咳铁锈色痰、胸痛为特征，好发于冬春季；血白细胞及中性粒细胞计数增高，典型的影像学呈大叶性肺炎表现。该患者急性起病，高热、咳嗽、咳少许黄痰，CT示左下肺大片实变，需考虑肺炎链球菌感染可能。由于抗菌药物早期使用，肺炎链球菌肺炎的典型表现（包括咳铁锈色痰、血白细胞及中性粒细胞升高）可以不出现。确诊通常有赖于痰培养分离到肺炎链球菌，但同样由于抗菌药物的应用，可导致假阴性结果。

2. 嗜肺军团菌：军团菌存在于水和土壤中，常经供水系统、中央空调、人工喷泉、雾化被吸入下呼吸道而引起感染。典型患者常为亚急性起病，表现为发热、疲乏无力、肌痛、嗜睡等，也可经2~10天的潜伏期后急性起病；CT可见广泛多叶病变，肺部浸润影及实变，多见于下叶，可表现为大叶性肺炎，部分伴有胸腔积液。该患者从事金融工作，长期处于办公楼的空调房，发病季节为夏季，外周血白细胞不高、肝功能异常、血钠低，需考虑军团菌感染可能，可进行尿军团菌可溶性抗原检测、呼吸道标本军团菌培养、血清学检测，甚至采用核酸分子检测技术以明确病原学诊断。

3. 结核：肺结核常见的CT表现为小叶中心小结节、树芽征、斑片状或小叶实变区和空洞，多见于肺上叶尖后段或下叶背段。近年来也有结核性大叶性肺炎的报道，中青年患者多见，起病急骤，有高热、咳嗽、咳痰，而低热、盗汗等典型结核中毒症状少见，一般病程较长；CT见病灶位于单侧肺，上叶多见，也可位于下叶（约29%），易误诊为一般细菌性肺炎。该患者急性起病，病程较短，免疫功能正常但T-SPOT.TB阴性，结核可能性不大。可行痰涂片找抗酸杆菌，必要时行支气管镜肺活检，也可以短期随访胸部CT，比较病灶变化速度或吸收速度，予以鉴别。

4. 其他非典型病原体：包括肺炎支原体、肺炎衣原体和鹦鹉热衣原体等，其中肺炎支原体更为常见。典型的影像学表现为支气管壁增厚或小叶中心性结节，有些患者可表现为肺实变，尤其是年轻成人。该患者有发热、咳嗽，白细胞、中性粒细胞及PCT不高，CRP、ESR升高，虽然呼吸道病原体九联检测、肺炎支原体抗体检查阴性，但上述检测灵敏度低，假阴性率高，不能作为排除依据，考虑非典型病原体感染可能大，经验性治疗时应考虑覆盖非典型病原体。此外，患者发病时虽非流感流行季节，但我国近半年腺病毒性肺炎发病较多，部分地区成人及儿童有暴发，结合患者临床及CT表现，不能除外病毒性肺炎可能，若病情严重或患者经济条件许可，可进行核酸检测以快速明确或排除非典型病原体和呼吸道病毒引起肺炎的可能。

进一步检查、诊治过程和治疗反应

1. 2019-07-25完善血培养、痰涂片+培养、痰mNGS；开始经验性抗感染治疗：左氧氟沙星（0.6 g，静脉滴注，qd）+磷酸奥司他韦胶囊（达菲）（75 mg，口服，bid），辅以保肝、止咳治疗。

2. 2019-07-26起患者体温平，咳嗽、咳痰较前减轻。

3. 2019-07-28复查炎症标志物较前下降，肝功能较前略好转。血常规：WBC 5.96×10^9/L，N% 56%，L% 33.4%，M% 8.9%，Hb 145 g/L，PLT 337×10^9/L。炎症标志物：hsCRP 37.8 mg/L，ESR 59 mm/h。肝功能：ALT/AST 84/49 U/L。

4. 2019-07-28血培养回报阴性；痰细菌及真菌涂片+培养阴性，分枝杆菌培养结果未归。

5. 2019-07-29予出院，停达菲，改左氧氟沙星（0.5 g，口服，qd），并继续予保肝治疗（图51-2）。

6. 2019-07-30痰mNGS结果回报（图51-3）：检出肺炎支原体核酸序列2 882条（覆盖度排名第三）；检出以口腔定植菌为主（包括多种口腔厌氧菌群），肺炎链球菌核酸序列仅3条（意义不明确），未检出军团菌、病毒等社区获得性肺炎常见病原体核酸序列，未检出结核分枝杆菌的核酸序列。

7. 患者出院后继续口服左氧氟沙星（0.5 g，qd）1周，未再发热及咳嗽、咳痰。

8. 2019-08-26门诊随访血炎症标志物降至正常（图51-4），胸部CT示左下肺病灶明显吸收（图51-5）。

（1）血常规：WBC 6.47×10^9/L，N% 48.3%，L% 39.7%，M% 10.8%。

（2）炎症标志物：hsCRP < 5.0 mg/L，PCT < 0.5 ng/mL。

（3）肝功能：ALT/AST 41/37 U/L。

最后诊断与诊断依据

■ 最后诊断

社区获得性肺炎：肺炎支原体感染。

■ 诊断依据

患者为青年男性，既往体健；本次急性病程，入院前6天起病，主要表现为高热、咳嗽、咳痰，左下肺听诊呼吸音减弱；血炎症标志物（CRP、ESR）升高，胸部CT提示左下肺大叶性肺炎，社区获得性肺炎诊断成立。痰mNGS检测结果为大量肺炎支原体核酸序列，后续左氧氟沙星单药治疗后好转，体温转平，咳嗽、咳痰好转，炎症标志物下降，1个月后随访胸部CT示左下炎症病灶基本吸收，故肺炎支原体肺炎的诊断成立。

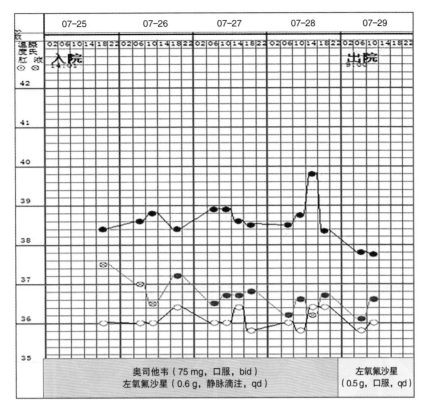

图51-2 体温及用药情况

属名	属相对丰度（%）	属严格序列数	种名	覆盖度（%）	种序列数	种严格序列数
支原体属	12.32	2 900	肺炎支原体	15.8	2 970	2 882
链球菌属	6.65	2 718	肺炎链球菌	0.136 7	60	3

A

#Sample	Species	Chinese	Coverage	CovRate	Depth	Abs_Abu	Re_Abu	Genus	GenusCh	Genus_Abs	Genus_Re	MRN	SMRN	SMRNC	SDCOV	SDdept	SDMRN	SDSMR
n100008686	Prevotella_	产黑色普氏菌	945791/3168282	29.85	1.29	7707.3316	27.34	Prevotella	普氏菌属	14359.1313	50.94	24419	15996	36776	10.3297	1	8450	5535
n100008686	Veillonella_	殊异韦荣氏菌	364911/2118787	17.22	1.2	4144.3524	14.7	Veillonella	韦荣氏菌属	6914.7819	24.53	8781	5388	11136	5.9591	1	3039	1865
n100008686	Mycoplasma	肺炎支原体	135528/857799	15.8	1.09	3462.3496	12.28	Mycoplasma	支原体属	3473.53	12.32	2970	2882	2900	5.4677	1	1028	997
n100008686	Prevotella_	灰黄色普氏菌	419846/3127990	13.42	1.11	2982.7461	10.58	Prevotella	普氏菌属	14359.1313	50.94	9330	7760	36776	4.6441	1	3229	2685
n100008686	Veillonella_	非典型韦荣球	138278/2099783	6.59	1.06	1399.1922	4.96	Veillonella	韦荣氏菌属	6914.7819	24.53	2938	1945	11136	2.2805	1	1017	673
n100008686	Veillonella_	小韦荣球菌	135301/2132142	6.35	1.07	1364.8247	4.84	Veillonella	韦荣氏菌属	6914.7819	24.53	2910	1530	11136	2.1974	1	1007	529
n100008686	Prevotella_	普氏菌*	182583/3296420	5.54	1.17	1310.816	4.65	Prevotella	普氏菌属	14359.1313	50.94	4321	1147	36776	1.9171	1	1495	397
n100008686	Streptococc	链球菌*	71506/2023580	3.53	1.03	726.4353	2.58	Streptococc	链球菌属	1875.3298	6.65	1470	763	2718	1.2216	1	509	264
n100008686	Prevotella_	普氏菌*	61285/3274971	1.87	1.04	391.4538	1.39	Prevotella	普氏菌属	14359.1313	50.94	1282	922	36776	0.6471	1	444	319
n100008686	Prevotella_	真口普氏菌	49264/2994185	1.65	1.28	423.1535	1.5	Prevotella	普氏菌属	14359.1313	50.94	1267	673	36776	0.571	1	438	233

B

图51-3 2019-07-30痰mNGS（2019-07-25采集，2019-07-28检测）：肺炎支原体 A.检测结果；B.检出细菌列表（覆盖度排名前十）

· 经验与体会 ·

1. 以社区获得性肺炎（community acquired pneumonia, CAP）为代表的下呼吸道感染在全球范围内病死率排名第四，病原体中肺炎链球菌最常见（27.3%）。然而由于抗菌药物广泛应用、病原体变迁、肺炎链球菌疫苗的推广以及生活方式的改变等因素，这一比例已有所下降。非典型病原体，尤其是肺炎支原体在CAP病原体中的比例升高（10%～30%）。日本的流行病学调查显示，肺炎支原体位列CAP病原体第二位。何礼贤教授和刘又宁教授组织的两项中国成人CAP病因大规模流行病学调查也展示肺炎支原体最为常见。

2. 肺炎支原体肺炎（mycoplasma pneumoniae pneumonia, MPP）典型的影像学表现为支气管壁增厚或小叶中心性结节、磨玻

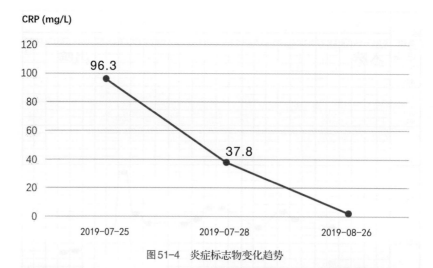

图51-4　炎症标志物变化趋势

图51-5　2019-08-26胸部CT：左下肺病灶较2019-07-25明显吸收

璃样改变，常多肺叶累及，少数可伴胸腔积液、淋巴结肿大。近年来研究显示，表现为肺段或叶实变的MPP发病率呈增多趋势（28%～48%），儿科患者多见，而成人中表现为大叶性肺炎的MPP也不在少数，尤其是年轻成人。这类患者CT表现单侧受累多见，缺乏MPP特征性表现，易被误诊为普通细菌感染，且较易合并肺内外并发症，症状较重。此外，包括结核分枝杆菌、病毒在内的部分病原体引起的肺炎临床及影像学资料表现多样，甚至也可表现为大叶性肺炎，因此在病原学检查结果回报前，即使胸部CT影像表现为大叶性肺炎，也不能仅考虑肺炎链球菌这种教科书上的经典病原体。

3. 肺炎支原体虽然可以通过DNA荧光染料（赫斯特33258或吖啶橙）直接染色后被快速镜检出，但是此方法特异性较低。目前临床微生物实验室鉴定肺炎支原体大多采用免疫荧光抗体法、直接和间接IgM捕获血凝法和颗粒凝集法。但是传统的病原学诊断技术缺乏灵敏度、特异度及时效性，且由于社区抗生素广泛、早期应用，约半数的CAP患者仍无法获得病原学证据。mNGS技术对于病原体的检测具有快速、敏感、无偏倚等优势。此例临床采用mNGS技术检测痰标本，发现较多肺炎支原体核酸序列，属的相对丰度和种的覆盖度均较高，它既非实验室常见背景菌，且同批其他标本无肺炎支原体检出，因此该患者mNGS检出肺炎支原体结果可靠；肺炎链球菌序列数极少（仅3条），未检出军团菌、结核分枝杆菌、病毒、真菌等其他病原体，因此可依据mNGS结果诊断肺炎支原体感染。入院时经验性选用的左氧氟沙星可覆盖此病原体，且用药后患者体温平，咳嗽、咳痰症状明显好转，故无须调整抗感染治疗方案。患者1个月后复查胸部CT，左下肺病灶明显吸收，进一步排除结核分枝杆菌感染可能，支持肺炎支原体肺炎诊断。

4. 近年的文献报道，超半数大叶性肺炎的病原体对β-内酰胺类抗生素不敏感。我国肺炎链球菌及肺炎支原体对大环内酯类耐药率较高（＞80%），较为推荐使用氟喹诺酮类治疗CAP，临床疗效确切，但需警惕其中枢兴奋性以及可能引发心脏、骨骼等的不良反应。

参考文献

[1] Eccles S, Pincus C, Higgins B, et al. Diagnosis and management of community and hospital acquired pneumonia in adults: summary of NICE guidance[J]. BMJ, 2014, 349: g6722.

[2] Miyashita N, Sugiu T, Kawai Y, et al. Radiographic features of mycoplasma pneumoniae pneumonia: differential diagnosis and performance timing[J]. BMC Med Imaging, 2009, 9: 7.

[3] Prina E, Ranzani OT, Torres A. Community-acquired pneumonia[J]. Lancet, 2015, 386(9998): 1097-1108.

[4] Qu JX, Chen SY, Bao F, et al. Molecular characterization and analysis of mycoplasma pneumoniae among patients of all ages with community-acquired pneumonia during an epidemic in China[J]. Int J Infect Dis, 2019, 83: 26-31.

[5] Wunderink RG, Waterer GW. Clinical practice. Community-acquired pneumonia[J]. N Engl J Med, 2014, 370(6): 543-551.

病例 52 中年女性，发热伴两肺多发小结节，病因竟是它

作者·黄英男 金文婷 马玉燕 崔杨文 周昭彦
审阅·胡必杰 潘 珏

· 病史简介 ·

女性，55岁，安徽人，2018-12-03收入复旦大学附属中山医院感染病科。

■ 主诉

发热、干咳2个月，右侧胸痛1周。

■ 现病史

1. 2018-10下旬患者无明显诱因出现发热，T_{max} 38.5℃，伴干咳，无咳痰、尿频、尿痛、皮疹、关节痛等不适。2018-10-25起当地诊所予阿奇霉素静脉滴注5天后体温转平，但仍有干咳。2018-11-07行胸部CT示右肺少量炎症病灶，右肺下叶钙化灶；予中成药止咳，无明显好转。

2. 2018-11-27出现右侧持续胸痛，与呼吸及体位无关，无发热、胸闷、气促、下肢水肿等表现。2018-11-28复查胸部CT：两肺多发小结节（直径在8 mm以内），考虑感染性病变可能性大。为明确肺内病灶性质，收入复旦大学附属中山医院感染病科。

3. 起病来，患者进食、睡眠可，大小便如常，体重较前变化不明显。既往为丝绸厂纺织女工，从业十余年，现已退休十余年。否认近期旅游史、生食史或动物接触史。

■ 既往史及个人史

患2型糖尿病5年，现瑞格列奈2 mg，早、晚餐前口服，血糖控制可。否认高血压、冠状动脉粥样硬化性心脏病等慢性病史；2016年因腰椎间盘突出于外院行手术治疗。

· 入院检查 ·

■ 体格检查

1. T 36.7℃，P 98次/分，R 20次/分，BP 124/84 mmHg。

2. 查体：全身未见明显皮疹，浅表淋巴结未及肿大；双肺呼吸音清，未及明显干湿啰音；心腹查体阴性，双下肢无水肿。

■ 实验室检查

1. 血常规：WBC 5.74×10^9/L，N% 62.4%，Hb 129 g/L，PLT 272×10^9/L。

2. 炎症标志物：ESR 24 mm/h，hsCRP 6.7 mg/L，PCT 0.04 ng/mL。

3. 生化：ALT/AST 26/23 U/L，Alb 48 g/L，Cr 76 μmol/L。

4. T-SPOT.TB：A/B 1/2；隐球菌荚膜抗原：阴性；呼吸道病原体九联检测及G试验：均阴性。

5. 心脏标志物：c-TnT、NT-proBNP、CK/CK-MB均阴性；D-D二聚体正常。

6. 肿瘤标志物：AFP、CEA、CA19-9、CA12-5、NSE、SCC、CYFRA21-1等均阴性。

7. 自身抗体：阴性。

■ 辅助检查

1. 超声心动图：未见明显异常。

2. 胸部CT：两肺小结节，炎性病变可能（图52-1）。

3. 腹部盆腔增强CT：小副脾，其余未见明显异常。

· 临床分析 ·

■ 病史特点

患者为中年女性，有糖尿病基础，主要表现为发热和干咳，阿奇霉素治疗后发热好转，但仍有干咳，随访胸部CT发现短期内新发双肺多发小结节，炎症标志物升高不明显。

■ 诊断分析

1. 可能诊断一：感染性疾病。患者前期有发热、干咳，短期内出现双肺多发小结节，考虑感染性疾病可能性大，病原体考

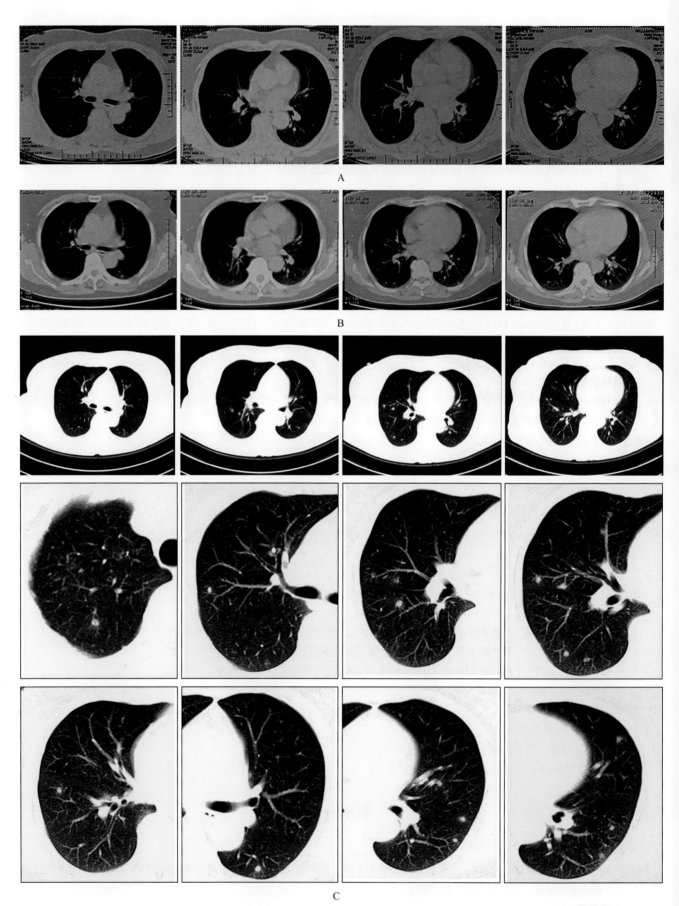

图52-1　患者入院前历次胸部CT（A、B）及入院次日（2018-12-04）胸部CT（C）表现　A. 右肺少量炎症病灶，右肺下叶钙化灶；B. 两肺多发小结节（直径在8 mm以内），与3周前相比，系新出现或较前明显增大，感染性病变可能大；C. 两肺小结节，炎性病变可能

虑如下。

- **不典型病原体**：患者发热、干咳起病，阿奇霉素治疗后好转，首先考虑细菌或非典型病原体导致的社区获得性肺炎（CAP），如支原体肺炎、衣原体肺炎可能。但患者起病时肺内病灶不明显，之后出现多发小结节，不是支原体肺炎、衣原体肺炎的典型表现。入院后可进一步完善支原体抗体IgM/IgG等检查以排除，必要时可行支气管镜灌洗，灌洗液送mNGS协助寻找病原体。
- **非结核分枝杆菌**：NTM毒力较低，可导致肺部慢性感染，表现为多发斑片/结节影；患者既往有糖尿病病史，炎症标志物升高不明显，双肺多发小结节，不除外NTM感染可能。可予雾化导痰行痰涂片找抗酸杆菌及分枝杆菌培养以明确诊断。
- **隐球菌**：两肺多发性结节，炎症标志物升高不明显，需要考虑隐球菌感染。但通常以肺结节为表现的隐球菌感染，明显发热者少见，同时本例患者无鸽类、鸽粪接触史，隐球菌荚膜抗原阴性。可行支气管镜检查，灌洗液送隐球菌荚膜抗原、真菌培养、mNGS等协助进一步明确或排除。
- **病毒**：病毒感染所致肺部病变，多为弥漫性磨玻璃影，少有多发小结节表现。可行痰或灌洗液mNGS进一步明确病原体。

2. **可能诊断二**：肿瘤性疾病。患者中年女性，肺部多发小结节，不除外转移性肿瘤可能。但比较间隔3周的胸部CT，显示两肺多发性小结节系短期内新出现或明显增加，未见明显肺门和纵隔淋巴结肿大，腹部盆腔CT亦未见明显占位，肿瘤依据不足，可暂不考虑。

3. **可能诊断三**：血液系统疾病。血液系统疾病累及肺部的影像学表现多样，其中朗格汉斯细胞组织细胞增生症等可导致肺部多发结节伴空洞表现。本患者血常规未见明显异常，浅表或深部淋巴结未见明显肿大，确诊有赖于组织病理学检查。

进一步检查、诊治过程和治疗反应

■ 诊治过程

1. 2018-12-05行支气管镜检查，见管腔通畅，黏膜光滑，右中叶外侧段行灌洗液及TBLB肺组织活检。

2. 2018-12-05肺组织初步病理检查：（右中叶外侧段）镜下为支气管壁及肺泡组织，肺泡间隔稍增宽，胶原纤维组织增生，间质淋巴细胞浸润不明显。2018-12-13病理检查补充报告：特殊染色未见阳性菌（图52-2）。

巨检	灰白、灰黑组织4枚，直径0.1～0.2 cm。
病理诊断	（右中叶外侧段）镜下为支气管壁及肺泡组织，肺泡间隔稍增宽，胶原纤维组织增生，间质淋巴细胞浸润不明显，请结合临床。
	补充报告（2018-12-13）：
	（右中叶外侧段）镜下为支气管壁及肺泡组织，肺泡间隔稍增宽，胶原纤维组织增生，间质淋巴细胞浸润不明显，特殊染色未见真菌菌丝及孢子，抗酸染色阴性。请结合临床。
	免疫组化（2018-N32578）：18S60672-001：CK（pan）上皮阳性，CD3少量淋巴细胞阳性，CD4少量淋巴细胞阳性，CD8少量淋巴细胞阳性，CD68（KP1）组织细胞阳性，CD38阴性。
	特殊染色：18S60672-001：抗酸染色阴性，六胺银染色阴性，网状纤维染色（网状纤维阳性），PAS阴性。

图52-2 2018-12-25肺组织病理检查报告

3. 2018-12-05患者气管镜检查后出现畏寒、发热，T_{max} 38.8℃，伴咳嗽、咳痰，考虑支气管镜术后发热，完善血培养；予左氧氟沙星（0.6 g，静脉滴注，qd）抗感染。

4. 2018-12-08肺泡灌洗液培养：肺炎链球菌（1+）（图52-3）；CRP 76.9 mg/L；血培养：阴性。

5. 2018-12-10患者体温转平。复查胸部CT：两肺小结节，右下肺陈旧灶，较2018-12-04片相仿；右肺中下叶炎症，右侧少量胸腔积液（图52-4）。

6. 2018-12-10患者体温平，肺泡灌洗液（2018-12-05采样）mNGS回报：检出人类疱疹病毒3型，即水痘-带状疱疹病毒（Varicella-Zoster virus, VZV）序列51条，肺炎链球菌序列444条（图52-5）。

7. 2018-12-13教授查房，追问病史，患者孙子于2018-10-28出现发热、皮肤水疱，当地诊所诊断为"水痘"，未行化验、检查或药物治疗，休息2周后完全恢复。同期，其孙子所在幼儿园有1位同班同学于同日出现"水痘"。患者平素照顾其孙子，属接触密切。患者否认既往有水痘或带状疱疹史，接种史不详，本次发病也未发现皮肤疱疹。

8. 2018-12-13起加用抗病毒治疗：伐昔洛韦0.9 g，口服，tid。

细菌名称	结果/浓度	
肺炎链球菌	1+	
奈瑟菌	1+	
嗜血杆菌属	无生长	

药物名称	结果		MIC
复方新诺明	20	S敏感	
青霉素		S敏感	0.032
左氧氟沙星	19	S敏感	
红霉素	6	R耐药	
万古霉素	21	S敏感	
利奈唑胺	30	S敏感	
克林霉素	6	R耐药	

图52-3 2018-12-08肺泡灌洗液培养报告

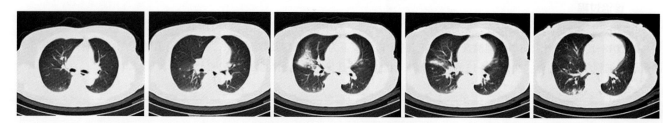

图52-4 2018-12-10胸部CT表现

种名	覆盖度（%）	种相对丰度(%)	种序列数	种严格序列数
人类疱疹病毒3型（VZV）	2.04	8.06	51	51

属			种			
属名	属相对丰度(%)	属严格序列数	种名	覆盖度（%）	种序列数	种严格序列数
链球菌属	6.18	3 527	肺炎链球菌	2.74	1 208	444

图52-5 2018-12-10肺泡灌洗液（2018-12-05采样）mNGS检测结果

■ **治疗反应**

1. 2018-12-15患者咳嗽、咳痰好转。随访血常规正常；炎症标志物好转：ESR 41 mm/h，CRP 12 mg/L，PCT 0.05 ng/mL。

2. 2018-12-19复查胸部CT：右肺中下叶炎症，较前2018-12-10明显吸收，两肺多发结节，较前相仿或稍缩小。

3. 2018-12-20患者体温平（图52-6），偶有咳嗽，无明显咳痰，炎症标志物进一步下降（图52-7）。停用左氧氟沙星，继续伐昔洛韦（0.9 g，口服，tid）并带药1周出院（伐昔洛韦口服共2周）。

4. 2019-04-26患者无发热、咳嗽等不适。随访胸部CT：两肺多发小结节，较前明显减少或缩小；右肺炎症基本吸收（图52-8）。

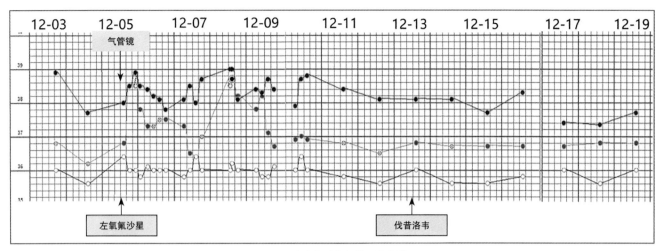

图 52-6　患者住院期间体温变化情况

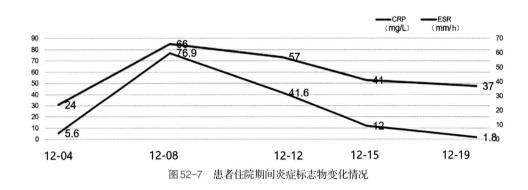

图 52-7　患者住院期间炎症标志物变化情况

最后诊断与诊断依据

■ 最后诊断

1. 两肺多发小结节：VZV 感染。

2. 右肺炎症：肺炎链球菌或其他细菌感染可能。

■ 诊断依据

患者为中年女性，有糖尿病基础，主要表现为发热和干咳，发病前与水痘患者有密切接触史，胸部 CT 显示短期内新出现两肺多发小结节，炎症标志物升高不明显，肺泡灌洗液 mNGS 检出 HHV-3/VZV 核酸序列，支气管镜下肺活检无特殊发现，伐昔洛韦抗病毒治疗后干咳症状很快缓解，随访 CT 示肺结节病灶逐渐吸收，故两肺多发小结节考虑为 VZV 感染。需要指出的是，患者支气管镜检查后当天出现发热，复查炎症标志物明显升高，胸部 CT 示新发右中、下肺叶炎症，考虑患者免疫力低下，支气管镜检查后合并普通细菌感染。予以抗细菌治疗 4 天后体温转为正常，炎症标志物也恢复，右侧肺炎病灶很快吸收。

经验与体会

1. 两肺多发结节原因众多，包括细菌感染（如金黄色葡萄球菌感染）（血流感染播散）、分枝杆菌感染（如 NTM 感染）、真菌感染（如隐球菌病、曲霉病）、非感染性疾病（如肺结节病、朗格汉斯细胞组织细胞增生症）等。鉴别诊断需结合患者毒性症状、进展速度、炎症标志物水平、结节大小及数目等综合考虑。金黄色葡萄球菌血流感染播散多急性发病，有严重的毒性症状、迁徙性病灶，炎症标志物较高。NTM 感染多为慢性病程，伴消耗、低毒力症状。隐球菌感染多有鸽子、鸽粪接触史，炎症标志物轻度升高，隐球菌抗原多为阳性。曲霉感染多有吸入史，进展迅速，短期即可出现坏死、空洞等表现。结节病多伴纵

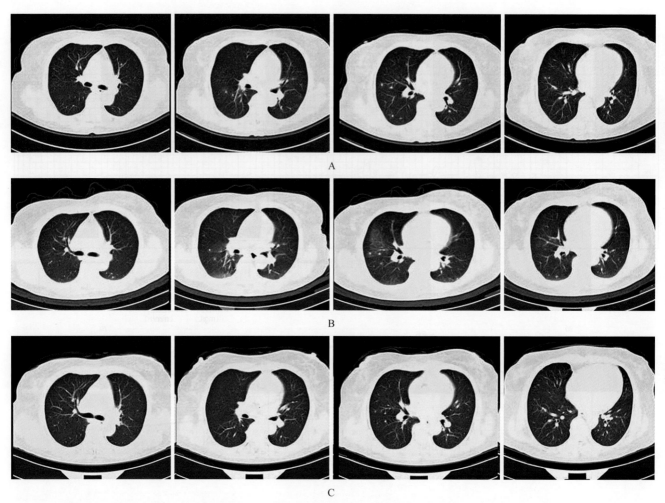

图52-8　患者胸部CT变化　A. 两肺小结节，炎性病变可能；B. 右肺中、下叶炎症，较前（2018-12-10）CT片明显吸收；两肺多发结节，较前相仿或稍缩小；右侧极少量胸腔积液；C. 两肺多发小结节，较前明显减少或缩小；右肺炎症基本吸收

隔、肺门淋巴结肿大，可有ACE升高，激素治疗有效。朗格汉斯细胞组织细胞增生症的肺部结节多同时伴有小空洞。

2. 本例患者双肺多发结节，经气管镜灌洗液mNGS检查意外发现VZV感染，同时经追问病史，结合潜伏期长短，得知患者有水痘接触史。VZV是已知可导致人类感染的8种疱疹病毒之一，可通过空气、飞沫和接触传播。临床上主要表现为2种不同的疾病形式：水痘（chickenpox）和带状疱疹（shingles）。原发性VZV感染可引发弥漫性水疱疹（即水痘）；潜伏性VZV的内源性再活化会引起沿神经分布的局部皮肤感染，称为带状疱疹；自发病前1～2天直至皮疹干燥结痂期间均有传染性，通过感染者飞沫传播或皮损处水疱液直接接触传播，易感个体中的家庭二代罹患率大于90%。成人患者或任何年龄的免疫功能受损感染者临床症状都比较严重，而儿童原发性水痘感染的病情则通常较轻。临床上应按照医院隔离技术规范（WS/T 311—2009）的要求，并根据VZV的传播方式采取相应的隔离措施，以避免VZV在患者间传播。

3. VZV感染患者合并肺部病灶，通常认为系免疫力下降引起继发性细菌感染；而VZV直接侵犯肺组织引发感染，以往关注很少。VZV的实验室检测技术包括细胞培养、血清抗体检测及PCR检测等。本例经肺泡灌洗液mNGS检测，考虑为VZV直接侵袭所致的多发结节，伴周围晕征。一般的病毒性肺炎，如腺病毒、流感病毒等引起的肺炎，影像学表现为大片渗出、磨玻璃样改变；研究发现VZV肺炎的影像学表现与之不同。Hammer MM等搜索所在医疗中心2005—2017年病例，得到了15例经培养、PCR或活检组织抗体染色检查确认的VZV肺炎患者，经两位放射科医师核片，发现VZV肺炎患者中有9例（69%，P=0.03）为结节样（小叶中心性结节或较大结节）改变，其余4例（31%）为铺路石样改变（磨玻璃改变+肺泡间隔增宽）。Médart L等报道了一例与水痘患者密切接触后出现的免疫正常的VZV肺炎患者，CT表现为边缘模糊的小叶中心性结节以及上叶分布为主的磨玻璃样改变伴中心微小结节；Saraya T等也报道了一例类似的VZV肺炎，影像学表现为两肺中下叶多发小结节。VZV引起的皮肤疱疹病程呈亚急性，其引起的肺部感染是否因相似机制而同样呈亚急性病程，值得思考。而本病例中，患者急性期右中肺大片渗出主要考虑为气管镜检查后继发链球菌或其他细菌感染。对内镜（气管镜）的使用应严格遵守软式内镜清洗消毒技术规范（WS 507—2016）规定，所有内镜每次使用后均应彻底清洗和高水平消毒或灭菌。

4. 临床工作中遇见肺结节病灶，一方面要警惕肿瘤，同时也不能忽视其作为多种多样的感染性炎症的结局。通过本例患者的诊治以及复习既往文献，两肺多发结节的感染病鉴别诊断除传统考虑的各种疾病外，尚需考虑VZV感染等，需密切关注患者接触史及皮疹情况。

参考文献

[1] Hammer MM, Gosangi B, Hatabu H. Human herpesvirus alpha subfamily (herpes simplex and varicella zoster) viral pneumonias: CT findings[J]. J Thorac Imaging, 2018, 33(6): 384-389.

[2] Médart L, Liners J, Duquenne JB. Varicella Pneumonia[J]. J Belg Soc Radiol, 2018, 102(1): 52.

[3] Saraya T, Inoue M, Takizawa H, et al. Varicella-zoster virus pneumonia in an immunocompetent patient[J]. Intern Med, 2013, 52(9): 1003.

病例 53 七旬老人持续咳嗽、右背疼痛 8 个月，抗感染治疗无效，原因会是什么？

作者·姚雨濛 金文婷 马玉燕
审阅·胡必杰 潘珏

· 病史简介 ·

女性，70岁，上海人，2019-06-25收入复旦大学附属中山医院感染病科。

■ 主诉

咳嗽伴右背痛8个月，发热1周。

■ 现病史

1. 2018-10受凉后出现干咳伴右背部疼痛，无发热、咯血等不适。就诊某区中心医院，查血常规示白细胞升高；胸部CT（2018-10-22）：右肺尖占位。予头孢西丁（2.0 g，bid）治疗1周，症状无改善。转诊某三甲医院，胸部增强CT（2018-11-01）：右肺尖软组织密度团块伴钙化；行支气管镜及TBLB检查，术后病理提示"机化性肺炎"，予莫西沙星（0.4 g，口服，qd）治疗约1个半月，干咳及背痛症状仍无改善。

2. 2019-02中旬患者咳嗽加重伴咳少量白痰，无发热。2019-02-22复查胸部CT：右肺尖软组织密度团块伴钙化，两肺散在钙化结节，较前无明显吸收。予莫西沙星（0.4 g，口服，qd）+头孢美唑（2.0 g，静脉滴注，qd）治疗2天，咳嗽症状略好转，但仍感背痛明显。其间数次就诊于该院疼痛科，先后予洛索洛芬、乙哌立松片、氨酚羟考酮片口服，疼痛无好转。

3. 2019-03-12某专科医院查γ干扰素释放试验：阴性；G试验：199.2 pg/mL（↑）；痰涂片见少量菌丝。行右肺上叶穿刺，病理检查：镜下纤维组织增生，炎症细胞浸润。穿刺肺组织Xpert/RIF：未检出；肺组织涂片找抗酸杆菌、分枝杆菌培养均阴性。转诊另一家三甲医院，先后予氟康唑（400 mg，口服，qd）×7天、克拉霉素（0.25 g，口服，bid）+左氧氟沙星（0.5 g，口服，qd）×8天治疗，仍有咳嗽和右背痛。

4. 2019-04-04复查胸部CT示右肺尖病灶内空洞形成，右肺下叶斑片、斑点阴影较前片略增加。疼痛科复诊，考虑右背痛为颈椎间盘突出压迫神经导致，2019-04中旬行"C臂机引导下C_4～C_6椎间盘消融术"，术后疼痛仍无缓解，且出现咳痰量增多，痰色白。

5. 考虑肿瘤不除外，2019-04-30行PET/CT：双肺感染性病变，结核可能；右肺门及纵隔炎性淋巴结，纵隔及胸膜钙化。2019-05-11复查血常规：WBC 15.87×10^9/L，N% 72.5%；ESR 120 mm/h；自身抗体均阴性。诊断为"两肺结核"，予异烟肼+利福平+乙胺丁醇+吡嗪酰胺治疗1个月，症状仍无改善。2019-06-04复查CT：两肺结核可能，伴右肺上叶空洞，较前增大。考虑耐药结核分枝杆菌，四联抗结核基础上加用利奈唑胺治疗5天，后调整为异烟肼（0.3 g，qd）+利福喷丁（0.6 g，biw）+乙胺丁醇（0.75 g，qd）+吡嗪酰胺（0.5 g，tid）继续治疗。

6. 患者咳嗽及右背疼痛仍明显，2019-06-18出现发热，T_{max} 38.8℃，伴咳白痰，否认痰血，为求进一步治疗收入复旦大学附属中山医院感染病科。

7. 自起病以来，患者精神可、夜眠差，大小便如常，近6个月体重减轻约15 kg。

■ 既往史及个人史

年幼时因静脉滴注链霉素致双耳听力下降，长期佩戴助听器；50年前曾患肺结核，未规律诊治。20年前因甲状腺良性结节于外院手术治疗。

入院检查

体格检查

1. T 36.8℃，P 89次/分，R 20次/分，BP 96/69 mmHg，身高158 cm，体重50 kg。

2. 双侧听力明显减退，颈前可见一长约4 cm陈旧性手术瘢痕，右上肺呼吸音稍低，其余无殊。

实验室检查

1. 血常规：WBC 21.56×10^9/L，N% 82.5%，Hb 92 g/L，PLT 539×10^9/L。

2. 炎症标志物：ESR 111 mm/h，hsCRP 200.2 mg/L，PCT 0.13 ng/mL。

3. 生化：Alb 33 g/L，ALT/AST 5/13 U/L，Cr 75 μmol/L。

4. D-D二聚体2.07 ng/L；心肌酶谱均正常范围。

5. 空腹血糖10.5 mmol/L，HbA_1C 7.1%。

6. T-SPOT.TB：A/B 1/0；隐球菌荚膜抗原阴性。

7. G试验：214 pg/mL。

8. 自身抗体：ANA颗粒1:100，其余均阴性。

9. 细胞免疫：正常范围。

10. 肿瘤标志物：SCC、AFP、CEA、CA19-9、CA72-4、CA12-5等均阴性。

辅助检查

1. 胸部CT（2019-06-26）：右上肺实变伴空洞形成；两肺慢性炎症及陈旧灶，右侧胸膜增厚伴钙化；右肺门及纵隔淋巴结稍肿大（图53-1）。

2. 超声心动图：极少量心包积液。

3. 腹部、盆腔平扫+增强CT：肝多发囊肿及散在小钙化灶，脾脏小钙化灶，右肾小囊肿。

临床分析

病史特点

患者为老年女性，慢性病程，主要表现为咳嗽、右背疼痛，伴有明显体重减轻，胸部CT显示病变以右上肺实变影为主，逐渐扩大并出现空洞影，伴右下肺斑点、斑片病灶。患者入院前短期出现发热，伴血白细胞、中性粒细胞比例、红细胞沉降率及C反应蛋白升高。

诊断分析

需要考虑以下疾病。

1. 原发性肺癌：患者老龄，病程中体重下降明显，右上肺团块影持续增大并出现空洞，首先需警惕肺鳞状细胞癌等原发性肺部恶性肿瘤。虽患者肿瘤标志物均正常、外院肺活检未发现肿瘤证据，仍不能完全除外，入院前患者出现发热伴炎症标志物升高，不除外肿瘤继发感染可能，需再次肺穿刺活检以明确诊断。

2. 慢性感染性疾病。

• 肺真菌病：患者有糖尿病基础，病程中右上肺实变伴空洞持续进展，查炎症标志物（红细胞沉降率和C反应蛋白）和G试验升高，痰涂片见真菌菌丝，主要考虑曲霉、毛霉等丝状真菌所致感染。根据影像学特点，隐球菌病、念珠菌病等暂不考虑。确诊有赖于肺部病灶组织病理检查及真菌培养。

• 肺分枝杆菌病：患者为老年、消瘦女性，慢性病程，查T-SPOT.TB阴性，诊断性抗结核治疗无效，需要考虑非结核分枝杆菌肺疾病或非结核分枝杆菌合并丝状真菌感染可能。由于T-SPOT.TB阴性，既往肺穿刺Xpert/RIF阴性，肺结核可能性小。可多次采集痰标本或支气管镜检查采集BALF或肺部病灶活检找抗酸杆菌和分枝杆菌培养，甚至核酸检测以协助诊断。

• 慢性细菌感染：患者病史长达8个月余，病程中多无发热，需考虑特殊细菌感染，尤其是放线菌病或诺卡菌病，而不考虑普通细菌或厌氧菌感染。明确诊断需依靠痰或肺组织涂片与细菌培养、组织病理学检查等。

3. 自身免疫性疾病肺累及：ANCA相关血管炎等自身免疫性疾病可导致肺空洞表现，本患者ANCA等自身抗体均阴性，暂不考虑。

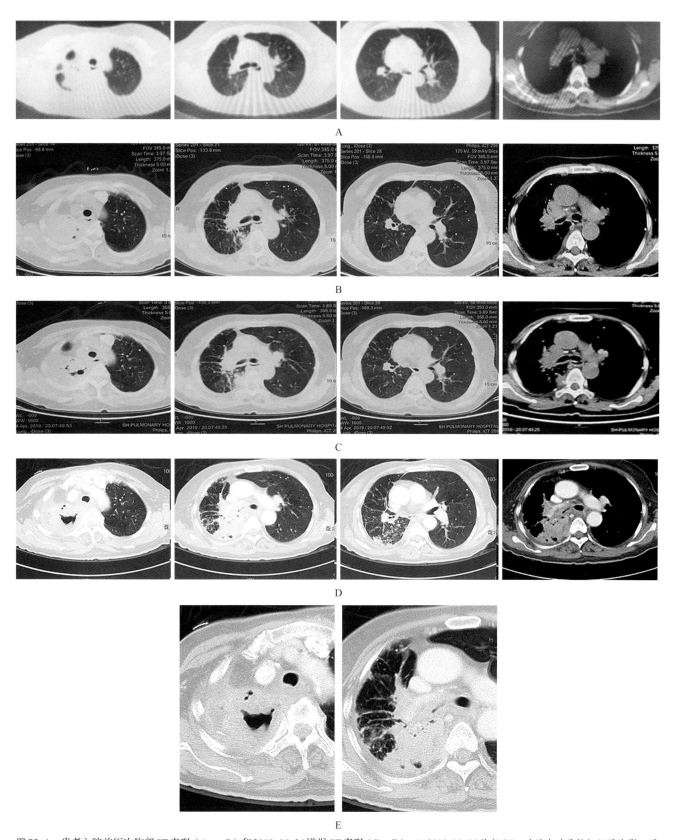

图53-1　患者入院前历次胸部CT表现（A～C）和2019-06-26增强CT表现（D、E）　A. 2018-10-22胸部CT：右肺上叶见软组织团块影，周围少许斑片、条索影；右下肺见散在斑点及钙化结节；B. 2019-02-22胸部CT：右肺上叶见软组织团块影，范围较前增大，周围斑片、条索影范围略增多；右下肺见散在斑点及钙化结节，右侧胸膜增厚伴钙化；C. 2019-04-04胸部CT：右肺上叶团块影，内见空洞形成，周围斑片、条索影较前范围略增加；右下肺散在斑点影较前略增多；右侧胸膜增厚伴钙化；D、E. 2019-06-26胸部增强CT：右肺上叶实变影及条片影，范围较前明显增加，右上肺空洞较前略增大；右下肺见散在斑片、斑点、条索影及钙化结节，较前进一步增多；右侧胸膜增厚伴钙化，右肺门及纵隔见稍大淋巴结

进一步检查、诊治过程和治疗反应

诊治过程

1. 2019-06-27行超声引导下肺穿刺活检，取出长20 mm活组织条。肺组织微生物学检查：涂片找细菌、抗酸杆菌、真菌均阴性；细菌培养阴性；外送半乳甘露聚糖抗原试验、烟曲霉IgG/IgM：阴性。

2. 2019-06-27予经验性抗感染治疗：伏立康唑（首剂0.4 g，后0.2 g，静脉滴注，q12 h）+美罗培南（1.0 g，静脉滴注，q8 h）+多西环素（0.1 g，口服，q12 h）。并加用二甲双胍口服降血糖。

3. 2019-06-28痰mNGS（2019-06-26送检）：检出烟曲霉核酸序列29条。

4. 2019-06-28肺组织初步病理：（右上肺）穿刺肺组织，大部分肺泡结构破坏，纤维组织增生，慢性炎细胞浸润，局部组织坏死，见真菌菌丝，考虑真菌感染。

5. 2019-07-01考虑肺曲霉病诊断明确，予停美罗培南和多西环素；由于患者伏立康唑治疗后仍有高热，予加用卡泊芬净（首剂70 mg，后50 mg，qd）联合抗曲霉治疗。

6. 2019-07-03起痰标本多次回报烟曲霉生长（表53-1）。

表53-1 多次标本曲霉培养结果

标本类型	送检日期	报告日期	曲霉培养结果
痰	2019-06-27	2019-07-03	烟曲霉1+
肺组织	2019-06-27	2019-07-17	阴性
痰	2019-07-02	2019-07-08	烟曲霉1+
痰	2019-07-04	2019-07-08	烟曲霉1+
痰	2019-07-06	2019-07-08	烟曲霉1+
痰	2019-07-20	2019-07-25	烟曲霉1+

7. 2019-07-05肺组织病理补充报告：PAS染色阳性，六胺银染色阳性；特殊染色见真菌菌丝，考虑真菌感染（曲霉可能）。结核PCR检测结果阴性（图53-2、图53-3）。

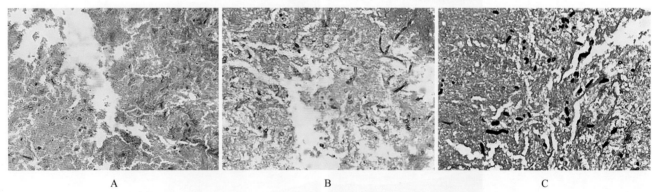

图53-2 肺组织病理检查 A.HE染色400倍；B.PAS染色400倍；C.六胺银染色400倍

治疗反应

1. 2019-07-05予上述治疗后，患者仍有高热，再次加用美罗培南，2019-07-08起体温转平，咳嗽、咳痰逐渐好转。

2. 2019-07-11综合病史、影像学改变、治疗后体温下降速度缓慢且分枝杆菌培养结果仍未归等因素，考虑非结核分枝杆菌病合并肺曲霉感染不除外，调整抗感染方案为：阿奇霉素+左氧氟沙星+伏立康唑+卡泊芬净。

3. 2019-07-14起，右背疼痛持续改善，但出现肝酶进行性升高（最高：ALT/AST/ALP/γ-GT 84/162/269/369 U/L），予加用

姓名		性别	女	年龄	70	病理号	
住院号		病区		床号		收到日期	2019-06-27
手术医院	中山本部	送检材料				审核日期	2019-07-05
巨检	右上肺：灰白、灰黑色条索状组织2条，长分别为1.2 cm、1.3 cm，直径均为0.1 cm。						
病理诊断	（右上肺）穿刺肺组织，大部分肺泡结构破坏，纤维组织增生，慢性炎细胞浸润，局部组织坏死，见真菌菌丝，考虑真菌感染，正在行免疫组化、特殊染色及结核PCR检查以协助诊断。 补充报告（2019-07-01）： （右上肺）穿刺肺组织，大部分肺泡结构破坏，纤维组织增生，慢性炎细胞浸润，局部组织坏死，特殊染色见真菌菌丝，考虑真菌感染（曲霉可能）。 免疫组化（2019-N17284）：19S32926-001：CK（pan）上皮阳性，CD68（KP1）组织细胞阳性。 特殊染色：19S32926-001：PAS染色阳性，六胺银染色阳性，抗酸染色阴性，网状纤维染色（网状纤维存在）。 补充报告（2019-07-05）： （MTB2019-363）： 检测结果：结核PCR检测结果为阴性。						

图53-3 病理诊断报告

还原型谷胱甘肽、异甘草酸镁保肝。2019-07-17停用阿奇霉素及左氧氟沙星。2019-07-20因肝酶升高、右背痛好转停用塞来昔布。之后患者肝酶逐渐恢复至正常，2019-08-20复查ALT/AST/ALP/γ-GT 18/26/123/42 U/L。

4. 因患者治疗后体温转平，症状好转，2019-07-20停卡泊芬净。

5. 2019-07-22复查胸部CT见右上肺实变影、右下肺斑片影较前略有吸收。2019-07-23予出院，继续伏立康唑（0.2 g，口服，q12 h）抗曲霉及降糖、保肝等治疗。

■ **出院后随访**

1. 2019-08-20门诊随访，咳嗽及右背痛症状明显缓解。继续伏立康唑单药抗感染治疗（图53-4）。

2. 2019-09-17咳嗽消失、疼痛完全缓解。复查血：WBC 6.78×10⁹/L；ESR 33 mm/h，CRP 1.9 mg/L（图53-5），ALT/AST/ALP/γ-GT 21/38/118/67 U/L；追踪住院期间痰及肺组织分枝杆菌培养结果均为阴性。复查胸部CT示右肺病灶较前进一步吸收好转（图53-6）。嘱继续口服伏立康唑。

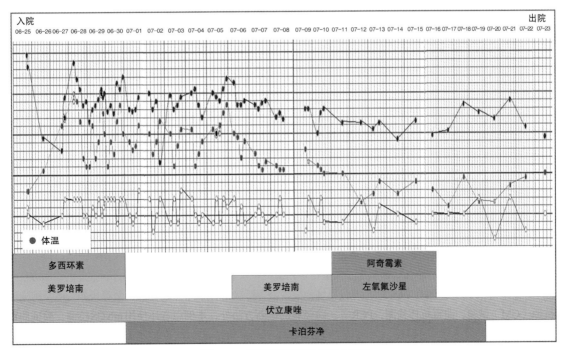

图53-4 住院期间患者体温变化情况

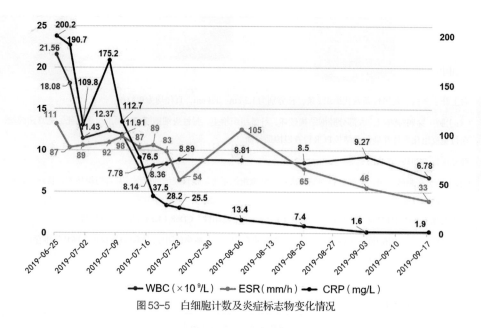

图 53-5　白细胞计数及炎症标志物变化情况

最后诊断与诊断依据

■ 最后诊断

1. 侵袭性肺曲霉病。

2. 2型糖尿病。

■ 诊断依据

患者为老年女性，慢性病程，以咳嗽、咳痰、右背痛为主要表现，8个月内多次胸部CT显示逐渐进展的右上肺实变、空洞形成及右下肺斑点、斑片影。经皮肺穿刺病理检查示肺组织内见真菌菌丝，PAS及六胺银染色阳性，多次痰培养示烟曲霉生长，痰mNGS检出较多烟曲霉核酸序列而未发现其他特殊病原体核酸序列。伏立康唑治疗近3个月，症状明显好转、炎症标志物逐渐降至正常，CT显示肺内病灶明显吸收。据此侵袭性肺曲霉病诊断确立。患者入院查空腹血糖10.5 mmol/L，HbA$_1$C 7.1%，合并2型糖尿病诊断明确。

经验与体会

1. 临床上，老年人的肺部空洞/肺占位性疾病的常见原因为肺恶性肿瘤，但鉴别诊断中，切不能遗忘感染性疾病。感染的病原体中，除结核和非结核分枝杆菌、放线菌、诺卡菌、厌氧菌以及寄生虫等外，以曲霉、毛霉为代表的丝状真菌也十分重要，其他少见真菌包括赛多孢子菌等。

2. 肺曲霉病分类比较复杂而且学界观点不完全统一，主要可分为：侵袭性曲霉病、慢性/腐生性曲霉病、过敏性曲霉病。根据2015年欧洲临床微生物与感染病学会/欧洲呼吸病学会（European Society of Clinical Microbiology and Infections Diseases/European Respiratory Society, ESCMID/ERS）指南，慢性肺曲霉病又分为单纯肺曲霉球、慢性空洞性肺曲霉病（chronic cavitary pulmonary aspergillosis, CCPA）、慢性纤维型肺曲霉病（chronic fibrosing pulmonary aspergillosis, CFPA）、曲霉结节、亚急性侵袭性曲霉病（subacute invasive aspergillosis, SAIA，或称慢性坏死性/半侵袭性）共5型。其中，根据定义，SAIA同属于侵袭性曲霉病，常见于轻度免疫抑制患者，疾病在1～3个月内进展；表现为空洞、结节、伴脓肿形成的进展性实变影等多种影像学改变；组织病理见到向肺组织侵袭生长的菌丝，微生物检查结果符合侵袭性曲霉病，而血或呼吸道标本曲霉半乳甘露聚糖抗原明显升高。据此，本例患者可符合亚急性侵袭性肺曲霉病诊断。

3. 侵袭性曲霉病的诊断需结合临床、影像学、微生物学和组织病理学结果，除胸部影像学外，推荐的诊断方法包括副鼻窦或中枢神经系统影像学（CT或MR），病原学检查包括肺泡灌洗液等呼吸道标本涂片找真菌、曲霉培养，血及肺泡灌洗液半乳甘露聚糖抗原（GM）试验，曲霉抗体检测，PCR等。除经典的诊断方法外，本例患者还使用mNGS检测，验证曲霉病诊断的同时，帮助排除了其他病原体感染可能性。

4. 根据2016年IDSA曲霉病诊治指南，对于侵袭性曲霉病，建议尽快首选伏立康唑抗真菌治疗以控制感染，备选药物包括

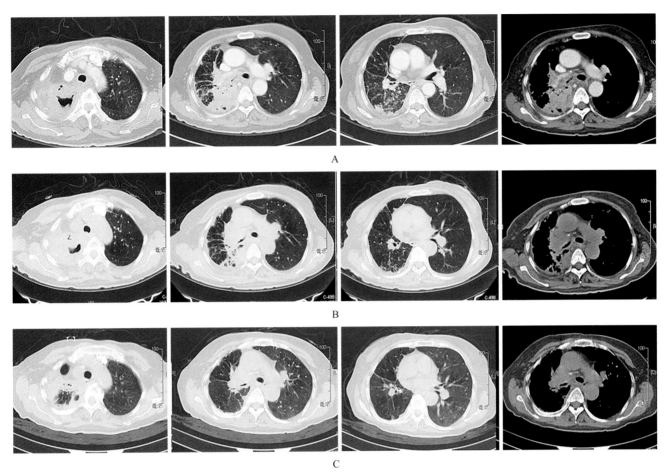

图53-6 患者胸部CT变化情况 A. 2019-06-26胸部CT：右肺上叶见软组织块影，内见空洞形成；右下肺见散在斑片、斑点、条索影及钙化结节；右侧胸膜增厚伴钙化，右肺门及纵隔见稍大淋巴结；B. 2019-07-22胸部CT：右上肺实变影较前缩小，右下肺斑片、斑点阴影较前有所吸收；C. 2019-09-17胸部CT：右上肺实变影较前明显缩小，右下肺斑片、斑点阴影较前进一步吸收；右肺门及纵隔淋巴结较前缩小

脂质体两性霉素B与艾沙康唑，也可考虑伏立康唑联合棘白菌素治疗，但不推荐棘白菌素单药治疗。建议至少治疗6～12周，主要依据患者的免疫抑制持续时间、感染部位和疾病改善的证据指导疗程。根据2017年ESCMID/ECMM/ERS指南，推荐慢性曲霉病患者长期口服抗真菌治疗以改善全身及呼吸道症状，降低痰血、肺毁损及肺纤维化程度，药物可选伊曲康唑、伏立康唑或口服泊沙康唑，疗程至少6个月。

参考文献

[1] Denning DW, Cadranel J, Beigelman-Anbry C, et al. Chronic pulmonary aspergillosis: rationale and clinical guidelines for diagnosis and management[J]. Eur Respir J, 2016, 47(1): 45-68.

[2] Patterson TF, Thompson GR 3rd, Denning DW, et al. Practice guidelines for the diagnosis and management of Aspergillosis: 2016 update by the Infections Diseases Society of America[J]. Clin Infect Dis, 2016, 63(4): e1-e60.

[3] Ullmann AJ, Aguado JM, Arikan-Akdagli S, et al. Diagnosis and management of aspergillus diseases: executive summary of the 2017 ESCMID-ECMM-ERS guideline[J]. Clin Microbiol Infect, 2018, 24 (Suppl 1): e1-e38.

作者·王青青　金文婷　马玉燕　周春妹
审阅·胡必杰　潘　珏

病例 54　咳嗽、发热好不了，一口老痰见分晓

· 病史简介 ·

女性，77岁，江苏人，2019-09-05收入复旦大学附属中山医院感染病科。

■ 主诉

反复咳嗽、咳痰9年，加重伴发热半个月。

■ 现病史

1. 9年前患者开始出现反复发热、咳嗽，咳黄白色痰，无咯血，多次因肺部感染住院治疗，外院曾行胸部CT示支气管扩张伴感染，口服莫西沙星等抗感染药物1～2周后可好转。

2. 2019-08-19患者再次出现发热，T_{max} 39.2℃，伴寒战、气促、咳嗽、咳黄脓痰，痰液黏稠不易咳出，偶有左下胸部隐痛，无咯血、关节痛、皮疹等表现。当地医院查WBC $2.26×10^9$/L，其他炎症标志物不详；2019-08-20胸部CT示两肺支气管扩张伴感染，予以莫西沙星3天、比阿培南5天抗感染后体温降至正常，体温平3天后于2019-08-29出院。

3. 出院后第2天患者再次发热，T_{max} 38.6℃，伴畏寒、寒战，痰中带血丝。2019-09-02外院复查胸部CT：双肺多发病变，较2019-08-20明显增多（图54-1）。2019-09-03查：WBC $28.29×10^9$/L，N% 94.3%；CRP 104.65 mg/L，ESR 58 mm/h，PCT 0.37 ng/mL。予莫西沙星、亚胺培南抗感染3天，仍有发热，为进一步诊治收入复旦大学附属中山医院感染病科。

4. 病程中，患者饮食、睡眠欠佳，大小便如常，体重无明显减轻。

■ 既往史

患有慢性萎缩性胃炎10余年。否认高血压、糖尿病、冠心病等病史。2011-03不慎摔倒后致左股骨头骨折，行左髋关节置换术。

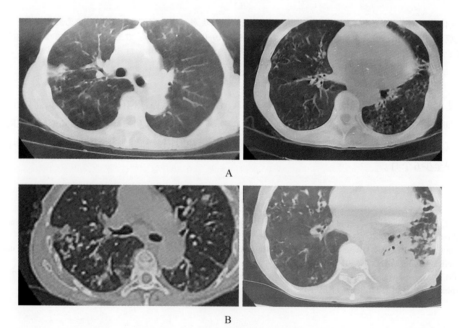

图54-1　2019-08至2019-09胸部CT变化　A. 2019-08胸部CT：双肺多发斑片影，两肺局限性支气管扩张；B. 2019-09胸部CT：两肺多发斑片影，左肺下叶实变，两肺局限性支气管扩张，纵隔肿大淋巴结，左肺胸腔少量积液，较前明显加重

· 入院检查 ·

■ 体格检查

1. T 36.6℃，P 80次/分，R 20次/分，BP 124/89 mmHg，体重 37 kg。

2. 体型消瘦，精神萎，对答切题。心律齐，各瓣膜区未及杂音；左下肺闻及少许湿啰音，双肺未及干啰音；腹软，无压痛，肝、脾肋下未及。下肢无明显水肿。

■ 实验室检查

1. 血气分析（未吸氧）：$PaCO_2$ 38 mmHg，PaO_2 74 mmHg，SaO_2 95%。

2. 血常规：WBC 16.04×10^9/L，N% 91.0%，Hb 114 g/L，PLT 191×10^9/L。

3. 炎症标志物：CRP 195 mg/L，ESR 90 mm/h，PCT 1.39 ng/mL。

4. 生化、电解质：ALT/AST 26/20 U/L，Alb 24 g/L，Cr 58 μmol/L，Na^+ 133 mmol/L，K^+ 3.4 mmol/L，Cl^- 100 mmol/L。

5. 凝血功能：PT 12.1 s，D–D二聚体 3.86 mg/L。

6. 心肌损伤标志物：c–TNT 0.087 ng/mL，NT–proBNP 8 065.0 pg/mL。

7. 尿常规：正常。

8. T–SPOT.TB：A/B 1/2；隐球菌荚膜抗原检测阴性。

9. EBV DNA、CMV DNA：均低于检出下限。

10. 细胞免疫：CD4 34.3%，CD8 26.4%，CD4/CD8 1.3。

11. 自身抗体：ANA颗粒 1∶100，浆颗粒 1∶100，抗SS–A抗体弱阳性。

12. 肿瘤标志物：CA19–9 37.8 U/mL，CA12–5 104.0 U/mL，其余均阴性。

■ 辅助检查

1. 心电图：正常。

2. 超声心动图：二尖瓣后叶瓣环钙化伴轻度二尖瓣反流，主动脉瓣钙化，LVEF 62%。

3. 胸部CT：双肺支气管扩张伴炎症，左下肺实变，双侧胸腔积液（图54-2）。

4. 腹部盆腔增强CT：双肾小囊肿，十二指肠壅积，轻度食管裂孔疝。

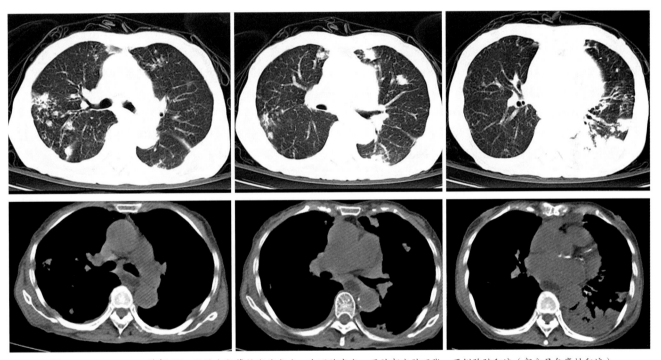

图54-2　2019-09-06胸部CT　两肺支气管扩张伴炎症，左下肺实变，两肺部分肺不张，两侧胸腔积液（部分呈包裹性积液）

临床分析

■ 病史特点

患者为老年女性，反复咳嗽、咳痰9年，加重伴发热2周，既往有支气管扩张史，此次咳嗽、咳痰症状急性加重，伴发热，T_{max} 39.2℃，血WBC、CRP、ESR、PCT均升高，胸部CT示支气管扩张伴肺部感染，抗感染治疗一度有效，出院后发热反复，肺部感染明显加重。

■ 诊断分析

需考虑病原体可能如下。

1. 细菌感染：如链球菌、流感嗜血杆菌等，是社区获得性肺炎的常见病原体，通常急骤起病。肺炎链球菌感染的肺部影像学典型表现为肺段或肺叶实质性病变，结合本例患者病程及肺部影像学改变，需考虑该病原体。同时，该老年患者一般情况差，短期内出现左肺下叶实变影，不排除因误吸引起的混合厌氧菌感染。另外，患者全身毒性症状明显，需警惕金黄色葡萄球菌、肺炎克雷伯菌或其他肠杆菌科细菌引起的感染，可进一步行痰微生物学检测协助诊断。

2. 非结核分枝杆菌感染：患者为老年女性，反复咳嗽、咳痰，多次肺部感染住院治疗，本次胸部CT显示两肺多发斑片病灶，需警惕非结核分枝杆菌感染。可进一步行痰分枝杆菌培养或核酸检测以明确诊断。

3. 诺卡菌感染：多见于有基础肺部疾病或免疫抑制的患者，可急性起病，出现双肺多发病变、皮肤软组织化脓性病灶、颅内脓肿等。通常磺胺类、氨基糖苷类、碳青霉烯类等治疗有效，但需长疗程治疗，治疗疗程不足容易复发。

4. 肺曲霉病：包括急性和慢性病例，多见于免疫力低下患者，或短期内吸入大量曲霉孢子者，临床表现差异较大，可出现干咳、胸痛、咯血，急性病例胸部CT典型表现为晕轮征或新月征等，但临床上表现典型者不多见。本例患者接受广谱抗细菌药物治疗后效果不佳，需考虑曲霉感染，确诊有赖于组织病理学或微生物学检查。

5. 肺结核：患者营养状况差，有慢性咳嗽、咳脓痰史，常规抗感染治疗效果欠佳，需考虑结核可能，但患者T-SPOT.TB阴性，左下肺病灶进展快速，不支持结核诊断，建议留痰送抗酸染色和分枝杆菌培养等检查，以明确或排除诊断。

6. 非感染性疾病：如风湿相关疾病中的血管炎。该例患者双肺多发病变，且进展迅速，抗感染效果不佳，需警惕免疫相关血管炎，可进一步行肾脏相关检查，评估有无其他脏器累及，必要时行气管镜下肺组织活检以协助诊断。

· 进一步检查、诊治过程和治疗反应 ·

1. 2019-09-06教授查房：肺部感染考虑细菌、真菌或其他特殊病原体感染可能。患者老年、消瘦、一般情况差，支气管镜检查风险较大，嘱采集痰标本送常规微生物检测及mNGS检查，抽血送曲霉三联检测。抗感染方案：利奈唑胺（0.6 g，q12 h）、头孢他啶（2 g，q8 h）联合伏立康唑（早200 mg、晚100 mg，根据体重调整剂量），并予利尿、补充白蛋白等对症支持治疗。

2. 2019-09-07患者体温转平，仍有咳嗽、咳黄痰。曲霉三联检测回报均阴性。

3. 2019-09-08痰细菌培养（2019-09-06送检）阴性；真菌培养：白念珠菌。

4. 2019-09-10痰mNGS：检出脓肿诺卡菌（*Nocardia abscessus*）核酸序列38条（图54-3）。临床考虑肺诺卡菌感染可能，与微生物室沟通，嘱痰细菌培养延长至1周，并调整治疗方案为复方磺胺甲噁唑（1.44 g，口服，bid）＋阿米卡星（0.4 g，静脉滴注，qd）联合多西环素（0.1 g，口服，q12 h）（首剂0.2 g）抗感染，停抗真菌治疗。

检出细菌列表

属			种			
属名	属相对丰度(%)	属严格序列数	种名	覆盖度（%）	种序列数	种严格序列数
诺卡菌属	53.57	111	脓肿诺卡菌	0.067 4	114	38
			诺卡菌	0.000 7	1	1
			非洲诺卡菌	0.000 6	1	0
			诺卡菌	0.005 8	9	0
			亚洲诺卡菌	0.008 6	15	0

图54-3　2019-09-10痰mNGS报告　脓肿诺卡菌，种严格序列数38

5. 2019-09-11血培养（2019-09-06送检）回报阴性。

6. 2019-09-12痰细菌培养（2019-09-10送检）：阴沟肠杆菌（＋＋）另检出蜡样芽孢杆菌，考虑污染可能（延长培养）（图54-4、图54-5）。

标本种类	痰		标本说明		采样时间	2019-09-10 15：07
申请时间	2019-09-10 10：00		备注	延长培养至14天	申请单号	

编号	项目	结果/浓度	
T2	痰液外观	黏脓	
T3	白细胞	150	
T4	上皮细胞	10	
T1	痰液质量总评	合格	
编号	细菌名称	结果/浓度	菌落计数
BMX_BCE	蜡样芽孢杆菌	1+	
BMX_EEC	阴沟肠杆菌	2+	
TYP4	嗜血杆菌属	无生长	

检验医师			检验接收时间	2019-09-10 16：07
报告时间	2019-09-24 09：00		核对者	

图54-4　2019-09-12痰细菌培养（2019-09-10采样）　阴沟肠杆菌++；延长培养，蜡样芽孢杆菌生长

7. 2019-09-14查Cr 93 μmol/L，较前上升，伴高钾血症（血K$^+$ 6.0 mmol/L），考虑复方磺胺甲噁唑、阿米卡星药物不良反应可能。予停用阿米卡星，调整复方磺胺甲噁唑剂量为0.96 g，bid，继续多西环素（0.1 g，q12 h）抗感染（图54-6），并予利尿、降钾树脂口服等降钾治疗，之后复查血钾正常。

8. 2019-09-16复查：血WBC 3.39×10^9/L，N% 56.9%；CRP 2.8 mg/L，ESR 18 mm/h（图54-7）。随访胸部CT：总体较前（2019-09-06）略有吸收、好转（图54-8）。

9. 2019-09-17患者病情平稳，予出院。改用复方磺胺甲噁唑联合多西环素口服，嘱门诊随访。

■ 出院后随访

2019-10-09感染病科门诊随访，查血白细胞及炎症标志物均正常（WBC 4.96×10^9/L，N% 56.0%；CRP < 0.3 mg/L，ESR 21 mm/h）。胸部CT示病灶较前明显吸收。

最后诊断与诊断依据

■ 最后诊断

1. 肺部感染：脓肿诺卡菌引起，合并阴沟肠杆菌感染可能。
2. 支气管扩张。

■ 诊断依据

患者为老年女性，反复咳嗽、咳黄痰和支气管扩张病史多年，抗感染治疗能缓解症状。本次住院前2周再次出现咳嗽、咳黄痰，同时伴有发热，查白细胞、中性粒细胞、炎症标志物升高，T-SPOT.TB阴性。胸部CT示双肺多发斑片、实变影。起初予碳青霉烯类、喹诺酮类抗感染后体温降至正常，但停药后症状反复。入院后查痰mNGS检出较多脓肿诺卡菌序列，常规痰培养未见该菌生长，可能与采样前已经使用过多种抗菌药物有关。针对性抗诺卡菌治疗后，患者体温很快转平，炎症标志物降至正常，抗感染治疗10天和1个月后分别随访胸部CT示两肺病灶逐渐吸收，因此本例肺诺卡菌感染诊断可以成立。另外，患者此次发病咳嗽、咳痰症状较既往明显加重，全身毒性症状明显，且CRP、ESR及PCT升高，比较病程中胸部CT病灶变化示左肺下叶病灶在短期内进展较快，在抗感染治疗短期内可明显吸收，不符合肺诺卡菌感染病程变化特点。入院后患者痰细菌培养示阴沟肠杆菌，予抗感染治疗后症状好转，故合并阴沟肠杆菌感染诊断明确。

标本种类	痰	标本说明		采样时间	2019-09-10 15：07
申请时间	2019-09-10 10：00	备注	标本继续培养中	申请单号	

WT：野生型（wild-type），未检测出相关耐药机制的菌株；NWT：非野生型（non-wild-type），存在某种耐药机制的菌株；应上海市耐药监测网要求加做磷霉素，仅用于流行病学的调查。

编号	细菌名称	结果/浓度	菌落计数	
TYP4	嗜血杆菌属	无生长		
BMX_BCE	蜡样芽孢杆菌	1+		
ENTBCLO	阴沟肠杆菌	2+		

编号	药物名称	结果/浓度	结果	MIC/RAD
1	阿米卡星		S 敏感	≤ 8
2	氨曲南		R 耐药	> 16
3	氯霉素		S 敏感	≤ 4
4	头孢他啶		R 耐药	> 16
5	环丙沙星		S 敏感	≤ 0.5
6	头孢噻肟		R 耐药	> 32
7	庆大霉素		S 敏感	4
8	亚胺培南		S 敏感	≤ 1
9	左氧氟沙星 LVX		S 敏感	≤ 1
10	美罗培南		S 敏感	≤ 1
11	莫西沙星		S 敏感	2
12	头孢吡肟			8
13	黏菌素			≤ 0.5
14	头孢哌酮/舒巴坦	25	S 敏感	
15	复方新诺明（SXT）		S 敏感	≤ 0.5/9.5
16	磷霉素	25		
17	四环素		S 敏感	≤ 2
18	哌拉西林/他唑巴坦		S 敏感	≤ 4/4

编号	项目	结果		
T1	痰液质量总评	合格		
T4	上皮细胞	10		
T3	白细胞	150		
T2	痰液外观	黏脓		

检验医师			检验接收时间	2019-09-10 16：07
报告时间	2019-09-12 08：06		核对者	

图 54-5　2019-09-12 痰细菌培养药敏结果

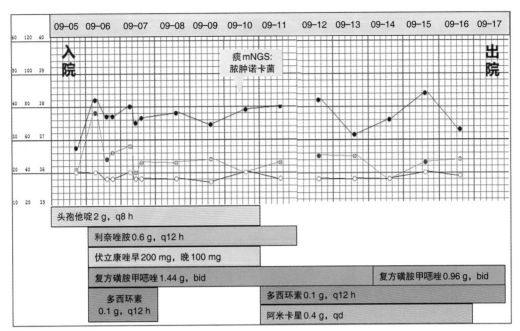

图54-6 患者住院期间体温变化及用药方案

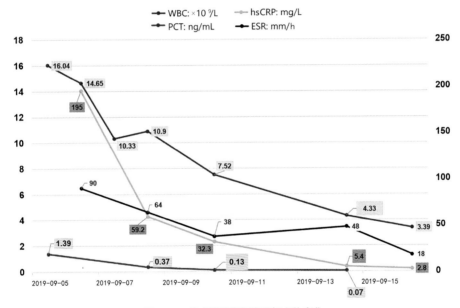

图54-7 患者住院期间炎症标志物变化

· 经验与体会 ·

1. 诺卡菌属于需氧放线菌目，是革兰阳性杆菌，可通过入侵呼吸道、破损皮肤和黏膜引起感染。诺卡菌感染好发于免疫抑制或有基础肺部疾病的患者，可引起全身播散性感染，如累及肺、皮肤、脑等多脏器。目前关于其发病率的大数据报道较少，来自加拿大的数据显示诺卡菌感染率逐年上升，由0.33/10万人（1997—1998年）上升至0.87/10万人（2007—2008年）；其中肺诺卡菌感染最多见，好发于75～84岁男性，其住院率达0.04/10万。

2. 诺卡菌菌落特征：表面不规则、褶皱，背面可呈棕色至白色；光滑或颗粒状，可产生可溶性棕色或黄色色素。镜下形态：革兰染色阳性，细长、丝状，通常呈长的串珠样、有分支的杆状体；抗酸染色阴性，弱抗酸染色阳性。

3. 不同的诺卡菌种具有不同的致病和耐药特点，所以对于临床医生而言，鉴定诺卡菌到种水平十分重要。随着分子诊断技术16S rRNA的发展，很多已知的诺卡菌种被重新分类，目前已识别并命名的菌种有100余种，其中50余种可致病。根据其生

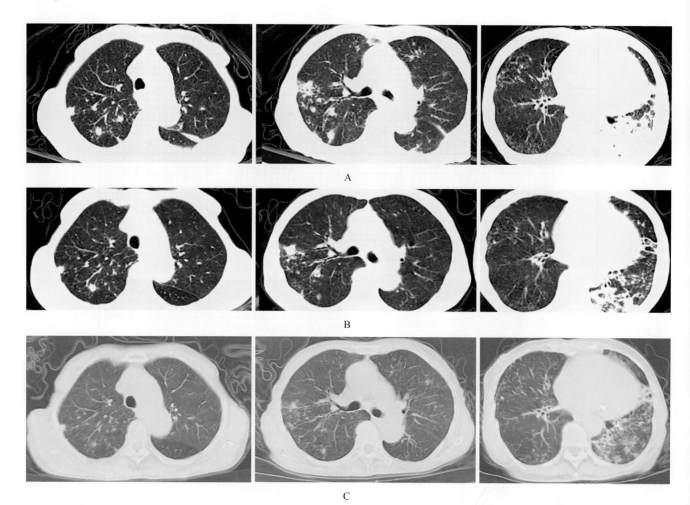

图54-8　随访胸部CT变化情况　A. 2019-09-06胸部CT：两肺支气管扩张伴炎症，左下肺实变，两肺部分肺不张，两侧胸腔积液（部分呈包裹性积液）；B. 2019-09-16胸部CT：两肺部分支气管扩张，两肺散在炎症伴间质性改变，左侧少许胸腔积液，总体较前（2019-09-06）略有吸收好转；C. 2019-10-09胸部CT：两肺部分支气管扩张，两肺散在炎症伴间质性改变，总体较前（2019-09-16）吸收

物学特点和不同耐药基因，可将诺卡菌划分成不同复合体（complexes），如新星诺卡菌复合体、脓肿诺卡菌复合体、皮疽诺卡菌复合体等。本病例中，患者痰mNGS检出脓肿诺卡菌种严格核酸序列数达38条，脓肿诺卡菌感染诊断可以确立。

4. 目前复方磺胺甲噁唑仍是治疗诺卡菌感染的首选药物，其在全球各地区的耐药率各不相同，有报道美国耐药率达42%，我国为26.4%，主要是皮疽诺卡菌耐药（53.8%）。鉴于耐药性的严重性和多样性，对诺卡菌感染的治疗建议联合用药，包括β-内酰胺类、喹诺酮类、碳青霉烯类、氨基糖苷类、利奈唑胺等。根据目前数据统计显示，人体内的诺卡菌对利奈唑胺100%敏感，并且大多数诺卡菌对阿米卡星、亚胺培南敏感，故可将利奈唑胺、亚胺培南、阿米卡星作为治疗诺卡菌感染的经验性药物。我国多中心的一项研究通过检测不同药物对菌株的抑菌浓度评估药物敏感性，发现脓肿诺卡菌对环丙沙星耐药率高达83.8%。

5. 诺卡菌的治疗要求足疗程，对于免疫功能正常者，抗感染治疗需要3～6个月，而免疫抑制患者或全身播散者要延长疗程，至少6～12个月。该病例患者既往反复咳嗽、咳痰，虽抗感染治疗有效，但疗程较短，停药后病情反复，此次急性加重，痰mNGS检测提示诺卡菌，故符合诺卡菌慢性感染的临床特点。该患者静脉抗感染后体温转平，症状好转，故后续序贯以有效的抗菌药物口服，获得满意的疗效。对于临床医生而言，如何在治疗中将静脉治疗有效转换为口服药物治疗，亦是满足疗程的关键。

6. 有研究发现诺卡菌肺部感染死亡率达34.5%（其中69.1%长期使用激素），因误诊导致延迟治疗是该类患者死亡的危险因素。因此，临床上遇到有基础肺部疾病或免疫抑制的患者，在常规抗感染治疗失败或效果不佳时，应将诺卡菌列为需要鉴别诊断的重要感染病原体。

参考文献

[1] Conville PS, Brown-Elliott BA, Smith T, et al. The complexities of nocardia taxonomy and identification[J]. J Clin Microbiol, 2017, 56(1): e01417-e01419.

[2] Huang L, Chen XC, Xu HP, et al. Clinical features, identification, antimicrobial resistance patterns of nocardia species in China: 2009-2017[J]. Diagn Microbiol

Infect Dis, 2019, 94(2): 165–172.

[3] Lebeaux D, Bergeron E, Berthet J, et al. Antibiotic susceptibility testing and species identification of nocardia isolates: a retrospective analysis of data from a French expert laboratory, 2010–2015[J]. Clin Microbiol Infect, 2019, 25(4): 489–495.

[4] Valdezate S, Garrido N, Carrasco G, et al. Epidemiology and susceptibility to antimicrobial agents of the main nocardia species in Spain[J]. J Antimicrob Chemother, 2017, 72(3): 754–761.

病例 55 年轻护士反复发热 2 个月，病因出乎意料

作者 · 张 尧 金文婷 马玉燕
审阅 · 胡必杰 潘 珏

病史简介

女性，22岁，上海人，2019-11-18收入复旦大学附属中山医院感染病科。

主诉

反复发热伴咳嗽2个月，再发3天。

现病史

1. 患者2个月前无明显诱因出现咳嗽，干咳为主，偶有发热，T_{max} 38℃，无寒战、皮疹、腹痛、腹泻、恶心、呕吐、头痛等不适，间断服用肺力咳治疗，咳嗽可缓解。

2. 2019-10-11患者再次发热，至复旦大学附属中山医院就诊。查：血WBC 8.53×10⁹/L，N% 66.2%，L% 22.0%；胸片和肝胆胰脾肾超声：未见明显异常。建议患者随访。

3. 2019-10-23患者发热较前加重，T 39.6℃，并出现口腔溃疡。至风湿科就诊，查：hsCRP 38.7 mg/L，ESR 67 mm/h，PCT 0.04 ng/mL；ANA、ENA、ds-DNA、RF、抗CCP抗体：阴性；转至呼吸科就诊，予莫西沙星（0.4 g，口服，qd）抗感染、复方甲氧那明止咳治疗1周后热退，咳嗽缓解；2019-10-28复查hsCRP 14 mg/L，ESR 52 mm/h。

4. 2019-11-04停药4天后患者再次发热，T 38.5℃，伴干咳，无流涕、咽痛等不适，就诊于复旦大学附属中山医院感染病科门诊。查：WBC 10.25×10⁹/L，N% 74.3%，L% 15.0%；hsCRP 37.9 mg/L，ESR 74 mm/h；痰涂片找抗酸杆菌阴性，痰细菌培养阴性。予左氧氟沙星（0.5 g，口服，qd）治疗后体温转平。

5. 2019-11-15患者再次发热，T 38.3℃，傍晚为主，上午体温正常，仍有干咳，无明显盗汗，伴进食后脐周隐痛，休息后可自行缓解，无恶心、呕吐、腹泻等。为进一步诊治于2019-11-18收入复旦大学附属中山医院感染病科。

6. 病程中，患者精神尚可，胃纳差，大小便正常，近3个月体重下降5 kg。

既往史及个人史

既往体健。患者为儿科护士。否认结核病接触史，否认动物接触史，否认生食牛羊肉、生食海鲜史等。

入院检查

体格检查

1. T 37.8℃，P 100次/分，R 18次/分，BP 100/66 mmHg，H 158 cm，W 41 kg。

2. 浅表淋巴结未及肿大，双肺未及干湿啰音；心律齐，各瓣膜听诊区未及杂音；腹软，无压痛，未及包块，肝、脾肋下未及；双下肢不肿。

实验室检查

1. 血常规：WBC 7.60×10⁹/L，N% 75.8%，L% 16.0%，Hb 114 g/L，PLT 470×10⁹/L。

2. 炎症标志物：hsCRP 30.5 mg/L，ESR 58 mm/h，PCT 0.06 ng/mL。

3. 肝肾功能：ALT/AST 7/10 U/L，Cr 66 μmol/L，Alb 41 g/L，前白蛋白 148 mg/L。

4. 尿常规和粪常规：正常；粪隐血：阴性。

5. 甲状腺功能：正常；免疫球蛋白、细胞免疫检查：正常；肿瘤标志物：均正常。

6. G试验：12.7 pg/mL；血隐球菌荚膜抗原、肺炎支原体抗体、呼吸道病原体九联检测：阴性。

7. T-SPOT.TB：A/B 0/1。

8. EBV 抗体：IgA 阳性，IgM 阴性；CMV 抗体：IgM 阴性；HIV 抗体阴性。

9. CMV DNA、EBV DNA：低于检出下限。

10. 血培养：阴性。

■ 辅助检查

1. 超声心动图：未见瓣膜赘生物。

2. PET/CT：回盲部及周围淋巴结炎性病变可能，盆腔少量积液（图55-1）。

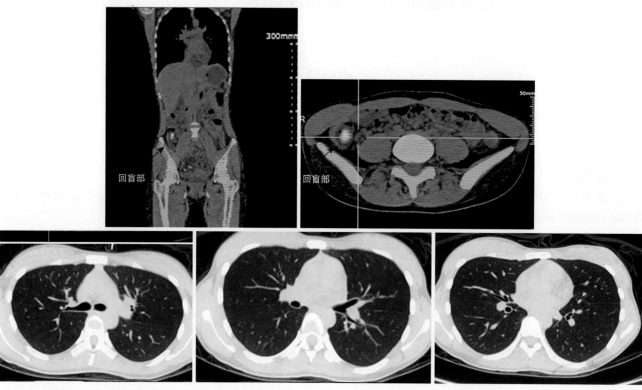

图55-1　患者PET/CT及胸部CT表现　回盲部糖代谢增高，SUV_max 9.1，局部肠壁稍增厚；回盲部周围见稍大淋巴结（11.5 mm×5.9 mm），SUV_max 3.3；两肺未见明显异常

临床分析

■ 病史特点

患者为年轻护士，主要表现为反复发热伴咳嗽2个月，曾有口腔溃疡，近期出现腹痛症状，2个月内体重减轻5 kg，其他伴随症状不明显。既往体健，否认有结核和其他特殊传染病接触史。多次检查CRP和ESR升高，但血白细胞和中性粒细胞分类基本正常。胸部平片和腹部超声未见明显异常。氟喹诺酮类抗感染治疗似乎有效，但停药后又出现发热。PET/CT两肺未见明显病灶，但回盲部有糖代谢增高、局部肠壁增厚。考虑发热为回盲部病变所致。

■ 诊断分析

1. 可能诊断一：感染性疾病。

• 肠结核：肠结核可累及肠道的多个部位，最好发部位是回盲部，可能与肠内容物在此处停留时间较长且此处有丰富的淋巴组织有关；常有发热、乏力、盗汗、体重减轻等全身表现，右下腹痛、腹胀、慢性腹泻、恶心、呕吐、便秘等肠道表现以及腹腔积液、淋巴结肿大和输卵管狭窄等邻近组织受累表现。内镜下表现为环形溃疡、结节及回盲瓣破坏，活检病理检查表现为干酪样肉芽肿。患者反复发热，下午发热为主，伴脐周腹痛、消瘦、炎症标志物升高，氟喹诺酮类治疗似乎有效，停药后体温反复，需要考虑肠结核可能。但该患者T-SPOT.TB阴性，肺内无明显结核病灶，不支持结核诊断。可进一步行肠镜、回盲部黏膜活检行病理及微生物学检查以明确或排除本病诊断。值得一提的是，年轻女性，发热、干咳数月，需要考虑支气管内膜结核，但仔细阅PET/CT胸部肺窗，见气管、主支气管和双侧叶段支气管黏膜光滑，因此内膜结核可基本排除。

· 伤寒：伤寒是由伤寒沙门菌和副伤寒沙门菌引起的肠道或全身感染性疾病，典型表现为寒战、高热、腹痛、腹泻，可能出现"玫瑰疹"、心动过缓或相对缓脉，可伴有肠出血、肠穿孔等严重并发症。患者仅有发热且持续时间较长，无明显寒战、皮疹，且血培养、粪隐血均阴性，非伤寒典型表现，必要时可进一步行骨髓培养、粪培养、肠镜检查等予以明确。

2. 可能诊断二：非感染性疾病。

· 肿瘤性病变：该患者反复发热，PET/CT提示回盲部糖代谢增高，需警惕肠道肿瘤性病变，如淋巴瘤、腺癌、肉瘤等恶性肿瘤以及平滑肌瘤、脂肪瘤等良性肿瘤继发感染可能。该患者为年轻女性，需特别排除淋巴瘤可能，可进一步行小肠增强CT、肠镜检查予以明确。

· 炎症性肠病：克罗恩病、溃疡性结肠炎均可引起发热、回盲部病变，其中以克罗恩病更为常见。该病可伴有腹痛、腹泻、便秘、便血、瘘道形成等肠道症状，并可出现口腔溃疡、皮肤结节性红斑、巩膜炎、关节炎等肠道外表现，且具有典型的内镜下表现。该患者有发热、口腔溃疡、回盲部病变，需考虑克罗恩病可能，可进一步行肠镜检查、小肠增强CT予以明确。

· 白塞病：患者为年轻女性，需警惕风湿免疫疾病。白塞病的特征为复发性口腔阿弗他溃疡以及其他系统性表现，包括生殖器溃疡、眼部病变、胃肠道受累、皮损、血管病变等。胃肠道受累最常见于回肠末端、盲肠和升结肠，与炎症性肠病很难鉴别。患者目前除发热、口腔溃疡、腹痛、回盲部病变外，并无生殖器溃疡、皮损、血管病变等表现，本病可能性小。

进一步检查、诊治过程和治疗反应

■ 诊治过程

1. 2019-11-18患者入院当天，予以多西环素（0.1 g，口服，q12 h）诊断性抗感染治疗。

2. 2019-11-19因反复发热的病程较长，伴随症状不突出，常规检查未找到明确病因，行PET/CT检查。

3. 2019-11-22行肠镜检查：结肠镜检查至盲肠，回盲瓣可见黏膜充血、糜烂，并见大小不一的多发溃疡，表面有脓苔；进入末端回肠见淋巴滤泡增生，表面稍充血；其余无异常发现。肠镜诊断：回盲部病变，克罗恩病及淋巴瘤待排除（图55-2）。

4. 2019-11-23回盲部组织行细菌培养、涂片找抗酸杆菌：均阴性。

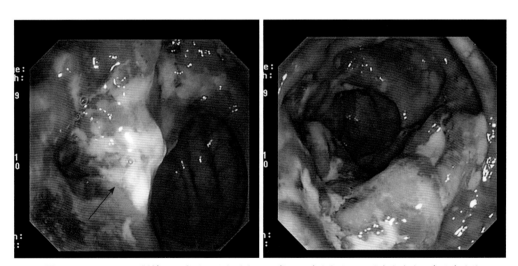

图55-2　2019-11-22肠镜　回盲瓣可见黏膜充血、糜烂，并见大小不一的多发溃疡，表面有脓苔

5. 2019-11-25病理检查报告（图55-3）：考虑炎症性肠病，倾向于克罗恩病。

6. 2019-11-25消化科会诊：建议予美沙拉嗪（1.0 g，口服，tid）治疗，行小肠增强CT、小肠镜、胃镜等评估病情。遵会诊意见予美沙拉嗪口服，并停用多西环素。

7. 2019-11-26胃镜检查：慢性胃炎（浅表型），未见溃疡性病变。

8. 2019-11-27小肠增强CT：回盲部及周围淋巴结炎性病变机会大，盆腔少量积液（图55-4）。

9. 2019-11-27请消化科教授会诊：追问病史，近几个月来偶有进食后脐周隐痛，无腹泻、呕吐等，可自行缓解，患者未在意，故未就诊。结合病史、PET/CT、肠镜、病理检查报告考虑诊断为克罗恩病 A2L3B1 活动期，建议加用泼尼松/硫唑嘌呤或英夫利西单抗（类克）治疗。

巨检	回盲瓣：灰白色组织4粒，直径均为0.2 cm。
	（回盲瓣）送检黏膜肠绒毛消失，隐窝变浅，局灶隐窝扭曲，部分黏膜糜烂，固有膜间质充血伴淋巴细胞、浆细胞及少量中性粒细胞浸润，黏膜肌层内可见小血管明显增生，神经节细胞增生，并可见多核巨细胞反应，非化脓性肉芽肿结节形成，考虑炎症性肠病，倾向克罗恩病，需密切结合肠镜所见。

图55-3　肠镜病理报告

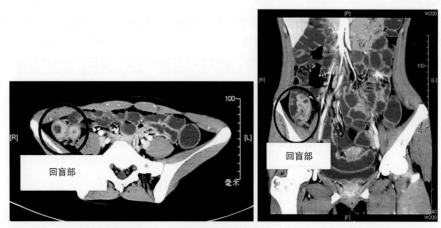

图55-4　患者小肠增强CT　回盲部见局部肠壁明显增厚伴强化，周围见稍大淋巴结影

10. 2019-11-28患者及家属商量后表示暂时不考虑泼尼松/硫唑嘌呤治疗，故继续予美沙拉嗪治疗。患者未再有发热，随访炎症标志物好转，嘱出院后至消化科进一步就诊（图55-5、图55-6）。

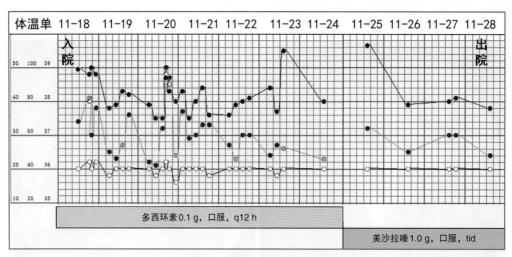

图55-5　患者体温及药物治疗情况

■ **出院后随访**

2019-12-09电话随访：患者体温平，无咳嗽、腹痛、腹泻等不适，继续服用美沙拉嗪治疗，消化科定期随访。

·最后诊断与诊断依据·

■ **最后诊断**

克罗恩病（A2L3B1活动期）。

■ **诊断依据**

患者为年轻女性，无基础疾病，反复发热2个月，近期出现进食后腹痛，伴有体重下降，无畏寒、寒战、盗汗、腹泻、血

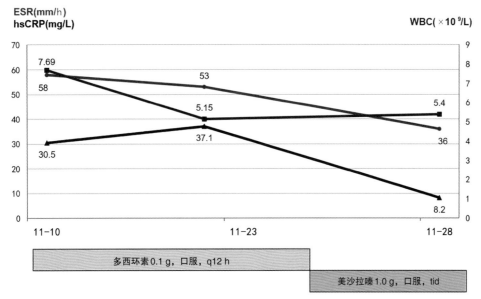

图 55-6　患者炎症标志物变化情况

便等。查炎症标志物升高；PET/CT 提示回盲部糖代谢增高，局部肠壁稍增厚；小肠增强 CT：回盲部见局部肠壁明显增厚伴强化；肠镜检查见回盲瓣黏膜充血、糜烂，并见大小不一的多发溃疡，表面有脓苔，末端回肠见淋巴滤泡增生；肠镜病理检查见非化脓性肉芽肿结节形成，考虑炎症性肠病，倾向克罗恩病。综合临床表现、影像学、内镜检查和组织病理学等结果，克罗恩病诊断可以成立。根据克罗恩病的蒙特利尔分型，患者的年龄在 17 ～ 40 岁（A2）、病变部位在回结肠（L3）、疾病行为非狭窄非穿透（B1），故分型为 A2L3B1；根据简化 CDAI 评分，为活动期。

经验与体会

1. 尽管现代诊断技术和治疗水平不断提高，发热待查仍然是内科医生所面临的巨大挑战。引起经典型发热待查的病因有近 200 种，主要分为以下 4 类：感染性疾病、非感染性炎症性疾病（自身免疫性疾病、自身炎症性疾病）、肿瘤性疾病（血液系统恶性肿瘤、实体恶性肿瘤、良性肿瘤）、其他（药物热、亚急性甲状腺炎、坏死性淋巴结炎等）。

2. 自身炎症性疾病中，常见的疾病包括成人 Still 病、克罗恩病、溃疡性结肠炎、嗜血细胞综合征等。克罗恩病是一种原因不明的以胃肠道透壁性炎症为特征的慢性疾病。文献报道，进入 21 世纪以来，炎症性肠病的发病率不断升高，特别是在东亚、南美、非洲等地新兴的工业化国家和地区。在中国台湾，克罗恩病的年度变化百分比增加了 4%。克罗恩病的诊断缺乏金标准，需要结合临床表现、内镜、影像学和病理组织学结果进行综合分析并随访观察。其特征性的临床表现为乏力、发热、腹痛、腹泻和体重减轻，此外还有很多肠外表现，包括关节炎或关节病、眼部受累、皮肤表现、原发性硬化性胆管炎、继发性淀粉样变性、动静脉血栓栓塞、肺部受累等。克罗恩病最常见的病变部位在回肠末段，特征性内镜表现为非连续性病变、纵行溃疡和鹅卵石样外观。由于克罗恩病临床症状的复杂和多样化，诊断较困难、误诊率高；因此在临床上，对于反复发热的患者，即使腹部症状和体征不明显，也应考虑到该病的可能。

3. 研究表明，PET/CT 在缺乏特异性临床表现的发热待查患者中具有良好的诊断价值，有助于减少不必要的检查及缩短住院天数。PET/CT 主要通过参与炎症反应的细胞的糖酵解活性来鉴别炎症和感染部位，对于无明确靶点的发热待查具有重要定位作用。该患者反复发热 2 个月，伴随症状不突出，常规检查如胸片、腹部超声等未找到明确定位，故入院后及时行 PET/CT，为进一步检查提供了线索，使得发热原因在短期内得以明确。

参考文献

[1] 中华医学会消化病学分会炎症性肠病学组. 炎症性肠病诊断与治疗的共识意见（2018 年·北京）[J]. 中华炎性肠病杂志（中英文），2018，2（3）：173-190.

[2] Ng SC，Shi HY，Hamidi N, et al. Worldwide incidence and prevalence of inflammatory bowel disease in the 21st century: a systematic review of population-based studies[J]. Lancet, 2018, 390(10114): 2769-2778.

[3] Treglia G. Diagnostic performance of ^{18}F-FDG PET/CT in infectious and inflammatory diseases according to published meta-analyses[J]. Contrast Media Mol Imaging, 2019, 2019: 3018349.

[4] Unger M，Karanikas G，Kerschbaumer A，et al. Fever of unknown origin (FUO) revised[J]. Wien Klin Wochenschr, 2016, 128(21, 22): 796-801.

作者·缪青 金文婷 马玉燕
审阅·胡必杰 潘珏

病例 56 古稀老妪发热、乏力4个月，一波三折终明因

· 病史简介 ·

女性，71岁，江苏人，2019-12-12第3次收入复旦大学附属中山医院感染病科。

■ 主诉

低热、乏力伴咳嗽、咳痰4个月。

■ 现病史

（一）第1次住院和诊治经过（2019-09-17至2019-10-09）

1. 2019-08无明显诱因出现咳嗽、咳白黏痰，否认畏寒、寒战等，每日午后有低热，T_{max} 37.8℃，可自行退热，伴明显乏力。2019-08-16外院住院，查血常规：WBC 7.6×10^9/L，N% 76.5%，L% 17.9%，Hb 130 g/L；肝肾功能、肿瘤标志物均未见明显异常。胸部CT示两肺多发结节；PET/CT示两肺野散在多枚大小不等结节，较大者直径约1.7 cm，FDG代谢增高，考虑两肺转移癌；右肺病灶穿刺病理检查示肉芽肿性炎。予莫西沙星（0.4 g，静脉滴注，qd）治疗5天，输液期间患者出现左上腹痛、双下肢肌肉疼痛，考虑莫西沙星不良反应，改用头孢他啶静脉滴注治疗约1周，腹痛缓解，双下肢肌肉痛未缓解。2019-09-06复查胸部CT示两肺多发结节，与2019-08-13片对比，少数结节吸收。但患者自觉发热和咳嗽、咳痰症状无好转，故于2019-09-17收入复旦大学附属中山医院感染病科住院治疗。

2. 追问病史：4个月余前右侧甲状腺结节术后家中开始饲养并食用灰鸽（来源不详），否认接触鸽粪；1个月余前家中有蝙蝠飞入，未近距离接触；否认生食鱼虾、接触霉变食物及粉尘史，否认疫区旅游史。高血压病史5年余，厄贝沙坦氢氯噻嗪治疗，脑梗死病史6年；否认糖尿病等其他病史。2019-05因甲状腺滤泡性肿瘤钙化行右甲状腺切除术。

3. 入院检查：患者轮椅入室，T 38℃。血常规：WBC 14.92×10^9/L，N% 84.3%，Hb 109 g/L，PLT 436×10^9/L。炎症标志物：CRP 325.6 mg/L，ESR 108 mm/h，PCT 0.14 ng/mL。SAA 961 mg/L，铁蛋白1 174 ng/mL。RF 20 IU/mL。尿常规无特殊。肝肾功能：Alb 35 g/L，Cr 74 μmol/L，其余正常。自身抗体：抗核抗体1:320，ENA、ANCA无特殊，补体正常。病原学检查：立克次体抗体五项示恙虫病东方体IgM阳性；T-SPOT.TB：A/B 0/0；血隐球菌荚膜抗原、EBV DNA、CMV DNA、血培养均阴性；痰mNGS及血mNGS检测阴性。胸部增强CT示两肺多发结节；超声心动图未见瓣膜赘生物；骨髓穿刺及活检病理检查：考虑反应性增生，未见明确肿瘤依据。

4. 2019-09-17起予口服多西环素（0.1 g，q12 h）（2019-09-29停用）。2019-09-19加用哌拉西林/他唑巴坦（4.5 g，q8 h）（2019-09-23停用）。2019-09-20送检立克次氏体抗体五项示恙虫东方IgM阳性（图56-1）。2019-09-24复查CRP 170.8 mg/L，ESR 120 mm/h，PCT 0.15 ng/mL。考虑肺内多发结节，隐球菌感染不除外，加用氟康唑（0.4 g，静脉滴注，qd），体温控制不佳。外院病理片请复旦大学附属中山医院病理科会诊，考虑：（右肺穿刺）机化性肺炎伴有多核巨细胞形成的肉芽肿改变，抗酸染色、PAS染色、六胺银染色均阴性。因患者乏力明显，以卧床为主，且肺内结节较小，较前有吸收，与家属沟通后未行经皮穿刺或经气管镜再次肺活检。

项目名称	结果	参考值
恙虫病东方体抗体IgM	↑阳性（＋）	阴性（－）
斑疹伤寒立克次体抗体	阴性（－）	阴性（－）
斑点热立克次体抗体	阴性（－）	阴性（－）
伯氏立克次体抗体	阴性（－）	阴性（－）
五日热立克次体抗体	阴性（－）	阴性（－）
恙虫病东方体抗体IgG	阴性（－）	阴性（－）

图56-1 2019-09-20立克次体五项 恙虫病东方体抗体IgM阳性

5. 患者仍每日有低热，伴乏力、咳嗽、咳痰，2019-09-27起静脉滴注甲泼尼龙（30 mg，qd）3天，此后逐渐减量，体温逐渐降至正常。2019-09-30复查胸部平扫CT示两肺多发结节灶，较前2019-09-23缩小。2019-10-08复查炎症标志物较前明显下降（CRP 9.3 mg/L，ESR 38 mm/h，PCT 0.05 ng/mL），患者乏力较前稍好转，予以出院，继续氟康唑0.4 g，qd；甲泼尼龙减量为20 mg，口服，qd，并按医嘱缓慢减量，门诊随访（图56-2～图56-5）。

6. 出院诊断：肺部阴影（肺隐球菌感染待排除）。

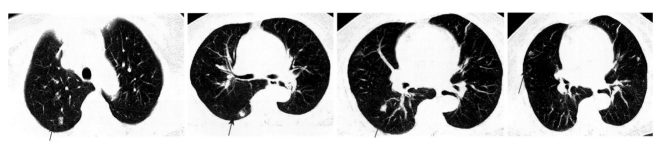

图56-2　2019-09-17胸部CT　两肺多发结节灶，边缘毛糙，较大者直径约1.2 cm，可见部分强化

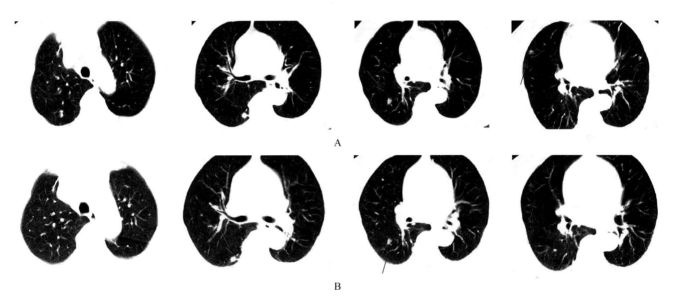

A

B

图56-3　患者第1次住院期间胸部CT变化　A. 2019-09-23胸部CT：两肺见多发结节灶，较前相仿；用药方案为（2019-09-19至2019-09-23）哌拉西林他唑巴坦（4.5 g，q8 h，静脉滴注）＋多西环素（0.1 g，q12 h，口服）；B. 2019-09-30胸部CT：两肺见多发结节灶，较前缩小；用药方案为（2019-09-24）氟康唑（0.4 g，qd，静脉滴注）＋多西环素（0.1 g，q12 h，口服），（2019-09-27起）甲泼尼龙30 mg，qd×3天→甲泼尼龙24 mg，qd×3天→甲泼尼龙20 mg，qd×3天

（二）第2次住院和诊治经过（2019-10-24至2019-11-14）

1. 患者出院后继续口服氟康唑（0.4 g，qd），口服甲泼尼龙逐渐减量（2019-10-10至2019-10-12减至16 mg、qd，2019-10-13至2019-10-19减至12 mg、qd，2019-10-20减至10 mg、qd）。外院随访血肌酐升高，最高150 μmol/L，患者乏力加重，难以下床，家属代述"掀被子都困难"。2019-10-24再次就诊复旦大学附属中山医院感染病科，第2次收治入院。

2. 入院检查血常规：Hb 107 g/L（第2次出院时为85 g/L），WBC 8.92×10⁹/L，N% 76%；炎症标志物：CRP 187.5 mg/L，ESR 40 mm/h，PCT 0.13 ng/mL；肾功能：Cr 120 μmol/L（出院时80 μmol/L）；复查隐球菌荚膜抗原阴性。2019-10-24胸部平扫CT：两肺多发结节灶，较2019-09-30相仿。

3. T_{max} 37.4℃，乏力明显。虽然患者否认近1～2年生食牛羊肉、接触牛羊或北方旅游史，仍考虑布鲁菌病不除外。入院当天予口服多西环素（0.1 g，q12 h）＋利福平（0.45 g，qd）＋阿奇霉素（0.25 g，qd）治疗，停用氟康唑，甲泼尼龙逐渐减量。2019-10-29血布鲁菌抗体（2019-10-24送检）阳性（1∶160），布鲁菌核酸检测阴性（图56-6）。2019-10-29停用阿奇霉素，2019-11-05因胃肠道反应停用利福平。2019-10-29加用阿米卡星（0.4 g，静脉滴注，qd）（5天后峰/谷浓度：25.25/1.31 μg/mL，调整为0.6 g、qd），随访肌酐无明显上升。2019-11-07复查胸部平扫CT较2019-10-24相仿，患者体温转平，乏力明显好转，予出院。继续多西环素（0.1 g，q12 h）、阿米卡星（0.6 g，qd）、甲泼尼龙（2 mg，qd）×7天治疗，门诊随访（图56-7～图56-9）。出院诊断考虑布鲁菌病可能，肺部阴影（性质待查）。

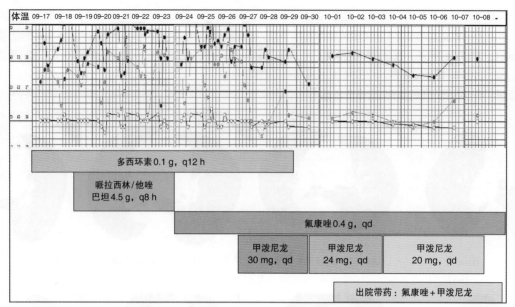

图56-4 患者第1次住院期间体温变化及用药情况

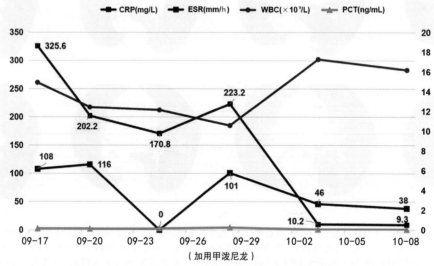

图56-5 患者第1次住院期间炎症标志物变化情况

项目名称	结果	单位	参考值
布鲁菌抗体	↑阳性（1∶160）		阴性（-）
布鲁菌核酸检测	阴性（-）	copy/mL	检测下限：< 1.0E+03

图56-6 2019-10-29布鲁菌抗体及核酸检测（2019-10-25送检）：抗体1∶160阳性

（三）本次住院（第3次：2019-12-12起）

1. 2019-11-15患者第2次出院后次日，因发热至当地医院住院治疗。查血常规：WBC 10.2×10⁹/L，N% 81.3%；hsCRP 200 mg/L，PCT 0.15 ng/mL；Alb 23.4 g/L，Cr 101 μmol/L；血培养阴性；当地疾控中心查布鲁菌抗体阴性；肝胆胰脾肾超声阴性。予头孢类抗感染及对症支持治疗，病情无改善。2019-12-06复查：WBC 13.8×10⁹/L，N% 78%，Hb 77 g/L；hsCRP 200 mg/L，PCT 0.58 ng/mL，建议转上级医院就诊。

2. 2019-12-12至复旦大学附属中山医院门诊，查：WBC 18.81×10⁹/L，N% 86.4%；hsCRP 253.1 mg/L，ESR 96 mm/h；Cr 175 μmol/L。为进一步诊治，当日收入复旦大学附属中山医院感染病科。

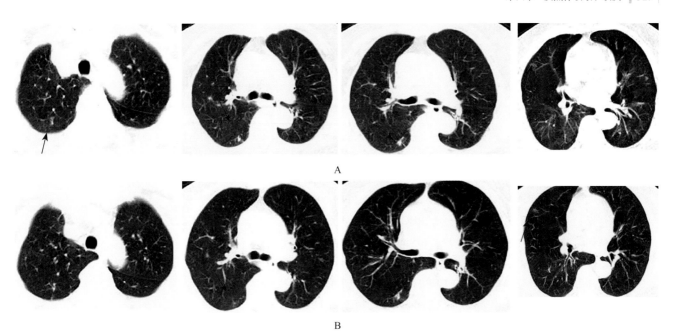

图56-7 患者第2次住院时胸部CT变化 A. 2019-10-24胸部CT：两肺见多发结节灶；用药方案：（2019-10-25至2019-11-04）多西环素（0.1 g，q12 h）+利福平（0.45 g，qd）+阿奇霉素（0.25 g，qd）+阿米卡星（0.4 g，qd；后改为0.6 g，qd）静脉滴注，同时甲泼尼龙（8 mg，qd）逐渐减量；2019-10-29停阿奇霉素，2019-11-04停利福平；B. 2019-11-07胸部CT：两肺见多发结节灶，较前相仿

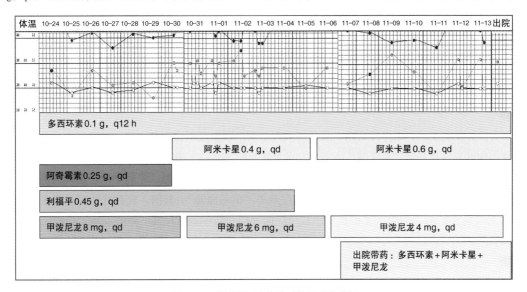

图56-8 患者第2次住院时体温变化情况

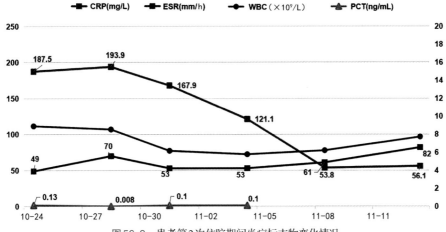

图56-9 患者第2次住院期间炎症标志物变化情况

· 入院检查及诊疗 ·

■ 体格检查

1. T 36℃，P 79次/分，R 20次/分，BP 111/85 mmHg。

2. 患者轮椅入室，全身皮肤黏膜无破损。浅表淋巴结未及肿大，双肺未及干湿啰音。心脏未及杂音。腹平软，无压痛、反跳痛。

■ 实验室检查

1. 血常规：Hb 74 g/L，WBC 16.53×10⁹/L，N% 81.8%，PLT 296×10⁹/L，L% 10.9%。

2. 尿常规：亚硝酸盐阳性，WBC（++），RBC及尿蛋白阴性。

3. 炎症标志物：hsCRP 348.4 mg/L，ESR 105 mm/h，PCT 0.44 ng/mL。

4. 血生化检查：ALT/AST 20/197 U/L，TBIL/DBIL 11.8/4.4 μmol/L，Cr 199 μmol/L，BUN 13.7 mmol/L；D-D二聚体2.82 mg/L。

5. 心脏标志物：c-TnT 0.046 ng/mL，BNP 1 511 pg/mL，CK/CK-MB阴性。

6. 甲状腺功能：TSH 6.69 μIU/mL，T_3 2.7 pmol/L，T_4 14.2 pmol/L。

7. 细胞免疫及肿瘤标志物：正常。

8. 病原学检查：EBV、CMV病毒核酸PCR阴性。

9. 尿培养：弗氏柠檬酸杆菌（>1×10⁵/mL）；血培养：仅1瓶于27小时报阳；血涂片示革兰阳性球菌；痰培养阴性。

■ 辅助检查

2019-12-12胸部CT：两肺多发结节灶，左上肺舌段节段性不张，整体较前片（2019-11-07）大致相仿。

· 临床分析 ·

■ 病史特点

患者为老年女性，反复发热、乏力伴咳嗽、咳痰；病程后期出现血红蛋白逐渐下降，血肌酐水平升高，炎症标志物水平较高，同时查恙虫病东方体IgM、布鲁菌抗体阳性，血和痰mNGS阴性；双肺多发小结节病灶，PET/CT考虑炎性病变；肺穿刺病理检查提示机化性肺炎伴肉芽肿形成，骨髓穿刺示无血液系统疾病证据。先后予以广谱抗菌药物（包括抗立克次体治疗和抗布鲁菌治疗）和抗真菌（氟康唑）治疗，治疗效果"似是而非"。其间，曾合并使用过糖皮质激素，初期似乎有效，但甲泼尼龙减量至8 mg、qd时，又出现发热和炎症标志物升高等病情反复。综合发病过程和相关表现，发热原因和鉴别诊断考虑如下。

■ 诊断分析

1. 自身免疫性疾病：患者长时间发热，炎症标志物明显升高，虽第1次住院时自身抗体、尿蛋白阴性，但糖皮质激素治疗有效，减量后复发，且病程中出现肾功能不全，故需考虑自身免疫性疾病，如肉芽肿性多血管炎（韦格纳肉芽肿）、变应性肉芽肿血管炎（又称Churg-Strauss综合征）、肺出血-肾炎综合征（Goodpasture综合征）等系统性疾病呼吸道累及。需进一步复查自身抗体、评估肾脏病情以协助诊断。

2. 感染性疾病：患者多次发热，每次症状反复时均出现炎症标志物升高，胸部CT示两肺多发病灶，病原体考虑如下。

• 布鲁菌感染：第2次住院期间布鲁菌抗体检测阳性，虽血培养及mNGS均阴性，第3次入院复查布鲁菌抗体阴性，但患者针对性抗感染治疗过程中，乏力症状明显好转，故需考虑。

• 隐球菌肺炎：患者4个月余前右侧甲状腺结节术后有饲养并食用灰鸽（来源不详），否认接触鸽粪。隐球菌肺炎多表现为肺内多发结节。患者多次查隐球菌荚膜抗原阴性，且经验性氟康唑治疗后效果不佳，因此暂不考虑该疾病。

• 其他感染性疾病：患者首次发病前1个月余，家中有蝙蝠飞入，但没有被叮咬，其他家庭成员无类似症状，因此是否存在蝙蝠相关的动物源性感染，目前无证据。

3. 血液系统疾病：反复发热4个月，发热时单纯抗感染效果不佳而合并使用糖皮质激素治疗后，体温可下降，故需考虑血液系统疾病（如淋巴瘤、白血病等）。但患者复查PET/CT仍未见血液系统肿瘤病灶证据，且患者骨髓活检及肺部活检未见肿瘤证据，必要时可再次活检等以明确。

进一步检查、诊治过程和治疗反应

1. 2019-12-13 PET/CT（图56-10）：两肺结节考虑炎性病变，其余器官、组织无明显异常。

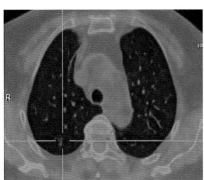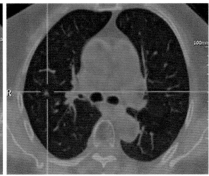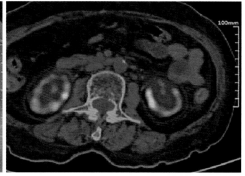

图56-10　2019-12-13 PET/CT　大致参照2019-08-15外院PET/CT图像进行比较，示两肺结节较前减少、缩小，糖代谢减低，考虑为炎症性病变可能，左肺上叶舌段阶段性不张，心包少量积液；腹膜后淋巴结炎性病变，肝脏囊肿，右肾结石，右侧附件区错构瘤可能；甲状腺左叶糖代谢增高；脑内多发腔隙陈旧性梗死灶，蛛网膜囊肿

2. 2019-12-14患者病情严重，予美罗培南（1 g，静脉滴注，q12 h）抗感染治疗。

3. 2019-12-16 T 38.8℃。自身抗体：中性粒细胞胞质抗体（胞质型）阴性，中性粒细胞胞质抗体（核周型）阳性；蛋白酶3 2.6 RU/mL；髓过氧化物酶 > 200 RU/mL。考虑患者ANCA相关性血管炎可能，查24小时尿蛋白定量为0.38 g，加用甲泼尼龙（20 mg，静脉滴注，qd）。抗感染治疗暂时同前。

4. 2019-12-17风湿科会诊，考虑ANCA相关性血管炎，建议完善肾脏超声，请肾内科会诊评估肾穿刺指征及风险。

5. 2019-12-19肾内科会诊，考虑ANCA相关性血管炎可能大，建议复查血ANCA指标；同时加用丙种球蛋白治疗；髓过氧化物酶滴度升高，可考虑血浆置换。

6. 2019-12-23转肾脏科，并行肾脏活检。

7. 2019-12-25甲泼尼龙360 mg，静脉滴注，qd，3天后逐渐减量。

8. 2020-01-01复查血常规：Hb 69 g/L，WBC 11.35×10⁹/L，N% 78%，PLT 476×10⁹/L；炎症标志物：CRP 8.7 mg/L，PCT 0.04 ng/mL；Cr 127 μmol/L；中性粒细胞胞质抗体（核周型）阳性；髓过氧化物酶147.2 RU/mL；c-TnT 0.018 ng/mL，BNP 533 pg/mL。炎症标志物及心功能水平较前明显好转。

9. 2020-01-02加用CTX（第1天0.2 g，第2天0.4 g）静脉滴注。

10. 2020-01-03肾穿刺报告：符合MPO-ANCA相关性显微镜下多动脉炎肾炎（图56-11）。

11. 2020-01-04激素用量减为泼尼松55 mg、qd口服，同时予护胃、降压、补钙等治疗，并予出院。嘱1个月后再次入院行下一疗程CTX治疗（图56-12～图56-14）。

最后诊断与诊断依据

最后诊断

1. ANCA相关性血管炎（肾脏累及，可能合并肺累及）。
2. 布鲁菌病可能。
3. 尿路感染。

诊断依据

1. 患者为老年女性，反复发热4个月，伴咳嗽、咳痰，乏力明显，肺部CT提示两肺多发结节，病程中贫血加重、血肌酐进行性升高，查中性粒细胞胞质抗体（核周型）阳性，髓过氧化物酶 > 200 RU/mL；肾脏病理检查符合ANCA相关性肾炎，糖皮质激素及CTX治疗后患者体温平，血肌酐及炎症标志物明显降低，一般情况好转，故本病诊断明确。

2. 肺结节穿刺病理检查提示机化性肺炎伴有多核巨细胞形成的肉芽肿改变，痰培养及病原测序结果阴性，糖皮质激素使用过程中病灶有吸收，故考虑ANCA相关性血管炎肺内累及可能。

临床诊断：ANCA相关性肾炎、肺部感染、泌尿道感染、高血压、肾功能不全、腔隙性脑梗死、蛛网膜囊肿、肝囊肿、右侧子宫附件肿物、2型糖尿病、骨质疏松。

送检日期：　　　　肾穿刺次数：1

光镜描述：

3条皮质组织，全片可见30个肾小球，其中3个球性硬化，7个可见大的细胞性新月体，2个可见细胞纤维性新月体，2个可见纤维性新月体，包曼氏囊壁断裂，可见襻坏死，周围大量炎细胞浸润，肾小球正常结构破坏，其余肾小球毛细血管襻开放尚可。肾小球细胞+/−80个/球，系膜基质轻−中度增多，系膜细胞轻度增生，部分襻与球囊壁有粘连，部分球有囊壁纤维化。肾小管间质重度病变，大于75%小管萎缩，肾小管上皮细胞空泡变，间质纤维化（++），肾小管周围毛细血管旁及间质大量炎细胞浸润、聚集成团，以单个核细胞为主，少量嗜酸性粒细胞浸润。小动脉管壁增厚。

免疫荧光　2个　肾小球

IgG阴性　IgA阴性　IgM阴性

C3阴性　C4阴性　C1q阴性

Kappa阴性　Lambda阴性　FIB阴性

描述：免疫荧光阴性。

病理诊断：符合MPO-ANCA相关性显微镜下多动脉炎肾炎。

图56-11　肾穿刺病理报告：符合MPO-ANCA相关性肾炎

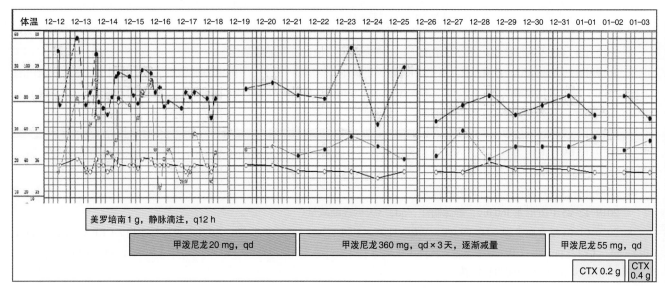

图56-12　患者第3次住院时体温变化情况

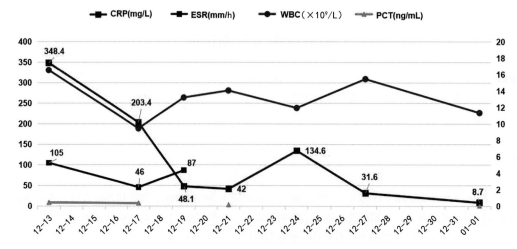

图56-13　患者第3次住院时炎症标志物变化情况

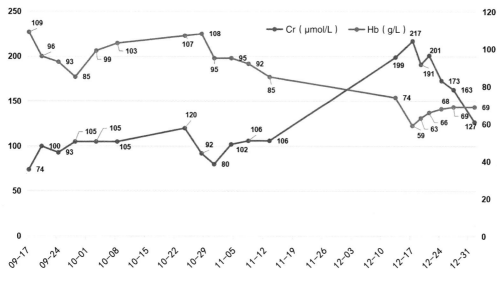

图56-14　患者整个病程中肌酐及血红蛋白水平变化情况

3. 病程初期患者主要表现为发热、乏力明显，无法完全用血管炎解释，且布鲁菌抗体滴度较高，虽然随访过程中抗体转阴，但针对性治疗过程中患者乏力有所恢复，考虑治疗有效。因此，考虑布鲁菌病可能。

4. 患者第3次入院时，尿白细胞（++），亚硝酸盐阳性，尿培养示弗氏柠檬酸杆菌阳性，因此合并尿路感染不除外。

经验与体会

1. 抗中性粒细胞胞质抗体（ANCA）相关性血管炎［antineutrophil cytoplasmic antibody (ANCA)-associated glomerulonephritis, AAV］全球年发病率12～20/百万人。根据2012年Chapel Hill会议的定义及分类，AAV依据ANCA的类型再细分为MPO-ANCA、PR3-ANCA、ANCA阴性AAV，根据病理特点可分为肉芽肿性多血管炎（granulomatosis with polyangitis, GPA）、显微镜下多血管炎（microscopic polyangitis, MPA）、嗜酸性肉芽肿性多血管炎（eosinophilic granulomatosis with polyangitis, EGPA）、局限性肾血管炎（renal limited vasculitis, RLV）。有研究发现，肾脏、周围神经累及时，ANCA阳性者较多，而心脏、肺累及时，ANCA阴性者多。另一方面，ANCA阳性也见于其他疾病，如抗肾小球基底膜抗体血管炎、胃肠道疾病、血液系统疾病、感染性疾病等。因此，对于怀疑AAV的病例，不管ANCA是否阳性，均建议复测以进一步明确诊断。该病目前没有统一的诊断标准，但组织活检病理检查（如肺、肾）对诊断很重要。该患者多次检测ANCA指标阳性，且肾脏病理检查结果支持AAV表现，故诊断明确。

2. 该患者的诊断具有两个难点。一方面起病初期ANCA检测为阴性，在第3次入院复查时才转阳。有研究认为，对于活动性全身性GPA，ANCA阳性率为90%，一小部分患者ANCA可表现为阴性，且在肾脏及肺未被累及的患者中，假阴性率可达40%，因此ANCA阴性无法排除诊断。另一方面，该例患者最初起病时反复查肾功能水平基本在正常范围内，在随访过程中肌酐水平才缓慢上升，对最终确诊有重要意义。肾脏受累在GPA和MPA中常见，NIH的研究表明，仅18%的患者在就诊时有明显的肾小球肾炎，但起病2年内发生肾小球肾炎的患者占77%～85%。该患者发热、乏力伴咳嗽、咳痰，虽考虑到自身免疫性疾病可能，但第1次入院查尿常规、肌酐均正常，ANCA阴性，仅ANA 1∶320，此时诊断自身免疫性疾病依据尚不足。病程中予糖皮质激素治疗，但后其因疾病进展，加之患者自行激素减量较快，逐步出现血肌酐升高、贫血等多系统受累表现，故仍考虑自身免疫性疾病不除外，予复查ANCA抗体，最终明确病因。该病例验证了不明原因发热确实是内科最复杂、疑难的疾病，部分疾病如淋巴瘤、亚急性甲状腺炎、感染性心内膜炎、深部脓肿、颅内感染、自身免疫性疾病等，初期可因临床证据不足而难以确诊。故难以解释病因的发热患者，建议复查各项血指标、辅助检查，甚至PET/CT。

3. 约80%的AAV患者存在肺部受累。常见胸部CT改变有结节病灶、支气管扩张、胸腔积液、肺泡出血、淋巴结肿大、肺气肿、空洞样病变等。有研究统计发现，MPO-ANCA的患者更加容易发生肺累及，并且大多见于显微镜下血管炎患者。该例患者肺内多发结节病灶，MPO-ANCA阳性，肺组织病理检查提示机化性肺炎伴有多核巨细胞形成的肉芽肿改变，单纯抗感染疗效不明显，激素治疗可好转，且无明显病原学证据，因此，以一元论分析，考虑血管炎肺累及可能性大。

4. 该患者布鲁菌抗体阳性与AAV是否有联系？有病例报道布鲁菌感染可有皮肤血管炎表现，另有p-ANCA相关性肾炎合并布鲁菌感染的报道，但报道均为布鲁菌培养阳性确诊病例。而本例患者布鲁菌抗体阳性，滴度较高，病程中患者乏力明显，虽血培养、血mNGS及PCR检测均为阴性，仍考虑患者不除外合并布鲁菌病可能。但患者肺内多发病灶、肾功能不全无法完全用布鲁菌感染来解释。近年来，越来越多报道证实部分血管炎可继发结核菌、细菌、真菌等感染，甚至引起动脉瘤。大胆猜想，本例是否存在布鲁菌感染继发可能，尚待研究。

5. 关于AAV治疗，根据指南，无论哪种类型的治疗原则是一致的。诊断时需评估病情是否严重。对于初发AAV，当病情危及生命或有重要脏器累及时，建议环磷酰胺或利妥昔单抗联合大剂量糖皮质激素，优先使用甲泼尼龙0.5～1 g/d，使用1～3天。正规治疗患者5年生存率45%～91%，未治疗者1年死亡率80%。本例患者明确诊断后予以甲泼尼龙（360 mg，静脉滴注，qd），3天后逐渐减量，并联合CTX治疗。出院时患者肾功能、炎症标志物、心脏标志物均明显好转，证明治疗及时、有效，预计远期预后较好。

参考文献

[1] Bossuyt X, Tervaert JWC, Arimura Y. Position paper: revised 2017 international consensus on testing of ANCAs in granulomatosis with polyangiitis and microscopic polyangiitis[J]. Nat Rev Rheumatol, 2017, 13(11): 683–692.

[2] Talarico R, Barsotti S, Elefante E. Systemic vasculitis and the lung[J]. Curr Opin Rheumatol, 2017, 29(1): 45–50.

[3] Turgay M, Ertuğrul E, Küçükşahin O, et al. Brucellosis with p-ANCA-associated renal failure, leukocytoclastic vasculitis and endocarditis: case report[J]. J Microbiol Infect Dis, 2011, 1 (1): 31–34.

[4] Yagupsky P, Morata P, Colmenero JD. Laboratory diagnosis of human brucellosis[J]. Clin Microbiol Rev, 2019, 33(1): e00073–19.

病例 57 中年男子反复肺炎，原因竟然是它

作者·蔡思诗 金文婷 马玉燕
审阅·胡必杰 潘珏

病史简介

男性，45岁，江西人，办公室职员，2020-01-15收入复旦大学附属中山医院感染病科。

主诉

反复发热3个月余，咳嗽、咳痰1个月余。

现病史

1. 患者2019-10开始出现低热，T 37.3～38℃，起初未重视，后体温逐渐升高，2019-12出现高热，T_{max} 39.3℃，伴咳嗽、咳黄脓痰，无痰血。2019-12-10当地医院住院，2019-12-12胸部CT：左肺下叶炎症、实变，左侧胸腔少许积液（图57-1）。次日查：WBC 6.5×10^9/L；hsCRP 196 mg/L，ESR 74 mm/h；T-SPOT.TB、血隐球菌荚膜抗原、G试验、GM试验、烟曲霉IgM及IgG抗体均阴性，痰细菌及真菌培养阴性。2019-12-10开始莫西沙星+比阿培南抗感染。2019-12-22胸部、腹部、盆腔CT：左肺下叶实变及左侧胸腔积液较2019-12-12增多；胃部分切除术后（图57-2）。2019-12-18电子胃镜：食管炎、残胃炎；活检病理检查：胃窦黏膜轻中度慢性炎。2019-12-24支气管镜：支气管黏膜广泛充血伴较多黄色黏稠分泌物，考虑炎症性病变。予抗感染治疗后发热有所好转，仍有咳嗽、咳黄痰。2019-12-25查：WBC 9.06×10^9/L，hsCRP 52.9 mg/L。2019-12-28出院，停用抗感染药物。

2. 2020-01-15为进一步诊治，就诊于复旦大学附属中山医院，收入感染病科。

3. 发病以来，患者精神、饮食、睡眠可，大小便正常，体重无明显变化。

既往史

糖尿病史10年，未使用降糖药或胰岛素治疗；2017年行缩胃绕肠术；有慢性胃炎、反流性食管炎；否认高血压、冠心病史。

入院检查

体格检查

1. T 36.6℃，P 90次/分，R 20次/分，BP 90/58 mmHg。

2. 神志清，皮肤、巩膜无黄染，无皮疹，全身浅表淋巴结未及肿大。左下肺呼吸音略低，双肺未闻及啰音。心脏各瓣膜区无杂音，心率90次/分，律齐。腹平软，无压痛、反跳痛，肝、脾未扪及。双下肢无水肿。

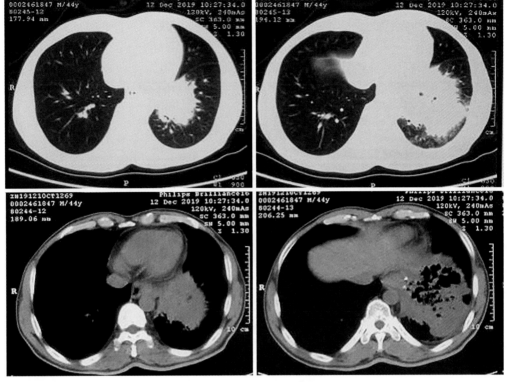

图 57-1　2019-12-12 外院胸部 CT

■ 实验室检查

1. 血常规：WBC 9.64×10^9/L，N% 79.8%，L 1.2×10^9/L，Hb 97 g/L，PLT 378×10^9/L。

2. 炎症标志物：hsCRP 56.1 mg/L，ESR 61 mm/h，PCT 0.08 ng/mL。

3. 肝肾功能及酶类：ALT/AST 20/19 U/L，Cr 61 μmol/L，BUN 5.5 mmol/L，LDH 101 U/L，CK/CK-MB/CK-MM 36/14/22 U/L。

4. 糖代谢：HbA_1C 6.6%，空腹血糖 5.7 mmol/L，餐后血糖 17.7 mmol/L。

5. 尿常规、粪常规及 OB 阴性。

6. 细胞免疫，CD4 淋巴细胞 463/μL，其余阴性；免疫球蛋白：IgA 5.79 IU/mL，其余阴性。

7. 血清淀粉样蛋白 A：335 mg/L。

8. 肿瘤标志物、甲状腺功能、肝炎标志物：阴性；自身抗体：ANA 1:100，其余阴性；RF 9 IU/mL。

9. 补体：C3 0.96 g/L，C4 0.2 g/L，总补体 94.4 IU/mL。

10. T-SPOT.TB：A/B 1/1，隐球菌荚膜抗原阴性，G 试验阴性。

11. 血培养（双侧五瓶）：阴性。

12. 痰细菌、真菌涂片及培养阴性，曲霉培养阴性，抗酸涂片阴性。

13. 病毒：EBV DNA 阴性，CMV DNA 阴性。

14. 血气分析（未吸氧）：pH 7.44，PaO_2 93 mmHg，$PaCO_2$ 39 mmHg，SpO_2 98%。

■ 辅助检查

2020-01-17 心电图：正常。

· 临床分析 ·

■ 病史特点

患者为男性，45 岁，亚急性病程，主要表现为反复发热、咳嗽、咳黄脓痰，外院胸部 CT 见左下肺实变，喹诺酮类＋碳青霉烯类抗感染后体温高峰有所下降，但咳嗽、咳黄痰缓解不明显。入院后化验示血常规 WBC、hsCRP、ESR 升高。

■ 诊断分析

综合目前资料，诊断和鉴别诊断考虑如下。

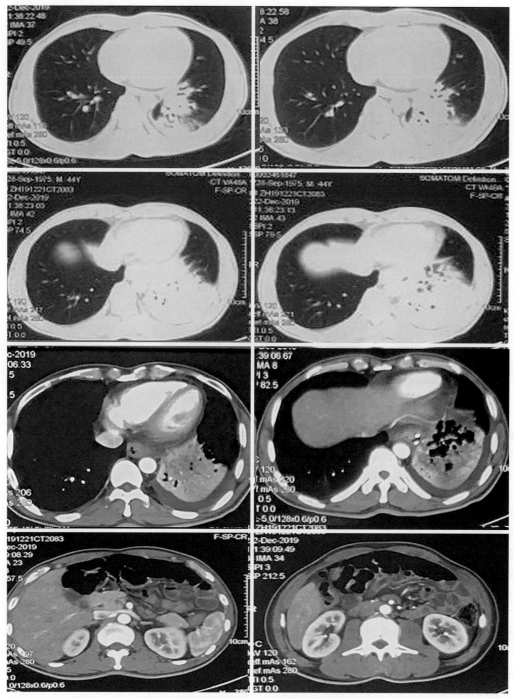

图57-2　2019-12-22外院胸部CT

1. 吸入性肺炎：患者既往有慢性胃炎、反流性食管炎病史，2年前曾行缩胃绕肠术，术后胃食管反流存在加重的可能。此次有发热、咳嗽、咳痰，炎症标志物升高，胸部CT见左下肺病灶位于左侧后坠部位，吸入性肺炎不能除外。吸入性肺炎常见病原体多为口腔正常菌群，包括厌氧菌，但外院曾予以碳青霉烯类治疗，肺内病灶有加重，似不太支持该诊断。

2. 特殊病原体引起的肺炎：如隐球菌、曲霉、诺卡菌甚至结核或非结核分枝杆菌感染引起，可以表现为病程较长，常规抗感染治疗效果不佳，病灶迁延。但本患者隐球菌荚膜抗原阴性，T-SPOT.TB和G试验、GM试验阴性，血WBC和CRP升高较显著，必要时可做经皮穿刺肺活检或经支气管镜肺活检，以明确诊断。

3. 机化性肺炎：可表现为发热、咳嗽，CT上病灶表现多样，可游走。该患者外院抗感染治疗后病灶进展，故需考虑该诊断可能；但机化性肺炎为排他性诊断，需排除其他疾病，入院后可行肺穿刺或支气管镜明确诊断。

4. 阻塞性肺炎：患者为中年男性，胸部CT示左下肺炎，当地医院予喹诺酮类+碳青霉烯类抗感染后发热有所好转，但随访胸部CT见左下肺病灶无吸收，需要考虑肿瘤或异物引起的阻塞性肺炎可能。但外院支气管镜检查未发现下叶支气管阻塞表现，不支持本病，必要时可重复支气管镜检查。

进一步检查、诊治过程和治疗反应

1. 2020-01-16 PET/CT：考虑左下肺叶感染，建议排除合并肿瘤性病变；双肺小结节；纵隔及左侧少量胸腔积液；残胃炎可能，建议内镜检查；盆腔积液（图57-3）。

2. 2020-01-17 CT引导经皮左下肺病灶穿刺活检：① 肺组织涂片找细菌、真菌、抗酸杆菌均阴性；② 2020-01-20肺组织mNGS回报阴性；③ 穿刺肺组织最终病理检查报告：机化性肺炎，伴多量淋巴细胞及散在中性粒细胞成分（图57-4）。

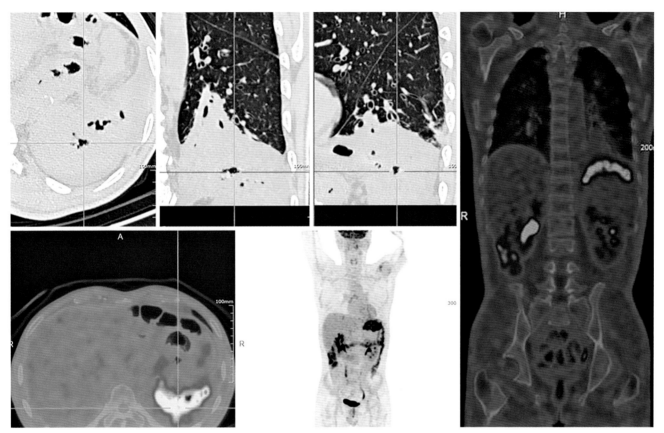

图57-3 2020-01-16 PET/CT 左下肺叶基底段见实变灶，范围99 mm×68 mm，SUV_{max} 12.5，病灶范围较外院片增大，建议排除合并肿瘤性病变；两肺小结节；纵隔、双侧肺门及左侧内乳区炎性淋巴结；左侧胸腔少量积液；残胃炎可能，建议内镜检查；盆腔积液

3. 2020-01-21痰mNGS结果回报：检出极少量HSV病毒7型（种严格序列数：5条）。

4. 2020-01-21肺穿刺病理检查提示机化性肺炎，且暂无感染病原体证据及肿瘤依据，予甲泼尼龙（40 mg，qd）治疗，辅以护胃、补钙治疗，同时予哌拉西林/他唑巴坦（4.5 g，q8 h）抗感染。

巨检	肺穿刺：灰白色条索状组织1条，长0.6 cm，直径0.1 cm。
病理诊断	（CT引导经皮左下肺病灶穿刺活检）穿刺肺组织镜下肺泡间隔轻度增宽，肺泡间隔较多淋巴细胞及浆细胞浸润，局灶纤维母细胞灶形成，符合慢性炎症，正在行免疫组化及特殊染色检查以协助诊断。
	补充报告（2020-01-20）：
	（CT引导经皮左下肺病灶穿刺活检）穿刺组织镜下为机化性肺炎，伴有多量淋巴细胞及散在中性粒细胞成分。
	免疫组化（2020-N01357）：20S03401-001：CK（pan）上皮成分阳性，CD68（KP1）组织细胞阳性。
	特殊染色：20S03401-001：抗酸染色阴性，六胺银染色阴性，网状纤维染色示网状纤维无增生，PAS染色阴性。

图57-4 2020-01-20肺穿刺病理提示机化性肺炎

5. 2020-01-23 随访血常规：WBC 8.82×10⁹/L，N% 63.6%；hsCRP 7.9 mg/L，PCT 0.04 ng/mL，ESR 49 mm/h。

6. 2020-01-24 甲泼尼龙减为 30 mg，qd；2020-01-24 肺组织细菌培养（2020-01-17 采样）结果：阴性。

7. 2020-01-27 随访血常规：WBC 9.62×10⁹/L，N% 62%；hsCRP 22.6 mg/L，PCT 0.03 ng/mL，ESR 20 mm/h。复查胸部 CT：左肺下叶病变较 2020-01-16 片相仿。继续予甲泼尼龙（30 mg，qd）+哌拉西林/他唑巴坦抗感染。

8. 2020-01-31 肺组织真菌培养（2020-01-17 采样）结果：阴性。随访血常规：WBC 11.75×10⁹/L，N% 69.2%；hsCRP 4.1 mg/L，PCT 0.04 ng/mL，ESR 31 mm/h。哌拉西林/他唑巴坦改为头孢曲松（2 g，qd）。

9. 2020-02-03 复查胸部 CT：左肺下叶病变较 2020-01-27 片相仿。无发热，咳嗽、咳黄脓痰无明显缓解。

10. 2020-02-05 再次支气管镜检查：气管及左右各级支气管未见新生物，可见较多黏性分泌物，左下叶基底段黏膜肿胀，予左下叶分泌物吸引，并行生理盐水灌洗；左下叶后基底段活检，分别送组织病理检查、微生物检测。结果回报：① BALF 涂片找细菌见少量革兰阳性菌；涂片找真菌、抗酸杆菌阴性；经支气管镜肺组织活检所取肺组织找细菌、真菌、抗酸杆菌阴性；② BALF 隐球菌荚膜抗原检测阴性；③ 2020-02-07 肺组织 mNGS 阴性；BALF mNGS 检出少量粪肠球菌（种严格序列数 314 条）；BALF 细菌培养示肠球菌属阳性；④ 2020-02-10 肺组织病理检查示部分支气管黏膜上皮增生伴支气管平滑肌增生，部分肺泡间隔增宽，间质纤维组织增生伴淋巴细胞浸润，考虑炎症性病变（图 57-5）；⑤ 2020-02-19 肺组织、BALF 真菌培养阴性。

巨检	左下肺：灰白灰褐色组织 4 粒，直径均 0.2 cm。
病理诊断	（左下肺）送检穿刺肺组织，部分支气管黏膜上皮增生，部分肺泡间隔增宽，间质纤维组织增生伴淋巴细胞浸润，考虑炎症性病变，正在行免疫组化及特殊染色检查以协助诊断。 2020-02-10 补充报告： （左下肺）送检穿刺肺组织，部分支气管黏膜上皮增生伴支气管平滑肌增生，部分肺泡间隔增宽，间质纤维组织增生伴淋巴细胞浸润，考虑炎症性病变，请结合临床。 免疫组化（2020-N01953）：20S04335-001：CD68（KP1）组织细胞阳性，CK（pan）上皮阳性，TTF-1（8G7G3/1）肺泡上皮阳性，p40 少数阳性，p63 少数阳性，Des 阳性，S-100 阴性，SMA 阳性，HMB-45 阴性。 特殊染色：20S04335-001：六胺银染色阴性，抗酸染色阴性，网状纤维染色阳性，PAS 染色阴性。

图 57-5 2020-02-10 经支气管镜肺组织活检病理提示炎症性病变

11. 2020-02-10 患者突然发热，T 38.8℃，咳嗽、咳黄痰加重。2020-02-11 随访血白细胞和炎症标志物升高：WBC 10.28×10⁹/L，N% 75.8%；hsCRP 133.8 mg/L，ESR 21 mm/h，PCT 0.19 ng/mL。改头孢曲松为左氧氟沙星（0.5 g，qd）抗感染，继续予甲泼尼龙（30 mg，qd）抗炎。

12. 2020-02-11 复查胸部 CT 示左肺下叶病灶较 2020-02-03 片相仿（图 57-6）。

13. 患者痰液黏稠、痰中有可疑胃内容物（图 57-7），反流性食管炎反复发作，发作时多伴有发热、咳嗽、咳痰，要求其询问外院手术记录：2017 年手术方式为缩胃绕肠术（laparoscopic loop duodeno-jejunal bypass with sleeve gastrectomy），系腹腔镜下十二指肠、空肠旁路手术，袖状胃切除术（图 57-8）。

14. 2020-02-11 消化科会诊，诊断为胃食管反流。建议加强抑酸治疗，加用莫沙必利、康复新液口服，避免进食过饱、进食甜食，睡前避免进食。

15. 2020-02-12 患者诉缩胃绕肠术后反复有反流症状，考虑肺部病灶可能与手术后消化道瘘有关。行消化道 X 线碘水造影提示胃部分切除术后，食管、胃交界处左侧不规则造影剂影，局部瘘可能（图 57-9）。普外科会诊建议完善腹部 CT 检查了解原手术区情况。

16. 2020-02-13 腹部、盆腔平扫+增强 CT：结合消化道造影及造影剂瘘位置，考虑缩胃术后吻合口缺损，膈肌显示不清，左下肺实变，结合 2020-02-12 X 线碘水造影，考虑局部瘘形成机会大（图 57-10）。

17. 2020-02-13 普外科再次会诊：暂不考虑手术探查，建议胃肠减压，暂予禁食、补液对症处理，进一步完善胃镜。

18. 2020-02-14 行无痛胃镜：食管、胃交界处齿状线下方见一瘘口，大小 0.8 cm，可见少量脓性分泌物；超细镜由右侧鼻孔入至十二指肠近水平部，留置钢导丝，顺导丝置入空肠营养管一根。诊断：胃术后瘘，空肠营养管置入术后（图 57-11）。

19. 回顾外院 2019-12-18 胃镜图像，见食管、胃交界处可疑瘘口（图 57-12）。

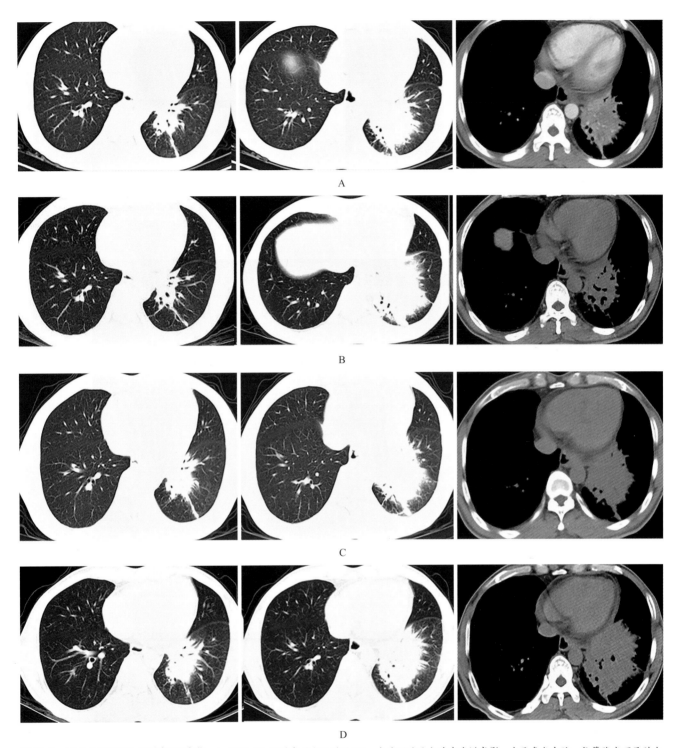

图 57-6 2020-01 至 2020-02 胸部 CT 变化 A. 2020-01-16 胸部平扫+增强 CT：左肺下叶见大片密度增高影，内见多发空腔，气管隆突下见肿大淋巴结，左侧胸腔少量积液；B. 2020-01-27 胸部 CT：左肺下叶病灶、纵隔淋巴结肿大较 2020-01-16 相仿；C. 2020-02-03 胸部 CT：左肺下叶病灶、纵隔淋巴结肿大较 2020-01-27 相仿；D. 2020-02-11 胸部 CT：左肺下叶病灶、纵隔淋巴结肿大较 2020-02-03 相仿

20. 考虑患者肺内病灶为食管、胃交界处胸腔瘘，引起左下肺慢性炎症，左侧胸腔慢性炎症可能，予禁食，经空肠营养管给予肠内营养，改为哌拉西林/他唑巴坦抗感染。激素予快速减量（2020-02-14 至 2020-02-16 甲泼尼龙 16 mg、qd，2020-02-17 至 2020-02-19 甲泼尼龙 8 mg、qd，2020-02-20 停激素）。

21. 2020-02-17 复查炎症标志物明显下降：WBC 6.13×10^9/L；hsCRP 8.2 mg/L，PCT 0.05 ng/mL，ESR 24 mm/h。患者体温平，无反流症状，无咳嗽、咳痰。

22. 2020-02-19 患者出院，出院后继续禁食、肠内营养（图 57-13、图 57-14）。

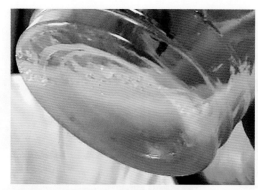

图57-7　2020-02-12痰液黏稠、痰中有可疑胃内容物

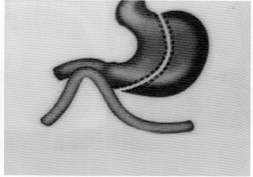

图57-8　2017年外院缩胃绕肠手术示意图

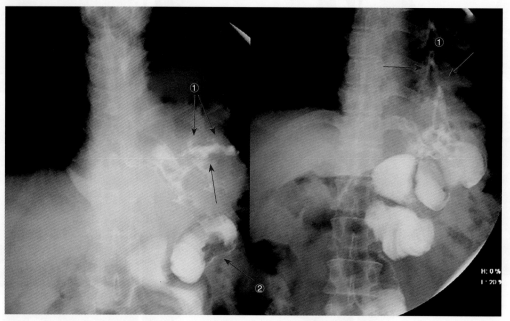

图57-9　2020-02-12 X线碘水造影　① 外漏造影剂；② 胃

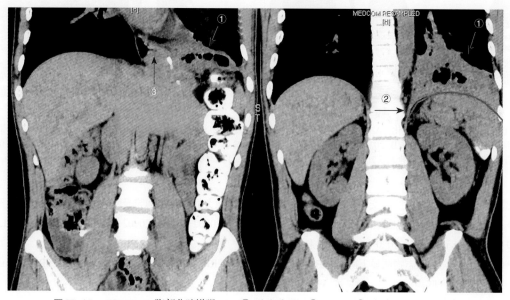

图57-10　2020-02-13腹部盆腔增强CT　① 肺内病灶；② 膈肌；③ 食管、胃交界处瘘口

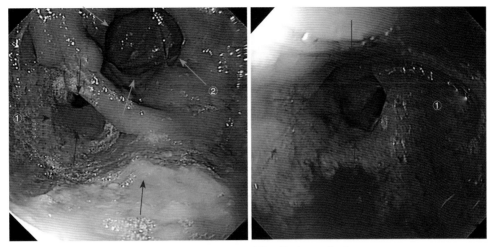

图 57-11　2020-02-24 胃镜　① 瘘口；② 贲门

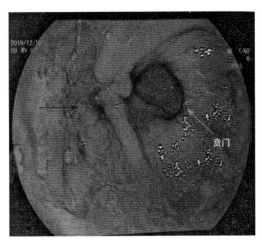

图 57-12　2019-12-18 外院胃镜

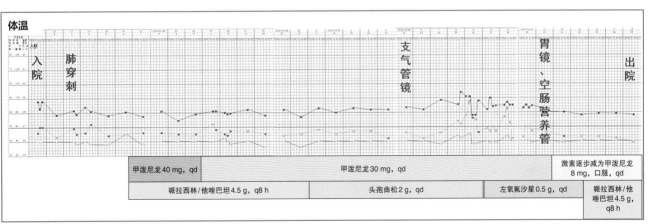

图 57-13　体温变化及用药情况

■ **出院后随访**

1. 2020-02-26 痰分枝杆菌培养（2020-01-17 采样）：阴性。

2. 2020-05-21 电话随访：患者出院后至今无发热，每日晨起后稍有咳嗽、咳少量白痰，咳嗽、咳痰情况较前明显好转。2020-03 月底曾在当地医院检查消化道钡餐造影未见瘘，当地医院予拔除空肠营养管，开始正常饮食。患者自诉恢复良好，再无发热，体重较出院时增加 5 kg，拟择期至复旦大学附属中山医院复查胸部 CT。

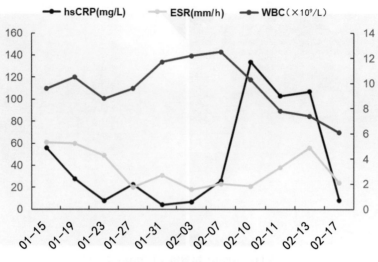

图57-14　患者炎症标志物变化情况

最后诊断与诊断依据

最后诊断

1. 左下肺慢性炎症、左侧胸腔慢性炎症。
2. 缩胃绕肠术后，食管、胃交界处胸腔瘘。
3. 2型糖尿病。

诊断依据

患者为45岁男性，亚急性病程，表现为反复发热、咳嗽、咳黄脓痰，炎症标志物ESR、CRP明显升高。胸部CT示左肺下叶大片密度增高影，PEC/CT示左肺病灶糖代谢明显升高；CT引导下肺穿刺病理检查示机化性肺炎，未发现真菌和分枝杆菌等特殊病原体；支气管镜见各级支气管较多黏性分泌物，左下叶基底段黏膜肿胀。TBLB病理检查报告为炎症性病变。予抗感染、糖皮质激素治疗均无好转。消化道X线碘水造影示食管、胃交界处左侧不规则造影剂影、局部瘘可能；胃镜见食管、胃交界处齿状线下方一大小0.8 cm瘘口，伴少量脓性分泌物。予禁食、经空肠营养管肠内营养后，咳嗽、咳痰症状明显缓解，复查钡餐造影未见瘘口。故考虑患者为缩胃绕肠术后食管胃交界处胸腔瘘形成，合并瘘口内容物反流不除外，引起左下肺慢性炎症、左侧胸腔慢性炎症。

经验与体会

1. 腹腔镜下袖状胃切除术（laparoscopic sleeve gastrectomy, LSG）在全球范围内正越来越广泛地用于治疗肥胖症和2型糖尿病。1999年，世界上第1台腹腔镜下袖状胃切除术由Gagner和Patterson在纽约完成，自此越来越多的外科医生和医院开始开展这一术式。虽然LSG在多项研究中被证实能够改善2型糖尿病患者的糖耐量、纠正肥胖症，但这一手术也有一些并发症，而最严重的并发症就是胃瘘。

2. LSG术后胃瘘的发生率波动在1%～20%（不同地区、不同医院差异较大）。超过85%的LSG术后胃瘘发生于胃的近端1/3，尤其是接近胃、食管交界处。本病例患者的胃瘘即发生于食管、胃交界处齿状线下方。而对于那些存在残胃远端狭窄的患者，由于胃排空受阻、胃内压力增高，残胃近端发生瘘的风险更高。LSG术后发生胃瘘的高危因素包括吻合口愈合不佳、吻合口局部缺血与缺氧、感染。预防胃瘘的主要措施是术中减少对术区组织的破坏、保留良好的血供、避免残胃远端狭窄、合理使用吻合器。

3. LSG术后胃瘘的治疗非常困难，尤其是对于食管、胃交界处的瘘。对于术后较长时间发生的瘘，如患者症状不严重、病情稳定（如本病例这位患者），通常建议保守治疗，包括留置小肠营养管、予足够的肠内营养。此外，一些研究者也在尝试使用覆膜支架、生物胶等新疗法，其中覆膜支架的认可度和应用率较高。但不同患者对支架的耐受性不同，支架植入术后可能会出现恶心、呕吐、易饱、胸骨后不适等，且可能出现支架移位。LSG术后胃瘘的处理至今仍然是一个难题。

4. 本病例患者以发热、咳嗽、咳痰、左下肺病灶收治入院，因外院曾行胃镜检查示无消化道瘘证据，故入院后关注点放在左下肺病灶，反复活检及微生物检查无病原学依据，仅提示慢性炎症及机化性肺炎。予以抗感染和激素治疗，肺内病灶并未明显吸收。再次深挖病史，抓住细节，结合患者痰液黏稠、混有可疑胃内容物，再次关注2年前的缩胃手术，行消化道造影、腹部增强CT、胃镜，最终明确存在食管、胃交界处胸腔瘘，禁食、肠内营养后发热、咳嗽、咳痰症状好转，复查消化道造影未见明确瘘口，考虑保守治疗有效。

<h2 style="text-align:center">参考文献</h2>

[1] Márquez MF, Ayza MF, Lozano RB, et al. Gastric leak after laparoscopic sleeve gastrectomy[J]. Obes Surg, 2010, 20(9): 1306–1311.
[2] Nimeri A, Ibrahim M, Maasher A, et al. Management algorithm for leaks following laparoscopic sleeve gastrectomy[J]. Obes Surg, 2016, 26(1): 21–25.
[3] Saliba C, Nicolas G, Diab S, et al. Gastrobronchial fistula following a laparoscopic sleeve gastrectomy[J]. Am J Case Rep, 2019, 20: 31–35.

病例 58 洗空调竟洗出个肺炎，这"锅"谁来背？

作者·李 娜 金文婷 马玉燕 黄声雷 崔扬文
审阅·胡必杰 潘 珏

<h2 style="text-align:center">病史简介</h2>

男性，67岁，上海人，2020-02-28收入复旦大学附属中山医院感染病科。

主诉
发热、咳嗽1周，气促2天。

现病史
1. 患者2020-02-22于家中清洗空调（内含大量鸟粪），当时未佩戴口罩，当晚即发热，T 38.3℃，伴畏寒、寒战，偶有咳嗽、咳少量白痰，伴有腰部肌肉酸痛，无胸闷、气促，未予重视。2020-02-24 T 39℃，遂至复旦大学附属中山医院急诊。查：WBC 8.82×10⁹/L，N% 75.6%，L% 13.8%；CRP 233.2 mg/L；肝功能无特殊；胸部CT：左下肺见团片模糊影，炎性病变机会大（图58-1）。予莫西沙星（0.4 g，口服，qd）治疗，但仍有发热，T_max 39℃，并逐渐出现气促。

2. 2020-02-27再次就诊于复旦大学附属中山医院急诊，SpO₂ 98%（未吸氧）。查：WBC 4.99×10⁹/L，N% 65.2%；CRP > 90 mg/L；予以莫西沙星0.4 g，静脉滴注。2020-02-28复查胸部CT：左下肺见大片实变影，部分呈网格状，内见支气管充气征，边缘模糊，左侧胸膜稍增厚，左侧少量胸腔积液，较2020-02-24片明显进展（图58-1）。为进一步诊治收入复旦大学附属中山医院感染病科。

3. 病程中，患者精神尚可，睡眠较差，胃纳差。

既往史及个人史
有高血压病史。焦虑状态，服用西酞普兰（30 mg，qd）2年。

<h2 style="text-align:center">入院检查</h2>

体格检查
1. T 38.9℃，P 92次/分，R 20次/分，BP 138/77 mmHg，SpO₂ 95%（未吸氧）。
2. 神志清，精神尚可，呼吸稍促，全身皮肤及巩膜无黄染，浅表淋巴结未及肿大；左下肺少许湿啰音；心律齐，各瓣膜区未闻及病理性杂音；腹平软，无压痛及反跳痛，肝、脾肋下未触及肿大；双下肢无水肿。

实验室检查
1. 血常规：WBC 5.79×10⁹/L，N% 71.3%，L% 13.6%，M% 14.9%，Hb 151 g/L，PLT 243×10⁹/L。
2. 炎症标志物：ESR 47 mm/h，CRP 212.8 mg/L，PCT 0.14 ng/mL。
3. 血气分析（未吸氧）：pH 7.54，PaCO₂ 26 mmHg，PaO₂ 61 mmHg，SaO₂ 94%。

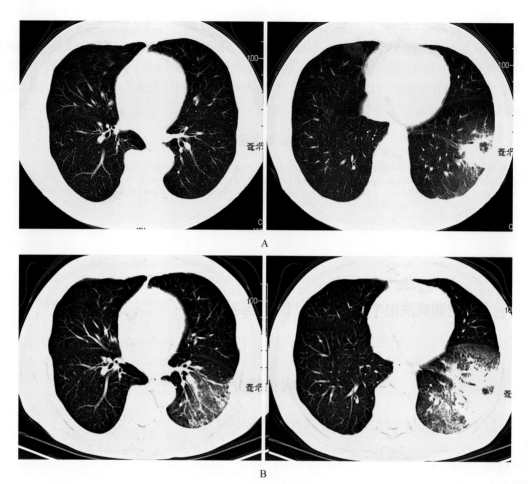

图58-1 2020-02-24及2020-02-28胸部CT　A. 2020-02-24胸部CT：左下肺见团片模糊影；B. 2020-02-28
胸部CT：左下肺见大片实变影，部分呈网格状，内见支气管充气征，边缘模糊，左侧胸膜稍增厚，
左侧少量胸腔积液，较2020-02-24片明显进展

4. 肝功能：ALT/AST 80/74 U/L；肾功能无特殊；电解质：Na$^+$ 133 mmol/L。

5. 心脏标志物：BNP 743 pg/mL，c-TnT、心肌酶正常。

6. T-SPOT.TB：A/B 0/0；血隐球菌荚膜抗原阴性；G试验928.7 pg/mL（阳性）。

7. CMV DNA、EBV DNA均阴性。

8. 细胞免疫：淋巴细胞数679.9/μL，CD4$^+$ T细胞计数：338/μL。

9. 细胞因子：TNF-α 10.7 pg/mL，IL-1β 9.7 pg/mL，IL-2R 1 266 U/mL，IL-6 81.9 pg/mL，IL-10 10.2 pg/mL，IL-8正常。

10. 免疫球蛋白：IgG 8.1 g/L，IgE 598 IU/mL，IgA、IgM、IgG$_4$均正常范围。

11. 自身抗体：ANA 1：100，其余自身抗体阴性。

临床分析

■ 病史特点

患者为老年男性，急性病程，起病前有大量鸟粪接触史，主要表现为发热、咳嗽、气促、肌肉酸痛。外周血白细胞正常，中性粒细胞正常或稍高，ESR、CRP等炎症标志物明显升高，PCT正常，转氨酶升高，动脉血气分析示低氧血症；胸部CT示左下肺渗出及大片实变。氟喹诺酮类治疗4天仍有高热，短期内症状加重，仅隔4天复查CT提示左下肺病灶明显进展，符合社区获得性肺炎诊断，病原体考虑如下。

■ 诊断分析

1. 普通细菌引起的社区获得性肺炎：患者为老年男性，有高热、咳嗽、低氧血症，外周血炎症标志物明显升高，影像学提示左下肺病灶进展较快，以渗出和实变为主，符合细菌性肺炎的特点，常见病原体包括肺炎链球菌、流感嗜血杆菌、卡他莫拉菌等。但患者无咳痰，血白细胞不高，莫西沙星治疗4天效果不佳，似为不支持点。当然，这也可能与疗程不足或由氟喹诺酮类耐药细菌引起的社区获得性肺炎有关。

2. 病毒性肺炎：冬季出现的急性肺炎，外周血白细胞不高，淋巴细胞降低，且转氨酶升高，氟喹诺酮类抗菌药物治疗4天仍有高热，症状进行性加重，胸部CT示左下肺病灶短期内（4天）快速进展，需考虑病毒性肺炎可能。患者无新型冠状病毒肺炎的流行病学史，毒性症状明显，出现多天高热，胸部CT也不是典型的新型冠状病毒肺炎影像学表现，故新型冠状病毒感染可能性不大。患者有鸟粪接触史，更需要考虑人感染高致病性禽流感可能。同时还应考虑其他常见呼吸道病毒，包括甲型流感病毒、乙型流感病毒、腺病毒、呼吸道合胞病毒等引起的感染。可完善相关呼吸道病毒检查，包括病毒核酸PCR检测和mNGS检查。

3. 肺部真菌感染：患者起病前清洗空调，有大量鸟粪接触史，入院查G试验阳性、IgE升高，氟喹诺酮类治疗4天仍有高热，肺部渗出病灶持续增加，需要考虑肺部真菌感染，主要包括隐球菌、曲霉或毛霉感染。但患者病程进展较快，似乎不太符合肺隐球菌感染的特点；胸部CT随访病灶进展，没有出现空洞性病灶，似乎也不符合侵袭性肺曲霉病的特点。可行血隐球菌荚膜抗原检测，痰标本、支气管镜或经皮肺穿刺标本送真菌涂片和培养、mNGS和肺组织病理学检查，以明确或排除诊断。

4. 非典型病原体：急性肺炎，高热、气促和肌肉酸痛，低氧血症明显，多次查外周血白细胞正常，中性粒细胞正常或稍高，ESR、CRP明显升高；胸部CT示短期内左下肺病灶明显进展，结合患者起病前有明确的清理空调和鸟粪接触史，需考虑军团菌、鹦鹉热衣原体等非典型病原体所致肺炎的可能。但患者莫西沙星治疗4天仍反复有高热，似为不支持点。可行尿军团菌抗原检测、军团菌培养、痰或支气管镜下采集呼吸道标本甚至血液送mNGS检测，以明确或排除诊断。

进一步检查、诊治过程和治疗反应

1. 2020-02-28入院当天予多西环素（0.1 g，口服，q12 h）+美罗培南（1 g，静脉滴注，q8 h）治疗；辅以吸氧、止咳、保肝、抑酸、护胃等对症支持治疗。

2. 2020-02-29患者出现痰血，为鲜红色，2～3口/天。

3. 2020-03-01复查：WBC 5.04×10^9/L，N% 57.8%；ESR 70 mm/h，CRP 197.6 mg/L，PCT 0.12 ng/mL；ALT/AST 63/50 U/L；痰细菌培养（2020-02-28采样）阴性。

4. 2020-03-02血培养（2020-02-28采样）：阴性。

5. 2020-03-02起患者体温降至正常，痰血较前减少，气促明显好转。复查胸部CT：左肺下叶病灶较2020-02-28片有所吸收。

6. 2020-03-03复查：WBC 3.87×10^9/L，N% 55.7%；ESR 95 mm/h，CRP 90.1 mg/L，PCT 0.07 ng/mL；ALT/AST 68/41 U/L；血气分析（未吸氧）：PaO_2 91 mmHg。

7. 2020-03-04痰和血mNGS结果回报：均检出鹦鹉热衣原体，未检出其他细菌、真菌、病毒、分枝杆菌等病原体核酸序列（图58-2）。

2020-03-04 痰 mNGS（2020-02-28 采样）						
属名	属相对丰度（%）	属严格序列数	种名	覆盖度（%）	种序列数	种严格序列数
衣原体属	0.35	30	鹦鹉热衣原体	0.122	32	19
2020-03-04 血 mNGS（2020-02-28 采样）						
属名	属相对丰度（%）	属严格序列数	种名	覆盖度（%）	种序列数	种严格序列数
衣原体属	0.21	1	鹦鹉热衣原体	0.003 8	1	1

图58-2　2020-03-04痰mNGS及血mNGS均检出鹦鹉热表原体

8. 2020-03-05患者体温正常已第4天，咳嗽好转，未再有痰血，予出院。考虑患者左下肺病灶较大，且病程中曾有痰血，故出院后继续予口服多西环素（0.1 g，q12 h）+左氧氟沙星（0.4 g，qd）治疗。

9. 出院口服多西环素（0.1 g，q12 h）+左氧氟沙星（0.4 g，qd）至2020-03-20，患者未再出现发热、痰血，咳嗽好转。

10. 痰培养（2020-02-28、2020-03-03、2020-03-04送检）结果：曲霉培养、分枝杆菌培养均阴性。

11. 2020-05-15复查胸部CT：左下肺病灶基本吸收（图58-3）。

12. 体温及用药情况见图58-4。

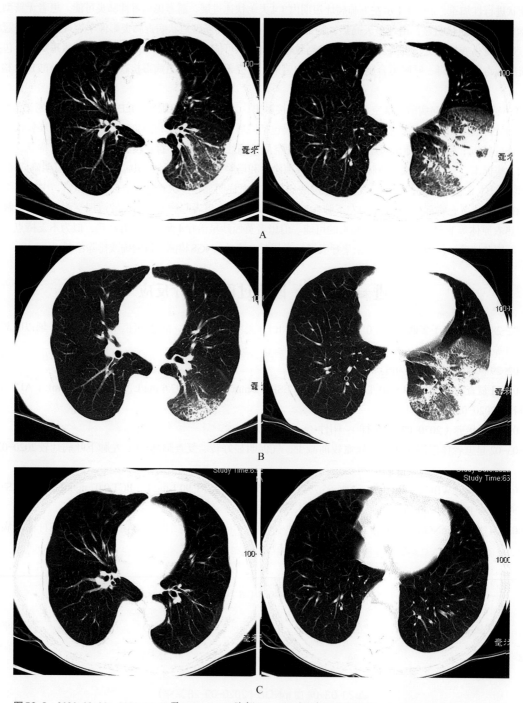

图58-3　2020-02-28、2020-03-02及2020-05-15胸部CT：左下肺病灶基本吸收　A. 2020-02-28胸部CT：左下肺见大片实变影，部分呈网格状，内见支气管充气征，边缘模糊；左侧胸膜稍增厚；左侧少量胸腔积液；较2020-02-24片明显进展；B. 2020-03-02胸部CT平扫：左肺下叶病灶较2020-02-28有所吸收；C. 2020-05-15胸部CT平扫：左肺下叶病灶基本吸收

最后诊断与诊断依据

■ 最后诊断

社区获得性肺炎：鹦鹉热衣原体引起。

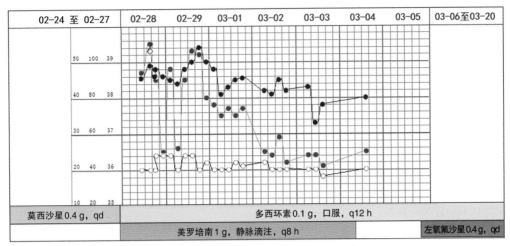

图58-4 患者体温变化趋势及抗菌药物使用情况

■ 诊断依据

患者为老年男性，急性病程，起病前有大量鸟类粪便接触史，临床表现为高热、咳嗽、气促、痰血、腰背和肌肉酸痛。多次查外周血白细胞正常，中性粒细胞正常或稍高，ESR、CRP明显升高，血气分析示明显低氧血症；胸部CT示左下肺渗出和实变病灶，短期内快速进展。氟喹诺酮类治疗效果欠佳，入院后多西环素联合美罗培南治疗，体温很快降至正常，外周血炎症标志物下降，复查CT示病灶有吸收；痰及血mNGS均检出鹦鹉热衣原体；之后继续多西环素联合左氧氟沙星治疗，总疗程3周，病灶完全吸收。故鹦鹉热衣原体引起的社区获得性肺炎诊断成立。

经验与体会

1. 鹦鹉热由鹦鹉热衣原体引起，是一种需氧革兰阴性菌，严格专性胞内寄生，主要宿主为鸟类；带菌或发病的鸟类或家禽，含菌的分泌物或排泄物所污染的环境、羽毛及尘埃等均可成为传染源，吸入含菌气溶胶或粉尘可致病。多数欧洲国家、美国、日本及我国香港等地区已将鹦鹉热列入法定传染病进行监测，国内外也均有鹦鹉热衣原体感染暴发流行的报道，但目前仍缺乏可靠的流行病学资料。近年来，国外相关文献报道鹦鹉热衣原体肺炎约占社区获得性肺炎的1%，多发生于中青年人群，潜伏期通常5～14天，老年患者可出现重症肺炎。该例患者肺部病灶进展较快，发病前清理空调时未佩戴口罩，推测可能为一次性接触大量含菌鸟粪发病；且患者CD4+ T细胞计数较低（338/μL），细胞免疫功能较差也可能是病情进展较快的原因之一。

2. 鹦鹉热衣原体肺炎临床表现缺乏特异性，常见为高热、寒战、剧烈头痛、肌痛、咳嗽、呼吸困难和胃肠道反应，易有肺外器官受累。大多数患者外周血白细胞正常，影像学缺乏特异性，最常见斑片状磨玻璃影或大片融合的实变影，沿肺段分布，以下叶受累为主。本例患者有明确鸟粪接触史，表现为高热、咳嗽、肌痛、痰血、低氧血症，多次查外周血白细胞正常，炎症标志物明显升高，结合影像学，符合鹦鹉热衣原体感染的表现。鹦鹉热衣原体培养需生物安全3级设备，临床微生物实验室多不具备此条件，目前实验室检测鹦鹉热衣原体大多采用直接荧光抗体试验，该方法和培养法相比较，敏感率仅为75%～85%。因此鹦鹉热衣原体肺炎的确诊较为困难，也易漏诊或误诊。本例患者入院后行血培养及3次痰培养均阴性，但痰及血mNGS一致检出鹦鹉热衣原体，未检出其他病原体核酸序列，结合病史最终得以确诊。虽然前期经验性抗菌药物覆盖非典型病原体和细菌治疗有效，但mNGS的结果无疑给治疗增添了信心，尤其是对于病情较重或进展较快的患者。

3. 近年来，复旦大学附属中山医院感染病科共收治确诊鹦鹉热衣原体肺炎5例，文献及笔者经验均表明，鹦鹉热衣原体引起的肺炎可能相当严重，尤其老年患者更甚。鹦鹉热衣原体感染的治疗首选四环素类，包括多西环素、米诺环素，次选大环内酯类。氟喹诺酮类对鹦鹉热衣原体有效，但疗效可能远不如四环素和大环内酯类。本例患者病初使用莫西沙星，仍每日有高热，且出现进行性加重的气促及痰血，仅4天影像学即提示左下肺病灶明显进展，可能与氟喹诺酮类疗效相对较差有关。入院后经验性加用多西环素覆盖非典型病原体，3天后体温即降至正常。然而，鹦鹉热衣原体肺炎肺部病灶吸收较慢，吸收时间平均为6周，长者可达20周。文献表明鹦鹉热治疗后的复发率可高达21%，疗程应不少于10～14天，根据笔者经验推荐疗程2～3周，以确保治疗有效和预防复发。

4. 该患者有50年的吸烟史，口腔卫生情况较差，且病灶为左下肺后坠部位，短期内（仅4天）出现实变，临床最初考虑合并吸入性口腔厌氧菌感染可能，不过患者无黄脓性恶臭痰、血白细胞不高，且厌氧菌肺炎易有组织坏死，似乎与该患者不符，或也可能是病程尚短的缘故。患者入感染病科时已出现明显低氧血症，动脉血氧分压仅61 mmHg，结合莫西沙星治疗4天无效，临床担心合并其他病原体感染或细菌耐药可能，故予抗菌药物升级为美罗培南。后患者体温虽很快降至正常，但考虑到其左下肺病灶较大，且有过痰血，故出院后予降阶梯为左氧氟沙星口服，继续联合多西环素治疗。笔者在回顾这例患者的治疗时，也在考虑单用多西环素的可能疗效，也希望通过这个病例巩固临床医生对类似病例的认识，提升诊断能力与治疗信心。

5. 空调的清洁与维护应请专业人员进行，并且需做好个人防护，核心是呼吸道防护，需全程戴防护口罩，并且应在安全的环境下再脱去口罩。

参考文献

[1] Balsamo G, Maxted AM, Midla JW, et al. Compendium of measures to control chlamydia psittaci infection among humans(Psittacosis) and pet birds (avian chlamydiosis)[J]. J Avian Med Surg, 2017, 31(3): 262−282.

[2] Hogerwerf L, Gier BDE, Baan B, et al. Chlamydia psittaci (psittacosis) as a cause of community-acquired pneumonia: a systematic review and meta-analysis[J]. Epidemiol Infect, 2017, 145(15): 3096−3105.

[3] Tolba HMN, Elez RMMA, Elsohaby I. Risk factors associated with chlamydia psittaci infections in psittacine birds and bird handlers[J]. J Appl Microbiol, 2019, 126(2): 402−410.

病例 59 夏季游泳多欢乐，惹上肺炎真糟心

作者·李 娜 金文婷 马玉燕 周昭彦 林佳冰
审阅·胡必杰 潘 珏

病史简介

男性，41岁，上海人，2020-07-20收入复旦大学附属中山医院感染病科。

■ 主诉

乏力、发热12天，咳嗽9天。

■ 现病史

1. 患者2020-06-30至三亚旅游，2020-07-07于酒店泳池游泳时发生呛水。2020-07-08患者出现乏力、头晕、头痛、畏寒、大汗，自觉发热，未测体温。2020-07-12自测T 40℃，并出现咳嗽，稍气促，偶咳白痰，尿色加深，自服复方氨酚烷胺后无好转。2020-07-13出现纳差、恶心，呕吐3次，呕吐物为少许胃内容物，解稀水样便1次。

2. 2020-07-14患者至海南省某三甲医院就诊，测T 39℃。查：WBC 11.3×10^9/L，N% 86.8%；CRP 81.61 mg/L；CK 4 519 U/L，CK-MB 55 U/L；AST 124 U/L，Na^+ 132 mmol/L，Cr正常；尿常规：WBC（+/−），蛋白（+++）；新型冠状病毒核酸及抗体阴性。先后予头孢唑啉（2 g，bid）+利巴韦林（0.4 g，qd）（2020-07-14至2020-07-17）、依替米星（2020-07-16至2020-07-18）、拉氧头孢+帕拉米韦（0.3 g，qd）（2020-07-18至2020-07-19）抗感染，2020-07-16加用倍他米松治疗。2020-07-16复查血常规：WBC 14.62×10^9/L，N% 86.2%。

3. 2020-07-18患者体温正常，其余症状无好转，且咳嗽、气促逐渐加重，查胸部CT示两肺炎症性病变（图59-1）。

4. 2020-07-20患者返回上海，为进一步诊疗收入复旦大学附属中山医院感染病科。

5. 病程中，患者精神、睡眠一般，胃纳差，大小便如前述，体重无明显变化。

■ 既往史及个人史

否认高血压、糖尿病、慢性肾病、病毒性肝炎及结核病史。

入院检查

■ 体格检查

1. T 36.4℃，P 110次/分，R 20次/分，BP 120/70 mmHg，SpO_2 95%（未吸氧）。

2. 神志清，精神可，呼吸稍促，全身皮肤及巩膜无黄染，浅表淋巴结未及肿大；左下肺少许湿啰音；心率快，律齐，各瓣膜区未闻及病理性杂音；腹平软，无压痛及反跳痛，肝、脾肋下未触及肿大；双下肢无水肿。

■ **实验室检查**

1. 血常规：WBC 7.61×10^9/L，N% 74.5%，L% 14.5%，Hb 152 g/L，PLT 281×10^9/L。

2. 肝功能：ALT/AST 336/138 U/L，γ-GT 109 U/L，Alb 34 g/L；肾功能无特殊；电解质：Na^+ 138 mmol/L，Ca^{2+} 2.13 mmol/L。

3. 炎症标志物：CRP 73 mg/L，PCT 0.34 ng/mL，ESR 35 mm/h。

4. 血气分析（未吸氧）：pH 7.50，PaO_2 65 mmHg，$PaCO_2$ 33 mmHg。

5. 心肌酶：CK 234 U/L，CK-MM 217 U/L，CK-MB 正常。

6. 自身抗体均阴性；肿瘤标志物：NSE 21 ng/mL，其余肿瘤标志物正常。

7. 呼吸道病原体九联检测阴性。

8. T-SPOT.TB：A/B 0/0，血隐球菌荚膜抗原阴性，G试验阴性。

9. CMV DNA、EBV DNA 阴性。

10. 细胞免疫基本正常。

11. 免疫球蛋白：IgG、IgE、IgA、IgM、IgG_4 均正常范围；铁蛋白 > 2 000 ng/mL。

■ **辅助检查**

1. 2020-07-21 心电图：① 窦性心律，② Q-Tc间期延长（410 ms）。

2. 2020-07-21 胸部CT平扫：左上肺、两下肺见片状模糊阴影，边界不清，内部密度不均匀，可见支气管充气征，右上肺条絮影，局部胸膜略增厚，双侧肺门及纵隔未见肿大淋巴结，胸腔内未见积液（图59-1）。

3. 2020-07-23 超声心动图：静息状态下超声心动图未见异常。

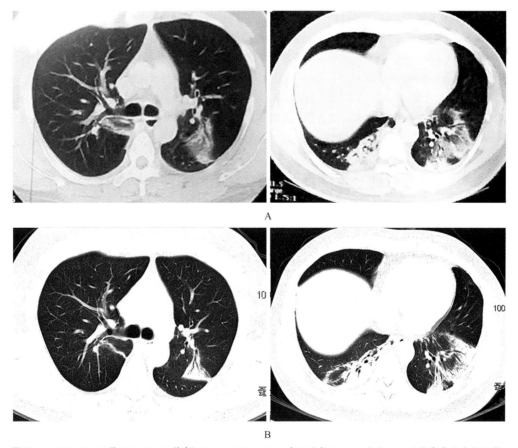

图59-1　2020-07-18及2020-07-21胸部CT　A. 2020-07-18外院胸部CT：双上肺、双下肺基底段片状阴影，边界尚清；B. 2020-07-21胸部CT平扫：左上肺、两下肺见片状模糊阴影，边界不清，内部密度不均匀，可见支气管充气，右上肺条絮影，局部胸膜略增厚；较2020-07-18外院片有进展

· 临床分析 ·

■ 病史特点

患者为中年男性，急性病程，起病前酒店游泳池水呛入史，主要表现为发热、咳嗽、气促，伴乏力、头痛、恶心、呕吐、腹泻。病初外周血白细胞、中性粒细胞升高；ESR、CRP等炎症标志物升高，PCT正常；动脉血气分析示明显低氧血症；转氨酶、心肌酶水平升高；胸部CT示左上肺及两下肺渗出及实变；头孢菌素和氨基糖苷类抗菌药物及抗病毒治疗6天效果不佳。本例符合社区获得性肺炎诊断，病原体考虑如下。

■ 诊断分析

1. 普通细菌：患者外周血炎症标志物白细胞、中性粒细胞比例、红细胞沉降率、C反应蛋白升高，双肺病灶以渗出和实变为主，符合细菌性肺炎的特点。外院先后予头孢唑林、依替米星、拉氧头孢治疗，效果不佳，故肺炎链球菌等常见引起CAP的细菌可能性小。因起病前有呛咳史，病灶亦为两肺后坠部位，不排除吸入大量口腔厌氧菌群或铜绿假单胞菌等水源性病原体可能。可完善痰及支气管镜下采集的呼吸道标本送微生物培养、mNGS检测以明确或排除诊断。

2. 军团菌：夏季发生的肺炎，胸部CT示左上肺、两下肺渗出和实变，病灶进展较快，病前有入住酒店和游泳池水呛入史，伴有乏力以及恶心、呕吐等消化道症状，病情较重，出现明显低氧血症、低钠血症。除了红细胞沉降率和C反应蛋白升高外，转氨酶和心肌酶也明显升高，虽然血白细胞和中性粒细胞有升高，但对头孢菌素和氨基糖苷类抗菌药物（未覆盖非典型病原体）治疗反应不佳，需要考虑军团菌单独或混合感染可能。可行尿抗原检测、血清抗体检测、痰或支气管镜下采集的呼吸道标本送军团菌培养或PCR检测以及mNGS检测以明确诊断。

3. 病毒：夏季出现的急性肺炎，有高热、咳嗽、转氨酶、心肌酶升高，且进展较快，虽然发病时非甲型流感和人感染高致病性禽流感的好发季节，但需考虑乙型流感病毒、腺病毒、新型冠状病毒等某些病毒引起的肺炎。患者无明确新型冠状病毒肺炎的流行病学史，胸部CT也非典型的新型冠状病毒肺炎影像学表现，且新型冠状病毒核酸和抗体检测均阴性，故新型冠状病毒感染可能性不大。可完善相关呼吸道病毒检查，包括病毒核酸PCR检测、血及呼吸道标本送mNGS检测。

4. 非结核分枝杆菌：患者起病前呛入酒店泳池池水，不除外其他水源性病原体（如NTM）感染可能，且病灶发展较快，需考虑快生长的NTM（如脓肿分枝杆菌）。但该患者影像表现并非NTM肺部感染常见特征，可采集痰标本或支气管镜下肺泡灌洗液（BALF）送涂片抗酸杆菌检查或分枝杆菌培养、mNGS检测、肺活检病理检查等，以明确或排除诊断。

· 进一步检查、诊治过程和治疗反应 ·

1. 2020-07-21予积极保肝治疗，予美罗培南（1 g，q8 h）+阿米卡星（0.6 g，qd）抗感染。

2. 2020-07-22支气管镜检查：各支气管管腔通畅，黏膜光滑，未见新生物；于左肺下叶外基底段阴影处行支气管镜下刷检和活检；于右肺下叶背段灌洗。后续报告：肺组织及灌洗液抗酸涂片，细菌、真菌涂片+培养均阴性；灌洗液隐球菌荚膜抗原阴性。

3. 2020-07-23复查血常规：WBC 9.2×10^9/L，N% 76.2%；ESR 33 mm/h，CRP 34 mg/L，PCT 0.18 ng/mL；ALT/AST 174/54 U/L；心肌酶正常；血气分析（未吸氧）：pH 7.47，PaO_2 65 mmHg，$PaCO_2$ 38 mmHg。

4. 2020-07-24灌洗液mNGS：检出嗜肺军团菌，种严格序列数96条（图59-2）。

属			种			
属名	属相对丰度（%）	属严格序列数	种名	覆盖度（%）	种序列数	种严格序列数
军团菌属	0.05	101	嗜肺军团菌	0.128 8	108	96

图59-2 2020-07-24肺泡灌洗液mNGS（2020-07-22采样）：嗜肺军团菌

5. 2020-07-24肺组织病理检查：（左下肺外基底段）炎症性改变（图59-3）。

6. 2020-07-24停阿米卡星，加用多西环素（0.1 g，口服，q12 h）治疗。因患者Q-Tc间期延长，故未予氟喹诺酮类或大环内酯类抗菌药物。

姓名		性别		男		年龄		41		病理号	
住院号		病区				床号				收到日期	2020-07-22
手术医院	中山本部	送检材料								审核日期	2020-07-24
巨检	左下肺外基底段：灰褐色组织1堆，共计直径0.3 cm。										
病理诊断	（左下肺外基底段，TBLB）送检支气管壁及肺泡组织，肺泡间少量淋巴细胞及肌纤维母细胞增生，肺泡上皮略增生，肺泡腔内少量纤维素性渗出，正在行免疫组化及特殊染色检查以协助诊断。 2020-07-24补充报告： （左下肺外基底段，TBLB）送检支气管壁及肺泡组织，肺泡间少量淋巴细胞及肌纤维母细胞增生，肺泡上皮略增生，肺泡腔内少量纤维素性渗出，呈炎症性改变。 免疫组化（2020-N16267）：20S34994-001：CK（pan）上皮阳性，CD68（KP1）组织细胞阳性。 特殊染色：20S34994-001：PAS染色阴性，六胺银染色阴性，抗酸染色阴性，网状纤维染色阳性。										

图59-3 2020-07-24肺组织（左下肺外基底段）病理报告

7. 2020-07-26患者觉气促较前好转，未吸氧时SpO₂升至98%。

8. 2020-07-27随访炎症标志物较前明显下降（图59-4）。血常规：WBC 5.61×10⁹/L，N% 55.9%；ESR 16 mm/h，CRP 2.6 mg/L，PCT 0.08 ng/mL；肝功能：ALT/AST 93/27 U/L；心肌酶正常。

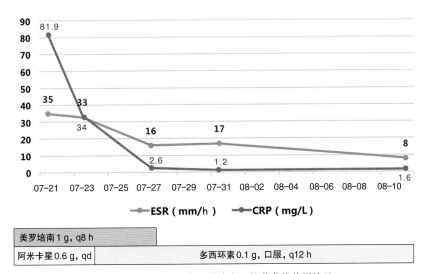

图59-4 患者炎症标志物变化及抗菌药物使用情况

9. 2020-07-28复查胸部CT示两肺部分病灶较前吸收；停用美罗培南，继续多西环素单药治疗（图59-5）。

10. 2020-07-31复查血常规：WBC 4.53×10⁹/L，N% 46.8%；ESR 17 mm/h，CRP 1.2 mg/L；肝功能：ALT/AST 73/29 U/L；血气分析（未吸氧）：pH 7.43，PaO₂ 69 mmHg，PaCO₂ 38 mmHg。

11. 2020-08-03予出院，继续多西环素治疗（0.1 g，口服，q12 h）。

12. 2020-08-18随访肝功能正常。2020-08-25复查胸部CT：两肺炎症基本吸收，残留纤维条索病灶（图59-5）。

最后诊断与诊断依据

■ 最后诊断
社区获得性肺炎：嗜肺军团菌引起。

■ 诊断依据
患者为中年男性，急性起病，起病前有酒店泳池水呛入史。临床表现为高热、咳嗽、气促，伴乏力、恶心、呕吐和腹泻等消化道症状。血气分析示低氧血症明显，合并低钠血症，ESR和CRP升高，转氨酶和心肌酶也明显升高；胸部CT示两肺多发

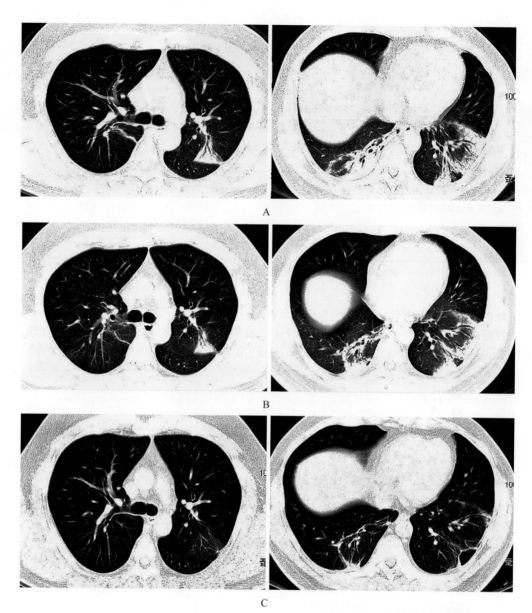

图59-5　2020-07-21、2020-07-28及2020-08-25胸部CT：两肺病灶基本吸收　A. 2020-07-21胸部CT平扫：左上肺、两下肺见片状模糊阴影，边界不清，内部密度不均匀，可见支气管充气，右上肺条絮影，局部胸膜略增厚；B. 2020-07-28胸部CT平扫：两肺病灶较前片吸收；C. 2020-08-25胸部CT平扫：两肺炎症基本吸收，残留纤维条索病灶

性渗出和实变病灶；头孢类和氨基糖苷类抗菌药物治疗效果不佳，入院后肺泡灌洗液mNGS检出嗜肺军团菌，予多西环素抗感染后，炎症标志物下降，肝酶、心肌酶恢复正常，两肺病灶吸收，故嗜肺军团菌引起的社区获得性肺炎诊断成立。

经验与体会

1. 军团菌是需氧革兰阴性杆菌，为细胞内菌，约占社区获得性肺炎（community acquired pneumonia, CAP）病因的1%～10%，其所引起的肺炎又被称为军团病。军团菌属共52个种和72个血清型，广泛分布在淡水、土壤和人工水环境中，约20个种对人类具有致病性，其中嗜肺军团菌最为常见。军团菌常污染医院、酒店、公寓楼等大型设施的供水系统、中央空调、人工喷泉等。通过吸入或呛入被污染的水而引起下呼吸道感染，多发生在夏秋季节。军团菌可致重症CAP和肺炎暴发，研究表明18%～44%的患者需要入住ICU，死亡率为1%～10%，免疫抑制患者死亡率可达50%以上。

2. 军团菌肺炎（军团病）常为亚急性起病，主要症状为发热、乏力、咳嗽、气促、肌痛、嗜睡等，也可经2～10天的潜伏期后急性起病，如有以下特征可高度怀疑军团菌肺炎：① 胃肠道症状，如恶心、呕吐和腹泻；② 肝转氨酶升高；③ 低钠血症；④ CRP > 100 mg/L；⑤ β 内酰胺类单药治疗无效。军团菌肺炎影像学表现不具备特异性，CT可见单叶斑片状浸润影或广泛多叶病变（下叶多见）、渗出及实变，可表现为大叶性肺炎。

3. 军团菌肺炎的确诊较为困难，部分患者肺外表现先于肺部症状出现或较肺部症状突出，临床医生对该病的认识不足，加之相关的诊断技术不完善，较易漏诊或误诊，且因不能及时治疗，死亡率较高。建议对所有中至重度或需要住院的CAP患者、有明确或可疑军团菌暴露史以及免疫功能低下的CAP患者进行军团菌检测，检测项目包括分子生物学技术（如PCR、DNA测序）、尿抗原检测（urinary antigen test, UAT），呼吸道军团菌抗原和呼吸道分泌物、组织或体液中的全细菌测定（DFA），血清学检测（双份血清学IFA、ELISA）以及细菌培养。对于军团菌肺炎患者，多采集下呼吸道标本进行PCR检测，诊断准确率高。军团菌感染2～3天后尿中即可出现抗原，持续存在10个月，甚至是在抗生素治疗过程中和疾病治愈后。大部分病例在治疗后1～2个月，尿中不再检出军团菌抗原。尿抗原检测技术简单快速，但仅能检出嗜肺军团菌1型，敏感性为70%～80%。感染军团菌后1周左右可检出IgM抗体，2周左右IgG抗体开始上升；抗体一旦产生，持续时间较长，故测定单份血清中抗体效价常难以断定是现症还是既往感染，灵敏度也仅为75%～85%。本病例采用mNGS技术进行DNA测序获得了明确的病原学诊断。

4. 早期采用适宜的抗菌药物治疗可改善军团菌肺炎结局。美国感染病学会（Infectious Diseases Society of America, IDSA）、美国胸科学会（American Thoracic Society, ATS）的指南推荐对任何严重程度的CAP患者经验性覆盖军团菌，而英国胸科学会（British Thoracic Society, BTS）和英国国家卫生与保健评价研究院（National Institute for Health and Care Excellence, NICE）指南则仅对中重度CAP患者或临床和（或）流行病学表现提示为军团菌感染的患者使用针对军团菌的药物。军团菌对 β-内酰胺类药物耐药，经验性治疗首选氟喹诺酮类、大环内酯类药物，但本例患者Q-Tc间期延长，故选用替代药物多西环素治疗。军团菌肺炎患者治疗至少5天，直到临床症状稳定且至少48小时无发热时才考虑停止治疗，重度肺炎或者同合并其他慢性病的患者通常需治疗7～10天，免疫抑制患者至少14天。影像学异常表现的消退常滞后于临床改善，但大多数于2个月内恢复。此外，该患者收入感染病科时已有明显低氧血症，PaO$_2$ 65 mmHg，且外院抗普通细菌、抗病毒治疗6天无效，在无明确病原学依据的情况下，结合病史，临床担心合并吸入口腔厌氧菌群、其他水源性病原体（如铜绿假单胞菌等革兰阴性菌、NTM）感染可能，故入院时予美罗培南联合阿米卡星治疗，后经确诊后短期内调整至多西环素单药治疗，患者症状改善，炎症指标降至正常，两肺病灶明显吸收。笔者希望通过此病例，提高临床医生对军团菌感染引起的社区获得性肺炎的认知及重视。

5. 国内外已有报道，患者可以从医院的淋浴头、空调、病房水槽、牙科治疗台水系统以及雾化器等医疗设备中吸入含有军团菌的气溶胶而发生医院获得性感染，且在医院中获得的军团菌肺炎病死率更高（可达25%）。医院获得性的军团菌肺炎虽然广泛存在且致命，但是是可以预防的，对空调通风系统进行定期清洗和消毒、关注高危人群（移植患者、免疫抑制患者、老年患者及慢性病患者）的环境卫生、尽量不使用加湿器、对非一次性使用的雾化器及其他非关键性呼吸相关仪器清洁或消毒后用无菌水冲洗，可有效降低医院获得性军团菌肺炎的发生。

参考文献

[1] Burillo A, Pedro-Botet ML, Bouza E.Microbiology and epidemiology of Legionnaire's disease[J]. Infect Dis Clin North Am, 2017, 31(1): 7–27.

[2] Centers for Disease Control and Prevention(CDC). Legionella (legionnaires' disease and pontiac fever): prevention with water management programs. [EB/OL]. (2018–03–01)[2020–09–07]. https://www.cdc.gov/legionella/wmp/index.html.

[3] Chen DJ, Procop GW, Vogel S, et al. Utility of PCR, culture, and antigen detection methods for diagnosis of legionellosis[J]. J Clin Microbiol, 2015, 53(11): 3474–3477.

[4] Herwaldt LA, Marra AR. Legionella: a reemerging pathogen[J]. Curr Opin Infect Dis, 2018, 31(4): 325–333.

[5] Ricci ML, Fontana S, Pinci F, et al. Pneumonia associated with a dental unit waterline[J]. Lancet, 2012, 379(9816): 684.

[6] World Health Organization(WHO). Legionella and the prevention of legionellosis[M/OL]. Geneva: WHO Press, 2007[2020–09–07]. https://www.who.int/water_sanitation_health/emerging/legionella_rel/en/.

病例 **60** 发热、咳嗽、肺部病灶，元凶是一瓶薄荷脑？

作者·黄英男 金文婷 马玉燕 鲍容
审阅·胡必杰 潘珏

病史简介

男性，39岁，浙江人，2020–09–03收入复旦大学附属中山医院感染病科。

■ 主诉

发热、咳嗽3个月余。

■ 现病史

1. 2020-05-30无明显诱因发热，T_{max} 38.5℃，伴咳嗽、气促，无明显咳痰、胸痛。血常规：WBC 7.7×10^9/L，N% 73.6%；CRP 49.6 mg/L。胸部CT：两肺散在斑片影，考虑感染。支气管镜见左上叶管口黏膜稍粗糙，充血明显。肺泡灌洗液细胞分类：有核细胞稍增多，以吞噬细胞为主。予哌拉西林/舒巴坦抗感染以及对症支持治疗，症状好转出院。

2. 2020-06-23患者症状加重，T_{max} 39.9℃。血常规：WBC 4.6×10^9/L，N% 74.7%；CRP 87.7 mg/L。胸部CT：右肺下叶占位伴周围肺组织多发结节，两肺散在斑片影较前略进展。右肺下叶穿刺病理检查：肺组织内上皮样细胞增生，并见较多脂滴样物，间质纤维组织增生，炎症细胞浸润，考虑肺肉芽肿性炎。当地诊断为混合感染所致重症肺炎，予美罗培南+利奈唑胺+伏立康唑抗感染，甲泼尼龙抗炎（具体剂量不详），症状无明显好转。

3. 2020-06-29转至上级医院。血常规：WBC 12.0×10^9/L，N% 92.7%；CRP 104.1 mg/L；T-SPOT.TB：A/B 0/0。胸部CT：两肺感染性病变首先考虑；右肺下叶内基底节段结节灶，肿瘤待排除。会诊前述肺穿刺病理切片：慢性肉芽肿性炎，可见大量脂质，考虑脂质肉芽肿。追问病史，患者长期使用薄荷脑滴鼻液，诊断为吸入性外源性脂质性肺炎。予头孢哌酮/舒巴坦+左氧氟沙星抗感染，甲泼尼龙（40 mg，qd）抗炎。患者症状好转，2020-07-04胸部CT示双肺病灶较前略好转，予出院。出院后甲泼尼龙每2周减量4 mg。2020-07-22复查胸部CT：双肺多发病灶较前吸收，右下肺基底段实变较2020-07-04增大。

4. 2020-08-19患者再次出现明显咳嗽、咳痰，痰为黄脓痰；胸部CT示病灶较2020-07-22增加（图60-1），故再次住院。血常规：WBC 10.63×10^9/L，N% 79.0%；ESR 77 mm/h，CRP 31.4 mg/L。痰涂片找抗酸杆菌阳性。支气管镜：右下内基底段可见少许脓性分泌物。灌洗液涂片找抗酸杆菌（++）。TBLB病理检查：右下前基底段慢性肉芽肿性炎。胸腔积液 Xpert MTB/RIF阴性，胸腔积液涂片找抗酸杆菌阴性。予甲泼尼龙（12 mg，qd）抗炎。

5. 2020-08-26考虑肺结核可能，转至结核病房，查痰分枝杆菌DNA检测（反向斑点杂交）：龟/脓肿分枝杆菌。予阿奇霉素+莫西沙星+异帕米星+美罗培南抗感染、地塞米松抗炎（具体用量不详）治疗，症状好转出院。

6. 为明确诊断和进一步治疗，2020-09-03收入复旦大学附属中山医院感染病科。起病以来，体重下降约10 kg。

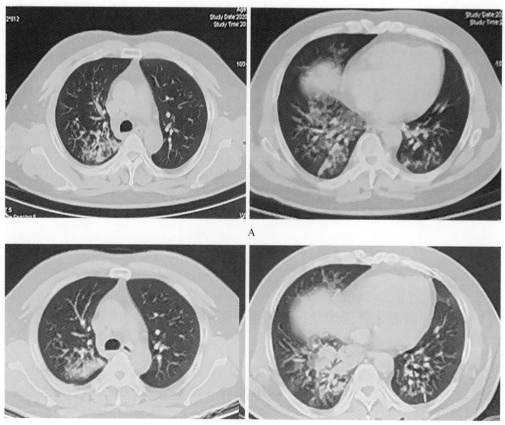

A

B

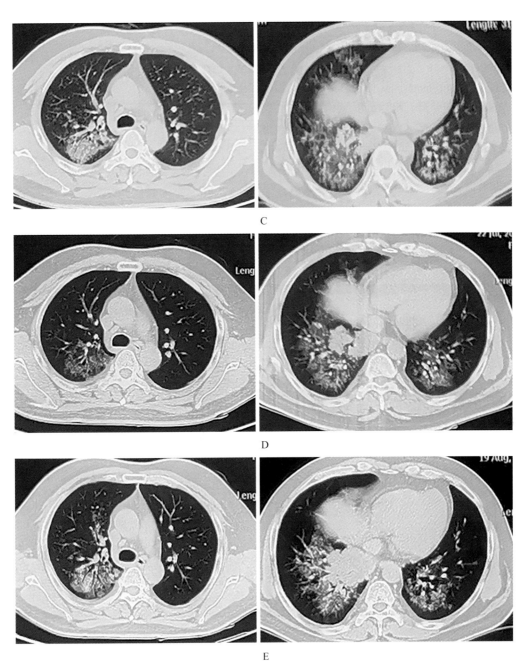

C

D

E

图60-1　患者入院前历次胸部CT表现　A. 2020-05-30胸部CT：两肺多发斑片影，右肺为主；B. 2020-06-18胸部CT：双肺病灶范围较前略增多，右下肺出现团块状实变；C. 2020-07-04胸部CT：双肺病灶范围似略增多，右下肺实变病灶缩小；D. 2020-07-22胸部CT：右下肺实变较前增大，双肺其余多发病灶较前好转；E. 2020-08-19胸部CT：下肺实变进一步增大，右上叶尖后段病灶略增加，双肺其余多发病灶较前好转

■ 既往史及个人史

慢性鼻炎病史10余年，长期用薄荷脑滴鼻液滴鼻，右侧使用量较多，且滴鼻后有深吸动作。有吸烟、饮酒史15年，已戒烟2年。

入院检查

■ 体格检查

1. T 37.5℃，P 118次/分，R 22次/分，BP 110/90 mmHg。

2. 查体：双肺呼吸音清，未及明显干湿啰音。

■ **实验室检查**

1. 血气分析（未吸氧）：PaO_2 62 mmHg，$PaCO_2$ 39 mmHg，SaO_2 92%。

2. 血常规：WBC 13.2×10^9/L，N% 86.6%，Hb 134 g/L，PLT 525×10^9/L。

3. 炎症标志物：ESR 102 mm/h，hsCRP 55.5 mg/L，PCT 0.05 ng/mL。

4. 生化：ALT/AST 40/19 U/L，Alb 42 g/L，Cr 62 μmol/L。

5. 肿瘤标志物（AFP、CEA、CA19-9等）、自身抗体：均阴性。

6. 细胞免疫：淋巴细胞数859/μL；Th淋巴细胞 CD4 309/μL。

7. T-SPOT.TB：A/B 10/9，阳性对照和阴性对照的斑点数分别为251和0。

8. 隐球菌荚膜抗原、G试验、EBV DNA及CMV DNA：均阴性。

■ **辅助检查**

1. 超声心动图：未见明显异常。

2. 2020-09-04胸部CT：两肺下叶病灶，结核待排除；两肺散在炎症，两肺小结节（图60-2）。

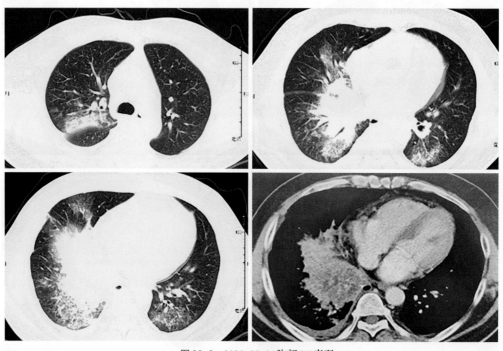

图60-2　2020-09-04胸部CT表现

· 临床分析 ·

■ **病史特点**

　　患者为青年男性，病程3个月余，以发热、咳嗽起病。肺部多发病灶，以右肺为著。实验室检查显示ESR、CRP升高。肺组织病理见较多脂滴样物，激素抗炎治疗后有吸收。结合患者长期使用薄荷脑滴鼻液滴鼻、滴入后有深吸动作，肺部病灶与滴鼻液使用情况平行等情况，吸入性外源性脂质性肺炎诊断明确。患者痰、灌洗液及胸腔积液涂片找抗酸杆菌阳性；一般抗感染治疗效果不佳，抗分枝杆菌治疗+激素抗炎治疗有效。

■ **诊断分析**

1. 可能诊断一：感染性疾病。病原体考虑如下。

• 非结核分枝杆菌：本患者痰、灌洗液及胸腔积液涂片找抗酸杆菌阳性，痰分枝杆菌DNA检出龟/脓肿分枝杆菌；一般抗感染治疗效果不佳，需考虑龟/脓肿分枝杆菌感染。非结核分枝杆菌在环境中广泛存在，患者长期使用薄荷脑滴鼻液滴鼻，不排除滴鼻液受污染、持续吸入导致肺部感染。但非结核分枝杆菌感染需2次痰标本或1次肺泡灌洗液标本检出病原体方可确诊，尚需进一步完善检查以明确。

• 结核分枝杆菌：本患者痰、灌洗液及胸腔积液涂片找抗酸杆菌阳性，一般抗感染治疗效果不佳，故需考虑结核或合并结核感染可能。但患者多次T-SPOT.TB阴性或仅为弱阳性，不十分支持活动性结核。可进一步重复送检呼吸道标本病原学检查以明确或排除诊断。

· 诺卡菌、放线菌：两者均可以引起慢性感染。诺卡菌感染一般发生于免疫抑制者，弱抗酸染色阳性。放线菌是人体正常菌群，感染可发生在免疫正常者，多为混合感染的一部分；病灶为特征性的坚硬炎性包块，镜下可见硫磺颗粒，确诊需依据病理诊断。两者与本患者不甚相符，可进一步完善病原体和组织病理学检查。

2. 可能诊断二：肿瘤。患者有长期吸烟史，症状有慢性咳嗽，影像学见两肺病灶，需考虑肺部肿瘤可能。但患者肿瘤标志物不高，支气管镜下未见新生物，肺组织病理当地读片及外院会诊均未见肿瘤性证据，故本诊断暂时依据不足。

进一步检查、诊治过程和治疗反应

■ 诊治过程

1. 2020-09-03至2020-09-05，连续3天送检痰涂片，均找到抗酸杆菌（阳性）。

2. 2020-09-04考虑脂质性肺炎合并肺非结核分枝杆菌病。予阿奇霉素（0.25 g，静脉滴注，qd）+多西环素（0.1 g，口服，q12 h）+阿米卡星（0.7 g，静脉滴注，qd）+头孢美唑钠（2 g，静脉滴注，q8 h）抗感染，以及甲泼尼龙（16 mg，qd）抗炎治疗并逐渐减量。

3. 2020-09-08痰mNGS（2020-09-04采集）：脓肿分枝杆菌（种严格序列数33）（图60-3）。

属			种			
属名	属相对丰度（%）	属严格序列数	种名	覆盖度（%）	种序列数	种严格序列数
分枝杆菌	0.04	43	脓肿分枝杆菌	0.049 6	53	33

图60-3 痰mNGS检测报告

4. 2020-09-09外院肺穿刺组织切片复旦大学附属中山医院病理科会诊：符合脂质性肺炎（图60-4）。

巨检	某医疗中心病理学部（I20-30193）HE×3张，白片×15张。
病理诊断	（右肺肿物穿刺）镜下肺泡腔内见多量组织细胞，胞浆内空泡化，结合用药史，符合外源性脂质性肺炎。
	免疫组化20T02056：CK（pan）上皮阳性，CD68（KP1）组织细胞阳性。
	特殊染色：20T02056：抗酸染色阴性，六胺银染色阴性，PAS染色阴性，网状纤维染色阳性。

图60-4 外院肺组织切片复旦大学附属中山医院病理科会诊意见

5. 2020-09-11阿米卡星血药浓度：峰浓度24.45 μg/mL，谷浓度＜0.5 μg/mL，予调整阿米卡星剂量为1.0 g、qd。

■ 治疗反应

1. 患者体温逐渐转平（图60-5），2020-09-14复查胸部CT示两肺病灶较2020-09-04好转，炎症标志物较前下降（图60-6）。

2. 2020-09-17阿米卡星血药浓度：峰浓度28.4 μg/mL，谷浓度0.5 μg/mL，予调整阿米卡星剂量为1.2 g、qd。

3. 2020-09-18予出院，嘱继续阿奇霉素（0.25 g，口服，qd）+多西环素（0.1 g，口服，q12 h）+阿米卡星（1.2 g，静脉滴注，qd）+头孢美唑钠（2 g，静脉滴注，q8 h）抗感染治疗，以及甲泼尼龙（12 mg，口服，qd）治疗，每2周减4 mg。

4. 出院后患者继续抗感染+激素抗炎治疗，偶有低热，咳嗽、咳痰、胸闷、气促症状较前好转，未出现耳鸣、听力下降等症状。2020-10-09随访血常规：WBC 6.77×10⁹/L，N% 77.7%，Hb 137 g/L，PLT 388×10⁹/L；尿常规正常；炎症标志物：ESR 62 mm/h，hsCRP 36.5 mg/L；Cr 49 μmol/L。胸部CT示两肺病灶进一步吸收（图60-7）。嘱继续目前方案抗感染治疗，继续随访。

最后诊断与诊断依据

■ 最后诊断

1. 吸入性外源性脂质性肺炎。

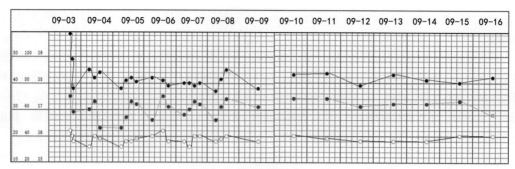

图60-5　住院期间体温变化

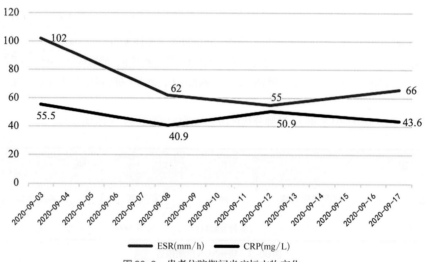

图60-6　患者住院期间炎症标志物变化

2. 非结核分枝杆菌（nontuberculous mycobacteria, NTM）肺病：脓肿分枝杆菌引起。

■ **诊断依据**

1. 患者为青年男性，病程3个月余，以发热、咳嗽起病。肺部多发病灶，以右肺为著。实验室检查显示ESR、CRP升高。肺组织病理见较多脂质样物，糖皮质激素抗炎治疗后有吸收。结合患者长期使用薄荷脑滴鼻液滴鼻、滴入后有深吸动作，肺部病灶与滴鼻液使用相平行等情况，吸入性外源性脂质性肺炎诊断明确，予以激素治疗后病灶有所吸收。

2. 病程中患者咳嗽、咳脓痰症状再发；右下基底段实变病灶逐渐增大；多次T-SPOT.TB阴性或仅弱阳性，痰涂片找抗酸杆菌阳性；支气管镜：右下内基底段可见少许脓性分泌物；灌洗液涂片找抗酸杆菌（++）；TBLB病理检查：右下前基底段慢性肉芽肿性炎；痰分枝杆菌DNA检测（反向斑点杂交）：龟/脓肿分枝杆菌；复旦大学附属中山医院3次痰找抗酸杆菌阳性，痰mNGS检测到脓肿分枝杆菌序列。予阿奇霉素+多西环素+阿米卡星+头孢美唑抗NTM治疗后体温平，咳嗽、咳痰明显好转，炎症标志物逐渐下降，胸部CT示右下肺病灶较前吸收，故非结核分枝杆菌肺病（脓肿分枝杆菌引起）诊断明确。

· 经验与体会 ·

1. 脂质性肺炎为非感染性疾病，不需要使用抗感染药物，最常见的原因是误吸治疗便秘的矿物油，也有因留置胃管使用石蜡油润滑导致吸入的病例。但是，少量油剂长期吸入导致的脂质性肺炎被严重忽视。本患者长期使用缓解鼻炎症状的薄荷脑油剂滴鼻，且每次滴鼻后均有深吸动作，故导致长期吸入而发病。这类由油剂少量、长期吸入所导致的外源性脂质性肺炎病例，复旦大学附属中山医院感染病科已遇到4例。由于右侧主支气管较左侧粗、短而陡直，故吸入性肺炎以进入右侧主支气管导致右肺病变（尤其是右下肺病变）机会较多。

2. 脂质性肺炎病理多为炎症反应伴有局部水肿和肺泡内出血，可导致咳嗽、发热和呼吸困难的急性表现。吸入的脂质也可以被纤维组织包裹形成"石蜡瘤"，一般无明显症状，而在影像学检查中见到局部肿块。脂质性肺炎治疗以激素抗炎治疗为主。患者教育是最重要的预防方式。遇到有相关危险因素的患者，医生需提高相关意识，询问病史时需仔细、全面。

3. 疑难、复杂感染首先考虑一元论解释。但本例为外源性脂质性肺炎与肺非结核分枝杆菌病这两种少见情况合并存在。非

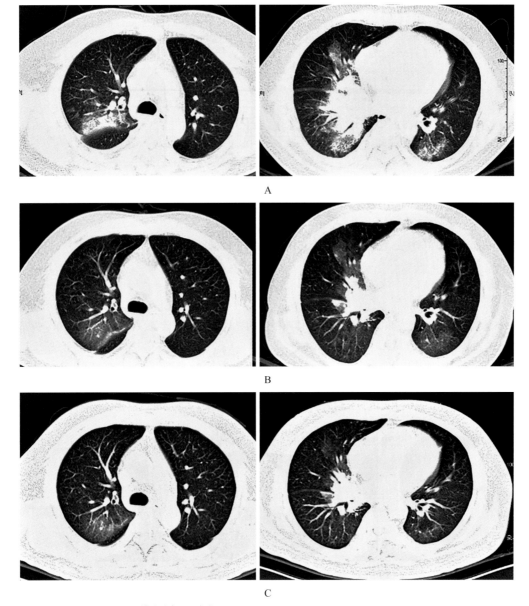

图60-7　随访胸部CT变化　A. 2020-09-04；B. 2020-09-14；C. 2020-10-10

结核分枝杆菌广泛分布于土壤、水等自然环境中，按生长速度可分为快速生长型分枝杆菌（rapidly growing mycobacteria, RGM）和缓慢生长型分枝杆菌（slowly growing mycobacteria, SGM）。理想条件下，RGM在初始分离后通常不到1周即可在培养基上长出菌落，并且有时在标准微生物培养基中也可生长（不需要特殊分枝杆菌培养基）。RGM包括3种常见的临床致病菌：偶发分枝杆菌、龟分枝杆菌和脓肿分枝杆菌。除肺部感染外，RGM还可导致淋巴结炎、皮肤软组织感染、肌肉骨骼系统感染、假体相关感染及手术部位感染等。足浴店的足浴盆，纹身店的染料，美容相关手术如抽脂、填充及"拉皮"等等，均有导致RGM感染的报道。

4. 脓肿分枝杆菌是RGM中致病性最强的病原菌，最常从呼吸道样本中分离出，主要感染存在基础疾病的肺组织。作为广泛分布的环境微生物，明确寻到感染源较为困难，主要以水源性吸入所致者较多。本患者肺部有脂质性肺炎基础，而针对脂质性肺炎使用激素治疗也是感染脓肿分枝杆菌的危险因素。当然也不排除滴鼻剂被脓肿分枝杆菌污染，长期吸入后导致患者感染。2020年《非结核分枝杆菌肺病的治疗：ATS/ERS/ESCMID/IDSA临床实践指南》指出，对于脓肿分枝杆菌肺病的患者，相比于经验性治疗，更建议基于药物敏感结果的包含大环内酯类和阿米卡星的联合治疗。

参考文献

[1] Daley CL, Iaccarino JM, Lange C, et al. Treatment of nontuberculous mycobacterial pulmonary disease: an official ATS/ERS/ESCMID/IDSA clinical practice

guideline[J]. Clin Infect Dis, 2020, 71(4): 905–913.

[2] Marchiori E, Zanetti G, Mano CM, et al. Lipoid pneumonia in 53 patients after aspiration of mineral oil: comparison of high-resolution computed tomography findings in adults and children[J]. J Comput Assist Tomogr, 2010, 34(1): 9–12.

病例61 热、痰、喘，CT报告肺炎，管腔内藏秘密，结局令人意外

作者·张 尧 金文婷 马玉燕
审阅·胡必杰 潘 珏

· 病史简介 ·

男性，64岁，浙江人，2020-09-23收入复旦大学附属中山医院感染病科。

■ 主诉

发热、咳嗽、咳痰、气促1周。

■ 现病史

1. 2020-09-15患者受凉后出现发热，T_{max} 39.7℃，伴咳嗽、明显气促，咳大量黄绿色脓痰，无畏寒、寒战、胸闷、胸痛等，自行服用对乙酰氨基酚治疗，症状无好转。

2. 2020-09-23至复旦大学附属中山医院门诊。查：WBC 12.19×10⁹/L，N% 85.1%，L% 5.1%；CRP 321 mg/L，ESR 75 mm/h，PCT 0.49 ng/mL；肝肾功能无特殊；血培养阴性；痰涂片革兰染色：找到大量革兰阴性杆菌；痰涂片找真菌阴性；胸部CT平扫：右肺多发炎症、部分实变，右侧主支气管腔内软组织影（图61-1）。为进一步明确诊治收住入院。

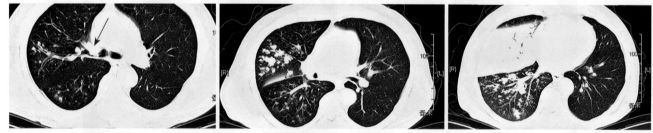

图61-1 患者入院时胸部CT 右主支气管内软组织影

3. 病程中，患者精神、胃纳尚可，睡眠差，大小便无特殊，体重无明显变化。

■ 既往史及个人史

糖尿病20年，目前二甲双胍+瑞格列奈+西格列汀+利拉鲁肽降糖，平日空腹血糖5～7 mmol/L；高血压20年，目前服用缬沙坦降压，血压控制可。吸烟史40余年，每日2～3包；长期饮酒史。

· 入院检查 ·

■ 体格检查

1. T 39.0℃，P 100次/分，R 22次/分，BP 118/68 mmHg，SpO₂ 81%（未吸氧）。

2. 神志清，略气促。双肺叩诊清音，右下肺少许湿啰音，右中上肺局部哮鸣音。心率100次/分，律齐。其余查体阴性。

■ 实验室检查

1. 血常规：WBC 12.16×10⁹/L，N% 82.8%，L% 7.7%。

2. 炎症标志物：hsCRP 405.4 mg/L，ESR 80 mm/h。

3. 血气分析：PaO₂ 41 mmHg，PaCO₂ 37 mmHg，pH 7.43，SaO₂ 78%，其余均正常。

4. 细胞免疫：淋巴细胞计数672/μL，CD4淋巴细胞计数268/μL，CD4/CD8 1.9。

5. 肿瘤标志物：NSE 18.9 ng/mL，CEA、AFP、CA19-9、SCC、CYFRA21-1均阴性。

6. 自身抗体：阴性。

7. T-SPOT.TB：A/B 2/0（阴性对照孔/阳性对照孔 0/236）。

8. 隐球菌荚膜抗原检测：阴性。

9. 痰细菌涂片：中等量革兰阴性杆菌；痰真菌涂片阴性，痰涂片找抗酸杆菌阴性。

10. 痰细菌培养阴性，真菌培养阴性。

· 临床分析 ·

■ 病史特点

患者为老年男性，以发热、咳嗽、咳痰、低氧血症起病，炎症标志物明显升高，肿瘤标志物无明显异常，胸部平扫CT见右肺多发片絮、斑片影，部分实变、融合，右侧主支气管腔内见软组织影。

■ 诊断分析

1. 可能诊断一：肺部感染。患者发热伴咳嗽、咳痰，血炎症标志物升高，胸部CT见右肺多发病灶，首先考虑肺部感染，包括肺炎链球菌、肺炎克雷伯菌等肠杆菌科细菌以及厌氧菌、结核和非结核分枝杆菌等。病史中患者有咳大量黄绿色脓痰，涂片找见中至大量革兰阴性杆菌，提示急性化脓性细菌性感染，不排除混合厌氧菌感染。明确诊断有赖于细菌培养和非培养的分子诊断技术，如mNGS。

2. 可能诊断二：支气管肺癌合并阻塞性肺炎。患者为老年男性，有长期吸烟史，胸部CT提示右肺多发病灶，右侧支气管腔内病变，需考虑支气管肺癌并发阻塞性肺炎。但患者入院查肿瘤标志物无明显升高，为不支持之处，可行支气管镜检查及组织病理学检查明确病变性质。

3. 可能诊断三：过敏性支气管肺曲霉病（allergic broncho pulmonary aspergillosis, ABPA）。患者胸部CT提示右侧支气管腔内软组织影，考虑为可疑痰栓，ABPA需要考虑。但患者外周血嗜酸性粒细胞比例及IgE水平正常，门诊查痰真菌培养阴性，且胸部CT未见到ABPA典型的"指套征"或向心性支气管扩张，为不支持之处。

· 进一步检查、诊治过程和治疗反应 ·

■ 诊治过程

1. 门诊痰涂片见大量革兰阴性杆菌，2020-09-23起予以美罗培南（1 g，静脉滴注，q8 h）+左氧氟沙星（0.6 g，静脉滴注，qd）经验性抗感染治疗。

2. 2020-09-24教授查房，仔细阅片，纵隔窗见右侧主支气管腔内软组织影，另见高密度影，考虑异物可能性大（图61-2）。追问病史，否认异物吸入史、否认呛咳史，急行支气管镜检查。

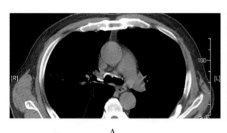 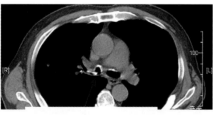 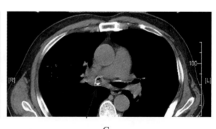

A   B   C

图61-2 患者入院时胸部CT纵隔窗 A、B.管腔内高密度影；C.管腔内少许软组织影

3. 2020-09-24行支气管镜检查：气管和左侧支气管管壁脓性痰液附着，黏膜光滑，管腔通畅。右主支气管见骨性异物嵌顿，堵塞管腔，黏膜肿胀，大块肉芽增生，予以圈套器套扎取出异物，右中间支气管内涌出大量脓性分泌物（图61-3）。

4. 再次追问有无可疑呛咳史，患者诉有长期饮酒史，且经常发生醉酒现象。经仔细回忆，患者2018年下半年开始有间断咳嗽症状。支气管镜检查+异物取出术后患者发热、咳嗽、咳痰均好转。

5. 2020-09-26痰mNGS检测：以口腔定植菌为主。

6. 2020-09-27出现一过性发热，T_{max} 38℃。复查：WBC 12.86×10^9/L，N% 82.6%；CRP 65.6 mg/L，ESR 46 mm/h，PCT

0.18 ng/mL。

7. 2020-09-28复查胸部CT：右肺多发炎症、部分实变，较2020-09-23片进展，右侧主支气管腔内软组织影。考虑肺部病灶进展为影像学滞后，继续美罗培南+左氧氟沙星抗感染治疗，患者未再出现发热。

8. 2020-10-08气管三维重建：右肺多发炎症伴部分实变，较前吸收，右侧上下支气管腔近端见结节状密度影，考虑为肉芽组织（图61-4）。

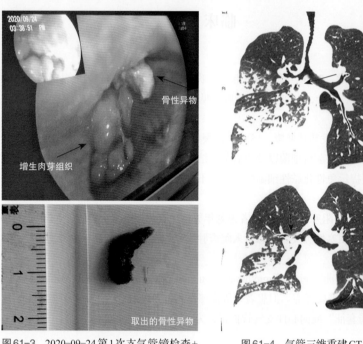

图61-3　2020-09-24第1次支气管镜检查+
异物取出术所见

图61-4　气管三维重建CT表现

9. 2020-10-09复查血气分析：PaO_2 57.0 mmHg（未吸氧）；血常规：WBC 6.86×10^9/L，N% 67.4%；ESR 18 mm/h，CRP 1.7 mg/L，PCT 0.06 ng/mL；较入院时明显好转，调整抗感染治疗方案为哌拉西林/他唑巴坦（4.5 g，静脉滴注，q8 h）。

10. 2020-10-15全麻下行支气管镜下肉芽肿切除术，术中见右主支气管内侧壁、第二隆突间嵴、右上叶管口、右上叶支气管腔内均有菜花样新生物，堵塞部分管腔；予电圈套器套扎右主支气管、第二隆突处新生物，残根予CO_2冷冻多点冻融；右上叶管口处新生物予氩气刀局部烧灼消融，右上叶管腔内新生物予CO_2冷冻反复冻融。观察中间支气管及上叶远端支气管管腔通畅，黏膜光滑，未见新生物（图61-5）。

11. 2020-10-16病理检查报告：支气管黏膜上皮鳞状上皮化生，鳞状上皮下见大量胶原纤维组织增生，间质小血管增生，部分区黏膜坏死伴肉芽组织形成，倾向炎性纤维性息肉。

12. 2020-10-18复查血 WBC 5.66×10^9/L，N% 54.0%；ESR 18 mm/h，CRP 1.3 mg/L，PCT 0.05 ng/mL；支气管肺泡灌洗液、肺组织送检细菌、真菌涂片+培养：阴性；涂片找抗酸杆菌：阴性。

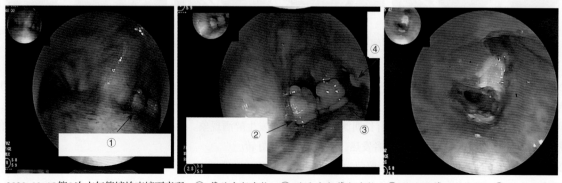

图61-5　2020-10-15第2次支气管镜检查镜下表现　① 管腔内新生物；② 右主支气管新生物；③ 右上叶管口新生物；④ 右上叶管腔内新生物

13. 2020-10-19复查胸部平扫CT：右肺病灶较2020-09-28明显吸收。予当天出院，调整药物为奈诺沙星（0.25 g，口服，bid）抗感染治疗。

■ **出院后随访**

出院后无发热、咳嗽、咳痰、气促等不适。2020-11-02复查血WBC 9.06×10⁹/L，N% 67.5%；ESR 29 mm/h，CRP 0.7 mg/L。胸部平扫CT：右肺病灶较2020-10-19吸收。继续口服奈诺沙星治疗并随访（图61-6～图61-8）。

最后诊断与诊断依据

■ **最后诊断**

1. 气道异物、异物性肉芽肿。

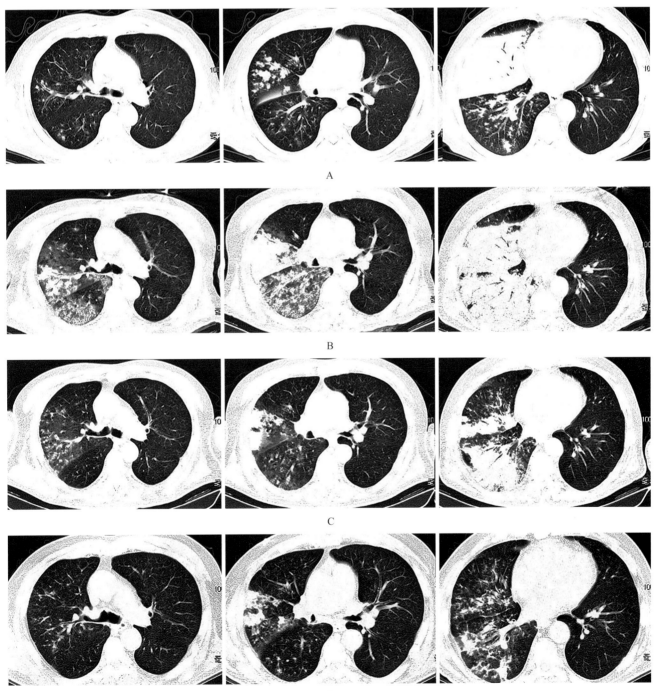

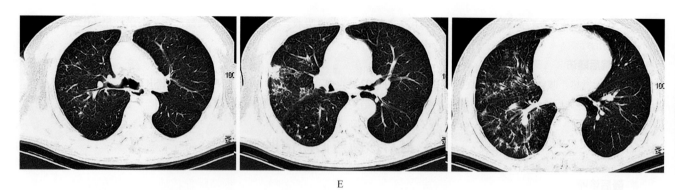

E

图61-6　治疗过程中胸部CT变化情况　A. 2020-09-23胸部CT：右肺多发片絮、斑片影，中叶大片实变；右侧主支气管腔内见软组织影和高密度影；B. 2020-09-28胸部CT：右肺上叶多发片絮、斑片影，右肺中、下叶大片渗出、实变，较2020-09-23明显进展；C. 2020-10-08胸部CT：右肺上、中、下叶多发病灶，均较2020-09-28吸收；D. 2020-10-19胸部CT：右肺上叶病灶基本吸收，中、下叶多病灶较2020-10-08进一步吸收；E. 2020-11-02胸部CT：右肺中、下叶病灶较2020-10-19进一步吸收

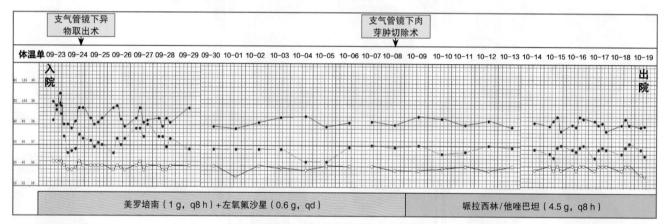

图61-7　治疗过程中患者体温变化及用药情况

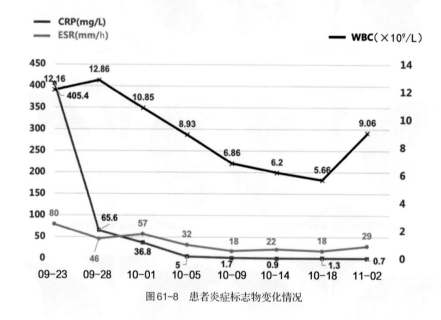

图61-8　患者炎症标志物变化情况

2. 阻塞性肺炎、Ⅰ型呼吸衰竭。

3. 高血压病、糖尿病。

■ 诊断依据

患者为老年男性，以发热、咳嗽、咳痰为主要表现，血炎症标志物升高，有多次醉酒。胸部CT见右肺多发片絮、斑片影，部分实变，右侧支气管腔内见软组织影及高密度条状影。支气管镜检查见骨性异物、气管黏膜肿胀、大块肉芽增生及大量脓性

分泌物、取出异物、切除增生的肉芽组织并给予抗感染治疗后，症状好转，肺部病灶逐渐吸收，符合气道异物、阻塞性肺炎。支气管新生物送病理检查见肉芽组织形成，证实为炎性纤维性息肉，考虑为异物性肉芽肿。

· 经验与体会 ·

1. 肺部感染是常见的感染性疾病之一，对于段叶分布的肺炎，尤其是常规治疗效果不佳的肺炎、慢性肺炎或肺部同一部位反复感染的，应了解是否有气道阻塞引起的阻塞性肺炎。对于怀疑有气道阻塞的患者，应仔细阅读CT纵隔窗。对于高密度异物（如骨性异物），胸部CT检查比较容易判断。本病例便是通过仔细对比肺窗和纵隔窗，推测肺炎很可能系气道异物引起，进一步行支气管镜检查得以明确。但对于低密度的异物，胸部CT常难以有阳性发现。目前复旦大学附属中山医院感染病科已确诊多例气道异物，其中有一例患者即为胸部CT纵隔窗未见高密度影，第1次气管镜检查仅见管腔内肉芽组织增生伴黏膜糜烂、坏死，3个月后再次复查支气管镜检查见管腔完全被新生物阻塞，之后行胸腔镜下肺叶切除术，病理检查证实支气管内有异物组织（疑似辣椒），未见肿瘤依据。

2. 对于气道异物的诊断和治疗，早期发现、及时取出异物非常重要。若异物（特别是植物性异物）长期留于支气管内，会引起支气管壁黏膜水肿，大量肉芽组织形成，支气管腔狭窄或堵塞，异物难以钳出，常导致阻塞性肺炎、肺不张、支气管扩张、咯血或肺脓肿，甚至纵隔脓肿等严重并发症，严重影响预后。本病例如此严重的肉芽肿，病程绝非1周，但因起病隐匿，未引起患者的注意，直至发生严重的肺部感染甚至呼吸衰竭才得以明确诊断。

3. 异物性肉芽肿是异物在组织器官内引起损伤刺激及继发感染形成的一种特殊的慢性炎症，以肉芽肿形成为特征，临床上以气管、支气管异物常见。异物肉芽肿的治疗以及时取出异物为主，多数情况下，随着异物取出，异物对支气管黏膜的持续刺激解除，同时给予抗感染及抗炎治疗，黏膜炎症反应会很快消失，肉芽组织也会消失。但有文献报道异物取出后炎性肉芽肿反而增生的病例。本例患者在第1次支气管镜检查及异物取出术后，出现一过性发热，胸部CT提示肺部病灶较前进展，考虑影像学滞后于临床症状及外周血炎症标志物可能，抗感染治疗后复查胸部CT示病灶吸收相对慢、气管三维重建仍见气道内较大软组织影，仍有管腔阻塞，故进一步行支气管镜下肉芽组织切除术。

4. 对于有并发症的气道异物，应在异物取出后积极治疗并发症。该病例因合并严重的肺部感染，故在取出气道异物及切除管腔内肉芽肿后继续予抗感染治疗。目前对于抗感染药物的选择及治疗疗程尚无明确定论，多数取决于治疗过程中的微生物培养结果、影像学表现及医生的临床经验。遗憾的是本病例在治疗过程中未获得明确的病原学证据，只能经验性选用覆盖口腔菌群、肺炎链球菌、流感嗜血杆菌以及卡他莫拉菌的抗菌药物。因该患者肺部感染重、肺部病灶尚未完全吸收，故建议适当延长抗感染治疗疗程。

参考文献

[1] 贾卫红，杨栋才，侯飞飞，等.成人气管支气管异物48例延误诊治分析［J］.临床误诊误治，2019, 32（2）: 1-4.

[2] Ahad A , Namgyal T , Ahmad Z. Tracheo bronchial foreign bodies[J]. Eur Respir J, 1994, 7(3): 429, 430.

[3] Gruber M, Meer GVD, Ling B, et al. The bacterial species associated with aspirated foreign bodies in children[J]. Auris Nasus Larynx, 2018, 45(3): 598-602.

[4] Sehgal IS, Dhooria S, Ram B, et al. Foreign body inhalation in the adult population: experience of 25,998 bronchoscopies and systematic review of the literature[J]. Respir Care, 2015, 60(10): 1438-1448.

[5] Zubairi AB, Haque AS , Husain SJ , et al. Foreign body aspiration in adults[J]. Singapore Med J, 2006, 47(5): 415-418.

第五章
发热伴脓肿或皮疹

作者·苏　逸　金文婷　马玉燕
审阅·胡必杰　潘　珏

病例 62　游泳遭虫咬，下肢肿痛 6 个月伴高热，这个诊断你想到了吗？

· 病史简介 ·

男性，65岁，江西人，2016-12-05收入复旦大学附属中山医院感染病科。

■ 主诉

虫咬伤致左下肢反复肿痛6个月，发热伴头痛1个月余。

■ 现病史

1. 2016-06河里游泳后感左下肢刺痛，见一处较小红色圆点状皮损，后皮损逐渐变大至绿豆大小，突出皮面，色红，触之较软，稍痒，无脱屑、出血、破溃及渗出。10天后左侧小腿皮损周围肿胀，有胀痛感，无皮肤发红及皮温升高，体温正常。至当地诊所"消炎"治疗后小腿肿胀及肿痛感缓解，后类似症状发作2次，当地诊所"消炎"治疗后症状均可缓解。

2. 2016-10-13小腿肿痛再次发作。2016-10-19出现发热，T_{max} 40℃，次日当地就诊。查：WBC 5.4×10^9/L，N% 80%；左下肢血管超声：左小腿肌层增厚、回声减低，左侧自腹股沟至小腿段见肿大淋巴结，考虑为"左下肢蜂窝织炎"。予头孢替安抗感染治疗，效果不佳。2016-10-24左下肢肿胀达膝关节处。

3. 2016-11-9转当地市级医院。查WBC 17.82×10^9/L，N% 78.6%，Eos% 13.8%。患者开始出现头部疼痛，时为左侧针刺样疼痛，时为胀痛，可自行缓解。行腰椎穿刺查脑脊液常规、生化、培养、找隐球菌，均未见明显异常。影像学检查如下。

（1）左下肢MRI：左小腿皮下软组织肿胀，考虑感染性病变。

（2）胸部CT：右肺下叶结节影，左肺下叶结节。

（3）头颅MRI：颅内多发腔隙性脑梗死，脑白质变性；双侧上颌窦、筛窦及额窦炎。

（4）副鼻窦CT：全组副鼻窦炎症，考虑双侧鼻腔炎性息肉，需排除恶性肿瘤，左侧颈动脉鞘区肿大淋巴结。

4. 予替考拉宁、亚胺培南西司他丁抗感染治疗，辅以抬高下肢、消肿、活血、止痛等对症支持治疗后，患者体温降至正常，但左下肢肿胀未见明显好转，仍有头痛，影响睡眠。

5. 2016-11-18出现右侧面部肿块。查：WBC 12.96×10^9/L，N% 87.8%，Eos% 5.2%；CRP 176.4 mg/L，PCT 0.3 ng/mL。考虑寄生虫感染不能除外，建议转上级医院进一步诊治。2016-12-02患者再次出现发热，T_{max} 39℃。为进一步诊治，于2016-12-05收入复旦大学附属中山医院感染病科。

6. 病程中，患者神志清，精神不佳，因头痛而饮食、睡眠欠佳，大小便如常，近1个半月体重减轻约15 kg。

■ 既往史及个人史

该患者有禽、畜类接触史，否认生食、旅游史等。

· 入院检查 ·

体格检查

1. T 38℃，P 84次/分，R 20次/分，BP 100/80 mmHg。

2. 神志清，精神萎，右面部可见一肿块，直径4～5 cm，表面发红，皮温升高，质硬，无波动感，无压痛；双侧颌下、颈部均可扪及多个肿大淋巴结，直径1～2 cm；双肺未及啰音；腹软，无压痛；左侧腹股沟可及肿大淋巴结，直径约4 cm，无压痛，质韧；左侧小腿肿胀，触之较硬，皮温略升高，左小腿远端见一焦痂（图62-1）。

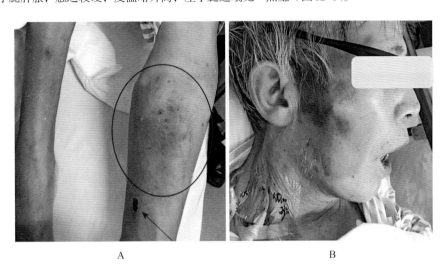

图62-1　左小腿肿胀（A）及面部肿块（B）　A. 左小腿肿胀，触之较硬，皮温略高（红色圆圈）；左小腿远端皮肤见一焦痂（箭头所指）；B. 右面部可见一肿块，直径4～5 cm，表面发红，皮温升高，质硬

实验室检查

1. 血常规：WBC 19.64×10^9/L，N% 83.5%，Eos% 11.9%，Hb 105 g/L，PLT 186×10^9/L。

2. 炎症标志物：CRP 209.9 mg/L，ESR 44 mm/h，PCT 0.62 ng/mL；IgE 420 IU/mL。

3. 铁蛋白＞2 000 ng/mL。

4. 肝、肾功能和电解质：均正常。

5. 细胞免疫：CD4/CD8 0.6。

6. EBV IgM、EBV IgG、EBV DNA：均阴性。

7. 肿瘤标志物：均正常。

8. 自身抗体、甲状腺功能：均正常。

9. 凝血功能：PT 14.1 s，APTT 35.5 s，D-D二聚体0.54 mg/L。

10. 肺炎支原体、呼吸道病原体九联检测、G试验、隐球菌荚膜抗原：均正常。

11. T-SPOT.TB：A/B 0/0。

12. 血培养均阴性。

影像学检查

1. 胸部CT：两肺多发结节（图62-2）。

2. 腹部、盆腔增强CT：腹膜后、左侧腹股沟区多发肿大淋巴结，建议进一步检查（图62-3）。

· 临床分析 ·

病史特点

患者为老年男性，主要表现为左下肢反复肿痛6个月，起病前在河内游泳时感觉小腿该处有虫咬伤病史，近1个月出现发热、头痛、面部肿块，T$_{max}$ 40℃。实验室检查提示白细胞、中性粒细胞升高，嗜酸性粒细胞升高尤为明显，炎症标志物中CRP

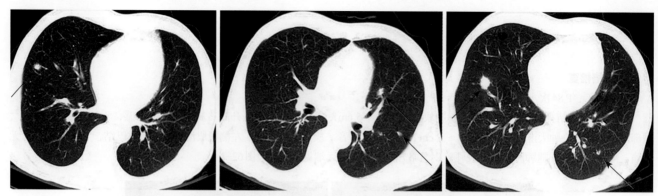

图62-2　2016-12-06胸部CT　双肺多发结节病灶（箭头所指）

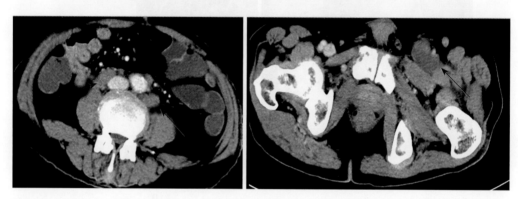

图62-3　2016-12-06腹部、盆腔增强CT　后腹膜、主动脉及髂血管旁多发肿大淋巴结，左腹股沟区多发肿大淋巴结

升高显著。影像学检查提示颅内、鼻咽部和肺部多发病灶以及全身多部位淋巴结肿大，诊断和鉴别诊断考虑如下。

■ **诊断分析**

1. 感染性疾病。

• **寄生虫感染**：患者河内游泳遭虫咬后出现下肢局部肿胀，伴CRP和血嗜酸性粒细胞数升高，数月后出现高热和全身多部位淋巴结肿大，同时伴肺多发结节和面颊、颅内病灶，需要考虑虫媒感染和水源性寄生虫感染可能。确诊有赖于寄生虫抗体、核酸、累及部位组织病理或虫体及虫卵形态学等检测，必要时可以诊断性治疗。

• **非结核分枝杆菌（NTM）感染**：NTM广泛存在于土壤、尘土、海水、河水和污水中。常见NTM种类包括海分枝杆菌、龟分枝杆菌、脓肿分枝杆菌等，临床表现多样，常慢性病程，可累及皮肤、软组织、肺和淋巴结等。本例患者病前有游泳史、皮肤虫咬和伤口史，可通过受累部位（本例为淋巴结和皮肤软组织）活检行病理及微生物检查以明确诊断。

• **传染性单核细胞增多症**：中到重度高热、咽炎伴有淋巴结肿大。肿大淋巴结多位于颈部，也可位于腋窝及腹股沟，淋巴结肿大在第1周出现，2～3周后消退。该患者EBV DNA阴性，且淋巴结肿大超过3周，该病可能性不大。

• **其他病原体感染**：包括常见皮肤感染菌（如金黄色葡萄球菌）、少见感染菌（如创伤弧菌）及蜱虫病病原体（立克次体）等感染，往往病程短、进展快，可能性较小。

2. 非感染性疾病。

• **肿瘤性疾病**：原发性（或肿瘤性）高嗜酸性粒细胞综合征、急/慢性嗜酸性粒细胞性白血病、其他骨髓增殖性肿瘤、淋巴组织肿瘤、实体肿瘤等均可引起嗜酸性粒细胞升高，其中淋巴组织肿瘤可伴有全身淋巴结肿大。此患者抗感染治疗效果不佳，病程较长，半年内体重显著下降，肿瘤性疾病需要考虑。

• **风湿性/结缔组织病**：嗜酸性肉芽肿性血管炎（Churg-Strauss综合征）、皮肌炎、Wegener肉芽肿、系统性红斑狼疮、IgG4相关疾病等均可出现嗜酸性粒细胞升高，部分可伴有淋巴结肿大。需完善自身抗体检测，可通过皮肤、淋巴结活检等明确诊断。

─────── **进一步检查、诊治过程和治疗反应** ───────

1. 2016-12-05入院后患者头痛剧烈，先后予以对乙酰氨基酚、卡马西平、加巴喷丁、氨酚羟考酮止痛。2016-12-05门诊送检血清寄生虫抗体结果回报：弓形虫阳性（图62-4）。

血清抗体检验报告单			
姓名： 性别：男 年龄：65			
编号	检查项目	结果	备注
1	囊虫	阴性	
2	肺吸虫	阴性	
3	华支睾吸虫	阴性	
4	血吸虫抗体	阴性	
5	包虫	阴性	
6	旋毛虫	阴性	
7	曼氏裂头蚴	阴性	
8	弓形虫 a. IgG	阳性	
	b. IgM		
9	广州管圆线虫	阴性	
10	丝虫	阴性	

血清抗体检验报告单			
姓名： 性别：男 年龄：65			
编号	检查项目	结果	备注
1	囊虫	阴性	脑脊液
2	肺吸虫	阴性	脑脊液
3	华支睾吸虫	阴性	脑脊液
4	血吸虫抗体	阴性	脑脊液
5	包虫	阴性	脑脊液
6	旋毛虫	阴性	脑脊液
7	曼氏裂头蚴	阴性	脑脊液
8	弓形虫 a. IgG	弱阳性	脑脊液
	b. IgM		
9	广州管圆线虫	阴性	脑脊液
10	丝虫	阴性	脑脊液

图62-4 血清及脑脊液寄生虫抗体：弓形虫抗体阳性

2. 2016-12-06腰椎穿刺脑脊液检查：压力 80 mmH$_2$O，脑脊液透明，蛋白定性阴性，WBC 0，RBC 1/mm^3，蛋白0.20 g/L，葡萄糖3.7 mmol/L，Cl 108 mmol/L，LDH 23 U/L；免疫球蛋白：均正常范围；涂片、培养：均阴性。

3. 2016-12-07考虑病程较长，先前多种抗菌药物治疗无效，寄生虫、弓形虫、其他特殊病原体感染不能除外，故予吡喹酮（1.4 g，tid）口服3天以及米诺环素（100 mg，口服，q12 h）+复方磺胺甲噁唑（0.96 g，口服，tid）诊断性抗感染治疗。

4. 2016-12-07根据耳鼻喉科会诊意见，行鼻内镜活检。2016-12-08病理回报提示鼻腔霉菌，考虑为曲霉感染（图62-5），加用伏立康唑（0.2 g，口服，q12 h）抗真菌治疗。

5. 2016-12-08血液检验：WBC 22.0×10^9/L，N% 77%，Eos% 17.3%，PLT184×10^9/L，Hb 94 g/L；CRP 251.5 mg/L，ESR

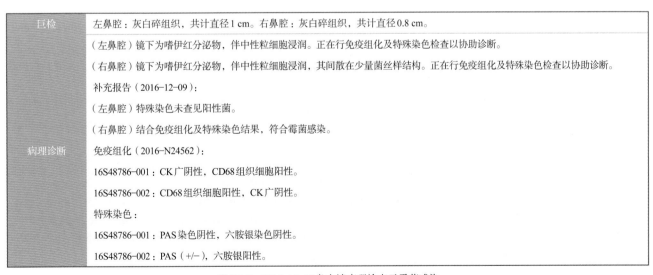

图62-5 2016-12-08鼻内镜病理检查示霉菌感染

52 mm/h，PCT 0.35 ng/mL；生化见M蛋白。

6. 2016-12-08全身浅表淋巴结超声：左侧腹股沟区及左侧腘窝多发淋巴结肿大；双侧颈部、腋窝及右侧腹股沟区见淋巴结，部分融合，最大50 mm×21 mm（图62-6）。2016-12-09行腹股沟淋巴结活检。

> 双侧颌下、双侧颈血管旁见数枚低回声团块，右侧最大19 mm×6 mm，左侧最大14 mm×4 mm，双侧锁骨上未见明显肿块回声。CDFI未见彩色血流。双侧腋窝见数枚低回声团块，右侧最大11 mm×6 mm，左侧最大13 mm×5 mm，CDFI未见彩色血流。右侧腹股沟区见数枚低回声团块，最大11 mm×4 mm，CDFI未见彩色血流。左侧腹股沟区见多个低回声团块，呈串状排列，部分相互融合，最大50 mm×21 mm，CDFI示短线状彩色血流，RI 0.71。右侧腘窝未见明显肿块回声，CDFI未见异常彩色血流；左侧腘窝见数个低回声团块，最大20 mm×12 mm，CDFI未见彩色血流。

图62-6　2016-12-08浅表淋巴结超声　左侧腹股沟区及左侧腘窝多发淋巴结肿大；双侧颈部、腋窝及右侧腹股沟区见淋巴结，部分融合，最大50 mm×21 mm

7. 2016-12-09脑脊液寄生虫抗体（2016-12-06采集）结果回报：弓形虫阳性。

8. 2016-12-09躯干、四肢多发粟粒样至绿豆大小红色水肿性斑疹，压之褪色，伴瘙痒。皮肤科会诊考虑药疹，建议慎用加巴喷丁、氨酚羟考酮、吡喹酮等药物，禁用卡马西平，予以抗过敏治疗。

9. 2016-12-10副鼻窦CT：双侧全组鼻窦慢性炎症，可疑累及右侧眼眶；双侧颈部、咽旁淋巴结肿大；左侧鼻咽、口咽软组织增厚（图62-7）。

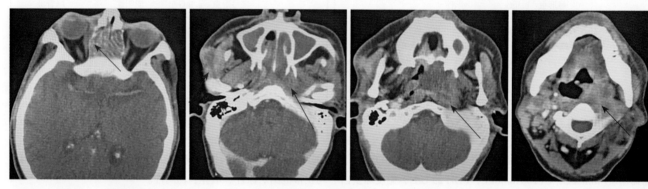

图62-7　2016-12-10副鼻窦CT　双侧全组鼻窦慢性炎症，可疑累及右侧眼眶；双侧颈部、咽旁淋巴结肿大；左侧鼻咽、口咽软组织增厚，建议内镜及MR检查

10. 2016-12-12复查：WBC 21.92×10⁹/L，N% 80.3%，Eos% 15.2%，Hb 94 g/L，PLT 1×10⁹/L；ESR 62 mm/h，CRP 188 mg/L，PCT 0.56 ng/mL；PT 15.8 s，APTT 43.3 s，D-D二聚体1.57 mg/L；免疫固定电泳阳性（IgG-κ M带，M蛋白浓度4.8 g/L，M蛋白百分比9.1%；IgG-λ M带，M蛋白浓度3.6 g/L，M蛋白百分比6.7%）。患者病情加重，予以输血、升血小板等支持治疗，并予告病危、心电监护，停用复方磺胺甲噁唑。

11. 2016-12-12腹股沟淋巴结病理检查（2016-12-09活检）报告：倾向于淋巴瘤。2016-12-15补充报告：NK/T细胞淋巴瘤（图62-8）。血液科会诊：NK/T细胞淋巴瘤，预后极差。

12. 2016-12-13 PET/CT：感染性疾病广泛累及（包括左侧小腿、两肺、右侧面颊部、鼻咽、口咽、副鼻窦、鼻腔及右侧眼

巨检	腹股沟淋巴结：脂肪样组织一堆，大小3 cm×1 cm×1 cm，其内检出淋巴结样物1枚。
病理诊断	（腹股沟淋巴结）淋巴组织增生性病变，倾向淋巴瘤。正在行免疫组化检查以协助诊断。 补充报告（2016-12-15）： （腹股沟淋巴结）结合免疫组化结果，为非霍奇金淋巴瘤，NK/T细胞淋巴瘤。 免疫组化（2016-N24902）：16S49329-001：CD20部分阳性，CD79a部分阳性，CD3部分阳性，CD56部分阳性，Ki-67密集区80%阳性，BCL-2部分阳性，BCL-6部分阳性，CD10阴性，MUM-1部分阳性，cmyc少量阳性，CD5部分阳性，LCA部分阳性，CD30部分阳性，CD68组织细胞阳性，CD15部分阳性，CD4局灶阳性，CD8少数阳性，Perforin阳性，GranB阳性，Tia-1阳性。 原位杂交：16S49329-001：EBER阴性。

图62-8　2016-12-12腹股沟淋巴结病理检查（2016-12-09活检）示NK/T细胞淋巴瘤

眶、多处淋巴结）可能，MT不除外（图62-9）。

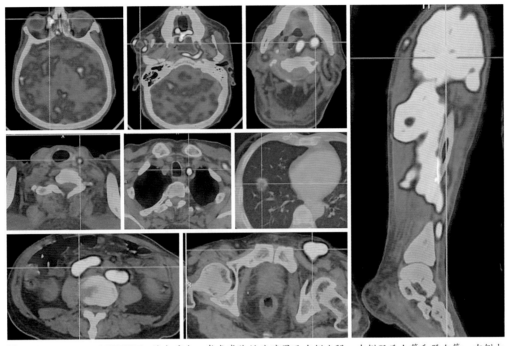

图62-9　2016-12-13 PET/CT　结合病史，考虑感染性疾病累及左侧小腿、左侧胫后血管和股血管、右侧大腿、两肺、左侧胸小肌和右侧肩胛下肌、右侧面颊部、鼻咽、口咽、左侧眼睑、副鼻窦、鼻腔及右侧眼眶、多处淋巴结（左下肢、腹股沟区、盆腔、腹膜后、双侧膈脚后、纵隔、左侧锁骨区、双侧颈部及咽旁间隙）可能，MT不除外

　　13. 2016-12-14考虑左小腿、全身多处淋巴结、右侧面颊、副鼻窦和鼻腔、两肺、颅内等多部位病变均由NK/T细胞淋巴瘤引起，鼻腔曲菌感染为鼻窦淋巴瘤基础上继发轻度感染可能，加用甲泼尼龙（120 mg、静脉滴注、q12 h×2天，然后改80 mg、静脉滴注、q12 h），停用伏立康唑、米诺环素。2016-12-15患者头痛明显好转，右颊外侧硬块处皮肤颜色较浅、变淡，皮温下降，腿部肿胀好转（图62-10）。复查血常规：WBC $16.32×10^9$/L，N% 82.6%，Eos% 7.0%，PLT $1×10^9$/L，Hb 82 g/L；PT 15 s，APTT 47.4 s，D-D二聚体3.69 mg/L；CRP 169 mg/L。鉴于诊断明确，患者家属要求回当地医院血液科进一步就诊。

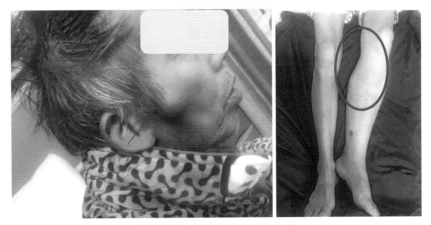

图62-10　左小腿及面部肿块改变

最后诊断与诊断依据

■ 最后诊断

结外NK/T细胞淋巴瘤，鼻型。

■ 诊断依据

患者为老年男性，亚急性病程，临床表现为发热、头痛、面部肿块及左腿红肿。血液检查提示白细胞、中性粒细胞、嗜酸性粒细胞均升高，炎症标志物升高。头颅、胸部、腹部、盆腔影像学检查提示双侧全组鼻窦慢性炎症、多发肿大淋巴结、肺内多发结节病灶，PET/CT提示眼眶、鼻咽部、胸部肌肉、腿部肌肉和血管、皮肤等广泛受累，肺部多发病灶及全身多部位淋巴结增大伴代谢增高明显，尤其是腹股沟淋巴结活检提示为NK/T细胞淋巴瘤，所以本病诊断明确。

病程中患者嗜酸性粒细胞升高，考虑NK/T细胞淋巴瘤继发引起，外周血、脑脊液弓形虫抗体IgG阳性可能与患者因肿瘤而基础免疫力低有关，入院后查脑脊液压力、生化、常规均正常，考虑非急性弓形虫感染。鼻腔活检提示霉菌，可能为淋巴瘤基础上继发曲霉轻度感染，活检时仅取到表面坏死组织而未取到深层肿瘤组织。

· 经验与体会 ·

1. 发热待查原因很多，感染是重要原因，但是不可以忽视其他非感染性疾病，包括淋巴瘤、风湿病等。本例患者起病时有虫咬病史，伴有皮肤表面红肿、发烫，感染病科医生首先考虑到水源性感染或寄生虫感染。但是，面对反复发热但抗感染治疗无效，且进展迅速的"皮肤蜂窝织炎"，需考虑到肿瘤性疾病可能并积极完善活检明确诊断。文献报道，淋巴瘤可与EBV感染有关系，本例是否起始是感染，后续激活淋巴系统转化为淋巴瘤，就不得而知。

2. 淋巴瘤按照WHO分类分为前体淋巴组织肿瘤、成熟B细胞肿瘤、成熟T细胞和NK细胞肿瘤、组织细胞和树突细胞肿瘤以及移植后淋巴组织增生性疾病。结外NK/T细胞淋巴瘤鼻型属于成熟T细胞和NK细胞肿瘤，最常见于亚洲和中南美洲，占非霍奇金淋巴瘤的5%～10%，发病中位年龄为52岁。绝大多数表现为局限性病变，导致鼻塞、鼻出血，影像学可显示累及鼻、鼻窦或上颚的破坏性肿块。此外上呼吸道、Waldeyer环、胃肠道、皮肤、睾丸、肺部、眼部或软组织等结外部位可为原发部位或是作为原发肿瘤的直接扩散。淋巴结可能为继发性受累，仅极少数为原发受累部位。感染病科医生在诊断难治性感染病的过程中，需要提高对淋巴瘤的警惕。

3. 结外NK/T细胞淋巴瘤是一种侵袭性淋巴瘤，进展迅速，如不经治疗，生存期仅为数个月，预后较差。治疗后患者的预后主要与诊断时病变部位和分期有关，但研究发现亚洲患者总体预后较差。约3%结外NK/T细胞淋巴瘤会伴发噬血细胞综合征，可表现为高热、斑丘疹、中枢神经系统症状、肝脾肿大、淋巴结肿大、血细胞减少、凝血功能障碍、肝功能异常或血清铁蛋白水平极高等。

4. 该患者近期出现嗜酸性粒细胞明显升高，起初怀疑寄生虫感染。虽血清寄生虫抗体、脑脊液寄生虫抗体示弓形虫抗体阳性，但脑脊液压力、常规、生化均正常，急性寄生虫感染证据不足。对于嗜酸性粒细胞升高的疾病，除考虑过敏或者寄生虫感染以外，应当开拓思维，积极排查是否为非感染性疾病（如肿瘤、风湿性疾病）继发。NK/T细胞淋巴瘤亦可引起嗜酸性粒细胞升高，该患者的嗜酸性粒细胞升高考虑为肿瘤性疾病所致，而非寄生虫感染。

参考文献

[1] Mori H, Ebisawa K, Nishimura M, et al. Late diagnosis: a case of rapidly progressive extranodal NK/T cell lymphoma, nasal type[J]. Bmj Case Rep, 2018, 2018: bcr 2017 221019.
[2] Suzuki R. NK/T cell lymphoma: updates in therapy[J]. Curr Hematol Malig Rep, 2018, 13(1): 7–12.

病例 63 发热、皮疹、嗜酸细胞高，过敏？寄生虫？肿瘤？

作者·张尧 金文婷 马玉燕
审阅·胡必杰 潘珏

· 病史简介 ·

男性，34岁，安徽人，定居无锡，2018-03-01收入复旦大学附属中山医院感染病科。

■ 主诉

肌肉酸痛2周，发热8天，皮疹4天。

■ 现病史

1. 2周前劳累后出现肌肉酸痛伴乏力，无咳嗽、咳痰、发热、头痛等症状，自行服用板蓝根，症状无好转。2018-02-18起肌肉酸痛及乏力加重，服三九感冒灵后自觉症状稍好转，但出现双侧腋窝胀痛。

2. 2018-02-21出现发热，T 37.4℃，发现左侧腋窝肿块。超声见左腋下数个低回声团块，边界清晰，最大21 mm×12 mm；血WBC 11.3×10⁹/L，N% 81%，Eos% 1.7%。予头孢美唑（2 g，静脉滴注，qd）抗感染。次日T_max 39.2℃，伴寒战。

3. 2018-02-23当地医院拟行腋窝淋巴结穿刺活检，因抗感染后淋巴结缩小，淋巴结不易扪及，未穿刺，改用头孢匹胺（2 g，静脉滴注，qd）2天，患者仍有高热。

4. 2018-02-25当地查血WBC 13.0×10⁹/L，N% 70%，Eos% 12.4%，PLT 109×10⁹/L；CRP 33.1 mg/L；胸部CT：两肺炎症及两侧少量胸腔积液（图63-1）；腹部CT无特殊。予头孢噻肟/舒巴坦、莫西沙星抗感染，患者仍有高热。

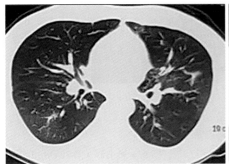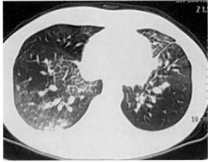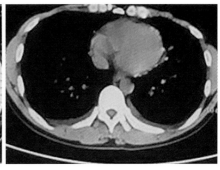

图63-1　2018-02-25胸部CT

5. 2018-02-26患者出现嗜睡，次日出现背部及四肢散在红色斑疹伴色素沉着，部分呈环状。血WBC 12.0×10⁹/L，N% 58%，Eos% 28.7%，PLT 41×10⁹/L；CRP 41 mg/L，PCT 0.48 ng/mL，ESR 30 mm/h；ALT/AST 140/94 U/L；CA12-5 44 U/mL，其余肿瘤标志物阴性；D-D二聚体6.3 mg/L；MPO、PR3、HIV及RPR均阴性。

6. 2018-03-01因发热原因不明，伴血嗜酸性粒细胞持续升高，为进一步诊治收入复旦大学附属中山医院感染病科。

7. 病程中，患者一般状况欠佳，食纳、睡眠差，大小便如常，体重无明显改变。

■ 既往史及个人史

既往体健。否认近6个月旅游史。有生食海鲜史。饲养观赏鸟1只，于2017-06被该鸟啄伤，自述皮肤无伤口。否认拔牙史，否认冶游史。

· 入院检查 ·

■ 体格检查

1. T 37.8℃，P 88次/分，R 20次/分，BP 110/79 mmHg。

2. 神志清，精神萎，躯干及四肢散在直径1～5 cm环状水肿性红斑，界限较清，可融合成片，部分红斑中央消退呈环形，下肢可见色素沉着（图63-2）。左侧腋窝可及1 cm左右淋巴结，其余浅表淋巴结未及。肝、脾未及肿大，心律齐，各瓣膜区未及杂音，双肺呼吸音清，未及干湿啰音。

■ 实验室检查

1. 血常规：Hb 130 g/L，WBC 16.39×10⁹/L，N% 59.5%，Eos 3.88×10⁹/L，Eos% 23.7%，PLT 22×10⁹/L。

2. 炎症标志物：hsCRP 22.2 mg/L，ESR 20 mm/h，PCT 0.26 ng/mL；铁蛋白1 070 ng/mL。

3. 生化：ALT/AST 192/79 U/L，ALP/γ-GT 149/158 U/L，TBIL/DBIL 5.9/1.9 μmol/L，前白蛋白0.13 g/L，白蛋白30 g/L，LDH 370 U/L，肾功能、电解质、血脂正常，随机血糖7.7 mmol/L。

4. 凝血功能：PT 14.2 s，APTT 25.1 s，Fib 195 mg/dL，D-D二聚体>40 mg/L。

5. 尿常规：比重1.011，pH 5.5，WBC 22.3/HP，RBC阳性，蛋白阴性。

6. 血气分析（未吸氧）：pH 7.48，PaO₂ 75 mmHg，PaCO₂ 44 mmHg，SpO₂ 96%。

7. G试验、呼吸道病原体九联检测、支原体抗体、隐球菌荚膜抗原：均阴性。

8. 甲状腺功能、肿瘤标志物：均阴性。

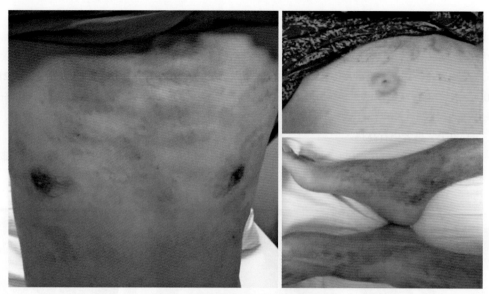

图63-2　患者入院时躯干及四肢皮疹表现

9. 免疫球蛋白+补体全套：IgE 734 g/L；总补体 34.9 IU/L，C3、C4 及其余指标均正常。

10. 细胞免疫：淋巴细胞 $1.9 \times 10^9/L$，B淋巴细胞 333/μL，T淋巴细胞 1 498/μL，CD4% 37.4%，CD8% 36.4%，CD4/CD8 1.0。

11. 心脏标志物：CK 46 U/L，CK-MB 13 U/L，CK-MM 33 U/L，肌红蛋白正常。

12. 病毒：CMV IgG、风疹病毒 IgG 阳性；CMV IgM、风疹病毒 IgM、EBV IgG、EBV IgM 阴性；EBV IgA 阳性；HIV、RPR、HAV、HBV、HCV、HEV 阴性。

· 临床分析 ·

■ 病史特点

患者为青年男性，既往体健，急性起病，表现为肌肉酸痛、发热、淋巴结肿大、皮疹，血液学检查主要为嗜酸性粒细胞升高，胸部 CT 提示双下肺渗出影，予头孢类、莫西沙星抗感染治疗无好转。

■ 诊断分析

1. 可能诊断一：感染病。患者不明原因发热，伴有白细胞、嗜酸性粒细胞及 IgE 升高，且嗜酸性粒细胞增多明显，既往有生食海鲜史，从感染病角度分析，首先需考虑寄生虫感染，可做寄生虫抗体检查。患者病情进展迅速，伴血小板显著降低、D-D二聚体升高，且病程中曾出现皮疹和淋巴结肿大，有鸟类接触史，特殊病原体如立克次氏体、病毒等感染，亦不能除外。

2. 可能诊断二：血液系统疾病。患者发热伴淋巴结肿大，嗜酸性粒细胞明显增多、血小板减少及凝血功能异常，血液系统疾病如嗜酸性粒细胞增多性白血病、朗格汉斯细胞组织细胞增生症、淋巴瘤等不能除外。这些疾病也表现为肺部、皮肤、软组织等多部位累及，可行 PET/CT、骨髓穿刺+活检等检查以明确诊断。

3. 可能诊断三：结缔组织疾病。患者发热、肌痛伴皮疹，嗜酸性粒细胞明显增多，尿常规显示红细胞阳性，需考虑结缔组织疾病如嗜酸性粒细胞性血管炎可能，可行自身抗体、皮肤活检等检查。

4. 可能诊断四：过敏性疾病。ABPA、哮喘、药物过敏等均可引起嗜酸性粒细胞、IgE 升高，常有过敏原接触史，肺部病变多呈弥漫性分布，但患者缺乏更多的相关依据。

· 进一步检查、诊治过程和治疗反应 ·

1. 2018-03-01（入院第1天）因患者发热原因不明，且出现血小板骤降、D-D二聚体显著升高，弥散性血管内凝血不除外，自发性出血风险极大，予告病危并心电监护，查超声心动图阴性，当晚 T 38.4℃，抽血培养。

2. 2018-03-02 请相关科室会诊。

（1）血液科会诊初步诊断：发热待查（感染可能性大）、血小板减少合并凝血功能异常。建议：完善血常规+红细胞形态、

NAP积分、淋巴细胞亚群，免疫球蛋白定量、免疫固定电泳，凝血因子活性、vWF抗原及活性、寄生虫抗体、HIV抗体等检查。

（2）皮肤科会诊初步诊断：皮疹待查？建议：完善骨髓穿刺，寄生虫抗体，抗莱姆病BB抗体IgM、IgG，血培养等相关检查；PLT上升至70×10⁹/L时行皮肤活检。

3. 2018-03-02查自身抗体阴性；T-SPOT.TB：A/B 0/2；行骨髓穿刺+活检，骨髓涂片初步报告：嗜酸细胞比例明显升高，红、巨两系增生尚可，片中血小板少见，未见异常细胞及肿瘤细胞证据。PET/CT：① 两肺下叶、左侧腋窝淋巴结炎症（SUV_{max} 3.4），双侧胸腔和盆腔少量积液；② 胆囊和肝胃间隙良性病变（图63-3）。

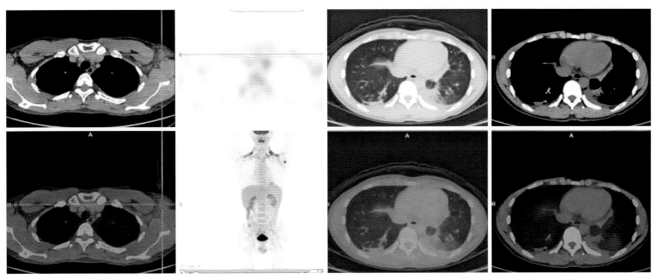

图63-3　PET/CT表现

4. 2018-03-02予以阿苯达唑（0.4 g，bid）诊断性抗寄生虫，米诺环素（100 mg，bid）抗不典型病原体。同时患者无激素治疗禁忌，予甲泼尼龙（40 mg，静脉滴注，qd）+丙种球蛋白（10 g，静脉滴注，qd）治疗。用药后患者发热、肌痛、皮疹均有所好转（图63-4），随访嗜酸性粒细胞逐渐下降，但C反应蛋白有所升高。

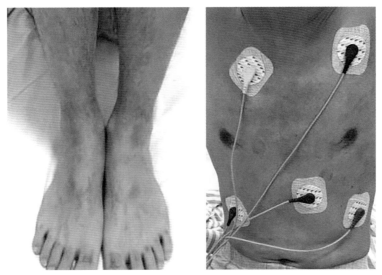

图63-4　抗寄生虫治疗后全身皮疹情况

5. 2018-03-05寄生虫抗体回报阴性。风湿科会诊初步诊断：发热伴皮疹、嗜酸性粒细胞升高，原因待查。建议：① 查抗磷脂抗体、狼疮抗凝物、Coombs试验、抗血小板抗体、肌电图等；② 皮肤活检；③ 同意目前激素治疗。

6. 2018-03-07复查ANCA、心磷脂抗体、免疫固定电泳均阴性；尿常规：比重1.026，pH 6.5，WBC阴性，RBC（++），蛋白（++）；尿相差显微镜×2次：尿红细胞＞8 000/mL（异形多变形占63%～80%），24 h尿蛋白定量0.23 g。

7. 2018-03-07再次仔细询问病史，有过敏性鼻炎史10余年；查体见双手散在瘀点。根据患者嗜酸性粒细胞明显升高，双

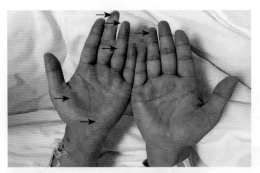

图63-5 患者双手瘀点表现

手见散在瘀点（图63-5），凝血功能异常，提示微血栓形成，伴有皮肤病变、肺累及、肾累及，既往有过敏性鼻炎病史，激素和丙种球蛋白治疗后症状好转，考虑结缔组织疾病血管炎可能大。同时寄生虫感染依据不足，停用阿苯达唑。

8. 2018-03-08风湿科专家会诊：综合各系统症状，考虑嗜酸性肉芽肿性血管炎，建议激素冲击治疗。予甲泼尼龙加至（240 mg，静脉滴注，qd）冲击治疗（2018-03-08至2018-03-10），2018-03-11甲泼尼龙减量（至60 mg，口服，qd），治疗后患者体温平、皮疹消退，随访嗜酸性粒细胞、IgE、红细胞沉降率、C反应蛋白逐渐下降，血小板逐渐升高；尿蛋白、尿红细胞转阴性。考虑治疗有效、感染性疾病依据不足，2018-03-12停用米诺环素。

9. 2018-03-14转至风湿科治疗，继续予甲泼尼龙（60 mg，口服，qd）治疗。

10. 2018-03-15复查胸部平扫CT提示两下肺炎症，右下肺病灶较2018-03-02明显增多（图63-10）。

11. 2018-03-16骨髓活检病理检查回报未见明显异常，行CT引导下肺穿刺。

12. 2018-03-18肺组织病理检查初步报告：肺泡间隔血管扩张、充血、出血，部分肺泡腔内可见纤维素渗出，少许小血管壁可见中性粒细胞浸润，纤维素样坏死不明确，为炎症性病变伴出血，未见到肉芽肿结节。

13. 风湿科治疗方案：继续予甲泼尼龙（60 mg，口服，qd）治疗，排除禁忌后2018-03-20予环磷酰胺（CTX）（0.6 g，静脉滴注，qd）冲击治疗，2018-03-22病情好转出院。

14. 2018-03-26肺组织病理检查补充报告：送检肺组织中多数肺泡腔内充满红细胞和渗出纤维素，小血管壁内膜可见灶性中性粒细胞浸润，未见明确肉芽肿结节和纤维素样坏死，符合血管炎伴肺泡出血、水肿（图63-6）。

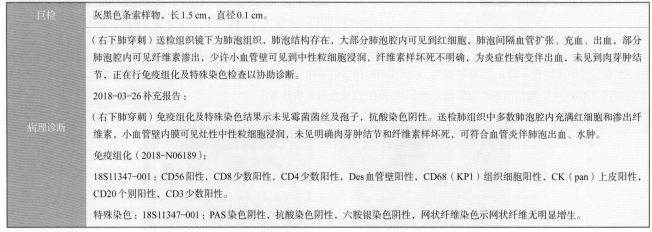

巨检	灰黑色条索样物，长1.5 cm，直径0.1 cm。
病理诊断	（右下肺穿刺）送检组织镜下为肺泡组织，肺泡结构存在，大部分肺泡腔内可见到红细胞，肺泡间隔血管扩张、充血、出血，部分肺泡腔内可见纤维素渗出，少许小血管壁可见到中性粒细胞浸润，纤维素样坏死不明确，为炎症性病变伴出血，未见到肉芽肿结节，正在行免疫组化及特殊染色检查以协助诊断。 2018-03-26补充报告： （右下肺穿刺）免疫组化及特殊染色结果示未见霉菌菌丝及孢子，抗酸染色阴性。送检肺组织中多数肺泡腔内充满红细胞和渗出纤维素，小血管壁内膜可见灶性中性粒细胞浸润，未见明确肉芽肿结节和纤维素样坏死，可符合血管炎伴肺泡出血、水肿。 免疫组化（2018-N06189）： 18S11347-001：CD56阳性，CD8少数阳性，CD4少数阳性，Des血管壁阳性，CD68（KP1）组织细胞阳性，CK（pan）上皮阳性，CD20个别阳性，CD3少数阳性。 特殊染色：18S11347-001：PAS染色阴性，抗酸染色阴性，六胺银染色阴性，网状纤维染色示网状纤维无明显增生。

图63-6 肺穿刺病理报告

15. 后续分别于2018-04-21、2018-05-22、2018-06-05、2018-07-08行CTX冲击治疗（目前累计5次，累计剂量3.0 g）；激素逐渐减量，目前甲泼尼龙（16 mg，口服，qd）继续治疗中，未再出现发热、皮疹、肌肉酸痛等不适，血常规、IgE、凝血功能均正常（图63-7～图63-10）。

最后诊断与诊断依据

■ 最后诊断
嗜酸性粒细胞性血管炎（EGPA）。

■ 诊断依据
患者为青年男性，既往体健，急性起病，表现为肌肉酸痛、发热、淋巴结肿大、皮疹。辅助检查提示血白细胞、C反应蛋白升高，嗜酸性粒细胞、IgE明显升高；血小板、纤维蛋白质降低，D-D二聚体升高。双手多发散在瘀点，提示凝血功能异常、微血栓形成。尿红细胞、尿蛋白阳性，提示有肾脏累及。胸部CT示双下肺渗出影，提示有肺累及。腹部不适，提示消化道累及。予头孢类、莫西沙星抗感染治疗无好转，而糖皮质激素治疗有效；同时患者有过敏性鼻炎病史，高度怀疑嗜酸性粒细胞性

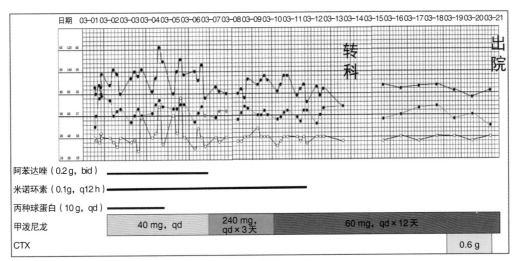

图63-7 患者体温及用药情况

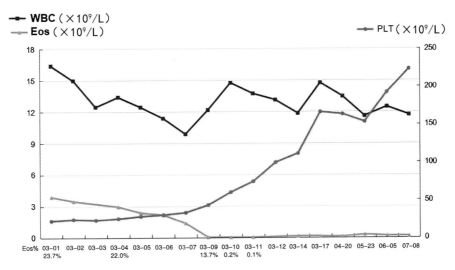

图63-8 治疗后患者血常规变化情况

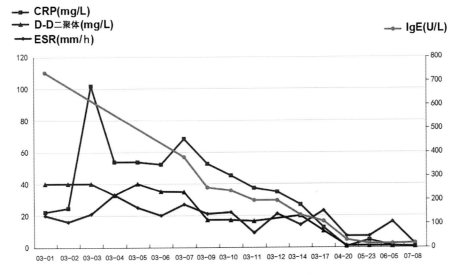

图63-9 治疗后患者炎症标志物变化情况

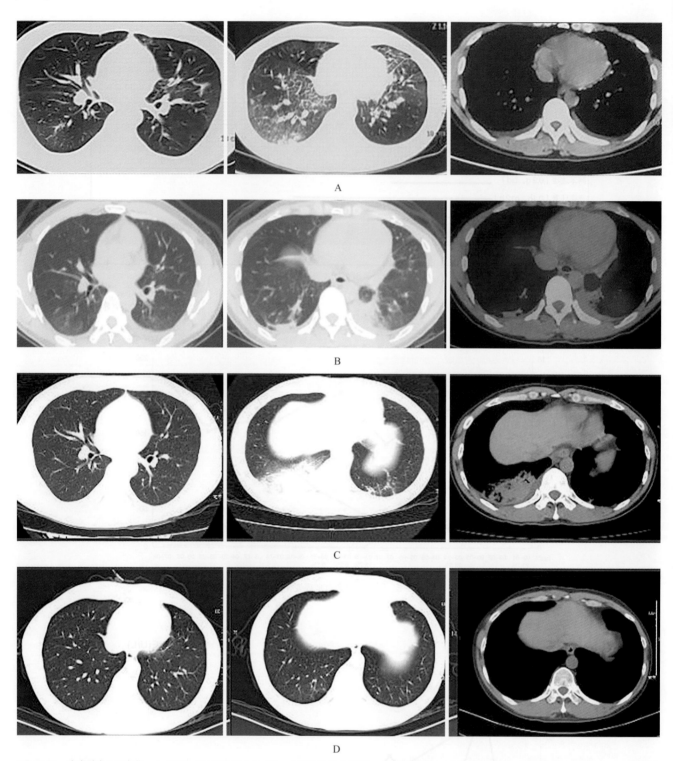

图63-10　患者胸部CT变化　A. 2018-02-25胸部平扫CT：双肺片状磨玻璃影，双侧胸腔积液；B. 2018-03-02 PET/CT：两肺下叶，双侧胸腔少量积液；C. 2018-03-15胸部平扫CT：两下肺炎症，右下肺病灶较2018-03-02明显增多；D. 2018-04-21胸部平扫CT：肺内病灶基本完全吸收

血管炎。后续肺穿刺病理检查提示血管炎伴肺泡出血、水肿，予糖皮质激素、CTX冲击治疗后病情明显好转，皮疹、肌肉酸痛、淋巴结肿大和发热消失，肺部病灶吸收，血常规（包括嗜酸性粒细胞）、IgE、凝血功能、D-D二聚体恢复至正常范围，故嗜酸性粒细胞性血管炎诊断明确。

· 经验与体会 ·

1. 嗜酸性粒细胞性血管炎（EGPA）既往被称为Churg-Strauss综合征（Churg-Strauss syndrome, CSS），是一种累及中、小血管的系统性坏死性血管炎，虽然EGPA属于ANCA相关性血管炎的一种，但其与韦格纳肉芽肿性多血管炎和显微镜下多血管炎不同。EGPA往往与严重的哮喘、外周血和组织中嗜酸性粒细胞增多有关。目前认为，血管炎症和嗜酸性粒细胞浸润共同作用引起器官损伤，但两者各自的作用尚不明确，且临床表现具有异质性。

2. EGPA可以分为前驱期、嗜酸性粒细胞增多期和血管炎期。前驱期的特征性表现为哮喘及上呼吸道症状，包括鼻息肉、过敏性鼻炎、慢性或复发性鼻窦炎。嗜酸性粒细胞增多期表现为外周血和器官的嗜酸性粒细胞增多和浸润，可累及肺、心脏和胃肠道，游走性肺内浸润影是EGPA累及肺的典型表现，此外，也可表现为肺间质病变、肺实变、胸腔积液。血管炎期主要表现为周围神经病变、肾脏累及和皮肤病变。本例患者病程中出现肾脏累及和皮肤病变，考虑为血管炎期，后期肺穿刺活检病理检查也进一步证实了该诊断。

3. 对于血嗜酸性粒细胞升高，感染性疾病是常见病因，其中以寄生虫感染特别是蠕虫感染最多见，其次为特定的真菌感染及其相关的过敏状态，如ABPA、球孢子菌病。对于非感染性疾病，依次为过敏性疾病、血液系统和肿瘤性疾病、免疫缺陷、内分泌疾病、结节病、炎症性肠病等。对于感染病科临床医生，需要对寄生虫病保持高度警惕，但不应仅限于寄生虫感染，需开阔视野，特别是对于发热待查的患者，更要仔细询问病史，结合临床特点做出准确诊断。同时，发热待查需要多学科协作，该病例通过血液科、皮肤科、风湿科、介入科、病理科多科会诊，共同协作才得以诊断、早期治疗，并取得令人满意的疗效。

参考文献

[1] Greco A, Rizzo MI, De Virgillio A, et al. Churg-Strauss syndrome[J]. Autoimmun Rev, 2015, 14(4): 341-348.
[2] Groh M, Pagnoux C, Baldini C, et al. Eosinophilic granulomatosis with polyangiitis (Churg-Strauss) (EGPA) consensus task force recommendations for evaluation and management[J].Eur J Intern Med, 2015, 26(7): 545-553.
[3] Mejia R, Nutman TB. Evaluation and differential diagnosis of marked, persistent eosinophilia[J]. Semin Hematol, 2012, 49(2): 149-159.

病例64 "医生，我得了'褥疮'。"没那么简单

作者·苏逸 金文婷 马玉燕 周春妹
审阅·胡必杰 潘珏

· 病史简介 ·

男性，56岁，江西人，2018-08-30收入复旦大学附属中山医院感染病科。

主诉

发热伴咳嗽、咳痰1个月，发现右臀部及右上臂肿块10天。

现病史

1. 2018-07-29患者无明显诱因下发热，T 38℃，伴畏寒，无寒战，偶伴咳嗽，咳少量白色泡沫痰。于当地诊所肌内注射药物治疗2天（具体用药不详）后体温可下降至正常，但傍晚升高至37～37.5℃。

2. 2018-08-10右臀部隐痛，未发现局部红肿及灼热感。2018-08-15右臀部疼痛部位出现肿块，高于皮面，质偏硬，局部皮肤无破溃。

3. 2018-08-16外院胸部CT：两肺多发结节、团片影并部分空洞及钙化，结核可能性大。

4. 2018-08-17右上臂软组织肿块（约5 cm×4 cm），伴明显触痛，初始皮肤完整，无明显发红，无破溃，予局部"拔火罐"后出现水泡、破溃，局部见一脓点。当地诊所静脉滴注"消炎药物"2天后无明显好转。

5. 2018-08-20收入当地人民医院。查血常规：WBC 10.89×10⁹/L，N% 86.9%；CRP 40.95 mg/L；右上臂超声（2018-08-23）：右上臂皮下较低回声包块，其内可见丰富条状血流信号。住院期间T 37.5～38℃。右臀包块破溃，予局部切开引流。创面分泌物培养示诺卡菌属（+++），手术切口分泌物培养示诺卡菌属（+++），给予哌拉西林/他唑巴坦钠+复方磺胺甲噁唑后，发热好转。

■ 既往史及个人史

患者1987年曾患"肾病综合征"，治疗4～5个月后好转。2018-01月底出现眼睑及双下肢轻度水肿，当地医院考虑肾病综合征复发，予甲泼尼龙片（40 mg，口服，qd）+雷公藤（20 mg，口服，tid）。50天后甲泼尼龙减量为35 mg、口服、qd，继续雷公藤（20 mg，口服，tid）治疗，后每2周甲泼尼龙减量5 mg。2018-07减量至甲泼尼龙片10 mg+雷公藤（20 mg，tid）维持，2018-08-17停药。1990年患肺结核，抗结核治疗半年后好转。高血压6年，血压控制可。2018-01-23当地医院诊断"桥本甲状腺功能亢进"，服用甲巯咪唑片7.5 mg，qd。

· 入院检查 ·

■ 体格检查

1. T 36.7℃，R 20次/分，P 82次/分，BP 129/93 mm/hg。

2. 右上臂软组织肿块（约5 cm×4 cm），皮肤完整，中央见一脓点，周围皮肤略发红。右臀肿块，约4 cm×4 cm，中央破溃，有脓液渗出，破溃处周围皮肤发红（图64-1）。全身浅表淋巴结无肿大，右上肺呼吸音稍低，腹软，无压痛，双下肢不肿。神经系统均阴性。

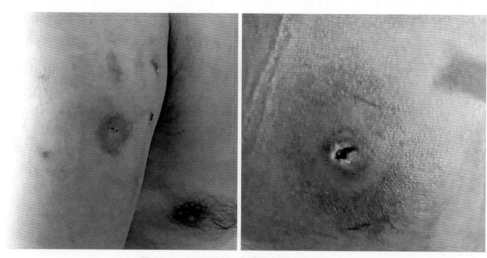

图64-1　2018-08-20右臂及右臀皮肤病灶

■ 实验室检查

1. 血常规：WBC $7.41×10^9$/L，N% 5.2%，Hb 111 g/L，PLT $433×10^9$/L。

2. 炎症标志物：PCT 0.06 ng/mL，CRP 0.6 mg/L，ESR 84 mm/h；SF 919.5 ng/mL。

3. 生化：LDH 520 U/L，肝肾功能均正常。

4. 尿常规：WBC阴性，尿蛋白阴性。

5. 凝血功能：正常。

6. 甲状腺功能：FT_3 1.6 pmol/L，FT_4 5 pmol/L，TSH 5.8 μIU/mL，TG 1.42 ng/mL，TGAb 103.3 IU/mL，TPOAb 52.6 IU/mL，TRAb 4.7 IU/L。

7. 细胞免疫：B淋巴细胞CD19 11.5%，T淋巴细胞CD3 73.4%，Th淋巴细胞CD4 32.9%，Ts淋巴细胞CD8 40.2%，CD4/CD8 0.8。

8. 自身抗体、免疫球蛋白、补体全套、肿瘤标志物：均正常。

9. T-SPOT.TB：A/B 29/13，隐球菌荚膜抗原阴性。

10. 痰涂片+培养：均阴性。

■ 辅助检查

1. 超声心动图：未见瓣膜赘生物。

2. 胸部CT：右上肺炎症，两肺多发片状结节影伴部分空洞形成，胸降主动脉瘤可能，建议CTA（图64-2）。

3. 腹部CT：右臀部皮下脓肿（图64-3）。

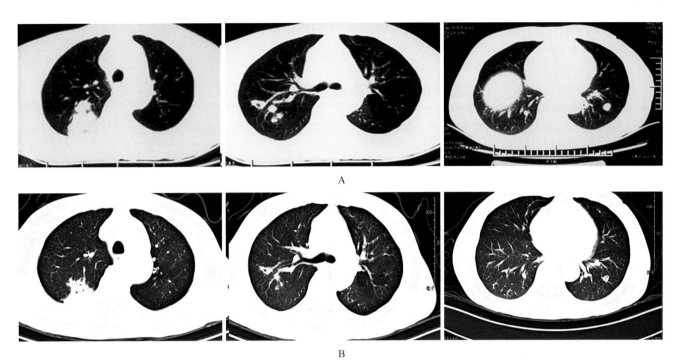

图64-2 2018-08-16和2018-08-30胸部CT A. 2018-08-16外院胸部CT：两肺多发结节伴空洞形成，右上肺团片影；B. 2018-08-30胸部CT：双肺多发病灶，较外院CT略吸收

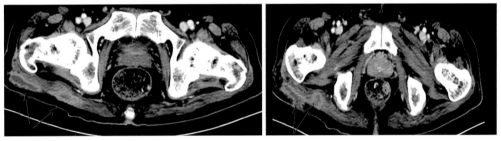

图64-3 2018-08-30腹盆平扫+增强CT：臀部脓肿形成

临床分析

■ 病史特点

患者为老年男性，因肾病综合征长期服用激素，主要表现为发热，右上臂、右臀部脓肿病灶，肺部多发结节伴空洞形成、右上肺团片影且进展不快，实验室检查提示细胞免疫功能差，炎症标志物中PCT和CRP不高而ESR升高明显，臀部脓液培养报告为"诺卡菌属"。抗感染治疗（哌拉西林/他唑巴坦+复方磺胺甲噁唑）10天肺内病灶略吸收，但右上臂和右臀部病灶无好转，疾病诊断考虑如下。

■ 诊断分析

1. 诺卡菌感染：患者臀部化脓性病灶细菌培养为"诺卡菌"，手臂病灶与臀部病灶形态相仿，亦可考虑为诺卡菌感染；肺部多部位病灶，且短期内变化较缓慢，可以符合诺卡菌肺部感染特点。进一步检查可行头颅影像学和腰椎穿刺检查以明确有无病原体血行播散累及中枢，并可行微生物检查包括体外药物敏感试验指导临床选择敏感的抗菌药物。

2. 肺结核：该患者免疫力低下，T-SPOT.TB升高明显，抗原A和抗原B分别为29和13，胸部CT示双肺多发小结节、空洞和团片影，位于结核好发部位，红细胞沉降率达84 mm/h，虽然肺部病灶可以用诺卡菌感染来解释，但没有直接病理学或微生物证据，因此肺部病灶也不能除外结核可能。

3. 非结核分枝杆菌感染：患者免疫力低下，皮肤多发脓肿破溃，肺部多发结节伴空洞形成、右上肺团片影，某些非结核分枝杆菌（如脓肿分枝杆菌）也可能有类似表现。本患者哌拉西林/他唑巴坦+复方磺胺甲噁唑抗感染治疗10天后，右上臂和右臀部病灶无好转，是否存在实验室病原体鉴定错误的可能性？因为快速生长的分枝杆菌和诺卡菌，均可以在数天内在普通血平板生长，后者弱抗酸染色阳性，检验人员经验不足可出现误判。可将外院分离菌株重复鉴定，并再次采集皮肤脓肿和呼吸道标本进行微生物检查，以明确或排除本病诊断。

进一步检查、诊治过程和治疗反应

1. 2018-08-31留取右臀部脓液涂片找细菌、真菌、抗酸杆菌及弱抗酸杆菌，细菌、真菌、分枝杆菌培养，同时送mNGS检测。因患者一般情况差，未行支气管镜检查。

2. 2018-08-31标本采集后即予亚胺培南西司他丁（1 g，静脉滴注，q12 h）+复方磺胺甲噁唑（0.96 g，口服，tid）抗诺卡菌治疗。

3. 2018-09-01臀部分泌物拭子检测：涂片找见中量革兰阳性杆菌；涂片找弱抗酸杆菌、抗酸杆菌、真菌均阴性。

4. 2018-09-02臀部分泌物拭子mNGS病原检测（2018-08-31采样）：诺卡菌属核酸序列22条（皮疽诺卡菌核酸序列16条）（图64-4）。

类型	属			种		
	中文名	拉丁文名	检出序列数	中文名	拉丁文名	检出序列数
G$^+$	诺卡菌属	*Nocardia*	22	鼻疽诺卡菌	*Nocardia farcinica*	16

图64-4　2018-09-12臀部病灶拭子mNGS结果：皮疽诺卡菌核酸序列16条

5. 2018-09-02当地医院右臀包块创面分泌物及手术切口分泌物先前报告的"诺卡菌属"菌株标本外送菌种鉴定示皮疽诺卡菌，嘱将外院菌株送复旦大学附属中山医院进行菌种鉴定+药物敏感试验。

6. 2018-09-03完善甲状腺抗体检测：Tg 1.42 ng/mL，TGAb 103.3 IU/mL，TPOAb 52.6 IU/mL，TRAb 4.7 IU/L。请内分泌会诊考虑甲状腺功能亢进抗甲状腺药物（ATD）治疗后甲状腺功能减退，2018-09-07起予左甲状腺素（25 μg，口服，qd），嘱1个月后内分泌科复查甲状腺功能调整药物剂量。

7. 患者恶心明显，2018-09-03起调整为美罗培南（1 g，静脉滴注，q12 h）+复方磺胺甲噁唑（0.96 g，口服，tid）。

8. 2018-09-03右臀肿块MRI：右臀部皮下脓肿，内见坏死囊变区（图64-5）。

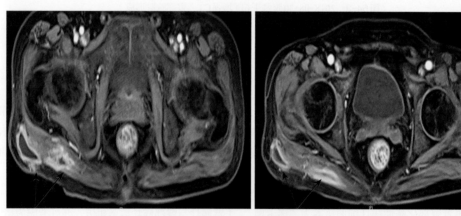

图64-5　2018-09-03右臀肿块MRI示右臀部皮下脓肿，内见坏死囊变区

9. 2018-09-04影像学提示主动脉瘤样扩张，血管外科会诊考虑患者目前CT示胸主动脉瘤最大径 < 5 cm，否认胸痛等症状，暂无手术治疗指征，定期随访动脉瘤增大情况，如继续增大或出现腹痛等症状，可考虑行腔内修复手术；同时告知患者及家属动脉瘤破裂、瘤腔内附壁血栓脱落导致动脉栓塞风险，忌用力屏气等动作，注意控制患者血压。

10. 2018-09-06手臂MRI：右侧肱骨中下段周围肌层、肌间隙混杂信号，考虑感染可能（图64-6）。

11. 2018-09-05外院菌株送复旦大学附属中山医院检验，菌种鉴定：诺卡菌属；药物敏感结果（抑菌圈直径）：复方新诺明6，左氧氟沙星23，米诺环素21，利福平6（图64-7）。联系实验室，增加药物品种。

12. 2018-09-06根据药物敏感试验结果，调整抗感染方案为左氧氟沙星（0.6 g，qd）+米诺环素（100 mg，q12 h）。

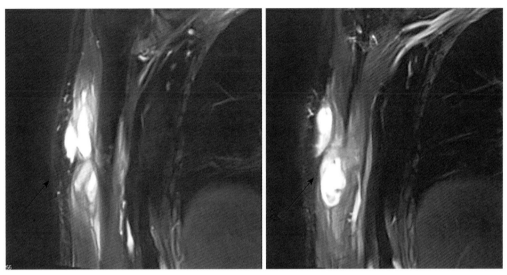

图64-6　2018-09-06手臂MRI示右侧肱骨中下段周围肌层、肌间隙混杂信号，考虑感染可能

标本种类	分泌物	标本说明		采样时间	2018-09-01 14：58
申请时间	2018-09-01 15：50	备注	菌株，临床要求做药物敏感，仅供参考。		

编号	细菌名称	结果/浓度	菌落计数	
BMX_GXN	诺卡菌属	阳性		
编号	药敏名称	直径	结果	MIC/RAD
1	复方新诺明	6		
2	左氧氟沙星	23		
3	米诺环素	21		
4	利福平	6		

检验医师		检验接收时间	2018-09-01 15：58
报告时间	2018-09-05 10：33	核对者	

图64-7　2018-09-05外院菌株送复旦大学附属中山医院鉴定及药物敏感结果

13. 2018-09-07微生物补充检验，菌种鉴定：皮疽诺卡菌；药物敏感结果：美罗培南6，亚胺培南32，头孢噻肟24，头孢曲松30，阿莫西林/克拉维酸20，阿奇霉素6，利奈唑胺35（图64-8）。

14. 2018-09-07头颅MRI：脑内多发占位性病变（脓肿机会大）（图64-9）。

15. 2018-09-10行腰椎穿刺术，脑脊液压力115 mmH$_2$O，白细胞0，红细胞阳性，蛋白0.89 g/L，葡萄糖2.4 mmol/L，Cl 120 mmol/L，LDH 34 U/L；脑脊液细菌、真菌涂片、抗酸染色均为阴性。

16. 2018-09-10根据补充药物敏感结果，调整抗感染方案为左氧氟沙星（0.6 g，静脉滴注，qd）+头孢曲松（2 g，静脉滴注，q12 h）。治疗后手臂和臀部疼痛好转，脓液渗出明显减少。

17. 2018-09-13脑脊液mNGS（2018-09-10送检）结果：诺卡菌属和分枝杆菌核酸序列均阳性；诺卡菌属7条（皮疽诺卡菌13），分枝杆菌序列数171条（图64-10）。

18. 2018-09-25右上臂增强MRI、2018-09-26胸部CT、2018-09-27臀部肿块MRI，病灶均较前有吸收、好转。

19. 2018-09-28复查头颅MRI，脑内多发脓肿较前片（2018-09-07）有缩小，水肿稍减轻，但颅内病灶吸收缓慢，故再次

标本种类	分泌物	标本说明		采样时间	2018-09-01 14：58
申请时间	2018-09-01 15：50	备注	药敏结果仅供参考		

编号	细菌名称		结果 / 浓度	菌落计数	
BMX_GXF	皮疽诺卡菌				
编号	药敏名称		直径	结果	MIC/RAD
1	美罗培南		6		
2	亚胺培南（泰能）		32		
3	头孢噻肟		24		
4	阿莫西林/棒酸（克拉维酸）		20		
5	头孢曲松		30		
6	阿奇霉素		6		
7	利奈唑胺		35		

检验医师		检验接收时间	2018-09-01 15：58
报告时间	2018-09-07 08：39	核对者	

图64-8　2018-09-07外院菌株鉴定和补充药物敏感结果

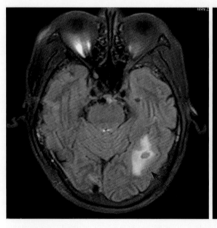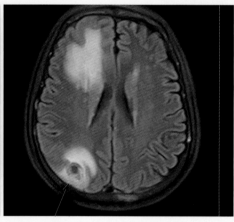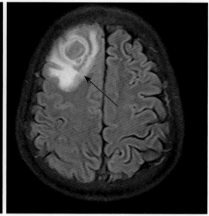

图64-9　2018-09-07头颅MRI

调整抗感染方案为亚胺培南（0.5 g，q6 h）+利奈唑胺（0.6 g，q12 h）。2018-10-09复查头颅MRI显示病灶明显缩小。

20. 2018-10-13出院，嘱回当地医院继续亚胺培南+利奈唑胺抗感染治疗。

■ **治疗反应**

皮肤病灶见图64-1、图64-11，右臂MRI见图64-12、图64-13，右上臂MRI见图64-6、图64-14，胸部CT见图64-15，颅内病灶情况见图64-16、图64-17，炎症标志物及用药情况见图64-18。患者出院以来体温平，未再发热。

· 最后诊断与诊断依据 ·

■ **最后诊断**

1. 播散性诺卡菌感染（颅内、肺和皮肤软组织）。

检出细菌列表

属			种			
属名	属相对丰度(%)	属严格序列数	种名	覆盖度(%)	种序列数	种严格序列数
诺卡菌属	0.03	7	盖尔森基兴诺卡菌	0.011 7	18	0
			皮疽诺卡菌	0.010 3	13	2

检出分枝杆菌列表

属			种			
属名	属相对丰度(%)	属严格序列数	种名	覆盖度(%)	种序列数	种严格序列数
分枝杆菌属	0.12	171	偶发分枝杆菌	0.044	48	20
			分枝杆菌	0.021	25	11
			分枝杆菌	0.014 5	15	10
			龟分枝杆菌	0.019 4	17	8

图64-10 2018-09-13脑脊液mNGS结果（2018-09-10送检）

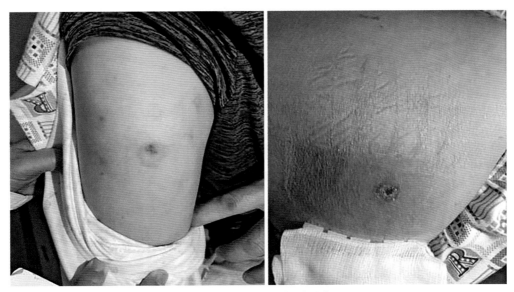

图64-11 2018-09-20右臂及右臀病灶

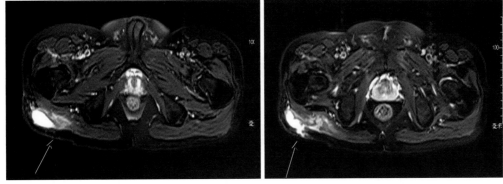

图64-12 2018-09-03右臀肿块MRI示右臀部皮下脓肿，内见坏死囊变区

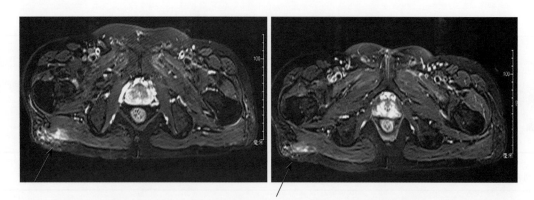

图64-13　2018-09-27右臀肿块MRI：右臀部皮下脓肿，较前明显吸收

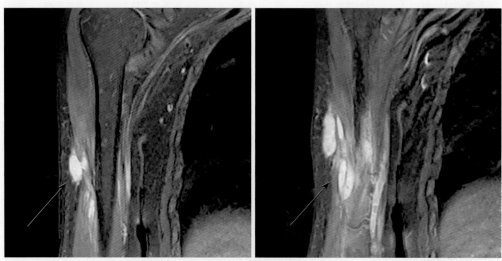

图64-14　2018-09-25右上臂MRI示右肱骨中下段周围肌层、肌间隙炎性感染性病变，较前好转

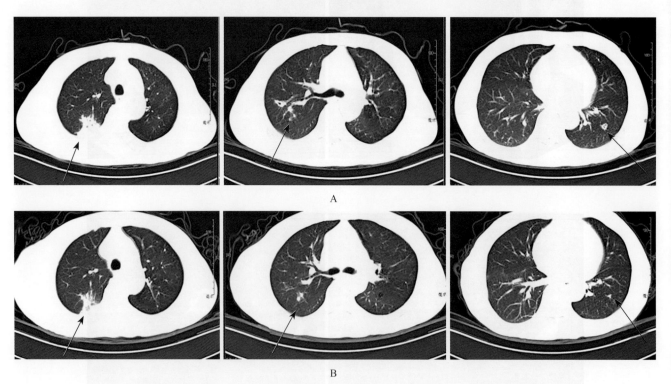

图64-15　2018-08-30和2018-09-26胸部CT　A. 2018-08-30胸部CT：双肺多发斑点、斑片阴影；B. 2018-09-26胸部CT：双肺多发斑点、斑片阴影，较前明显好转

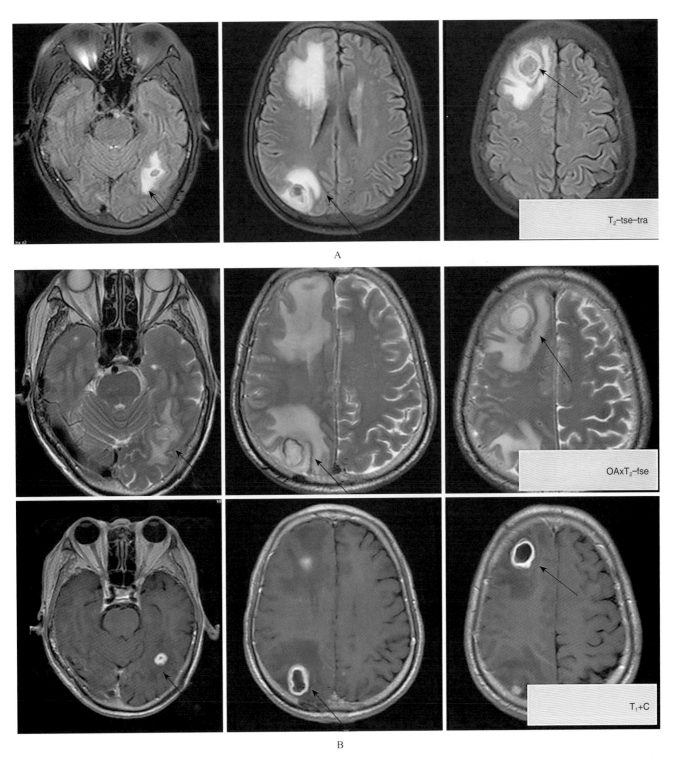

图64-16　2018-09-07和2018-09-28头颅MRI　A. 2018-09-07头颅MRI平扫：颅内多发占位性病变，脓肿机会大；B. 2018-09-28头颅MRI增
　　　　强：颅内多发脓肿，较前片缩小，水肿减轻

2. 潜伏性结核感染。

3. 肾病综合征。

4. 甲状腺功能亢进抗甲状腺药物治疗后。

5. 主动脉瘤样扩张。

■ 诊断依据

患者为老年男性，肾病综合征长期服用激素，主要表现为发热，右上臂、右臀部脓肿病灶，肺部多发结节伴空洞形成、右

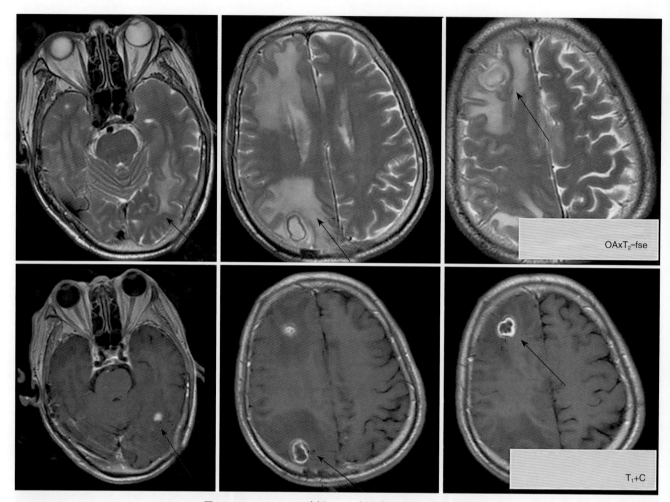

图64-17　2018-10-09头颅MRI：颅内多发脓肿，较前改善

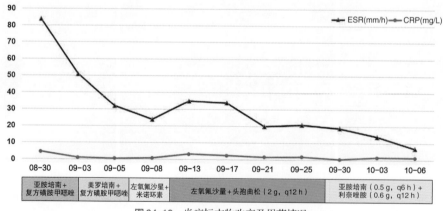

图64-18　炎症标志物改变及用药情况

上肺团片影且发展不快，MRI示颅内多发病灶。臀部脓液细菌培养为皮疽诺卡菌，臀部脓液、脑脊液mNGS提示诺卡菌，使用抗诺卡菌治疗后右臀部、右上臂、肺部及中枢感染病灶均好转，炎症标志物ESR显著下降，故诊断明确。

另脑脊液mNGS有非结核分枝杆菌序列，因诺卡菌与分枝杆菌在基因序列中存在一部分共同序列，按一元论解释，本例暂不考虑合并NTM感染。该患者T-SPOT.TB升高，可能与既往结核感染（即1990年曾患肺结核并接受抗结核治疗半年）有关。

· 经验与体会 ·

1. 诺卡菌菌落特征为表面不规则、褶皱，背面可呈棕色至白色；光滑或颗粒状，可产生可溶性棕色或黄色色素。诺卡菌生长较缓慢，若临床怀疑该菌，可联系实验室延长培养。镜下形态：革兰染色阳性、细长、丝状，通常呈长的串珠样、有分支的杆状体；抗酸染色阴性，弱抗酸染色阳性。

2. 诺卡菌广泛存在于土壤、腐烂蔬菜和水体环境中，吸入是最常见的进入体内的方式，皮肤感染通常是创伤（被树刺或碎片损伤或被动物抓伤或咬伤）引起微生物直接侵入所致。大多数诺卡菌感染患者存在免疫功能受损，最常见的病因为应用糖皮质激素、恶性肿瘤、器官移植、造血干细胞移植和HIV感染。

3. 诺卡菌感染病灶累及1个部位以上时，需考虑到血行播散的可能性，尤其对于免疫功能抑制的患者，即使无中枢神经系统症状及体征，仍需常规进行头颅影像学及腰椎穿刺检查，以明确是否存在中枢神经系统感染。该例患者病程中无中枢神经系统症状及体征，临床医生通过对病史的分析推测中枢神经系统累及不能除外，继而进行头颅MRI和脑脊液检查，避免了中枢诺卡菌感染的漏诊。

4. 免疫抑制患者大于1个部位的诺卡菌感染即考虑为严重感染，累及中枢神经系统的患者经验性用药的推荐药物为亚胺培南（0.5 g，q6 h）+复方磺胺甲噁唑［甲氧苄啶成分的剂量为15 mg/(kg·d)，分成2～4次静脉给药］。对于多器官受累的患者，可在上述方案中加用阿米卡星。多器官受累及伴有中枢神经系统感染的患者，尤其当免疫功能受损时，建议至少6周的静脉治疗，有明确临床改善时，可改为口服联合治疗（根据药物敏感试验结果选择2种药物）并密切随访。

5. 对所有分离的诺卡菌株，应进行体外抗菌药物敏感性测试，以指导临床选择敏感的药物。对于已知抗菌药物耐药率高的诺卡菌种（如皮疽诺卡菌或其他新发现的菌种）感染，药物敏感试验尤其重要。不同地区耐药率不一，在美国CDC对765株分离诺卡菌菌株的回顾性研究中，42%分离株对复方磺胺甲噁唑耐药（该研究中的菌株多为地方医院治疗效果差的菌株）。虽然有研究表明皮疽诺卡菌对复方磺胺甲噁唑耐药率＜2%，但另一项西班牙的研究提示，皮疽诺卡菌对复方磺胺甲噁唑耐药率高达45.3%。不过，也有专家认为复方磺胺甲噁唑即使在体外药物敏感试验显示耐药，在联合抗感染治疗下，仍可取得较好的体内疗效。

6. 本次腰椎穿刺脑脊液常规未见明显异常，仅蛋白轻度升高，微生物培养提示阴性，可能与患者采样前已接受一段时间的抗感染治疗有关。欣喜的是，本例同时采集脑脊液进行mNGS检查，仍检出诺卡菌核酸序列数，结果与臀部脓液一致，提示mNGS在使用敏感抗菌药物治疗的患者中，仍具有良好的病原学诊断敏感性。

参考文献

[1] Mahajan KR. Disseminated nocardiosis with cerebral and subcutaneous lesions on low-dose prednisone[J]. Pract Neurol, 2019, 19(1): 62, 63.

[2] Schlaberg R, Fisher MA, Hanson KE, et al. Susceptibility profiles of nocardia isolates based on current taxonomy[J]. Antimicrob Agents Chemother, 2014, 58(2): 795-800.

[3] Steinbrink J, Leavens J, Kauffman CA, et al. Manifestations and outcomes of nocardia infections: comparison of immunocompromised and nonimmunocompromised adult patients[J]. Medicine (Baltimore), 2018, 97(40): e12436.

[4] Valdezate S, Garrido N, Carrasco G, et al. Epidemiology and susceptibility to antimicrobial agents of the main nocardia species in Spain[J]. J Antimicrob Chemother, 2017, 72(3): 754-761.

病例 65 美国西部走一圈，发热、皮疹为哪般

作者·王萌冉 邓在春 金文婷 孙 伟
审阅·胡必杰 潘 珏

· 病史简介 ·

男性，61岁，浙江人，2018-10-29收入复旦大学附属中山医院感染病科。

■ 主诉

发热伴咳嗽1个月，皮疹20天。

■ 现病史

1. 2018-10-01患者美国旅游归来3天后出现发热，T_{max} 39℃，伴咳嗽、咳痰，白黏痰为主，无明显寒战、咯血、腹泻等。

当地医院查血常规：WBC 10.62×10^9/L，N% 68.8%。予依帕米星抗感染治疗2天后，症状未见好转。

2. 2018-10-03查胸部CT：右肺中下叶感染性病变。先后予以左氧氟沙星、利巴韦林、美罗培南等抗感染治疗3天，T 37.5～38℃，并出现右侧胸部胀痛，咳嗽时疼痛明显加重。

3. 2018-10-06转入宁波大学附属医院呼吸科住院治疗。查血常规：WBC 7.8×10^9/L，N% 81.3%，E% 2.7%；CRP 189 mg/L，ESR 71 mm/h，PCT 0.09 μg/L；IgE 413 IU/mL；血培养阴性，血涂片找疟原虫阴性。调整抗感染方案为莫西沙星+头孢曲松治疗3天，T 38℃左右，并且右侧腋下见斑丘疹，双下肢多发环形红斑，部分可触及硬结。2018-10-09随访血常规：WBC 11.7×10^9/L，N% 81.4%，E% 3.0%；CRP 200.4 mg/L，较前有升高；复查胸部CT见右下肺病灶较前进展（图65-1），2018-10-09抗感染方案改为亚胺培南+阿奇霉素治疗。

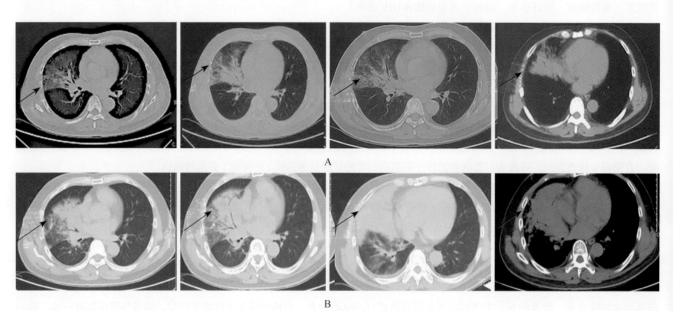

图65-1　患者入院前胸部CT变化情况　A. 2018-10-03胸部CT：右肺中下叶斑片状密度增高影；B. 2018-10-10胸部CT：右肺中叶病灶较前增大，新出现右肺下叶病灶，纵隔多发淋巴结肿大

4. 2018-10-10支气管镜检查：右肺中叶黏膜充血、水肿，右肺中叶内侧段可见大量白色脓性分泌物，管腔稍狭窄。活检病理检查示肺泡腔内大量纤维素样渗出物，部分区域机化，特殊染色阴性；淋巴结TBNA未见肿瘤依据。肺组织涂片找细菌、真菌、抗酸杆菌均阴性。

5. 2018-10-12患者仍有发热，ALT/AST 63/48 U/L，抗感染药物改为利奈唑胺。

6. 2018-10-12夜间请胡必杰教授会诊：根据患者病前有美国西部地区旅游史、针对细菌和非典型病原体肺部感染的多种抗感染药物治疗效果不佳，要考虑美国地方性感染病尤其是球孢子菌感染的可能。病区医生提供线索，白天微生物实验室有电话沟通："2天前支气管镜检查的肺活检组织培养发现有很少量真菌菌丝，但不知道是否有临床意义。"连夜请微生物实验室工作人员返院，共同至微生物实验室，发现经过常规温度培养的血平板、巧克力平板上，有数十个形态较一致的丝状菌落生长，重新涂片染色镜检，见细长丝状菌（图65-2）。根据菌落生长情况，考虑此丝状真菌是有意义的，是否为双向性真菌（球孢子菌属此类型）不能确定。建议用MALDI-TOF做菌种鉴定。当日午夜实验室告知，鉴定结果为粗/波萨达斯球孢子菌（图65-3），据此本例可诊断为肺球孢子菌感染。

7. 2018-10-13改用氟康唑（400 mg，qd）治疗，停用利奈唑胺（图65-4）。

8. 2018-10-13行下肢皮疹处活检，病理检查示少许炎症细胞浸润。

9. 2018-10-25抗真菌治疗后体温峰值较前下降，皮疹逐渐消退（图65-5）；但复查胸部CT示右肺中叶实变仍显著，右肺下叶渗出影转为广泛的斑点影（图65-6）。

10. 2018-10-29转入复旦大学附属中山医院感染病科。

11. 患病以来患者精神、胃纳、睡眠可，大小便无特殊，体重无明显改变。

■ 既往史及个人史

否认高血压、糖尿病等慢性病史；否认结核、肝炎等传染病史。患者已退休，2018-08-29至2018-09-26在美国西部地区旅游，路线包括夏威夷、洛杉矶、羚羊谷、科罗拉多大峡谷、黄石公园、尼亚加拉瀑布等地，其间有野生动物接触史。

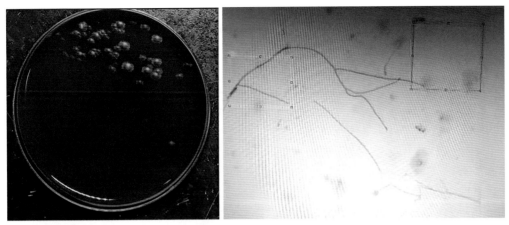

图 65-2 肺组织平板培养结果

标本号	标本类型	细菌名称	置信度
1-2		Coccidioides immitis/posadasii ❗	99.9
2-2		Coccidioides immitis/posadasii ❗	99.9
1-3		Coccidioides immitis/posadasii ❗	99.9
2-3		Coccidioides immitis/posadasii ❗	99.9
1-4		Coccidioides immitis/posadasii ❗	99.9
2-1		Coccidioides immitis/posadasii ❗	99.9

图 65-3 肺组织培养菌落 MALDI-TOF 鉴定

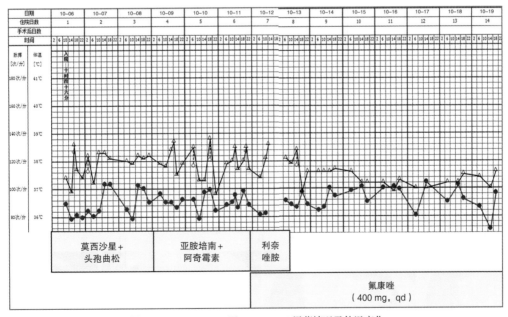

图 65-4 2018-10-06 至 2018-10-19 用药情况及体温变化

入院检查

■ 体格检查

1. T 37℃，P 80次/分，R 20次/分，BP 130/78 mmHg。

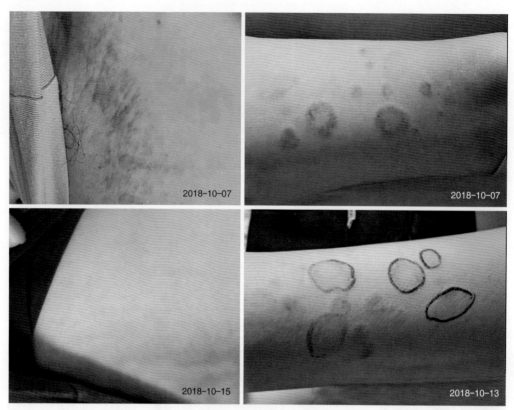

图65-5　氟康唑治疗后全身皮疹变化情况

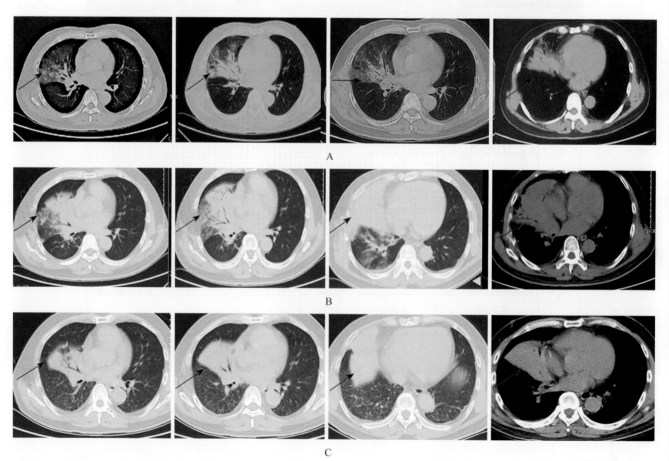

图65-6　3次胸部CT变化情况　A. 2018-10-03胸部CT：右肺中下叶斑片状密度增高影；B. 2018-10-10胸部CT：右肺中叶病灶较前增大，新出现右肺下叶病灶，纵隔多发淋巴结肿大；C. 2018-10-25胸部CT：右肺中叶实变仍显著，右肺下叶渗出影转为广泛的斑点影

2. 全身皮肤无皮疹，无瘀点、瘀斑。双肺呼吸音清，未及明显啰音。心尖部未及杂音。腹平软，无压痛、反跳痛。

实验室检查

1. 血常规：Hb 134 g/L，WBC 8.54×10^9/L，N% 65.3%，E% 16.2%，PLT 397×10^9/L。

2. 炎症标志物：hsCRP 34.6 mg/L，ESR 76 mm/h，PCT 0.04 ng/mL。

3. 尿常规及粪常规+OB：均阴性。

4. 肝肾功能：ALT/AST 61/35 U/L，Cr 68 μmol/L，BUN 3.4 mmol/L。

5. 凝血功能、甲状腺功能、心肌损伤标志物：均阴性。

6. 肿瘤标志物：NSE 16.7 ng/mL，其余正常。

7. 自身抗体：ANA 1 : 100，ANCA及抗GBM抗体为阴性。

8. 细胞免疫检查：正常。

9. 特定蛋白：IgE 3 436 IU/L，C3、C4正常。

10. 痰细菌、真菌培养：均阴性。

11. 肺炎支原体抗体、呼吸道病原体九联检测：阴性。

12. 血隐球菌荚膜抗原：阴性。

13. G试验：1-3-β-D葡聚糖211.2（< 100.5为阴性）。

14. T-SPOT.TB：A/B 0/0。

15. 血气分析（未吸氧）：PaO_2 88 mmHg，SpO_2 97%。

辅助检查

1. 心电图：正常。

2. 腹部、盆腔增强CT：肝右叶囊肿，附见右中肺部分不张，炎性病变可能。

临床分析

病史特点

患者为中年男性，发热伴咳嗽1个月，偶有右侧胸痛，伴躯干部及下肢皮疹。外院多次随访炎症标志物明显升高，胸部CT提示右肺中下叶斑片实变影，支气管镜肺活检见肺泡腔内大量纤维素样渗出物，部分区域机化，肺组织培养为球孢子菌，氟康唑（400 mg，qd）抗真菌治疗后体温趋平、皮疹消退，但肺内病灶未见明显吸收。本次入院后查外周血嗜酸性粒细胞、ESR、CRP以及IgE明显升高，G试验阳性，其余自身抗体、肿瘤标志物、T-SPOT.TB、超声心动图均未见明显异常。需与以下疾病鉴别。

诊断分析

1. 球孢子菌病：主要见于美国西南部以及墨西哥北部地区，由吸入致病性孢子引起，无特异性临床表现，最初多为呼吸道症状起病，亦可累及身体其他部位如中枢神经系统、皮肤软组织及骨关节等。慢性或亚急性肺部感染病灶，有流行地区的旅行史，常规抗感染治疗无效的，需要考虑本病，确诊则有赖于病原学检查。本例最初微生物实验室发现丝状真菌生长，与临床医生沟通不认为有临床意义。但胡必杰教授到医院微生物实验室仔细查看菌落和显微镜下表现，认为菌落很可能是有意义的，双向性真菌包括球孢子菌仍需要考虑，建议采用基质辅助激光解吸电离飞行时间质谱仪（MALDI-TOF）进行菌种鉴定，鉴定结果为粗/波萨达斯球孢子菌，符合临床判断。患者氟康唑治疗后体温下降、皮疹好转，但肺内病灶吸收不佳甚至部分较前进展，可能与抗真菌治疗药物剂量不足有关，国际指南建议氟康唑日剂量应大于400 mg，低于400 mg通常无效。

2. 组织胞浆菌病：多流行于美国中南部地区，是由荚膜组织胞浆菌所引起的一种传染性很强的肉芽肿性疾病，病原菌也系双向性真菌；常由呼吸道吸入，可累及肺门纵隔淋巴结以及播散至肝、脾、中枢神经系统等，临床可有发热、胸痛、喘息、咳嗽、咯血等。患者起病前有高流行区旅游史，故也需考虑，但鉴于菌落培养已经有明确的菌种鉴定结果，所以本病暂不考虑。

3. 隐球菌病：由隐球菌引起的深部真菌病，亦可累及中枢、肺、皮肤及骨骼等。隐球菌广泛存在于土壤及鸽粪中，呈世界性分布，多见于具有严重疾病或免疫功能异常者，近年来无免疫抑制基础者发病亦有增多。对于肺部感染，单凭肺组织病理检查的镜下表现来区分隐球菌、组织胞浆菌和球孢子菌，的确比较困难。但本例有微生物培养结果，菌落涂片为细长菌丝，MALDI-TOF鉴定为球孢子菌，同时隐球菌荚膜抗原阴性，因此本病无须考虑。

4. 寄生虫病：本患者外周血嗜酸性粒细胞和IgE明显升高，需考虑这类疾病可能，必要时可考虑再次行肺穿刺活检及外周血寄生虫抗体检查以明确。

进一步检查、诊治过程和治疗反应

1. 2018-10-30仍首先考虑球孢子菌病，肺内病灶进展可能与氟康唑剂量不足相关，予以氟康唑（600 mg，静脉滴注，qd），辅以保肝治疗。

2. 2018-11-02随访肝功能：ALT/AST 40/25 U/L，较前下降。氟康唑加量（800 mg，静脉滴注，qd），继续保肝治疗。

3. 2018-11-14住院期间，患者体温平。随访各项血液指标较前明显下降，血常规：WBC 6.20×10⁹/L，N% 56.9%，E% 11.0%；炎症标志物：hsCRP 5.8 mg/L，ESR 27 mm/h；IgE 693 IU/mL（图65-7）。随访胸部CT见右肺病灶较外院明显吸收（图65-8）。

4. 2018-11-15出院，嘱继续氟康唑（800 mg，qd）口服，门诊随访。

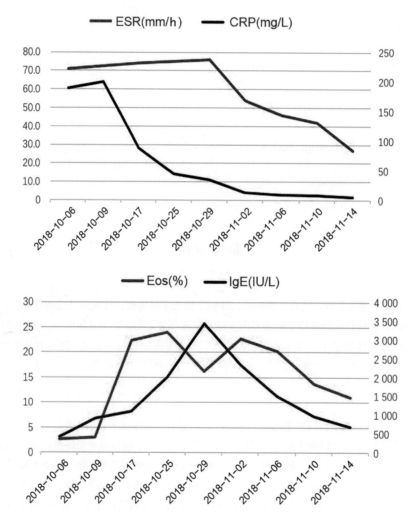

图65-7　2018-10-30氟康唑加量后，炎症标志物及嗜酸性粒细胞百分比、IgE明显降低

最后诊断与诊断依据

■ 最后诊断
球孢子菌病，肺、皮肤累及。

■ 诊断依据
患者为中年男性，发热伴咳嗽1个月，偶有右侧胸痛，伴躯干及下肢皮疹。多次随访炎症标志物、外周血嗜酸性粒细胞及免疫球蛋白E明显升高，胸部CT提示右肺中下叶斑片实变影，支气管镜见肺泡腔内大量纤维素样渗出，少量嗜酸性粒细胞浸润；肺组织培养为球孢子菌（不能区分是粗球孢子菌还是波萨达斯球孢子菌）生长；皮肤活检示小血管炎症细胞浸润，见部分

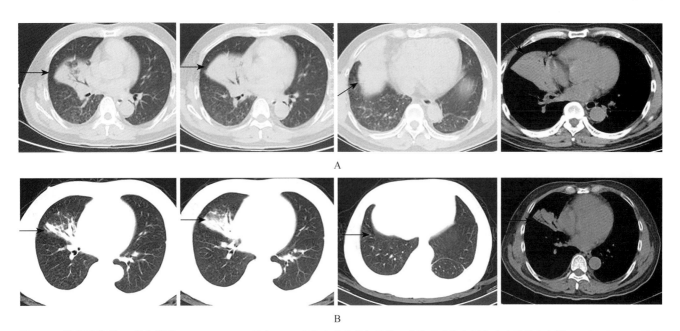

图65-8 治疗后胸部CT变化情况 A. 2018-10-25胸部CT：右肺中叶实变仍显著，右肺下叶渗出影转为广泛的斑点影；B. 2018-11-14胸部CT：右肺中叶实变进一步吸收，右下肺斑片状阴影较前吸收

嗜酸性粒细胞。常规剂量氟康唑抗真菌治疗后肺内病灶吸收不佳，氟康唑剂量加倍后明显吸收，故本病诊断可确立。

经验与体会

1. 球孢子菌病是指由粗球孢子菌或波萨达斯球孢子菌引起的一类疾病，又称为山谷热、加利福尼亚热、沙漠风湿病或圣华金河谷热，主要分布在美国部分地区，如亚利桑那州、加利福尼亚州、内华达州、新墨西哥州、得克萨斯州、犹他州，以及墨西哥北部部分地区的土壤中，是上述地区社区获得性肺炎的常见病因。本例患者发病前曾至包括洛杉矶、羚羊谷、科罗拉多大峡谷在内的区域旅游，期间可能吸入了球孢子菌的孢子，故而发病。球孢子菌病没有预防的药物，只能加强个人防护，建议去上述地区的旅行者佩戴口罩，如有咳嗽、咳痰等症状应及时诊断、及时治疗。

2. 球孢子菌属双相型真菌，在37℃组织内为酵母型，28℃培养基上则为菌丝型，可断裂产生关节孢子。多数自呼吸道传入，但少数也可从皮肤感染开始，黏膜及全身各脏器均可受累，重症球孢子菌病患者多具有免疫抑制基础。呼吸道症状多无典型性，部分患者可能出现较为明显的喘息表现。原发性皮肤球孢子菌感染多出现于暴露后1～3周，产生疖样结节，沿淋巴管分布。继发性皮肤感染为多发性无痛结节。患者下呼吸道标本或皮损处标本实验室直接镜检可见内有孢子的孢子囊，室温下真菌培养可见菌丝关节孢子，多数患者均有明显升高的外周血嗜酸性粒细胞以及IgE水平，本例情况与此相符。在复旦大学附属中山医院加大氟康唑治疗2周后，胸部病灶明显吸收的同时，外周血嗜酸性粒细胞以及IgE也随之明显下降。

3. 2016年IDSA发布的球孢子菌管理指南中提到，对于无症状性球孢子菌感染并且无免疫抑制状态存在的肺结节或肺空洞患者，可以不进行抗真菌治疗；对于有症状的球孢子菌肺炎患者，推荐口服氟康唑或伊曲康唑，每日剂量不少于400 mg；标准抗球孢子菌治疗后仍有明显咯血等症状的患者，或停用抗球孢子菌治疗后症状复发，且肺部病灶持续超过2年的患者，可考虑行外科手术治疗；有肺外皮肤软组织累及的患者，依然推荐初始氟康唑或伊曲康唑治疗，对于唑类药物治疗失败或不能耐受的患者，可采用静脉两性霉素B治疗；所有初诊初治患者，均推荐进行腰椎穿刺脑脊液检查，以明确有无中枢神经系统感染，尤其是具有免疫抑制基础的患者。确诊球孢子菌脑膜炎患者，推荐使用氟康唑每日400～1 200 mg或伊曲康唑每日400～800 mg，终身治疗，如不能耐受氟康唑或唑类治疗失败，可考虑选用静脉及鞘内注射两性霉素B。本例患者初期治疗时氟康唑剂量400 mg、qd，效果不满意，仍有新发病灶，因入院时轻度肝功能损伤，在密切监测肝功能的基础上，增加剂量至800 mg，取得满意疗效。

感谢宁波大学医学院附属医院呼吸科主任邓在春教授、检验科微生物室郑琳博士和呼吸科气管镜室陈众博主任。

参考文献

[1] Ampel NM. Coccidioidomycosis in persons infected with HIV type 1[J]. Clin Infect Dis, 2005, 41 (8): 1174-1178.

[2] Galgiani JN, Ampel NM, Blair JE, et al. 2016 Infectious Diseases Society of America (IDSA) clinical practice guideline for the treatment of coccidioidomycosis[J]. Clin Infect Dis, 2016, 63(6): e112–46.
[3] Malo J, Luraschi-Monjagatta C, Wolk DM, et al. Update on the diagnosis of pulmonary coccidioidomycosis[J]. Ann Am Thorac Soc, 2014, 11 (2): 243–253.
[4] Nguyen C, Barker BM, Hoover S, et al. Recent advances in our understanding of the environmental, epidemiological, immunological, and clinical dimensions of coccidioidomycosis[J]. Clin Microbiol Rev, 2013, 26 (3): 505–525.

病例 66 发热、痰血、关节肿痛，是谁在"恶作剧"？

作者·王青青 金文婷 马玉燕
审阅·胡必杰 潘珏

病史简介

女性，45岁，江苏人，2018-11-28收入复旦大学附属中山医院感染病科。

■ 主诉

发热伴痰中带血、左上肢肿痛1个月。

■ 现病史

1. 2018-10-28无诱因出现发热，T_{max} 40℃，伴寒战，无咳嗽、咳痰等不适，服布洛芬、头孢克洛和清开灵后T 39℃。2018-10-29当地医院查WBC $10.26×10^9$/L，N% 92%，予阿奇霉素治疗3天，午后及夜间T 39℃。

2. 2018-11-02出现咳嗽、咳白黏痰，偶有痰中带血丝。2018-11-03出现左手拇指关节和左肘关节红肿热痛、关节活动受限，右肩关节活动受限及右臀部疼痛，右肩关节仅可外展15°，其余方向运动均受限；双侧踝关节凹陷性水肿，左侧为著伴左下肢疼痛。复查WBC $35.10×10^9$/L，N% 95.1%；胸部CT：右中、下叶炎症。予头孢曲松联合青霉素治疗3天，症状无明显好转。

3. 2018-11-05复查胸部CT：右肺中下叶炎症性病变，肺脓肿可能。调整抗感染治疗为头孢曲松＋莫西沙星＋比阿培南。患者仍发热，T_{max} 39.3℃。2018-11-08至上级医院就诊，查血常规：WBC $11.53×10^9$/L，N% 77.5%；CRP 51.7 mg/L，ESR 91 mm/h，PCT 0.146 ng/mL；T-SPOT.TB：阴性；血气分析（未吸氧）：PaO_2 59.5 mmHg，$PaCO_2$ 35.1 mmHg；胸部增强CT：双肺感染，右肺多发脓肿形成，双侧胸腔积液。予莫西沙星＋利奈唑胺抗感染治疗后体温平。

4. 2018-11-12咳嗽较前好转，但仍有痰中带血，左侧肘关节肿胀部位表面破溃、结痂。2018-11-14复查胸部CT：右肺多发脓肿较前吸收好转，继续原方案抗感染治疗。2018-11-15患者咯血症状消失，咳嗽、咳痰好转。骨盆MRI（图66-2）：右侧盆部多发软组织信号异常伴骶髂关节骨髓水肿，考虑感染伴局部脓肿形成。2018-11-19复查盆腔增强CT：右侧梨状肌脓肿形成伴右侧臀大肌受累（大小3.7 cm×1.7 cm）。2018-11-24左手拇指及左上肢红肿热痛、右臀部疼痛较前缓解，双下肢水肿较前减轻。复查WBC $5.55×10^9$/L；CRP 3.57 mg/L，PCT 0.025 ng/mL；胸部CT：右肺多发脓肿、双肺感染及双侧胸腔积液较前好转（图66-1），停用利奈唑胺，出院继续口服莫西沙星治疗至2018-11-26。

5. 2018-11-28患者咳嗽、咳痰虽较前减轻，但仍有低热和痰中带血，为明确诊断和进一步治疗，收住入院。

6. 追问病史，2017-07起双足蹬趾反复脓疱伴蜕皮；2018-08再次出现脓疱，后愈合；目前已蜕皮，无脓疱。发病前（2018-10-17）在健身房骑动感单车和大腿抗阻力练习后首次出现双下肢大腿内侧肌肉疼痛，左侧较严重。

■ 既往史及个人史

2011年行宫腔镜下子宫肌瘤切除术。2018-11发现左下肢静脉血栓，之后一直口服利伐沙班。

入院检查

■ 体格检查

1. T 37℃，P 100次/分，R 20次/分，BP 113/70 mmHg。

2. 浅表淋巴结无肿大。心律齐，各瓣膜区未及杂音；双肺呼吸音清，未闻及明显啰音。腹部平软，无压痛，肝脾肋下未及。左手拇指关节和左侧肘关节稍红肿，活动受限；左肩关节仅能外展，小于30°，其余活动受限。

■ 实验室检查

1. 血常规：WBC $10.7×10^9$/L，N% 52.9%，Hb 89 g/L，PLT $207×10^9$/L。

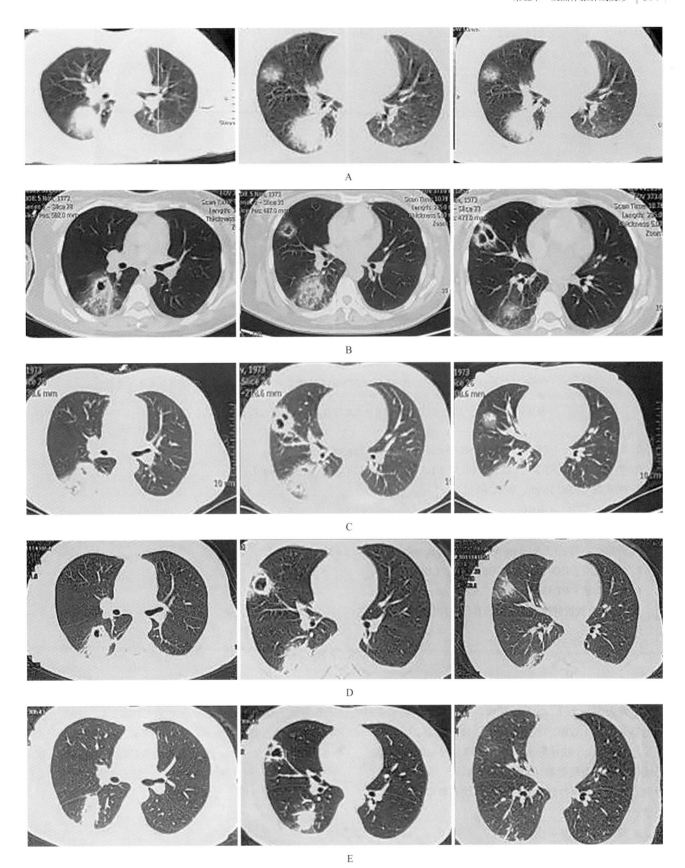

图66-1 2018-11胸部CT变化 A. 2018-11-03胸部CT：右肺中、下叶多发团片影；B. 2018-11-05胸部CT：右肺中、下叶斑片影伴空洞形成；C. 2018-11-07胸部CT：右肺中、下叶斑片影伴空洞形成，右下肺病灶较2018-11-05增多；双侧少量胸腔积液；D. 2018-11-14胸部CT：较2018-11-07病灶稍有吸收；E. 2018-11-23胸部CT：较2018-11-14病灶吸收

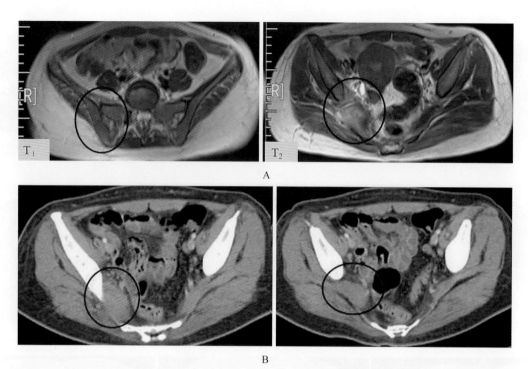

图66-2　2018-11盆腔MRI变化　A. 2018-11-05盆腔MRI：右侧盆部多发软组织信号异常伴骶髂关节骨髓水
肿，考虑感染伴局部脓肿形成可能；两侧孔外肌及髂腰肌于股骨坐骨间隙水平局部信号增高，考虑
损伤；B. 2018-11-19盆部CT：右侧梨状肌脓肿形成伴右侧臀大肌受累

2. 炎症标志物：CRP 6.7 mg/L，ESR 85 mm/h，PCT 0.02 ng/mL。

3. 生化：ALT/AST 20/14 U/L，Alb 38 g/L，前白蛋白0.24 g/L，Cr 50 μmol/L。

4. 尿常规：RBC 16/μL，WBC 62/μL。

5. T-SPOT.TB：A/B 0/0。

6. 自身抗体：ANA颗粒1∶100，其余均阴性；HLA-B27：阴性。

7. 肿瘤标志物：CEA 1.2 ng/mL，AFP 3.2 ng/mL，CA19-9 9.6 U/mL。

8. 细胞免疫：CD4 22.4%，CD8 32.6%，CD4/CD8 0.7。

9. 凝血功能：PT 13.3 s，D-D二聚体1.48 mg/L。

10. 痰涂片找抗酸杆菌、细菌和真菌涂片及培养：均阴性。

临床分析

病史特点

患者为中年女性，发热、咳嗽、痰血和多处关节（右肩和骶髂关节、左拇指和肘关节）肿痛1个月，T_{max} 40℃，血白细胞显著升高（WBC 35.10×10^9/L，N% 95.1%），CRP和ESR也升高明显，但PCT基本正常。胸部CT示右肺多发病灶并在短期内（2天）快速形成空洞，腹部盆腔MRI示右侧盆部软组织和骶髂关节水肿；腹部盆腔增强CT示右侧梨状肌脓肿形成伴右侧臀大肌受累。先后予阿奇霉素、头孢曲松、青霉素、莫西沙星、比阿培南抗感染治疗，临床效果不理想，后改为利奈唑胺+莫西沙星治疗，临床症状和炎症标志物好转较明显。综合上述资料，诊断考虑多部位（肺和皮肤软组织/骨关节）感染。

诊断分析

1. 可能诊断一：金黄色葡萄球菌感染。该患者有反复脚部脓疱伴破溃脱皮，可能存在皮肤软组织金黄色葡萄球菌感染。患者全身毒性症状明显，肺多发病灶并快速进展为多发性空洞病灶，有多处骨关节累及，需要考虑血行播散的多部位金黄色葡萄球菌感染可能；先前多种抗菌药物治疗效果不佳，改用利奈唑胺+莫西沙星获得较好效果，可能为耐甲氧西林金黄色葡萄球菌（MRSA）引起的感染。但社区MRSA发生率很低，而且病情更为凶险。同时本例的胸部CT表现也不是典型的金黄色葡萄球菌肺部感染表现，病情比较迁延，除了起病较快速，后续发展呈亚急性过程，此为不支持点。

2. 可能诊断二：诺卡菌感染。多呈亚急性病程，可引起化脓性或肉芽肿性病变，易局部播散或经血行传播，主要累及肺、皮肤和软组织、骨关节和颅脑，常见于免疫功能受损宿主，临床常用抗菌药物治疗效果不佳。该患者曾出现肘关节皮肤破溃，且肺、多处关节及软组织累及，需要考虑诺卡菌引起感染可能，确诊则有赖于病变累及的肺组织、软组织或骨关节标本培养或分子生物学检测。

3. 可能诊断三：非结核分枝杆菌（NTM）感染。多见于免疫功能受损宿主，但免疫功能正常者也常有发生。肺是常见感染部位，也可累及淋巴结、皮肤软组织、骨关节等，通常NTM感染呈现亚急性或慢性过程。该患者起病急，发展变化较快，不除外快生长的NTM（如龟分枝杆菌、脓肿分枝杆菌）引起感染的可能。明确诊断有赖于痰标本或其他病变组织的分枝杆菌培养或分子生物学检测如mNGS等。

4. 可能诊断四：结核分枝杆菌感染。患者病初毒性症状和血白细胞升高显著（WBC 35.1×10^9/L，N% 95.1%），肺部病灶发展变化速度很快，同时T-SPOT.TB阴性，如果一元论考虑的话，结核病可能性极小。

进一步检查、诊治过程和治疗反应

1. 2018-11-29考虑病情复杂，病变累及广泛，行PET/CT进行评估（图66-3）。

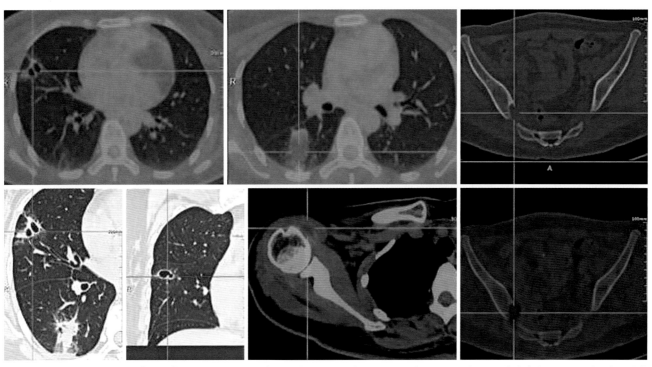

图66-3　2018-11-29 PET/CT表现　考虑为炎症累及右肺中下叶（SUV_{max} 5.7）、左肺上叶（SUV_{max} 0.5）、右侧肩关节（SUV_{max} 3.2）、左侧肘关节（SUV_{max} 3.2）、左拇指指间关节（SUV_{max} 2.9）、右侧骶髂关节（SUV_{max} 5.3）、左侧膝关节后侧（SUV_{max} 4.5）和右侧踝关节内侧血管走行区及周围软组织（SUV_{max} 3.5），双侧腋窝淋巴结炎

2. 2018-11-29监测体温仍有低热，暂予口服复方磺胺甲噁唑（0.96 g，tid）及莫西沙星（0.4 g，静脉滴注，qd）抗感染治疗。

3. 2018-11-30骶髂关节MRI平扫+增强：盆底肌、右侧髂腰肌、臀肌、梨状肌及右侧骶髂关节面下骨质信号异常，考虑炎性病变机会大（图66-4）。

4. 2018-11-30皮肤科专家会诊：考虑左手拇指及左肘部皮肤病变系连续性指端皮炎（脓疱为无菌性），予以复方氟米松软膏外用治疗。

5. 2018-12-03支气管镜检查：气管及各支气管管腔通畅，未见新生物；右肺中叶肺泡灌洗，透视下行右肺下叶前基底段阴影处TBLB及刷检。灌洗液及肺组织送涂片找抗酸杆菌、分枝杆菌培养、细菌和真菌涂片+培养（后结果报告均阴性）、mNGS。

6. 2018-12-04肺组织病理初步结果：（右下叶前基底段）送检肺泡组织局灶肺泡间隔纤维略增生，肺泡腔内可见纤维素性渗出，肺泡上皮未见异型。2018-12-06补充报告也无特殊发现（图66-5）。

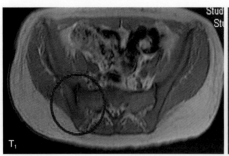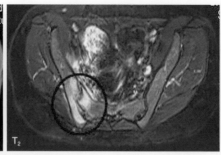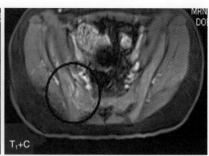

图66-4　2018-11-30骶髂关节MRI：盆底肌、右侧髂腰肌、臀肌、梨状肌及右侧骶髂关节面下骨质信号异常，考虑炎性病变机会大

住院号			病区			床号		收到日期	2018-12-03
手术医院	中山本部		送检材料					报告日期	2018-12-04
巨检	右下叶前基底段：灰白灰黄色碎组织，共计直径0.3 cm。								
病理诊断	（右下叶前基底段）送检肺泡组织局灶肺泡间隔纤维略增生，肺泡腔内可见纤维素性渗出，肺泡上皮未见异型，正在行免疫组化检查以协助诊断。 补充报告（2018-12-06）： （右下叶前基底段）送检肺泡组织局灶肺泡间隔纤维略增生，肺泡腔内可见纤维素性渗出，肺泡上皮未见异型。 免疫组化（2018-N31962）：18S60156-001：CK（pan）上皮阳性，CD68（KP1）组织细胞阳性。								

图66-5　2018-12-04肺组织病理报告

7. 2018-12-04风湿科会诊：血清阴性脊柱关节病（SPA）可能性不大。

8. 2018-12-04头颅MRI：脑内少许腔隙性缺血灶。

9. 2018-12-05 CT引导下右侧骶髂关节（SUV较高处）穿刺活检并送骨组织常规微生物检测（后报告均为阴性）。2018-12-06骶骨组织病理检查报告：倾向炎症性病变（图66-6）。

住院号			病区			床号		收到日期	2018-12-05
手术医院	中山本部		送检材料					报告日期	2018-12-06
巨检	右骶髂关节：灰红灰黄条索状组织1条，长1.3 cm，直径0.2 cm（脱钙）。								
病理诊断	（右骶髂关节）送检组织镜下骨小梁数目轻度增多，骨组织轻度增生，排列稍紊乱，骨小梁间纤维组织增生，其间散在少数骨髓造血组织三系细胞，可见散在中等量嗜酸性粒细胞、浆细胞、中性粒细胞及淋巴细胞浸润，间质水肿，参考其影像学，倾向炎症性病变。正在行免疫组化检查以协助诊断。 2018-12-16补充报告： （右骶髂关节）免疫组化结果示送检骨穿刺组织中未见到转移性肿瘤、血管瘤、浆细胞瘤、淋巴造血系统肿瘤以及朗格汉斯细胞组织细胞增生症形态学证据，考虑急慢性炎症伴骨组织及纤维组织轻度增生。 免疫组化（2018-N32239）：18S60726-001：CD138少数阳性，κ个别阳性，λ个别阳性，CD1a阴性，CD34阴性，CD68（KP1）组织细胞阳性，CK（pan）阴性，CD61巨核细胞阳性，CD235a阳性，CD20少数阳性，CD3少数阳性，EMA少数阳性。								

图66-6　2018-12-05右侧骶髂关节穿刺病理检查报告示急慢性炎症伴骨组织纤维轻度增生

10. 2018-12-06支气管肺泡灌洗液mNGS：检出分枝杆菌属严格序列数4条，脓肿分枝杆菌种严格序列数2条（图66-7）。

11. 2018-12-07入院后予口服复方磺胺甲噁唑（0.96 g，tid）联合莫西沙星（0.4 g，qd）治疗9天，体温降至正常已4天，入院后未出现咳嗽、咳痰、咯血症状，但患者仍诉左肘部和右侧臀部疼痛，右肩关节活动受限明显。教授查房：结合病史特点及灌洗液mNGS结果，考虑肺、关节及软组织脓肿分枝杆菌感染可能性大，调整为对脓肿分枝杆菌更具针对性的抗感染方案，即阿奇霉素（0.25 g，静脉滴注，qd）+头孢美唑（2 g，静脉滴注，q12 h）+阿米卡星（0.4 g，静脉滴注，qd）+米诺环素

复旦大学附属中山医院
感染病原体高通量基因检测报告

姓名		性别：女
年龄		送检科室：感染科
住院号码		临床诊断：右侧肺脓肿伴肺炎

检测信息

样本类型：肺泡灌洗液	样本编号：18S1000391
采样时间：2018-12-03	收样时间：2018-12-04
检测日期：2018-12-03	报告日期：

检测结论

本次检出序列（意义不明）：
√ 分枝杆菌（脓肿），属排名TOP50；
具体请结合临床。

检出分枝杆菌列表

属			种			
属名	属相对丰度(%)	属严格序列数	种名	覆盖度（%）	种序列数	种严格序列数
分枝杆菌属	0.06	4	脓肿分枝杆菌	0.001 9	2	2

图66-7　2018-12-06灌洗液mNGS提示脓肿分枝杆菌

（100 mg，口服，q12 h）。

12. 2018-12-11左肘部增强MRI：左肘关节炎性改变，累及尺骨鹰嘴。

13. 2018-12-11右侧骶髂关节穿刺组织mNGS：少量检出溶血葡萄球菌和化脓链球菌核酸序列（2018-12-05穿刺标本，系免费测试，检测等待时间较长）（图66-8），考虑皮肤污染菌。

14. 2019-12-13患者体温平（图66-9），肘部及臀部疼痛、右肩关节活动受限仍明显，出院并嘱至当地医院继续上述抗脓肿分枝杆菌治疗方案。

少量检出序列：
√ 溶血葡萄球菌；
√ 酿脓链球菌；
具体请结合临床

具体结果

检出细菌列表

属			种			
属名	属相对丰度(%)	属严格序列数	种名	覆盖度（%）	种序列数	种严格序列数
葡萄球菌属	2.73	24	科氏葡萄球菌	0.011 2	6	5
			溶血葡萄球菌	0.022 4	12	10
链球菌属	3.6	25	酿脓链球菌	0.041 2	16	9

图66-8　2018-12-11骨组织mNGS（2018-12-05穿刺标本免费检测）报告示少量检出溶血葡萄球菌、化脓链球菌核酸序列

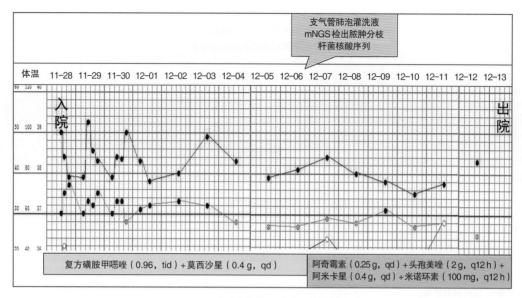

图66-9　住院期间体温变化及用药情况

■ 出院后随访

1. 2018-12-25复查胸部CT示右肺中、下叶病灶较前吸收。

2. 2019-01-13复查炎症标志物逐渐下降：WBC 6.02×10⁹/L；ESR 35 mm/h，CRP 0.4 mg/L。患者自觉2019-01中旬开始左肘关节、右肩关节及右臀部疼痛明显好转，右肩关节活动度也较前改善。

3. 2019-01-21复查盆骶部增强MRI示右侧骶髂关节软组织水肿较前好转（图66-10）。患者右臀部疼痛继续好转，右肩关节活动度继续改善，可外展约90°，旋前正常。

4. 2019-01-23患者症状明显好转，肺部病灶吸收明显，继续阿奇霉素+头孢美唑+阿米卡星+米诺环素治疗。

5. 2019-02-13门诊随访，胸部CT示右肺中、下叶病灶较前进一步吸收（图66-11），炎症标志物均降至正常水平（图66-12）。右臀部疼痛继续好转，右肩关节活动度继续改善，可外展约90°，旋前正常，旋后约20°。

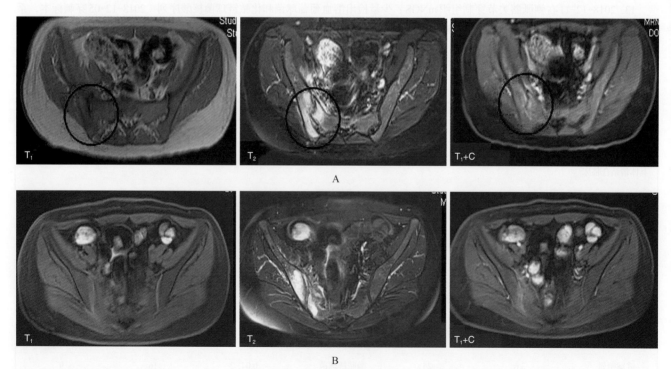

图66-10　出院后骶髂关节MRI变化　A. 2018-11-30骶髂关节平扫+增强MRI：盆底肌、右侧髂腰肌、臀肌、梨状肌及右侧骶髂关节面下骨质信号异常，考虑炎性病变机会大；B. 2019-01-21复查结果：右侧骶髂关节面下见斑片状异常信号影，周围软组织稍肿，水肿较前好转

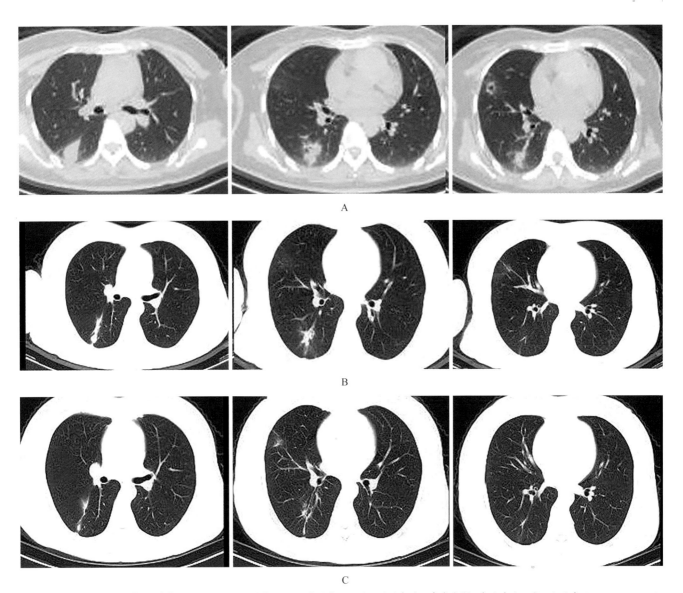

图66-11 患者出院后胸部CT变化 A. 2018-11-29胸部CT：右中叶空洞，右下肺见条片状高密度影，部分实变不张，似见空洞；B. 2018-12-25 胸部CT：右中肺、右下肺病灶较前吸收；C. 2019-02-13胸部CT：右中肺、右下肺病灶进一步吸收

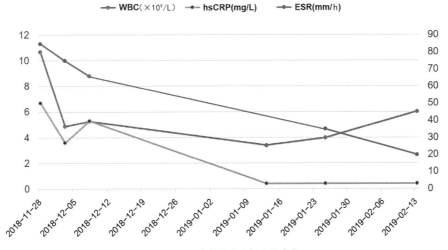

图66-12 病程中炎症标志物变化

最后诊断与诊断依据

■ 最后诊断

全身多部位细菌感染（肺、右肩关节、左肘关节、右骶髂关节、左膝关节、右侧踝关节及周围软组织）：脓肿分枝杆菌感染可能大。

■ 诊断依据

患者为中年女性，急性起病，主要表现为发热、咳嗽、痰血和多处关节（右肩和骶髂关节等）肿痛1个月，炎症标志物明显升高。胸部CT示右肺快速进展的多发病灶伴空洞形成。PET/CT示肺及多处关节软组织糖代谢增高。肺和骶骨活检病理检查报告炎症性病变。肺泡灌洗液mNGS检出脓肿分枝杆菌核酸序列。针对脓肿分枝杆菌的抗感染治疗（阿奇霉素＋头孢美唑＋阿米卡星＋米诺环素）获得较满意效果，关节疼痛明显好转，随访肺部及骨关节病灶逐渐吸收。虽抗酸杆菌涂片检查及分枝杆菌培养结果均阴性，但根据疾病过程、炎症标志物、影像学改变、抗感染治疗反应和mNGS检测结果，可符合脓肿分枝杆菌感染的诊断。

经验与体会

1. 非结核分枝杆菌（NTM）是指除结核分枝杆菌复合群和麻风分枝杆菌外的分枝杆菌。有多达40种可致病，菌种间差别巨大，主要表现在致病可能性及对抗结核药物敏感性等方面。因此，NTM菌种鉴定是判断其与疾病相关性最关键的一步。根据分枝杆菌的生长速度，分为快生长型和慢生长型，脓肿分枝杆菌属于快生长型非结核分枝杆菌。

2. 肺部感染是NTM最常引起的感染（占90%），主要的NTM包括鸟-胞内分枝杆菌复合群、脓肿分枝杆菌和堪萨斯分枝杆菌。肺NTM感染发生率呈上升趋势，美国65岁及以上人群发生肺非结核分枝杆菌感染率由1997年的20/10万人上升至2007年的47/10万。肺部感染患者的临床表现及肺部影像学表现多种多样，脓肿分枝杆菌引起的肺部影像学表现为多叶、片状、网格状改变，有接近15%的病例形成空洞。

3. 几乎所有NTM都可以引起皮肤软组织感染，其中以快生长分枝杆菌、海分枝杆菌和溃疡分枝杆菌最常见。NTM引起的皮肤软组织感染中，脓肿分枝杆菌所占比例最大，达37.7%。该菌感染多发生在免疫抑制患者中，也有报道在免疫正常患者或进行整容手术、环境暴露时发生。NTM引起的皮肤软组织感染临床表现多种多样，包括蜂窝织炎、无法愈合的溃疡、亚急性或慢性淋巴结病变、脓肿、疣状病变或其他表现。该患者入院查CD4/CD8偏低，可能提示免疫力低下；患者反复双足蹬趾脓疱，可能为脓肿分枝杆菌入侵的途径。NTM引起骨关节感染较少见。由于其不典型的临床表现及病原体较难培养分离，容易漏诊、误诊，导致治疗延迟。骨关节软组织感染患者通常有创伤或手术史，本例关节累及可能与血行播散有关。

4. mNGS在各类感染的病原学诊断中已被广泛应用。与普通细菌相比，分枝杆菌采用mNGS检测的灵敏度相对较低，所以属或种特异性核酸序列检出数量即使是少量的，也不应轻易认为是污染菌。根据笔者先前对mNGS临床应用的阶段性总结，本例肺泡灌洗液中检出"分枝杆菌属严格序列数4条，脓肿分枝杆菌种严格序列数2条"可能有意义，结合患者疾病表现和临床过程，应考虑脓肿分枝杆菌感染可能大。

5. 患者入院前接受利奈唑胺＋莫西沙星治疗后获得部分临床改善，与上述药物有较强的抗分枝杆菌作用有关。因担心长时间应用可能引起骨髓抑制的不良反应以及药物价格等因素，病原学诊断后，临床根据文献报道和我国NTM药物敏感结果，改用针对性更强的抗脓肿分枝杆菌治疗方案（阿奇霉素＋头孢美唑＋阿米卡星＋米诺环素），获得较满意效果。目前缺乏针对NTM治疗的大规模临床研究，对于大多数NTM菌种的治疗尚无统一标准。NTM感染需要多药物联合治疗和较长的治疗时间。

参考文献

[1] Daley CL, Iaccarino JM, Lange C, et al. Treatment of nontuberculous mycobacterial pulmonary disease: an official ATS/ERS/ESCMID/IDSA clinical practice guideline[J]. Eur Respir J, 2020, 56(1): 2000535.

[2] Forbes BA, Hall GS, Miller MB, et al. Practice guidelines for clinical microbiology laboratories: mycobacteria[J]. Clin Microbiol Rev, 2018, 31(2): e00038-17.

[3] Griffith DE, Aksamit T, Brown-Elliott BA, et al. An official ATS/IDSA statement: diagnosis, treatment, and prevention of nontuberculous mycobacterial diseases[J]. Am J Respir Crit Care Med, 2007, 175(4): 367-416.

病例 67 "冰山一角"的胸壁肿物，究竟是什么？

作者·蔡思诗 金文婷 马玉燕
审阅·胡必杰 潘珏

病史简介

女性，63岁，上海人，2018-11-03收入复旦大学附属中山医院感染病科。

■ **主诉**

发热伴左侧胸锁关节处红肿、疼痛1周。

■ **现病史**

1. 患者1周前出现发热，T_{max} 39.3℃，伴畏寒、纳差、呕吐，无寒战，左侧胸锁关节处皮肤红肿，疼痛较剧，局部有一约5 cm×5 cm肿块，触之疼痛加重。之后逐渐出现左上肢活动受限，2018-10-26就诊于某中医三甲医院，查左肩关节X线示退行性变，予以止痛、退热对症处理后，上述症状无好转。

2. 2018-10-29就诊于上海某三甲医院。胸部CT示两侧腋窝淋巴结肿大，左胸腔积液，左上胸膜团块影，左胸锁关节周围软组织肿胀。予膏药外敷，发热及左上胸壁红肿热痛无缓解，T_{max} 39.4℃，并出现右侧肘关节红肿、疼痛，无明显活动受限。

3. 2018-10-31就诊于复旦大学附属中山医院急诊，测SpO_2 95%（未吸氧）。查体见左侧胸锁关节处红肿、皮温高、触痛明显；左肩关节活动受限、有压痛，红肿不明显；右肘关节红肿伴活动受限；左膝皮温升高，红肿不明显。查血常规：WBC $10.13×10^9$/L，N% 86.8%，Hb 90 g/L；尿常规：蛋白阳性，白细胞酯酶阳性；血炎症标志物：ESR > 120 mm/h，CRP > 90 mg/L，PCT 1.15 ng/mL；心脏标志物：c-TnT 0.019 ng/mL，NT-proBNP 3 878 pg/mL；自身抗体：ANA 均质1∶320，颗粒1∶320，抗dsDNA 370 IU/mL（正常值≤100 IU/mL），抗核小体抗体116.7 RU/mL（正常值≤20 RU/mL），抗Sm抗体等均阴性；免疫球蛋白：IgG 16.49 g/L；RF 26 IU/mL；补体：C3 0.96 g/L，C4 0.28 g/L。胸部CT：左侧锁骨旁、上纵隔及胸膜下异常软组织影伴小淋巴结，左侧胸腔积液，两肺散在炎症及部分不张（图67-1）；腹部盆腔CT：胆囊多发结石，肝门胆管结石可能，脂肪肝。急诊予以莫西沙星（0.4 g，qd）+头孢吡肟（2 g，bid）抗感染，左胸部肿块疼痛有所好转，但仍有发热。

4. 2018-11-02诉左侧胸锁关节处红肿和疼痛较前好转，自觉肿块缩小；风湿科予加用醋酸泼尼松（15 mg，qd）+硫酸羟氯喹（200 mg，qd）。2018-11-03为明确诊断和进一步治疗，收入感染病科。

■ **既往史**

20年前外院诊断为系统性红斑狼疮（systemic lupus erythematosus, SLE），长期口服醋酸泼尼松（15 mg，qd），1个月前自行停药。高血压史20年，口服硝苯地平（30 mg，qd）。否认糖尿病、冠心病。2016年因"肺炎"就诊于外院，诊断为SLE间质性肺炎。否认结核、血吸虫等传染病病史。1979年于外院行阑尾切除术，因甲状腺功能亢进行甲状腺部分切除术。

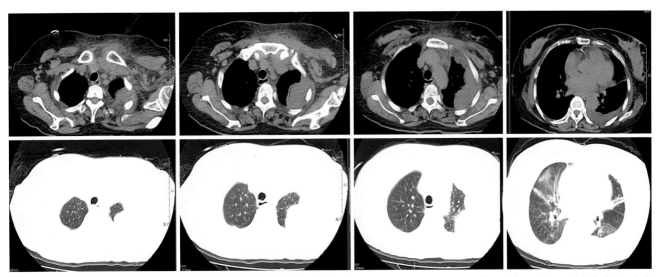

图67-1 2018-10-31胸部CT 左侧锁骨旁、上纵隔及胸膜下异常软组织影伴小淋巴结；左侧胸腔积液（部分包裹可能），两肺散在炎症及部分不张，右上肺小结片灶，两肺散在肺气囊，两侧胸膜增厚，纵隔及两侧腋窝多发小及稍大淋巴结；冠状动脉病变

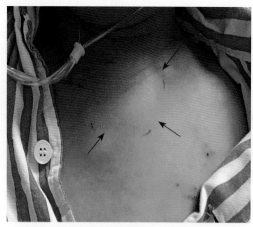
图67-2　2018-11-03左侧胸锁关节处肿胀明显，范围5 cm×5 cm，有压痛

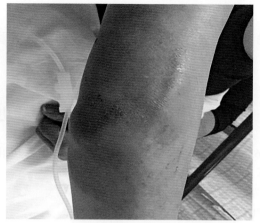
图67-3　2018-11-03右侧肘关节肿胀，皮肤发红伴皮温增高，有压痛

入院检查

体格检查

1. T 37℃，P 100次/分，R 30次/分，BP 160/90 mmHg。

2. 神志清，左侧胸锁关节处有大小约5 cm×5 cm肿块，局部皮肤无明显发红，质软，压痛阳性，无波动感（图67-2）；右肘关节肿胀，表面红，皮温高，压痛阳性，活动稍受限（图67-3）。双肺听诊呼吸音粗，未闻及啰音。心脏听诊无杂音，双下肢无水肿。

实验室检查

1. 血常规：WBC 11.25×10⁹/L，N% 89.3%，Hb 89 g/L，PLT 252×10⁹/L。

2. 炎症标志物：hsCRP 143 mg/L，ESR > 120 mm/h，PCT 0.66 ng/mL。

3. 肝肾功能：ALT/AST 17/29 U/L，Alb 28 g/L，Cr 59 μmol/L，BUN 8.1 mmol/L，LDH 156 U/L。

4. 细胞免疫：淋巴细胞总数 578/μL，CD4 28%，CD8 36.1%，CD4/CD8 0.8。

5. 特定蛋白：IgG 19.28 g/L，IgE 1 634 IU/mL，类风湿因子 22 IU/mL，其余阴性。

6. 铁蛋白 921.3 ng/mL，D-D二聚体 7.45 mg/L。

7. 自身抗体：抗核抗体颗粒 1∶1 000，抗dsDNA抗体 426.2 IU/mL，抗SS-A抗体阳性，抗核小体抗体弱阳性，其余阴性；补体阴性。

8. 肿瘤标志物：CA12-5 88.9 U/mL，CA15-3 26.2 U/mL，其余阴性。

9. 甲状腺功能：FT_3 2.5 pmol/L，FT_4 11 pmol/L，TSH 3.44 μIU/mL。

10. 隐球菌荚膜抗原阴性；T-SPOT.TB：A/B 0/0；G试验阴性。

11. 血培养：阴性。

12. 病毒：CMV DNA阴性，EBV抗体阴性，血浆EBV DNA阴性，单个核细胞EBV DNA 2.65×10⁵。

13. 血气分析：pH 7.45，PaO_2 71 mmHg，$PaCO_2$ 28 mmHg，SpO_2 95%。

辅助检查

2018-11-05心电图：窦性心动过速，ST段改变（ST段在V_4、V_5、V_6导联呈水平型压低0.5 mm），T波改变（T波在Ⅰ、aVL导联低平）。

临床分析

病史特点

患者为女性，63岁，急性发病，主要表现为发热伴左侧胸锁关节周围红肿热痛，后续出现右肘关节红肿伴活动受限，左侧肩关节活动受限。炎症标志物明显升高（ESR > 120 mm/h，CRP > 90 mg/L，PCT 1.15 ng/mL）。胸部CT示左侧锁骨旁、上纵隔及胸膜下异常软组织影，左侧胸腔积液。多种抗菌药物治疗后胸壁红肿及疼痛有所好转。SLE史20年，长期小剂量口服泼尼松，病前1个月自行停药。

■ **诊断分析**

综合目前资料，诊断和鉴别诊断考虑如下。

1. 皮肤软组织感染：患者有发热、左上胸壁（胸锁关节周围）明显红肿热痛，触之疼痛加重，首先考虑皮肤软组织感染。病程仅1周，血白细胞升高，ESR、CRP显著升高，PCT达1.15 ng/mL，细菌性感染可能大，合并血流感染不除外。患者有SLE和长期口服皮质激素，因此除了皮肤软组织感染常见的链球菌、葡萄球菌等之外，也需考虑诺卡菌、非结核分枝杆菌、放线菌等相对少见的病原体。应采集感染灶局部的标本送微生物学检查，发热时抽血培养，尽早明确病原学诊断。

2. 胸腔感染：患者胸部CT可见左侧锁骨旁、上纵隔及胸膜下异常软组织影，左侧胸腔积液；结合影像学表现，需考虑感染灶不仅局限于皮肤软组织，可能已播散累及胸腔或纵隔。可进一步完善软组织MRI检查，协助明确病变范围；如后续检查结果及病程支持感染，应行脓肿引流和病原学检查，针对性进行抗感染药物治疗。

3. SLE进展：患者SLE病史20年，长期口服药物维持，1个月前自行停药，本次急性起病的发热伴多关节局部症状，急诊查自身抗体示ANA均质1∶320，颗粒1∶320，抗dsDNA 370 IU/mL，抗核小体抗体116.7 RU/mL，需考虑感染合并SLE活动可能。

进一步检查、诊治过程和治疗反应

1. 2018-11-03予亚胺培南西司他丁（1 g，静脉滴注，q12 h）经验性抗感染；甲泼尼龙（12 mg，qd）+硫酸羟氯喹（200 mg，qd）治疗SLE。

2. 2018-11-06行左胸锁关节处病灶皮肤软组织活检，送组织涂片找细菌、真菌、抗酸杆菌均阴性。2018-11-21细菌培养结果回报阴性。2018-11-28真菌培养结果回报阴性。2018-12-21分枝杆菌培养结果回报阴性。

3. 2018-11-07入院时血mNGS结果回报：无明确病原体检出。

4. 2018-11-07胸部软组织肿块增强MRI：前胸壁炎症病变可能大，伴脓肿形成，左侧包裹性胸腔积液或积脓（同前胸壁病灶贯通可能）（图67-4）。

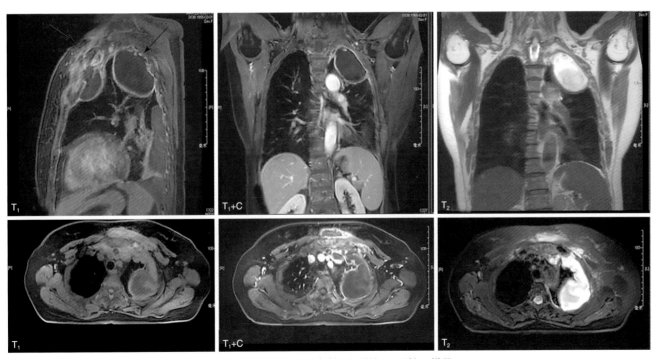

图67-4 2018-11-07胸部软组织肿块MRI平扫+增强

5. 2018-11-08因MRI提示胸壁病灶与胸腔相通，拟行经皮超声引导左上胸腔包裹性积液穿刺抽液（经前胸壁）（图67-5），但操作人员认为进针路径不佳，未予穿刺。

6. 2018-11-13 CT引导下经皮左上胸腔包裹性积液穿刺引流（经后胸壁）（图67-6），引流出脓性液体（图67-7）。脓液常规示颜色灰黄色，浑浊，蛋白（++），比重1.03，红细胞351 800/mm³，白细胞331 969/mm³，多个核细胞72%，单个核细胞28%（图67-8）。脓液生化：蛋白45.86 g/L，白蛋白23.3 g/L，葡萄糖0.6 mmol/L，LDH 5 702 U/L（图67-9）。脓性胸腔积液同时送微生物检查。

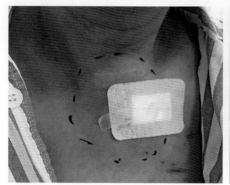
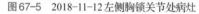

图67-5　2018-11-12左侧胸锁关节处病灶

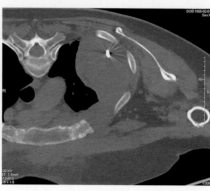

图67-6　2018-11-13经皮CT引导下穿刺

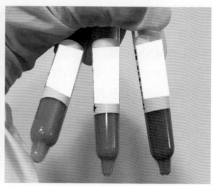

图67-7　2018-11-13经皮CT引导下穿刺出胸腔脓液

项目	结果	参考值	单位
颜色	灰黄色		
透明度	混浊		
蛋白定性试验	++		
比重	1.030		
红细胞	351 800		/mm³
白细胞	331 969		/mm³
多个核细胞	72.0		%
单个核细胞	28.0		%

图67-8　2018-11-13胸腔脓液常规

7. 2018-11-13患者体温较前下降，T 37 ～ 37.5℃，炎症标志物也进一步改善，但根据穿刺结果，考虑感染较严重，加用利奈唑胺（0.6 g，静脉滴注，q12 h）+阿米卡星（0.4 g，静脉滴注，qd）。

8. 2018-11-13超声心动图：未见瓣膜赘生物。

9. 2018-11-15血 WBC 3.78 × 10⁹/L；hsCRP 8.4 mg/L，ESR 48 mm/h，PCT 0.07 ng/mL。

10. 2018-11-15脓性胸腔积液微生物培养结果：金黄色葡萄球菌。2018-11-16药物敏感试验提示为甲氧西林敏感金黄色葡萄球菌（methicillin sensitive staphylococcus aureus, MSSA）（图67-10）。抗感染方案调整为（头孢唑林2 g，静脉滴注，q8 h）+阿米卡星（0.4 g，静脉滴注，qd）。

11. 根据细菌培养结果予抗感染治疗降级后，患者左侧胸锁关节处疼痛较前加重，体温有所上升，2018-11-16、2018-11-17、2018-11-19送检胸腔积液仍有MSSA生长。2018-11-21抗感染方案调整为利奈唑胺（0.6 g，静脉滴注，q12 h）+阿米卡星（0.4 g，静脉滴注，qd）。

12. 2018-11-21白细胞、血小板较前降低，加用利血生升白细胞。

13. 2018-11-23至2018-11-25每日予左氧氟沙星胸腔注入。2018-11-26胸腔置管脱出，予拔除导管。

14. 胸壁疼痛逐渐缓解，肿块较前明显减小，体温、白细胞及炎症标志物均逐步下降（图67-11）。2018-12-03两次复查胸

项目	结果	参考值	单位
体液蛋白	45.86		g/L
体液白蛋白	23.30		g/L
体液葡萄糖	0.6		mmol/L
体液乳酸脱氢酶	5 702		U/L

图67-9 2018-11-13胸腔脓液生化结果

细菌名称	结果 / 浓度	菌落计数	
金黄色葡萄球菌	阳性		
药敏名称	直径	结果	MIC/RAD
头孢西丁筛选			Neg
青霉素		R 耐药	≥ 0.5
苯唑西林		S 敏感	0.5
庆大霉素		S 敏感	≤ 0.5
环丙沙星		S 敏感	≤ 0.5
左氧氟沙星		S 敏感	≤ 0.12
莫西沙星		S 敏感	≤ 0.25
诱导型克林霉素耐药			Neg
红霉素		S 敏感	≤ 0.25
克林霉素		S 敏感	≤ 0.25
利奈唑胺		S 敏感	2
万古霉素		S 敏感	≤ 0.5
四环素		S 敏感	≤ 1
替加环素		S 敏感	≤ 0.12
利福平		S 敏感	≤ 0.5
复方新诺明		S 敏感	≤ 0.5
米诺环素	36	S 敏感	
磷霉素	38		

图67-10 2018-11-16脓性胸腔积液示MSSA

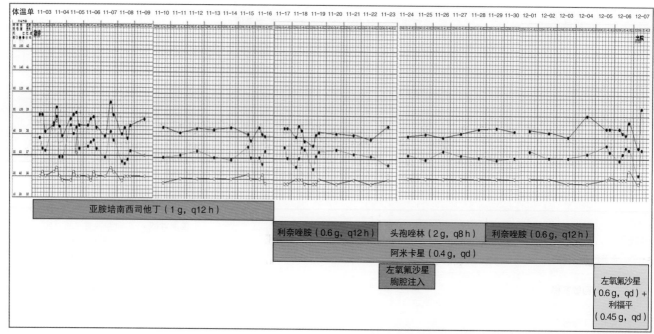

图 67-11 患者体温变化及用药情况

部软组织肿块增强MRI，前胸壁脓肿及左侧脓胸均好转。2018-12-05抗感染药物改为口服方案：利福平（0.45 g，口服，qd）+左氧氟沙星（0.4 g，口服，qd）。2018-12-07出院，继续该口服方案治疗。

■ 出院后随访

1. 2018-12-18出现全身多发皮疹，考虑利福平引起可能，门诊予更换药物方案为米诺环素（100 mg，口服，q12h）+左氧氟沙星（0.4 g，口服，qd）。

2. 2019-02-22患者自觉胸壁肿块胀痛较住院期间稍有好转（图67-12），炎症标志物降至正常（图67-13），继续米诺环素+左氧氟沙星抗感染治疗中。风湿科门诊随访，继续醋酸强的松（15 mg，qd）+硫酸羟氯喹（200 mg，qd）治疗。

3. 胸部软组织肿块MRI随访情况见图67-14；胸部CT随访情况见图67-15。

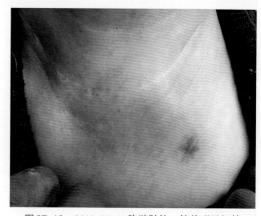

图 67-12 2019-02-22胸壁肿块，较前明显好转

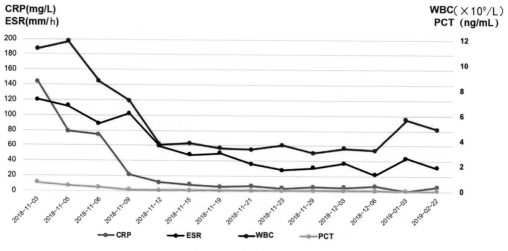

图 67-13 炎症标志物变化

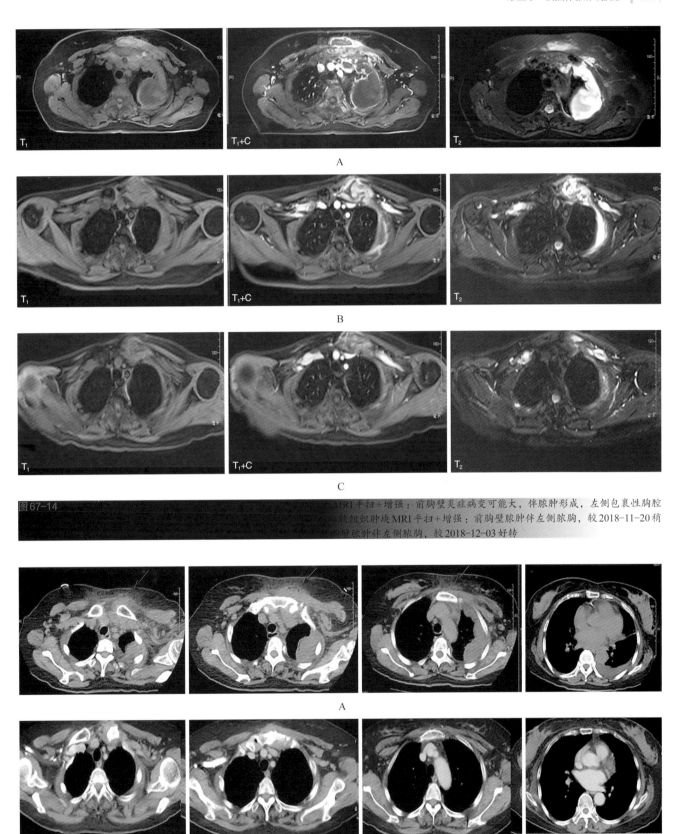

图67-14

> MRI平扫+增强：前胸壁炎症病变可能大，伴脓肿形成，左侧包裹性胸腔
> 款组织肿块MRI平扫+增强：前胸壁脓肿伴左侧脓胸，较2018-11-20稍
> 脓肿伴左侧脓胸，较2018-12-03好转

图67-15 胸部CT随访 A. 2018-10-31胸部CT：左侧锁骨旁、上纵隔及胸膜下异常软组织影伴小淋巴结；左侧胸腔积液（部分包裹可能），两肺散在炎症及部分不张，右上肺小结片灶，两肺散在肺气囊，两侧胸膜增厚，纵隔及两侧腋窝多发小及稍大淋巴结；冠状动脉病变；B. 2019-02-23胸部CT：左侧胸锁关节处软组织肿块较前片略有吸收；未见胸腔积液

最后诊断与诊断依据

■ 最后诊断

1. 金黄色葡萄球菌感染（胸壁皮肤软组织，纵隔胸腔）。
2. 系统性红斑狼疮（SLE）。

■ 诊断依据

患者为63岁女性，以发热、左上胸壁红肿热痛起病，血WBC、ESR、CRP、PCT均明显升高，胸部CT示左侧锁骨旁、上纵隔及胸膜下异常软组织影和左侧包裹性胸腔积液；胸部软组织增强MRI示前胸壁脓肿和左侧脓胸（同前胸壁病灶贯通可能）。CT引导下经皮胸腔穿刺引流出脓液，培养结果为甲氧西林敏感金黄色葡萄球菌（MSSA）。先后使用亚胺培南、利奈唑胺+阿米卡星控制病情，后续米诺环素+左氧沙星口服，情况明显好转，病灶逐渐缩小，故金黄色葡萄球菌感染诊断明确。

经验与体会

1. 患者起病时发热伴局部症状，ESR和CRP大于检测上限、PCT高达1.15 ng/mL，似乎不能完全以局部皮肤软组织感染解释，故入院时选择广谱抗感染方案（覆盖阳性菌、阴性菌、厌氧菌和诺卡菌等），抗感染后发热、局部症状好转，炎症标志物明显下降。但入院时血培养、血NGS均无明确提示，局部活检组织细菌学检查也无明确提示，未发现明确病原体。后MRI检查评估局部病灶时发现左侧胸锁关节处软组织感染似与左侧胸腔相通，提示局部感染合并脓胸可能，影像学检查对本例进一步诊断提供了重要线索。胸腔积液穿刺引流后证实脓胸，脓液培养提示金黄色葡萄球菌（MSSA），最终获得病原学依据。

2. 金黄色葡萄球菌是皮肤软组织感染最常见的病原体，部分毒力强，进展迅速，病情凶险。金黄色葡萄球菌在显微镜下呈无动力、无芽孢革兰阳性球菌，直径0.5～1.5 μm，单个、成对、四联或短链状排列，由于其在多个平面分裂，因此呈不规则簇状排列，似葡萄串状。平板上菌落直径6～8 mm，白色至金黄色，菌落周围可出现透明溶血环。金黄色葡萄球菌是引起人类和动物疾病的首位病原菌，可产生多种外在毒力因子，如黏附素酶和毒素，以逃避宿主的免疫反应。对有糖尿病、肝肾功能不全、肿瘤、AIDS、原发性免疫功能缺陷等基础疾病的患者，以及接受免疫抑制治疗（激素、免疫抑制剂、生物制剂、放化疗等）的人群，金黄色葡萄球菌造成感染的风险大大增加，且感染易播散。本例患者有SLE，长期口服激素，有免疫抑制基础，故易出现金黄色葡萄球菌的局部软组织感染甚至侵袭到胸腔。

3. 该患者为MSSA引起的皮肤软组织感染合并脓胸，除有效的抗感染药物外，充分引流至关重要，临床予以胸腔置管持续引流，最终获得明显效果。获得病原学及药物敏感结果后，临床降级抗生素为头孢唑林+阿米卡星，但发热及局部症状反复，换回利奈唑胺+阿米卡星后取得较好的治疗效果，可能与利奈唑胺软组织浓度优于头孢唑林有关。对于MSSA感染，苯唑西林、萘夫西林等半合成青霉素和头孢唑林的疗效孰优孰劣，有一些争议。部分研究显示这两者对MSSA深部感染的治疗失败率无差异。

4. 本例病灶范围广、疗程长、病程慢性化，后期改为口服治疗，但疗效相对慢，治疗效果及疗程有赖于影像学检查。

参考文献

[1] Lee GC, Hall RG, Boyd NK, et al. A prospective observational cohort study in primary care practices to identify factors associated with treatment failure in staphylococcus aureus skin and soft tissue infections[J]. Ann Clin Microbiol Antimicrob, 2016, 15(1): 58.

[2] Miller LG, Eells SJ, David MZ, et al. Staphylococcus aureus skin infection recurrences among household members: an examination of host, behavioral, and pathogen-level predictors[J]. Clin Infect Dis, 2015, 60(5): 753−763.

[3] Miller LG, Quan C, Shay A, et al. A prospective investigation of outcomes after hospital discharge for endemic, community-acquired methicillin-resistant and susceptible staphylococcus aureus skin infection[J]. Clin Infect Dis, 2007, 44(4): 483−492.

[4] Rao SN, Rhodes NJ, Lee BJ, et al. Treatment outcomes with cefazolin versus oxacillin for deep-seated methicillin-susceptible staphylococcus aureus bloodstream infections[J]. Antimicrob Agents Chemother, 2015, 59(9): 5232−5238.

病例 68 · 发热、皮疹、淋巴结大，是否肿瘤？二代测序揭谜底

作者·李 冰 金文婷 马玉燕
审阅·胡必杰 潘 珏

· 病史简介 ·

女性，62岁，江西人，2019-06-18收入复旦大学附属中山医院感染病科。

■ 主诉

反复发热1年，淋巴结肿大8个月，多发皮肤斑丘疹2个月。

■ 现病史

1. 2018-07-27无明显诱因出现发热伴干咳，T_{max} 40℃，3天后左眼视力下降，当地医院查血WBC 15.2×10⁹/L，N% 73%，Hb 87 g/L；ESR 118 mm/h，CRP 102 mg/L，PCT < 0.25 ng/mL；自身抗体、浅表淋巴结超声无特殊，胸部CT示右肺上叶磨玻璃结节（0.5 cm）。予氟喹诺酮类抗感染，体温峰值下降，左眼视力无明显改善，考虑视神经炎，嘱专科就诊。之后T 37 ~ 38.5℃。

2. 2018-11-20因双侧颈部及锁骨上淋巴结肿大，无明显疼痛，行右锁骨上淋巴结穿刺，病理检查未见恶性肿瘤细胞。查血清蛋白电泳、免疫球蛋白定量、本周蛋白测定阴性。当地医院嘱定期随访。此后仍反复发热，T_{max} 38.5℃左右，经抗感染治疗后体温可暂时下降，但停药后再次发热。

3. 2019-03-01因发热伴淋巴结肿大再次收入当地医院，查WBC 37.8×10⁹/L，N% 78.5%，中性中幼粒1%，中性晚幼粒1%，Hb 90 g/L；CRP 102 mg/L；EBV DNA、CMV DNA、弓形虫抗体、风疹病毒抗体、单纯疱疹病毒抗体均阴性；T-SPOT.TB：A/B 0/0。骨髓穿刺涂片：骨髓增生明显活跃，粒红比增高，粒系增生明显活跃伴核左移，红、巨两系增生活跃，血小板散在、成簇、成堆较多见。超声：胰腺旁低回声结节，双侧颈部多发低回声结节，均考虑肿大淋巴结。经左氧氟沙星抗感染2周后，体温下降，淋巴结稍缩小，左眼视力较前稍好转，予以出院，但出院后仍有发热。

4. 2个月前颈肩及前胸出现成片红色斑丘疹伴瘙痒，且颈淋巴结进行性增大，逐渐出现双侧腋下、腹股沟淋巴结肿大伴疼痛。2019-05-22行左腋下淋巴结切除，病理检查：淋巴组织增生显著，个别核大细胞，部分区见多灶中性粒细胞浸润。上级医院病理科会诊：淋巴细胞、中性粒细胞、浆细胞及组织细胞浸润，伴小血管增生，结合形态和免疫表型，倾向淋巴组织反应性增生伴局灶不典型增生。

5. 2019-05-31至当地皮肤病专科医院，行颈部皮疹皮肤活检。病理检查：角化过度，角化不全，棘层增生肥厚，灶状海绵水肿，皮突延长，真皮浅层血管轻度扩张，血管周围见散在的炎细胞浸润，呈慢性皮炎改变；皮屑真菌直接镜检阴性。

6. 2019-06-18因诊断不明，收入复旦大学附属中山医院感染病科。

■ 既往史及个人史

否认高血压、糖尿病。1984年右眼因劈柴砸伤，至今视力不佳；2011年因急性阑尾炎行阑尾切除术。患者青霉素皮试阳性，牛奶、大豆、海鲜过敏。

· 入院检查 ·

■ 体格检查

1. T 37.7℃，P 100次/分，R 22次/分，BP 106/77 mmHg。

2. 面颈部、前胸和腋下皮肤见密集分布红色斑丘疹，按压不褪色（图68-1）。耳前、耳后、颌下、颏下、颈部、锁骨上窝、腹股沟均可触及肿大淋巴结，质韧，表面光滑，部分融合，较大者约3 cm×3 cm，伴触痛，表面无窦道。

■ 实验室检查

1. 血常规：WBC 32.1×10⁹/L，N% 81.1%，PLT 543×10⁹/L，Hb 72 g/L。

2. 尿常规及粪常规阴性，粪隐血阳性。

3. 炎症标志物：CRP 62.9 mg/L，ESR > 120 mm/h，PCT 0.23 ng/mL。

4. 生化：ALT/AST 14/19 U/L，Alb 27 g/L，LDH 240 U/L；IgG 23.87 g/L，IgG4 1.16 g/L，IgE 2 449 g/L；免疫固定电泳阴性。

5. 自身抗体：ANA核仁1:320，其余正常。

6. 肿瘤标志物：均阴性。

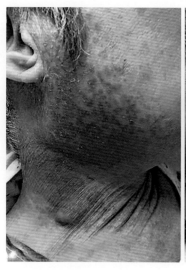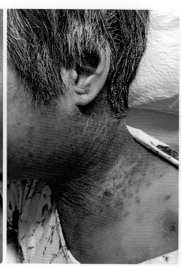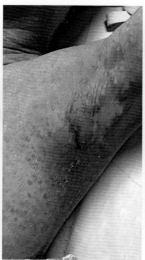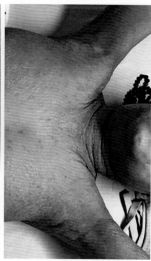

图68-1　患者入院时皮疹情况

7. 隐球菌荚膜抗原及G试验：阴性。

8. T-SPOT.TB：A/B 0/0。

9. 抗HIV抗体，梅毒抗体，EBV、CMV、风疹病毒及单纯疱疹病毒IgM：均阴性。

■ **辅助检查**

1. 心电图：正常。

2. 超声心动图：静息状态下超声心动图未见异常（LVEF 66%）。

临床分析

■ **病史特点**

患者为老年女性，病程1年余，主要表现为发热、全身多发淋巴结肿大以及面颈部、前胸和腋下皮肤密集分布红色斑丘疹，血白细胞和炎症标志物（ESR和CRP）升高明显，抗感染治疗体温可下降，但停药后又常有低热。外周血涂片曾发现中晚幼粒细胞，但骨髓穿刺、淋巴结和皮肤活检均未发现肿瘤证据。诊断与鉴别诊断考虑如下。

■ **诊断分析**

1. 感染性疾病：患者反复发热，病程长达1年，多次查WBC、CRP及ESR均明显升高，要考虑感染性疾病可能：感染部位是淋巴结，还是其他隐匿部位（如腹盆腔深部脏器、心内膜、颅脑等），是否为特殊病原体（如结核或非结核分枝杆菌、诺卡菌、真菌、巴尔通体、病毒、寄生虫等）引起的慢性感染。病史中氟喹诺酮类药物治疗可能有效但不持久，提示细菌性感染可能大。可行超声心动图、腹盆腔增强CT、头颅MRI检查，必要时行PET/CT检查寻找感染靶点；另一方面，可行血清学检查，再次淋巴结或皮肤活检行微生物培养和mNGS、组织病理等检查，多方面寻找感染病原体。

2. 肿瘤性疾病：包括血液系统肿瘤和实体肿瘤。本例出现长期、反复发热，伴全身多发淋巴结肿大，高度怀疑淋巴瘤。虽然患者外院曾行淋巴结活检、皮肤活检及骨髓穿刺涂片检查，均未发现肿瘤依据，但由于疾病进展，组织病理可能发生变化，可完善PET/CT检查寻找代谢较高的病变部位再次活检，必要时重复骨髓穿刺明确诊断。另外，实体肿瘤广泛淋巴结转移亦不能除外，实体肿瘤所致不明原因发热中以肾上腺及肾脏肿瘤最为常见，也可通过全面的影像学检查来明确。

3. 风湿免疫性疾病：如成人Still病、系统性红斑狼疮、类风湿性关节炎、皮肌炎、嗜酸性肉芽肿性多血管炎等风湿免疫性疾病均可出现发热、皮疹伴淋巴结肿大的表现。该患者存在发热、白细胞显著升高及皮疹，需考虑不典型成人Still病，但需排除其他原因所致的发热后再做判断。

进一步检查、诊治过程和治疗反应

1. 2019-06-18因患者IgE异常升高，送特异性IgE及寄生虫抗体检测。考虑到特殊病原体感染不能除外，外周血送mNGS检查，并予多西环素（0.1 g，q12 h）抗感染。

2. 2019-06-20行PET/CT检查：炎性病变累及全身多处淋巴结（双侧颈部、锁骨区、腋窝、皮下多处肌间隙、胸内、腹盆腔、腹膜后和双侧腹股沟）、鼻咽部及左侧口咽部可能，脾脏、骨髓增生性改变，结合临床判断是否为淋巴瘤累及；右肺上叶尖段磨玻璃结节（图68-2）。

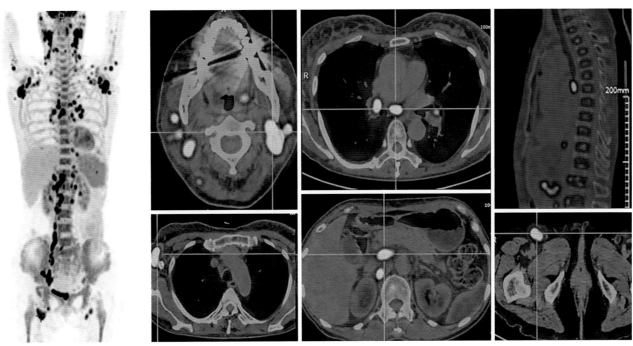

图68-2　2019-06-20 PET/CT全身淋巴结肿大伴代谢增高（最大者位于左颈，3.3 cm×1.8 cm，SUV 14.6）

3. 2019-06-21特异性IgE报告：总IgE > 1 000 KIU/L，各致敏原IgE均阴性。寄生虫抗体报告：阴性。

4. 2019-06-24根据皮肤科会诊意见，在左腋下皮损处行皮肤活检。将外院左腋下肿物病理切片送复旦大学附属中山医院病理科会诊（图68-3）。

病理诊断	（左腋下肿物）镜下见淋巴组织较弥漫增生，其间散在多量中性粒细胞成分，增生淋巴组织有一定异型性，并可见核分裂象，为淋巴组织增生伴非典型增生。
	备注：
	1. 形态较复杂，可试行基因检测。
	2. 本院重新活检完整淋巴结进一步检测。

图68-3　左腋下肿物病理（外院活检）会诊报告

5. 2019-06-24行右腋窝淋巴结穿刺活检，组织送微生物培养及mNGS检测，淋巴结细菌及真菌涂片、涂片找抗酸杆菌均阴性。

6. 2019-06-26病理科结合患者入院后皮肤活检病理（图68-4）、右腋窝淋巴结穿刺活检（图68-5）以及外院左腋下肿物病理检查，考虑病情复杂，肿瘤不除外，建议再次行完整淋巴结挖除活检并行肿瘤基因检测。患者及家属拒绝再次活检，但同意对左腋下淋巴结标本行肿瘤基因检测。

7. 2019-06-27病理科认为血液系统肿瘤不能除外，但无法进一步明确诊断。淋巴结mNGS提示脓肿分枝杆菌（图68-6），

巨检	带皮肤组织1枚，大小1.8 cm×0.8 cm×0.5 cm，皮面未见特殊，切面灰白，质中。
病理诊断	（皮肤活检）送检皮肤，表皮部分区鳞状细胞空泡化，真皮浅层小血管周围炎细胞浸润，真皮深层可见异物巨细胞反应，组织细胞聚集及中性粒细胞浸润，考虑表皮囊肿破裂伴感染。
	2019-06-26补充报告：免疫组化（2019-N16800）：19S32032-001：CD68（KP1）阳性，HPV阴性，p16阴性，Ki-67 20%阳性。

图68-4　2019-06-26左腋下皮肤活检报告（2019-06-24送检）示表皮囊肿破裂伴感染

巨检	右腋下淋巴结：破碎灰白条索状碎组织一条，共计长1.5 cm，直径0.1 cm。
病理诊断	（右腋下淋巴结穿刺组织）送检穿刺组织未见明显淋巴滤泡，增生小血管间可见较多淋巴细胞、浆细胞及中性粒细胞，灶性坏死，伴组织细胞反应，特殊染色未查见阳性菌，结核PCR检测结果为阴性，请结合临床，必要时行淋巴结活检。
	免疫组化（2019-N16689）：19S31923-001：CK（pan）上皮阳性，CD68（KP1）组织细胞阳性。
	特殊染色：19S31923-001：PAS染色阴性，抗酸染色阴性，六胺银染色阴性，网状纤维染色阳性。
	（MTB2019-345）检测结果：结核PCR检测结果为阴性。

图68-5　右腋窝淋巴结穿刺病理报告

属名	属相对丰度(%)	属严格序列数	种名	覆盖度（%）	种序列数	种严格序列数
分枝杆菌属	3.31	12	脓肿分枝杆菌	0.011 6	12	9
			布里斯班分枝杆菌	0.000 7	1	0
			瘰疬分枝杆菌	0.000 9	1	0

图68-6　2019-06-27右腋窝淋巴结mNGS（2019-06-25采样）报告：检出脓肿分枝杆菌核酸序列

考虑血液系统肿瘤导致免疫低下继发非结核分枝杆菌感染可能，予阿奇霉素（0.25 g，qd）+头孢美唑（2 g，q8 h）+阿米卡星（0.4 g，qd）+多西环素（0.1 g，q12 h）抗脓肿分枝杆菌治疗。

8. 2019-06-28右腋窝淋巴结细菌及真菌培养均阴性，分枝杆菌培养结果未归。

9. 2019-07-02体温平（图68-7），炎症标志物较前下降，WBC 12.4×10^9/L，ESR 99 mm/h，CRP 22.8 mg/L，予以出院。嘱在当地医院继续阿奇霉素+头孢美唑+阿米卡星+多西环素抗感染治疗，并等待肿瘤基因检测结果及正式病理报告。

■ **出院后随访**

1. 2019-07至2019-08初，患者回当地医院严格按照复旦大学附属中山医院感染病科方案予以抗脓肿分枝杆菌治疗。其间无发热，皮疹较前消退，自觉浅表淋巴结逐渐缩小。

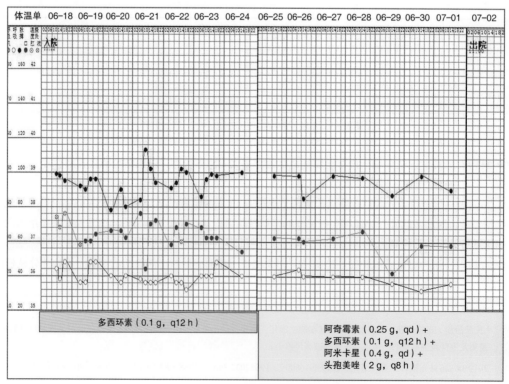

图68-7　住院期间体温变化及用药情况

2. 2019-07-15肿瘤基因检测结果及正式病理检查报告：存在T淋巴细胞基因重排阳性，提示为外周T细胞淋巴瘤，非特殊型（图68-8），鉴于患者病情复杂，建议临床治疗前先行MDT讨论。电话告知患者淋巴结肿瘤基因检测提示外周T细胞淋巴瘤可能。

检测项目	基因重排类型	检测结果
B淋巴细胞基因重排检测	IGH Tube A	−
	IGH Tube B	−
	IGH Tube C	−
	IGK Tube A	−
	IGK Tube B	−
T淋巴细胞基因重排检测	TCRB Tube A	−
	TCRB Tube B	−
	TCRB Tube C	−
	TCRG Tube A	−
	TCRG Tube B	+
病理诊断	2019-07-15补充报告： （左腋下肿物）镜下见淋巴组织较弥漫增生，其间散在多量中性粒细胞成分，增生淋巴组织有一定异型性，并可见核分裂象，结合基因重排检测结果T淋巴细胞基因重排阳性，提示为外周T细胞淋巴瘤，非特殊型。鉴于患者病情复杂，建议临床治疗前先行MDT讨论。 免疫组化19T01678：CD20斑片状阳性，CD19斑片状阳性，CD3较多阳性细胞，CD30散在少量阳性细胞，ALK阴性，EMA少许阳性细胞，Perforin部分淋巴细胞阳性，GranB阴性，CD56阴性，MPO散在细胞阳性，CD68（PK1）组织细胞阳性，CD4少量淋巴细胞阳性，CD8较弥漫阳性；其他：19T01678：（原位杂交）EBER阴性。		

图68-8 2019-07-15肿瘤基因检测结果及补充病理报告

3. 2019-08-05为评估疗效，再次收入复旦大学附属中山医院感染病科。入院查体：T 36.6℃，颈部和腋下淋巴结明显缩小，皮疹明显消退。实验室检查：血WBC 8.95×10⁹/L；ESR 53 mm/h，CRP 1.4 mg/L；IgE 349 IU/L。

4. 2019-08-05考虑抗脓肿分枝杆菌效果显著，继续阿奇霉素（0.25 g，qd）+头孢美唑（2 g，q8 h）+阿米卡星（0.4 g，qd）+多西环素（0.1 g，q12 h）抗感染治疗。

5. 2019-08-12随访PET/CT：与2019-06-20比较，全身多处（双侧颈部、锁骨区、腋窝、皮下多处肌间隙、胸内、腹盆腔、腹膜后和双侧腹股沟）病变淋巴结较前明显减少、缩小、糖代谢减低，原鼻咽、口咽病灶消失，脾脏、骨髓糖代谢较前减低（图68-9）。

（1）2019-08-14血液科随访：结合临床治疗反应，患者单纯抗感染后效果显著，目前临床诊断T细胞淋巴瘤综合依据不足。

（2）2019-08-16患者体温平，全身浅表肿大淋巴结进一步缩小，面颈部、前胸和腋下皮肤红色斑丘疹进一步消退（图68-10）。血WBC 6.88×10⁹/L；ESR 34 mm/h，CRP 0.6 mg/L（图68-11）。予以出院，嘱继续原方案回当地治疗，1～2个月后再来感染病科随访。

最后诊断与诊断依据

■ 最后诊断
脓肿分枝杆菌感染（累及全身多处淋巴结、皮肤）。

■ 诊断依据
患者为老年女性，病程1年余，主要表现为发热、全身多发淋巴结肿大以及面颈部、前胸和腋下皮肤密集分布红色斑丘疹。

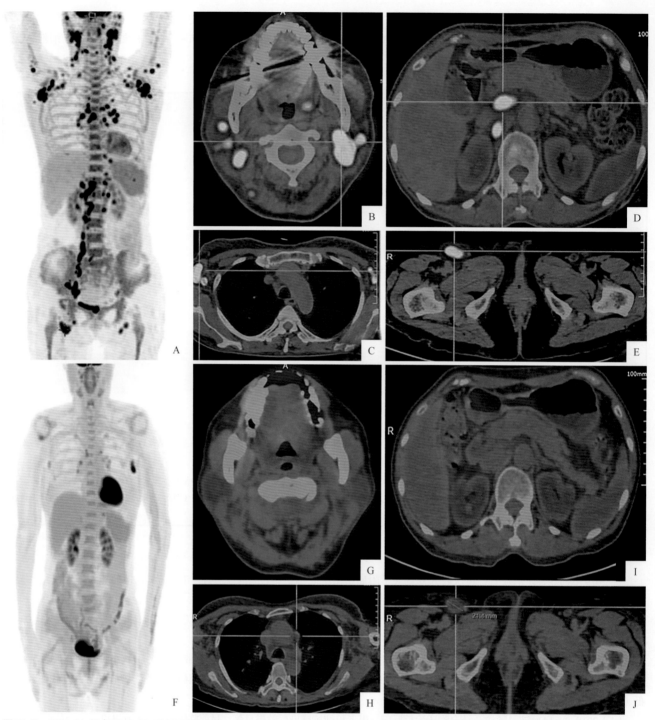

图68-9　2019-06-20与2019-08-12 PET/CT比较　A～E. 2019-06-20 PET/CT：全身淋巴结肿大伴代谢增高；F～J. 2019-08-12 PET/CT：多处淋巴结较前明显缩小且代谢降低

实验室检查示白细胞升高，CRP、ESR及IgE显著上升，PET/CT提示全身淋巴结肿大伴代谢明显增高，淋巴结组织mNGS检测到脓肿分枝杆菌。予阿奇霉素+头孢美唑+阿米卡星+多西环素针对性抗感染治疗，体温很快转平、皮疹逐渐消退、炎症标志物逐渐降至正常。随访PET/CT见原肿大淋巴结明显缩小且代谢显著降低。综合分析，全身脓肿分枝杆菌感染（累及淋巴结和皮肤）诊断可以成立。值得指出的是，本例原先临床怀疑淋巴瘤可能，但多次淋巴结和皮肤活检、骨髓穿刺，均不能获得病理确诊。仅一次淋巴结活检为"增生淋巴组织有一定异型性，并可见核分裂象，结合基因重排检测结果，提示外周T细胞淋巴瘤"。但后续2个月，单纯予以抗脓肿分枝杆菌治疗，未予糖皮质激素或其他抗淋巴瘤治疗，全身淋巴结明显缩小伴PET/CT代谢降低，炎症标志物降至正常，也未再有发热反复等表现，因此淋巴瘤依据不足。

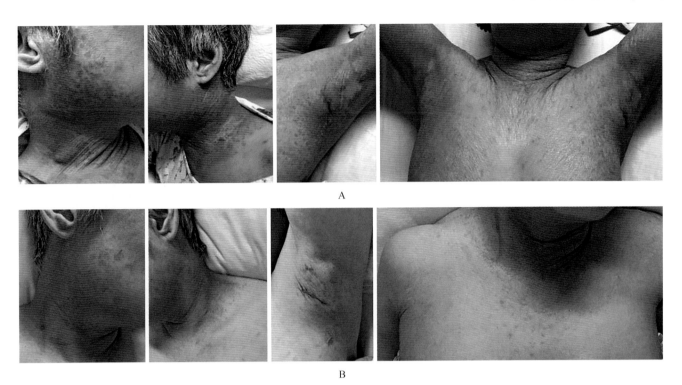

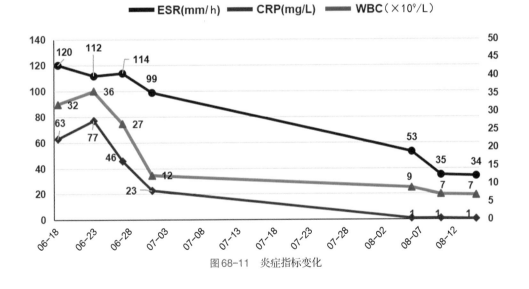

图68-10 患者皮疹变化　A. 2019-06-18；B. 2019-08-15

图68-11 炎症指标变化

经验与体会

1. 发热伴全身淋巴结肿大的感染性疾病中，常见病原体包括分枝杆菌、布鲁菌、立克次体、螺旋体、球孢子菌、隐球菌、HIV、EBV、CMV、原虫等，mNGS技术对于特殊病原体的检测具有快速、敏感、无偏倚等优势。临床对该患者的外周血及淋巴组织进行了mNGS检测，并在淋巴组织中发现脓肿分枝杆菌，针对这一病原体进行抗感染治疗，最终取得良好的效果。虽然累及淋巴结的非结核分枝杆菌（NTM）以鸟-胞内分枝杆菌复合群居多，但文献报道脓肿分枝杆菌的播散感染可导致淋巴结肿大。该患者为老年女性，出现反复发热及全身多发淋巴结肿大，可能由脓肿分枝杆菌播散感染所致。

2. 脓肿分枝杆菌作为快速生长的分枝杆菌，可造成人体各个器官的感染，近年来老年人发病率呈上升趋势，以皮肤软组织感染最为常见。脓肿分枝杆菌引起的皮肤感染可表现为丘疹、结节、溃疡、瘢痕以及多种形式混合存在的皮疹，常由微小的创伤、美容治疗、穿刺和脓肿分枝杆菌的播散感染所致。该患者为老年女性，面颈部、前胸和腋下等多处皮肤见密集分布的红色斑丘疹，据文献报道这种多发性皮疹往往是脓肿分枝杆菌沿淋巴系统播散的结果。皮肤脓肿分枝杆菌感染的组织病理学检查可见真皮血管周围淋巴细胞浸润以及深部真皮中由嗜酸性粒细胞、浆细胞和巨细胞引起的肉芽肿。该患者皮肤活检见真皮浅层小血管周围炎细胞浸润，真皮深层可见异物巨细胞反应，与脓肿分枝杆菌所致皮疹相符。

3. PET/CT既往常用于肿瘤性疾病的诊断与鉴别诊断，由于感染性病灶亦出现糖代谢增高的表现，且代谢增高往往早于解剖形态的改变，故该技术目前也越来越多地应用于发现感染灶并引导活检部位。该患者根据PET/CT提示进行浅表淋巴结活检，后期通过PET/CT随访了解疾病转归，随访结果为抗感染治疗增加信心并最终排除了血液系统肿瘤。

参考文献

[1] Choi H, Kim Yl , Na CH, et al. Mycobacterium abscessus skin infection associated with shaving activity in a 75-year-old man[J]. Ann Geriatr Med Res, 2018, 22(4): 204-207.

[2] Lee MR, Sheng WH, Hung CC, et al. Mycobacterium abscessus complex infections in humans[J]. Emerg Infect Dis, 2015, 21(9): 1638-1646.

[3] Mohseni S, Shojaiefard A, Khorgami Z, et al. Peripheral lymphadenopathy: approach and diagnostic tools[J]. Iran J Med Sci, 2014, 39(2 Suppl): 158-170.

[4] Vaidyanathan S, Patel CN, Scarsbrook AF, et al. FDG PET/CT in infection and inflammation—current and emerging clinical applications[J]. Clin Radiol, 2015, 70(7): 787-800.

病例 69 臀部肿块、发热、呕吐，蛛丝马迹寻思路

作者·黄英男 金文婷 马玉燕 袁征 沈燕 黄鹤
审阅·胡必杰 潘珏

病史简介

男性，64岁，上海人，2017-07-25收入复旦大学附属中山医院感染病科。

主诉

右臀部肿物逐渐增大1年，发热、呕吐3个月余。

现病史

1. 患者1年前发现右侧臀部肿物，乒乓球大小，不伴红肿热痛或瘙痒等，未予重视。3月前肿物明显增大，自测11 cm×14 cm，并出现发热，T_{max} 39.5℃，午后为著，伴反复恶心、呕吐、便秘，2～3天解便1次，无畏寒、寒战、咳嗽、咳痰、腹痛、腹泻或尿频、尿急、尿痛等。同时左脚皮肤出现大片黑斑，逐渐扩大至全身多处皮肤，伴瘙痒，夜间尤甚，影响睡眠。

2. 2017-07-23外院就诊，CRP：108 mg/L；胸腹盆CT平扫：右侧肾上腺区占位，右侧臀大肌、腰大肌、髂内肌多发脓肿可能，前列腺钙化灶；超声：右臀部皮下含液性病灶（123 mm×50 mm×82 mm，边界尚清楚）。为进一步诊治，收入院。

3. 自发病以来，患者精神、饮食、睡眠差，便秘，体重有下降。

既往史及个人史

患者十岁余被诊断为"小儿麻痹症"。1996年摔倒后不能行走。2010年再次摔倒后右侧小腿骨错位，局部形成脓包，破溃后局部流出脓液血水，患者自行处理，未就医。否认高血压、糖尿病等慢性病史，否认结核等传染病史。

入院检查

体格检查

1. T 37℃，P 100次/分，R 20次/分，BP 98/62 mmHg；H 158 cm，W 50 kg。

2. 右臀部一隆起包块，手掌大小，有波动感（图69-1）；四肢对称分布的灰褐色斑块，界限清楚，表面粗糙，有少量鳞屑（图69-2）；唇颊黏膜多发灰褐色斑块。

实验室检查

1. 血常规：WBC $7.55×10^9$/L，N% 59.60%，Hb 92 g/L，PLT $530×10^9$/L。

2. 尿常规：阴性。

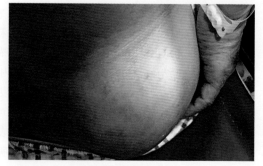

图69-1 右臀部隆起包块

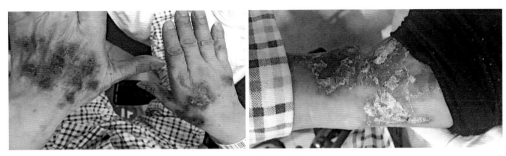

图69-2　四肢灰褐色斑块

3. 炎症标志物：ESR 86 mm/h，hsCRP 131.8 mg/L，PCT 0.21 ng/mL。

4. 生化：ALT/AST 12/24 U/L，Alb 32 g/L，Cr 89 μmol/L；Na$^+$ 129 mmol/L，K$^+$ 4.9 mmol/L。

5. 隐球菌荚膜抗原、呼吸道病原体九联检测及G试验：均阴性。

6. 肿瘤标志物、心脏标志物：均阴性。

7. 自身抗体：全套均阴性。

■ **辅助检查**

1. 胸部CT：两上肺散在炎性病变机会大，结核可能（图69-3）。

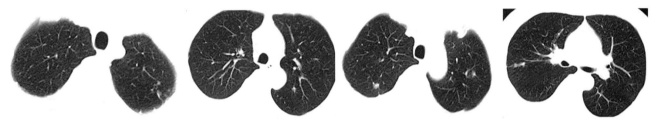

图69-3　2017-07-25胸部CT表现

2. 腹盆部增强CT：右臀大肌及右髂腰肌多发液性感染包块伴右侧骶骨骨质慢性改变，盆腔及双侧腹股沟稍肿大淋巴结；双侧肾上腺液性占位，大者位于右侧，约3.3 cm×2.4 cm（图69-4）。

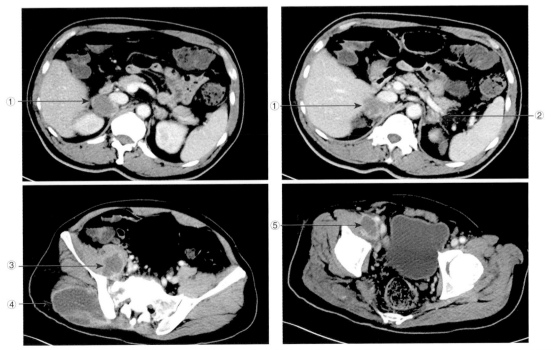

图69-4　2017-07-25腹盆部增强CT表现　①右肾上腺占位；②左肾上腺占位；③右腰大肌占位；④右臀大肌占位；⑤右髂腰肌占位

3. 超声心动图：未见明显异常。

· 临床分析 ·

■ 病史特点

患者为老年男性，发现右臀部肿物1年，近3个月出现发热、呕吐、便秘、臀部肿物增大，伴四肢皮肤对称分布的灰褐色斑块，并有体重下降，实验室检查提示炎症标志物升高，影像学见肺部结节，骶髂关节及周围软组织、肾上腺囊性占位。

■ 诊断分析

1. 可能诊断一：患者病程较长，有发热、多部位囊性占位，首先考虑慢性感染性脓肿，病原体需考虑如下。

• 分枝杆菌：结核分枝杆菌以及非结核分枝杆菌中的脓肿分枝杆菌等毒力较低，可导致多部位慢性感染性脓肿，常表现低度毒性或消耗症状，可行病灶穿刺送病原学及病理学检查以明确诊断。

• 放线菌、诺卡菌：两者均可表现为多部位慢性感染性脓肿。除肺部感染外，诺卡菌感染以皮肤脓肿多见，放线菌感染则以口腔和颈面部感染多见。可行病灶部位穿刺，送检革兰染色、弱抗酸及抗酸染色涂片检查，细菌培养（需延长培养时间）以及组织病理检查以明确。

• 厌氧菌：横膈以下慢性感染需考虑厌氧菌所致的脓肿，可予脓肿穿刺，行厌氧菌培养甚至mNGS检测以明确诊断。

2. 可能诊断二：肿瘤性疾病。患者老年男性，骶髂关节及周围软组织、肾上腺多发占位，不除外转移性肿瘤或伴有继发感染可能。但这些病灶以液性或囊性成分为主，未见明显淋巴结肿大，实验室检查显示肿瘤标志物阴性，肿瘤性疾病可能性较小。

3. 可能诊断三：肾上腺皮质功能减退。患者有恶心、呕吐、便秘、体重下降、血压偏低，实验室检查提示低钠血症，影像学检查见肾上腺占位，需考虑肾上腺原发疾病所致皮质功能减退。可完善皮质醇/ACTH水平及皮质醇节律进一步明确。病因考虑全身疾病致双侧肾上腺受累所致，如条件许可，行肾上腺占位处活检及病原学检查明确原因。

· 进一步检查、诊治过程和治疗反应 ·

■ 诊治过程

1. 2017-07-26行超声引导下臀部软组织囊性病灶穿刺置管，引流出黄绿色脓液（图69-5）。脓液常规：红细胞+/−10/HP，白细胞满视野；因标本黏稠不能行生化检查；ADA（3次）：100/100/100 U/L；涂片找细菌、真菌及抗酸杆菌均阴性。

2. 2017-07-26 T-SPOT.TB：A/B 73/69。考虑结核感染可能大，予异烟肼+利福平+阿米卡星+左氧氟沙星抗结核治疗；患者血钠偏低，予以补钠治疗。

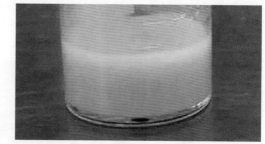

图69-5 臀部软组织囊性病灶穿刺引流出黄绿色脓液

3. 2017-07-27臀部软组织肿块增强MRI：右侧骶髂关节骨质改变伴周围肌群内液性占位，考虑感染性病变伴脓肿形成，右髂血管周围及右侧腹股沟多发肿大淋巴结。耻骨联合背面右下方小脓肿。右侧股骨头陈旧性改变（图69-6）。

4. 2017-07-27行左外踝处皮损、周围皮肤及皮下组织皮肤活检。

5. 2017-07-30皮肤病理检查回报：送检皮肤表皮棘层增生，真皮小血管周围少量炎症细胞浸润。皮肤科考虑为湿疹。

6. 患者臀部脓肿引流通畅，但体温下降不明显，考虑结核累及范围广泛，2017-07-31起加用利奈唑胺（0.6 g，静脉滴注，q12 h）抗感染治疗。因患者反复恶心、呕吐，2017-08-16予利奈唑胺减量至0.3 g，静脉滴注，q12 h。

7. 因腹盆增强CT见肾上腺占位，2017-08-04进一步行肾上腺增强MRI，示双侧肾上腺炎性病变，TB机会大，双肾小囊肿（图69-7）。因肾上腺脓肿位置较深，后方紧邻肾脏，前方穿刺需途经肝脏，且患者纳差、呕吐，一般情况较差，风险较大，故未行穿刺。

■ 治疗反应

1. 治疗期间随访血钠持续较低（2017-07-28 Na$^+$：131 mmol/L；2017-07-31 Na$^+$：131 mmol/L；2017-08-03 Na$^+$：129 mmol/L；2017-08-07 Na$^+$：120 mmol/L；2017-08-10 Na$^+$：123 mmol/L），患者有肾上腺占位，怀疑因此影响到肾上腺皮质功能导致低钠血症和反复恶心、呕吐。2017-08-10查皮质醇节律示促肾上腺皮质激素（ACTH）明显升高，皮质醇明显降低：（8AM）ACTH

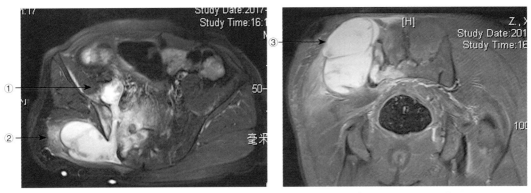

图69-6　2017-07-27臀部软组织肿块增强MRI表现　① 右腰大肌脓肿；② 右臀大肌脓肿；③ 右髂腰肌脓肿

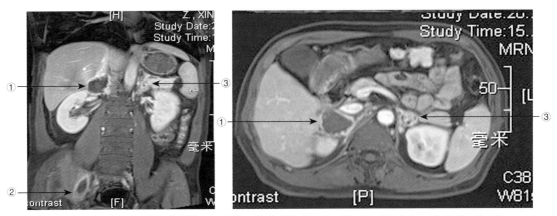

图69-7　2017-08-04肾上腺增强MRI表现　① 右肾上腺脓肿；② 右髂腰肌脓肿；③ 左肾上腺脓肿

1 131.0 pg/mL，皮质醇100.2 nmol/L；（4PM）ACTH 717.8 pg/mL，皮质醇85.4 nmol/L［参考范围：ACTH（7～10 AM）7.2～63.3 g/mL，皮质醇（6～10 AM）133.0～537.0 nmol/L、（4～8 PM）68.2～327.0 nmol/L］。

2. 2017-08-10请内分泌科会诊。查体见掌纹及乳晕颜色加深，考虑肾上腺功能减退症。建议停用浓钠；予氢化可的松静脉滴注替代治疗，剂量为100 mg、q8 h 1天，若血钠恢复正常，1天后减量，方案为100 mg、q12 h 2天，50 mg、q8 h 2～3天，50 mg、q12 h 2～3天；若患者情况恢复可，则改为醋酸可的松口服：早晨50 mg、下午25 mg。肾上腺功能减退可能系结核感染所致，建议积极抗感染治疗，感染控制后激素可缓慢减量。治疗过程中需随访血皮质醇及ACTH，严格嘱患者勿擅自停用激素，否则有诱发皮质危象风险。

3. 2017-08-15臀部引流液分枝杆菌培养结果：结核分枝杆菌阳性（图69-8）。

4. 治疗过程中，患者一般情况及呕吐等症状明显好转，体温逐渐转平（图69-9），血钠上升至正常范围内（图69-10）；臀部肿物引流量逐渐减少。2017-08-21超声见引流管位置正常，其周围未见明显无回声区，予拔管后出院，门诊随访。口服用药方案：异烟肼（0.3，qd）＋利福平（0.45，qd）＋左氧氟沙星（0.4，qd）＋利奈唑胺（0.3，q12 h），醋酸可的松早晨50 mg、下午25 mg。

标本种类	分泌物	标本说明		采样时间	
申请时间	2017-07-26 16：07	备注	微生物实验室-传报		
编号		细菌名称		结果/浓度	
MPB64		结核分枝杆菌复合群特异性抗原MPB64		阳性	
FZGJPY		分枝杆菌培养		阳性	
检验医师			检验时间		2017-07-26
报告时间	2017-08-15 11：04		核对者		

图69-8　臀部引流液分枝杆菌培养结果

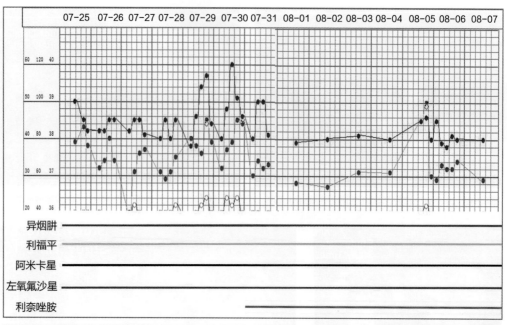

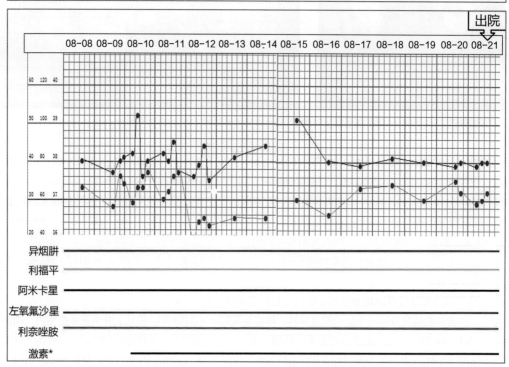

图69-9　住院期间体温单及用药情况　*激素用法为：2017-08-10氢化可的松（100 mg，静脉滴注，q8 h）；2017-08-11至2017-08-12氢化可的松（100 mg，静脉滴注，q12 h×2天）；2017-08-13至2017-08-15氢化可的松（50 mg，静脉滴注，q8 h×3天）；2017-08-16至2017-08-18氢化可的松（50 mg，静脉滴注，q12 h×3天）；2017-08-19起醋酸可的松（早晨50 mg、下午25 mg，口服）

5. 2017-09-21随访胸部CT基本相仿；臀部软组织肿块增强MRI示右侧臀部病变，累及右侧骶髂关节、右侧腰大肌及髂腰肌，病灶较前缩小；肾上腺增强MRI：双侧肾上腺病变，较前相仿。

6. 2018-02-07随访胸部CT基本相仿；臀部软组织肿块增强MRI示右侧臀部病变，累及右侧骶髂关节、右侧腰大肌及髂腰肌，病灶较前缩小；肾上腺增强MRI：双侧肾上腺病变，较前相仿。

7. 2018-03-20随访T-SPOT.TB：A/B 23/37。

8. 2018-07-13随访胸部CT基本相仿；臀部软组织肿块增强MRI示右侧臀部病变，累及右侧骶髂关节、右侧腰大肌及髂腰肌，病灶较前缩小（图69-11）。

9. 2018-09-12随访T-SPOT.TB：A/B 32/13；患者诉双足底麻木，考虑为利奈唑胺所致可能，予停用，继续异烟肼+利福

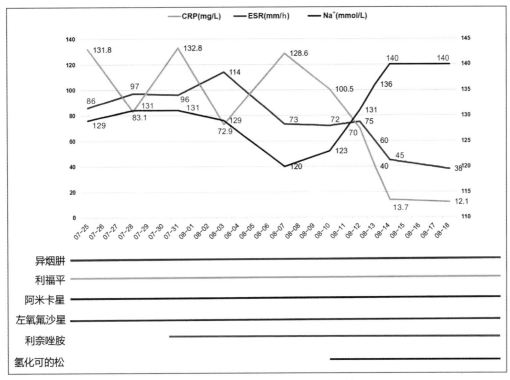

图69-10　住院期间炎症标志物及血钠变化情况

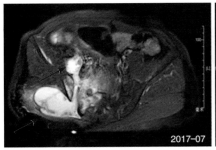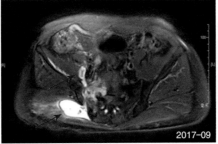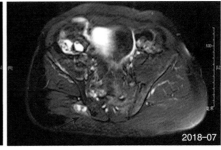

图69-11　随访臀部软组织增强MRI

平+左氧氟沙星口服抗结核治疗。

10. 2018-11-20再次随访，患者一般情况明显好转，血压135/75 mmHg（首次入院时为98/62 mmHg）；体重60 kg，较首次住院时增加10 kg；复查胸部CT较前相仿（图69-12），拒绝臀部软组织及肾上腺增强MRI检查。考虑患者抗结核治疗已16个月，予停用，继续可的松口服替代治疗，内分泌科门诊随访。

11. 患者体温平，随访炎症标志物进行性下降（图69-13），电解质正常。

最后诊断与诊断依据

■ 最后诊断

1. 多部位结核（骶髂关节及周围软组织、肾上腺、肺）。
2. 慢性原发性肾上腺皮质功能减退，肾上腺结核引起。
3. 脊髓灰质炎后遗症。

■ 诊断依据

患者为老年男性，以右臀部肿物起病，近3个月出现发热，反复恶心、呕吐，体重下降，实验室检查提示炎症标志物升高，T-SPOT.TB强阳性，影像学见肺部结节，骶髂关节及周围软组织、肾上腺液性占位，臀部脓肿引流液结核分枝杆菌培养阳性，经引流及积极抗结核后发热好转，炎症标志物下降，脓肿缩小，考虑结核分枝杆菌感染。患者血钠降低，补钠不能纠正；皮

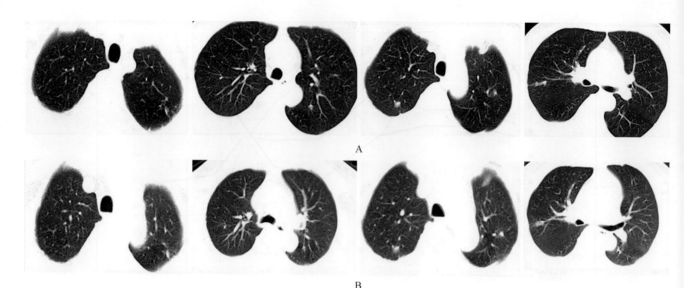

图69-12　随访胸部CT基本相仿　A. 2017-07；B. 2018-11

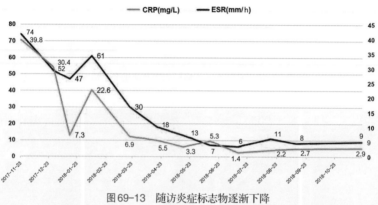

图69-13　随访炎症标志物逐渐下降

质醇节律存在，但皮质醇水平明显降低，ACTH明显升高，补充糖皮质激素后血钠水平恢复至正常；影像学提示肾上腺囊性病灶；结合患者骶髂关节及其周围结核分枝杆菌感染明确，考虑结核所致的原发性肾上腺皮质功能减退。

经验与体会

1. 原发性肾上腺皮质功能减退，又称艾迪生病（Addison's disease），主要由肾上腺本身的病变导致肾上腺皮质功能不足和反馈性ACTH水平升高。慢性者症状主要包括疲乏、厌食、恶心、腹泻、肌肉关节疼痛，原发性者最具特征性的表现为皮肤、黏膜色素沉着，另有低血压、低血糖、性功能减退、贫血、低钠血症等。仅当肾上腺破坏超过90%时才会出现皮质功能不全的症状。本患者病程较长，一直未予重视，导致双侧肾上腺均遭严重破坏，故症状明显。

2. 在全世界范围内，尤其是发展中国家中，肾上腺结核是原发性肾上腺皮质功能减退的首要原因，肾上腺结核一般由血行播散所致，常同时伴有胸腹腔、盆腔淋巴结或泌尿系统结核。肾上腺结核常累及双侧，皮质和髓质均可遭受严重破坏，早期肾上腺可增大，晚期纤维化后体积可缩小，约半数可伴钙化。

3. 结核感染可累及全身各个器官，导致的临床表现多种多样。在复杂的感染性疾病及发热待查的诊断中，各种蛛丝马迹均应重视，如本患者有频繁恶心、呕吐、便秘、血压偏低以及顽固的低钠血症，需想到肾上腺皮质功能减退所致，进而寻找相关病灶及病因，而不是单纯对症治疗，"头痛医头，脚痛医脚"。

4. γ-干扰素释放试验（interferon-gamma release assay, IGRA）是一种体外检测细胞介导免疫应答的血液检查。其原理是结核感染者体内存在特异的效应T淋巴细胞，再次受到结核抗原刺激时会分泌IFN-γ。IGRA诊断结核感染的特异性＞95%，其中T-SPOT.TB较QFT-GIT有更高的敏感性（分别约为90%和80%）。由于相关抗原也存在于部分非结核分枝杆菌，如海洋分枝杆菌（*M. marinum*）、苏尔加分枝杆菌（*M. szulgai*）、转黄分枝杆菌（*M. flavescens*）和堪萨斯分枝杆菌（*M. kansasii*）中，故这些分枝杆菌感染也可导致IGRA呈阳性。

5. 结核的治疗除一般的药物治疗外，冷脓肿的穿刺引流及培养相当重要，尤其是涂片找抗酸杆菌及分枝杆菌培养务必要送检。本患者骶髂关节周围软组织脓肿经积极引流及药物治疗，病灶缩小明显；而肾上腺囊性病灶因位置较深，穿刺需途经肝脏，风险较大，未能穿刺。若能行穿刺引流，则抗结核治疗的疗程有望大大缩短。另外，需注意的是，结核分枝杆菌可经空气传播，为患者行病灶穿刺、处理引流液及伤口护理等有创操作时应选择负压病房，且应注意操作人员的个人防护以及周围环境物体表面的清洁消毒工作。对患者也应做好相应宣教工作。

参考文献

Shah M, Reed C. Complications of tuberculosis[J]. Curr Opin Infect Dis, 2014, 27(5): 403–410.

病例 70 恶犬咬伤后伤口迁延不愈：揭秘流浪狗口中真凶

作者·王青青 金文婷 马玉燕 米宏霏
审阅·胡必杰 潘珏

· 病史简介 ·

女性，49岁，上海人，2020-08-26收入复旦大学附属中山医院感染病科。

■ 主诉

右下肢犬咬伤后红肿、渗液伴低热近2个月。

■ 现病史

1. 2020-07-03患者散步时被大型流浪犬咬伤右下肢近膝关节外侧，形成2处直径约1 cm的伤口，渗出血性液体（图70-1），后接种狂犬病疫苗、伤口清创包扎。

2. 2020-07-13起右下肢伤口出现红肿、渗液明显，未见明显化脓，伴发热，T_{max} 37.5℃，无畏寒、寒战；就诊于某综合医院，予伤口切开、清创，予头孢替安（2 g，静脉滴注，qd）治疗。伤口未见明显好转，体温逐渐升高，T 37.7～38℃。

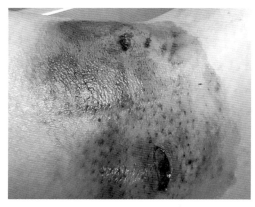

图70-1　2020-07-10犬咬伤后第1周伤口

3. 2020-07-18外科住院治疗，查炎症标志物均正常（报告未见）；行胸部CT未见明显实质性病变。2020-07-25出现腹股沟淋巴结肿大，2020-07-31予加用阿奇霉素（0.5 g，口服，qd）联合头孢替安抗感染治疗5天，效果不明显，停药后腹股沟淋巴结出现明显肿大。

4. 2020-08-03、2020-08-10右下肢伤口行清创+负压封闭引流术（图70-2），2020-08-10起予青霉素（960万U，静脉滴注，qd）治疗共5天。2020-08-13行腹股沟淋巴结活检，送淋巴结mNGS：检出脓肿分枝杆菌，种严格序列数46（图70-3）。2020-08-

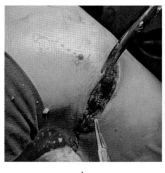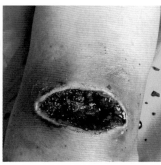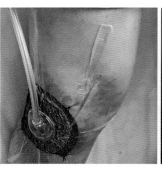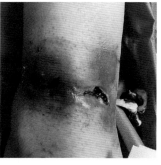

| A | B | C | D |

图70-2　伤口清创及负压封闭引流　A. 2020-08-03伤口清创；B. 2020-08-10清创后1周；C. 2020-08-11伤口负压封闭吸引；D. 2020-08-17负压封闭吸引1周后

属				种			
类型	拉丁名	中文名	序列数	拉丁名	中文名	序列数	基因组覆盖度
NTM	*Mycobacteroides*	分枝杆菌属	47	*Mycobacteroides abscessus*	脓肿分枝杆菌	46	0.068 5%（3 487/5 090 491）

图70-3　腹股沟淋巴结组织mNGS示脓肿分枝杆菌

17起予以阿奇霉素（0.5 g，口服，qd）+头孢西丁（2 g，静脉滴注，tid）+亚胺培南（1 g，静脉滴注，q12 h）+阿米卡星（0.6 g，静脉滴注，qd）抗脓肿分枝杆菌治疗，期间仍有低热，T_{max} 37.3℃，右下肢伤口仍肿痛。为进一步诊治，收入感染病科。

■ 既往史及个人史

否认高血压、糖尿病、心脏病等。

·入院检查·

■ 体格检查

1. T 37.1℃，P 100次/分，R 24次/分，BP 113/83 mmHg。

2. 神志清，精神萎。双肺呼吸音清，未闻及干湿啰音；心律齐，各瓣膜区未及杂音；腹部平软，无压痛，肝、脾肋下未及。右侧腹股沟可触及肿大淋巴结，直径2 cm左右，质韧，边界清；右小腿外侧近膝关节处见破溃伤口2处，伴窦道形成，见血性渗液（图70-4）。

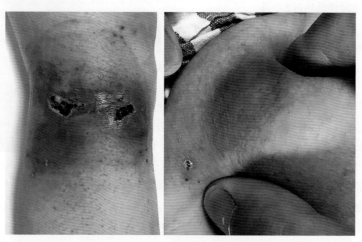

图70-4　入院查体：见右小腿外侧伤口及右侧腹股沟肿大淋巴结

■ 实验室检查

1. 血常规：WBC 7.8×10^9/L，N% 64.9%，Hb 136 g/L，PLT 251×10^9/L。

2. 炎症标志物：hsCRP 0.8 mg/L，ESR 23 mm/h，PCT 0.04 ng/mL；IL-6 4.6 pg/mL。

3. 生化：ALT/AST 26/25 U/L；Cr 59 μmol/L，UA 178 μmol/L；K^+ 3.9 mmol/L，Ca^{2+} 2.59 mmol/L。

4. D-D二聚体：2.91 mg/L。

5. 尿常规、粪常规：均正常。

6. 甲状腺功能：FT_3 5.0 pmol/L，FT_4 15.7 pmol/L，TSH 0.7 IU/mL。

7. 免疫固定电泳：阴性。

8. 细胞免疫：CD4 908/μL，CD8 794/μL，CD4/CD8 1.1。

9. 肿瘤标志物：均正常水平。

10. 自身抗体：均阴性。

11. 病毒抗体：HBV DNA 9.83×10^3，CMV DNA、EBV DNA均低于检出下限。

临床分析

■ 病史特点

患者为中年女性，右下肢犬咬伤后红肿、渗液伴低热近2个月，下肢软组织感染诊断明确。伤口引流处的腹股沟肿大淋巴结mNGS检测示脓肿分枝杆菌，但多次清创和VSD治疗＋全身抗菌药物治疗，包括后续使用针对脓肿分枝杆菌的四联药物抗感染，右下肢伤口感染仍不能愈合。

■ 诊断分析

1. 可能诊断一：非结核分枝杆菌感染。该患者病程长，伤口感染症状不剧烈，且腹股沟淋巴结mNGS示脓肿分枝杆菌，故需考虑该菌引起感染可能。但抗感染效果不佳，需考虑是否合并其他病原体感染，可多次送检脓液涂片找抗酸杆菌、分枝杆菌培养和mGNS检测协助诊断。

2. 可能诊断二：其他病原体感染。

• 巴斯德菌：如多杀巴斯德菌，是犬和猫咬伤后引起软组织感染的常见病原体，通常会迅速引起伤口周围红肿热痛，伴化脓，也可能发生菌血症、脑膜炎和心内膜炎等脏器侵袭性感染。青霉素或第二、三代头孢类往往治疗有效。但该例患者经青霉素、头孢类抗感染后效果不佳，故暂不考虑该病原体。

• 嗜二氧化碳纤维菌：是犬、猫类口腔的正常细菌，具有高毒力和高侵袭性，常引起菌血症，死亡率高。其在微生物培养基中生长缓慢且难以鉴别，常常漏诊。该例患者毒性症状不明显，伤口病灶局限，考虑该病原体引起的可能小。

• 厌氧菌：该类细菌引起的感染通常进展较快，多表现为发热、寒战等全身症状，皮肤局部红肿硬痛，可伴脓液稀薄、奇臭。患者犬咬伤，需警惕犬类口腔中的厌氧菌感染。但该患者全身中毒症状不明显，且脓液无明显臭味，单纯以厌氧菌感染不好解释，可行脓液厌氧培养或mNGS检测，以明确感染可能的病原体。

• 革兰阳性球菌：如β-溶血性链球菌、金黄色葡萄球菌等，可引起全身毒性症状，如高热、乏力等；伤口局部红肿热痛症状明显，可伴化脓，严重者可累及骨髓。该例患者低热，伤口脓液渗出，局部炎症表现不剧烈，金黄色葡萄球菌或链球菌感染可能性小。

进一步检查、诊治过程和治疗反应

1. 2020-08-26患者入院后体温平，伤口破溃，伴血性分泌物渗出（图70-5）。行分泌物细菌和真菌涂片、培养均阴性，结合外院淋巴结穿刺组织mNGS结果，考虑非结核分枝杆菌（脓肿分枝杆菌）感染可能。予以阿奇霉素（0.25 g，口服，qd）＋阿米卡星（0.6 g，静脉滴注，qd）＋亚胺培南（1 g，静脉滴注，q12 h）抗感染治疗。

2. 2020-08-27下肢软组织MRI增强：右下肢后外侧软组织炎症，双膝关节腔少量积液（图70-6）。

3. 2020-08-29 T-SPOT.TB：A/B 27/32，外院胸部CT及腹盆CT增强未见异常，伤口分泌物多次涂片找抗酸杆菌均阴性，考虑潜伏结核感染可能。

4. 2020-09-01伤口仍有较多分泌物，局部出现波动感，超声引导下行浅表脓肿置管引流，引流出2 mL血色液体，行细菌和真菌涂片及培养、分枝杆菌培养（后回报结果均阴性）。

5. 2020-09-02骨科会诊，建议继续换药，保持引流通畅，必要时再次清创、VSD治疗。

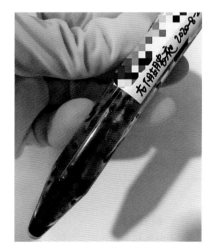

图70-5 伤口渗液

6. 2020-09-03伤口分泌物mNGS：阴性。

7. 2020-09-07伤口渗出仍较多，在阿奇霉素＋阿米卡星＋亚胺培南抗感染基础上，加用利奈唑胺（0.6 g，q12 h）加强抗感染治疗。带引流管出院，至家附近医院继续上述抗感染治疗。

■ 出院后随访

1. 出院后继续阿奇霉素、阿米卡星、亚胺培南联合利奈唑胺抗感染。2020-09-10伤口引流管无液体流出，予以拔除。伤口脓液渗出有所减少。

2. 2020-09-30脓液结核分枝杆菌培养（2020-08-26采集标本）：结核分枝杆菌阳性。2020-10-03调整方案：利福平（0.45，

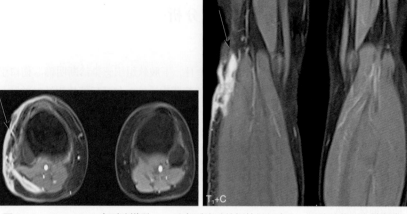

图70-6 2020-08-27右下肢增强MRI示右下肢后外侧软组织炎症，双膝关节腔少量积液

口服，qd）、异烟肼（0.6，口服，qd）、阿奇霉素（0.25，口服，qd）、利奈唑胺（0.6 g，口服，qd）联合阿米卡星（0.6 g，静脉滴注，qd），再次留伤口分泌物行分枝杆菌培养。后伤口渗出逐渐减少并愈合。

3. 2020-10-14脓液分枝杆菌培养（2020-08-31、2020-09-01送检）：均阴性。

4. 2020-10-19门诊随访，伤口疼痛减轻，基本愈合，右侧腹股沟淋巴结较前缩小（图70-7）；WBC 4.07×10⁹/L，CRP < 0.5 mg/L。

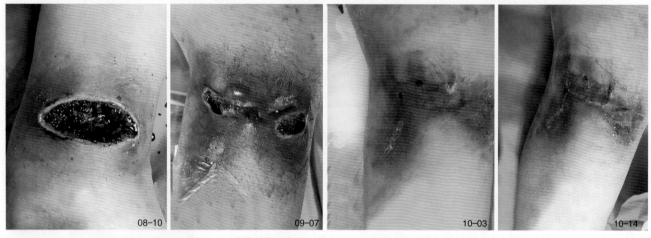

图70-7 出院后伤口变化 渗出减少并愈合，疼痛减轻

5. 予调整抗感染方案为：异烟肼（0.3 g，qd）、利福平（0.45 g，qd）、阿奇霉素（0.25 g，qd）联合利奈唑胺（0.6 g，qd）抗结核分枝杆菌（*Mycobacrterium tuberculosis*，TB）和非结核分枝杆菌（*Nontuberculosis mycobacteria*，NTM）治疗。

<h2 style="text-align:center">· 最后诊断与诊断依据 ·</h2>

■ 最后诊断
犬咬伤相关右下肢软组织感染（结核与脓肿分枝杆菌混合感染）。

■ 诊断依据
患者为中年女性，右下肢犬咬伤后伤口迁延不愈，伴低热，抗感染及多次清创后伤口愈合不佳，MRI提示右下肢后外侧软组织炎症，双膝关节腔少量积液。外院淋巴结mNGS示脓肿分枝杆菌，予加强抗NTM治疗后伤口渗出稍减少。入院后伤口分泌物培养示结核分枝杆菌，予调整为TB兼顾NTM抗分枝杆菌方案，随访伤口逐渐愈合，腹股沟淋巴结缩小，故诊断明确。

<h2 style="text-align:center">· 经验与体会 ·</h2>

1. 全世界每年可发生数百万起动物咬伤，其中犬或猫咬伤占到90%。3% ～ 18%的犬咬伤可出现蜂窝织炎、淋巴结炎和皮

肤脓肿；感染多发生在咬伤后8～24小时，其感染病原体通常是混合感染或来自犬类口腔或人类皮肤。大约50%分离出巴斯德菌或厌氧菌，40%犬咬伤口分离出链球菌和葡萄球菌。

2. 分枝杆菌是引起人类及牛、羊、鹿、犬、猫、鸟等动物发病的重要病原体。在发展中国家，结核病在人类和动物中广泛流行，如结核分枝杆菌引起人、犬、象结核病，牛分枝杆菌在人类和反刍动物中致病。非结核分枝杆菌除存在于水和土壤中外，也可长期存活于家猫、犬、鱼体内，如龟脓肿分枝杆菌。目前关于猫、犬分枝杆菌感染的病例报道较少，可能与分枝杆菌较难培养有关，但同时也可能意味着人们对此类感染的忽视。

3. 该例患者犬咬伤口的脓液传统分枝杆菌培养为结核分枝杆菌，伤口引流侧的腹股沟肿大淋巴结mNGS检出脓肿分枝杆菌，且针对性抗感染治疗后症状明显好转。虽然无法证实犬是否携带同种病原体，但根据病史，推测其可能来自该恶犬。对于犬咬伤后的感染伤口迁延不愈，尤其常规细菌培养阴性，普通抗菌药物治疗效果不佳的，需要考虑结核分枝杆菌等特殊病原体引起感染的可能性。查阅文献，犬咬伤致非结核分枝杆菌和结核分枝杆菌同时感染的病例鲜有报道。本病例中淋巴结mNGS仅检测到脓肿分枝杆菌，入院后分泌物mNGS未检测出结核及非结核分枝杆菌，分泌物培养示结核分枝杆菌，因分枝杆菌是胞内菌，具有破壁困难、培养阳性率低等特点，建议同时送检分枝杆菌培养及分子生物学检测以增加阳性检出率。

4. 当接诊犬咬伤患者时，需询问犬咬时间，之前有无咬伤其他人以及动物疫苗接种情况等，需确保患者进行破伤风和狂犬病预防治疗，并对伤口进行评估及处理。被犬类等动物咬伤后，感染的预防主要分为药物预防和清创引流两部分。不推荐常规预防性使用抗菌药物，但对于以下人群需要预防性应用抗菌药物：① 高危伤口，如犬咬伤超过8小时就诊，伤口累及肌肉、肌腱或关节；② 挤压伤相关的中到重度伤口；③ 有静脉和（或）淋巴受损区域的伤口；④ 手部、生殖器、面部、靠近骨或关节（尤其是手和人工关节）等部位需要闭合的伤口；⑤ 缺乏免疫力的宿主（如免疫功能受损、无脾或脾功能障碍及成人糖尿病患者）。

5. 对于皮肤软组织非结核分枝杆菌感染者，需根据感染菌株类型选择药物。针对该例伤口脓肿分枝杆菌感染，往往需联合至少2种药物，对于无诱导型耐药菌株，需应用包含大环内酯类的多药治疗方案，使用疗程至少4～6个月。该例患者还需覆盖结核分枝杆菌治疗，其病程中曾使用阿米卡星、亚胺培南等兼顾TB和NTM的药物，但效果欠佳，可能与药物的组织渗透率偏低相关。利奈唑胺可用于治疗难治型结核分枝杆菌、非结核分枝杆菌感染，同时具有良好的皮肤软组织渗透能力。该例患者应用利奈唑胺后伤口渗出有所减少，即得益于此。所以在治疗犬咬伤感染患者时，除需关注覆盖病原体，还需注意药物的组织渗透能力。

<h1 style="text-align:center">参考文献</h1>

[1] 中国医师协会急诊医师分会，中国人民解放军急救医学专业委员会，北京急诊医学学会，等. 中国犬咬伤治疗急诊专家共识（2019）[J]. 解放军医学杂志，2019，44（8）：636-642.
[2] Dibaj R, Shojaei H, Narimani T. Identification and molecular characterization of mycobacteria isolated from animal sources in a developing country[J]. Acta Trop, 2020, 204: 105297.
[3] Hurt JB, Maday KR. Management and treatment of animal bites[J]. JAAPA, 2018, 31(4): 27-31.
[4] Lee SFK, Laughon BE, McHugh TD, et al. New drugs to treat difficult tuberculous and nontuberculous mycobacterial pulmonary disease[J]. Curr Opin Pulm Med, 2019, 25(3): 271-280.

第六章
发热伴其他症状或体征

病例 **71** 壮汉持续发热、腰疼之谜

作者·姚雨濛 林佳冰 马玉燕 金文婷
审阅·胡必杰 潘珏

· **病史简介** ·

男性，47岁，浙江人，于2018-05-29收入复旦大学附属中山医院感染病科。

■ **主诉**

发热伴腰疼2个月余。

■ **现病史**

1. 患者入院前2个月余出现发热，病初自测T_{max} 37.5℃，伴腰部酸痛，否认其他不适。当地诊所就诊接受静脉药物治疗后体温转平，后经常出现反复低热（具体不详）。

2. 2018-05-14因腰痛加重就诊于浙江某医院，住院期间测T_{max} 39.0℃，伴有乏力，高热时感头痛，无其他不适。查WBC 8.3×10⁹/L，N% 56.6%；hsCRP 59.2 mg/L，ESR 54 mm/h，PCT 0.16 ng/mL；肝、肾功能未见异常；铁蛋白1 073.6 ng/mL；EBV抗体阴性、柯萨奇病毒抗体阴性、流行性出血热病毒抗体：阴性；γ干扰素释放试验阴性；自身抗体均阴性。

3. 2018-05-18头颅MRI+MRA：两侧额顶叶皮层下散在腔隙灶，MRA未见异常。经胸超声心动图：未见明显异常。胸部CT平扫：左上肺局限性肺气肿。腹部超声：两肾多发结石，肝胆脾胰未见明显异常。2018-05-22腰椎CT+三维重建：腰椎骨质增生。当地予多西环素和利福平治疗3天，患者仍有高热，并诉腰疼加重。

4. 2018-05-25至复旦大学附属中山医院骨科就诊。查WBC 6.1×10⁹/L，N% 64%；CRP 154.9 mg/L，ESR 77 mm/h，PCT 0.14 ng/mL；血培养：阴性。2018-05-26腰椎MR平扫：L_3～L_4椎间盘轻微膨隆（图71-1）。骨科考虑腰椎退行性病变，先后予乙哌立松、洛索洛芬及硫酸氨基葡萄糖等肌松、止痛、对症治疗。

5. 2018-05-29至复旦大学附属中山医院感染病科门诊就诊，拟"发热伴腰痛"收入院。

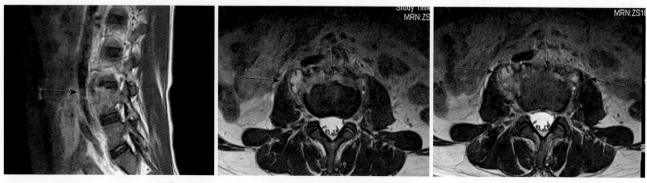

图71-1 2018-05-26腰椎MR平扫T2示L_3～L_4椎间盘向周围轻微膨隆伴变性，压迫硬脊膜囊；局部小关节骨质增生

▥ 既往史及个人史

育有1子1女，家人体健。否认慢性病史。患者为农民，办养殖场，饲养猪及羊。

· 入院检查 ·

▥ 体格检查

1. T 37.9℃，P 95次／分，R 20次／分，BP 111/71 mmHg。

2. 神志清，急性病容，心脏各瓣膜区未及杂音，双肺未及明显干湿啰音，腹软，无压痛、反跳痛，$L_3 \sim L_4$ 椎体叩痛阳性，直腿抬高试验阴性，4字征阳性，神经系统检查阴性。

▥ 实验室检查

1. 血常规：WBC 7.31×10^9/L，N% 65.6%，Hb 103 g/L。

2. 炎症标志物：ESR 90 mm/h，hsCRP 141.2 mg/L，PCT 0.06 ng/mL。

3. 尿常规：蛋白、RBC、WBC、葡萄糖均阴性。

4. 粪常规：正常；粪隐血：阴性。

5. 生化：Alb 32 g/L，ALT/AST 23/29 U/L，Cr 60 μmol/L。

6. T-SPOT.TB：A/B 1/2。

7. 肿瘤标志物：AFP、CEA、CA19-9等均阴性。

8. 自身抗体：ANA 1∶320，抗dsDNA抗体、ANCA等其余自身抗体均阴性。

9. 甲状腺功能：正常范围。

10. 随机血糖：6.2 mmol/L。

11. 细胞免疫：CD4/CD8 0.6。

12. HIV抗体：阴性。

▥ 辅助检查

1. 经胸超声心动图：静息状态超声心动图未见异常。

2. 胸部CT：两肺少许慢性炎症，两侧胸膜轻度增厚。

· 临床分析 ·

▥ 病史特点

患者为中年男性，亚急性起病，主要临床表现为发热伴腰疼，查ESR、CRP明显升高，外院已行头颅MR、胸部CT、腹部超声、腰椎CT等影像学检查，无明确提示，综合上述资料，需考虑以下疾病。

▥ 诊断分析

1. 腹盆腔深部脏器脓肿：患者主要表现为发热伴腰痛2个月余，伴炎症标志物明显升高，予以抗感染后体温曾有好转，需考虑有无腹盆部隐匿性脓肿可能。但患者外院腹部超声及腰椎CT均未发现脓肿性病灶，本诊断可能性小。

2. 感染性心内膜炎：患者亚急性起病，既往接受输液治疗后体温曾转平，ESR和CRP升高，需考虑感染性心内膜炎等隐匿性感染可能。虽患者曾行血培养示阴性，超声心动图未见明显瓣膜赘生物，但有时需停药复查血培养、超声心动图，必要时行经食管超声心动图以提高阳性发现，甚至完善PET/CT观察心脏瓣膜代谢情况以明确诊断。

3. 布鲁菌病：引起发热的全身性感染，常见的有结核、伤寒、疟疾、布鲁菌病等。本例患者为农民，家中饲养猪和羊，此次亚急性起病，伴有乏力、腰疼，多项影像学检查未明确提示可能的感染部位，所以应考虑布鲁菌病的可能。需完善布鲁菌抗体检测、复查血培养并延长培养时间，必要时骨髓穿刺行骨髓液培养以协助诊断。

4. 自身免疫性疾病：患者反复发热2个月余，入院前血培养阴性，多项检查未明确提示感染病灶，外院查ANCA等自身抗体阴性，尚需考虑自身抗体阴性的疾病（如大动脉炎等）所致发热，可行全身动脉MR、腹盆腔增强CT或PET/CT等检查。

5. 淋巴瘤：是不明原因发热的常见原因，可行腹盆腔增强CT、PET/CT、骨髓穿刺+活检术，以明确或排除诊断。

· 进一步检查、诊治过程和治疗反应 ·

1. 追问病史，4年前起患者家中开办养殖场，饲养猪及山羊，否认其他动物接触史。本次来沪前，当地医院曾抽血送疾控中心，测得布鲁菌抗体1∶400，考虑布鲁菌病。之后当地疾控中心至患者开办的饲养场调查，证实其饲养的100余头山羊中40余头患有布鲁菌病，并予宰杀处理。

2. 2018-05-29（入院当天）抽血培养，并与微生物实验室沟通要求延长培养时间。当日开始抗感染治疗，米诺环素（100 mg，q12 h）（首剂200 mg）联合庆大霉素（24万单位，qd）。因体温热峰未下降，2018-05-31起加用左氧氟沙星（0.6 g，静脉滴注，qd）抗感染，之后热峰下降，仍有腰疼，但程度较前略减轻。

3. 2018-06-01腹盆腔增强CT：L₃、L₄椎体及周围软组织病变，考虑炎性病变，邻近双侧髂总静脉受累可能（图71-2）。

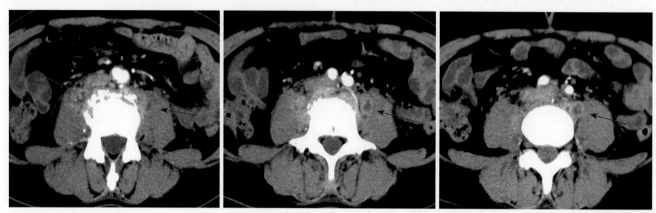

图71-2　2018-06-01腹盆增强CT　L₃、L₄椎体前缘骨质密度不均匀减低，邻近腰大肌及软组织见斑片状稍低密度影，边界模糊，增强扫描可见不均匀强化，邻近髂总静脉管壁稍毛糙

4. 2018-06-02外送布鲁菌抗体回报阳性：1∶320［血清凝集试验（serum agglutination test, SAT）］。血液布鲁菌核酸扩增阴性。

5. 2018-06-06进一步行髂静脉超声：双侧髂静脉血流通畅。

6. 2018-06-06骨科会诊，再次阅读2018-05-26腰椎平扫MRI片，可见L₃～L₄椎体前缘及两侧腰大肌炎性病变，伴可疑流注脓肿形成。考虑布鲁菌病，暂无手术指征；嘱腰部制动，定期复查ESR、CRP及腰椎MRI。

7. 2018-06-10患者体温平，无乏力、头疼等不适，腰痛较前缓解，炎症标志物明显下降（图71-3、图71-4），继续米诺环素+左氧氟沙星抗感染治疗。

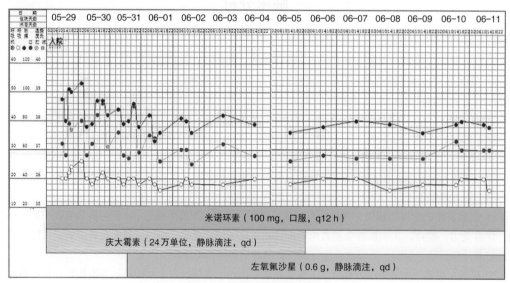

图71-3　体温变化及用药情况

最后诊断与诊断依据

■ **最后诊断**

布鲁菌病伴脊柱炎，椎旁脓肿可能。

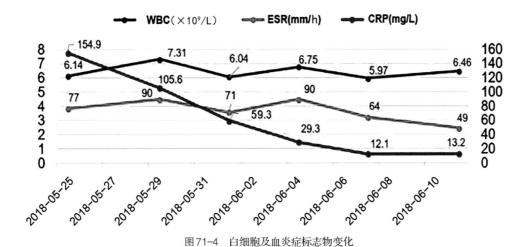

图71-4 白细胞及血炎症标志物变化

■ **诊断依据**

根据患者有病羊接触史，临床表现为发热、腰疼，血清布鲁菌抗体阳性（1：320），增强CT及腰椎MRI显示腰椎及腰大肌受累，应用四环素类药物联合庆大霉素、左氧氟沙星治疗后体温转平、症状好转，诊断明确。

经验与体会

1. 布鲁菌病为自然疫源性人畜共患病，人类主要通过直接接触感染动物或食用未消毒的奶制品感染布鲁菌患病，也可通过职业暴露感染，如实验室技术员、屠宰场及肉制品厂工人、兽医等。全球范围内，人布鲁菌病发病率较高的地区位于中东、中亚、拉丁美洲部分地区以及多数地中海国家。

2. 由于引起的各脏器系统临床表现均无特异性，文献报道中病例确诊往往延迟数月，布鲁菌病也因此与梅毒、结核一同被称为"了不起的模仿者"。我国病例多集中于北方牧区，既往南方地区较罕见，因此常常不被纳入发热待查的鉴别诊断范围，南方患者更易被漏诊、误诊，加重疾病与经济负担。

3. 值得注意的是，我国自2003—2014年，布鲁菌病年发病率以20.8%增长，南方地区布鲁菌病发病率也持续上升，并由牧区向周边半牧半农区、农区扩散。此例患者于浙江从事养殖业，有明确山羊接触史，但起病2个月余后方得以确诊，更突出询问个人史与将布鲁菌病纳入鉴别诊断进行思考的重要性。

4. 布鲁菌病的诊断金标准为血培养分离得到布鲁菌，但由于血培养阳性率低，因此阴性结果不能排除感染，应当结合临床表现、流行病史及血清学检测结果综合判断。

5. 布鲁菌耐药性低，治疗失败、疾病复发和细菌耐药关系不大，患者依从性或为主要矛盾。根据我国内蒙古乌兰察布患者分离85株羊布鲁菌药物敏感试验显示，菌株对米诺环素、多西环素、四环素、庆大霉素、司帕沙星、环丙沙星和左氧氟沙星均敏感，对利福平与复方新诺明耐药率分别为1%与7%。不过，近年也有国内外文献报道，布鲁菌对利福平的敏感性降低。为了解我国布鲁菌的耐药现状和提高治疗成功率，如条件允许，应开展耐药性监测研究。

6. WHO最近一次的布鲁菌病治疗指南颁布于1986年，推荐初始多西环素200 mg联合利福平600～900 mg治疗≥6周，备选链霉素（15 mg/kg）取代利福平治疗2～3周。合并心内膜炎、中枢神经系统感染、脊柱关节炎等局部感染的患者需延长疗程。结核病高发地区学者对治疗失败、疾病复发与产生利福平耐药性存在担心。我国2017年颁布专家共识，对合并脊柱炎、骶髂关节炎患者，推荐多西环素（≥3个月）+利福平（≥3个月）+庆大霉素（1周）/头孢曲松（1个月）治疗。综合考虑患者个体因素与医院药物供货情况，本患者最终选用米诺环素+左氧氟沙星+庆大霉素治疗，取得良好临床反应。

7. 布鲁菌病虽为乙类传染病，但人类患布鲁菌病通常与职业暴露或家庭接触感染动物或其制品有关，目前暂无人际传播的证据，提倡医护人员做好标准预防措施即可，一般情况下患者无须特殊隔离。但需注意的是，患者血液检测过程中产生的气溶胶可通过呼吸道感染检验人员，此途径为实验室感染发生的主要原因，因此一旦怀疑有布鲁菌生长，操作人员应注意做好实验室生物安全防护。我国布鲁菌病流行病学现状见图71-5。

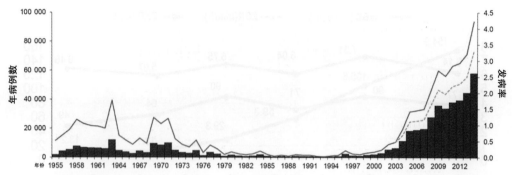

图71-5 我国年发病数（蓝柱条）、年发病率（橙线条）及调整后发病率（绿虚线），估计2004年起网络传报导致发病率额外增加22.06%

参考文献

[1]《中华传染病杂志》编辑委员会. 布鲁菌病诊疗专家共识[J]. 中华传染病杂志，2017，35（12）：705-710.

[2] Franco MP, Mulder M, Gilman RH, et al. Human brucellosis[J]. Lancet Infect Dis, 2007, 7(12): 775-786.

[3] Joint Food and Agriculture Organization (FAO), World Health Organization (WHO). Joint FAO-WHO expert committee on brucellosis[J]. World Health Organ Tech Rep Ser, 1986, 740: 56, 57.

[4] Lai SJ, Zhou H, Xiong WY, et al. Changing epidemiology of human brucellosis, China, 1955-2014[J]. Emerg Infect Dis, 2017, 23(2): 184-194.

[5] Liu ZG, Di DD, Wang M, et al. In vitro antimicrobial susceptibility testing of human brucella melitensis isolates from Ulanqab of Inner Mongolia, China[J]. Bmc Infect Dis, 2018, 18(1): 43.

[6] Memish ZA , Mah MW . Brucellosis in laboratory workers at a Saudi Arabian hospital[J]. Am J Infect Control, 2001, 29(1): 48-52.

病例 72 不可轻视的消化道异物

作者·姚雨濛 马玉燕 金文婷
审阅·胡必杰 潘珏

病史简介

男性，71岁，上海人，2018-06-20收入复旦大学附属中山医院感染病科。

主诉

发热伴腹痛40余天。

现病史

1. 患者于2018-05-07无明显诱因下出现中上腹胀痛，未予重视。次日出现高热伴寒战、大汗、恶心不适，T_{max} 39.5℃，无呕吐、黑便等。至附近诊所输液4天（具体不详）后腹痛略好转，体温热峰有所下降。

2. 2018-05-19因中上腹痛未完全缓解，就诊于急诊外科，查血常规：WBC 15.15×10⁹/L，N% 78.9%，Hb 150 g/L；肝功能：ALT/AST 64/39 U/L，ALP/γ-GT 148/219 U/L，淀粉酶 63 U/L；CRP > 90.0 mg/L，PCT 0.7 ng/mL；腹部盆腔平扫CT：肝胃间隙占位，伴积气、条形致密影（异物？），周围少许渗出（图72-1）。考虑暂无手术指征，予头孢唑肟+左奥硝唑治疗。

3. 次日（2018-05-20）转回某中心医院继续抗感染治疗，患者仍有发热，考虑肝内异物刺入伴脓肿形成可能。2018-05-24于全麻下行腹腔镜探查，术中探查见胃窦与左肝粘连紧密，缓慢钝性分开见左肝肿块突起，直径约3 cm；切开见乳白色脓液渗出，吸尽脓液后，见一长约3 cm弯形鱼骨，予夹取鱼骨（图72-2、图72-3）；胃窦部充血、水肿明显，未行穿孔修补。术中予肝脓肿内置双套管（管①），从剑突下腹壁戳孔引出。术中及术后均未行血液和脓液微生物检测，脓腔每日予生理盐水3 000 mL 24小时连续冲洗。

4. 术后当地医院予头孢唑肟抗感染，患者腹痛较前明显好转，但仍有发热，T_{max} 38.0℃。2018-06-12复查WBC 9.98×10⁹/L，CRP 34.5 mg/L。因持续发热，为进一步诊治至复旦大学附属中山医院感染病科就诊，2018-06-20收住入院。

5. 追问病史，患者起病前1日（即2018-05-06）于家中进食甲鱼，因长期佩戴半口活动义齿，进食时上颚被基板覆盖，故未察觉误吞食鱼骨。

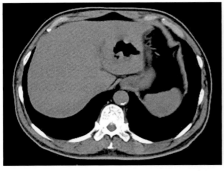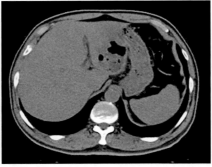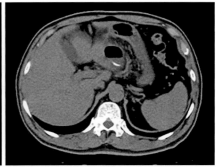

图72-1 2018-05-19腹部平扫CT 肝胃间隙见类圆形异常密度灶，6.5 cm×7.4 cm，内部密度混杂，见液平、气体密度及长条样致密影，与肝左叶分界不清，周围见片絮状渗出

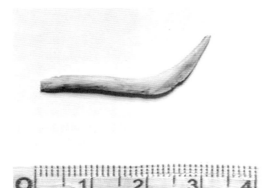

图72-2 术中自肝左叶病灶内取出的一端较尖的甲鱼骨

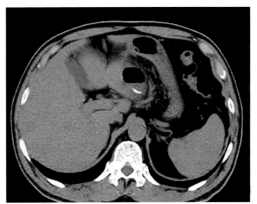

图72-3 复习腹部CT影像，左肝病灶内见条形致密影（箭头），为甲鱼骨

既往史及个人史

高血压病数年，口服复方卡托普利治疗，血压控制正常。

入院检查

体格检查

1. T 39.3℃，P 110次/分，R 20次/分，BP 106/70 mmHg。

2. 神志清，急性病容，心脏各瓣膜区未及杂音，双肺未及明显干湿啰音，腹软，无压痛和反跳痛，见留置腹腔引流管，神经系统检查阴性。

实验室检查

1. 血常规：WBC 18.58×10⁹/L，N% 82.9%，Hb 129 g/L，PLT 331×10⁹/L。

2. 炎症标志物：ESR 109 mm/h，hsCRP 346.7 mg/L，PCT 1.53 ng/mL。

3. 尿常规：蛋白阳性，RBC（+/−），WBC阴性，葡萄糖（+/−）。

4. 生化：Alb 35 g/L，TBIL/DBIL 23.1/10 μmol/L，ALT/AST 55/63 U/L，ALP/γ-GT 239/273；Cr 91 μmol/L。

5. T-SPOT.TB：A/B 14/4。

6. 肿瘤标志物：均阴性。

7. 随机血糖：9.3 mmol/L，糖化白蛋白20%；HbA₁C 8.0%。

8. 细胞免疫：CD4/CD8 1.7。

辅助检查

1. 胸部CT：两下肺少许炎症，右侧少量胸腔积液；右肺少许慢性炎症灶，两肺微小结节。

2. 腹部增强CT：肝左叶见团片状肿块影，约7.9 cm×7.1 cm，密度不均，内见气体影及液平（图72-4）。

3. 心电图：窦性心动过速，偶发房性早搏。

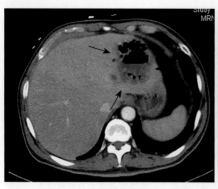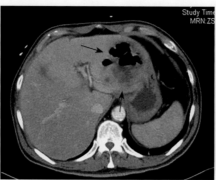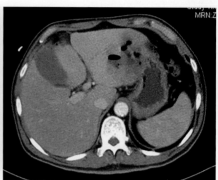

图72-4　2018-06-20腹部增强CT　肝胃间隙异物术后，肝左叶见团片状异常密度肿块（约7.9 cm×7.1 cm），密度不均，内可见气体影及液平，增强扫描见轻度强化

4. 超声心动图：轻度肺动脉高压。

—— 临床分析 ——

■ 病史特点

患者为老年男性，急性起病，表现为发热伴腹痛，查WBC、ESR、CRP、PTC均明显升高。起病后2周，外院行腹腔镜探查＋肝脓肿切开引流术，于术中肝脓肿内发现异物（甲鱼骨）并予钳出，所以异物致胃穿孔继发肝脓肿的诊断可以明确。术后予头孢唑肟治疗，虽症状及部分炎症标志物有所好转，但术后近1个月仍有持续发热。

■ 诊断分析

需考虑以下情况。

1. 抗感染未能有效覆盖病原体所致：患者腹部CT提示肝内脓肿体积较术前反而增大，其内气体影增多，需考虑术后头孢唑肟未能覆盖的病原体所致肝脓肿。文献报道中涉及胃穿孔导致肝脓肿的病原体研究罕见。正常胃内除了幽门螺杆菌以外，细菌浓度极低。老年人、制酸剂治疗等患者，尤其是胃液pH升高时，胃内微生物检出菌种和菌量可以显著升高，包括口腔菌群、肠道革兰阴性菌和真菌等。本例外院术中及术后均无相关微生物检查结果，所使用抗菌药物仅为头孢唑肟，不能覆盖感染病原体的可能性很大。应尽量进行病原体检查，包括血培养、脓液微生物涂片及培养等，以帮助临床选择敏感的抗菌药物。

2. 外科术后肝脏及腹腔脓液未充分引流：患者术后近1个月反复发热，病程较长，但一般情况尚可，入院时复查腹部CT，虽然留置引流管但脓腔内未见导管，考虑置管位置不适当导致脓肿未能充分引流，从而影响治疗效果。可考虑重新置管。

3. 胃窦部穿孔未予修补致腹膜炎：患者术中因胃窦充血、水肿明显，未予穿孔修补，入院前已恢复正常饮食，需考虑消化道穿孔未愈合并发腹膜炎，但患者一般情况尚可，腹部查体无压痛或反跳痛，腹部CT未见腹腔游离气体改变，故此种可能性小。

4. 术后医院获得性感染：包括医院获得性肺炎、导管相关血流感染等，但患者入院后胸部CT未见明显肺部浸润病灶，也未留置深静脉导管和导尿管，故基本可以除外。

—— 进一步检查、诊治过程和治疗反应 ——

1. 2018-06-20入院当日T 39.3℃，留取血培养后，予美罗培南（1 g，静脉滴注，q8 h）抗感染治疗。

2. 2018-06-20腹部CT示肝左叶病灶较前明显增大，考虑原外院术中留置腹腔引流管（管①）对肝脓肿引流不佳，2018-06-21于介入超声下行肝脓肿置管引流（管②），立即引流出深褐色浑浊脓性液体，术后3天分别引流脓液100 mL、50 mL、30 mL，此后未有脓液引出。2018-06-21、2018-06-22两次肝脓肿脓液微生物检查：均找见少量革兰阳性球菌。

3. 2018-06-23血培养（2018-06-20采集）报告：涂片为革兰阳性球菌。

4. 2018-06-24脓液（2018-06-22采集）mNGS：检出星座链球菌，此外尚检出普氏菌属、消化链球菌属、微单胞菌属、小类杆菌属及卟啉单胞菌属等多种厌氧菌核酸序列（图72-5）。

5. 2018-06-25血培养（2018-06-20采集）鉴定结果：星座链球菌；2018-06-26药物敏感试验提示对头孢噻肟、头孢吡肟、利奈唑胺、万古霉素敏感（图72-6）。

类型	属			种		
	中文名	拉丁文名	检出序列数	中文名	拉丁文名	检出序列数
G⁻	普氏菌属	*Prevotella*	7 151	栖牙普氏菌	*Prevotella denticola*	2 566
				中间普氏菌	*Prevotella intermedia*	982
G⁺	消化链球菌属	*Peptostreptococcu*	2 619	消化链球菌	*Peptostreptococus stomatis*	2 524
				厌氧消化链球菌	*Peptostreptococcus anaerobius*	36
G⁺	微单胞菌属	*Parvimonas*	2 609	微小微单胞菌	*Parvimonas micra*	2 609
G⁺	链球菌属	*Streptococcus*	976	星座链球菌	*Streptococcus constellatus*	326
				中间链球菌	*Streptococcus intermedius*	56
G⁻	小类杆菌属	*Dialister*	748	小类杆菌	*Dialister invisus*	473
				害肺小类杆菌	*Dialister pneumosintes*	272
G⁻	卟啉单胞菌属	*Porphyromonas*	455	牙髓卟啉单胞菌	*Porphyromonas endodontalis*	454

图72-5　2018-06-24肝脓肿引流液（2018-06-22采样）mNGS检测结果

标本种类	血		标本说明		采样时间	2018-06-20 12：15
编号	细菌名称		结果／浓度		菌落计数	
STRCON	星座链球菌		阳性			
编号	药敏名称		直径	结果		MIC/RAD
1	头孢噻肟			S敏感		≤ 0.5
2	头孢吡肟			S敏感		1
3	阿莫西林			I中介		0.5
4	青霉素			I中介		0.25
5	克林霉素			R耐药		> 1
6	红霉素			R耐药		> 4
7	氯霉素			R耐药		> 8
8	利奈唑胺			S敏感		≤ 1
9	万古霉素		21	S敏感		
检验医师				检验接收时间		2018-06-20 13：15
报告时间		2018-06-26 09：49		核对者		

图72-6　2018-06-26血培养（2018-06-20采样）报告：星座链球菌

6. 2018-06-25脓液（2018-06-22采集）培养回报：星座链球菌生长。

7. 2018-06-26介入超声下更换肝脓肿引流管（拔除管②，置入管③）。

8. 2018-06-27将外院引流不佳的留置导管（管①）拔除。

9. 因查随机血糖、糖化血红蛋白及糖化白蛋白明显升高，诊断糖尿病，入院后予监测血糖、糖尿病饮食，加用二甲双胍（0.5 g，bid）控制血糖，同时辅以保肝、营养支持等治疗。

10. 入院后未再有腹痛、恶心不适，进食可，排便通畅，2018-06-27起患者体温平，随访炎症标志物好转（图72-7、图72-8）。2018-07-01起留置导管未引流出脓液。2018-07-07复查腹部CT示肝内病灶内气体减少，脓肿灶体积缩小（图72-9）。

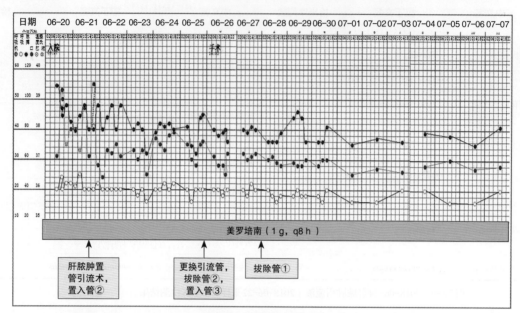

图72-7 体温及治疗情况

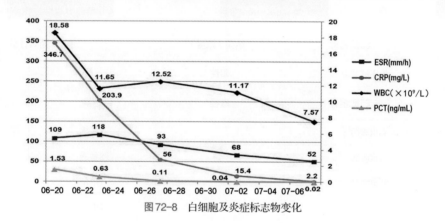

图72-8 白细胞及炎症标志物变化

最后诊断与诊断依据

■ 最后诊断

1. 异物致胃穿孔继发肝脓肿（星座链球菌及厌氧菌混合感染）。
2. 继发性血流感染（肝脓肿来源，星座链球菌）。
3. 糖尿病。

■ 诊断依据

患者有发热、腹痛，腹部CT提示肝左叶脓肿伴异物影，腹腔镜探查术中见邻近胃窦部肝脓肿灶并取出甲鱼骨，血培养及肝脓肿脓液培养提示星座链球菌，脓液mNGS提示厌氧菌等多种病原体混合感染。使用头孢唑肟抗感染近1个月，脓肿灶扩大，换用美罗培南治疗并更换引流管后，病灶明显缩小，病情显著改善。综合病史、术中所见及影像学、微生物学和抗感染治疗反应，异物致胃穿孔继发肝脓肿（星座链球菌及厌氧菌混合感染）诊断成立，同时合并有继发血流感染。

经验与体会

1. 误食异物的情况在生活中常有发生，好发于婴幼儿、高龄老人、进食过快者、佩戴义齿者、酗酒者以及精神异常者，加

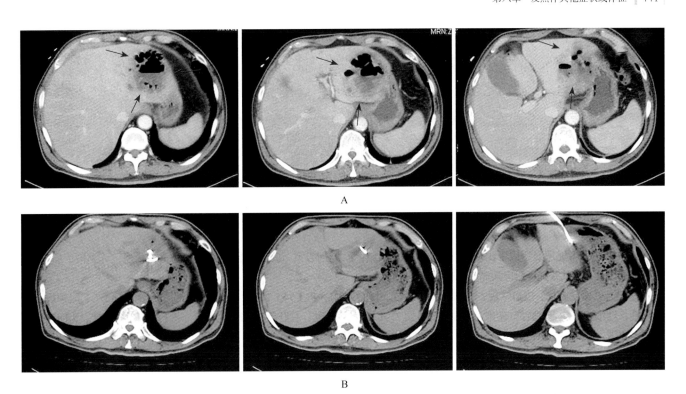

图72-9　2018-07-07腹部平扫CT见肝脓肿灶较2018-06-20缩小，见引流管，气体和液平明显减少　A. 2018-06-20腹部增强CT：肝左叶脓肿，约7.9 cm×7.1 cm，内见气体影及液平；B. 2018-07-07腹部平扫CT：肝脓肿灶较2018-06-20缩小，见引流管，气体和液平明显减少

强看护是防止发生的关键。根据患者年龄不同，造成消化道穿孔的异物类型有所不同，鱼骨、鸡骨、牙签等多见于成年人，而坚果、果壳多见于儿童。多数情况下（80%～90%），异物在1周内通过消化道排出，但在少数患者中，尖锐的异物可造成消化道穿孔、肠梗阻、窦道形成，甚至造成肝脓肿、脾脏破裂等罕见但严重并发症。穿孔可发生于胃肠道的任何部位，但多见于回盲部及直肠乙状结肠交界部等成角部位。

2. 根据文献报道，吞食异物者中仅有少数能感知或回忆起误食异物，病史采集十分困难。发生消化道穿孔后，临床表现各不相同，部分以急腹症起病，但多数为非特异性的腹部、盆腔慢性炎症，是造成误诊、漏诊的原因之一。本例患者由于佩戴义齿，基板干扰了口腔感受反馈而未能察觉误食，所吞食甲鱼骨的尖锐一端在胃部蠕动作用下刺破胃壁并刺入邻近的肝左叶，形成脓肿；而由于胃壁较厚，且很可能邻近网膜及周围组织对穿孔部位逐渐包裹、封闭，使得临床表现更为隐匿。

3. 有研究发现，对于儿童消化道异物的诊断，超声及腹部X线摄片的敏感性低，小肠穿孔后膈下游离气体不常见。CT检查对于发现如骨等线性、钙化密度异物的灵敏度、特异度较高，对于进一步评估异物所在部位、指导手术治疗具有价值。

4. 发病机制上，消化道异物继发肝脓肿可由异物经上消化道直接刺入肝脏形成，多见于肝左叶，病原体主要为口咽部正常菌群，如链球菌属和口腔厌氧菌群，正如此例患者；也可由异物刺破肠道（小肠末端常见）后，细菌经血流播散至肝脏形成脓肿，此时主要病原体为肠道菌群。

5. 异物所致消化道穿孔的治疗，首先需要内镜或外科手术干预取出异物，并根据穿孔部位大小，行穿孔部位消化道修补术或行切除+消化道吻合术。对于继发肝脓肿者，治疗原则为充分引流脓液基础上，根据微生物学结果联合有效抗感染治疗。

6. 感染性疾病诊疗思维中最关键要素之一是对病原体进行评估。此例患者住院1个月，始终未行脓液微生物涂片或培养，高热时未行血培养，且经验性治疗未覆盖厌氧菌，也是导致治疗无针对性、治疗效果不佳的重要原因。此例患者收住感染病科后，对脓液行涂片+培养仅提示星座链球菌，mNGS提示同时存在多种口腔厌氧菌。mNGS既证实了临床医生对混合感染的判断，也补充了传统微生物学方法的不足。

参考文献

[1] 中华医学会消化内镜学分会.中国上消化道异物内镜处理专家共识意见（2015年，上海）[J].中华消化内镜杂志，2016，1：19-28.

[2] Badea R, Chiorean L, Matei D, et al. Accidentally ingested foreign body associated with liver actinomycosis: the diagnostic value of imaging[J]. J Gastrointestin Liver Dis, 2013, 22(2): 209-212.

[3] Dangoisse C, Laterre PF. Tracking the foreign body, a rare cause of hepatic abscess[J]. BMC Gastroenterol, 2014, 14: 167.

[4] Lin XK, Wu DZ, Lin XF, et al. Intestinal perforation secondary to ingested foreign bodies: a single-center experience with 38 cases[J]. Pediatr Surg Int, 2017, 33(5): 605-608.

病例 73 发热伴血小板减低，追问病史后恍然大悟

作者·缪 青 金文婷 林佳冰
审阅·胡必杰 潘 珏

· 病史简介 ·

女性，61岁，浙江人，农民，2018-05-09收入复旦大学附属中山医院感染病科。

■ 主诉

发热伴腹泻4天。

■ 现病史

1. 4天前患者无明显诱因下出现发热，T_{max} 39.8℃，伴乏力和腹泻，每天解便4～5次，为黄色稀便，无黏液、脓血便，否认不洁饮食，否认头痛、肌肉酸痛等不适。

2. 当地县医院就诊，查血常规：WBC 1.34×10^9/L，N% 64.2%，PLT 74×10^9/L，Hb 123 g/L；CRP < 0.5 mg/L；尿常规：蛋白阳性，红细胞阳性。查胸部CT未见明显异常（图73-1）；腹部超声：右肝囊肿，胆囊息肉。未予抗菌药物治疗。为明确发热伴腹泻原因，收入感染病科。

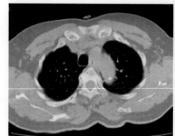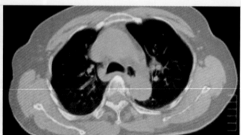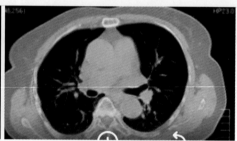

图73-1 2018-05-08胸部CT未见异常

3. 病程中，患者精神萎，睡眠可，胃纳差，小便无殊，大便如前所述，体重无明显改变。

■ 既往史

高血压10余年，平素服用厄贝沙坦降压治疗，血压控制尚可；发现胆囊息肉5天。否认糖尿病、冠心病史；否认疫区接触史，否认生食石蟹、蝲蛄等，否认霉变物质接触史，否认外出旅游史。

· 入院检查 ·

■ 体格检查

1. T 37.2℃，P 78次/分，R 18次/分，BP 137/93 mmHg。

2. 全身皮肤黏膜无破损，无出血点、瘀斑等。心脏各瓣膜区未及杂音。腹平软，无压痛、反跳痛，未及浅表淋巴结肿大。

■ 实验室检查

1. 血常规：Hb 126 g/L，PLT 46×10^9/L，WBC 2.84×10^9/L，N% 76%，L% 20%；尿常规：WBC（+/−），RBC（+/−），蛋白（++），红细胞非均一性；粪常规未留取送检。

2. 炎症标志物：hsCRP 1.7 mg/L，ESR 7 mm/h，PCT < 0.02 ng/mL；铁蛋白951.6 ng/mL。

3. 血生化检查：ALT/AST 31/57 U/L，TBIL/DBIL 5.8/1.4 μmol/L，LDH 431 U/L，Cr 49 μmol/L，BUN 2.9 mmol/L，Na^+ 140 mmol/L，K^+ 3.0 mmol/L；CK 309 U/L，CK-MB 27 U/L，CK-MM 282 U/L；D-D二聚体1.81 mg/L，PT 11.0 s。

4. T-SPOT.TB：A/B 1/9；隐球菌荚膜抗原、肺炎支原体、呼吸道病原体九联检测、G试验：均阴性。

5. CMV IgG 398.9 U/mL，CMV IgM阴性，HSV-1 IgG阳性（10.31COI），HSV-2 IgG阴性，EBV IgA/IgM阴性，HIV/RPR阴性，风疹病毒IgG/IgM阴性，弓形虫IgG/IgM阴性。

6. 风湿指标：自身抗体阴性。

■ **辅助检查**

1. 超声心动图无特殊。

2. 腹部盆腔增强CT：肝右叶囊肿；右侧盆壁肿大淋巴结，右侧腹股沟区多发稍大淋巴结，大小约1 cm，建议进一步检查（图73-2）。

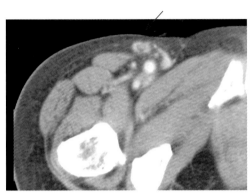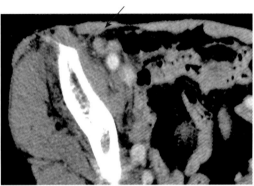

图73-2 入院腹部盆腔增强CT 箭头所指为肿大腹股沟淋巴结

临床分析

■ **病史特点**

患者为中老年女性，无明确免疫抑制，急性起病，主要表现为发热伴腹泻。实验室检查显示外周血白细胞及血小板降低明显，同时伴肝功能不全和蛋白尿，炎症标志物无明显升高，胸部CT无阳性发现，腹部盆腔CT显示右侧盆壁一肿大淋巴结和右侧腹股沟区多发稍大淋巴。入院时体温及腹泻症状较前好转，血小板水平仍较低。现以"发热、腹泻伴血白细胞和血小板减少"作为鉴别点分析如下。

■ **诊断分析**

1. 感染性疾病。

• **感染性腹泻**：社区感染的常见病原体主要有沙门菌、志贺菌、产毒大肠埃希菌、弯曲菌、霍乱弧菌和副溶血弧菌，以及诺如病毒、轮状病毒和腺病毒。该患者否认不洁食物史，炎症标志物不高，血白细胞和血小板下降明显，不支持这类疾病。进一步鉴别诊断需要行粪常规、培养甚至核酸检测。

• **全身性病毒感染**：如以发热进行鉴别诊断，结合患者伴血白细胞下降和血小板减少、肝功能损害、腹股沟淋巴结肿大等，需要考虑全身性病毒感染，而腹泻可能是其伴随症状。例如，动物源性疾病如轻症的病毒性出血热，包括新布尼亚病毒病等，确诊有赖于相关的抗体和病毒核酸检测。

• **其他病原体感染**：包括恙虫病东方体、人粒细胞无形体、钩端螺旋体等，可引起发热、血小板下降症状，结合该患者临床特征，可进一步行相关病原体抗体或核酸检测。原虫（如疟原虫和巴贝虫）感染，因本患者无相关流行病学史，临床表现和过程也不支持，故暂不考虑。

2. 非感染性疾病。肿瘤、风湿免疫系统疾病、血液系统疾病、营养不良、药物相关性疾病等也可出现发热伴白细胞、血小板降低。该患者发热病程短，既往无相关疾病及用药史，自身抗体、骨髓穿刺检查、影像学检查等均无明显提示，可暂不考虑这类疾病。

进一步检查、诊治过程和治疗反应

1. 2018-05-09患者体温平，予以升白细胞、升血小板、保肝治疗。观察病情，暂不予抗感染治疗。

2. 2018-05-10下午当地医院住院期间外送血清CDC检测结果回报：新布尼亚病毒阳性。追问病史，患者为农民，常年耕种，家中附近山地众多，且其经常至山中进行养鸡等活动，家中养鸡30余只，有山中植物密切接触史，故蜱虫叮咬不能除外。患者有发热伴腹泻、白细胞降低、血小板降低、肝酶升高等表现，临床表现支持发热伴血小板减少综合征诊断。

3. 2018-05-11联系复旦大学附属中山医院防保科及疾控中心，留取血标本送疾控中心以明确诊断。结合患者可疑蜱虫叮咬史，不能排除合并其他虫媒感染（如恙虫病等），予米诺环素（100 mg，q12 h）治疗。要求接触隔离，尤其是厕所马桶的物体表面消毒。同时，要求与患者密切接触的陪护家属每日监测体温。

4. 2018-05-12上海市疾控中心检测结果：新布尼亚病毒RT-PCR阳性，IgG阴性，IgM阳性（图73-3）。

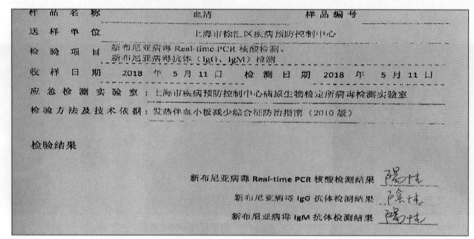

图73-3　2018-05-12血液新布尼亚病毒检测报告（2018-05-11送检）：PCR核酸阳性，IgM阳性，IgG阴性

5. 2018-05-16患者体温平，腹泻好转。复查白细胞、血小板恢复至正常范围（WBC 5.39 × 10^9/L，PLT 152 × 10^9/L）（图73-4、图73-5）。炎症标志物：CRP 0.3 mg/L，ESR 6 mm/h，PCT 0.05 ng/mL。停米诺环素，停升白细胞、升血小板治疗。联系疾控中心复查新布尼亚病毒核酸及抗体。

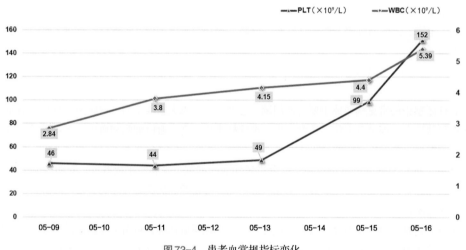

图73-4　患者血常规指标变化

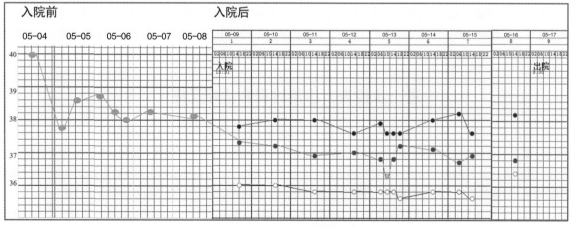

图73-5　病程中患者体温变化

6. 2018-05-17予出院，嘱休息，尽量避免山间活动，外出时做好防护工作。

7. 2018-05-18出院后疾控中心结果回报（2018-05-16送检）：新布尼亚病毒PCR及抗体均为阴性。

8. 2018-05-17患者出院后至今未再出现发热、腹泻等症状，日常生活如常。

最后诊断与诊断依据

最后诊断

新布尼亚病毒感染（发热伴血小板减少综合征）。

诊断依据

患者为农民，既往体健，平时经常山中劳作，有较多蜱虫等叮咬机会。本次以发热起病，T_{max} 39.8℃，伴有腹泻、乏力。实验室检查示白细胞及血小板明显下降、轻度肝功能不全、尿蛋白轻度升高，影像学示腹股沟、盆腔肿大淋巴结。疾控中心检测示新布尼亚病毒IgM及PCR阳性，予对症治疗12天后症状及指标均基本恢复正常，新布尼亚病毒感染诊断成立，考虑为轻中症病例。

经验与体会

1. 发热伴血小板减少综合征（severe fever with thrombocytopenia syndrome, SFTS），是近十年来新认知的一种虫媒传播疾病，潜伏期为1～2周，急性起病，主要表现为发热，体温多在38℃以上，重者可持续高热，体温达40℃以上，部分病例热程可达10天以上。常有乏力、明显纳差、恶心、呕吐，部分病例有头痛、肌肉酸痛、腹泻等。查体常有颈部及腹股沟淋巴结肿大伴压痛，上腹部压痛及相对缓脉。重者可出现意识障碍、皮肤瘀斑、消化道出血、肺出血等，可因休克、呼吸衰竭、DIC等多脏器功能衰竭死亡。

2. SFTS的病原体为新布尼亚病毒，属于布尼亚病毒科的新病毒，2010年前后相继出现于我国河南、湖北、山东、安徽、辽宁、江苏等11个省的山区及丘陵地带，报告病例数以千计。日本及韩国也有报道。本病多发于春、夏季，常表现为发热伴白细胞和血小板减少，少数患者出现多脏器功能损害，有统计平均死亡率7.3%。该患者为浙江宁海人，经常山间劳作，估计当地医生对SFTS具有较高警惕性，疾病初期即行该病毒及立克次体检测，使本病得以早期明确诊断。对于SFTS非流行地区的临床医生，需要了解该病在我国的整体疫情、临床表现特点，避免因为缺乏认知导致疾病诊治延误。

3. 此病起病1周内，PCR可检出新布尼亚病毒核酸；起病2～3周内，血清学可检出病毒抗体。本例患者起病第6天，疾控中心检出PCR阳性、病毒IgM阳性，符合临床病程。新布尼亚病毒的抗病毒治疗方面，暂无有效药物。有使用利巴韦林、法匹拉韦的报道，但尚无人体内有效的证据。值得指出的是，蜱虫也为立克次体及人粒细胞无形体的传播媒介，诊断SFTS时，需要判断有无合并存在这些疾病的可能，必要时可加用四环素类药物治疗。

4. 新布尼亚病毒病为我国乙类传染病，主要传播途径为蜱虫叮咬，尚未发现明确的人际传播证据，急性期患者血液可能有传染性。对无出血表现的患者实施标准预防；有出血表现的患者，尽量单间隔离并张贴明确标识；医务人员应在标准预防的基础上，按预防接触传播类疾病的原则进行防护。注意做好患者的环境物体表面及诊疗用品的消毒。

参考文献

[1] 中华人民共和国卫生部.发热伴血小板减少综合征防治指南（2010版）[J].中华临床感染病杂志，2011，4（4）：193，194.

[2] 中华人民共和国卫生部.发热伴血小板减少综合征经接触传播预防控制要点[J].首都公共卫生，2011，5（6）：285，286.

[3] Liu W, Lu QB, Cui N, et al. Case-fatality ratio and effectiveness of ribavirin therapy among hospitalized patients in China who had severe fever with thrombocytopenia syndrome[J]. Clin Infect Dis, 2013, 57(9): 1292-1299.

[4] Liu Q, He B, Huang SY, et al. Severe fever with thrombocytopenia syndrome, an emerging tick-borne zoonosis[J]. Lancet Infect Dis, 2014, 14(8): 763-772.

[5] Lu QB, Li H, Zhang PH, et al. Severe fever with thrombocytopenia syndrome complicated by co-infection with spotted fever group rickettsiae, China[J]. Emerg Infect Dis, 2016, 22(11): 1957-1960.

[6] Tani H, Fukuma A, Fukushi S, et al.Efficacy of T-705 (Favipiravir) in the treatment of infections with lethal severe fever with thrombocytopenia syndrome virus[J]. mSphere, 2016, 1(1): e00061-15.

[7] Yoshikawa T, Fukushi S, Tani H, et al. Sensitive and specific PCR systems for detection of both Chinese and Japanese severe fever with thrombocytopenia syndrome virus strains and prediction of patient survival based on viral load[J]. J Clin Microbiol, 2014, 52(9): 3325-3333.

病例 74　发热来袭：经验医学与精准医学的"较量"

作者·王青青　金文婷　马玉燕　沈佳瑾　米宏霏
审阅·胡必杰　潘　珏

· 病史简介 ·

男性，29岁，河南人，2018-10-11收入复旦大学附属中山医院感染病科。

■ 主诉

发热伴头痛1周。

■ 现病史

1. 患者在河南农村老家完成农田秋收后，2018-10-03自行驾车连续十余小时返回上海工作。当晚开始出现发热，T_{max} 41℃，伴畏寒、寒战。自服解热药物后体温可降至正常，但数小时后又出现高热，并伴头痛、恶心、腹痛、干咳。

2. 2018-10-06外院就诊。查WBC 4.17×10⁹/L，N% 66.6%，L% 26.2%；CRP 33 mg/L。胸部平扫CT未见明显异常。腹部盆腔平扫CT：胆囊炎可能，胆囊泥沙样结石，盆腔少量积液。予头孢米诺（2 g，bid）+甲硝唑（0.5 g，bid）静脉滴注抗感染及东莨菪碱治疗，T 37.5～38℃，仍未恢复正常。

3. 2018-10-10因发热不退至复旦大学附属中山医院急诊。查WBC 12.08×10⁹/L，N% 40.7%，L% 43.1%；CRP 84.1 mg/L，PCT 0.58 ng/mL。予头孢唑肟2.25 g联合奥硝唑1 g静脉滴注治疗。次日来感染病科门诊，诉发热持续、乏力和虚弱，为明确诊断和进一步治疗，收入感染病科。

■ 既往史及个人史

慢性乙型病毒性肝炎5年，规律服用恩替卡韦。否认高血压、糖尿病病史。

· 入院检查 ·

■ 体格检查

1. T 39.9℃，P 90次/分，R 20次/分，BP 120/70 mmHg。

2. 双侧颌下可触及肿大淋巴结，未融合，无压痛，最大者约1.0 cm×0.5 cm；双侧腹股沟可触及肿大淋巴结，最大者约2.0 cm×0.5 cm（图74-1）。躯干及四肢见较广泛多发性小片状红斑，右侧臀部外上方皮肤红斑内有焦痂。心律齐，各瓣膜区未及杂音；双肺呼吸音清，未闻及明显啰音。腹部平软，无压痛，肝、脾肋下未及。

■ 实验室检查

1. 血常规：WBC 12.47×10⁹/L，N% 48.0%，L% 10.0%，异形淋巴细胞% 37%，Hb 159 g/L，PLT 184×10⁹/L。

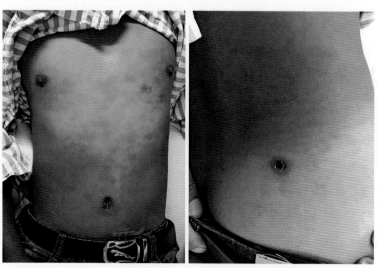

图74-1　入院查体见胸、腹壁皮肤见多发性小片状红斑，右臀部外上方皮肤焦痂

2. 炎症标志物：CRP 179.7 mg/L，ESR 18 mm/h，PCT 0.55 ng/mL。

3. 生化：ALT/AST 71/80 U/L，Alb 39 g/L，Cr 79 μmol/L。

4. 心脏标志物：c-TNT 0.005 ng/mL，NT-proBNP 573.6 pg/mL，CK 204 U/L，CK-MB 36 U/L。

5. 尿常规、粪常规：均正常。

6. 肺炎支原体抗体、呼吸道病原体九联检测：均阴性。

7. 病毒抗体：EBV IgA 及 EBV IgM 阴性，CMV IgG 阳性，CMV IgM 阴性，风疹病毒 IgG 阳性，风疹病毒 IgM 阴性，血浆 EBV DNA、单个核细胞 EBV DNA 均低于检出下限，CMV DNA 低于检出下限。

8. 血培养：5瓶均阴性。

9. T-SPOT.TB：A/B 18/7。

10. 自身抗体：ANA 颗粒 1：100，其余均阴性。

11. 细胞免疫：CD4 13.9%，CD8 66.7%，CD4/CD8 0.2。

■ 辅助检查

1. 胸部CT：两肺未见活动性病变。

2. 超声心动图：左心室内径稍大，主动脉窦部稍增宽。

3. 腹部盆腔增强CT：胆囊细小结石不除外；脾脏稍大，左肾小囊肿，盆腔极少量积液，肠系膜、后腹膜见多发小淋巴结；双侧腹股沟淋巴结稍大（图74-2）。

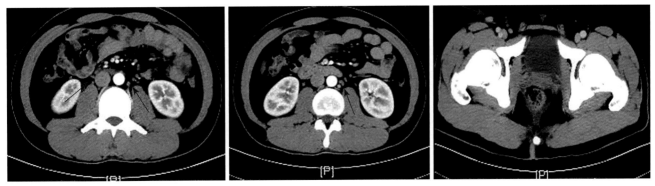

图74-2　2018-10-12腹部盆腔增强CT　肠系膜、后腹膜多发小淋巴结，腹股沟淋巴结稍大

· 临床分析 ·

■ 病史特点

患者为青年男性，因发热1周入院，臀部皮肤焦痂，躯干四肢红斑明显，血常规见异形淋巴细胞，炎症标志物（CRP、PCT）升高，全身多发淋巴结肿大，无皮肤出血和血小板减少，先后予头孢米诺+甲硝唑、奥硝唑+头孢吡肟抗感染，治疗效果不佳。

■ 诊断分析

1. 可能诊断一：感染性疾病。

• **虫媒性疾病**：患者高热1周，病前在河南参加秋收田野作业，予头孢菌素和硝基咪唑类抗感染治疗无效，体检发现臀部皮肤见一处焦痂，需高度怀疑虫媒性疾病，尤其是蜱虫病和恙虫病可能。常见病原体包括立克次体、人粒细胞无形体、新布尼亚病毒等，可予四环素类药物进行经验性治疗，确诊有赖于相关抗体或核酸检测。

• **传染性单核细胞增多症**：主要是由EB病毒（少数为CMV）引起的急性自限性传染病。典型临床三联征为发热、咽峡炎和淋巴结肿大，常有外周明显的异形淋巴细胞增高。本例患者高热1周、淋巴结肿大，外周血高达37%的异形淋巴细胞，需要考虑本病可能，但患者EBV IgM和CMV IgM抗体阴性，EBV DNA和CMV DNA低于检出下限，因此本病可能小。值得指出的是，研究显示立克次体可以引起异形淋巴细胞的显著升高。

• **其他感染**：包括其他全身性感染，如伤寒、布鲁菌病、结核、疟疾等，必要时可进行相关抗体和病毒核酸检测，以明确或排除诊断。

2. 可能诊断二：非感染性疾病。患者高热，全身淋巴结肿大，外周血见异形淋巴细胞，多种抗感染效果不佳，需考虑肿瘤性疾病如淋巴瘤、白血病等，必要时可进行骨髓穿刺和PET/CT检查。

进一步检查、诊治过程和治疗反应

1. 2018-10-11入院当天抽血，外送查立克次体抗体5项。同时予米诺环素（100 mg，口服，q12 h）（首剂200 mg），并辅以异甘草酸镁保肝治疗。当晚发热，T_{max} 40℃，伴寒战，予物理降温+解热镇痛药物对症处理，但仍有高热，临时予甲泼尼龙（40 mg，静脉滴注），体温降至正常。

2. 2018-10-12患者诉乏力，查房见其精神状况不佳。患者病前疑似蜱虫叮咬以外，第1天高热前有连续自行驾车十余小时的劳累史，有干咳，同时血WBC和PCT升高。据此，不排除合并其他非典型病原体或细菌性感染的可能，故予加用左氧氟沙星（0.6 g，静脉滴注，qd）。

3. 2018-10-13患者体温平但诉头痛、头晕明显，行头颅CT平扫未见异常，予布洛芬止痛治疗后症状好转。

4. 2018-10-14外送血清立克次体抗体结果回报：5种立克次体抗体均阴性。因体温好转，继续米诺环素+左氧氟沙星抗感染。

5. 2018-10-15监测体温发现一过性升高至37.7℃，复查炎症指标好转（CRP 18.1 mg/L，PCT 0.13 ng/mL），异形淋巴细胞比例减少（19%）。

6. 2018-10-18患者体温平，焦痂周围皮肤变暗，躯干和四肢皮疹消退，查体腹股沟淋巴结较入院时缩小；复查炎症指标、肝功能均降至正常水平（CRP 4.7 mg/L，PCT 0.03 ng/mL），未见异形淋巴细胞，予以出院（图74-3、图74-4）。

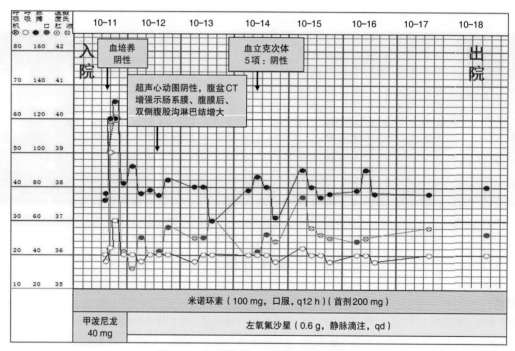

图74-3 住院期间患者体温变化及用药情况

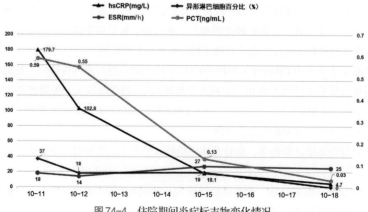

图74-4 住院期间炎症标志物变化情况

7. 为明确本次感染的病原体，对患者2018-10-12采集的全血标本用科研经费进行mNGS检测。2018-10-22结果报告：恙虫病东方体，种严格比对序列数（SDSMRN）为32条。

8. 2018-10-25电话随访：患者恢复良好，出院后未再有发热和头痛等不适。

最后诊断与诊断依据

▦ 最后诊断
恙虫病（丛林斑疹伤寒）。

▦ 诊断依据
患者为青年男性，高热1周，伴皮疹和皮肤焦痂，全身多处淋巴结肿大，发病前有田野作业史。实验室检查示外周血大量异形淋巴细胞，CRP、PCT升高。头孢菌素治疗无效，予米诺环素+左氧氟沙星治疗效果良好，体温很快降至正常，1周后浅表淋巴结缩小、皮疹消失（除了皮肤焦痂）、血炎症标志物恢复正常。虽然血立克次体抗体阴性，但急性期全血mNGS检测出较多的恙虫病东方体核酸序列，故本病诊断可以明确。

经验与体会

1. 立克次体（rickettsia）是一类严格细胞内寄生的原核细胞型微生物，以节肢动物为传播媒介，可引起人体宿主全身性细胞受累的严重感染性疾病，如果没有进行有效病原体治疗，病死率可达20%～30%。对人类致病的立克次体主要有立克次体属（richettsia）、东方体属（orientia）、埃立克体属（ehrlichia）、无形体属（anaplasma）和新立克次体属（neorickettsia），分别可引起流行性斑疹伤寒、丛林斑疹伤寒（即恙虫病）、人单核细胞埃立克体病、人粒细胞无形体病和腺热等。

2. 恙虫病东方体属于立克次体科东方体属，革兰染色阴性，吉姆萨染色呈紫红色，球形或短杆状，成对分布。寄生于活细胞内，通常密集于细胞质中细胞核旁或核的凹陷处。

3. 恙虫病属于病情严重但易治愈的疾病，其在亚洲、太平洋及印度洋海岸的发生率较高，近几年在韩国及我国长江以北的发生率也在增加。严重的恙虫病可表现为急性呼吸困难、消化道出血、急性肾衰竭、低血压休克及凝血功能障碍等。恙虫病全身毒性症状可表现为流感样症状，如发热、头痛、肌肉酸痛，无明显特异性，而皮肤焦痂是提示这类疾病的重要线索。皮肤焦痂是恙螨或蜱虫叮咬的痕迹，这种焦痂无痛、不痒，可出现在50%的立克次体病患者中，通常位于皮肤皱褶或与衣服紧密接触的温暖、潮湿部位。

4. 尽早识别和及时抗感染治疗，是改善恙虫病预后的关键。病原学检查中，由于恙虫病发病1周内常检测不到抗体，分子生物学方法和免疫组织化学方法可作为早期检测手段，在使用抗菌药物之前采集样本，如采集含瘀点的斑丘疹或焦痂边缘组织，有利于提高检测阳性率。该例血样通过酶联免疫吸附试验未检测到立克次体相关抗体。可喜的是，临床将患者急性期的外周血进行了mNGS，检测到恙虫病东方体核酸序列数32条，使本疑似病例最终获得了病原学确诊，再次展示了mNGS技术在发热待查和疑难感染病例中重要的诊断价值。

5. 多西环素是治疗恙虫病的首选药物，疗程7～15天。本例患者来感染病科初诊时便发现了皮肤焦痂，考虑立克次体感染可能大，立即给予米诺环素经验性治疗。虽然最后治疗效果非常满意，但诊疗过程有两点值得反思。第一，入院当天高热明显，常规退热处理体温未降，情急之下临时加用1次甲泼尼龙，干扰了抗感染治疗的疗效判断，即次日体温下降是激素作用还是米诺环素起效。第二，考虑合并其他细菌感染可能和追求快速杀菌作用，入院次日在体温已经下降的情况下，仍加用左氧氟沙星，表明对本例感染的病原体判断不够自信。

6. 恙虫病的预防关键是降低环境中鼠类和恙螨密度。做好个人防护是预防恙虫病的有效措施：① 由于恙螨主要栖息在草丛或灌木中，应避免在此类环境中坐卧休息或晾晒衣被，如果确实需要进入此类环境，应该扎紧袖口、裤管口并将衬衣扎入裤腰内，以减少恙螨的附着或叮咬；② 裸露的皮肤和裤脚、领口或袖口上可喷涂含有邻苯二甲酸二甲酯或避蚊胺等成分的驱避剂进行防护；③ 野外作业后，及时拍打衣物以抖落附着的恙螨；④ 更衣、洗澡，重点擦洗腋窝、腰部、会阴等皮肤柔软部位，减少被恙螨叮咬的机会。对于有恙螨叮咬史或者野外活动史的人群，一旦出现疑似症状或体征（如发热、皮疹、焦痂等），要尽快到正规医疗机构就诊，及时诊断治疗，并告知医生有野外活动史等。

参考文献

[1] Chakraborty S, Sarma N. Scrub typhus: an emerging threat[J]. Indian J Dermatol, 2017, 62(5): 478-485.

[2] John R, Varghese GM. Scrub typhus: a reemerging infection[J]. Curr Opin Infect Dis, 2020, 33(5): 365–371.
[3] Kala D, Gupta S, Nagraik R, et al. Diagnosis of scrub typhus: recent advancements and challenges[J]. Biotech, 2020, 10(9): 396.
[4] Walker DH. Scrub typhus – scientific neglect, ever-widening impact[J]. N Engl J Med, 2016, 375(10): 913–915.

病例 75　发热、腰酸和腹痛，竟是"定时炸弹"计时中

作者·黄英男　金文婷　马玉燕　贾漫琳
审阅·胡必杰　潘　珏

· 病史简介 ·

男性，72岁，上海人，2019-03-28收入复旦大学附属中山医院感染病科。

■ 主诉

3个月内间断发热2次，腰酸和腹痛各1次。

■ 现病史

1. 2018-12-22患者无明显诱因出现发热，T_{max} 40℃，伴畏寒、寒战，否认咳嗽、咳痰、腹痛、腹泻、尿频、尿急、皮疹、关节痛等不适。外院血常规：WBC 6.6×10^9/L，N% 81.8%；ESR 19 mm/h，CRP 88.7 mg/L；尿常规：WBC阴性；随机血糖19.35 mmol/L，尿酮体30 mmol/L，肝、肾功能正常；咽拭子：甲型、乙型流感病毒抗原均阴性。腹部盆腔CT：右肾小结石、左肾囊肿，双肾周少许炎性改变，腹主动脉（L_2椎体下缘水平）钙化带稍内移；前列腺少许钙化，膀胱憩室。肾脏超声：膀胱壁稍毛糙，膀胱小憩室可能，前列腺增生。当地考虑急性肾盂肾炎，予头孢他啶+左氧氟沙星抗感染治疗5天，患者体温逐渐转平，出院后予头孢克肟（0.2 g，口服，bid）治疗1周。

2. 2019-01-18患者出现腰酸，否认发热、尿频、尿急、尿痛、恶心、呕吐、腹痛、腹泻等。上海某医院查血常规正常，CRP 15.1 mg/L，肝肾功能无特殊，尿淀粉酶329 U/L。腹盆部CT：腹主动脉（L_2椎体下缘水平）壁内血肿？右肾小结石，左肾囊肿，双肾周少许炎性改变，前列腺及左侧精囊腺少许钙化，膀胱憩室（图75-1）。当地考虑腹主动脉血肿可能大，建议上级医院就诊。当天就诊复旦大学附属中山医院血管外科，建议随访。

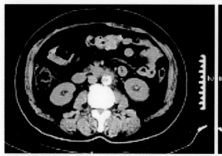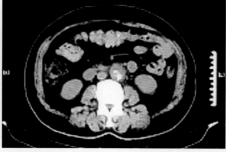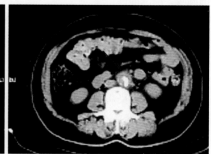

图75-1　2019-01-18腹盆部CT表现

3. 2019-01-24患者突发腹痛，为左下腹间断性绞痛，否认腹泻、腰痛、发热等。至复旦大学附属中山医院急诊，查血压180/76 mmHg。查胸腹主动脉CTA：腹主动脉下段壁间血肿，合并局限性小夹层不排除；其余胸腹主动脉管壁增厚伴多发条片状钙化（图75-2）。予降压、止痛治疗，血压降至119/76 mmHg，腹痛明显改善。

4. 2019-03-03患者再次发热，自测T 37.8～38.2℃，不伴寒战、咳嗽、咳痰、腰酸、腹痛等，再次就诊上海某医院，予中药口服3天后仍发热。2019-03-06起予头孢唑肟（4 g，静脉滴注，qd）2天，2019-03-08起头孢唑肟（4 g，静脉滴注，qd）+莫西沙星（0.4 g，静脉滴注，qd）5天，患者仍有发热，T_{max} 39.5℃。2019-03-19血常规：WBC 6.45×10^9/L，N% 78.6%；ESR 51 mm/h，CRP 103.1 mg/L；糖化白蛋白27%。为进一步诊治收入复旦大学附属中山医院感染病科。

5. 自起病以来，患者精神、睡眠一般，胃纳下降，大便无特殊，小便次数增多，近1个月体重下降约3 kg。

■ 既往史及个人史

糖尿病十余年，平素胰岛素控制血糖，空腹血糖8 mmol/L左右。心房颤动9年余，口服普罗帕酮治疗。高血压3年余，不

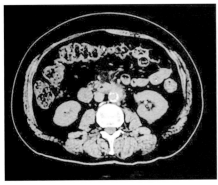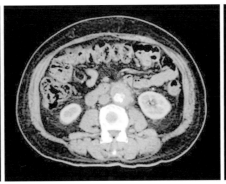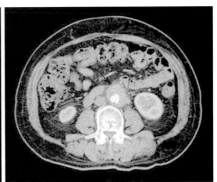

图75-2 2019-01-24胸腹主动脉CTA表现

规则口服氯沙坦氢氯噻嗪，血压控制在130/80 mmHg左右。2017年因胆囊结石行开腹胆囊摘除术。

入院检查

体格检查

1. T 37.5℃，P 86次/分，R 20次/分，BP 98/62 mmHg。
2. 浅表淋巴结未及肿大。双肺未及明显干湿啰音。心脏听诊未及明显杂音或额外心音。腹平、软，无压痛，双下肢不肿。

实验室检查

1. 血常规：WBC 7.35×10^9/L，N% 77.8%，Hb 121 g/L，PLT 199×10^9/L。
2. 炎症标志物：ESR 44 mm/h，CRP 45.9 mg/L，PCT 0.13 ng/mL。
3. 肝、肾功能：ALT/AST 109/114 U/L，Cr 59 μmol/L。
4. 心肌标志物：c-TnT 0.01 ng/mL，BNP 325.1 pg/mL。
5. 细胞免疫、自身抗体、甲状腺功能和肿瘤标志物：均阴性。
6. T-SPOT.TB：A/B 0/0。

辅助检查

心电图：心房颤动伴快速心室率，偶发室性早搏。

临床分析

病史特点

患者为老年男性，有发热、腹痛、腰酸症状，实验室检查提示炎症标志物升高，多次影像学检查提示腹主动脉壁内血肿或壁间血肿，右肾小结石，左肾囊肿，双肾周炎性改变，膀胱憩室。抗感染治疗后体温好转，停药后再发热。

诊断分析

诊断和鉴别诊断考虑如下。

1. 可能诊断一：感染性疾病。

• 泌尿系统感染：患者有发热、腰酸，实验室检查提示炎症标志物升高，影像学提示双肾周少许炎性改变，膀胱憩室，膀胱壁稍毛糙，抗感染治疗后体温峰值下降，故需考虑泌尿系统感染。但患者否认尿路刺激症状，尿常规阴性，与泌尿系统感染不符。

• 感染性动脉瘤：患者有发热、腹痛、腰酸，实验室检查提示炎症标志物升高，多次影像学检查提示腹主动脉钙化带稍内移，壁内血肿或壁间血肿，需考虑本诊断。本病病原体多为对动脉内膜亲和力高的非伤寒沙门菌和葡萄球菌，血培养如果为非伤寒沙门菌，特异性高，对本病具有重要诊断价值。

• 心内膜炎：3个月内多次发热，炎症标志物升高，抗感染治疗后体温下降，停药后体温再上升，需考虑本病，但心脏听诊未闻及病理性杂音，必要时可行超声心动图检查以明确或排除诊断。

2. 可能诊断二：非感染性疾病。

• 泌尿系统结石：患者有发热、腰酸，左下腹间断性绞痛，影像学提示右肾小结石，故需考虑该诊断。但患者尿常规阴性，与本诊断不符。

- 动脉炎：患者有发热、腰酸，影像学考虑腹主动脉下段壁间血肿，需考虑动脉炎，但患者自身抗体阴性，除腹主动脉外其他动脉无受累征象，与本诊断不符。

进一步检查、诊治过程和治疗反应

■ 诊治过程

1. 2019-03-28入院当天考虑动脉瘤合并感染可能，予头孢曲松（2 g，静脉滴注，qd）+左氧氟沙星（0.5 g，静脉滴注，qd）抗感染及控制血糖、血压、心室率和抗凝治疗。

2. 2019-03-30血培养初步回报：革兰阴性杆菌；报阳瓶数1瓶，报阳时间38小时（图75-3）。

标本种类	血		标本说明		采样时间	2019-03-28 16：03
申请时间	2019-03-28 14：39		备注	电告：22443 7：52		

编号	细菌名称	结果/浓度	菌落计数
TP17	血培养涂片-革兰阴性杆菌	阳性	
TP19	血培养报阳瓶数	只有一瓶	
TP20	血培养仪报警时间	38 h	

检验医师		检验接收时间	2019-03-28 17：03
报告时间	2019-03-30 07：53	核对者	

图75-3　血培养初步结果

3. 2019-03-31血培养初步药物敏感回报：对所用的头孢曲松和左氧氟沙星均敏感，故继续予头孢曲松+左氧氟沙星抗感染（图75-4）。

4. 2019-04-01 04：12患者突发下腹部持续性胀痛，嘱卧床制动、控制血压，告病危、继续心电监护，急查c-TnT、CK-MB、肌红蛋白均阴性，BNP 945.1 pg/mL。予氨酚羟考酮片（泰勒宁）5 mg口服，患者安睡。

5. 2019-04-01 08：10行腹主动脉CTA：腹主动脉下段破裂伴壁间血肿，其余胸腹主动脉管壁增厚伴多发条片状钙化（图75-5）。

6. 2019-04-01 10：45血管外科急会诊：胸腹主动脉CTA示腹主动脉瘤瘤体较前明显增大，随时可能出现动脉瘤进展、破裂至大出血死亡风险，有急诊手术指征。但由于目前感染持续存在，急诊手术可能存在支架术后感染、感染性动脉瘤持续存在、破裂等风险；建议控制收缩压在130 mmHg以下，并维持血压相对平稳；适当镇痛。

7. 2019-04-01血培养结果回报：都柏林沙门菌；其余2个厌氧瓶+1个需氧瓶+1个真菌瓶均回报阴性（图75-6）。

8. 2019-04-01 21：00行股动脉穿刺术+主动脉造影+腹腔动脉造影+主动脉瘤腔内隔绝术。术中造影：腹主动脉假性动脉瘤；沿导丝导入人工血管内支架两枚（20 mm×82 mm，16 mm×82 mm，Endurent）覆盖病变处。造影：支架形态好，未见明显造影剂外渗，无明显内漏。术后右侧足背动脉搏动可及。

9. 2019-04-01术后继续头孢曲松（2 g，静脉滴注，qd）+左氧沙星（0.5 g，静脉滴注，qd）抗感染治疗。

■ 治疗反应

患者一般情况可，体温平（图75-7），无腹痛。2019-04-08血常规：WBC 5.1×10^9/L，N% 63.7%；炎症标志物：ESR 30 mm/h，CRP 13.8 mg/L，PCT 0.05 ng/mL。

最后诊断与诊断依据

■ 最后诊断

感染性腹主动脉瘤：都柏林沙门菌感染。

细菌名称	结果 / 浓度	菌落计数	
革兰阴性杆菌	其他		
药物名称	直径	结果	MIC/RAD
阿米卡星	15	I中介	
头孢他啶	21	S敏感	
哌拉西林/他唑巴坦	20	I中介	
头孢哌酮/舒巴坦	20	I中介	
左氧氟沙星	18	S敏感	
亚胺培南（泰能）	23	S敏感	
头孢吡肟	25	S敏感	
头孢曲松	23	S敏感	
复方新诺明（复合磺胺）	21	S敏感	
头孢呋辛钠	18	I中介	
头孢哌酮	10	R耐药	
头孢西丁	19	S敏感	
氨苄西林/舒巴坦	8	R耐药	
美罗培南	23	S敏感	

图75-4　血培养初步药敏结果

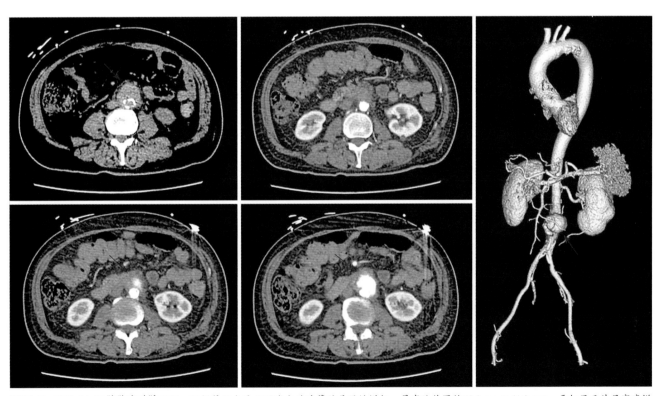

图75-5　2019-04-01胸腹主动脉CTA　双侧肾门水平以下腹主动脉管腔局限性增粗，最宽处范围约49.3 mm×41.0 mm，平扫显示外层密度增高，钙化内移，增强后见造影剂渗入假腔并充填；考虑腹主动脉下段破裂伴壁间血肿

细菌名称	结果/浓度		菌落计数	
都柏林沙门菌	阳性			
药物名称	直径		结果	MIC/RAD
头孢他啶			S敏感	≤1
左氧氟沙星			S敏感	≤1
复方新诺明（复合磺胺）			S敏感	≤0.5/9.5
氯霉素			S敏感	≤4
氨苄西林			R耐药	>16

图75-6　血培养最终报告

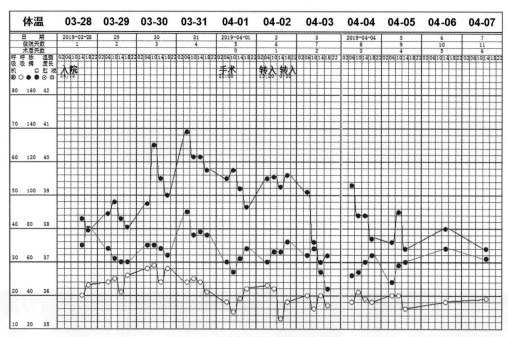

图75-7　住院期间患者体温变化情况

■ **诊断依据**

　　患者为老年男性，有发热、腹痛、腰酸症状，实验室检查提示炎症标志物升高，多次影像学检查提示腹主动脉壁内血肿或壁间血肿，抗感染治疗后体温好转，停药后再发热。入院后血培养检出都柏林沙门菌，住院期间再次出现急性腹痛。随访影像学：动脉瘤及血肿有加重、破裂。急诊手术术中造影证实腹主动脉假性动脉瘤，故本病诊断明确。

· 经验与体会 ·

　　1. 动脉瘤患者的发热可能是由于感染，也可能是由于血肿导致的无菌性炎症刺激。动脉瘤虽然发病率不高，但后果严重，对于发热、腹痛的患者尤其需要注意。本患者有多年糖尿病、高血压，导致动脉粥样硬化基础，发病时外院CT已提示钙化的内膜内移，即是壁内血肿的征象，应高度警惕动脉瘤。

　　2. 感染性动脉瘤具有类似"新鲜真菌性赘生物"的外观，旧称"真菌性动脉瘤"（mycotic aneurysm），但大部分由细菌引起，故近年来多被称为"感染性动脉瘤"（infected aneurysm）。感染性动脉瘤较普通动脉瘤进展更为迅速，破裂风险更高。危险因素包括动脉损伤（如静脉药物成瘾及医源性操作）、既往感染（如心内膜炎）、免疫受损、动脉粥样硬化和既往存在动脉瘤（后两者容易形成局部感染）。病原学方面，具有动脉壁亲和力的非伤寒沙门菌最常见，还可见葡萄球菌、布鲁菌、链球菌、大肠埃希菌、流感嗜血杆菌等毒力较强的细菌，更为少见的病原体包括梅毒螺旋体、分枝杆菌及真菌。感染性主动脉瘤典型三联征为高热、腹痛（或者腰背痛）及腹部搏动性肿块。主动脉瘤破裂时，可表现为失血性休克。

3. 沙门菌属细菌隶属于肠杆菌科，该菌属的所有菌种为有动力的革兰阴性杆菌。其中都柏林沙门菌的主要宿主为牛，可引起严重的动物疾病。人感染沙门菌常为食源性感染，病原菌多分离自禽肉及蛋奶类，所有年龄段的人群对沙门菌都易感。主要表现为发热、腹泻和腹部绞痛等消化道症状，一般持续1周或更长时间，也可以播散至肠外，尤其是在免疫功能受损的患者；若动脉内膜条件合适（如存在粥样硬化斑块或附壁血栓或合并免疫抑制等情况），细菌可定植于动脉管壁，进而感染形成动脉瘤，同时可伴轻微、呈自限性的肠道症状或不伴肠道症状。

4. 笔者收集近十年来复旦大学附属中山医院非伤寒沙门菌感染性主动脉瘤病例共16例，都柏林沙门菌占首位（5/6），其余依次为猪霍乱沙门菌、鸡沙门菌、肠炎沙门菌、新港沙门菌和鸡白痢沙门菌，尚有3例为D组非伤寒沙门菌（未进一步鉴定）。中国细菌耐药监测网（CHINET）数据显示，我国成人非伤寒沙门菌菌血症病原体中，2005—2014年检出率居首的病原体是猪霍乱沙门菌，紧随其后的是肠炎沙门菌和鼠伤寒沙门菌。不同血清型的沙门菌耐药性各不相同，多重耐药是一个特别值得关注的问题。对于肠道外分离的沙门菌应该检测和报告氯霉素及广谱头孢菌素的敏感性。

5. 感染性动脉瘤的治疗包括药物抗感染联合外科清创术以及必要时的血运重建。近年来，血管腔内治疗越来越广泛应用，尤其是对于血流动力学不稳定的MAA破裂患者或手术风险较高的患者，血管内动脉瘤修复正成为首选手术方法。然而，持续性感染是血管内动脉瘤修复术后的主要问题。药物治疗方面，笔者研究中分离到的沙门菌对大部分抗菌药物敏感，但对氨苄西林及氨苄西林/舒巴坦多为耐药，这也与CHINET数据基本一致。根据CHINET数据，我国沙门菌属对第三代头孢菌素和氟喹诺酮类抗菌药物仍保持较高的敏感率，这也是我国目前治疗非伤寒沙门菌感染性主动脉瘤的主要用药。药物疗程方面尚无统一意见，大部分研究建议6周静脉抗感染后续贯以6周口服抗感染治疗；另有些研究支持更长时间甚至终身抗感染治疗；对于局部感染严重、耐药菌或真菌感染者，抗感染疗程需适当延长，应谨慎停药。

参考文献

[1] 黄英男，潘珏，胡必杰. 16例非伤寒沙门菌感染性主动脉瘤患者的临床分析[J]. 中华医院感染学杂志，2017，27（12）：2718-2721.

[2] Fernández-Guerrero ML, Aguado JM, Arribas A, et al. The spectrum of cardiovascular infections due to Salmonella enterica: a review of clinical features and factors determining outcome[J]. Medicine (Baltimore), 2004, 83(2): 123-138.

[3] Hsu PJ, Lee CH, Lee FY, et al. Clinical and microbiological characteristics of mycotic aneurysms in a medical center in southern Taiwan[J]. J Microbiol Immunol Infect, 2008, 41(4): 318-324.

[4] Luo Y, Zhu JC, Dai XC, et al. Endovascular treatment of primary mycotic aortic aneurysms: a 7-year single-center experience[J]. J Int Med Res, 2018, 46(9): 3903-3909.

[5] Wilson WR, Bower TC, Creager MA, et al. Vascular graft infections, mycotic aneurysms, and endovascular infections: a scientific statement from the American Heart Association[J]. Circulation, 2016, 134(20): e412-e460.

病例 76 老年人，颈淋巴结肿大3周伴发热，抗感染无效让人忧

作者 · 苏逸 金文婷 马玉燕 沈佳瑾
审阅 · 胡必杰 潘珏

病史简介

男性，65岁，上海人，2019-06-19收入复旦大学附属中山医院感染病科。

■ 主诉

颈部淋巴结肿大3周，发热2周。

■ 现病史

1. 2019-05-27患者发现头颈部多发小结节，无发热，触之无痛感。至上海某三甲医院查WBC 5.6×10^9/L，ESR 5 mm/h；颈部超声：右侧颈后部可触及多个实性结节，最大7 mm×14 mm，未予处理。

2. 2019-06-06患者开始发热，T_{max} 38.7℃，伴头痛、咳嗽、咳痰，颈部淋巴结快速增大。2019-06-07至上海某三甲医院查WBC 7.8×10^9/L，CRP 21 mg/L；颈部超声：右颈部实性结节（考虑肿大淋巴结，11 mm×16 mm）。行右颈部肿物细针穿刺，病理检查：涂片中均见多量淋巴细胞、组织细胞，另见多量中性粒细胞，镜下未见明显恶性证据，倾向于淋巴结急性炎改变。予头孢他啶抗感染治疗，体温仍有波动。

3. 2019-06-10查WBC 9.28×10^9/L，CRP 36.8 mg/L。予伐昔洛韦治疗，体温仍反复波动。2019-06-15复查 WBC 9.98×10^9/

L，N% 72.7%，CRP 8 mg/L，予头孢吡肟抗感染治疗后仍有发热及颈部淋巴结增大。为进一步诊治收入院。

4. 病程中，患者精神可，食欲差，体重无明显变化。

■ 既往史及个人史

体健。

· 入院检查 ·

■ 体格检查

1. T 36.5℃，P 95次/分，R 20次/分，BP 99/67 mmHg。

2. 神志清，皮肤巩膜无黄染，右侧颈后部及枕部多发淋巴结增大，部分融合，质韧，压之不痛（图76-1）。双肺呼吸音清，心脏未及杂音，双下肢不肿。

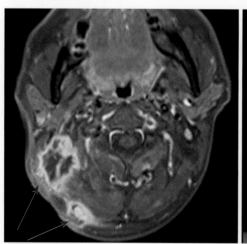

图76-1　2019-06-19颈部及枕部肿大淋巴结

■ 实验室检查

1. 血常规：WBC $8.15×10^9$/L，N% 64%，Hb 129 g/L，PLT $260×10^9$/L。

2. 炎症标志物：CRP 25.8 mg/L，ESR 103 mm/h，PCT 0.08 ng/mL。

3. 尿、粪常规，肝、肾功能：均正常。

4. 肿瘤标志物、凝血功能、甲状腺功能：均正常。

5. 自身抗体：ANA均质1∶320，抗中性粒细胞质抗体（核周型）阳性。

6. 免疫球蛋白、补体、细胞免疫：均阴性。

7. 血浆EBV DNA低于检出下限，单个核细胞EBV DNA $1.61×10^4$，CMV DNA阴性。

8. T-SPOT.TB：A/B 1/0。

■ 辅助检查

1. 胸部CT：未见活动性改变。

2. 头颈部软组织肿块平扫+增强MRI：右侧颈部及右枕部占位，范围35 mm×27 mm，炎性病变伴局部脓肿形成机会大，建议抗炎治疗后复查除外其他疾病（图76-2）。

3. 超声心动图：未见明显异常。

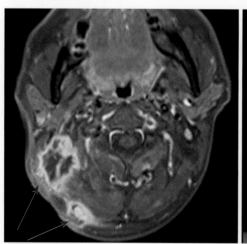
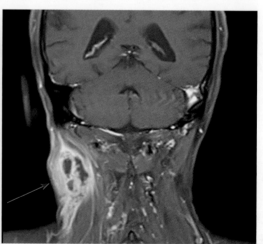

图76-2　2019-06-19头颈部MRI平扫+增强　右侧颈部及右枕部占位，范围35 mm×27 mm，炎性病变伴局部脓肿形成机会大

· 临床分析 ·

■ 病史特点

患者为老年男性，既往体健，亚急性病程，临床主要表现为发热及颈部淋巴结肿大，实验室检查提示炎症标志物升高，需

从以下几个方面考虑。

诊断分析

1. 肿瘤性疾病：患者老年男性，头颈部淋巴结肿大需要考虑鼻咽癌等头颈部恶性肿瘤淋巴结转移或淋巴瘤等血液系统恶性肿瘤可能。患者外院淋巴结穿刺未见恶性证据，虽然常规抗感染治疗好转不明显，但肿瘤性病变证据不足。可重复组织病理学检查以明确或排除诊断。

2. 分枝杆菌感染：结核/非结核分枝杆菌感染为常见的引起颈部淋巴结肿大的原因。该患者T-SPOT.TB示A/B 1/0，结核所致可能性小。但需要明确是否存在非结核分枝杆菌感染，需进一步完善病原学检测。

3. 坏死性淋巴结炎：各种原因的病毒感染可引起坏死性淋巴结炎。患者单个核EBV DNA阳性，尚不能除外是否为EBV感染或其他病毒感染所致发热伴淋巴结肿大。患者曾使用伐昔洛韦，未有显著效果，仍需获取标本后行组织病理学及病原学检查明确诊断。

4. 巴尔通体感染：外院淋巴结细针穿刺示多量淋巴细胞、组织细胞，另见多量中性粒细胞。先后予以头孢他啶、伐昔洛韦、头孢吡肟等抗感染治疗，效果不佳。主任查房追问病史，患者1个月内有两次被猫抓伤史，2周前被同一只猫抓伤腿，患者颈部淋巴结肿大为猫抓伤后1个月内出现，需高度怀疑巴尔通体感染，可完善淋巴结活检或穿刺引流液做病原学检测以明确诊断。

进一步检查、诊治过程和治疗反应

1. 2019-06-20超声引导下行浅表脓肿置管引流术：浅表脓肿留置导管，引流脓血性液体，共约15 mL（图76-3）。

2. 2019-06-20考虑颈部淋巴结感染，巴尔通体等特殊病原体感染可能，予以多西环素（0.1 g，口服，q12 h）（首剂0.2 g）+复方磺胺甲噁唑片（0.96 g，口服，tid）抗感染治疗。

3. 2019-06-21 ANA均质1∶320，p-ANCA阳性，风湿科会诊认为暂无原发性系统性血管炎诊断依据，ANCA阳性考虑与局部淋巴结炎有关。

4. 2019-06-23颈部脓液（2019-06-20采样）检验报告：细菌、真菌涂片+培养均阴性，涂片找抗酸杆菌阴性；脓液mNGS报告：检出汉氏巴尔通体核酸序列，种严格序列数305条（图76-4）。

5. 2019-06-24拟诊猫抓病，停用复方磺胺甲噁唑，继续多西环素抗感染治疗。

6. 2019-06-24介入超声：右侧颈部引流区未见明显无回声区，予以拔除引流管。右侧颈部另见25 mm×10 mm无回声区，穿刺途径受限，不宜穿刺。

7. 2019-06-27随访炎症标志物明显下降，CRP 1.1 mg/L，ESR 29 mm/h。嘱出院后继续口服多西环素抗感染治疗。

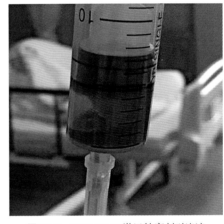

图76-3　2019-06-20淋巴结穿刺引流液

属名	属相对丰度(%)	属严格序列数	种名	覆盖度（%）	种序列数	种严格序列数
巴尔通体属	90.79	352	汉氏巴尔通体	0.905 1	362	305

图76-4　2019-06-23淋巴结脓液mNGS（2019-06-20采样）示检出汉氏巴尔通体核酸序列

出院后随访

1. 2019-07-11患者继续服用多西环素，已无发热。查体：颈部及枕部淋巴结显著缩小（图76-5）。

2. 2019-07-11随访颈部软组织增强MRI：颈部、枕部病灶较前明显吸收（图76-6）。随访CRP 0.4 mg/L，ESR 14 mm/h。复查后嘱继续口服多西环素治疗（图76-7、图76-8）。

最后诊断与诊断依据

最后诊断

颈部淋巴结感染（汉氏巴尔通体）。

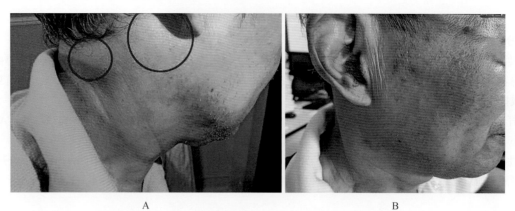

A   B

图76-5 颈部及枕部淋巴结变化 A. 2019-06-19；B. 2019-07-12

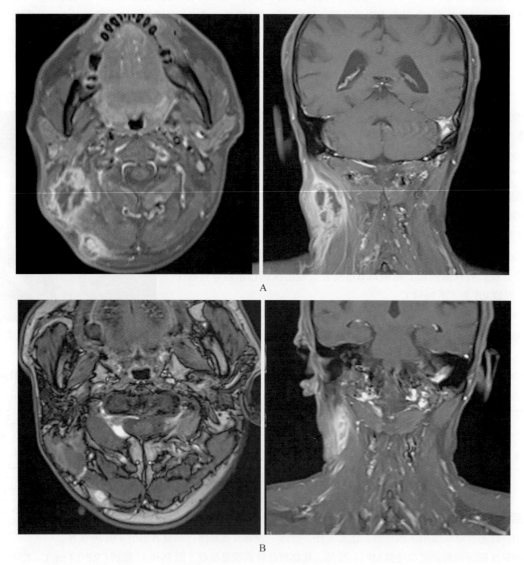

A

B

图76-6 2019-06-19和2019-07-12头颈部MRI A. 2019-06-19头颈部平扫+增强MRI：右侧颈部及右枕部占位，炎性病变伴局部脓肿形成机会大；B. 2019-07-12头颈部MRI：右颈部及右枕部病变较前明显好转

■ 诊断依据

患者为免疫功能正常的老年男性，亚急性起病，有被猫抓伤史，临床表现为发热和淋巴结肿大，实验室检查炎症标志物升高，影像学示淋巴结脓肿形成，淋巴结穿刺脓液mNGS结果示汉氏巴尔通体。引流并使用多西环素治疗后脓肿显著缩小，炎症

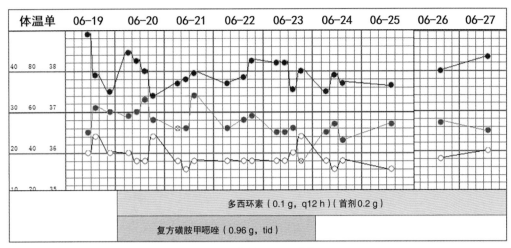

图76-7 患者体温及用药情况

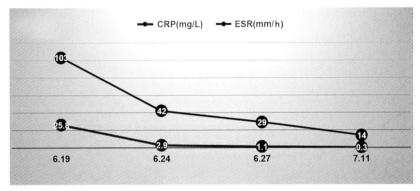

图76-8 患者炎症标志物变化情况

标志物迅速下降，诊断明确（该病又称猫抓病）。

经验与体会

1. 巴尔通体为革兰阴性微弯曲小杆菌，对营养要求很高，需氧，生长缓慢，高度依赖氯化血红蛋白，氧化酶和过氧化氢酶阴性，不利用碳水化合物产酸。在血琼脂培养基上进行初代培养，5%CO_2环境下通常需要8～45天才能形成肉眼可见的菌落，在麦康凯和营养琼脂上不生长。菌落有两种形态，一种为不规则、白色、干燥、凸起、表面粗糙的菜花样菌落，另一种为小的、圆形、黄褐色、表面湿润的黏液性菌落。分离巴尔通体通常耗时且不易成功，最理想的鉴定方法仍为核酸扩增和测序技术。

2. 猫抓病通常发生于免疫功能正常的患者，病原体是巴尔通体，属于营养条件苛刻的革兰阴性杆菌。通常认为巴尔通体较少引起严重疾病，在免疫抑制患者中可引起播散性感染。该病在世界各地均有报道，被感染的猫抓伤或咬伤或猫蚤叮咬都会造成猫抓病。通过破损皮肤或黏膜表面接触到猫唾液也可传播该疾病。

3. 猫抓病是一种以局部淋巴结肿大为特征的感染性疾病，主要表现为侵犯部位附近的局部皮肤和淋巴结病变。其中局部淋巴结肿大是猫抓病的标志性病变。好发于侵犯部位近端，病原体侵入皮肤后约2周发生。淋巴结肿大的位置取决于侵犯部位，最常见的位置是腋窝、肱骨内上髁、颈部、锁骨上和下颌下淋巴结。约2/3发生局部淋巴结肿大，1/3可表现为多个解剖部位淋巴结肿大。该患者1个月内有2次猫抓病史，符合猫抓病的发病时间，同时表现为颈部和枕部两个部位的淋巴结肿大。表现出特征性症状与体征的患者，通常不需要做淋巴结或组织活检，但怀疑其他诊断（如淋巴瘤、结核病）时，需要采集活检样本进行组织病理学、PCR或mNGS检测。

4. 建议所有猫抓病患者均进行抗感染治疗。尽管一些患者不经治疗也可以自行恢复，但治疗可以缩短病程，降低发生全身性疾病或远期后遗症的风险。使用抗生素患者疾病平均持续时间远远短于不接受抗生素治疗的患者。推荐对淋巴结肿大的患者进行单药治疗，可以使用的抗生素包括阿奇霉素、利福平、环丙沙星、复方磺胺甲噁唑、多西环素等。若较长时间治疗后受累淋巴结仍无好转，可实施淋巴结脓肿引流或切除。本例患者肿大淋巴结较大，伴液化坏死，进行引流并联合抗生素治疗后病灶迅速缩小，效果显著。

5. 有研究显示引起颈部局部淋巴结肿大的病因，90%为非肿瘤性疾病，包括病毒、结核/非结核分枝杆菌、巴尔通体、寄生虫以及其他原因引起的反应性淋巴结肿大。临床医生应通过详细询问病史，仔细、全面查体了解病情。对于发病4周后仍未消退的原因不明的肿大淋巴结，应积极进行组织病理学及病原学检查。

参考文献

[1] Nelson CA, Moore AR, Perea AE, et al. Cat scratch disease: U.S. clinicians' experience and knowledge[J]. Zoonoses Public Health, 2018, 65(1): 67–73.
[2] Shrestha AL, Shrestha P. Peripheral lymph node excisional biopsy: yield, relevance, and outcomes in a remote surgical setup[J]. Surg Res Pract, 2018, 2018: 8120390.

病例 77 中年男子发热、头痛1个月余，这个元凶是否在你意料中？

作者·王青青　金文婷　马玉燕　陈璋璋　沈燕　鲍容
审阅·胡必杰　潘珏

病史简介

男性，49岁，安徽人，2019-05-31收入复旦大学附属中山医院感染病科。

主诉

发热伴头痛1个月余。

现病史

1. 患者于2019-04月底无诱因出现头晕、颈部不适，活动受限，伴左侧手指麻木，无头痛、发热、恶心、呕吐等。至当地诊所行胸壁及头皮"粗针放血"治疗后出现头部胀痛，干呕。

2. 再次至当地诊所，予针灸治疗3天，后出现发热，T_{max} 38.6℃，头部胀痛加重，伴四肢乏力，偶有恶心、呕吐，呕吐物为胃内容物，无明显咳嗽、咳痰、腹痛、腹胀、尿频、尿急。至当地卫生院予抗感染治疗10天（具体药物不详），T_{max} 38.8℃，头痛、呕吐症状无明显缓解。

3. 2019-05-21转至上级医院。查血常规：WBC 10.11×10^9/L，N% 97%；ESR 14 mm/h，CRP 27 mg/L；结核抗体IgG阴性，TB DNA < 500/mL；疟原虫阴性。胸部CT：左下肺纤维、钙化灶。因患者发热、头痛明显，考虑中枢感染不除外，2019-05-23行腰椎穿刺。脑脊液常规：无色透明，蛋白阴性，白细胞20×10^6/L，单个核细胞20%，多个核细胞80%；脑脊液生化：糖0.7 mmol/L，氯化物96.0 mmol/L；涂片找抗酸杆菌阴性。2019-05-21至2019-05-27予头孢曲松+左氧氟沙星抗感染、奥司他韦抗病毒等治疗，体温高峰下降，头痛无缓解。为进一步诊治，2019-05-31收入复旦大学附属中山医院感染病科。

4. 发病以来，精神、食欲、睡眠一般，诉偶有黑便，近期体重无明显变化。

既往史及个人史

颈椎病多年，间断中医治疗，否认高血压、糖尿病、心脏疾病史。

入院检查

体格检查

1. T 37.8℃，P 82次/分，R 16次/分，BP 144/89 mmHg。

2. 神志清，精神萎，对答切题。心律齐，各瓣膜区未及杂音；双肺呼吸音清，未闻及明显啰音。腹部平软，无压痛，肝、脾肋下未及。四肢活动自如，左侧巴氏征可疑阳性，脑膜刺激征阴性。

实验室检查

1. 血常规：WBC 4.91×10^9/L，N% 83.9%，Hb 125 g/L，PLT 209×10^9/L。

2. 炎症标志物：CRP < 0.3 mg/L，ESR 11 mm/h，PCT 0.06 ng/mL。

3. 生化、电解质：ALT/AST 11/15 U/L，Alb 43 g/L，前白蛋白 0.2 g/L，Cr 48 μmol/L；Na$^+$ 127 mmol/L，Cl$^-$ 86 mmol/L。

4. 尿常规：RBC 31/μL，WBC 71/μL。

5. T-SPOT.TB：A/B 11/2。

6. 隐球菌荚膜抗原：阴性。

7. EBV DNA、CMV DNA 均低于检出下限。

8. 自身抗体：均阴性。

9. 甲状腺功能及相关抗体：TT$_3$ 0.9 nmol/L，FT$_3$ 2.7 nmol/L，其余均正常水平。

10. 肿瘤标志物：CEA 4.5 ng/mL，AFP 1.8 ng/mL，CA19-9 5.2 U/mL。

11. 细胞免疫：CD4 34.6%，CD8 19.4%，CD4/CD8 1.8。

12. 凝血功能：PT 11.9 s，D-D二聚体 0.41 mg/L。

■ 辅助检查

1. 心电图：正常心电图。

2. 超声心动图：左心房、心室内径正常上限。

·临床分析·

■ 病史特点

患者为中年男性，亚急性起病，发热、头痛、恶心、呕吐1个月余，T$_{max}$ 38.8℃，外院血 WBC、CRP、ESR 轻度升高，自身抗体均阴性，胸部CT未见明显感染病灶，脑脊液检查示白细胞升高、糖和氯降低（WBC 20×10^6/L，多个核细胞80%，葡萄糖0.7 mmol/L，氯化物96.0 mmol/L）。曾予头孢曲松+左氧氟沙星、奥司他韦治疗后体温高峰有所下降。入院后复查CRP、ESR和PCT均正常水平，血培养阴性。综合上述资料，考虑发热，中枢神经系统感染可能大。

■ 诊断分析

1. 可能诊断一：颅内病毒感染。病毒性脑炎是常见的中枢神经系统感染性疾病。其中单纯疱疹病毒性脑炎较多见，病变主要侵犯颞叶、额叶和边缘叶脑组织。Ⅰ型疱疹病毒性脑炎可发生于任何年龄，前驱症状有发热、头痛等，主要临床表现为精神和行为异常、认知功能障碍等，颅内压升高时表现为头痛、呕吐。病毒性脑膜炎急性或亚急性起病，夏秋季为高发季节，以脑膜刺激症状为主要临床表现。病毒性脑炎、脑膜炎的脑脊液均表现为白细胞数轻度增高，以淋巴细胞或单个核细胞为主，糖、氯化物含量正常。该患者有发热、头痛症状，脑脊液白细胞升高，以多个核细胞为主，糖、氯化物水平下降，考虑病毒感染引起可能小，可进一步行脑脊液病原学检查协助诊断。

2. 可能诊断二：细菌性脑膜炎。多起病急，由其他部位感染播散或直接感染引起，主要表现为发热、寒战等全身感染症状，脑膜刺激征多阳性，可有颅内压升高表现等，脑脊液白细胞、蛋白含量升高，糖、氯化物含量下降。但该患者亚急性起病、脑脊液白细胞轻度升高，与常见细菌性脑膜炎不太符合，需考虑少见病原体如诺卡菌、单核细胞增多性李斯特菌等，可进一步复查腰椎穿刺行常规、生化及病原学检查协助诊断。

3. 可能诊断三：颅内结核感染。结核性脑膜炎较常见，多亚急性起病，可出现头痛、呕吐等颅内压升高症状，脑脊液淋巴细胞增多、糖和氯化物含量降低。患者否认结核病史，外院曾行脑脊液涂片找抗酸杆菌阴性，T-SPOT.TB 示 A/B 11/2（稍高），需警惕结核感染，可进一步行脑脊液病原学检查。

4. 可能诊断四：隐球菌感染。隐球菌性脑膜炎常发生于免疫抑制或慢性消耗性疾病患者中，呈亚急性病程，表现为剧烈头痛、视力下降等；血、脑脊液隐球菌荚膜抗原检测可阳性。患者既往体健，无鸽粪等接触史，可进一步行脑脊液病原学检查协助诊断。

5. 可能诊断五：非感染性疾病。患者中年男性，发热、头痛起病，虽抗感染后体温高峰稍下降，但仍低热，尚需警惕血液系统肿瘤甚至其他恶性肿瘤，可进一步行 PET/CT 检查，必要时行骨髓穿刺协助诊断。

·进一步检查、诊治过程和治疗反应·

1. 2019-05-31 入院后仍发热，诉头痛明显，行血培养（2019-06-04 结果回报均阴性）和血 mNGS。

2. 2019-06-01 请神经内科会诊：考虑中枢神经系统病毒性感染可能。予甘露醇（125 mL，q12 h）静脉注射降颅压，头孢曲松（2 g，q12 h）+更昔洛韦（0.25 g，q8 h）抗感染，纠正电解质紊乱等治疗。

3. 2019-06-02患者仍有发热，再次行血培养（2019-06-06结果回报均阴性）。

4. 2019-06-03头颅增强MRI：左侧额叶大脑镰旁炎性病变机会大，脑内散在缺血灶（图77-1）。

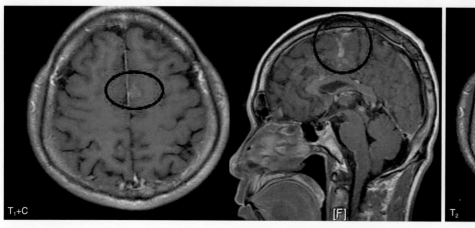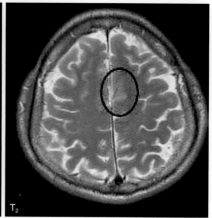

图77-1　2019-06-03头颅增强MRI

5. 2019-06-03行腰椎穿刺。颅内压250 mmH₂O。脑脊液常规：白细胞370/mm³，多个核细胞6%，单个核细胞94%。脑脊液葡萄糖1.0 mmol/L（同步指尖血糖10.7 mmol/L），脑脊液氯104 mmol/L，ADA 14 U/L（图77-2）。脑脊液涂片找抗酸杆菌、细菌和真菌涂片、隐球菌荚膜抗原检测均阴性；送检脑脊液mNGS检测。脑脊液脱落细胞：涂片见大量淋巴细胞，个别细胞稍大。

6. 2019-06-04血（2019-06-01采样）mNGS报告：未见明确病原体。PET/CT检查：左侧额叶大脑镰旁炎性病变可能；颈胸段椎管内糖代谢增高，炎性病变所致不除外；多个部位（肝脏、胰腺、甲状腺等）有钙化灶（图77-3）。

7. 2019-06-05患者仍有发热，T_max 39.6℃，再次行血培养（2019-06-09结果回报均阴性）。神经内科再次会诊：双眼外展不到位，左、右视时有复视，双下肢巴宾斯基征阳性，颈略抵抗，布鲁辛斯基征阳性。考虑中枢神经系统淋巴瘤待查，中枢神经系统结核待排除；建议进一步明确脱落细胞性质，行脑脊液查找幼稚细胞（脱落细胞），并排除真菌感染，充分抗结核感染基础上可予以激素治疗。

8. 2019-06-05脑脊液（2019-06-03采样）mNGS：检测到结核分枝杆菌复合群序列3条（图77-4）。考虑中枢神经系统感染，结核可能；予以异烟肼（0.3 g，口服，qd）+利福平（0.6 g，口服，qd）+莫西沙星（0.4 g，静脉滴注，qd）+阿米卡星（0.6 g，静脉滴注，qd）治疗。

9. 2019-06-06加用利奈唑胺（0.6 g，q12 h）加强抗结核治疗；地塞米松（25 mg，qd）静脉滴注。

10. 2019-06-06外送血曲霉三联检测（2019-06-10结果回报均阴性）。

11. 2019-06-07查血WBC 2.32×10⁹/L，停用利福平，并予重组人粒细胞集落刺激因子（150 μg）注射升白细胞治疗。

12. 2019-06-09复查血WBC 12.28×10⁹/L。

13. 2019-06-10复查T-SPOT.TB：A/B 2/2。

14. 2019-06-11地塞米松减量至20 mg，qd。因PET/CT提示食管条形糖代谢增高，SUV_max约5.3，考虑食管病变；行胃镜检查，报告慢性胃炎（浅表型），真菌性食管炎可能（图77-5）。

15. 2019-06-12食管组织病理检查：黏膜慢性炎伴鳞状上皮轻度增生；涂片找抗酸杆菌和真菌均阴性。考虑真菌性食管炎，予氟康唑（0.4 g，qd×8天）治疗。

16. 2019-06-14患者体温平稳，头痛症状明显好转，考虑治疗有效，继续上述治疗方案。

17. 2019-06-15食管黏膜组织mNGS检验报告：检测到白念珠菌核酸序列1 123条；食管黏膜真菌培养示白念珠菌（图77-6）。上级医师查房，考虑念珠菌性食管炎，继续上述治疗。

18. 2019-06-16地塞米松减量至15 mg，qd。

19. 2019-06-17增加阿米卡星剂量至1 g，静脉滴注、qd。3天后（2019-06-20）查血阿米卡星谷浓度、峰浓度均达标（谷浓度0.52 μg/mL，峰浓度21.72 μg/mL）。

20. 2019-06-19复查头颅增强MRI：左侧额叶大脑镰旁炎性病变，较2019-06-03有改善。

21. 2019-06-20复查腰椎穿刺，脑脊液压力140 mmH₂O。脑脊液常规、生化：WBC 187/mm³（较前减少），糖3.2 mmol/L，氯120 mmol/L（较前升高）；脑脊液找幼稚细胞：见大量小至中等大小淋巴细胞。

序号	项目	结果	参考值	单位
1	颜色	无色		
2	透明度	透明		
3	凝块	无		
4	蛋白定性试验	++		
5	红细胞	70		/mm³
6	白细胞	370		/mm³
7	多核细胞	6		%
8	单核细胞	9.4		%

检验医师			检验接收时间	2019-06-03 12：32
报告时间		2019-06-03 14：31	核对者	

标本种类	脑脊液		标本说明		采样时间	2019-06-03 12：12
申请时间	2019-06-03 08：35		备注		申请单号	

序号	项目	结果	参考值	单位
1	脑脊液蛋白	1.61	0.15～0.45	g/L
2	脑脊液葡萄糖	1.0	2.5～4.5	mmol/L
3	脑脊液氯	104	120～132	mmol/L
4	脑脊液乳酸脱氢酶	81		U/L

检验医师			检验接收时间	2019-06-03 12：30
报告时间		2019-06-03 13：43	核对者	

图 77-2　脑脊液常规、生化检查结果

22. 2019-06-21 根据神经内科会诊意见，考虑中枢神经系统肿瘤不除外，行骨髓穿刺活检（后续骨髓涂片及病理检查均未见明显异常）。请血液科会诊，考虑感染可能性大，中枢淋巴瘤依据不足。建议抗感染后随访相关影像学检查。必要时请神经外科会诊行颅内病灶活检术。

23. 2019-06-21 地塞米松减量至 10 mg，qd。

24. 2019-06-25 患者体温平（图 77-7），头痛、恶心症状消失，炎症标志物好转（表 77-1），予以出院。门诊治疗方案：异烟肼（0.4 g，qd）+ 莫西沙星（0.4 g，qd）+ 利奈唑胺（0.6 g，q12 h）+ 阿米卡星（1 g，qd，静脉滴注）；甲泼尼龙（28 mg，qd）。

■ 出院后随访

1. 2019-06-25 患者出院后，继续使用异烟肼（0.4 g，qd）+ 莫西沙星（0.4 g，qd）+ 利奈唑胺（0.6 g，q12 h）+ 阿米卡星（1 g，qd，静脉滴注）。2019-07-05 自行停用利奈唑胺。甲泼尼龙逐渐减量。患者无特殊不适。

2. 2019-07-17 脑脊液分枝杆菌培养：结核分枝杆菌阳性（图 77-8）。

3. 2019-07-19 随访：甲泼尼龙已减量至 12 mg，qd。查炎症标志物正常水平（WBC $7.0×10^9$/L，CRP < 0.3 mg/L，ESR 8 mm/h，PCT 0.03 ng/mL）。行腰椎穿刺，脑脊液压力 140 mmH₂O，白细胞计数进一步减少（WBC 56/mm³），蛋白、糖、氯均正常水平（蛋白 0.27 g/L，糖 2.7 mmol/L，氯化物 129 mmol/L）（表 77-2）。2019-07-20 复查头颅增强 MRI：左侧额叶大脑镰旁炎症，较 2019-06-19 进一步吸收（图 77-9）。继续口服异烟肼（0.4 g，qd）+ 莫西沙星（0.4 g，qd）+ 利奈唑胺（0.6 g，q12 h）+ 阿米卡星（1 g，qd，静脉滴注）抗感染治疗。

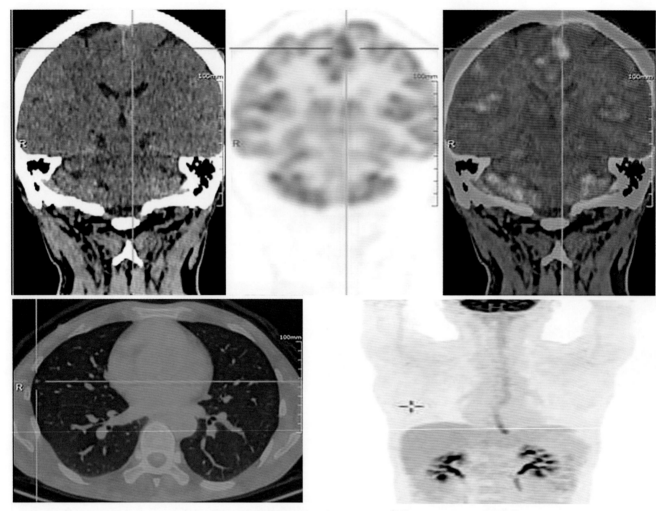

图 77-3　2019-06-03 PET/CT 表现

属			种			
属名	属相对丰度（%）	属严格序列数	种名	覆盖度（%）	种序列数	种严格序列数
结核分枝杆菌复合群	0.09	3	非洲结核分枝杆菌	0.001 1	1	0
			牛分枝杆菌	0.002 3	2	0

图 77-4　2019-06-05 脑脊液 mNGS 报告

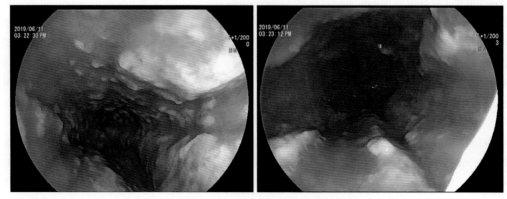

图 77-5　2019-06-11 胃镜检查

标本种类	其他	标本说明		采样时间	2019-06-11 15：07
申请时间	2019-06-11 13：47	备注	食管组织	申请单号	

WT：野生型（wild-type），未检测出相关耐药机制的菌株；NWT：非野生型（non-wild-type），存在某种耐药机制的菌株。

编号	细菌名称	结果/浓度	菌落计数		
4025	白念珠菌	1+			

编号	药物名称	直径	结果	MIC/RAD
1	两性霉素B			≤0.5
2	氟康唑		S敏感	≤1
3	伏立康唑		S敏感	≤0.06

检验医师		检验接收时间	2019-06-11 16：07
报告时间	2019-06-16 10：04	核对者	

图77-6 2019-06-16食管黏膜组织真菌培养及药敏结果

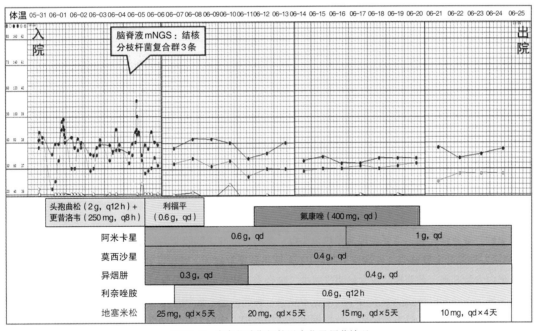

图77-7 患者住院期间体温变化及用药情况

表77-1 患者住院期间炎症标志物数值变化情况

日期	WBC（×10⁹/L）	hsCRP（mg/L）	ESR（mm/h）	PCT（ng/mL）
2019-05-31	4.91	< 0.3	11	0.06
2019-06-05	3.18	0.4	3	0.05
2019-06-07	2.32	< 0.3	6	
2019-06-09	12.28			
2019-06-10	8.57	< 0.3	9	
2019-06-14	4.03	< 0.3	6	
2019-06-18	4.92	< 0.3	3	
2019-06-22	4.89	< 0.3	2	

标本种类	脑脊液	标本说明		采样时间	2019-06-03 12：13
申请时间	2019-06-03 08：35	备注	微生物实验室-传报	申请单号	

结核分枝杆菌复合群包括人型结核杆菌、牛型结核杆菌、非洲分枝杆菌、田鼠分枝杆菌，MPB64为结核分枝杆菌复合群特异性抗原，牛分枝杆菌的某些亚种缺少该抗原，其他的非结核分枝杆菌不具备该抗原。MPB64阴性考虑非结核分枝杆菌。

编号	细菌名称	结果/浓度	菌落计数
MPB64	结核分枝杆菌复合群特异性抗原MPB64	阳性	
FZGJPY	分枝杆菌培养	阳性	

检验医师		检验接收时间	2019-06-03 13：13
报告时间	2019-07-17 07：36	核对者	

图77-8　2019-07-17脑脊液分枝杆菌培养结果

表77-2　病程中颅内压及脑脊液检查结果变化

日期	颅内压（mmH$_2$O）	白细胞（/mm^3）	蛋白（g/L）	糖（mmol/L）	氯（mmol/L）
2019-06-03	250	370	1.61	1.0	104
2019-06-20	140	187	0.27	3.2	120
2019-07-19	150	56	0.28	2.7	129

最后诊断与诊断依据

■ 最后诊断

结核性脑膜脑炎。

■ 诊断依据

患者为中年男性，亚急性起病，主要表现为发热、头痛、恶心、呕吐，脑膜刺激征阳性，病初炎症标志物升高。头颅MRI增强及PET/CT均示左侧额叶大脑镰旁炎性病变；胸部CT未见明显异常病灶。腰椎穿刺测脑脊液压力升高，白细胞计数增多，以单个核为主，蛋白含量升高，葡萄糖及氯含量明显减少。脑脊液mNGS示结核分枝杆菌复合群，脑脊液结核分枝杆菌培养阳性。予以较强抗结核方案并配以糖皮质激素治疗后，患者热退，头痛、恶心症状逐渐缓解，脑脊液压力和常规、生化指标基本恢复至正常，复查头颅增强MRI病灶有所吸收。故根据患者临床表现、实验室检测结果、头颅影像学检查及治疗反应，符合结核性脑膜脑炎诊断，并以脑膜病变为主。此外，患者胃镜示食管黏膜白斑，需要考虑念珠菌性食管炎可能，虽组织真菌培养及mNGS均示白念珠菌，但食管黏膜病理未提示真菌感染，故不能确诊，必要时可复查内镜检查。

经验与体会

1. 脑结核（cerebral tuberculosis）是结核感染病中少见且致命的一部分，常常由结核分枝杆菌经血行或直接侵入，引起脑实质、硬脑膜、蛛网膜、神经血管及脊髓的非化脓性炎症性疾病。61%可表现为脑膜炎（tuberculosis meningitis, TBM），33%为脑结核瘤，16%为脑梗死。在脑结核发病初期，常常会形成小的结节病灶（Rich foci），随后发展为不同类型。该患者头颅增强MRI示大脑镰旁炎症病变，以累及脑膜为主，脑实质累及较少，故考虑结核性脑膜脑炎，以脑膜病变为主。

2. 结核分枝杆菌生物学特性：结核分枝杆菌（*Mycobacterium tuberculosis*），俗称结核杆菌，是结核分枝杆菌复合群的成员之一。其他成员包括非洲分枝杆菌（*Mycobacterium africanum*）和牛分枝杆菌（*Mycobacterium bovis*）。结核分枝杆菌为细长略带弯曲的杆菌，专性需氧，抗酸染色阳性，是引起结核病的病原体，可侵犯全身各器官，但以肺结核最多见。近年来，随着免疫抑制患者及人口流动频繁、耐药结核菌的出现等，TBM的发生率逐渐增高。TBM占肺外结核的1%，在结核病

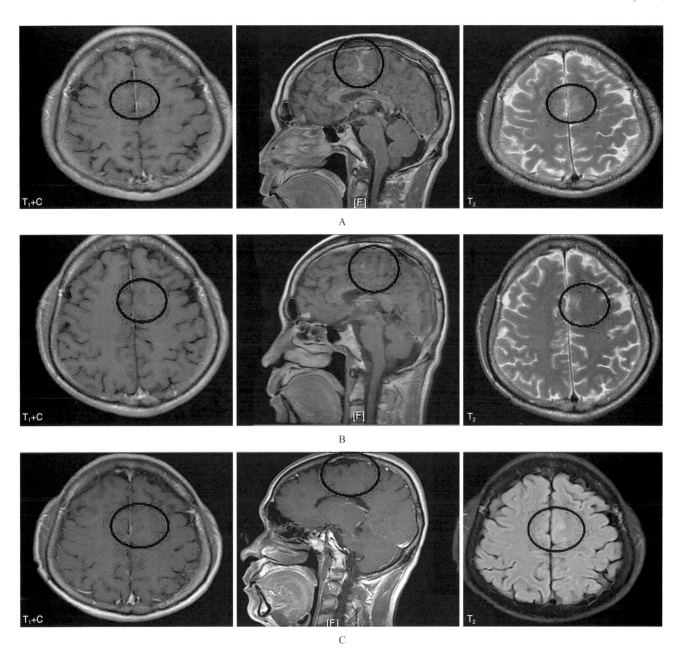

图77-9　病程中头颅增强MRI变化　A. 2019-06-03头颅平扫+增强+FLAIR+DWI：左侧额叶大脑镰旁炎性病变机会大；脑内散在缺血灶；左侧额叶大脑镰旁增强扫描可见斑片状明显强化区，范围约1.3 cm×1.0 cm，DWI及T_2WI稍高信号，周围脑实质轻度水肿；B. 2019-06-19头颅平扫+增强+FLAIR+DWI：左侧额叶大脑镰旁炎性病变，较2019-06-03改善；C. 2019-07-20头颅平扫+增强+FLAIR+DWI：左侧额叶大脑镰旁炎性病变，较2019-06-19进一步吸收

高发国家，TBM占细菌性脑膜炎的1/3～1/2；主要临床表现为全身症状（如低热、盗汗、乏力等）、颅内压增高和脑膜刺激症状（如头痛、恶心、呕吐、视乳头水肿等）。由于TBM临床表现不典型，常容易漏诊。其确诊主要靠临床证据（脑膜刺激征和脑脊液参数异常）以及脑脊液抗酸染色阳性或结核分枝杆菌培养阳性。有研究统计，TBM患者中脑脊液涂片找抗酸杆菌阳性率0～87%，培养阳性率为40%～83%，但通常需要6～8周的生长时间。研究发现，多次送检脑脊液，可提高培养阳性率（超过85%）。

3. 目前已有不少分子检测技术应用于诊断结核性脑膜炎，如Xpert-MTB/RIF。这是一个实时定量聚合酶链反应检测方法，该检测对TBM诊断的灵敏度为60%，特异度接近100%。WHO推荐GeneXpert用于协助诊断疑似TBM的患者。此外，在免疫学诊断方面，γ干扰素释放试验（interferon-γ release assay, IGRA）可用于协助诊断结核感染。笔者采用的是基于ELISPOT方法的T-SPOT.TB。本例患者脑脊液结核分枝杆菌培养阳性，但2次查外周血T-SPOT.TB均不高。查阅相关文献发现，结核性脑膜炎是外周血T-SPOT.TB假阴性的原因之一。本例T-SPOT.TB阴性，很可能与同时使用大剂量糖皮质激素治疗有关。脑脊液T-SPOT.TB的高特异性可用于快速诊断TBM。mNGS因其检测病原体广泛、快速等特点，已在病原体检测中得到应用，近三年复旦大学附属中山医院感染病科收治的肺外结核患者，不少是通过mNGS检测做出快速诊断的。不同于其他病原体，mNGS对诊断结核分枝杆菌感染的特异性较高，即使种严格序列数仅有个位数，也具有临床意义，本病例再次佐证了这一点。

4. 结核性脑膜炎中超过半数患者最终死亡或残疾，在HIV患者或耐药结核时死亡率更高，所以对于TBM需加强抗结核治疗。目前WHO推荐用于结核性脑膜炎的治疗方案仍是一线四联方案（异烟肼、利福平、乙胺丁醇、吡嗪酰胺）。因这些药物无法很好地穿透血脑屏障（如利福平脑脊液渗透率10% ~ 20%），常常需要调整剂量。已有不少临床研究支持使用大剂量利福平，如每天至少30 mg/kg，但应注意利福平带来的肝功能受损、外周血三系下降等不良反应。此外，本例中临床将阿米卡星加大剂量至1 g、qd，通过检测药物谷/峰浓度评估药物安全性，也为临床工作带来直观、可靠的反馈。对阿米卡星进行治疗药物监测（TDM）可确保其血药峰浓度足够高，以保证有效的抗菌治疗，而较低的血药谷浓度可减轻肾毒性。相对于每日多次的给药方案，阿米卡星每日1次给药，可提高药物疗效，减少药物相关肾毒性；每日1次给药的血药峰浓度参考范围 > 35 mg/L，谷浓度参考范围 < 5 mg/L，第1次采血时间为连续给药第4剂及以后；峰浓度的采血时间一般为静脉滴注结束后0.5 ~ 1小时，谷浓度采血时间为下次给药前0.5 ~ 1小时。据统计，目前对利福平和异烟肼同时耐药的结核分枝杆菌感染发生率为48万人/年，故当抗结核治疗效果不佳时还需警惕多重耐药结核的发生。WHO推荐对于多重耐药结核感染在强化治疗阶段需使用至少5种有效药物，初始治疗药物应包括喹诺酮类和注射类二线药物。利奈唑胺作为抗结核药物的二线用药，已有研究证明其治疗肺结核的有效性和安全性。但对于TBM，缺乏大数据研究，有少数回顾性研究发现利奈唑胺治疗TBM可改善患者神经系统症状及脑脊液参数。本例患者在使用抗结核治疗后发热、头痛症状无好转，考虑耐药结核感染不除外，加用利奈唑胺治疗，临床症状较快改善。全面评价利奈唑胺治疗TBM的价值，仍需要更多研究。

5. 糖皮质激素可以减少脑膜及血管炎症反应、降低颅内压，曾被认为是辅助抗结核药物共同治疗TBM的工具，但对于其利弊一直存在争议。一项系统综述发现，激素可降低TBM的死亡率。本例患者在使用激素后头痛、呕吐等颅内压增高症状明显改善，且颅内病灶在2周左右明显吸收，提示糖皮质激素使用的有效性，但需要在强有力的抗结核药物保驾护航下使用。

6. 因脑膜的结构封闭，结核性脑膜炎本身不具有传染性，且国际上对肺外结核的传染性目前尚无明确定论。但仍应注意的是，在为此类患者行脑脊液穿刺时，不能排除有一定气溶胶产生，故标准预防的各项措施仍是必不可少的，仍应注意医务人员操作时的个人防护及环境物体表面的清洁消毒。

参考文献

[1] Contopoulos-Ioannidis DG, Giotis ND, Baliatsa DV, et al. Extended-interval aminoglycoside administration for children: a meta-analysis[J]. Pediatrics, 2004, 114(1): e111–e118.

[2] Davis A, Meinties G, Wilkinson RJ. Treatment of tuberculous meningitis and its complications in adults[J]. Curr Treat Options Neurol, 2018, 20(3): 5.

[3] Di L, Li Y. The risk factor of false-negative and false-positive for T-SPOT.TB in active tuberculosis[J]. J Clin Lab Anal, 2018, 32(2): e22273.

[4] Pan L, Liu F, Zhang JL, et al. Interferon-gamma release assay performance of cerebrospinal fluid and peripheral blood in tuberculous meningitis in China[J]. Biomed Res Int, 2017, 1: 8198505.

[5] Prasad K, Singh MB, Ryan H. Corticosteroids for managing tuberculous meningitis[J]. Cochrane Database Syst Rev, 2016, 4(4): CD002244.

[6] Roberts JA, Norris R, Paterson D, et al. Therapeutic drug monitoring of antimicrobials[J]. Br J Clin Pharmacol, 2012, 73(1): 27–36.

[7] WHO. WHO consolidated guidelines ondrug-resistant tuberculosis treatment [M]. Geneva: World Health Organization, 2019.

病例 **78** 发热、腹腔占位、血性腹水：熟悉的病因，陌生的表现

作者·金文婷 马玉燕 沈 燕
审阅·胡必杰 潘 珏

病史简介

男性，64岁，上海人，2019-08-06收入复旦大学附属中山医院感染病科。

■ 主诉

发热伴腹腔占位3个月余。

■ **现病史**

1. 2019-05月初开始发热，T_{max} 40.6℃，伴盗汗、乏力。2019-05-05 A 三甲医院就诊，查血 WBC 7.3×10^9/L，N% 80.6%；CRP 49.83 mg/L；流感病毒抗原阴性。先后予头孢类、莫西沙星抗感染，T_{max} 略下降。

2. 2019-05-21因仍有发热，T_{max} 39℃，再次就诊A医院。查 WBC 3.1×10^9/L，N% 62.8%；CRP 33.71 mg/L；TBIL 39 μmol/L，ALT/AST 78/82 U/L。胸部CT：纵隔淋巴结饱满。2019-05-23腹部增强CT：肝门及胰头周围多发明显增大淋巴结，伴部分囊变、增强后环形强化，肿瘤性或结核性可能；肝周少量积液（图78-1）。腹部MRI：胆囊炎症可能大。考虑为急性胆囊炎，予禁食、营养支持、头孢哌酮/舒巴坦+莫西沙星抗感染等治疗12天，体温平2天后出院。

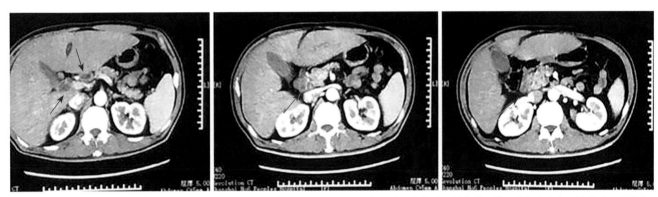

图78-1　外院2019-05-23腹部增强CT　胆囊壁增厚，胆囊炎可能大；肝门及胰头周围多发明显增大淋巴结，伴部分囊变、增强后环形强化，肿瘤性？ TB？；脂肪肝；肝周少量积液

3. 2019-06-11患者再次发热，A医院以"发热待查"收入感染病科。查 WBC 3.4×10^9/L，N% 87%；CRP 27.3 mg/L，ESR 120 mm/h，PCT 0.13 ng/mL；ALT/AST 32/51 U/L，ALP 281 U/L；肿瘤标志物：CA12-5 54.43 U/mL，CA50 34.69 U/mL；自身抗体：ANA 1:100，ENA阴性；T-SPOT.TB：A/B 0/0。超声心动图：未见赘生物。骨髓穿刺涂片：骨髓有核细胞增生活跃，部分中性粒细胞内见毒性颗粒。骨髓活检：造血组织增生活跃。2019-06-18 PET/CT：肝门及胰头周围多发囊性低密度灶，葡萄糖代谢不同程度增高（SUV_{max} 5.0），胰头恶性肿瘤伴肝门淋巴结转移可能大。考虑发热、淋巴结增大，原因不明，予莫西沙星抗感染、保肝治疗共10天，T_{max} 39℃，但发热间歇延长。

4. 2019-06-24就诊B三甲医院。胰腺增强CT报告：胆囊壁增厚伴强化，需除外胆囊MT可能；胆囊窝旁、胰周肝门、后腹膜多发肿大淋巴结，转移可能大，TB待排。超声胃镜：胃窦小弯侧胃壁第1、2层稍显增厚，胆囊周围及肝门部可见多发低回声肿大淋巴结影，近肝门部可见一囊状结构，直径约3.5 cm。超声内镜下淋巴结细针穿刺病理检查：见大量坏死、炎症细胞、组织细胞、少量蜕变似上皮细胞，略有异形，涂片诊断恶性证据不足。胃窦小弯和胃体后壁活检病理片送至肺科医院反向斑点杂交：结核分枝杆菌及非结核分枝杆菌均阴性。

5. 2019-07-20患者发热T_{max} 39.6℃，伴声音嘶哑、巩膜黄染，至C三甲医院感染病科，拟"发热待查"入院，之后持续高热。2019-07-30查血：WBC 4.56×10^9/L，N% 78.3%；CRP 35.1 mg/L，ESR 83 mm/h；铁蛋白1 529 ng/mL；Alb 28 g/L；T-SPOT.TB：A/B 32/2；G试验194.42 pg/mL。血培养多次均阴性。MRCP：胆囊壁增厚，腹腔积液；胰头及胰尾周围多发长T_2信号灶（图78-2）。2019-08-02胰腺增强CT：胰腺颈部及肝左叶间占位性病变伴腹腔积液、肝门结节、后腹膜淋巴结肿大，考虑胰腺颈部来源恶性肿瘤伴腹膜转移及淋巴结转移可能（图78-3）。普外科会诊考虑恶性肿瘤可能，建议再次活检，必要时可开腹检查。为明确诊断，2019-08-06收入复旦大学附属中山医院感染病科。

6. 患病以来，患者精神萎靡，纳差、乏力，大小便如常，睡眠欠佳，体重近3个月下降约10 kg。发现糖尿病5年，近2个月予二甲双胍+阿卡波糖，近10天改为重组人胰岛素注射液（优泌林30/70）早12 U、晚8 U，餐前皮下注射。否认高血压史。否认肝炎、结核史。

入院检查

■ **体格检查**

1. T 36.5℃，P 96次/分，R 20次/分，BP 111/64 mmHg。

2. 神志清，精神萎，全身皮肤无黄染，浅表淋巴结无肿大，双肺呼吸音清，未及啰音，腹膨隆，无压痛、反跳痛，移动性

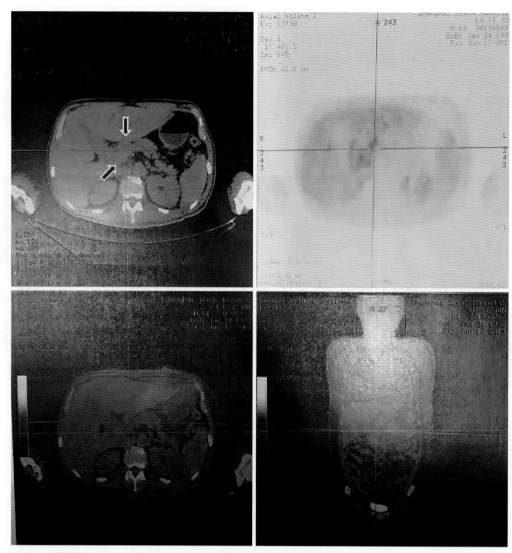

图78-2　外院2020-06-18 PET/CT　肝门及胰头周围多发囊性低密度灶，葡萄糖代谢不同程度增高（SUV 5.0），较大者39 mm×19 mm，考虑胰头恶性肿瘤伴肝门淋巴结转移可能大；胃底部胃壁稍增厚，未见葡萄糖代谢；胆囊壁增厚，脂肪肝

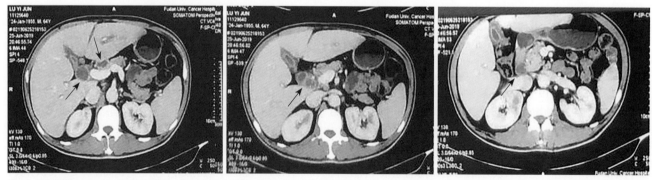

图78-3　外院2020-06-25胰腺增强CT　胆囊壁增厚伴强化，需除外胆囊MT可能；胆囊窝旁、胰周肝门、后腹膜多发肿大淋巴结，转移可能大；TB待排

浊音阴性。

■ **实验室检查**

1. 血常规：WBC 3.67×10^9/L，N% 76.8%，Hb 101 g/L，PLT 64×10^9/L。

2. 炎症标志物：hsCRP 50 mg/L，PCT 0.22 ng/mL，ESR 37 mm/h；铁蛋白 1 570 ng/mL。

3. 生化：白蛋白 27 g/L，ALT/AST 11/32 U/L，Cr 59 μmol/L，LDH 248 U/L。

4. 凝血功能大致正常，肿瘤标志物正常。

5. T-SPOT.TB：A/B 83/9。

6. EBV 抗体：IgM 阴性，IgA 阳性；EBV DNA：单个核细胞 1×10^4/L，血浆 EBV DNA 阴性。

7. CMV 抗体、风疹病毒抗体、HIV 抗体：阴性。

8. 免疫球蛋白全套：IgG 20.4 g/L，IgA 7.61 g/L，其余基本正常。

9. 心功能：c-TNT 0.012 ng/mL，BNP 646 pg/mL。

10. 自身抗体：阴性。

11. 细胞免疫：淋巴细胞数 496/μL，CD4 43.4%，CD8 15.9%，CD4/CD8 2.7。

12. 血培养：阴性。

■ **辅助检查**

超声心动图：左心室射血分数（LVEF）64%；左心室流出道压差 12 mmHg，轻度二尖瓣反流；主动脉瓣钙化伴轻度主动脉瓣反流，二尖瓣后叶瓣环钙化，少量心包积液。

临床分析

■ **病史特点**

患者为老年男性，有糖尿病史，主要表现为发热伴腹腔占位 3 个月，炎症标志物升高，腹部影像学检查呈现肝门及胰头周围多发明显增大淋巴结，伴部分囊变、增强后环形强化，发热原因很可能与这一部位增大的淋巴结有关。

■ **诊断分析**

1. 腹腔淋巴结结核：患者反复发热，莫西沙星抗感染治疗似乎稍有效但效果不佳或不持久，增强 CT 表现为肝门、胰头区多发外周强化的囊性病灶，3 次 T-SPOT.TB 呈现持续升高趋势（0/0→32/2→83/9），虽超声引导下肝门淋巴结穿刺无肉芽肿证据，但因细针穿刺所取组织少，可能存在假阴性结果。可于肝门、胰头部位病灶再次穿刺，行病理、微生物检查以明确。该患者胆囊结石、胆囊壁增厚，但无上腹痛、Murphy 征阴性，考虑为胆囊结石合并慢性胆囊炎可能。

2. 胰腺肿瘤伴淋巴结转移：老年男性，PET/CT 提示肝门及胰头周围多发囊性低密度灶，葡萄糖代谢增高，需考虑肿瘤，虽肿瘤标志物无明显升高、肝门部位病灶无肿瘤证据，但仍不能除外肿瘤可能。患者高热、外周血三系降低，需考虑血液系统恶性肿瘤可能，但骨髓穿刺及活检无证据。必要时可重复检查以进一步确诊。

3. 胆囊肿瘤伴腹腔转移：患者腹部影像学提示胆囊壁增厚伴强化，周围多发淋巴结肿大，抗感染效果不佳，不能除外胆囊肿瘤伴腹腔转移可能，可重复穿刺，必要时开腹活检。

进一步检查、诊治过程和治疗反应

1. 2019-08-06 予莫西沙星（0.4 g，静脉滴注，qd）+阿米卡星（0.6 g，静脉滴注，qd），同时予以升白细胞、升血小板、补充白蛋白、调节血糖等对症治疗。

2. 2019-08-07 行超声引导下腹腔积液穿刺术，引流血性液体 900 mL（图 78-4）。腹腔积液送常规、生化提示渗出液（图 78-5），涂片找细菌、真菌、抗酸杆菌均阴性，找脱落细胞阴性，腹腔积液肿瘤标志物均阴性。超声引导下无法行腹膜囊性灶穿刺或腹膜后淋巴结活检。

3. 2019-08-08 普外科会诊，考虑胰腺占位（恶性肿瘤可能）、胆囊息肉、肝内血管瘤、肝内囊肿。建议行胰腺 MRI 平扫+增强+DWI+MRCP 以进一步明确占位性质。

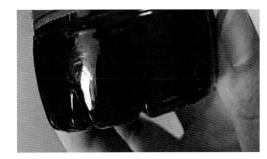

图 78-4 2019-08-07 腹腔积液外观 腹腔穿刺血性腹腔积液，不凝固

4. 2019-08-08 MRCP：胰腺颈部腹侧见一不规则分叶状囊实性异常信号灶，大小约 45 mm×39 mm，境界欠清，胰头及胰体尾周围、肝门区、腹主动脉周围见多发肿大淋巴结；腹腔积液；双侧胸腔少量积液（图 78-6）。

5. 2019-08-08 患者仍发热，T 39.0℃，腹腔积液系以淋巴细胞为主的渗出液，ADA 73 U/L，肿瘤暂无证据，结核不能除外，予以异烟肼、利福平、莫西沙星、阿米卡星联合抗结核治疗。

6. 2019-08-09 请介入科会诊后行腹腔囊性灶穿刺抽吸术：超声引导下用穿刺活检套管针经肝左叶穿刺至囊性灶，抽出共

项目	结果	单位
颜色	红色	
透明度	微浊	
蛋白定性试验	+	
比重	1.026	
红细胞	104 200	/mm³
白细胞	2 116	/mm³
多个核细胞	30.0	%
单个核细胞	70.0	%

项目	结果	单位
体液蛋白	45.27	g/L
体液白蛋白	18.42	g/L
体液葡萄糖	6.7	mmol/L
体液乳酸脱氢酶	194	U/L

图 78-5 腹腔积液常规及生化结果

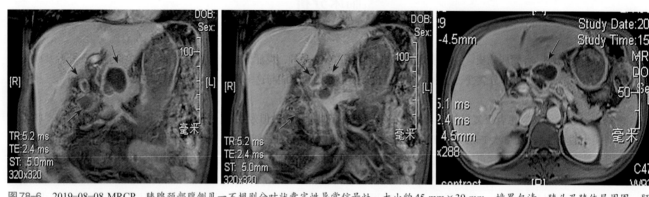

图 78-6 2019-08-08 MRCP 胰腺颈部腹侧见一不规则分叶状囊实性异常信号灶，大小约 45 mm×39 mm，境界欠清，胰头及胰体尾周围、肝门区、腹主动脉周围见多发肿大淋巴结；腹腔及后腹膜多发病灶，广泛肿大淋巴结较胰腺颈部来源 MT 伴淋巴结转移可能大；腹腔积液；双侧胸腔少量积液

约 20 mL 黄绿色脓液，病灶较小，无法置管（图 78-7）；送微生物及 mNGS 检查。复查超声示囊性灶明显缩小，用 18G 穿刺活检针未取出实质性组织，经套管针推出灰红破碎组织一堆送病理检查（图 78-8）。

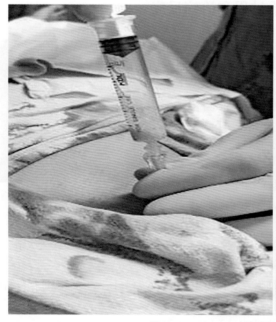
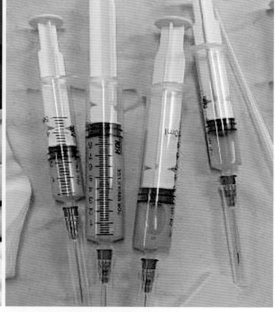

图 78-7 2019-08-09 腹腔囊性灶穿刺抽吸囊性灶内脓液

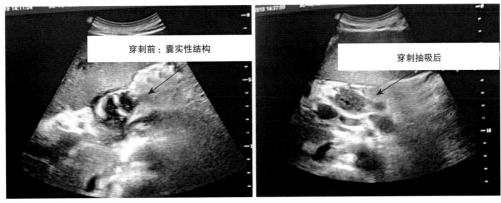

图78-8 2019-08-09超声胃镜下囊性病灶图像

7. 2019-08-10穿刺脓液涂片找细菌、真菌、抗酸杆菌：阴性。

8. 2019-08-11血性腹腔积液mNGS：未见明确病原体。

9. 2019-08-12腹腔穿刺初步病理：血凝块及坏死组织，待免疫组化及特殊染色（图78-9）。

巨检	胰腺穿刺：灰黑色条索状组织4条，长1～1.5 cm，直径均为0.1 cm，质软、易碎。
	（B超引导下经皮胰腺占位穿刺活检）穿刺组织镜下为血凝块及坏死组织，正在行免疫组化及特殊染色检查以协助诊断。
病理诊断	补充报告（2019-08-14）：（B超引导下经皮胰腺占位穿刺活检）穿刺组织镜下为血凝块及坏死组织，坏死组织间抗酸染色查见抗酸杆菌，考虑结核。
	免疫组化（2019-N22090）：19S42280-001：CK（pan）阴性，CD68（KP1）组织细胞阳性，CAM 5.2阴性。
	特殊染色：19S42280-001：PAS染色阴性，抗酸染色查见抗酸杆菌，六胺银染色阴性，网状纤维染色阴性。

图78-9 腹腔囊性病灶穿刺活检病理示血凝块及坏死组织，坏死组织间见抗酸杆菌，考虑结核

10. 2019-08-08至2019-08-12每日腹腔引流600～700 mL血性腹腔积液，共6次腹腔积液找脱落细胞均阴性。

11. 2019-08-12胸部CT：双肺未见明显活动性病灶。

12. 2019-08-14腹腔囊性病灶黄绿色脓液mNGS：结核分枝杆菌复合群261条（图78-10）。

检测结论

大量检出序列：

√ 结核分枝杆菌复合群261条；

具体请结合临床。

检出分枝杆菌列表

属			种			
属名	属相对丰度(%)	属严格序列数	种名	覆盖度（%）	种序列数	种严格序列数
结核分枝杆菌复合群	98.51	261	非洲结核分枝杆菌	0.079 6	70	0
			牛分枝杆菌	0.071 3	63	0
			坎那分枝杆菌	0.032	29	0
			Mycobacterium orygis	0.062 9	54	0
			结核分枝杆菌	0.082 2	73	0

图78-10 2019-08-14腹腔囊性病灶穿刺脓液mNGS示结核分枝杆菌复合群261条

13. 2019-08-16起T 37℃以下（图78-11）。2019-08-19复查炎症标志物下降，CRP 13.8 mg/L，PCT 0.06 ng/mL。腹腔积液引流量较前减少。

14. 2019-08-22总体情况较前明显好转，予带引流管出院；门诊继续抗结核治疗，方案调整为：异烟肼+利福平+乙胺丁醇+左氧氟沙星口服，阿米卡星（0.6 g，qd，静脉滴注），定期随访。

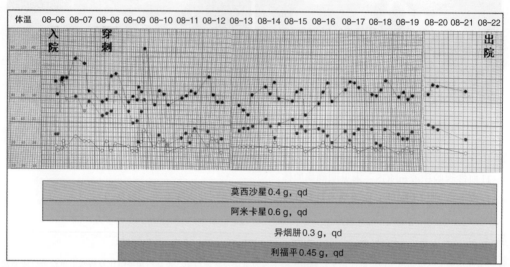

图78-11　体温单及用药情况

■ 出院后随访

1. 2019-08-27出院后患者体温平，腹腔积液引流量较前减少，每日400～450 mL血性液体。复查WBC 4.09×10^9/L，Hb 115 g/L，PLT 117×10^9/L；ESR 80 mm/h，CRP 14.1 mg/L；ALT/AST 19/37 U/L。

2. 2019-08-29腹腔囊性病灶脓液培养：结核分枝杆菌阳性；腹腔积液分枝杆菌培养阴性（图78-12）。

申请时间	2019-08-09 14：00	备注	微生物实验室-传报	申请单号	
结核分枝杆菌复合群包括人型结核分枝杆菌、牛型结核分枝杆菌、非洲分枝杆菌、田鼠分枝杆菌，MPB64为结核分枝杆菌复合群特异性抗原，牛型结核分枝杆菌的某些亚种缺少该抗原，其他的非结核分枝杆菌不具备该抗原。MPB64阴性考虑非结核分枝杆菌。					
编号	细菌名称		结果／浓度	菌落计数	
MPB64	结核分枝杆菌复合群特异性抗原MPB64		阳性		
FZGJPY	分枝杆菌培养		阳性		
检验医师			检验接收时间	2019-08-09 16：20	
报告时间	2019-08-29 10：53		核对者		

图78-12　腹腔囊性病灶穿刺脓液分枝杆菌培养示结核分枝杆菌阳性

3. 门诊继续抗结核治疗，复查血常规、CRP、ESR、肝肾功能均正常（图78-13），腹部增强CT示病灶逐渐缩小。

最后诊断与诊断依据

■ 最后诊断
腹腔结核（淋巴结、腹膜）。

■ 诊断依据
患者为老年男性，有糖尿病史，主要表现为发热伴寒战，炎症标志物升高，多次腹部影像学检查提示肝门及胰头周围多发

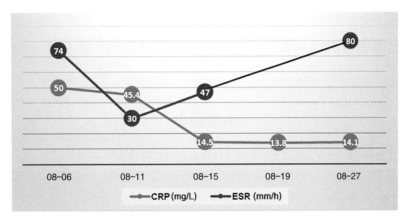

图78-13 治疗前后炎症标志物变化

明显增大淋巴结，伴部分囊变、增强后环形强化。PET/CT：肝门及胰头周围多发囊性低密度灶，葡萄糖代谢升高。T-SPOT. TB进行性升高（A/B：0/0→32/2→83/9）。腹腔积液虽为血性，但腹腔积液常规提示以淋巴细胞为主的渗出液，ADA 73 U/L。经皮穿刺腹腔囊性灶抽出黄绿色脓液，脓液mNGS示结核分枝杆菌复合群261条；脓液分枝杆菌培养阳性，MP64阳性。活检组织病理抗酸染色查见抗酸杆菌，考虑结核。予抗结核治疗后体温平、腹腔积液逐渐减少、一般情况明显好转，血象恢复正常，炎症标志物下降，治疗有效；故考虑腹腔结核诊断明确。

· 经验与体会 ·

1. 腹腔结核包括累及胃肠道、腹膜、淋巴结和（或）实体器官的结核，在所有结核病例中，腹腔结核约占5%。腹腔结核可能通过潜伏结核感染再激活或摄入结核分枝杆菌而发生（如摄入未经巴氏消毒的奶或未煮熟的肉）。存在活动性肺结核或粟粒性结核时，可能通过血行播散、邻近器官连续播散（如输卵管结核的逆行播散）或通过淋巴管播散累及腹部。腹腔结核的临床表现与疾病类型有关，可能包括发热、体重减轻、腹痛和（或）腹胀、腹腔积液、肝肿大、腹泻和腹部肿块。该患者腹腔结核累及腹腔淋巴结、腹膜，腹膜结核通过腹腔积液常规、生化、ADA等检测而相对易于诊断；腹腔淋巴结结核因部位深、明确诊断困难，而致临床医生对该疾病认识不足。

2. 腹腔淋巴结结核是腹腔结核常见表现，可见于50%～60%腹腔结核，最常累及门静脉周围淋巴结，其次为胰周和肠系膜周围淋巴结。CT可表现为增大的淋巴结，外周环形强化，中央密度低且均匀，常可见多房样病灶。该患者腹部增强CT提示肝门胰头部多发囊性病灶，外周强化，符合典型腹腔淋巴结结核表现。该部位淋巴结肿大也需与胰头部肿瘤伴转移、淋巴瘤等鉴别，但很多临床医生因缺乏对该病的认识而忽略鉴别诊断结核。

3. 腹腔淋巴结结核诊断需穿刺。但该部位淋巴结部位深、穿刺常困难，超声胃镜下细针穿刺常因组织少而得到阴性结果或甚至需要开腹活检。故若能穿刺，除病理外，需常规送检抗酸涂片、分枝杆菌培养、结核分枝杆菌核酸检测等。该患者在经过第1次穿刺获得阴性结果后，临床尝试再次穿刺行病理和穿刺部位脓液培养、mNGS，最终诊断明确。

4. 目前国际上尚无明确资料证明肺外结核具有传染性，但理论上不能排除结核分枝杆菌暴露于空气中随空气传播的可能，故标准预防措施的落实仍是医务人员在诊疗操作中需遵循的常规措施。此病例中，为患者行病灶部位穿刺等有创操作时，仍应注意个人防护及周围环境物体表面的清洁消毒等工作。

参考文献

[1] Bharwani N, Jogeesvaran K, Goldstraw E, et al. Extrapulmonary manifestations of tuberculosis: a pictorial review[EB/OL](2018)[2020-12-04]. https://epos.myesr.org/poster/esr/ecr2008/c-485.

[2] Burrill J, Williams CJ, Bain G, et al. Tuberculosis: a radiologic review[J]. Radiographics, 2007, 27(5): 1255-1273.

[3] Rathi P, Gambhire P. Abdominal tuberculosis[J]. J Assoc Physicians India, 2016, 64(2): 38-47.

病例 79 淋巴瘤患者发热、气急 1 个月，会是感染吗？

作者·马玉燕　金文婷
审阅·胡必杰　潘珏

· 病史简介 ·

女性，66岁，上海人，2019-10-12收入复旦大学附属中山医院感染病科。

■ 主诉

反复发热、气促1个月余。

■ 现病史

1. 2019-08-26患者无明显诱因出现发热，T_{max} 38.7℃，无畏寒、寒战，伴气促、咳嗽、少量白痰。2019-08-27就诊于上海某区中心医院，查WBC 1.95×10^9/L，N% 65%，PLT 123×10^9/L；CRP 26.31 mg/L；血气分析（未吸氧）：PaO_2 69.5 mmHg。考虑肺部感染可能，予哌拉西拉/他唑巴坦抗感染。2019-08-30患者仍发热，气促较前明显。随访WBC 18.15×10^9/L，N% 87%。2019-09-02胸部CT：两肺炎症伴散在纤维灶，纵隔及两侧腋下显示多发小淋巴结（图79-1）。收治该中心医院，予甲泼尼龙（20 mg，bid），厄他培南+伏立康唑+阿昔洛韦抗感染，丙种球蛋白（10 g，qd）治疗。患者气促好转，体温转平，2019-09-06出院。出院后甲泼尼龙改口服并逐步减量。

2. 2019-09-18口服甲泼尼龙减量至8 mg，qd。患者再次发热，T_{max} 38℃，伴气促、咳嗽、咳白色黏痰，再次收住该院。查WBC 5.18×10^9/L，PLT 195×10^9/L；CRP 10.45 mg/L；胸部CT：两肺散在炎症（图79-1）。2019-09-24复查胸部CT：两肺散在模糊影，较前吸收（图79-1）。考虑肺部感染，予甲泼尼龙（20 mg，bid），哌拉西林/他唑巴坦+伏立康唑抗感染，患者体温转平。2019-09-27改阿莫西林+伏立康唑，甲泼尼龙（20 mg，qd）口服出院。

3. 2019-10-05患者再次发热，T_{max} 38℃。查WBC 10.01×10^9/L，L 0.60×10^9/L，PLT 130×10^9/L；CRP 26.31 mg/L；血气分析（未吸氧）PaO_2 50.6 mmHg；ALT/AST 23/34 U/L，Cr 50 μmol/L，LDH 515 U/L；D-D二聚体2.62 mg/L；结核抗体阴性，血隐球菌荚膜抗原阳性，呼吸道病原体九联检测阴性，甲型流感/乙型流感病毒抗原阴性，G试验502 pg/mL，EBV IgM/IgA抗体阴性；胸部CT：两肺弥漫性间质性肺炎，较前加重（图79-1）。予甲泼尼龙（20 mg，bid），哌拉西拉/他唑巴坦+万古霉素+伏立康唑抗感染，体温转平，但气促较前加重。为求进一步诊治，转至复旦大学附属中山医院感染病科。

4. 发病以来，患者精神、饮食可，睡眠欠佳，大小便正常，体重下降5 kg。

■ 既往史及个人史

确诊边缘区B细胞淋巴瘤病史3个月余，已行4周期R-CHOP方案化疗，末次化疗时间2019-08；三程化疗后评估疗效为部分缓解。否认乙型肝炎、结核等传染病史。否认高血压、糖尿病史。2009年因卵巢囊肿行子宫附件切除术。否认药物、食物过敏史。

· 入院检查 ·

■ 体格检查

1. T 36.8℃，P 68次/分，R 20次/分，BP 107/73 mmHg。

2. 神志清，全身皮肤无黄染，双肺未闻及明显干湿啰音，腹软，无压痛，双下肢轻度凹陷性水肿。

■ 实验室检查

1. 血常规：WBC 5.25×10^9/L，N% 85.7%，L 0.5×10^9/L，PLT 145×10^9/L，Hb 108 g/L。

2. 血气分析（鼻导管吸氧5 L/min）：pH 7.51，PaO_2 70 mmHg，$PaCO_2$ 36 mmHg。

3. 炎症标志物：hsCRP 0.9 mg/L，PCT 0.04 ng/mL，ESR 20 mm/h；铁蛋白1 081 ng/mL。

4. 生化：ALT/AST 44/32 U/L，Alb 30 g/L，Cr 43 μmol/L，LDH 527 U/L。

5. 凝血：D-D二聚体6.13 mg/L。

6. G试验827.9 pg/mL。

7. BNP 602 pg/mL，c-TnT正常。

8. T-SPOT.TB：A/B 0/2；呼吸道病原体九联检测、血隐球菌荚膜抗原、甲型流感/乙型流感病毒抗原阴性。

9. 免疫球蛋白全套：IgG 2.89 g/L，IgA 0.31 g/L，其余基本正常。

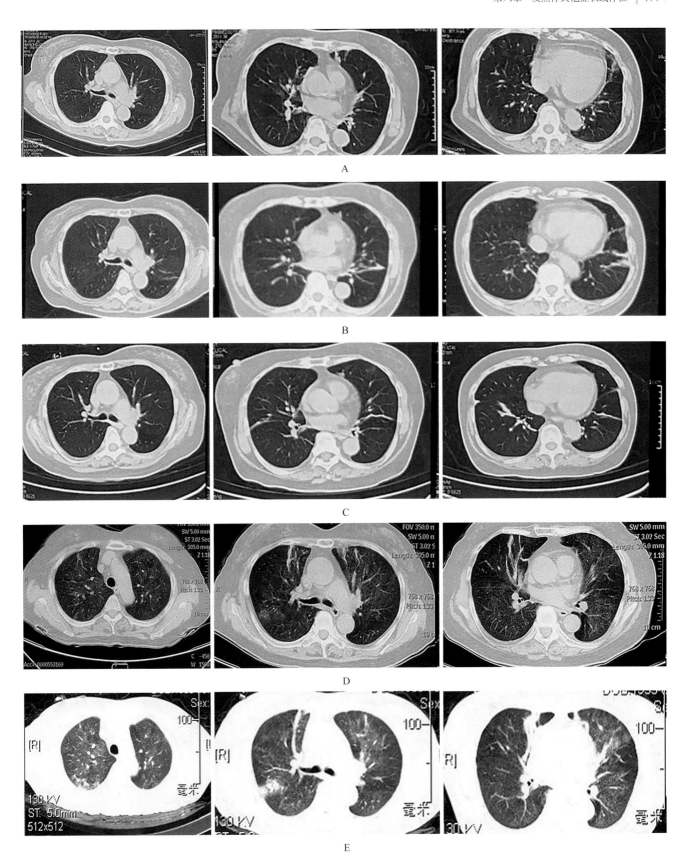

图79-1 入院前胸部CT变化 A. 2019-09-02胸部CT：两肺炎症；B. 2019-09-18胸部CT：两肺散在炎症；C. 2019-09-24胸部CT：两肺炎症，较前吸收；D. 2019-10-05胸部CT：两肺弥漫性间质性病变，较前明显增多；E. 2019-10-12胸部CT：两肺弥漫性渗出，纵隔小淋巴结

10. 细胞免疫：CD4 97/μL，CD8 245/μL，CD4/CD8 0.4。

■ **辅助检查**

1. 心电图：正常心电图。

2. 超声心动图：静息状态下未见异常。

3. 胸部CT：双肺弥漫性渗出，建议治疗后复查，纵隔小淋巴结；心包增厚（图79-1）。

· 临床分析 ·

■ **病史特点**

患者为老年女性，有淋巴瘤基础，化疗后反复发热伴咳嗽、气促，病程1个月，外院予糖皮质激素联合抗细菌和抗真菌治疗，效果不佳，仍发热；胸部CT示两肺病变较前加重，低氧血症明显，查ESR和CRP等炎症标志物升高不明显，而LDH升高，G试验明显升高，IgG较低，CD4$^+$T淋巴细胞 < 200/μL，本次入院复查胸部CT示两肺弥漫渗出病灶较前继续进展，原因考虑如下。

■ **诊断分析**

1. 特殊病原体感染：主要为耶氏肺孢子菌和巨细胞病毒感染。患者有免疫抑制基础，CD4$^+$T淋巴细胞明显偏低，两肺弥漫性渗出，G试验及LDH升高明显，常规抗细菌、抗真菌（伏立康唑）后仍进行性加重，糖皮质激素治疗后肺部病灶一度吸收，后再发并进行性进展，整个诊疗过程中未使用磺胺类等药物，符合耶氏肺孢子菌感染的临床及影像学特点。同时，耶氏肺孢子菌感染常合并CMV、EBV等感染。可采集痰或肺泡灌洗液、血液等标本进行mNGS检测以及血CMV DNA、EBV DNA等检测，以明确病原体。

2. 急性呼吸道病毒感染：淋巴瘤化疗后出现反复发热伴气促，影像学提示两肺弥漫性渗出，常规抗细菌和抗真菌效果不佳，需警惕流感病毒、腺病毒等急性呼吸道病毒感染可能。但本例患者病程较长，无头痛和肌肉酸痛等，外院及复旦大学附属中山医院甲型流感和乙型流感病毒抗原阴性，支持证据不多。可进行痰Filmarray或mNGS检测进一步寻找有无急性呼吸道病毒感染的证据。

3. 非典型病原体感染：化疗后出现肺部炎症，曾一度吸收，后出现进行性加重；诊疗过程中未曾使用氟喹诺酮、大环内酯类或四环素类等能覆盖非典型病原体的抗菌药物；胸部CT示右上肺后段部分实变，虽呼吸道病原体九联检测阴性，但仍需警惕合并支原体或衣原体等非典型病原体感染可能，可完善痰mNGS以明确或排除这类病原体引起的感染。

4. 淋巴瘤累及肺部：患者基础疾病为淋巴瘤，曾予多种抗菌药物联合治疗，症状未见好转；激素治疗后体温转平，病灶曾有好转，减量出院后再次发热、气促，不除外淋巴瘤复发累及肺部可能。但患者本身淋巴瘤侵袭程度不高，三个疗程化疗后评估为部分缓解，目前淋巴瘤复发累及肺部依据不足，必要时可完善骨髓活检或肺活检明确。

· 进一步检查、诊治过程和治疗反应 ·

1. 2019-10-14考虑耶氏肺孢子菌和巨细胞病毒引起肺部感染可能大，合并不典型病原体或普通细菌感染不除外；D-D二聚体升高，需警惕肺动脉栓塞可能；完善CMV DNA、EBV DNA、血或痰mNGS、下肢静脉超声、肺动脉CTA检查。同时，予复方磺胺甲噁唑（1.44 g，口服，tid）+卡泊芬净（50 mg，静脉滴注，qd）（首剂70 mg）+更昔洛韦（0.25 g，静脉滴注，q12 h）+左氧氟沙星（0.6 g，静脉滴注，qd）抗感染；甲泼尼龙（40 mg，静脉滴注，qd）抗炎，丙种球蛋白（20 g，静脉滴注，qd×5天）增强免疫，辅以吸氧、补充白蛋白、护胃、利尿、低分子肝素预防性抗凝、复方氯己定漱口加强口腔护理等治疗。

2. 2019-10-14血液检查结果回报：CMV DNA 3.11×10^4/mL，EBV DNA阴性。同时，下肢静脉超声示右侧腘静脉及胫后静脉血栓形成。

3. 2019-10-15血mNGS回报（2019-10-12送检）：检出耶氏肺孢子菌、CMV和BK多瘤病毒核酸序列（图79-2）。

4. 2019-10-16痰mNGS回报（2019-10-14送检）：检出耶氏肺孢子菌、CMV和HSV-1核酸序列（图79-3）。

5. 2019-10-17肺动脉CTA：两肺动脉部分段及亚段分支栓子形成（右上肺动脉后段分支分叉处、右下肺动脉背段分支开口及左下肺动脉基底段分支内见低密度充盈缺损），两肺炎症伴局部实变不张，较2019-10-12相仿（图79-4）。

· 最后诊断与诊断依据 ·

■ **最后诊断**

1. 耶氏肺孢子菌肺炎合并CMV肺炎。

检出真菌列表

属			种			
属名	属相对丰度(%)	属严格序列数	种名	覆盖度（%）	种序列数	种严格序列数
肺孢子虫属	95.04	117	耶氏肺孢子虫	0.076 7	130	117

检出病毒列表

种名	覆盖度（%）	种相对丰度（%）	种序列数	种严格序列数
BK 多瘤病毒	49.52	46.82	88	69
人类疱疹病毒5型（CMV）	17.47	10.66	916	880

图 79-2　血 mNGS（2019-10-12送检）检出耶氏肺孢子菌、CMV 和 BK 多瘤病毒核酸序列

检出真菌列表

属			种			
属名	属相对丰度(%)	属严格序列数	种名	覆盖度（%）	种序列数	种严格序列数
肺孢子虫属	77.46	2 487	耶氏肺孢子虫	1.54	2 614	2 480

检出病毒列表

种名	覆盖度（%）	种相对丰度(%)	种序列数	种严格序列数
猪内源逆转录病毒 E	45.85	21.81	123	110
人类疱疹病毒1型（HSV1）	9.62	2.94	313	288
人类疱疹病毒5型（CMV）	2.04	0.6	98	98

图 79-3　痰 mNGS（2019-10-14送检）检出耶氏肺孢子菌、CMV 和 HSV-1 核酸序列

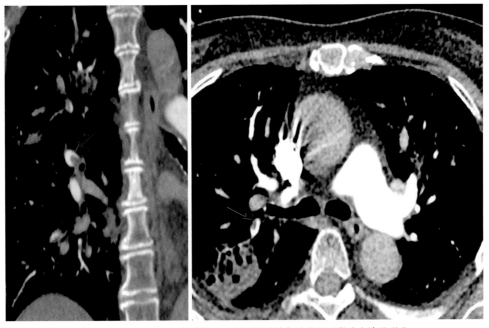

图 79-4　2019-10-17肺动脉 CTA 见两肺动脉部分段及亚段分支栓子形成

2. 下肢静脉血栓形成并发肺动脉栓塞。

3. 边缘区B细胞淋巴瘤化疗后。

■ 诊断依据

患者为老年女性，淋巴瘤化疗后，反复发热伴咳嗽、气促1个月。胸部CT示双肺弥漫性渗出，常规抗细菌及抗真菌治疗无效，两肺病灶逐渐进展。入院后血及痰mNGS均检测到较多的耶氏肺孢子菌和人类疱疹病毒5型（巨细胞病毒，CMV）核酸序列，改用复方磺胺甲噁唑+卡泊芬净+更昔洛韦+左氧氟沙星抗感染等治疗后，气促好转、氧合指数明显改善、胸部CT示病灶较前吸收，故耶氏肺孢子菌肺炎合并CMV肺炎诊断可以成立。此外，患者有双下肢水肿，下肢静脉B超提示血栓形成、肺动脉CTA提示肺动脉多发栓塞，故下肢静脉血栓形成并发肺动脉栓塞诊断也可以确立。

· 经验与体会 ·

1. 导致免疫缺陷患者两肺弥漫性渗出病变的常见病因包括肺孢子菌肺炎、病毒性肺炎、不典型病原体感染或混合感染等。耶氏肺孢子菌肺炎（pneumocystis jirovecii pneumonia, PJP），曾称为卡氏肺孢子菌肺炎（pneumocystis carinii pneumonia, PCP），是由耶氏肺孢子菌引起，尤其对于CD4$^+$T淋巴细胞 < 200/μL的两肺弥漫性病变患者，临床需高度警惕该菌感染可能。该患者为淋巴瘤化疗后，有免疫抑制基础，CD4$^+$T淋巴细胞减低，均为PJP感染的高危因素，故鉴别诊断时首先需要考虑该病原体感染可能。

2. 文献报道PJP患者常合并其他病原体感染，如病毒甚至部分难以检测到的RNA病毒、曲霉、普通细菌，其中CMV、EBV最常见。抗病毒是否对加速好转有价值，复方磺胺类联合更昔洛韦是否会加重骨髓抑制尤其是血小板减低，目前尚存争议，现多数倾向于联用抗病毒药物。本患者血CMV DNA阳性，血、痰mNGS检测出CMV病毒、BK多瘤病毒、HSV病毒核酸序列，考虑合并病毒感染，加用更昔洛韦后患者并未出现血小板减低。

3. 传统的肺泡灌洗液或痰液六胺银染色镜检阳性可拟诊PJP，确诊需要进行BAL或痰液PCR检测。因镜检对检验人员的技术要求较高，极容易漏诊；而PCR检测大多数医院并未常规开展，使得临床确诊较为困难。近两年来由于复旦大学附属中山医院感染病科开展mNGS检测，使诊断PJP轻而易举，且可同时检测出多种合并感染的病原体如CMV、EBV、HSV，使混合感染诊断快速、准确、全面。本患者血及痰mNGS除均检测出耶氏肺孢子菌，尚同时检测出多种病毒尤其是CMV病毒，与血CMV DNA阳性相符。此外，痰mNGS未检测出金黄色葡萄球菌、革兰阴性菌、曲霉等，这为入院后临床停用哌拉西拉/他唑巴坦、万古霉素、伏立康唑提供足够信心，为抗生素合理使用提供依据。目前复旦大学附属中山医院感染病科已收治PJP感染患者30余例，在诊断及治疗方面积累了丰富的经验。

4. PJP目前首选仍推荐复方磺胺甲噁唑（TMP-SMZ），肾功能正常者剂量为15～20 mg/（kg·d），分3次或4次静脉给药或口服。因其生物利用度极好，胃肠道功能正常者都适合口服给药。耶氏肺孢子菌囊壁含有β-D-葡聚糖，棘白菌素类能抑制其合成，故可作为PJP的二线治疗药物。部分重症病例可使用TMP-SMZ联合棘白菌素类治疗。

参考文献

[1] Cooley L, Dendle C, Wolf J, et al. Consensus guidelines for diagnosis, prophylaxis and management of Pneumocystis jirovecii pneumonia in patients with haematological and solid malignancies[J]. Intern Med J, 2014, 44(12b): 1350-1363.

[2] Shah K, Cherabuddi K, Beal SG, et al. Refractory acute respiratory failure due to pneumocystis jiroveci (PCP) and cytomegalovirus (CMV) pneumonitis: a case report and review of literature[J].ID Cases, 2017, 10: 42-45.

[3] Yu Q, Jia P, Zhao H, et al. Outcomes and prognostic factors of non-HIV patients with pneumocystis jirovecii pneumonia and pulmonary CMV co-infection: a retrospective cohort[J]. BMC Infect Dis, 2017, 17(1): 392.

病例 80 青年男性1年内2次肝脓肿，究竟是谁在作祟？

作者·李娜 金文婷 马玉燕 沈燕
审阅·胡必杰 潘珏

· 病史简介 ·

男性，24岁，江苏人，2018-09-20收入复旦大学附属中山医院肝肿瘤内科。

■ 主诉

右上腹痛、发热2周。

■ 现病史

1. 2018-09月初无明显诱因出现右上腹疼痛，放射至右肩部，伴有发热，T_{max} 38.6℃，无畏冷、寒战、腹泻、恶心、呕吐、咳嗽、咳痰、盗汗等不适，当地三甲医院行腹部增强CT检查提示"肝尾状叶脓肿"（未见影像资料及报告），予头孢唑肟+奥硝唑抗感染治疗7天，热峰较前下降，但右上腹及肩背部疼痛无明显好转，要求转上级医院。

2. 2018-09-20至复旦大学附属中山医院肝肿瘤内科就诊。门诊查：WBC 12.13×10⁹/L，N% 77.1%；PCT 1.06 ng/mL，CRP 35 mg/L；AFP 1.7 ng/mL，CEA 1.0 ng/mL，CA19-9 9.6 U/mL；肝与肾功能、凝血功能无特殊。B超检查：肝尾状叶不均质团块，结合病史，考虑脓肿可能。上腹部平扫+增强+DWI+MRCP：肝尾叶及肝门部病变，考虑脓肿机会大，肝门及后腹膜多个肿大淋巴结（图80-1）。为进一步诊治，收入复旦大学附属中山医院肝肿瘤内科。

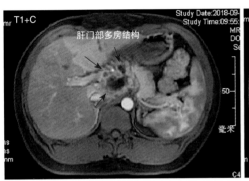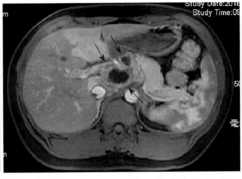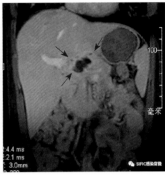

图80-1　2018-09-20复旦大学附属中山医院上腹部平扫+增强+DWI+MRCP　肝门部多房结构，增强后边缘强化，较大层面约4.7 cm×3.7 cm，DWI呈高信号，考虑脓肿机会大；后腹膜多个肿大淋巴结

3. 自起病以来，患者精神、胃纳、睡眠尚可，大小便无特殊，体重无明显减轻。

■ 既往史及个人史

2017-07曾有类似右上腹胀痛伴发热和寒战，T_{max} 39.5℃，当地三甲医院予抗感染（具体不详）治疗后仍发热，腹部CT及MRI提示"肝尾状叶脓肿"，穿刺引流约200 mL脓血性液体并予头孢类抗菌药物治疗，体温逐渐降至正常，右上腹及肩背痛好转。置管12天后拔除引流管。2017-08-22复旦大学附属中山医院肝肿瘤内科门诊行腹部MRI（腹部平扫+增强+DWI+MRCP）检查：肝右叶小血管瘤，脂肪肝，右肾囊肿，肝门及后腹膜多个肿大淋巴结。予左氧氟沙星+甲硝唑口服2周，后患者未再出现发热、右上腹及肩背痛，未再随访。否认糖尿病、慢性肝肾疾病和结核病史。大学室友曾诊断肺结核。

入院检查

■ 体格检查

1. T 36.8℃，P 72次/分，R 20次/分，BP 110/72 mmHg。

2. 神志清，全身皮肤及巩膜无黄染，浅表淋巴结无肿大，双肺呼吸音清，未及啰音，腹平软，无压痛及反跳痛，肝区无明显叩痛，肠鸣音不亢，移动性浊音阴性。

■ 实验室检查

1. 血常规：WBC 12.13×10⁹/L，N% 77.1%，Hb 161 g/L，PLT 354×10⁹/L。

2. 炎症标志物：ESR 23 mm/h，hsCRP 35 mg/L，PCT 1.06 ng/mL。

3. 肝肾功能、心脏标志物：正常。

4. 甲型肝炎、丙型肝炎、戊型肝炎病毒抗体均阴性；HBsAg阳性，其余乙肝标志物阴性。

5. EBV抗体、CMV IgM、风疹病毒IgM、HSV-1及HSV-2抗体均阴性，HIV抗体阴性。

6. T-SPOT.TB：A/B 30/49，血隐球菌荚膜抗原阴性。

7. 肿瘤标志物：AFP 1.9 ng/mL，CEA 1.0 ng/mL，其他肿瘤标志物均阴性。

8. 细胞免疫：淋巴细胞数 1 779.8/μL，CD4 45.7%，CD8 29.1%，CD4/CD8 1.6。

9. 免疫球蛋白：IgG4 2.55 g/L，IgA 4.55 g/L，其余基本正常。

10. 自身抗体：ANA 1∶320，其余自身抗体均阴性。

11. 血培养：阴性。

■ **辅助检查**

心电图：正常。

· 临床分析 ·

■ **病史特点**

患者为青年男性，主要表现为肝区及右肩背部疼痛、发热；炎症标志物升高，腹部MRI提示肝尾叶及肝门部脓肿机会大，肝门及后腹膜多个肿大淋巴结。1年前有肝尾状叶脓肿史，穿刺引流及抗菌药物治疗后好转。鉴别诊断考虑如下。

■ **诊断分析**

1. 细菌性肝脓肿：青年男性，病程中有典型的发热、寒战、腹痛三联征表现，血WBC和PCT升高，腹部CT及MRI提示肝脓肿可能，首先考虑化脓性细菌（如肺炎克雷伯菌、金黄色葡萄球菌甚至厌氧菌等）引起的肝脓肿，进一步检查可行脓肿穿刺引流，脓液送微生物涂片和培养检查，甚至送mNGS以明确诊断。

2. 其他病原体引起的慢性肝脓肿：患者1年内发生2次肝脓肿，第1次发病时引流出血性脓液，影像学检查均显示伴有肝门及后腹膜多个肿大淋巴结，似与典型的急性细菌性肝脓肿不符。文献报道，引起慢性肝脓肿的病原体包括阿米巴原虫、隐球菌、结核分枝杆菌等。本例大学室友有肺结核病史，T-SPOT.TB升高（30/49），伴有腹膜多个淋巴结肿大，需要考虑结核性肝脓肿可能，可予肝脏病灶穿刺行微生物、组织病理、mNGS检查以明确或排除诊断。

3. 肝恶性肿瘤：包括原发性肝癌、转移瘤、淋巴瘤等。患者无慢性肝病史，AFP不高，目前腹部影像学证据暂不支持肝恶性肿瘤诊断。但患者有腹痛、发热表现，抗菌药物治疗后症状反复，影像学检查提示肝门部及腹腔淋巴结肿大，不能除外肝恶性肿瘤淋巴结转移或淋巴瘤可能，可完善肝脏超声造影、PET/CT、肝脏病灶或淋巴结穿刺活检行病理检查以明确诊断。

· 进一步检查、诊治过程和治疗反应 ·

1. 2018-09-21予头孢唑肟（2.25 g，bid）+奥硝唑（0.5 g，bid）静脉抗感染治疗，体温降至正常，肝区及右肩背部疼痛逐渐缓解。

2. 2018-09-25肝脏超声造影：肝尾状叶见44 mm×27 mm低回声实质团块，边界欠清，形态欠规则，向包膜外突出，肿块与周围组织相连，注射造影剂后，肝尾状叶病灶14秒开始整体不均匀增强，27秒达峰值，内部见20 mm×10 mm片状不增强区，门脉期呈等回声，至延迟期120秒后呈等回声改变，考虑脓肿吸收后改变可能大。

3. 2018-09-26肝内科MDT讨论后认为：肿瘤证据不足，结核不能除外，建议择期行超声胃镜下脓肿穿刺术。

4. 2018-09-26转至感染病科，仔细阅读上腹部MRI并对比2017-08穿刺引流12天后MRI（图80-2），与放射科医生沟通，

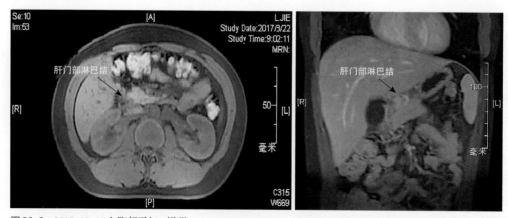

图80-2　2017-08-20上腹部平扫+增强+DWI+MRCP　肝门及后腹膜多个肿大淋巴结；肝右叶小血管瘤，脂肪肝，右肾囊肿

2017年片肝实质未见明显病灶,仅见肝门部、后腹膜淋巴结肿大;本次病灶较前片明显增大,见肝门部病灶呈多房结构,紧贴尾状叶,尾状叶未见明显肝实质累及。考虑肝脓肿证据不足,肝门部病灶可能大。

5. 2018-09-27调整抗感染方案:左氧沙星0.4 g,静脉滴注,qd。

6. 2018-09-27行超声胃镜引导下细针穿刺术(图80-3),术中见:肝门部门脉后方及胰颈胰头交界部可见低回声区,内见分隔及无回声区。于胃体行超声引导下穿刺,穿出血性组织条少量及坏死组织,分别送检病理、培养、mNGS检查。

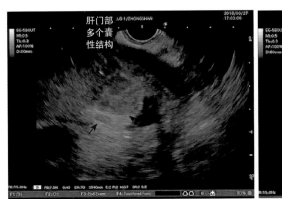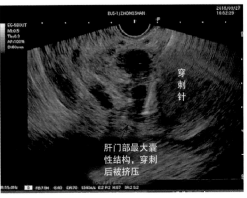

图80-3　2018-09-27超声胃镜引导下细针穿刺术示肝门部门脉后方及胰颈胰头交界部可见低回区,内见分隔及无回声区

7. 2018-09-27肝门部穿刺组织报告:涂片找细菌、真菌、抗酸杆菌均阴性。

8. 2018-09-28胸部CT:右肺见小结节影,较大者直径约4 mm,慢性炎性或纤维灶可能(图80-4)。

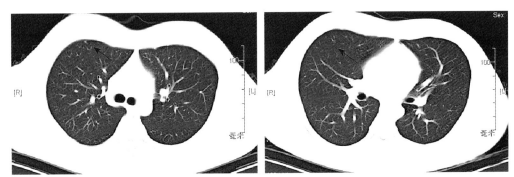

图80-4　2018-09-28胸部CT　右肺见小结节影,较大者直径约4 mm,慢性炎性或纤维灶可能,未见活动性病变

9. 2018-09-28肝门部组织初步病理检查:穿刺组织镜下部分区为血凝块组织,部分区见较多淋巴细胞、浆细胞及中性粒细胞浸润,小灶区见可疑组织细胞及类上皮细胞反应,考虑为炎症性病变。

10. 2018-09-28考虑肝门淋巴结、后腹膜淋巴结结核可能大,予抗结核治疗:异烟肼(0.3 g,静脉滴注,qd)+利福平(0.45 g,口服,qd)+阿米卡星(0.4 g,静脉滴注,qd)+左氧氟沙星(0.6 g,静脉滴注,qd)。

11. 2018-09-29患者体温平,肝区及右肩背痛明显缓解,予出院;调整口服抗结核方案为:异烟肼(0.3 g,qd)+利福平(0.45 g,qd)+乙胺丁醇(0.75 g,qd)+吡嗪酰胺(0.75 g,qd)。

12. 2018-09-30肝组织(2018-09-27采样)mNGS检测结果:未检出明确病原体。

13. 2018-10-08肝门部穿刺组织病理检查及免疫组化结果回报(图80-5):镜下部分为血凝块组织,部分区见较多淋巴细胞、浆细胞及中性粒细胞浸润,小灶区可见组织细胞反应,抗酸染色见个别阳性物,为炎症性病变。

14. 2018-11-15肝门穿刺组织(2018-09-27采样)培养结果:结核分枝杆菌阳性(图80-6)。

15. 2019-10-17门诊随访,出院后规律服用异烟肼+利福平+乙胺丁醇+吡嗪酰胺抗结核,未再出现发热和腹痛症状;多次随访ESR和CRP,均正常(图80-7);随访腹部MRI显示肝门及后腹膜肿大淋巴结,较2018-09-20明显缩小,近半年病灶基本相仿(图80-8);胸部CT:右肺小结节病灶与2018-09-27片相仿。嘱停抗结核治疗(总疗程1年)。

住院号		病区		床号		收到日期	2018-09-27
手术医院	中山本部	送检材料				审核日期	2018-10-08
巨检		包埋盒1：血丝样物。包埋盒2：血丝样物。包埋盒3：血丝样物。					
病理诊断		（超声胃镜引导下胰腺细针穿刺）穿刺组织镜下部分区为血凝块组织，部分区见较多淋巴细胞、浆细胞及中性粒细胞浸润，小灶区见可疑组织细胞及类上皮细胞反应，考虑为炎症性病变，请结合临床。 补充报告（2018-10-08）： （超声胃镜引导下胰腺细针穿刺）穿刺组织镜下部分区为血凝块组织，部分区见较多淋巴细胞、浆细胞及中性粒细胞浸润，小灶区可见组织细胞反应，抗酸染色查见个别阳性物，为炎症性病变，结合临床T-SPOT.TB阳性，不排除结核可能，请结合临床。 免疫组化（2018-N25603）：18S48008-002：CK（pan）阴性，CD68（KP1）组织细胞阳性。 特殊染色：18S48008-002：PAS染色阴性，抗酸染色阴性，六胺银染色阴性，网状纤维染色阳性；18S48008-003：抗酸个别阳性。					

图80-5　2018-10-08肝门组织细针穿刺病理检查　血凝块组织，部分区见较多淋巴细胞、浆细胞及中性粒细胞浸润，小灶区可见组织细胞反应，抗酸染色见个别阳性，考虑结核

编号	细菌名称	结果/浓度	菌落计数
MPB64	结核分枝杆菌复合群特异性抗原MPB64	阳性	
FZGJPY	分枝杆菌培养	阳性	

图80-6　2018-11-15肝门穿刺组织（2018-09-27采样）培养示结核分枝杆菌阳性

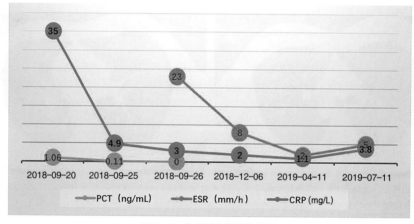

图80-7　炎症标志物变化趋势

最后诊断与诊断依据

■ 最后诊断

腹腔结核（肝门淋巴结、后腹膜淋巴结结核）。

■ 诊断依据

患者为青年男性，有结核接触史，腹部增强MRI见肝门部多房囊性结构，增强后外周强化明显，T-SPOT.TB示A/B 30/49，超声胃镜引导下穿刺见肝门部门脉后方及胰颈胰头交界部可见低回声区，内见分隔及无回声区，肝门部穿刺组织病理检查见到抗酸染色阳性菌，分枝杆菌培养见结核分枝杆菌生长。规律服用异烟肼、利福平、乙胺丁醇和吡嗪酰胺四联抗结核药物1年，多次随访ESR和CRP均正常，随访腹部MRI显示肝门及后腹膜肿大淋巴结较2018-09-20明显缩小，近半年病灶基本相仿，故考虑肝门淋巴结和后腹膜淋巴结结核诊断成立。患者1年内2次发病，外院及复旦大学附属中山医院影像报告均提示尾状叶脓肿合并肝门部病灶，经仔细阅片，2017-08外院穿刺引流12天后未见明显肝实质病灶，仅见肝门部及后腹膜淋巴结肿大；2018-09上腹部MRI见本次病灶较前片明显增大，见肝门部病灶呈多房结构，最大者4.7 mm×3.7 mm，紧贴尾状叶，尾状叶未见明

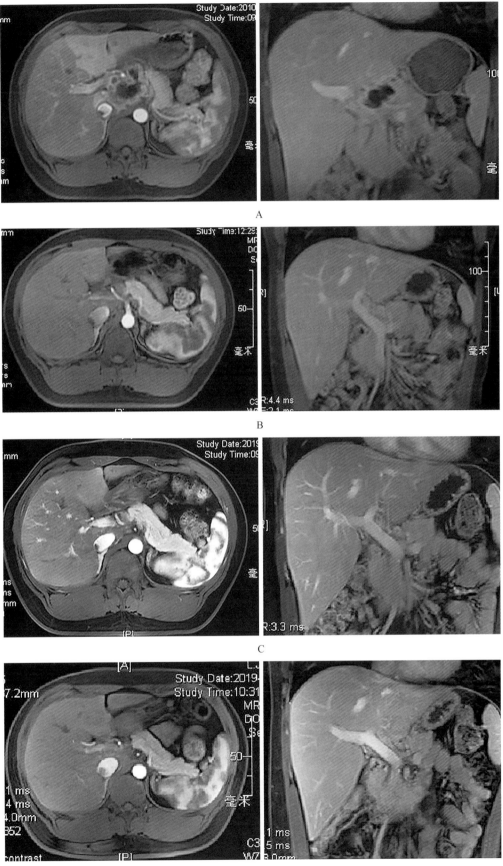

A

B

C

D

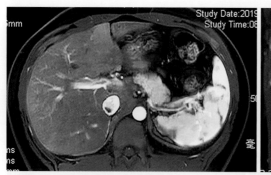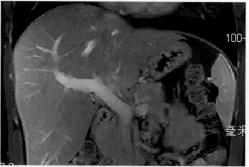

E

图80-8　2018-09-20至2018-10-17随访腹部增强MRI　A. 2018-09-20上腹部平扫＋增强＋DWI＋MRCP：肝门部多房结构，增强后边缘强化，较大层面约4.7 cm×3.7 cm；后腹膜多个肿大淋巴结；B. 2018-12-07腹部平扫＋增强＋DWI＋MRCP：肝门及后腹膜多个肿大淋巴结较2018-09-20缩小，较大者直径约12 mm；C. 2019-04-11腹部平扫＋增强＋DWI＋MRCP：肝门及后腹膜数枚稍大淋巴结，较2018-12-07相仿；D. 2019-07-11腹部平扫＋增强＋DWI＋MRCP：肝门及后腹膜数枚稍大淋巴结，较2019-04-11相仿；E. 2019-10-17腹部平扫＋增强＋DWI＋WRCP：肝门及后腹膜数枚稍大淋巴结，较2019-07-11相仿或缩小

显肝实质累及，考虑尾状叶肝脓肿证据不足。病程中2次发热均显示急性起病，伴腹痛、腰背部放射痛，第2次发病外周血炎症标志物（WBC、ESR、CRP、PCT）明显升高，抗细菌治疗后发热、腹痛迅速好转，可能存在肝门部淋巴结肿大引起胆道部分阻塞，继而导致继发细菌感染之可能。

经验与体会

1. 淋巴结结核在肺外结核中占最大比例，其中以浅表的颈部淋巴结结核最常见，腹腔淋巴结结核相对少见，最常累及门静脉周围淋巴结，其次为胰周和肠系膜周围淋巴结，主要通过摄入感染结核分枝杆菌的痰或牛奶而发病，部分由血行播散至腹腔淋巴结。腹腔淋巴结结核因部位深、穿刺或活检困难，故确诊困难。

2. 该患者2次发病均为急性发热伴腹痛、肩背部放射痛，外院影像报告及复旦大学附属中山医院初期的影像报告均提示肝尾状叶脓肿病灶，伴肝门淋巴结增大。但仔细研究发病过程及腹部MRI，发现第1次穿刺引流12天后MRI并未见肝实质内病灶，不符合肝脓肿的病程。本次MRI片见肝门部病灶大，呈多房结构（最大者4.7 cm×3.7 cm），紧贴尾状叶，再次与放射科医生沟通后，考虑尾状叶肝脓肿证据不足，"尾状叶病灶"实为肝门部多房性病灶。该部位结核发病率相对较低，且确诊困难，临床医生及影像科医生对该部位病变及其影像学改变认识不足，极易漏诊、误诊。

3. 根据文献报道，肝结核主要表现为粟粒性肝结核和局部肝结核。约80%的播散性结核患者会发生粟粒性肝结核，结核分枝杆菌通过肝动脉到达肝脏；其余20%的患者会发生局部肝结核，结核分枝杆菌通过门静脉或胃肠淋巴管从肠道到达肝脏，或通过潜伏结核感染再激活发病。局部肝结核CT通常表现为孤立性大结节或2～3个低密度结节，伴钙化和周围强化。肝结核少部分也可表现为结核性肝脓肿，但本例从脓肿引流后影像学表现以及抗细菌治疗后反应等，并不符合结核性肝脓肿。

4. 本例因第1次发病时未行脓液的微生物检查，"肝脓肿"的真正原因未能明确，因而没有给予针对性的病原学治疗，导致1年后病灶明显增大。本次入院后通过超声胃镜下细针穿刺，组织送病理检查、常规微生物检查及mNGS，最终明确诊断。超声胃镜下淋巴结穿刺标本通常较少，淋巴结彻底液化坏死，镜下无法看到典型的肉芽肿样改变，故建议常规加做特殊染色、穿刺组织细菌、真菌、分枝杆菌（涂片＋培养）、核酸检测等，上述检查结果相互补充以获得较高的病原学诊断率。本例虽然mNGS未检测到结核分枝杆菌核酸序列，但病理抗酸染色见个别阳性物，结核分枝杆菌培养阳性，使之最终获得确诊。

5. 对于肺外结核是否具有传染性，目前国际上尚无相关证据支持。此例患者于超声内镜下行病灶穿刺，操作的医务人员应按常规标准预防措施进行个人防护，并做好周围环境物体表面的清洁消毒，软式内镜应按《软式内镜清洗消毒技术规范WS 507—2016》要求进行清洗消毒的复用处理。

参考文献

[1] Chen TC, Chou LT, Huang CC, et al. Isolated tuberculous liver abscess in an immunocompetent adult patient: a case report and literature review[J]. J Microbiol Immunol Infect, 2016, 49(3): 455-458.

[2] Evans RPT, Mourad MM, Dvorkin L, et al. Hepatic and intra-abdominal tuberculosis: 2016 update[J]. Curr Infect Dis Rep, 2016, 18(12): 45.

[3] Hickey AJ, Gounder L, Moosa MY, et al. A systematic review of hepatic tuberculosis with considerations in human immunodeficiency virus co-infection[J]. BMC Infect Dis, 2015, 15: 209.

[4] Meena M, Dixit R, Meena LP, et al. Primary/local hepatic tuberculosis without dissemination[J]. BMJ Case Rep, 2015, 1: bcr2014206974.

[5] Rathi P, Gambhire P. Abdominal tuberculosis[J]. J Assoc Physicians India, 2016, 64(2): 38–47.

病例 81 烧烤一时爽，发热、腹痛找上门，原因你猜到了吗？

作者·王萌冉 金文婷 马玉燕 陈 翔
审阅·胡必杰 潘 珏

· 病史简介 ·

男性，28岁，安徽人，2020-03-24收入复旦大学附属中山医院感染病科。

■ 主诉

发热伴腹痛1个月余。

■ 现病史

1. 2020-02-24患者进食烧烤（其中有羊肉、鱿鱼等）后开始出现发热，T_{max} 39.6℃，伴畏寒、寒战及腰痛，自觉有腹痛，主要位于下腹部，呈阵发性隐痛，大便为黄色、不成形，平均解便3次/日，不伴黏液脓血便，无里急后重感，无盗汗、咳嗽、咳痰、尿频、尿急、尿痛等不适。当地卫生院予青霉素抗感染治疗后腹泻好转，但仍有发热，下腹部疼痛及腰痛无明显好转。

2. 2020-03-03至当地县级医院就诊，查胸部CT：右肺炎性病变，右侧胸腔少许积液，左上肺斑片状、结节状高密度影；腹部超声示脾脏增大。予头孢呋辛、头孢哌酮/舒巴坦、莫西沙星以及阿奇霉素抗感染治疗，症状仍无明显好转，T 38～39℃。

3. 2020-03-12复旦大学附属中山医院感染病科门诊就诊，查WBC 6.16×10⁹/L，N% 52.0%；ESR 28 mm/h，CRP 19.8 mg/L，PCT 0.19 ng/mL；ALT/AST 85/53 U/L；T-SPOT.TB：A/B 127/134（2020-03-14回报）。当时考虑布鲁菌感染不除外，予以多西环素口服抗感染，治疗后感腰痛缓解，但仍有发热伴腹痛。2020-03-24为进一步诊治收入复旦大学附属中山医院感染病科。

4. 起病以来，患者精神、睡眠尚可，胃纳稍差，大便如前述，小便无特殊，体重无明显减轻。

■ 既往史及个人史

4年前有肺结核病史，服用抗结核药治疗半年后停药。

· 入院检查 ·

■ 体格检查

1. T 37.1℃，P 100次/分，R 20次/分，BP 130/80 mmHg。

2. 双肺呼吸音粗，未及明显干湿啰音。腹平软，无压痛、反跳痛，肝、脾肋下未及，肠鸣音4次/分。双下肢无水肿。

■ 实验室检查

1. 血常规：WBC 5.13×10⁹/L，N% 58.0%，Eos% 5.3%，Hb 122 g/L。

2. 炎症标志物：hsCRP 28.5 mg/L，ESR 18 mm/h，PCT 0.24 ng/mL。

3. 尿常规：均阴性。

4. 肝与肾功能、电解质：ALT/AST 52/50 U/L，Alb 41 g/L，Cr 72 μmol/L，K⁺ 3.7 mmol/L。

5. 肿瘤标志物、心肌标志物：未见明显异常。

6. 凝血功能：未见明显异常。

7. 自身抗体均阴性。

8. 免疫球蛋白全套及补体：未见明显异常。

9. 细胞免疫检查：正常。

10. 痰细菌、真菌培养：阴性；血培养：阴性。

11. 肺炎支原体抗体、呼吸道病原体九联检测、血隐球菌荚膜抗原、G试验：均阴性。

12. 血气分析（未吸氧）：PaO₂ 86 mmHg。

■ 辅助检查

1. 心电图：正常心电图。
2. 超声心动图：静息状态下未见明显异常。

· 临床分析 ·

■ 病史特点

患者为青年男性，既往有肺结核病史，本次为进食烧烤后出现的发热伴腹痛，大便不成形；炎症标志物升高，肝功能轻度异常，胸部CT见左肺上叶斑片结节影；先后予以多种抗感染治疗效果不佳。血、粪便及痰细菌、真菌培养均阴性，T-SPOT.TB示A/B 127/134。需考虑以下疾病可能。

■ 诊断分析

1. 感染性疾病。

· 肠道感染：包括病毒（如诺如病毒、轮状病毒、柯萨奇病毒、腺病毒等）感染、细菌（沙门菌、弯曲菌、弧菌、志贺菌、致病性大肠埃希菌等）感染等。但大多数感染性腹泻为自限性，本例患者虽进食烧烤后急性起病，但腹泻很快好转，病程至今已有1个月，抗细菌药物治疗效果不佳，且不能解释患者包括肺部病灶在内的全部病理过程，故可能性较小。

· 腹腔结核：包括累及胃肠道、腹膜、淋巴结或实体器官的结核。患者青年男性，本次以发热伴腹痛、腹泻起病，炎症标志物升高，抗细菌药物治疗效果不佳，T-SPOT.TB明显升高，故需高度考虑肠结核可能，但该患者本次进食烧烤后短期内即出现发热伴腹痛、腹泻，急性起病，考虑经口摄入结核分枝杆菌可能性较低。患者既往有肺结核病史，因此可能是由于既往结核感染后再激活，血行播散导致腹腔结核，需进一步完善腹腔影像学检查，必要时行肠镜检查以明确诊断。

2. 非感染性疾病。

· 炎症性肠病：包括克罗恩病以及溃疡性结肠炎，显著特征包括乏力、长期腹泻伴腹痛、发热、体重减轻等，疾病活动期还可累及肠外部位，如肝脏、肺等。本例患者急性起病，既往无相关症状及家族史，腹痛主要为下腹部隐痛而非典型的右下腹痉挛性疼痛，故可能性较小。

· 胃肠道淋巴瘤：为结外淋巴瘤主要累及部位，大多为非霍奇金淋巴瘤，症状不典型，主要包括发热、腹痛、慢性腹泻、体重减轻、消化道出血等。本例患者为青年男性，发热时间超过1个月，体温均在38℃以上，炎症标志物仅轻度升高，抗生素治疗后体温无明显好转，故需考虑。必要时可通过完善肠镜、骨髓穿刺活检等以明确诊断。

· 进一步检查、诊治过程和治疗反应 ·

1. 2020-03-24考虑腹腔结核可能，试用异烟肼（0.3 g，qd）+乙胺丁醇（0.75 g，qd）+阿米卡星（0.6 g，qd）+左氧氟沙星（0.6 g，qd）抗结核治疗。入院检查轻度肝功能损害，未使用利福平。

2. 2020-03-24头颅增强MRI未见异常；浅表淋巴结超声：左锁骨上及右侧腋窝见稍大淋巴结。

3. 2020-03-25患者诉解便时腹胀，进食后有中下腹疼痛，体检发现下腹部轻度压痛、反跳痛。腹部平扫CT：腹腔及腹膜后多发淋巴结肿大（图81-1）。外科会诊：考虑不全性肠梗阻可能，暂无急诊手术指征，予以禁食、补液等对症治疗；调整抗结核方案为异烟肼（0.3 g，qd）+阿米卡星（0.6 g，qd）+左氧氟沙星（0.6 g，qd）+利奈唑胺（0.6 g，q12 h）。

4. 2020-03-26 PET/CT：两肺结核；多处（左锁骨区、腹盆腔及腹膜后）淋巴结肿大伴糖代谢异常升高，结核可能；肝脾肿大（图81-1）。

5. 2020-03-27超声胃镜：探及沿肠系膜血管、腹主动脉分布多发肿大淋巴结，较大者截面直径21 mm（图81-2），取组织送病理检查、培养及mNGS检查。

6. 2020-03-28初步病理检查结果：血凝块中见小灶淋巴细胞及小灶中性粒细胞成分，另见类上皮细胞形成的肉芽肿样病灶。

7. 2020-03-30患者诉腹胀、腹痛好转，开始进食流质。腹腔淋巴结组织（2020-03-27采样）mNGS：检出结核分枝杆菌复合群序列（图81-3）。随访肝功能：ALT/AST 30/30 U/L。予以加用利福平（0.45 g，qd）抗结核治疗。

8. 2020-03-31腹腔淋巴结活检最终病理检查结果回报：符合肉芽肿性炎；特殊染色：抗酸染色阳性（图81-4）。

9. 2020-04-10患者进食后出现阵发性脐周疼痛，同时T 39.0℃；考虑利福平所致药物热不能除外，予停用利福平。随访血：WBC 7.00×10⁹/L，N% 69.8%；ESR 43 mm/h，CRP 61.7 mg/L，PCT 0.12 ng/mL；腹部CT平扫见腹盆腔及腹膜后淋巴结较

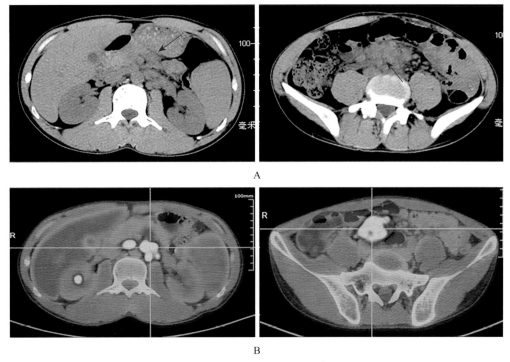

A

B

图81-1　2020-03-25腹部平扫CT（A）及2020-03-26 PET/CT（B）表现　A. 腹腔及腹膜后多发淋巴结肿大；
　　　　B. 多处淋巴结肿大伴糖代谢异常升高

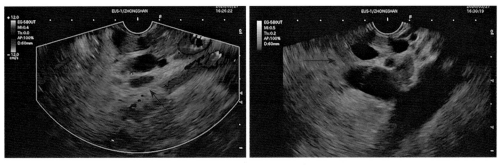

图81-2　超声胃镜下腹腔淋巴结穿刺活检术

属			种			
属名	属相对丰度（%）	属严格序列数	种名	覆盖度（%）	种序列数	种严格序列数
结核分枝杆菌复合群	1.92	14	非洲分枝杆菌	0.003 3	3	0
			卡内蒂分枝杆菌	0.001 1	1	0
			山羊分枝杆菌	0.004 6	4	0
			田鼠分枝杆菌	0.001 1	1	0
			獴分枝杆菌	0.002 3	2	0
			羚羊分枝杆菌	0.001 2	1	0
			鳍脚分枝杆菌	0.001 2	1	0
			结核分枝杆菌	0.002 3	2	0

图81-3　腹腔淋巴结mNGS检测报告

巨检	腹腔淋巴结：包埋盒，血丝样物。
病理诊断	（腹腔淋巴结，FNA）血凝块中见小灶淋巴细胞及小灶中性粒细胞成分，另见类上皮细胞形成的肉芽肿样病灶，正在行免疫组化及特殊染色检查以协助诊断。 2020-03-31补充报告： （腹腔淋巴结，FNA）血凝块中见小灶淋巴细胞及小灶中性粒细胞成分，另见类上皮细胞形成的肉芽肿样病灶，符合肉芽肿性炎。抗酸染色查见阳性菌，请结合临床。 免疫组化（2020-N4013）：20G08452-002+003：Ki-67 10%阳性，LCA淋巴细胞阳性，CD20部分淋巴细胞阳性，CD3散在淋巴细胞阳性，CD15染色阴性，CK（pan）染色阴性，CD68组织细胞阳性。 特殊染色：20G08452-002+003：抗酸染色阳性，PAS染色阴性，六胺银染色阴性。

图81-4 腹腔淋巴结穿刺组织病理学检查结果

前进展。

10. 2020-04-13患者充分抗结核治疗过程中仍然有明显发热，考虑患者结核负荷大，全身毒性反应明显，予加用甲泼尼龙（40 mg，qd）治疗，后患者体温逐渐下降至正常，腹痛症状缓解。

11. 2020-04-17腹腔淋巴结组织（2020-03-27采样）分枝杆菌培养结果回报：结核分枝杆菌阳性。

12. 2020-04-30利奈唑胺减量至0.6 g，qd。随访胸部CT：两肺粟粒样结核。腹盆增强CT：腹盆腔及后腹膜多发肿大淋巴结，较前片略有缩小（图81-5）。

13. 2020-05-08予改口服异烟肼（0.3 g，qd）+吡嗪酰胺（1.0 g，qd）+左氧氟沙星（0.6 g，qd）+利奈唑胺（0.6 g，qd）+阿米卡星（0.6 g，qd）出院，口服甲泼尼龙减量为8 mg、qd。

14. 2020-05-28及2020-07-01门诊多次随访炎症指标均在正常范围，胸腹部CT均较前吸收（图81-6、图81-7）。

15. 目前继续异烟肼（0.3 g，qd）+吡嗪酰胺（1 g，qd）+左氧氟沙星（0.6 g，qd）+利奈唑胺（0.6 g，qd）+阿米卡星（0.6 g，qd）静脉滴注治疗，持续随访中。

最后诊断与诊断依据

最后诊断
血行播散性结核（肺、腹腔淋巴结，肠可能）。

诊断依据
患者为青年男性，既往有肺结核病史，发热伴腹痛，起病初期有腹泻，后期伴有腹胀及解便困难。炎症标志物升高；胸部CT提示左肺上叶斑片结节影，两肺粟粒样结核。先后予以多种抗细菌药物治疗，效果不佳。T-SPOT.TB示A/B 127/134；PET/CT示全身多发淋巴结肿大伴糖代谢异常升高；超声胃镜下腹腔淋巴结活检病理检查提示肉芽肿性炎，抗酸染色阳性；淋巴结组织mNGS检查及分枝杆菌培养均提示结核分枝杆菌阳性；经抗结核治疗后，病灶逐渐吸收。故诊断成立。

经验与体会

1. 血行播散性结核是指由结核分枝杆菌经血行播散所导致的全身多脏器多部位的结核分枝杆菌感染，可由原发感染进展引起，也可由潜伏病灶再激活后经播散引起，极少数情况下也可由医源性感染引起。超过50%的血行播散性结核患者会有肺部的受累，出现粟粒样肺结核表现；最常见的肺外播散部位包括淋巴系统、骨骼和关节、肝脏、中枢神经系统、肾上腺以及腹膜等；少数病例还可出现喉部、中耳甚至甲状腺受累。本例患者既往有肺结核病史，因此推测患者本次血行播散性结核是由既往病灶再激活后导致。

2. 总体而言，播散性结核的临床症状与疾病类型有关，症状多不典型；其中，腹腔结核常见的症状包括发热、消瘦、盗汗、腹痛、腹胀、肝脾肿大等。本例患者以发热伴腹泻起病，发病前有进食烧烤史，初期曾按照细菌性肠炎治疗，治疗后腹泻好转，但发热及腹痛症状持续，不能以单纯食源性感染解释。此外约有80%的播散性结核患者会合并有肝脏累及，患者起病早期即存在肝酶升高，多次腹部影像学提示肝脾肿大，虽未见典型肝脏粟粒样结节表现，但仍不除外肝脏累及可能。而患者虽然在病程早期曾有一过性腹泻，但腹泻很快纠正，并且无明显消化道出血、右下腹肿块、便秘等典型症状，因此肠结核依据

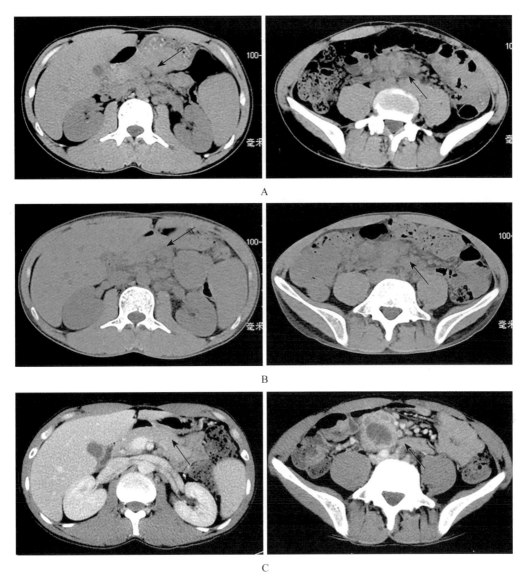

图81-5 治疗后腹部影像学变化情况 A. 2020-03-25腹部CT平扫：腹腔及腹膜后多发淋巴结肿大；B. 2020-04-10腹部CT平扫：腹腔及腹膜后多发淋巴结肿大，较前进展；C. 2020-04-30腹部CT平扫：腹腔及腹膜后多发淋巴结肿大，部分融合，较前缩小

不足。

3. 对于播散性结核的治疗，药物选择与治疗时间和肺结核基本相同，对于存在免疫功能缺陷、结核负荷高的患者以及存在中枢神经系统、骨关节以及全身多部位淋巴结累及的患者，可能需要适当延长治疗时间。对于一线抗结核治疗方案效果不佳的患者，尤其是既往接受过抗结核治疗或在治疗期间存在持续进展的患者，需高度考虑耐药结核的可能，常用的二线抗结核药物包括氟喹诺酮类、贝达喹啉、利奈唑胺、阿米卡星、氯法齐明、环丝氨酸、特立齐酮等；治疗时间持续至少12个月以上。

4. 对于结核全身毒性反应明显或者部分结核性脑膜炎、结核性心包炎伴缩窄的患者，以及治疗过程中出现类赫氏反应（多为使用如异烟肼、利福平类药物抗结核治疗1个月内出现的临床症状加重或病灶增大，继续使用后可逐渐好转，应与耐药结核的疾病进展相鉴别）的患者，可辅助使用糖皮质激素抗炎治疗。本例患者在充分抗结核治疗过程中，虽病灶逐渐缩小，但发热及腹痛持续时间较长，考虑与结核全身毒性反应相关，加用甲泼尼龙治疗后，体温逐渐趋平，腹痛也逐渐好转。

5. 结核主要经呼吸道传播，在医疗机构内容易出现医院获得性感染，甚至是暴发。该患者虽然有肺部感染，但痰抗酸涂片阴性，可以认为不具备传染性。肺外结核目前尚无文献报道存在院内传播的可能。

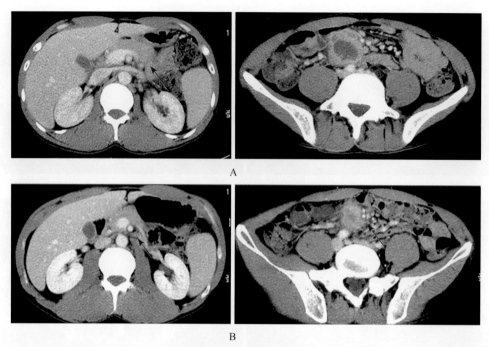

图81-6　2020-05-28至2020-07-01治疗前后腹部影像学变化情况　A. 2020-05-28腹部CT平扫：腹腔及腹膜后多发淋巴结肿大；B. 2020-07-31腹部CT平扫：腹腔及腹膜后多发淋巴结肿大，较前缩小

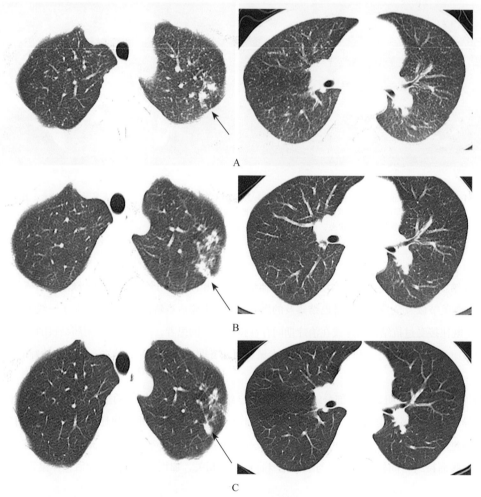

图81-7　患者治疗后胸部影像学变化情况　A. 2020-04-30胸部CT平扫：左肺上叶斑片影，两肺粟粒样结核；B. 2020-05-28胸部CT平扫：两肺粟粒样结核，较前吸收；C. 2020-07-31胸部CT平扫：两肺粟粒样结核，较前吸收

参考文献

[1] Dheda K, Barry CE 3rd, Maartens G. Tuberculosis[J]. Lancet, 2016, 387(10024): 1211-1226.

[2] Lewinsohn DM, Leonard MK, LoBue PA, et al. Official American Thoracic Society/Infectious Diseases Society of America/Centers for Disease Control and Prevention Clinical Practice Guidelines: diagnosis of tuberculosis in adults and children[J]. Clin Infect Dis, 2017, 64(2): 111-115.

[3] Nahid P, Mase SR, Migliori GB, et al. Treatment of drug-resistant tuberculosis. an official ATS/CDC/ERS/IDSA clinical practice guideline[J]. Am J Respir Crit Care Med, 2019, 200(10): e93-e142.

病例 82 年轻男性反复发热半年后突发脑出血，幕后元凶竟是它

作者 · 蔡思诗 金文婷 马玉燕
审阅 · 胡必杰 潘珏

病史简介

男性，39岁，山东人，2020-06-18收入复旦大学附属中山医院感染病科。

主诉

1年前反复发热半年，半年前突发脑出血。

现病史

1. 患者2019-06无明显诱因出现发热伴乏力，T_{max} 39℃，同时左侧踝关节、左侧中指指间关节出现红肿伴压痛，无咳嗽、咳痰、尿频、尿急、尿痛、腹痛、腹泻等不适，至当地医院查血常规未见异常，CRP 33 mg/L。口服头孢1周后体温转平，近1个月后左踝关节、指间关节红肿自行好转。

2. 2019-06-24因血尿、蛋白尿于复旦大学附属中山医院肾内科诊断为IgA肾病，先后予糖皮质激素、丙种球蛋白、环磷酰胺治疗，2019-12起长期醋酸泼尼松（15 mg，口服，qd）治疗。其间曾间断发热，T 37.6～38℃，可自行恢复正常。2019-12月底起无发热。

3. 2020-01突发左侧肢体活动不利，当地医院查头颅CT示脑出血，住院治疗后左侧肢体活动好转、逐步恢复正常。为明确脑出血原因，2020-03-10至上海某三甲医院就诊，头颅MRI示右侧额叶、基底节亚急性晚期出血灶，左侧顶叶条片状异常信号，双侧丘脑、右侧小脑点状异常信号，微出血可能，脑桥小缺血灶。

4. 2020-06至上海某医学中心就诊。查血常规WBC 11.6×10⁹/L，N% 90.9%；ESR 25 mm/h，CRP 46 mg/L；超声心动图：二尖瓣后瓣脱垂、瓣膜增厚，二尖瓣赘生物形成，二尖瓣中重度反流，主动脉瓣轻度反流。为排除风湿性疾病引起的瓣膜病变，至仁济医院就诊，查ACL、ANA、ds-DNA、p/c-ANCA、RF均阴性，无风湿性疾病证据。

5. 因超声心动图提示二尖瓣赘生物，收入复旦大学附属中山医院感染病科。

6. 自发病来，患者胃纳、精神可，大小便无特殊，体重无明显变化。

既往史及个人史

发现IgA肾病近1年，现醋酸泼尼松15 mg，口服，qd。否认高血压、糖尿病、冠心病史。

入院检查

体格检查

1. T 36.5℃，P 88次/分，R 12次/分，BP 122/80 mmHg。

2. 神志清，皮肤、巩膜无黄染，无皮疹，全身浅表淋巴结未及肿大。双肺未闻及啰音。心尖区闻及3/6级舒张期杂音，心率88次/分，律齐。腹平软，无压痛、反跳痛，肝、脾未打及。双下肢无水肿。

实验室检查

1. 血常规：WBC 7.96×10⁹/L，N% 88.9%，Hb 122 g/L，PLT 141×10⁹/L。

2. 炎症标志物：ESR 21 mm/h，hsCRP 44.8 mg/L，PCT 0.13 ng/mL。

3. 肝肾功能：ALT/AST 9/12 U/L，LDH 424 U/L，Cr 92 μmol/L。

4. 细胞免疫：淋巴细胞计数655/μL，CD4⁺淋巴细胞计数146/μL，CD4/CD8 0.6。

5. 心脏标志物：c-TNT 0.007 ng/mL，NT-proBNP 176 pg/mL。

6. 自身抗体：ANA 颗粒 1∶100，其余阴性。

7. 甲状腺功能、肝炎标志物、免疫固定电泳：阴性。

8. 尿常规：蛋白阳性，隐血弱阳性，白细胞酯酶阳性，RBC 35/μL，WBC 4/μL，细菌计数 25/μL；粪常规及 OB 阴性。

9. T-SPOT.TB：A/B 0/0；G 试验阴性，隐球菌荚膜抗原阴性。

10. 病毒：EBV DNA 阴性，CMV DNA 阴性。

■ **辅助检查**

1. 2020-06-18 心电图：正常。

2. 2020-06-18 超声心动图（请专家进行检查）：二尖瓣增厚、毛糙、脱垂伴中重度反流，局部见多枚条索样回声附着飘动（最大长度 22 mm），考虑赘生物形成及瓣叶穿孔（图 82-1）。

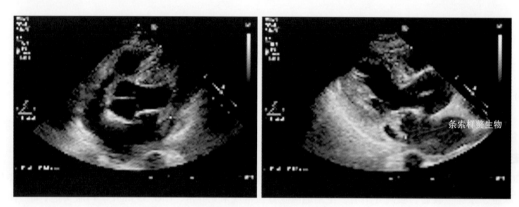

图 82-1　2020-06-18 超声心动图　二尖瓣增厚、毛糙、脱垂伴中重度反流，局部见多枚条索样回声附着飘动（最大长度 22 mm），考虑赘生物形成及瓣叶穿孔；主动脉窦部增宽，主动脉瓣稍毛糙伴轻微至轻度主动脉瓣反流；左心房心室增大；极少量心包积液

临床分析

■ **病史特点**

患者为 39 岁男性，慢性病程，1 年前曾反复发热半年，半年前脑出血 1 次，伴有 IgA 肾病，长期使用糖皮质激素，入科后查血常规示中性粒细胞、CRP、ESR 升高，查体心尖区闻及 3/6 级舒张期杂音，超声心动图示二尖瓣赘生物形成及瓣叶穿孔。

■ **诊断分析**

综合目前资料，诊断和鉴别诊断考虑如下。

1. 感染性心内膜炎：超声心动图见二尖瓣赘生物及穿孔，心尖区闻及舒张期杂音，结合发热病史，首先考虑感染性心内膜炎（infective endocarditis, IE），如血培养或血 mNGS 检出有意义的病原体，则本病可能性更大。患者青年男性，无高血压、糖尿病、高脂血症等动脉粥样硬化、脑血管疾病的高危因素，无明确脑血管畸形、血管瘤、血管炎证据，因此半年前脑出血应考虑 IE 菌栓脱落播散至颅内、脑梗死后继发脑出血可能大。评估 IE 为何种病原体引起，对抗感染药物的选择很重要。该患者需考虑常见的革兰阳性菌如链球菌、葡萄球菌、肠球菌，常见的革兰阴性菌如 HACEK 菌群（嗜血杆菌属、放线杆菌属、心杆菌属、艾肯菌属和金氏菌属），以及其他少见病原体如立克次体、念珠菌、巴尔通体、布鲁菌等。如为青霉素敏感的链球菌及葡萄球菌，治疗首选青霉素联合氨基糖苷类；如青霉素耐药，可选用头孢曲松联合氨基糖苷类。肠球菌对青霉素耐药率较高，一般建议使用万古霉素。HACEK 菌群引起的心内膜炎可选用头孢曲松或喹诺酮类治疗。该患者病程久、症状不典型，需考虑毒力相对较低的病原体如 HACEK 菌群。

2. 风湿免疫系统疾病或其他系统疾病引起的非感染性心内膜炎：血管炎、白塞病、抗磷脂抗体综合征等风湿免疫系统疾病可累及心脏瓣膜造成非感染性炎症，其超声心动图表现有时与 IE 较难鉴别，需进一步完善血培养，根据结果鉴别。

进一步检查、诊治过程和治疗反应

1. 2020-06-18 入院当天留取血培养及血 mNGS，并予头孢曲松（2 g, q12 h）+ 莫西沙星（0.4 g, qd）抗感染。心外科会诊：IE诊断明确，如有赘生物脱落所致栓塞症状或心力衰竭无法控制，可考虑急诊手术。

2. 2020-06-19血培养：革兰阳性球菌阳性，同时3瓶报阳，报阳时间18小时。

3. 2020-06-19行头颅MRI平扫：右侧颞叶出血（亚急性晚期）（图82-2）。

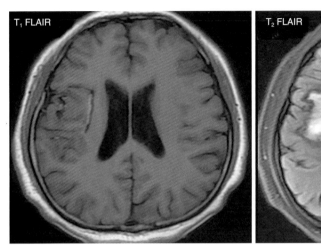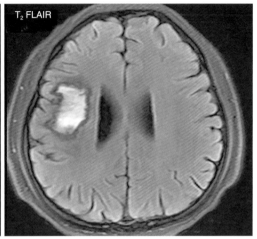

图82-2 2020-06-19头颅MRI平扫示右侧颞叶出血（亚急性晚期）

4. 2020-06-20血（2020-06-18采样）mNGS结果：检出缺陷乏养菌核酸序列279条（图82-3）。

属			种			
属名	属相对丰度（%）	属严格序列数	种名	覆盖度（%）	种序列数	种严格序列数
营养缺陷菌属	9.94	279	缺陷乏养菌	1.02	423	279

图82-3 2020-06-20血mNGS结果示检出缺陷乏养菌核酸序列279条

5. 2020-06-21血培养结果：缺陷乏养菌（图82-4）。

6. 24小时尿液蛋白定量：0.86 g/0.44 g；2020-06-22肾内科会诊，考虑醋酸泼尼松（15 mg，qd）治疗已半年，醋酸泼尼松减量为10 mg，口服，qd。

7. 2020-06-24随访血常规WBC 11.6×10^9/L，N% 78.6%；炎症指标较前下降：hsCRP 15.4 mg/L，ESR 8 mm/h，PCT 0.02 ng/mL。2020-06-24、2020-06-26血培养均阴性。

8. 2020-06-28复查超声心动图：二尖瓣增厚、毛糙、脱垂伴中重度反流，局部见多枚条索样回声附着飘动，考虑赘生物形成及瓣叶穿孔，主动脉窦部增宽，主动脉瓣稍毛糙伴轻微至轻度主动脉瓣反流，左心房心室增大，极少量心包积液。

9. 2020-06-28转心外科，2020-06-30行二尖瓣机械瓣置换术。瓣膜培养阴性，瓣膜mNGS检出缺陷乏养菌核酸序列17 652条（图82-5）。

10. 2020-07-05出院，外院继续抗感染治疗（图82-6）。

最后诊断与诊断依据

■ 最后诊断

1. 感染性心内膜炎（缺陷乏养菌）。

2. 脑出血（赘生物脱落致脑梗死后继发出血可能）。

3. IgA肾病。

■ 诊断依据

患者为39岁男性，反复发热半年，之后突发脑出血，入院超声心动图示二尖瓣增厚、毛糙、脱垂伴中重度反流，局部见

标本种类		血		采样时间	2020-06-18 14：20
申请时间		2020-06-18 13：00		申请单号	

编号		结果/浓度			
BMX_SDF	缺陷乏养菌	阳性			MIC
1	青霉素			S敏感	0.024
2	克林霉素	6		R耐药	
3	利奈唑胺	34		S敏感	
4	头孢吡肟	30		S敏感	
5	头孢曲松	36		S敏感	
6	左氧氟沙星	30		S敏感	
7	万古霉素	26		S敏感	
8	红霉素	6		R耐药	

检验医师				检验时间	2020-06-18 15：34
报告时间	2020-06-21 08：02			核对者	

图82-4　2020-06-21血培养及药敏报告

属			种			
属名	属相对丰度（%）	属严格序列数	种名	覆盖度（%）	种序列数	种严格序列数
营养缺陷菌属	98.2	17 652	缺陷乏养菌	41.2	26 049	17 652

图82-5　2020-07-02瓣膜mNGS结果示检出缺陷乏养菌核酸序列17 652条

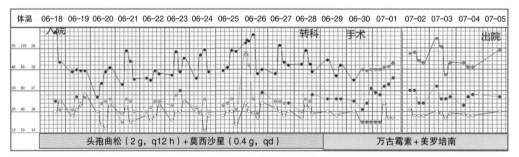

图82-6　体温变化及用药情况

多枚条索样回声附着飘动，考虑赘生物形成及瓣叶穿孔，血培养及血mNGS检出缺陷乏养菌。经头孢曲松、莫西沙星抗感染后体温下降，血培养转阴，转至心外科行二尖瓣置换术，瓣膜mNGS检出大量缺陷乏养菌核酸序列，感染性心内膜炎（缺陷乏养菌）诊断明确。患者外院头颅MRI右侧额叶、基底节区出血，余多发微出血，考虑菌栓脱落所致。

经验与体会

1. 缺陷乏养菌以往被称为营养变异链球菌，现被归入营养缺陷菌属，是一种革兰阳性球菌，通常定植于人体口腔及呼吸道，在宿主免疫力下降时可致病，严重时引起系统性感染，最常见的就是感染性心内膜炎。缺陷乏养菌显微镜下形态特征为单个、成双或链状排列的革兰阳性球菌。通常，血培养报阳标本涂片查见革兰阳性球菌，而常规转种于血琼脂平板和巧克力琼脂平板后无菌生长时，应考虑乏养菌属的可能。若怀疑缺陷乏养菌感染，可将标本接种在血琼脂平板上，然后用金黄色葡萄球菌点种，置于5%二氧化碳环境中孵育18～24小时，缺陷乏养菌可在金黄色葡萄球菌菌落周围形成特征性的极小、圆形、透明的菌落，即"卫星现象"（缺陷乏养菌在靠近金黄色葡萄球菌菌落周围生长，在远离金黄色葡萄球菌菌落处则不生长）。

2. 国际上一些研究显示，缺陷乏养菌引起的IE约占所有IE病例5%。其特征是可严重破坏瓣膜结构，更易造成器官栓塞、心力衰竭等并发症，治疗失败率和感染复发率较高，整体预后较差。国内对缺陷乏养菌IE的研究较少。本病例患者并发脑出血，有二尖瓣瓣叶穿孔，与缺陷乏养菌IE特征相符。治疗上，缺陷乏养菌IE抗感染药物首选头孢曲松，替代方案为左氧氟沙星，指南建议术后抗感染疗程为6周。

3. 部分IE起病隐匿，如本病例患者，主要表现为反复低热，虽瓣膜结构已毁损，但患者无胸闷、气促、端坐呼吸、少尿等心力衰竭症状，入院查心脏标志物也仅NT-proBNP轻度升高，如不做超声心动图检查，很难发现感染病灶。这也体现了超声心动图在发热待查诊治中的重要作用。患者有IgA肾病，长期口服激素，掩盖发热症状，IE症状更不典型，加之临床医生对IE警惕性不高，没有及时诊断和治疗，导致疾病加重，出现脑出血、瓣膜穿孔，时隔1年才得以诊断。

4. IE的严重并发症之一就是器官栓塞，感染灶血行播散至皮肤、脑、脾、肾、小肠、骨等全身各器官组织，这也是IE除发热之外的另一重要表现，对已发生栓塞事件的患者，尤其需考虑到IE这一诊断。研究显示，菌栓栓塞可发生于50% IE患者，其中一半以上发生于IE得到明确诊断之前。金黄色葡萄球菌引起的IE、赘生物直径 > 10 mm、病变累及二尖瓣是发生栓塞事件的高危因素。本病例患者赘生物发生于二尖瓣，赘生物直径最大22 mm，具有栓塞高危因素。15%～36%的IE会并发脑梗死（包括脑梗死后继发脑出血），其中一半以上也发生于IE得到诊断前，部分患者发展为脑脓肿。有研究显示，有效抗感染后IE并发栓塞的发生率明显下降。对于像本病例患者这样的青年男性，突发脑出血原因不明，除考虑动脉粥样硬化、血管畸形、血管瘤破裂、血管炎等常见病因之外，还需考虑IE并发颅内菌栓栓塞、继发脑出血这一鉴别诊断，并追踪原发灶，明确诊断。此外，本患者病初所诉的左侧踝关节、左侧中指指间关节红肿伴压痛，也可能为菌栓引起。

参考文献

[1] Anon. The 2015 ESC guidelines for the management of infective endocarditis[J]. Eur Heart J, 2015, 36(44): 3036-3042.

[2] Baddour LM, Wilson WR, Bayer AS, et al. Infective endocarditis in adults: diagnosis, antimicrobial therapy, and management of complications: a scientific statement for healthcare professionals from the American Heart Association[J]. Circulation, 2015, 132(15): 1435-1486.

[3] Brouqui P, Raoult D. Endocarditis due to rare and fastidious bacteria[J]. Clin Microbiol Rev, 2001, 14(1): 77-207.

[4] Li JS, Sexton DJ, Mick N, et al. Proposed modifications to the Duke criteria for the diagnosis of infective endocarditis[J]. Clin Infect Dis, 2000, 30(4): 633-638.

病例 83　年轻男性发热、尿潴留，意想不到的原因

作者·骆 煜 金文婷 马玉燕
审阅·胡必杰 潘 珏

· 病史简介 ·

男性，40岁，上海人，2020-07-24收入复旦大学附属中山医院感染病科。

■ 主诉

发热2周余，排尿困难4天。

■ 现病史

1. 2020-07-10左右患者受凉后出现发热，T_{max} 39.6℃，伴畏寒，无咳嗽、咳痰、咽痛等不适。至外院就诊，查WBC 11.42×10^9/L，N% 66.5%；CRP < 0.8 mg/L，PCT < 0.02 ng/mL；胸部CT未见明显异常；予头孢西丁抗感染治疗，T 39℃左右。

2. 2020-07-20患者至外院就诊，查WBC 11.46×10^9/L，N% 72.7%；CRP < 0.5 mg/L，PCT 0.09 ng/mL；CK 314 U/L；肝与肾功能、尿常规、自身抗体未见异常。腹部CT：脂肪肝；浅表淋巴结超声：双侧颈部淋巴结肿大，双侧腹股沟淋巴结肿大；腹部超声：双肾少量积水，前列腺稍大，残余尿800 mL，后尿道狭窄。予头孢米诺、莫西沙星抗感染，非那雄胺、坦索罗辛改善前列腺增生，留置导尿等治疗；体温仍下降不明显。

3. 2020-07-23患者至复旦大学附属中山医院就诊。查WBC 8.81×10^9/L，N% 74.9%；CRP 16.8 mg/L，PCT 0.35 ng/mL。为进一步诊治，收入感染病科。

4. 病程中，患者精神、胃纳、睡眠欠佳，留置导尿，大便无特殊，近期体重无明显变化。

■ 既往史及个人史

否认高血压、糖尿病等病史；否认肝炎、结核史；否认药物过敏史。

· 入院检查 ·

■ 体格检查

1. T 39.0℃，P 100次/分，R 20次/分，BP 126/77 mmHg。

2. 查体：神志清，精神萎，呼吸平稳，双肺呼吸音清，未闻及明显啰音，心率100次/分，律齐，未闻及杂音。腹平软，无压痛或反跳痛。颈软，四肢肌力V-级，脑膜刺激征阴性。

■ 实验室检查

1. 血常规：WBC 4.96×10^9/L，N% 68.2%，Hb 128 g/L，PLT 210×10^9/L。

2. 炎症标志物：hsCRP 10.3 mg/L，ESR 16 mm/h，PCT 0.29 ng/mL。

3. 生化：ALT/AST 15/19 U/L，Alb 41 g/L，BUN 3 mmol/L，Cr 79 μmol/L，UA 175 μmol/L，Na^+ 125 mmol/L，K^+ 3.5 mmol/L。

4. 尿常规：蛋白（+），尿隐血（+++），WBC 101/μL，RBC 790/μL，24小时尿蛋白定量0.3 g。

5. 血气分析（未吸氧）：pH 7.53，PaO_2 86 mmHg，$PaCO_2$ 31 mmHg。

6. T-SPOT.TB：A/B 3/0；G试验、隐球菌荚膜抗原阴性。

7. 自身抗体：ANA 1:100，其余均阴性；总补体及C3、C4正常。

8. 肿瘤标志物：CA72-4 15.1 U/mL，PSA 4.89 ng/mL，NSE 17.8 ng/mL，其余均阴性。

9. 心肌标志物、甲状腺功能正常。

10. 细胞免疫：CD4/CD8 3.9，CD4 328/μL，CD8 84/μL。

■ 辅助检查

1. 心电图：窦性心动过速。

2. 超声心动图：静息状态下未见异常。

· 临床分析 ·

■ 病史特点

患者为中青年男性，急性起病，受凉后出现高热、畏寒，之后出现尿潴留，查白细胞、中性粒细胞百分比及CRP轻度升高，胸部CT未见明显异常，腹部超声示双肾少量积水、前列腺稍大、残余尿800 mL，浅表淋巴结超声示双侧颈部、双侧腹股沟淋巴结肿大，予头孢类和喹诺酮类抗感染治疗效果不佳，诊断及鉴别分析如下。

■ 诊断分析

1. 中枢神经系统病变：患者出现尿潴留，无明显头痛、呕吐，无行为改变、癫痫发作、认知功能障碍，查体示脑膜刺激征及病理征阴性，考虑脊髓病变可能大，具体如下。

• 感染性疾病：患者受凉后出现高热，急性病程，查白细胞、中性粒细胞百分比及CRP轻度升高，无脊椎手术或侵入性操作、皮肤和软组织感染等高危因素，可进一步行血培养、脑脊液培养及相关病毒检查。

• 免疫性疾病：由急性炎症引起的节段性脊髓损伤，多半患者存在前驱感染，可合并自身抗体阳性，可因自主神经受累出现膀胱功能障碍，炎症通常累及双侧，导致脊髓病变水平以下出现肌无力和感觉障碍，需行脊髓MRI及腰椎穿刺检查以明确。

• 肿瘤性疾病：因肿瘤髓外压迫或髓内生长导致，表现为病变水平以下进行性无力，伴膀胱功能障碍和感觉丧失，常有受累部位疼痛，可考虑行脊髓影像学检查。

2. 泌尿系统疾病：患者无腰痛和肉眼血尿，外院查尿常规未见异常，入院后尿常规改变考虑与留置导尿管有关。虽然外院超声示后尿道狭窄，但入院后超声未见明显尿道梗阻情况，否认外伤、糖尿病、抗胆碱能药物应用史，暂不考虑。

· 进一步检查、诊治过程和治疗反应 ·

1. 2020-07-25 PET/CT：颈胸段脊髓糖代谢增高，建议进一步检查明确是否为炎症累及；脂肪肝，脾脏增大，盆腔少量积液；两肺慢性炎症；双侧颈部淋巴结炎（图83-1）。

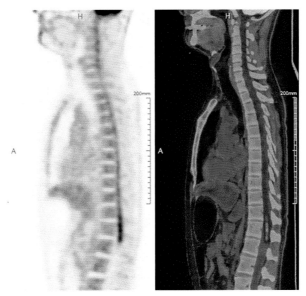

图83-1 2020-07-25 PET/CT

2. 2020-07-25予口服多西环素（0.1 g，q12 h）治疗。

3. 2020-07-27患者体温较前好转，诉有乏力，伴跌倒，为慢慢滑倒，双下肢着地，查Na$^+$ 114 mmol/L，加用美罗培南（2 g，静脉滴注，q8 h），加强补钠。

4. 2020-07-28颈椎增强MRI：颈髓前方硬脊膜呈线样强化，颈椎退行性变，C$_3$/C$_4$椎间盘轻度突出，C$_4$/C$_5$、C$_5$/C$_6$椎间盘膨隆（图83-2）。

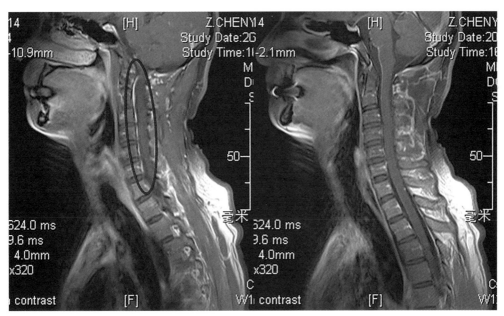

图83-2 2020-07-28颈椎MRI

5. 2020-07-28行腰椎穿刺检查：脑脊液压力190 mmH$_2$O。脑脊液检查：RBC 26/mm^3，WBC 158/mm^3，多个核细胞5%，单个核细胞95%，蛋白0.78 g/L，葡萄糖2.2 mmol/L，氯108 mmol/L，CEA < 0.3 ng/mL，腺苷脱氨酶6 U/L，未见恶性肿瘤细胞。

6. 2020-07-28加用更昔洛韦（0.25 g，静脉滴注，q12 h）抗病毒并予免疫球蛋白、甘露醇降低颅内压治疗。

7. 2020-07-29头颅增强MRI+FLAIR+DWI：未见异常。

8. 2020-07-29转入神经内科。入科查体：精神萎，颅神经阴性，双上肢肌力Ⅴ级，双下肢近端肌力Ⅳ+级，双下肢远端肌力Ⅳ级，四肢肌张力正常，右侧髂以下振动及位置觉减弱，右侧病理征阳性。

9. 2020-07-30眼科会诊：患者视物重影（看远处时明显）；眼底照相：双眼视乳头水肿；OCT：视乳头RNFL增厚，视网膜大量点状高信号，黄斑结构正常。

10. 2020-07-30内分泌科会诊：持续低钠血症考虑由中枢神经系统病变引起ADH不适当分泌可能，予适当补钠，限制液体入量。脑脊液自生抗体检测：GFAP抗体阳性（图83-3）。

项目	检测方法	结果	参考值
中枢神经系统脱髓鞘病鉴别诊断套餐（血）			
抗水通道蛋白4抗体（AQP4）	CBA法	阴性	阴性
抗髓鞘少突胶质细胞糖蛋白抗体（MOG）	CBA法	阴性	阴性
抗胶质纤维酸性蛋白（GFAP）抗体	CBA法	阳性1:32	阴性
抗髓鞘碱性蛋白抗体（MBP）	CBA法	阴性	阴性
自身免疫性脑炎相关抗体6项			
抗谷氨酸受体（NMDA型）抗体IgG	CBA法	阴性	阴性
抗谷氨酸受体（AMPA1型）抗体IgG	CBA法	阴性	阴性
抗谷氨酸受体（AMPA2型）抗体IgG	CBA法	阴性	阴性
抗富亮氨酸胶质瘤失活蛋白1（LGI1）抗体IgG	CBA法	阴性	阴性
抗γ-氨基丁酸B型受体（GABAB）抗体IgG	CBA法	阴性	阴性
抗接触蛋白关联蛋白2（CASPR2）抗体IgG	CBA法	阴性	阴性
脑脊液寡克隆区带分析（OCB）			
脑脊液免疫球蛋白G（CSF IgG）	等电点电泳法	阴性	阴性
血清免疫球蛋白G（SER IgG）	等电点电泳法	阴性	阴性

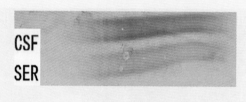

建议与解释：CSF和血清均未出现IgG型寡克隆区带

图83-3 2020-07-28送检脑脊液自身抗体检测报告

11. 2020-08-01脑脊液mNGS（2020-07-28送检）：阴性；予以甲泼尼龙冲击治疗：500 mg、qd×5天，240 mg、qd×5天，120 mg×7天。

12. 2020-08-03患者乏力、尿潴留较前好转，仍有视物重影，停用更昔洛韦。

13. 2020-08-05 CRP 0.4 mg/L，Na^+ 129 mmol/L。眼科会诊，结合上次视野检查示管状视野缺损，考虑视神经炎累及；同时红玻璃试验阳性，考虑左眼下直肌麻痹可能。

14. 2020-08-07再次行腰椎穿刺术，脑脊液压力85 mmH₂O，RBC 2/mm³，WBC 69/mm³，多个核细胞11%，单个核细胞89%，蛋白0.66 g/L，葡萄糖2.7 mmol/L，氯125 mmol/L，腺苷脱氨酶4 U/L，未见恶性肿瘤细胞。

15. 2020-08-11眼球增强MRI：双侧眼球未见异常。

16. 2020-08-12肌电图：视觉诱发电位（VEP）双侧P100潜伏期正常，左右侧差＜10 ms，波幅正常；右下肢和左上肢体感诱发电位明显异常。

17. 2020-08-14腰椎增强MRI：腰椎轻度退行性变。复查腰椎穿刺检查：脑脊液压力110 mmH₂O，WBC 60/mm³，蛋白0.37 g/L（表83-1）。

18. 2020-08-18患者诉下肢稍乏力，视物正常，予拔除导尿管，小便通畅，予停用美罗培南，激素改口服泼尼松60 mg、qd。

19. 2020-08-20出院（图83-4、表83-1）。

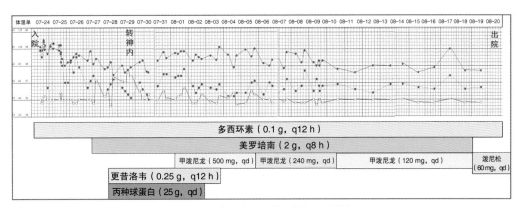

图 83-4 患者治疗前后体温变化及用药情况

表 83-1 患者治疗前后脑脊液检查情况

日期	压力（mmH$_2$O）	WBC（/mm^3）	蛋白（g/L）	葡萄糖（mmol/L）
2020-07-28	190	158	0.78	2.2
2020-08-07	85	69	0.66	2.7
2020-08-14	110	60	0.37	2.8

最后诊断与诊断依据

最终诊断

视神经脊髓炎谱系病（neuromyelitis optica spectrum disorders, NMOSD）。

诊断依据

患者为中青年男性，以高热 2 周余起病，伴排尿障碍，后出现呃逆、视物模糊，伴四肢乏力。查白细胞及炎症标志物升高不明显，抗感染治疗效果欠佳。专科查体：精神萎，颅神经阴性，双上肢肌力 V 级，双下肢近端肌力 IV+ 级，双下肢远端肌力 IV 级，四肢肌张力正常，右侧髂以下振动及位置觉减弱，右侧病理征阳性。查颈椎增强 MRI：颈髓前方硬脊膜强化。PET/CT：颈胸段脊髓糖代谢增高。肌电图：VEP 正常，右下肢和左上肢体感诱发电位明显异常。腰椎穿刺：脑脊液白细胞及蛋白升高，AQP4、MOG 阴性，胶质纤维酸性蛋白（GFAP）抗体阳性（1：32）。视野检查：管状视野缺损，考虑视神经炎累及，同时红玻璃试验阳性，考虑左眼下直肌麻痹可能。定位诊断考虑位于脊髓，C$_5$ 以下 T$_{12}$ 以上，锥体束、侧索、后索均受累，定性诊断考虑 GFAP 抗体阳性相关视神经脊髓炎谱系病，予以大剂量激素治疗后症状及脑脊液指标均逐渐好转，故考虑该诊断。

经验与体会

1. 虽然现代诊断技术和治疗水平不断提高，发热待查仍然是内科医生的巨大挑战。引起经典型发热待查的原因有近 200 种，主要分为以下四类：① 感染性疾病；② 非感染性炎症性疾病（自身免疫性疾病、自身炎症性疾病）；③ 肿瘤性疾病（血液系统恶性肿瘤、实体恶性肿瘤、良性肿瘤）；④ 其他（药物热、亚急性甲状腺炎、坏死性淋巴结炎等）。该中青年男性以发热为首发症状，早期合并尿潴留，虽神经系统体征不明显，但 PET/CT 迅速定位在胸段脊髓，通过腰椎穿刺、脑脊液检查，最终明确为 NMOSD。临床上以发热为首发表现的 NMOSD 非常少见，仅见个案报告，容易被漏诊。对于发热待查的疾病诊断，需拓宽思路，需考虑少见疾病的可能性。

2. 视神经脊髓炎谱系病（NMOSD）属于中枢神经系统炎性疾病，特征为免疫介导的严重脱髓鞘及轴突损伤，主要累及视神经和脊髓。本病多见于女性，中位发病年龄为 32 ～ 41 岁，临床表现为急性发作的双侧或短时间内相继出现的视神经炎（不同程度的视力丧失）、横贯性脊髓炎（对称性下肢或四肢轻瘫、膀胱功能障碍以及脊髓病变平面以下感觉缺失）、延髓受累引起的脑干症状（如顽固性恶心、呕吐或呃逆）。至少 90% 的 NMOSD 病例具有复发病程。水通道蛋白 4（aquaporin-4，AQP4）自身抗体是 NMOSD 的特异性生物标志物。AQP4 受体是 NMO IgG 抗体的靶抗原，该抗体直接参与 NMOSD 的发病。初始的 NMO IgG 血清测定对 NMOSD 具有中度敏感性（73%）和高度特异性（91%）。

3. 发热待查因涉及疾病谱广，故需相关科室协助诊治，该例患者经过多学科（神经内科、眼科、内分泌科）的会诊及讨论，早期即明确诊断，并用大剂量激素治疗，取得满意效果。

参考文献

[1] 徐朝伟，陈健，罗勇，等. 以发热为首发症状的视神经脊髓炎谱系疾病一例 [J]. 中华神经科杂志，2017，50（5）：368, 369.

[2] Sellner J, Boggild M, Clanet M, et al. EFNS guidelines on diagnosis and management of neuromyelitis optica[J]. Eur J Neurol, 2010, 17(8): 1019−1032.

[3] Wingerchuk DM, Banwell B, Bennett JL, et al. International consensus diagnostic criteria for neuromyelitis optica spectrum disorders[J]. Neurology, 2015, 85(2): 177−189.

作者·缪 青 金文婷 马玉燕 袁 征
审阅·胡必杰 潘 珏

病例84 八旬老太声嘶、气弱险窒息，咬定诊断、双管齐下获救治

病史简介

女性，80岁，江苏人，2018-01-29收入复旦大学附属中山医院感染病科。

主诉

咽痛、声嘶伴咳嗽、咳痰2周，胸闷1天。

现病史

1. 2周前患者因腰痛（腰椎间盘突出）在当地住院期间出现咽痛、咳嗽、咳痰，并逐渐出现声嘶。咳痰较多，为黄脓痰，痰液拉丝。2018-01-16查WBC 5.69×10⁹/L，N% 68.5%。当地医院予克林霉素抗感染治疗2天，症状无明显好转。2018-01-18患者转至当地某人民医院，T 36.6℃，SaO₂ 97%（不吸氧）。查WBC：10.19×10⁹/L，N% 79.4%；CRP 38.76 mg/L；BNP 192.6 pg/mL。胸部CT报告：两上肺感染性病变，TB不能除外（图84-1）。先后予阿莫西林/克拉维酸+左氧氟沙星、哌拉西林/他唑巴坦+左氧氟沙星抗感染（具体不详）。自觉症状略有好转，但声嘶加重，夜间咳嗽伴胸闷无改善。2018-01-22就诊耳鼻喉科，查体见咽部轻度充血，咽侧索肿胀，咽后壁淋巴滤泡增生，会厌无肿胀，双侧声带肿胀明显，表面见增厚白膜伴糜烂，声带活动好，深部气管黏膜充血，表面见脓性分泌物（图84-2）。考虑患者急性喉炎，急性支气管炎，肺部感染，建议排除结核感染。

2. 2018-01-23至上海肺科医院。查血WBC 9.8×10⁹/L，N% 83.4%；ESR 108 mm/h，CRP 87.1 mg/L；结核分枝杆菌T细胞免疫反应阴性，痰找抗酸杆菌阴性；自身抗体全套和过敏原：均阴性；血气分析：pH 7.48，PaO₂ 81 mmHg。予以阿莫西林、莫西沙星抗感染。之后痰培养报告大量曲霉，2018-01-24外送GM试验数据回报2.271（阳性）（图84-3），考虑患者肺曲霉感染可能，2018-01-26加用伊曲康唑抗真菌治疗。2018-01-28患者突发胸闷、气促加重，肺科医院考虑急性心肌梗死不除外，建议综合医院心内科治疗，予以紧急出院。

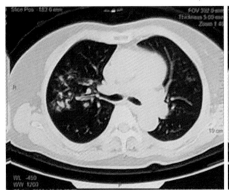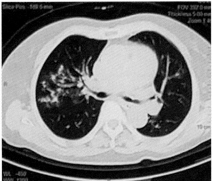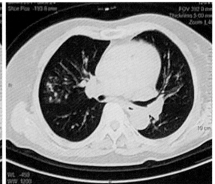

图84-1 2018-01-18外院胸部CT示两上肺感染性病变，结核不除外

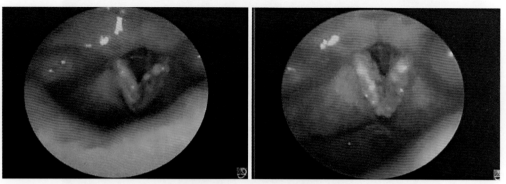

图84-2 2018-01-22喉镜示喉炎，喉结核不除外 双侧声带肿胀明显，布满新生物，表面见增厚白膜伴糜烂，声带活动好

NO	编码	项目名称	结果	单位	参考值
1	GM试验	曲霉免疫学试验（GM试验）	↑ 2.271		0～0.5

图84-3 2018-01-26 GM试验（2018-01-24送检）报告阳性

3. 2018-01-28就诊复旦大学附属中山医院急诊，多次查c-TnT 0.62/0.715/0.743 ng/mL，NT-proBNP 2 660/2 780 pg/mL，K^+ 2.6 mmol/L。入院心电图示心房颤动伴T波改变，心内科会诊考虑急性冠状动脉综合征（ACS）不除外，予以硝酸酯类扩张冠状动脉、加用双联抗血小板、他汀类及补钾药物。同时查血 WBC 9.94×10⁹/L，N% 66.7%；CRP 30.5 mg/L。为明确诊断和进一步治疗，次日（2018-01-29）收入感染病科。

■ 既往史及个人史

高血压10余年，服用"北京0号"（含利血平、氢氯噻嗪）治疗。腰椎间盘突出10余年，否认糖尿病。追问病史，患者近1～2年经常接触潮湿的垃圾堆环境，否认生食鱼肉和接触禽类、鸽粪等。

入院检查（2018-01-29）

■ 体格检查

1. T 37.1℃，P 80次/分，R 31次/分，BP 126/72 mmHg，SpO_2 96%。

2. 咽部及扁桃体未见明显异常。呼吸费力，吸气时可疑三凹征，双肺呼吸音粗，未及明显干湿啰音。房颤节律，心室率80次/分，未及杂音；肝脾肋下未及。

■ 实验室检查

1. 血常规：WBC 7.9×10⁹/L，N% 71.4%。

2. 炎症标志物：hsCRP 26.6 mg/L，ESR 105 mm/h，PCT 0.04 ng/mL。

3. T-SPOT.TB：A/B 3/6。

4. 血隐球菌荚膜抗原阴性。

5. 肺炎支原体抗体、呼吸道病原体九联检测、G试验、EBV抗体、CMV抗体：均阴性。

6. 痰找抗酸杆菌（2018-01-29）阴性。

7. 血糖：5.6 mmol/L，HbA_1C 7.1%。

8. 心肌标志物：c-TnT 0.596 ng/mL，BNP 1 897 pg/mL。

9. 血气分析（吸氧3 L/min）：pH 7.49，$PaCO_2$ 38.0 mmHg，PaO_2 157.0 mmHg。

10. 生化：ALT/AST 37/20 U/L，Alb 33 g/L，Cr 72 μmol/L。

11. 甲状腺功能、肿瘤标志物、自身抗体、RF、ASO、补体、免疫球蛋白：均正常。

12. 细胞免疫功能：正常。

■ 辅助检查

1. 心电图：心房颤动伴T波改变，心室率80次/分。

2. 超声心动图：双心房增大伴轻度二尖瓣反流及中度三尖瓣反流。

临床分析

病史特点

患者为老年女性，急性病程，以咽痛、声嘶、咳嗽、咳痰、气急、胸闷为主要表现。外院喉镜检查示双侧声带肿胀明显，布满新生物，表面见增厚白膜伴糜烂；胸部CT示两上肺多发点斑片影；ESR、CRP等炎症标志物升高；T-SPOT.TB阴性，痰找抗酸杆菌阴性，痰培养示大量曲霉，GM试验阳性。先后予以克林霉素、阿莫西林/克拉维酸钾、左氧氟沙星、哌拉西林/他唑巴坦、伊曲康唑等治疗，均效果不佳；仍诉声嘶、咳嗽、突发胸闷、气促加重，c-TnT升高，急性冠状动脉综合征（acure corouary sydrome, ACS）不除外。综合目前资料，疾病诊断分析如下。

诊断分析

1. 喉部感染：喉镜检查显示双侧声带布满新生物，表面见增厚白膜伴糜烂，为声嘶甚至呼吸困难的原因。声带的病变可能是感染，也可能是肿瘤，但考虑声嘶为近2周新出现的症状，所以肿瘤的可能性小。病程中，先后予多种抗菌药物治疗，声嘶等症状持续加重，且声带病变呈多发结节样，不像普通病原体引起的感染。耳鼻喉科医生考虑结核不除外，但T-SPOT.TB阴性，痰找抗酸杆菌阴性，故证据不足。病史中，外院痰培养见大量曲霉，GM试验阳性，结合患者近1～2年经常接触潮湿的垃圾堆环境，故考虑曲霉感染可能性。虽外院曾予伊曲康唑口服治疗，效果不佳，但由于抗真菌时间短、声带病灶处血药浓度较低，因此仍无法除外曲霉感染可能。确诊有赖于声带病变处活检，但患者病情明显加重，本检查风险极大。

2. 肺部感染：根据外院胸部CT检查，两肺多发性斑点、斑片影，两上肺为主，可能为感染，通常结核首先考虑，但复旦大学附属中山医院T-SPOT.TB示A/B 3/6，痰找抗酸杆菌阴性。虽然痰培养有曲霉，从影像学分析，肺病变不大支持肺曲霉病的诊断。其他病原体包括支原体、衣原体等引起的肺部感染，或非感染性炎症，尚不能除外。

3. 冠状动脉粥样硬化性心脏病：患者突然出现胸闷，c-TnT和NT-proBNP升高，心电图示心房颤动伴T波改变，心内科会诊考虑ACS不除外。声带病变引起呼吸困难和低氧血症，可能是本次胸痛的诱发因素。

进一步检查、诊治过程和治疗反应

1. 患者因ACS、心功能不全、声带新生物合并窒息风险，予告病危、心电监护，暂不考虑气管镜、喉镜等有创操作。

2. 2018-01-29五官科会诊，行床旁喉镜：会厌无充血、水肿，双侧声带表面布满白色分泌物，声带活动尚可。诊断：喉结核或喉真菌感染可能。

3. 2018-01-30考虑气道（喉和气管）曲霉感染可能性大，为尽早控制感染，同时给予静脉和雾化吸入抗感染治疗，具体方案：伏立康唑（200 mg，静脉滴注，q12 h）+两性霉素B（5 mg+20 mL灭菌注射用水，雾化吸入，qid）（图84-4）。

4. 2018-01-31曲霉三联检测：GM < 0.25 μg/L（阴性），烟曲霉IgG抗体118.82 AU/mL（可疑阳性），烟曲霉IgM抗体 97.89 AU/mL（可疑阳性）。

5. 2018-02-01患者病情较重，炎症标志物较高，加用米诺环素（100 mg，bid），布地奈德雾化吸入，同时予扩冠、利尿、改善心功能等治疗。

6. 2020-01-30、2020-01-31痰涂片找细菌、真菌、抗酸杆菌涂片：均阴性。痰细菌、真菌、曲霉培养阴性，分枝杆菌结果未出。

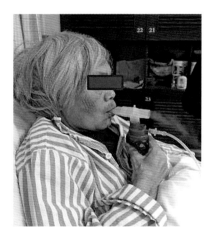

图84-4 两性霉素雾化吸入　注意避光

7. 2020-02-01痰标本（2020-01-30采样）mNGS：烟曲霉；未检出分枝杆菌和其他特殊病原体（图84-5）。

8. 2020-02-05复查喉镜：会厌披裂不肿，双侧声带、室带表面大量白色膜样物覆盖，活动可，闭合差；与外院喉镜图片比较明显好转。透过声门，遥遥地可见气管腔壁表面也有类似白色膜样物覆盖。复查胸部CT：两肺多发炎性病变，较前稍吸收。

9. 2020-02-05 一般情况较前好转，行冠状动脉CT造影：左主干及冠状动脉三支斑块，左旋支局部管腔重度狭窄，余管腔轻中度狭窄。心内科随诊：继续予以双联抗血小板、稳定斑块、扩冠治疗，待病情稳定后，择期行冠状动脉造影术。

10. 2020-02-06起调整两性霉素B方案为：10 mg+20 mL灭菌注射用水，雾化吸入，bid。

11. 2020-02-14复查喉镜：会厌披裂不肿，双侧声带、室带表面白色膜样物覆盖，较2020-02-05继续好转（图84-6）。复查胸部CT：两肺炎性病变，较前2020-02-05稍吸收（图84-7）。

属			种		
中文名	拉丁文名	检出序列数	中文名	拉丁文名	检出序列数
曲霉属	*Aspergillus*	100	烟曲霉	*Aspergillus fumigatus*	93
酵母属	*Saccharomyces*	12	酿酒酵母	*Saccharomyces cerevisiae*	9

图84-5　2018-02-01痰mNGS检测结果

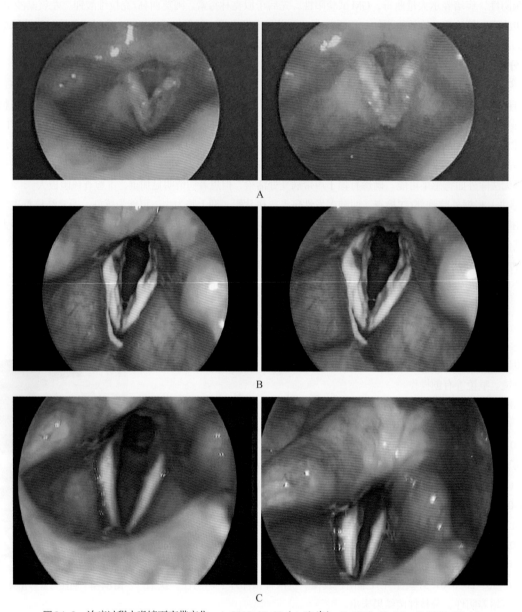

图84-6　治疗过程中喉镜下声带变化　A. 2018-01-22（入院前）；B. 2018-02-05；C. 2018-02-14

12. 2020-02-02、2020-02-06、2020-02-07、2020-02-12痰细菌、真菌、曲霉培养，抗酸杆菌涂片：均阴性。分枝杆菌结果未出。

13. 2020-02-16患者咳嗽、声嘶明显好转，ESR和CRP等炎症标志物基本恢复正常（图84-8），曲霉三联检测较前好转（表84-1），予以出院。门诊继续用药：伏立康唑（0.2 g，口服，bid），两性霉素B（10 mg，雾化吸入，bid）。

14. 2020-02-26电话随访：出院后当地医院住院，继续原方案治疗，咳嗽基本缓解，声音嘶哑较2020-02-16进一步好转，无胸闷、气促。

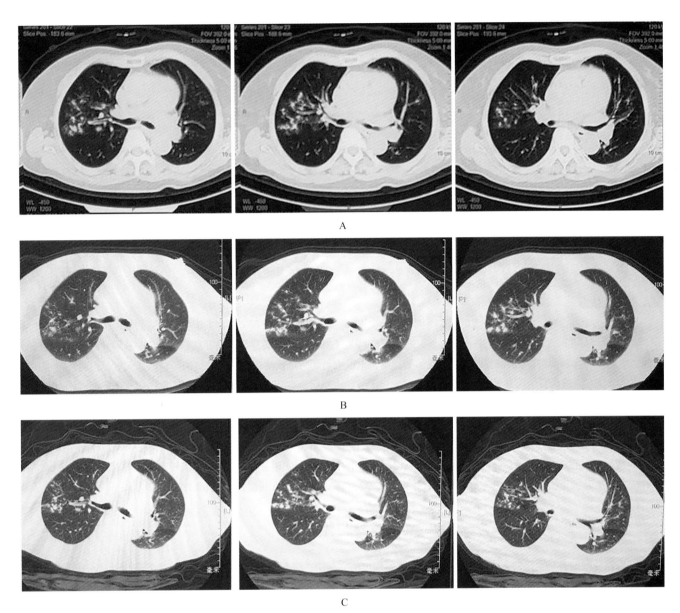

图84-7 治疗过程中胸部CT变化 A. 2018-01-18外院胸部CT：双上肺多发斑点、斑片影；B. 2018-02-05胸部CT：双上肺病灶较2018-01-18稍吸收；C. 2018-02-14胸部CT：双上肺病灶较2018-02-05相仿或似稍吸收

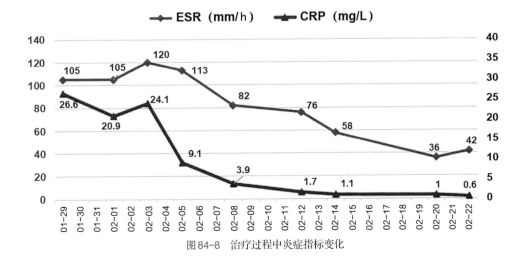

图84-8 治疗过程中炎症指标变化

表84-1　曲霉三联检测变化情况

日期	GM 试验	烟曲霉 IgG 抗体	烟曲霉 IgM 抗体
2020-01-24	2.271（阳性）		
2020-02-08	< 0.25	118.82（+/−）	97.89（+/−）
2020-02-14	< 0.25	68.44（阴性）	80.45（阴性）

最后诊断与诊断依据

■ 最后诊断

1. 喉曲霉病，气管支气管和肺曲霉病可能。
2. 冠心病，高血压病，腰椎间盘突出。

■ 诊断依据

1. 患者为老年女性，急性病程，以咽痛、声嘶、咳嗽、咳痰、气急为主要表现。多次喉镜检查示双侧声带肿胀明显，多发结节，表面见增厚白膜伴糜烂，胸部CT示两上肺多发斑点斑片影。ESR、CRP等炎症标志物升高，T-SPOT.TB阴性，痰找抗酸杆菌阴性，痰培养为大量曲霉，GM试验阳性，入院后痰标本mNGS检出烟曲霉核酸序列。多种抗菌药物治疗无效，但两性霉素B雾化吸入联合伏立康唑全身给药方案，声嘶和咳嗽症状明显改善，喉镜示声带病变明显好转，炎症标志物基本降至正常，故喉曲霉病诊断可以成立。患者喉镜检查，透过声门，遥遥可见气管腔内壁表面也有白色物覆盖，提示曲霉病累及气管支气管可能。患者胸部CT示两上肺多发斑点斑片影，抗感染治疗后病灶较前也有所吸收，综合分析，本患者很可能合并气管支气管和肺曲霉病。由于患者高龄，有严重冠心病和近期心绞痛发作，采用支气管镜检查来明确气管支气管和肺曲霉病的诊断，风险太大，故未能进行。

2. 病程中，患者突发胸闷、气促加重，c-TnT、NT-proBNP升高，心电图示心房颤动伴T波改变，尤其是冠状动脉CT造影示左主干及冠状动脉三支斑块，左旋支局部管腔重度狭窄，其余管腔轻中度狭窄，故冠心病诊断明确。

经验与体会

1. 原发性喉曲霉病，是曲霉病中罕见的类型。文献报道的病例中，多与糖皮质激素吸入治疗、喉部放射治疗、暴露于大量曲霉孢子的环境等因素有关。临床上喉曲霉病极易误诊和漏诊。患者大多表现为声嘶、咳嗽，甚至上气道梗阻症状。有建议对于长时间糖皮质激素吸入治疗的哮喘患者，出现较明显声音嘶哑时，需做喉镜检查，发现声带可疑病变时应做活检和真菌培养以明确诊断。本例高龄患者，经常有垃圾及潮湿环境暴露致大量曲霉孢子吸入风险。入院时查体见可疑三凹征，喉镜见声带满布白色结节状物和坏死白膜，因起病较急，病情危重，未行声带组织活检，根据痰培养示曲霉和mGNS检出烟曲霉核酸序列，临床双管齐下（伏立康唑静脉点滴和两性霉素B雾化吸入），积极予以抗真菌治疗，获得了较满意的治疗效果。

2. 气管支气管曲霉病也属于较少见的类型。有报道6.9%的肺曲霉病可合并气管支气管感染，约75%为烟曲霉感染。基于组织病理学，可分类为假膜形成、梗阻及溃疡，确诊依赖于组织病理学及培养结果。研究表明，气管支气管曲霉感染的常见高危因素包括：实体器官移植、血液系统肿瘤、中性粒细胞减少、长期服用激素及COPD。侵袭性曲霉感染的治疗，根据IDSA及ATS指南，起始治疗推荐伏立康唑单药，效果不佳者，推荐两性霉素B、棘白菌素类及联合用药。

3. 关于两性霉素雾化吸入，目前仅有限的病例报道，多用于难治性及危重侵袭性曲霉感染的患者。尽管吸入两性霉素B在免疫抑制患者的侵袭性肺曲霉感染中发挥了一定作用，但是关于具体使用剂量的证据较少。曾有报道，对于长期激素治疗的ABPA患者，用药方法为：两性霉素B脂质体25 mg、biw×2周，25 mg、qw维持6周。难治性曲霉肺脓肿的使用剂量为：两性霉素B脂质体50 mg、bid。本例患者予以两性霉素B（起初5 mg、qid，后改为10 mg、bid）雾化吸入，2周后病情明显缓解，为两性霉素B局部用药的有效性和安全性提供了良好的临床实践范例。两性霉素B雾化吸入时应注意全程遮光，建议先配先用，雾化吸入时患者宜取坐位（图84-4）。

4. 该患者病程中共行3次曲霉血清学检测，2020-01-24 GM试验阳性，1周后随访GM试验转阴，烟曲霉IgM和IgG呈弱阳性，2周后随访曲霉三联检测均为阴性。GM试验多用于诊断侵袭性曲霉病，曲霉抗体检测多用于慢性肺曲霉病、ABPA等，检测结果受到患者的免疫状态、病情变化及抗真菌治疗的影响，本例患者在治疗过程中随访曲霉血清学指标变化，表明曲霉治疗有效，患者病情由急性趋于慢性，从侧面表明曲霉血清学结果虽不能作为确诊依据，但是对患者病情的动态监测具有一定意义。

参考文献

[1] Law RH, Reyes SA. Primary aspergillosis of the larynx[J]. Case Rep Otolaryngol, 2016, 1: 1234196.
[2] Purcell IF, Corris PA. Use of nebulised liposomal amphotericin B in the treatment of aspergillus fumigatus empyema[J]. Thorax, 1995, 50(12): 1321-1323.
[3] Saha A, Sahak, Chatterjee U. Primary aspergillosis of vocalcord: long-term inhalational steroid use can be the miscreant[J]. Biomed J, 2015, 38(6): 550-553.
[4] Schelenz S, Barnes RA, Barton RC, et al. British Society for Medical Mycology best practice recommendations for the diagnosis of serious fungal diseases[J]. Lancet Infect Dis, 2015, 15(4): 461-474.

病例85 颈部肿块伴咳"玉米碎"，基因技术又来破谜团

作者·王青青 金文婷 马玉燕 周春妹 孙伟
审阅·胡必杰 潘珏

病史简介

女性，28岁，浙江人，2018-02-08收入复旦大学附属中山医院感染病科。

■ 主诉

发现颈部肿块9个月，伴反复咳玉米碎样物1个月。

■ 现病史

1. 患者于2017-05月初出现右侧颈部肿痛，自行扪及右颈部中段卵圆形包块1枚，直径约3 cm×2 cm，质韧，移动度差，压痛明显，皮温不高，无咽痛、咳嗽、咳痰、发热、盗汗等不适。2017-05-11于复旦大学附属中山医院就诊，查WBC 6.36×10⁹/L，N% 59.7%；hsCRP 4.0 mg/L，ESR 24 mm/h，T-SPOT.TB：A/B 89/116。颈部超声：右侧颈部淋巴结肿大（最大85 mm×11 mm），左侧颈部见淋巴结（最大16 mm×6 mm）。胸部CT：左肺下叶病变，慢性及陈旧性炎性病变可能。行超声引导下右颈部淋巴结穿刺，吸出少量黄色黏稠液体，涂片见大量凝固性坏死，部分炎症细胞，结核性坏死不能除外。

2. 2017-05-17起予以异烟肼（0.3 g，qd）+利福平（0.45 g，qd）+吡嗪酰胺（0.5 g，tid）+乙胺丁醇（0.75 g，qd）口服抗结核治疗，自觉颈部肿物渐缩小，疼痛缓解，随访炎症标志物正常范围。2017-08-22停用吡嗪酰胺。2017-09-22复查T-SPOT.TB：A/B 39/107，超声示颈淋巴结肿大较前缩小。2017-11-17颈部MRI增强：双侧颈部多发肿大淋巴结（右侧为著）（图85-1）。2018-01-18胸部CT：左肺下叶见散在分布结节状高密度影，左肺下叶另见条索状、条絮状模糊影；肺门可见钙化结节（图85-2）。

3. 2018-01开始出现咽部异物感，并咳出"玉米碎"样物至少4次，色黄，质地偏软，未予重视和检查。

4. 2018-02-07复查超声，仍示右侧颈部淋巴结肿大（部分融合成团，最大28 mm×13 mm），左侧颈部见淋巴结（最大

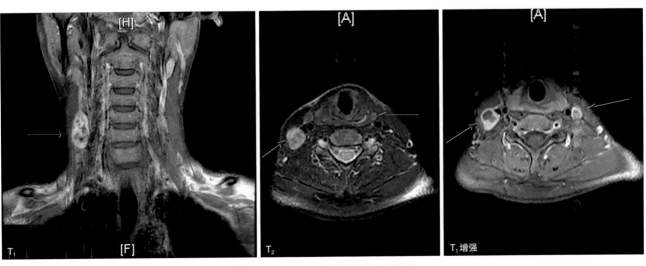

图85-1 2017-11-17颈部增强MRI表现

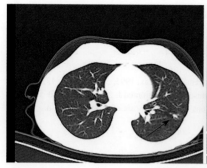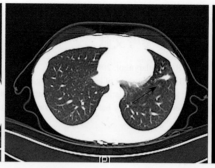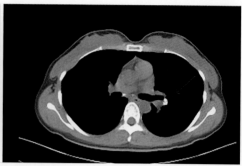

图85-2　2018-01-18胸部CT表现

12 mm×4 mm），考虑抗结核效果不佳，次日收入复旦大学附属中山医院感染病科进一步检查。

■ 既往史及个人史

2016-11拔牙。

· 入院检查 ·

■ 体格检查

1. T 36.5℃，P 96次/分，R 18次/分，BP 122/84 mmHg。

2. 右侧颈部触及数枚肿大淋巴结，大者长径2 cm左右，质韧，移动度差，有压痛，余浅表淋巴结未及肿大。全身皮肤无皮疹，无瘀点、瘀斑。双侧扁桃体未见明显肿大。两肺呼吸音清，未闻及明显啰音。腹部平软，无压痛，肝脾肋下未及。

■ 实验室检查

1. 血常规：WBC $5.41×10^9$/L，N% 60.4%，L% 29%。

2. 炎症标志物：CRP 1.9 mg/L，ESR 16 mm/h，PCT 0.07 ng/mL。

3. 肝肾功能、电解质：均正常。

4. 凝血功能：均正常。

· 临床分析 ·

■ 病史特点

患者为青年女性，颈部肿块伴疼痛起病，病程长达9个月。近1个月出现咽部异物感，并多次咳出"玉米碎"样物。无发热、咳嗽等症状。血炎症标志物水平正常，T-SPOT.TB明显升高，淋巴结细针穿刺涂片见大量凝固性坏死，抗结核治疗8个月余，但淋巴结缩小不明显。

■ 诊断分析

1. 可能诊断一：颈淋巴结肿大。慢性病程，病理检查见肉芽肿伴坏死，T-SPOT.TB显著升高，首先考虑结核感染。标准抗结核治疗后淋巴结肿大改善不明显，要考虑淋巴结中抗结核药物浓度低或耐药结核菌感染导致临床效果不佳的可能，或其他病原体如非结核分枝杆菌（NTM）引起的可能。可再次行淋巴结活检和微生物检查，必要时调整抗感染治疗方案。淋巴瘤或肿瘤转移引起颈淋巴结肿大的依据不足。

2. 可能诊断二：气道或肺部病变。患者自诉多次咳出"玉米碎"样物，是否为肺或气道内组织感染（如曲霉）或肿瘤坏死脱落或是硫磺样颗粒？需要仔细询问病史以及留取"玉米碎"样物进行肉眼观察、显微镜检查（病理学和微生物形态学检查）和基因检测（mNGS）。硫磺样颗粒被认为是放线菌感染具有一定特征性的表现，但仔细阅读2018-01-18胸部CT，两肺未见明显活动性病灶。可以做内镜检查如支气管镜和喉镜检查，以防止因腔内病灶不容易被CT识别而导致疾病漏诊。此外，颈淋巴结肿大和咳出"玉米碎"样物，是同一种疾病还是各不相关的两种疾病，目前资料尚不能明确鉴别。

· 进一步检查、诊治过程和治疗反应 ·

■ 诊疗过程

1. 2018-02-09超声引导下颈部淋巴结穿刺活检及微生物培养。

2. 2018-02-09嘱出院，继续予以异烟肼、利福平和乙胺丁醇三联抗结核治疗。待病理检查和微生物检查报告。

■ **出院后随访**

1. 出院后3天再次咳出"玉米碎"样物，呈黄白色（图85-3）。留标本送mNGS检查。

2. 2018-02-15 mNGS报告检测到大量伊氏放线菌核酸序列，未发现结核分枝杆菌核酸序列（图85-4）。

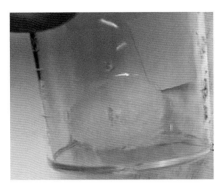

图85-3 咳出物

检测结果						
检出细菌列表						
类型	属			种		
	中文名	拉丁文名	检出序列数	中文名	拉丁文名	检出序列数
G⁻	普氏菌属	*Prevotella*	2 190 224	栖牙普氏菌	*Prevotella denticota*	853 898
				颊普氏菌	*Prevotella buccae*	317 387
G⁺	放线菌属	*Actinomyces*	1 397 497	伊氏放线菌	*Actinomyces israelii*	1 126 342
				加地夫放线菌	*Actinomyces cardiffensis*	196 520
G⁺	链球菌属	*Streptococcus*	523 787	星座链球菌	*Streptococcus constellatus*	188 826
				中间链球菌	*Streptococcus intermedius*	28 963
G⁻	新月形单胞菌属	*Selenomonas*	204 657	生痰新月形单胞菌	*Selenomonas sputigena*	180 286
				福氏新月形单胞菌	*Selenomonas flueggei*	20 500
G⁻	厌氧球菌属	*Anaeroglobus*	71 109	厌氧球菌	*Anaeroglobus geminatus*	71 109
G⁻	小类杆菌属	*Dialister*	59 384	小类杆菌	*Dialister invisus*	55 473

类型：G⁺（革兰阳性菌）/G⁻（革兰阴性菌）。

检出结核分枝杆菌复合群列表					
属			种		
中文名	拉丁文名	检出序列数	中文名	拉丁文名	检出序列数

未发现。

图85-4 咳出物mNGS检测结果

■ **再次入院**

1. 2018-02-22春节长假（2018-02-15至2018-02-21）过后再次收住入院。当天喉镜检查：双侧扁桃体见较多豆渣样物，部分深入黏膜下（图85-5），送常规微生物检查、mNGS及组织病理检查。当天微生物实验室涂片报告：见革兰阳性杆菌（图85-6、图85-7），抗酸杆菌阴性。

2. 2018-02-22颈部淋巴结病变仍考虑为结核，故继续予以异烟肼、利福平、乙胺丁醇治疗。

3. 2018-02-23复查颈部淋巴结超声：右侧颈部见多个低回声团块，部分融合成团，最大22 mm×12 mm，左侧颈部未见明显肿块回声，淋巴结肿大较2018-02-07好转。

4. 2018-02-23第1次咳出物mNGS检出大量放线菌核酸序列，本次细菌涂片为革兰阳性杆菌，考虑放线菌可能大，开始予

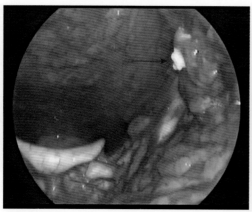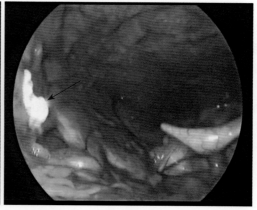

图85-5　2018-02-22喉镜检查结果

TP6	涂片-找真菌		阴性	
TP3	涂片-找见革兰阳性杆菌		少量	
检验医师			检验时间	2018-02-22 16：31
报告时间	2018-02-22 16：59		核对者	

图85-6　扁桃体豆渣样物涂片结果

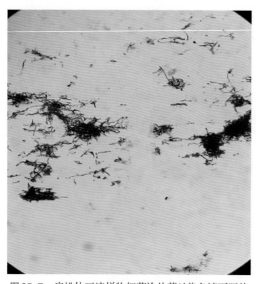

图85-7　扁桃体豆渣样物细菌涂片革兰染色镜下照片

以青霉素（480万U，静脉滴注，q8 h）治疗。

5. 2018-02-24扁桃体豆渣样物病理检查报告：镜下为菌落。特殊染色：六胺银染色阳性，抗酸染色阴性，网状纤维染色阴性，PAS染色阳性，考虑放线菌（图85-8）。

6. 2018-02-24颈部淋巴结穿刺（2018-02-09送检）病理检查补充报告：可见少量肉芽肿样结构，局部可疑坏死（图85-9）。

7. 2018-02-25扁桃体豆渣样物（2018-02-22采集）细菌培养：龋齿放线菌、咽峡炎链球菌（图85-10）。

8. 2018-02-26豆渣样物（2018-02-22采集）mNGS检测报告：伊氏放线菌大量核酸序列（图85-11）。

9. 2018-03-02喉镜提示扁桃体豆渣样物较前减少（图85-12）。予出院治疗，调整抗感染方案为：口服异烟肼+利福平+乙胺丁醇+莫西沙星抗结核、阿莫西林抗放线菌治疗。

10. 2018-03-22咽部异物感消失，也未再有"玉米碎"样物咳出。门诊复查喉镜：扁桃体未见豆渣样物质（图85-12）。但患者仍有颈部淋巴结肿大伴疼痛，建议继续抗结核治疗，必要时可考虑外科淋巴结切除。

最后诊断与诊断依据

■ 最后诊断

1. 扁桃体放线菌感染。

2. 颈淋巴结结核。

■ 诊断依据

患者为青年女性，有咽部异物感，多次咳出"玉米碎"样物。喉镜检查双侧扁桃体见豆渣样物，部分深入黏膜下。摘除后病理检查，镜下考虑放线菌，六胺银及PAS染色阳性，抗酸染色阴性。2次mNGS检测均检出大量伊氏放线菌核酸序列。微生物检查：涂片见革兰阳性杆菌，细菌培养为龋齿放线菌。予大剂量青霉素静脉滴注、后续阿莫西林口服治疗，4周后复查喉镜

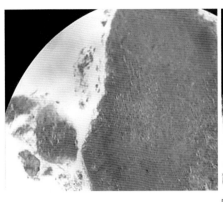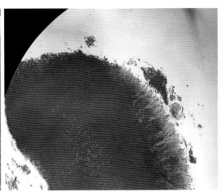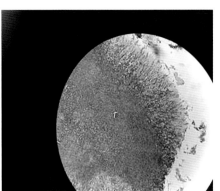

图85-8 扁桃体豆渣样物病理检查（特殊染色）

巨检	灰白灰黄色破碎条索状组织1条，长约0.8 cm，直径0.1 cm。
诊断	（颈部淋巴结穿刺）镜下见少量增生淋巴组织及横纹肌组织，增生淋巴组织间纤维组织增生胶原化，局部可疑坏死，建议至病理科进一步提供病史及试行免疫组化检查以协助诊断。 2018-02-24补充报告： （颈部淋巴结穿刺）参考免疫组化结果，可见少量肉芽肿样结构，局部可疑坏死，特殊染色结果未查见明确阳性病原体。符合炎症性病变。请结合临床。 免疫组化（2018-N04196）：CK（pan）阴性，CD68组织细胞阳性。 特殊染色：抗酸染色阴性，六铵银染色阴性，PAS染色阴性，网状纤维染色示网状纤维无明显增生。
取材位置	001：淋巴结。

图85-9 颈部淋巴结穿刺病理检查报告

编号	细菌名称	结果/浓度	菌落计数
BMX_SMM	咽峡炎链球菌	1+	
3106	龋齿放线菌	1+	
检验医师		**检验时间**	2018-02-22 16：30
报告时间	2018-02-25 11：29	**核对者**	

图85-10 豆渣样物细菌培养结果

扁桃体豆渣样物消失，故诊断扁桃体放线菌感染可以成立，综合临床过程，感染程度较轻。至于感染病原体菌种，究竟是伊氏放线菌还是龋齿放线菌，从目前资料不能完全区分。一般认为伊氏放线菌致病力相对较强，而且核酸检测的准确性也较好。

同时，患者颈部淋巴结肿大10个月余，T-SPOT.TB强阳性，曾行淋巴结细针穿刺涂片见大量凝固性坏死。虽然标准抗结核治疗后淋巴结缩小不够明显，但再次穿刺活检病理检查仍提示见肉芽肿样结构、局部可疑坏死，淋巴结组织mNGS也无放线菌证据，且大剂量静脉滴注青霉素G和后续口服阿莫西林治疗，扁桃体病变消失但颈部淋巴结仍无明显缩小，疼痛感依然存在，故仍考虑同时合并颈部淋巴结结核可能大。

· 经验与体会 ·

1. **放线菌病是一种少见的感染性疾病。**常见病原菌包括有伊氏放线菌（*A. israelii*）、牛放线菌、内氏放线菌、黏液放线菌和龋齿放线菌（*A. odontolyticus*）等。一般定植于人和动物的口腔、上呼吸道、胃肠道和泌尿生殖道。放线菌感染需要链球菌等伴生菌的协助，以消耗氧气、破坏黏膜屏障而促进放线菌侵入。放线菌的镜下形态：革兰阳性，有分枝菌丝的非裂殖杆菌，菌丝不易断裂，短而细。窦道引流物中可检出"硫磺样"颗粒，压片可见该菌。菌落形态：生长缓慢，在需氧条件下可在常规

类型	属			种		
	中文名	拉丁文名	检出序列数	中文名	拉丁文名	检出序列数
G⁻	普氏菌属	*Prevotella*	3 238 872	栖牙普氏菌	*Prevotella denticola*	1 357 304
				颊普氏菌	*Prevotella buccae*	390 807
G⁺	放线菌属	*Actinomyces*	392 038	伊氏放线菌	*Actinomyces israelii*	254 101
				加地夫放线菌	*Actinomyces cardiffensis*	84 596
G⁺	链球菌属	*Streptococcus*	339 421	咽峡炎链球菌	*Streptococcus anginosus*	81 706
				星座链球菌	*Streptococcus constellatus*	73 108
G⁻	韦荣球菌属	*Veillonella*	238 865	非典型韦荣球菌	*Veillonella atypica*	84 477
				小韦荣球菌	*Veillonella parvula*	63 143
G⁻	奈瑟菌属	*Neisseria*	95 980	黏液奈瑟菌	*Neisseria mucosa*	5 967
				微黄奈瑟菌	*Neisseria flavescena*	3 482

图 85-11　扁桃体豆渣样物 mNGS 检测结果

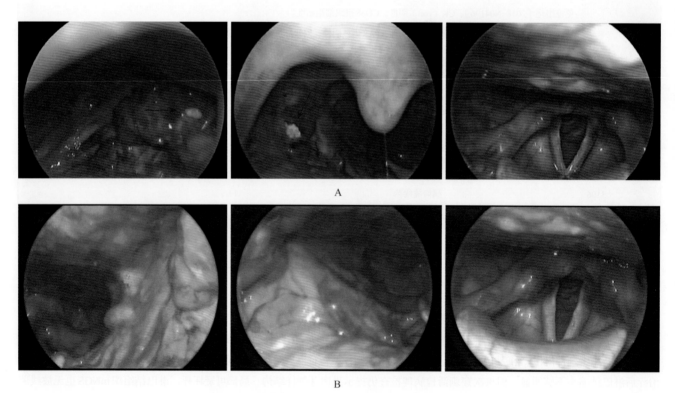

图 85-12　喉镜检查变化　A. 2018-03-02；B. 2018-03-22

真菌培养基和分枝杆菌培养基上生长，形成蜡样、黏液、堆积、褶皱的菌落。该菌感染引起的病理改变为化脓性、肉芽肿性病变，六胺银染色及 PAS 染色均阳性。临床工作中放线菌的培养阳性率低，主要与抗生素广泛应用、培养条件不够（接种时无法维持厌氧环境、培养时间短）有关。放线菌致病力弱，不具有传染性，在口腔卫生差、免疫力低下等情况下，黏膜或上皮屏障功能破坏时可侵入受损组织致病，且易侵袭周围组织。

2. 目前根据感染部位将放线菌感染分为头颈型（60%）、胸型和腹盆型。其中头颈型感染常见的危险因素包括拔牙、龋齿、酗酒、营养不良等，约50%的病例为上颌骨和下颌骨周围软组织感染。放线菌感染的确诊主要靠组织培养或组织病理切片找到放线菌。

3. 本例患者最初是咳出物（"玉米碎"样物）送mNGS检测，发现大量放线菌核酸序列才获得重要线索。之后进一步检查发现扁桃体病变，采集标本做涂片、培养、病理检查、复查mNGS，才明确放线菌感染诊断。

4. 放线菌感染累及扁桃体见于5岁以上儿童和成年人，多表现为反复的扁桃体炎、扁桃体肿大等，有个案报道扁桃体放线菌感染见类似结石样物质。本例喉镜检查时，医生最先描述为扁桃体结石，活检发现病变组织质地软，改称为"豆渣样物"，后续检查提示放线菌感染，属罕见病例。本例患者描述咳出的"玉米碎"样物，实验室检查为放线菌菌团，应视为文献介绍的硫磺样颗粒。硫磺样颗粒（sulfur granule）是放线菌感染特征性表现，呈肉眼可见的黄色小颗粒状菌落，系菌丝与蛋白多糖复合物，而无任何硫磺成分。将硫磺样颗粒制成压片或组织切片，在显微镜下可见颗粒呈菊花状，由棒状长丝呈放射状排列组成，本例病理切片（图85-7）镜检也看到典型的放射状排列的长丝。

5. 放线菌感染首选抗菌药物治疗，外科手术作为辅助。一般无需行药物敏感试验。首选青霉素类药物，无外科干预情况下抗感染疗程通常为6～12个月。仅短期抗菌治疗，扁桃体放线菌感染易反复，甚至需行扁桃体切除。本例患者在明确诊断后，立即应用大剂量青霉素治疗，短期内效果明显。患者初次发作，不考虑外科治疗。因为病情轻、病灶范围小，抗感染治疗1个月病灶基本消失，临床认为治疗疗程应该可以短于文献报道的6～12个月。

6. 文献报道放线菌导致淋巴结感染的病例不多，主要通过淋巴结活检病理检查确诊。该例淋巴结肿大抗结核治疗效果不佳，但组织活检病理检查未提示放线菌感染证据，且青霉素治疗后扁桃体病变消失而颈部淋巴结肿大无明显缩小，故不考虑放线菌淋巴结累及。

7. 对于放线菌感染的预防，平时应做到口腔清洁卫生，尤其是免疫功能抑制的人群。此外，日常生活中应注意咳嗽礼仪：咳嗽、打喷嚏时用卫生纸、手帕、毛巾或衣袖等遮住口鼻，既可避免飞沫传播给其他人，又方便观察咳出物。

参考文献

[1] Arik D. Actinomyces lymphadenitis: case report[J]. Turk Patoloji Derg, 2013, 29(1): 80–82.

[2] Cohen PR, Tschen JA. Tonsillar actinomycosis mimicking a tonsillolith: colonization of the palantine tonsil presenting as a foul-smelling, removable, unilateral, giant tonsillar concretion[J]. Int J Dermatol, 2010, 49(10): 1165–1168.

[3] Sharma S, Hashmi MF, Valentino DJ 3rd. Actinomycosis[M] //Anon. StatPearls. Treasure Island (FL): StatPearls Publishing, 2020.

病例 86 反复咯血1年余，会是感染病吗？

作者·王萌冉 金文婷 马玉燕
审阅 胡必杰 潘珏

· 病史简介 ·

女性，54岁，上海人，2018-06-13收入复旦大学附属中山医院感染病科。

■ 主诉

咳嗽、咳痰2年，咯血1年。

■ 现病史

1. 患者自2年前无明显诱因开始出现咳嗽、咳泡沫样痰，否认发热、咯血、盗汗等不适。曾至上海某三甲医院就诊，当时查胸部CT示两肺散在斑片阴影，外院考虑为支气管扩张伴感染，予左氧氟沙星、头孢曲松抗感染治疗2周，后咳嗽、咳痰较前好转，予停药。

2. 之后咳嗽、咳痰症状屡有反复，但患者未予重视和诊治。1年前开始出现咯血，为鲜红色，偶有暗红色血块，量少，每次约数毫升，平均每月咯血1～2次。2017-08-23复查胸部CT：两肺多发斑片结节及空洞影。患者未予诊治，此后仍有反复间断咯血。

3. 2018-05-11来复旦大学附属中山医院就诊，查血常规：WBC 6.21×10^9/L，N% 67.3%；ESR 19 mm/h，CRP 0.8 mg/L；CEA正常；T-SPOT.TB：A/B 0/0，隐球菌荚膜抗原阴性；多次痰涂片找抗酸杆菌阴性；细菌培养：奈瑟菌（++），草绿色链球菌（++）；曲霉培养：阴性。复查胸部CT：两肺多发炎性病变伴部分空洞形成，与8个月前CT相比，部分吸收，部分较前增多。

4. 2018-06-13为明确诊断和治疗收入复旦大学附属中山医院感染病科。发病以来，患者精神可，饮食、睡眠可，大小便无特殊，近1年内体重下降约3 kg。

■ 既往史及个人史

否认糖尿病、高血压、冠心病、乙型肝炎病史；30年前行剖宫产手术，20年前因甲状腺囊腺瘤行手术治疗；1年前因乳腺结节行手术治疗，病理检查提示乳腺增生性疾病。否认禽畜和鸟类密切接触史，否认生食虾蟹史，否认霉变环境接触史。

入院检查

■ 体格检查

1. T 37℃，P 80次/分，R 20次/分，BP130/78 mmHg。

2. 双肺呼吸音清，未及明显啰音。心脏未及杂音。腹平软，无压痛。

■ 实验室检查

1. 血常规：WBC 5.16×10^9/L，N% 62.6%，Hb 150 g/L，PLT 209×10^9/L。

2. 炎症标志物：hsCRP 0.7 mg/L，ESR 17 mm/h，PCT < 0.02 ng/mL。

3. 尿常规、粪常规及粪隐血：均阴性。

4. 肝肾功能：ALT/AST 10/18 U/L，Cr 50 μmol/L，BUN 6.8 mmol/L。

5. 凝血功能、甲状腺功能、心肌损伤标志物：均阴性。

6. 肿瘤标志物：SCC 0.4 ng/mL，其余正常。

7. 自身抗体：ANA浆颗粒 1∶320，ANCA及抗GBM抗体阴性。

8. 细胞免疫检查：正常。

9. 特定蛋白：IgE 13 IU/L，C3、C4正常。

10. 血隐球菌荚膜抗原、肺炎支原体抗体、呼吸道病原体九联检测均阴性。

11. G试验：1-3-β-D葡聚糖 21.600。

12. T-SPOT.TB：A/B 0/0。

13. 痰细菌、真菌、抗酸染色涂片均阴性，细菌、真菌培养阴性，分枝杆菌培养未回。

14. 血气分析（未吸氧）：PaO_2 79 mmHg，SpO_2 96%。

■ 辅助检查

1. 心电图：正常。

2. 胸部CT：两肺多发斑片结节及壁厚薄不一的空洞，较1个月前基本相仿（图86-1）。

3. 超声心动图：未见异常。

临床分析

■ 病史特点

患者为中年女性，反复咳嗽、咳痰2年，间断少量咯血1年，多次胸部CT均显示两肺多发斑片阴影伴部分空洞形成，痰细菌、真菌培养和涂片找抗酸杆菌阴性；既往外院抗感染治疗后症状可有好转，但停药后复发并且胸部影像学表现无明显改善；本次入院后查血常规、ESR、CRP以及IgE均未见明显异常，T-SPOT.TB阴性，肿瘤标志物、G试验均阴性。疾病诊断和鉴别诊断考虑如下。

■ 诊断分析

1. 肺非结核分枝杆菌感染：该患者慢性起病，胸部CT显示两肺多发结节、斑片斑点和空洞病灶，进展缓慢，胸部CT随访间隔1年，病灶变化不大。同时，患者无明显发热、盗汗等毒性症状，炎症标志物不高，T-SPOT.TB阴性，故首先考虑非结核分枝杆菌（NTM）感染。明确诊断有赖于痰标本或支气管肺泡灌洗液（BALF）或肺组织的分枝杆菌培养或分子生物学检测。

2. 肺结核：反复间断咯血，胸部CT示两肺结节、斑片斑点和空洞病灶，需要考虑结核可能。但该患者全身毒性症状不明显，两肺不少病灶并不是结核的好发部位（如上叶前段、右肺中叶和左肺舌段），而且间隔1年CT随访病灶变化不大，多次痰找抗酸杆菌阴性，T-SPOT.TB阴性，故本例肺结核的可能性小，明确诊断和与NTM感染的鉴别，需要呼吸道标本或肺组织的分枝杆菌培养或核酸检测。

3. 肺曲霉病：反复咯血，胸部CT示两肺多发空洞影，故需考虑该疾病。通常肺曲霉病的临床和胸部影像学表现可因患者免疫功能状态而表现出多形态性，胸部影像学典型表现可为结节、空洞、晕轮征、新月征等。但本例如此广泛病灶，常伴有气

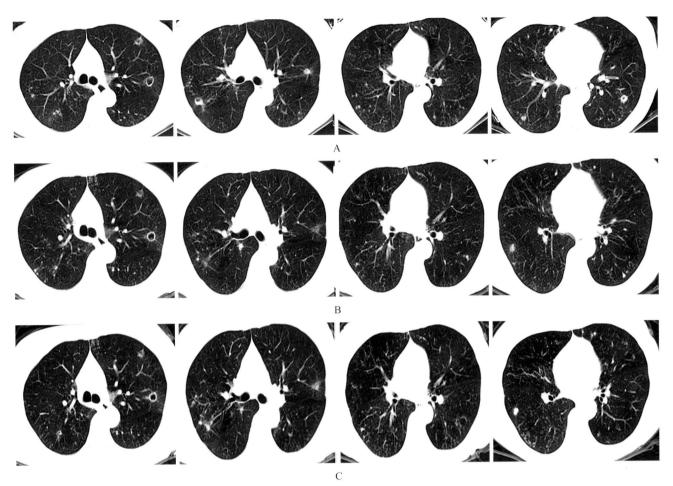

图86-1　2017-08至2018-06胸部CT变化　A. 2017-08-23胸部CT：两肺多发斑片结节及空洞影；B. 2018-05-11胸部CT：两肺多发炎性病变伴部分空洞形成；C. 2018-06-14胸部CT：两肺多发斑片结节及壁厚薄不一的空洞，较前基本相仿

喘和IgE升高等气道过敏表现，而且多为急性或亚急性病程；同时该患者无霉变环境接触史，多次曲霉培养阴性，故本病可能性也不大。可行支气管镜检查肺泡灌洗（BAL）+肺活检（TBLB）送真菌培养及组织病理检查以明确或排除诊断。

4. 肺寄生虫感染：肺吸虫可引起肺空洞和少量咯血，但患者否认有生食鱼虾。本例病程较长，间隔1年胸部CT随访病灶变化不大，也无外周血嗜酸性粒细胞增加和血IgE升高等表现，故本病可暂不考虑。

5. 非感染性疾病：如血管炎以及其他结缔组织疾病肺累及或肺部肿瘤性病变等。该患者入院后查自身抗体及肿瘤标志物均未见明显异常，胸部影像学中的空洞病灶间隔1年随访基本无变化，肺间质改变不明显，此类疾病也可暂不考虑。

进一步检查、诊治过程和治疗反应

1. 2018-06-14痰（2018-06-13送检）厚涂片找抗酸杆菌（＋＋）（图86-2）。

编号	细菌名称	结果 / 浓度	菌落计数
TP10	厚涂片找抗酸杆菌	2+	

图86-2　2018-06-14痰（2018-06-13送检）找抗酸杆菌阳性

2. 2018-06-14根据胸部CT特点、临床表现以及流行病学资料，考虑胞内分枝杆菌可能大，予以抗感染治疗：克拉霉素（0.5 g，q12 h）+左氧氟沙星（0.6 g，qd）+乙胺丁醇（0.75 g，qd）。

3. 2018-06-15出院。继续上述口服治疗药物方案，门诊随访。

4. 2018-06-20痰标本（2018-06-14采集）外送分枝杆菌核酸检测（反向斑点杂交）：鸟分枝杆菌、胞内分枝杆菌阳性（图86-3）。

菌种	中文名称	结果	菌种	中文名称	结果	菌种	中文名称	结果
MSM	耻垢分枝杆菌	/	MTC	结核分枝杆菌复合群	/	MTR	次要分枝杆菌	/
MIN	胞内分枝杆菌	√	MAV	鸟分枝杆菌	√	MGO	戈登分枝杆菌	/
MKA	堪萨斯分枝杆菌	/	MSC	瘰疬分枝杆菌	/	MGA	胃分枝杆菌	/
MCH	龟分枝杆菌	/	MAB	脓肿分枝杆菌	/	MUA	母牛分枝杆菌	/
MMA	海分枝杆菌	/	MXE	蟾蜍分枝杆菌	/	MSZ	苏尔加分枝杆菌	/
MFO	偶发分枝杆菌	/	MGI	浅黄分枝杆菌	/	MDI	迪氏分枝杆菌	/
MTE	土分枝杆菌	/	MPH	草分枝杆菌	/	MSI	猿猴分枝杆菌	/
MNO	不产色分枝杆菌	/	/	/	/	/	/	/

图86-3　患者痰分枝杆菌核酸检测示鸟、胞内分枝杆菌均阳性

5. 2018-06-28患者住院期间送检3次（2018-06-13、2018-06-14、2018-06-15送检）痰分枝杆菌培养结果均回报：非结核分枝杆菌阳性（2018-06-28、2018-06-30回报）；结合2018-06-20分枝杆菌核酸检测结果，考虑鸟分枝杆菌、胞内分枝杆菌混合感染（图86-4）。

编号	细菌名称	结果／浓度	菌落计数
MPB64	结核分枝杆菌复合群特异性抗原MPB64	阴性	
FZGJPY	分枝杆菌培养	阳性	

A

编号	细菌名称	结果／浓度	菌落计数
MPB64	结核分枝杆菌复合群特异性抗原MPB64	阴性	
FZGJPY	分枝杆菌培养	阳性	

B

编号	细菌名称	结果／浓度	菌落计数
MPB64	结核分枝杆菌复合群特异性抗原MPB64	阴性	
FZGJPY	分枝杆菌培养	阳性	

C

图86-4　患者痰分枝杆菌培养结果　A. 2018-06-28痰非结核分枝杆菌培养回报阳性（2018-06-13送检）；B. 2018-06-30痰非结核分枝杆菌培养回报阳性（2018-06-14送检）；C. 2018-06-30痰非结核分枝杆菌培养回报阳性（2018-06-15送检）

6. 2018-09-21患者门诊随访，诉咳嗽、咳痰明显好转，未再出现咯血；复查炎症标志物：ESR 8 mm/h，CRP 0.6 mg/L；随访胸部CT：两肺多发斑片阴影较前部分吸收。

7. 2019-02-11患者再次门诊随访：ESR 5 mm/h，CRP 0.4 mg/L。胸部CT：两肺散在斑片影，较前明显吸收。继续原克拉霉素（0.5 g，q12 h）+ 左氧氟沙星（0.6 g，qd）+ 乙胺丁醇（0.75 g，qd）方案治疗。

最后诊断与诊断依据

■ 最后诊断

非结核分枝杆菌肺病（鸟分枝杆菌、胞内分枝杆菌）。

■ **诊断依据**

患者为中年女性，慢性病程，反复咳嗽、咳痰2年，间断咯血1年，炎症标志物未见明显升高，多次随访胸部CT均提示两肺多发斑片阴影伴部分空洞形成，T-SPOT.TB阴性；痰厚涂片找抗酸杆菌阳性，3次非结核分枝杆菌培养阳性；分枝杆菌核酸检测为鸟分枝杆菌、胞内分枝杆菌阳性；抗分枝杆菌治疗8个月，两肺病灶有吸收，故可明确诊断。

· 经验与体会 ·

1. 非结核分枝杆菌（NTM）是指除结核分枝杆菌复合群和麻风分枝杆菌外的分枝杆菌。肺部是NTM最常引起感染的部位（占90%），称为非结核分枝杆菌肺病[nontuberculous mycobacterial pulmouary disease, NTM-PD，也称为肺非结核分枝杆菌感染（pulmonary nontuberculosis mycobacteria, PNTM）]，常见菌种包括慢生长的胞内分枝杆菌、鸟分枝杆菌、堪萨斯分枝杆菌，以及快生长的脓肿分枝杆菌等。近年来全球肺NTM感染的检出人数呈明显上升趋势，在欧美等发达国家，痰抗酸杆菌阳性的病例中，NTM感染比例已经超过结核分枝杆菌。2018年复旦大学附属中山医院感染病科收治的确诊分枝杆菌感染且分枝杆菌培养阳性患者共96例，其中非结核分枝杆菌病患者超过了结核病患者，占到了56.3%。此现象除了肺NTM感染发病率增加以外，与胸部CT的广泛应用、NTM的快速培养和核酸检测技术的推广以及临床医生对本病警惕性提高也有很大关系。

2. 胸部CT的影像学表现，包括病灶形状、多发性、变化速度等，对肺NTM感染的诊断具有重要意义。当然不同种类的NTM引起的肺部感染影像学表现尚有差别，比如脓肿分枝杆菌感染的胸部CT表现多为多叶、片状、网格状改变，约15%可形成空洞样病变；而鸟-胞内分枝杆菌复合群（mycobacterium avium-intracellular complex, MAC）感染主要以空洞型病变为主，多伴有小叶中心性结节影。文献报道两肺多发小结节（树芽征）伴支气管扩张为MAC感染的重要特征，并且两肺上叶发病多于脓肿分枝杆菌感染。本例影像学表现比较典型，入院当天就高度怀疑肺NTM感染，以MAC感染可能大，因此第2天获得痰找抗酸杆菌阳性报告后，临床便开始给予抗NTM治疗。

3. 核酸检测是NTM病原学诊断的重要方向，目前可以用来检测NTM的方法包括DNA探针、PCR或多重PCR法、反向斑点杂交技术以及近来应用渐广的mNGS检测。但与普通细菌相比，分枝杆菌采用mNGS检测的灵敏度相对较低。本例患者采用反向斑点杂交法建立了分枝杆菌感染诊断并明确了感染菌种。该方法灵敏度较高，较为快速，但此法目前仅能鉴定包括MTB以及麻风分枝杆菌在内的20余种分枝杆菌。

4. 总体而言，肺NTM感染治疗比较困难，3～5种药物的联合治疗，时间长，效果差，不少患者不能承受通常需6～24个月的全程治疗。目前国际上也缺少真正意义上的循证指南。肺MAC感染推荐方案如下：① 克拉霉素敏感菌的非重症感染推荐利福平（600 mg，tiw）+乙胺丁醇（25 mg/kg，tiw）+阿奇霉素（500 mg，tiw）/克拉霉素（1 g，分两次，tiw）；② 克拉霉素敏感菌的重症感染推荐利福平（600 mg，qd）+乙胺丁醇（15 mg/kg，qd）+阿奇霉素（250 mg，qd）/克拉霉素（500 mg，bid）+考虑静脉注射阿米卡星3个月/阿米卡星雾化；③ 克拉霉素耐药菌感染推荐初始阶段（≥1月）阿米卡星（15 mg/kg，静脉注射，qd或tiw）+替加环素（50 mg，静脉注射，bid）+亚胺培南（1 g，静脉注射，bid）（若耐受）；维持阶段予雾化阿米卡星+（根据药敏及患者耐受度，选取以下2～4种药物口服）氯法齐明（50～100 mg，qd）或利奈唑胺（600 mg，qd或bid），米诺环素（100 mg，bid）或莫西沙星（400 mg，qd）或复方新诺明（960 mg，bid）；④ 对克拉霉素耐药的肺MAC感染，也有建议使用异烟肼、利福平联合乙胺丁醇/氟喹诺酮类药物联合治疗，必要时加静脉用阿米卡星（若无法耐受静脉给药，可考虑采用阿米卡星雾化治疗）。本例病情较轻，未能取得体外药物敏感试验结果，临床采用克拉霉素+左氧氟沙星+乙胺丁醇治疗，获得了比较满意的效果。

参考文献

[1] Forbes BA, Hall GS, Miller MB, et al. Practice guidelines for clinical microbiology laboratories: mycobacteria[J]. Clin Microbiol Rev, 2018, 31(2): e00038-17.
[2] Haworth CS, Banks J, Capstick T, et al. British Thoracic Society guideline for the management of non-tuberculous mycobacterial pulmonary disease (NTM-PD)[J]. BMJ Open Respir Res, 2017, 4(1): e000242.

病例 87 肺癌术后4年患侧现空洞，持续随访4个月增大真揪心

作者·姚雨濛 单玉璋 金文婷
审阅·胡必杰 潘珏

· 病史简介 ·

女性，74岁，上海人，2019-03-29收入复旦大学附属中山医院感染病科。

■ 主诉

左上肺癌术后4年，反复咳嗽、咳痰伴胸闷4个月余。

■ 现病史

患者2014-10因肺部占位行左肺上叶切除术，病理示左肺上叶小细胞癌。术后接受4周期化疗与28次放疗，末次放疗与化疗于2016-06结束；之后定期复查，胸部CT示术后改变，病灶稳定，也无特殊不适表现。

1. 2018-10出现咳嗽、咳黄痰、胸闷、气促，否认发热、盗汗、痰血等，2018-11-09肿瘤标志物：CA72-4 8.00 U/mL，CEA、AFP、CA19-9、NSE、CYFRA21-1、CA15-3、CA12-5均正常。2018-11-13胸部增强CT：左肺术后改变，术区实变灶伴厚壁空洞并少量胸腔积液，两肺气肿，左肺下舌段条索灶，右上肺小结节。至外院就诊，间断予头孢菌素（具体不详）治疗约1个月，症状无明显好转。

2. 2018-12起症状加重，2018-12-04肺功能示重度阻塞性通气功能障碍；予布地奈德福莫特罗吸入、孟鲁司特口服及中药治疗，症状无明显缓解。患者拒查血常规及炎症标志物；痰涂片、痰培养：阴性；T-SPOT.TB：A/B 1/1；G试验阴性。间断予阿奇霉素（0.5 g，口服，qd）2个月余，仍偶有咳黄痰，加用噻托溴铵吸入，胸闷、气促症状可稍缓解。

3. 2019-02-15复查胸部CT：左肺术后改变，两肺炎症；左肺空洞灶，较3个月前增大（图87-1）。考虑肺大疱或支气管扩张伴感染可能。门诊继续予阿奇霉素（0.5 g，qd）间断口服及吸入前述药物治疗，患者仍有咳嗽、咳黄痰，程度相仿，并出现纳差、盗汗。

4. 2019-03-29因患者咳嗽、咳黄痰及胸闷症状加重，为进一步诊治收入复旦大学附属中山医院感染病科。

5. 自发病以来，患者胃纳欠佳，精神可，大小便如常，4个月余内体重减轻约2 kg。

■ 既往史及个人史

50年前行双侧扁桃体切除术；哮喘史30年，近5个月规律使用布地奈德福莫特罗吸入。

· 入院检查 ·

■ 体格检查

1. T 36.3℃，P 87次/分，R 20次/分，BP 118/68 mmHg，身高158 cm，体重38 kg。

2. 浅表淋巴结未及肿大，心脏各瓣膜区未及杂音，左侧胸廓较对侧稍塌陷，听诊双肺呼吸音粗，未及明显干湿啰音，全腹软，无压痛、反跳痛。

■ 实验室检查

1. 血常规：WBC 5.32×10^9/L，N% 72.2%，Hb 108 g/L，PLT 203×10^9/L。

2. 炎症标志物：ESR 70 mm/h，hsCRP 16.9 mg/L，PCT < 0.02 ng/mL。

3. 生化：Alb 38 g/L，ALT/AST 14/21 U/L，Cr 39 μmol/L。

4. 餐后血糖 6.5 mmol/L，HbA_1C 5.5%。

5. IgE 122 IU/mL。

6. 细胞免疫：正常。

7. 肿瘤标志物：CA72-4 19 U/mL（正常值 < 10.0 U/mL）；proGRP、SCC、AFP、CEA、CA19-9、PSA等均阴性。

8. T-SPOT.TB：A/B 0/0。

9. 隐球菌荚膜抗原阴性。

10. EBV IgA阳性，EBV IgM阴性；CMV IgG阳性，EBV IgM阴性。

11. ANA 颗粒1：100，自身抗体谱、ANCA均阴性。

12. 甲状腺功能：FT$_3$、FT$_4$、sTSH阴性。

■ 辅助检查

1. 心电图：窦性心律、频发房性早搏，左心室高电压，提示左心室肥大。

2. 胸部CT（2019-03-29）：双肺散在斑片渗出影，较前略好转，左肺空洞性病灶较前似略增大（图87-1）。

3. 超声心动图（2019-04-02）：中度二尖瓣反流，轻度肺动脉高压。

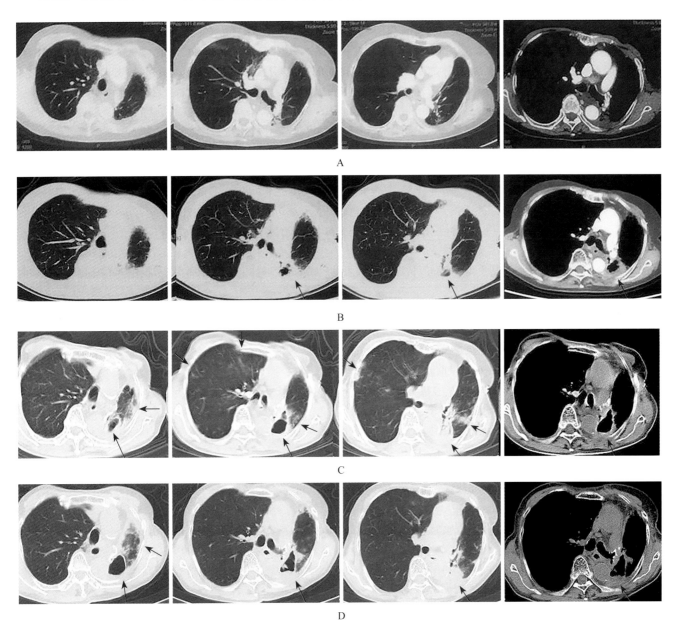

图87-1　患者历次胸部CT　A. 2016-01-21胸部CT（肺癌常规随访）：左肺术后改变，较2015-10-24相仿；B. 2018-11-12胸部CT：左肺术后改变，左下肺少许炎症伴新发空洞病灶；C. 2019-02-15胸部CT：左肺术后改变，右肺上叶见少许斑片影，左下肺斑片条索影，局部见空洞，内见气液平；D. 2019-03-29胸部CT：右肺上叶病灶较2019-02-15吸收好转；左肺见斑片条索影与前相仿，左肺空洞灶较前稍增大；左侧胸膜增厚

临床分析

■ 病史特点

患者为老年女性，小细胞肺癌术后4年，术后行放化疗治疗，末次放疗及化疗于2016-06结束；同时有哮喘史30年、糖皮质激素吸入治疗史。此次主要表现为咳嗽、咳痰伴胸闷4个月余，胸部CT显示新增左下肺空洞病灶，随访3个月有增大趋势。病程中无明显发热和痰血等表现，白细胞计数正常范围，炎症标志物中ESR及CRP呈轻中度升高、PTC正常。

■ **诊断分析**

左下肺空洞病灶需要考虑以下疾病。

1. 肺癌：患者发现小细胞肺癌4年，予手术和放化疗综合治疗，患侧出现肺空洞病灶，随访3个月有增大趋势，伴有纳差、体重减轻，首先需要考虑肺癌复发可能。仔细阅片，此次肺部病变以空洞为主要表现，与小细胞癌的影像学表现不太相符，且患者多项肿瘤标志物基本正常，而炎症标志物（ESR和CRP）升高，两肺散在炎症在抗感染治疗后略有吸收，当然也不能完全除外肺部肿瘤可能，包括肺癌复发合并肺部感染甚至其他新发肿瘤可能，可行支气管镜下肺活检以明确诊断。

2. 肺部感染：患者系免疫功能受损宿主（小细胞癌综合治疗和长期糖皮质激素吸入），出现左下肺空洞且随访3个月有增大趋势，伴咳嗽和少许脓性痰，无发热、盗汗等明显毒性症状；ESR和CRP轻中度升高，PCT、血白细胞和中性粒细胞正常，需要考虑低度毒力的病原体［包括诺卡菌、放线菌、结核（TB）和非结核分枝杆菌（NTM）以及真菌（如曲霉）等］引起的慢性感染可能。这些病原体引起的感染，临床表现有一定相似性，胸部CT影像学各自有一定特征性，但临床上典型病例少见。本患者T-SPOT.TB检测阴性，抗原A（EST-6）和抗原B（CFP-10）均为0，结核可能性较小。文献报道长期糖皮质激素吸入的患者肺曲霉感染的机会增加，GM试验和多次痰曲霉培养可协助诊断。确诊有赖于呼吸道标本如痰液或支气管肺泡灌洗液（BALF）微生物检查以及支气管镜肺活检组织病理学检查。

3. 其他疾病：如ANCA相关血管炎中的韦格纳肉芽肿也常见肺部空洞阴影。但本患者病程较长，暂无肾脏受累表现，肺部病灶为单一空洞阴影，故可能性较小。可进一步完善抗中性粒细胞胞质抗体以明确或排除诊断。

·进一步检查、诊治过程和治疗反应·

1. 2019-03-30曲霉三联检测（2019-03-29留取）结果回报：GM试验0.46 μg/L，烟曲霉IgG抗体342.79 AU/mL，烟曲霉IgM抗体 < 31.25 AU/mL。

2. 2019-03-30连续3天送痰细菌、真菌和分枝杆菌检查。

3. 痰涂片找细菌、抗酸杆菌均阴性；痰涂片找见少量真菌孢子1次。

4. 细菌培养：草绿色链球菌阳性1次，其余细菌培养均阴性。

5. 分枝杆菌培养：至2019-04-03出院前无生长。

6. 酵母菌培养：白念珠菌生长（阳性）1次。

7. 曲霉培养：至2019-04-03出院前均未归。

8. 2019-03-30考虑肺空洞病灶合并普通细菌感染不除外，予哌拉西林/他唑巴坦（3 g，q8 h）+左氧氟沙星（0.6 g，qd）治疗4天。

9. 2019-03-31出现短暂发热，T$_{max}$ 37.7℃，次日体温转平。

10. 2019-04-02复查炎症标志物无明显好转：ESR 54 mm/h，CRP 48.9 mg/L。

11. 2019-04-02留痰液做mNGS检测。

12. 2019-04-03患者胸闷好转，仍有咳嗽、咳黄痰，要求自动出院，遂予带头孢地尼（0.1 g，q8 h）+左氧氟沙星（0.4 g，qd）继续口服抗感染。

13. 2019-04-04出院后次日，痰（2019-04-02采样）mNGS检测结果报告：检出少量波氏假阿利什菌（*Psedudallescheria boydii*）［波氏赛多孢子菌（*Scedosporium boydii*）］。

14. 2019-04-04综合患者病史，考虑痰液检测到的少量赛多孢子菌核酸序列可能有临床意义。立即联系微生物实验室，仔细检查先前住院期间送检痰真菌培养情况。

15. 2019-04-04痰真菌培养（2019-03-31送检2次）：SDA平板见多个白色棉絮状菌落；酚棉蓝染色：分生孢子梗及单个着生于分生孢子梗顶端的卵圆形分生孢子（图87-2、图87-3）。进一步行MALDI-TOF鉴定，证实为波氏假阿利什菌（即波氏赛多孢子菌）。

16. 2019-04-04综合痰mNGS和培养结果，考虑肺部空洞病灶可能为波氏假阿利什菌（波氏赛多孢子菌）感染所致，肺肿瘤合并有波氏假阿利什菌感染不完全除外。电话联系患者告知其病原学检查结果，于2019-04-11再次收入院，并试用伏立康唑单药抗真菌治疗。

17. 2019-04-11复查痰培养，仍提示波氏假阿利什菌生长（2019-04-18回报）。

18. 改用伏立康唑治疗后，患者自觉咳嗽、咳痰、胸闷有所好转，第2次住院期间未有发热，随访ESR及CRP逐渐下降好转（图87-4）。

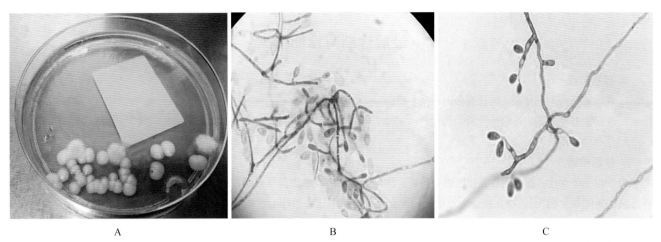

图87-2　2019-04-04痰真菌培养（2019-03-31送检）　A. SDA平板见多个白色棉絮状菌落；B、C. 酚棉兰染色示分生孢子梗、单个着生于分生孢子梗顶端的卵圆形分生孢子

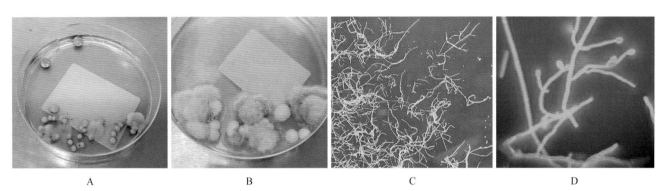

图87-3　痰培养及MALDI-TDF鉴定　A. 科玛嘉平板35℃培养5天，见白色棉絮状菌落；B. SDA平板培养至7天时，菌落变为灰色；C. 真菌荧光染色（100倍）示菌丝较粗；D. 真菌荧光染色油镜（1 000倍）示分生孢子梗及明显分隔，卵圆形分生孢子单个着生于分生孢子梗顶端

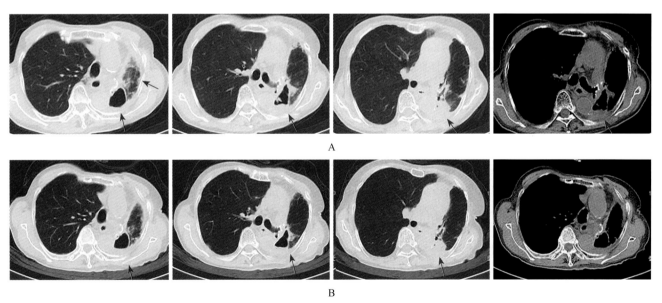

图87-4　2019-03-29和2019-04-22胸部CT　A. 2019-03-29胸部CT：右肺上叶病灶较2019-02-15吸收好转；B. 2019-04-22胸部CT：左肺斑片条索影较2019-03-29稍吸收好转，左肺空洞灶较前相仿；左肺局灶性气肿，左侧胸膜增厚

最后诊断与诊断依据

■ 最后诊断

1. 左肺波氏假阿利什菌（波氏赛多孢子菌）感染。

2. 左肺上叶小细胞癌综合治疗后。

3. 支气管哮喘。

■ 诊断依据

患者为老年女性，慢性病程，以咳嗽、咳痰、胸闷为主要表现，影像学显示左下肺空洞性病灶及两肺散在炎症。2次痰培养见波氏假阿利什菌生长，1次痰mNGS检出同种真菌，经伏立康唑治疗后，患者症状及ESR和CRP等炎症标志物逐渐好转，随访CT提示左肺空洞病灶周围炎症略有吸收，因此本病诊断可以明确。但肺空洞灶不除外肿瘤性病变合并感染波氏假阿利什菌，仍需严密随访，待一般情况改善后进一步行支气管镜检查以除外肿瘤。患者近几个月哮喘症状明显加重，需考虑同时存在对波氏假阿利什菌过敏的可能，但嗜酸性粒细胞和IgE不高，过敏证据不足。

经验与体会

1. 赛多孢子菌属（*Scedosporium* spp.）是曲霉之外越来越多引起人类感染的真菌。人类赛多孢子菌病（scedosporiosis）的主要病原菌是尖端赛多孢子菌（*Scedosporium apiospermum*）和多育赛多孢子菌（*S. prolificans*）。随着分子检测技术与研究的发展，目前认为尖端赛多孢子菌为一复合体，包含数个不同的种，包括：尖端假阿利什菌（*Pseudallescheria apiosperma*）、橙黄赛多孢子菌（*S. aurantiacum*）、波氏假阿利什菌（*Pseudallescheria boydii*）、德氏赛多孢子菌（*S. dehoogii*）和微孢假阿利什菌（*P. minutispora*）。波氏假阿利什菌在SDA培养基上菌落生长迅速，呈白色棉絮状，随着生长而变为灰色；菌丝较粗、分隔，并有单个的末端分生孢子，分生孢子呈单核、圆柱形。

2. 赛多孢子菌广泛存在于包括土壤和污水的环境中，呈全球性分布。人类常因将环境中的孢子吸入肺或鼻旁窦而感染，或因直接接种感染。该类真菌可定植于损伤的支气管肺泡或引起皮肤软组织（如足菌肿）以及其他器官的感染，如：肺炎、脑脓肿、腮腺炎、鼻窦炎、角膜炎和眼内炎、化脓性关节炎、骨髓炎等。对免疫功能正常宿主，赛多孢子菌可引起局部感染；而对免疫功能受损宿主，则可引起严重的播散性疾病。根据报道，免疫功能受损者赛多孢子菌感染院内暴发与医院环境的空气污染（如装修等）有关。波氏假阿利什菌也可引起类似哮喘的过敏性支气管肺假阿利什菌病（allergic broncho pulmonary pseudallescheriasis，ABPP），但本患者有长期支气管哮喘史，此次发病后IgE无升高，ABPP依据尚不充分。

3. 赛多孢子菌病诊断方法应根据患者感染部位、严重程度和宿主免疫状态等特定因素进行个体化选择。除显微镜检及培养外，1-3-β-D-葡聚糖抗原检测在多种侵袭性真菌感染中可呈阳性，但鉴别诊断价值有限；组织学检查可见炎症灶中呈45°分支的分隔菌丝，含肉芽肿及坏死，偶有孢子形成，但同样无法区别不同种的侵袭性真菌。分子检测方法仍为研究性的，PCR和测序方法曾被应用于实验室鉴定和感染暴发调查。MALDI-TOF可以鉴定并区分赛多孢子菌复合体中的不同种，但需要完整的真菌数据库。

4. 本例患者无严重免疫抑制基础，罕见真菌感染通常不放在鉴别诊断的前几位考虑，但通过积极的病原学评估，依靠痰培养及mNGS检测得以确诊波氏假阿利什菌（波氏赛多孢子菌）感染，并通过经验性伏立康唑抗真菌治疗，初步取得了一定的临床疗效。这再次反映出mNGS在疑难复杂感染病例中的诊断价值。

5. 赛多孢子菌感染中，感染部位、患者基础免疫状态对于治疗反应和预后十分重要。造血干细胞及实体器官移植患者中，播散性感染发生率与死亡率高。确认感染后，所有患者均应尽快开始抗真菌治疗。由于赛多孢子菌复合体对于多种抗真菌药物耐药，故治疗通常十分困难，微生物培养对于体外药物敏感试验也很重要。最佳的抗真菌治疗方案与疗程不十分明确，但根据大样本回顾性研究结果，经验性治疗支持选择伏立康唑单药治疗，且由于两性霉素B敏感率低，不选择两性霉素B治疗。建议将临床菌株检抗药物敏感试验，并根据体外药物敏感试验结果调整抗真菌治疗方案。当感染局限时，外科手术/清创去除病灶可以改善预后，在合适的患者中可以考虑。

6. 由于患者曾行左肺上叶切除术，且经过伏立康唑治疗后症状及炎症标志物好转，故暂时不推荐手术治疗。但目前仍不能排除肺恶性肿瘤合并真菌感染的情况，因此抗真菌治疗的同时，应当密切随访胸部影像学，待患者一般情况好转、可以耐受支气管镜检查时，进一步完善检查以除外肺肿瘤的情况。

参考文献

[1] Cortez KJ, Roilides E, Quiroz-Telles F, et al. Infections caused by scedosporium spp[J]. Clin Microbiol Rev, 2008, 21(1): 157−197.
[2] Gadkowski LB , Stout JE . Cavitary pulmonary disease[J]. Clin Microbiol Rev, 2008, 21(2): 305−333.
[3] Motokawa N, Miyazaki T, Hara A, et al. Pulmonary scedosporium apiospermum infection with pulmonary tumorlet in an immunocompetent patient[J]. Intern Med, 2018, 57(23): 3485−3490.

病例 88 木雕艺人痰中带血引发的头痛故事

作者·马玉燕 金文婷 陈璋璋 袁征
审阅·胡必杰 潘珏

病史简介

男性，45岁，江西人，近十余年在福建莆田市居住和工作，2019-01-07收入复旦大学附属中山医院感染病科。

主诉

咳嗽、头痛2个月，痰血1周。

现病史

1. 2个月余前无明显诱因出现咳嗽，干咳为主，偶有白痰，伴间断头痛，可忍受，无发热、盗汗等不适。当地予头孢类抗感染治疗后无明显好转，仍干咳。

2. 1周前出现少量痰中带血，为暗红色血凝块，无气急、胸痛；头痛逐渐加重，为持续性全头颅疼痛，程度较重，影响睡眠，伴恶心、纳差，呕吐胃内容物1次，无头晕、视物模糊、腹痛、腹泻、黑便等，当地予吲哚美辛对症止痛，头痛可部分缓解。2020-01-02至福建莆田市当地医院就诊，查胸部CT显示双肺多发病灶伴空洞（图88-1），予头孢类抗感染，后未再咯血，仍有咳嗽。2020-01-07因仍有咳嗽、头痛，至复旦大学附属中山医院急诊。查：WBC 5.61×10^9/L，N% 77%；CRP < 5.0 mg/L，PCT 0.05 ng/mL；D−D二聚体阴性；胸部CT示两肺多发病灶，部分伴空洞（图88-2）；颅脑CT平扫未见异常。当天转至复旦大学附属中山医院感染病科门诊，为明确肺内病灶原因收入感染病科。

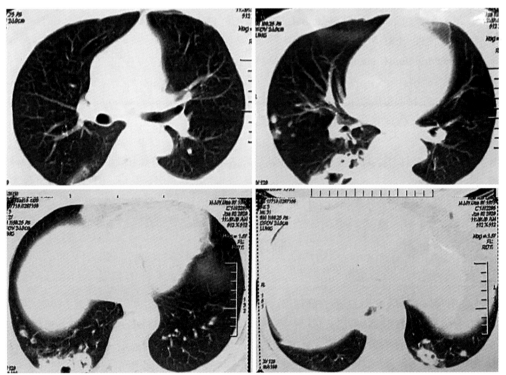

图88-1 2020-01-02胸部CT示双肺多发病灶，伴局部空洞

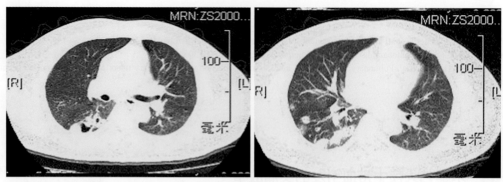

图88-2　2020-01-07胸部CT示两肺多发病灶，部分伴空洞，部分病灶稍增大

3. 起病以来，患者恶心、纳差，大小便可，体重无明显变化。

■ 既往史及个人史

糖尿病5年余，目前口服格列齐特缓释片（30 mg，bid），二甲双胍缓释片（0.5 g，bid），血糖控制欠佳，餐后血糖12～15 mmol/L。否认高血压、脑梗死、冠心病等病史。10余年前行阑尾切除术。否认吸烟史。从事木雕制作，所接触的树皮有腐烂发霉现象。

入院检查

■ 体格检查

1. T 37.1℃，P 62次/分，R 16次/分，BP 136/85 mmHg。

2. 全身皮肤黏膜无破损。浅表淋巴结未及肿大，双肺未及干湿啰音。心脏未及杂音。腹平软，无压痛、反跳痛；脑膜刺激征可疑阳性，四肢肌力、肌张力正常。体重80 kg。

■ 实验室检查

1. 血气分析：pH 7.46，PaO_2 79 mmHg，$PaCO_2$ 37 mmHg。

2. 血常规：WBC 6.0×10^9/L，N% 74.6%，L% 17%，Hb 150 g/L，PLT 212×10^9/L。

3. 炎症标志物：CRP 1.5 mg/L，ESR 2 mm/h，PCT 0.04 ng/mL；SF 602 ng/mL。

4. 血生化检查：ALT/AST 30/22 U/L，Cr 69 μmol/L，$Na^+/K^+/Cl^-$ 135/3.3/97 mmol/L。

5. 尿WBC阴性，RBC阴性，PRO阴性；粪隐血阴性。

6. 随机血糖：8.7 mmol/L，HbA_1C 9%。

7. 肿瘤标志物：均正常范围。

8. T-SPOT.TB：A/B 1/6；呼吸道病原体九联检测、G试验：均阴性。

9. 细胞免疫：CD4/CD8 1，CD4 354/μL，CD8 354/μL。

10. HIV抗体阴性。

11. ANA阴性，抗dsDNA抗体 117.4 IU/mL，ANCA阴性；补体、Ig定量：均正常范围。

■ 辅助检查

2019-01-07超声心动图：未见明显异常。

临床分析

■ 病史特点

患者为中年男性，有糖尿病基础，慢性病程，病程2个月，主要表现为咳嗽伴痰血，发热、乏力等毒性症状不明显，炎症标志物不高，胸部CT显示双肺多发病变伴空洞；病程中有头痛，逐渐加重，脑膜刺激征可疑阳性，虽然颅脑CT未见异常，但仍需要考虑颅内累及，诊断及鉴别诊断分析如下。

■ 诊断分析

1. 可能诊断一：感染性疾病。双肺多发病灶伴空洞，间隔5天的胸部CT示肺部病灶部分层面有增加，全身毒性症状不突出，炎症标志物不高，首先要考虑低度毒性病原体引起的感染，尤其是肺和脑可以同时侵犯的病原体。

·**隐球菌感染**：患者胸部CT示双肺多发结节样病灶，多数结节靠近胸膜，部分有小空洞形成，炎症标志物不高，符合较典型的肺隐球菌感染表现。结合患者有糖尿病基础，从事木雕工作，接触腐烂发霉的树皮，尤应考虑。患者有头痛，脑膜刺激征可疑阳性，虽头颅CT未见异常，仍需考虑合并颅内隐球菌感染。可进行血隐球菌荚膜抗原检测、肺穿刺病理检查+真菌培养、腰椎穿刺脑脊液常规和病原学检查。

·**诺卡菌感染**：诺卡菌常存于土壤和腐烂的植物中，亦可由肺吸入或皮肤感染导致全身播散性感染，常累及肺、脑和皮肤等多个器官和组织，特别是免疫低下患者。本患者有糖尿病和腐烂树皮接触史，肺内多发空洞伴头痛和脑膜刺激征可疑阳性，需要考虑肺和脑诺卡菌感染可能。与隐球菌感染相比，诺卡菌感染通常发热和炎症标志物升高等毒性表现常见，而且颅内累及多表现为脓肿。而本例头颅CT未见明确颅内低密度病灶，似与诺卡菌感染不符，可行肺穿刺组织病理检查及细菌培养、头颅增强MRI和腰椎穿刺脑脊液常规和病原学检查等，以明确或排除本病诊断。

·**结核病**：患者有咳嗽、咯血，双肺多发病灶伴空洞，右肺背段病灶明显且伴空洞形成，同时考虑有颅内受累，需考虑结核可能；但患者无发热、盗汗、消瘦等毒性症状，ESR等炎症标志物不高，T-SPOT.TB不高，不支持结核感染，可完善痰抗酸染色涂片检查+分枝杆菌培养、肺组织穿刺病理检查+培养等进一步排除结核病。

·**非结核分枝杆菌感染**：患者有糖尿病基础，主要表现为咳痰、咯血，双肺多发病灶伴空洞，毒性症状不明显，T-SPOT.TB不高，需考虑NTM感染可能。本患者有头痛和脑膜刺激征可疑阳性，疑似同时累及颅内，但NTM颅内感染少见，可完善痰抗酸染色涂片检查+分枝杆菌培养、肺组织穿刺病理检查+培养等进一步排除。

2. 可能诊断二：非感染性疾病。

·**肿瘤性疾病**：中年男性，有痰血伴头痛，双肺多发病灶，炎症标志物正常，普通抗细菌治疗效果不佳，CT显示多发病灶伴不规则空洞，需要考虑肺癌伴肺内和脑转移。但本患者否认吸烟史，相隔5天的胸部CT见病灶部分有增加，发展速度较快，不符合肺部肿瘤表现。可行痰脱落细胞、肺组织病理学检查以进一步排除本病。

·**自身免疫性疾病**：患者中年男性，肺多发空洞表现，需除外ANCA相关性血管炎肺累及可能。但患者入院查ANCA阴性，补体正常，炎症标志物不高，尿常规未见特殊表现，无多系统受累依据，考虑ANCA相关性血管炎可能性不大。

进一步检查、诊治过程和治疗反应

1. 2020-01-08血隐球菌荚膜抗原回报：阳性，滴度1:1 280（图88-3）。

标本种类	血清	标本说明		采样时间	2020-01-07 15:44
申请时间	2020-01-07 15:00	备注		申请单号	

编号	项目	结果/浓度	菌落计数
BYTRJNJ	病原体乳胶凝集滴度	1:1 280	
TY20	隐球菌荚膜抗原定性检测	阳性	

图88-3　2020-01-07血隐球菌荚膜抗原阳性，滴度1:1 280

2. 2020-01-08头颅增强MRI：未见明显异常（图88-4）。

3. 2020-01-08教授查房：追问病史，患者从事木雕工作，所用部分木材为家中十余年前购入，树皮表面可见鸟粪，且部分腐烂发霉，考虑肺隐球菌感染，合并颅内隐球菌感染可能大，暂予氟康唑（0.6 g，静脉滴注，qd）+氟胞嘧啶（1.5 g，口服，qid）抗感染。

4. 2020-01-08行CT引导下右下肺穿刺活检（图88-5），送组织病理和微生物检查。

5. 2019-01-09 CT引导下肺穿刺活检肺组织涂片找真菌：阳性，见少量真菌孢子（图88-6）。

6. 2019-01-09肺活检组织初步病理检查：考虑隐球菌感染（图88-7）。

7. 2019-01-09行腰椎穿刺：脑脊液压力400 mmH$_2$O（↑↑↑）；WBC 23/mm^3（↑），蛋白0.49 g/L（↑），氯119 mmol/L，葡萄糖3.8 mmol/L（图88-8）。

8. 2020-01-09脑脊液隐球菌荚膜抗原：阳性，滴度1:40（图88-9）；脑脊液墨汁染色找隐球菌：阳性（图88-10）。

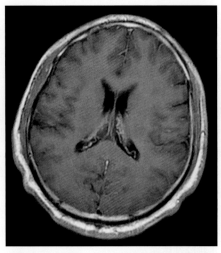

图88-4　2020-01-08头颅增强MRI未见异常

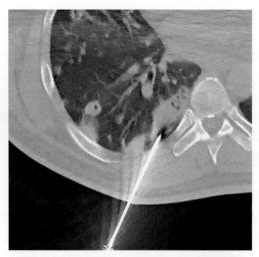

图88-5　2020-01-08 CT引导下右下肺穿刺活检

标本种类	肺组织		标本说明		采样时间	2020-01-08 14：42
申请时间	2020-01-08 15：00		备注	肺组织	申请单号	

编　号	项　目	结果/浓度	菌落计数
TP7	涂片-找见真菌孢子	少量	

图88-6　2020-01-09肺组织涂片找真菌阳性，见少量真菌孢子

住院号		病区		床号		收到日期	2020-01-08
手术医院		送检材料				报告日期	2020-01-09
巨检	肺穿刺：灰黄色条索状组织1条，长1 cm，直径0.1 cm。						
病理诊断	（肺穿刺）考虑隐球菌感染，正在行免疫组化及特殊染色检查以协助诊断。						

图88-7　2020-01-09肺活检组织初步病理检查考虑隐球菌感染

9. 2020-01-09眼科会诊：未见明确视乳头水肿。

10. 2020-01-09考虑播散性隐球菌感染（累及肺、颅内）诊断明确，调整为两性霉素B（小剂量起始，后逐日加量）+氟胞嘧啶（1.5 g，口服，qid）抗感染；加用甘露醇（125 mL，静脉滴注，q12 h）降颅内压。当即诉头痛较前明显减轻，此后未再服用NSAID止痛；同时予精蛋白生物合成人胰岛素注射液（预混30R）早12 U、晚6 U强化降糖。

11. 2020-01-11肺穿刺组织匀浆注入真菌血培养瓶回报：阳性，为隐球菌（图88-11）。

12. 2019-01-11脑脊液培养回报：阳性，为隐球菌（图88-12）。

13. 2020-01-11脑脊液mNGS（2020-01-09采样）报告：检出新生隐球菌序列182条（图88-13）。

14. 2020-01-13隐球菌菌种鉴定及药物敏感结果回报见图88-14、图88-15。

15. 2020-01-13头痛基本缓解，胃纳改善，未再咯血，仍有咳嗽，干咳为主；查体脑膜刺激征阴性。随访WBC 5.63×10⁹/L；CRP 1.9 mg/L，ESR 2 mm/h；Cr 90 μmol/L（较前略上升，入院时69 μmol/L），K⁺ 3.7 mmol/L。予两性霉素B加量至30 mg、静脉滴注、qd，继续氟胞嘧啶（1.5 g，口服，qid）联合抗隐球菌，继续甘露醇（125 mL，静脉滴注，q12 h）脱水降颅压；监测空腹血糖5 mmol/L左右，餐后血糖8～10 mmol/L。

· 最后诊断与诊断依据 ·

■ 最后诊断

1. 肺、颅内隐球菌感染。

| 标本种类 | 脑脊液 | 标本说明 | | 采样时间 | 2020-01-09 10：59 |
| 申请时间 | 2020-01-09 07：00 | 备注 | | 申请单号 | |

序号	项目	结果	参考值	单位
1	颜色	无色		
2	透明度	透明		
3	凝块	无		
4	蛋白定性试验	阴性		
5	红细胞	6		/mm^3
6	白细胞	23		/mm^3
7	多核细胞	4		%
8	单核细胞	96		%

| 标本种类 | 脑脊液 | 标本说明 | | 采样时间 | 2020-01-09 11：03 |
| 申请时间 | 2020-01-09 07：00 | 备注 | | 申请单号 | |

序号	项目	结果	参考值	单位
1	脑脊液蛋白	0.49	0.15～0.45	g/L
2	脑脊液葡萄糖	3.8	2.5～4.5	mmol/L
3	脑脊液氯	119	120～132	mmol/L
4	脑脊液乳酸脱氢酶	12		U/L

图88-8　2020-01-09脑脊液常规及生化结果

| 标本种类 | 脑脊液 | 标本说明 | | 采样时间 | 2020-01-09 12：11 |
| 申请时间 | 2020-01-09 07：00 | 备注 | | 申请单号 | |

编号	细菌名称	结果/浓度	菌落计数
TY20	隐球菌荚膜抗原定性检测	阳性	
BYTRJNJ	病原体乳胶凝集滴度	1：40	

图88-9　2020-01-09脑脊液隐球菌荚膜抗原回报阳性

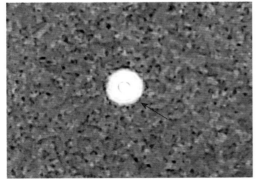

图88-10　2020-01-09脑脊液墨汁染色找隐球菌阳性

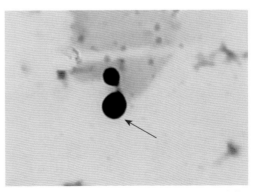

图88-11　2020-01-11肺组织真菌培养阳性，为隐球菌

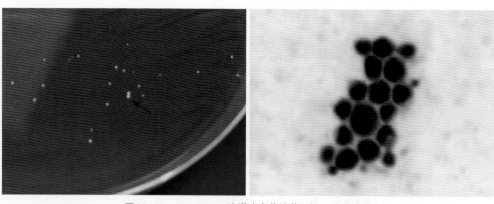

图 88-12　2020-01-11 脑脊液真菌培养阳性，为隐球菌

姓名			样本类型		脑脊液
编号		20S20000083	报告日期		2020-01-11

检测结论

本次主要检出序列：

√ 新生隐球菌；

检出真菌列表

属			种		
属名	属相对丰度（%）	属严格序列数	种名	覆盖度（%）	种序列数	种严格序列数
隐球菌属	5.49	202	新生隐球菌	0.050 6	211	182

图 88-13　2020-01-11 脑脊液 mNGS 检测出新生隐球菌序列 182 条

标本种类	肺组织		标本说明		采样时间	2020-01-08 14：57
申请时间	2020-01-08 15：00		备注	肺组织	申请单号	

WT：野生型（wild-type），未检测出相关耐药机制的菌株；NWT：非野生型（non-wild-type），存在某种耐药机制的菌株

编号	细菌名称	结果 / 浓度	菌落计数		
BMX_UYN	新生隐球菌	阳性			
编号	药物名称	直径	结果		MIC/RAD
1	5-氟胞嘧啶				≤ 4
2	两性霉素 B				≤ 0.5
3	氟康唑				4
4	伊曲康唑				≤ 0.125
5	伏立康唑				0.125
检验医师			检验接收时间		2020-01-08 15：57
报告时间	2020-01-13 14：43		核对者		

图 88-14　2020-01-13 肺组织培养示新生隐球菌阳性，附药物敏感结果

标本种类	脑脊液	标本说明		采样时间	2020-01-09 12：11
申请时间	2020-01-09 07：00	备注		申请单号	

WT：野生型（wild-type），未检测出相关耐药机制的菌株；NWT：非野生型（non-wild-type），存在某种耐药机制的菌株

编号	细菌名称	结果/浓度	菌落计数	
BMX_UYN	新生隐球菌	1+		
编号	药物名称	直径	结果	MIC/RAD
1	5-氟胞嘧啶			≤ 4
2	两性霉素B			≤ 0.5
3	氟康唑			4
4	伊曲康唑			≤ 0.125
5	伏立康唑			0.125

检验医师		检验接收时间	2020-01-09 13：11
报告时间	2020-01-13 14：46	核对者	

图88-15　2020-01-13脑脊液培养新生隐球菌阳性，附药物敏感结果

2. 2型糖尿病。

■ 诊断依据

患者为中年男性，主要表现为较长时间（2个月）的咳嗽，近1周出现痰血，伴头痛且进行性加重，发热、盗汗等毒性症状不明显。炎症标志物不高；胸部CT示双肺多发小结节和斑片病灶，部分伴空洞；腰椎穿刺示脑脊液压力明显升高，WBC及蛋白升高；病原学检查显示，肺活检和脑脊液均培养到隐球菌，脑脊液mNGS检测出新生隐球菌，此外血和脑脊液隐球菌荚膜抗原阳性。经两性霉素B+氟胞嘧啶抗感染和甘露醇降颅压等治疗后，患者头痛好转，胃纳改善，未再咯血，故肺及颅内隐球菌感染诊断明确。患者既往有糖尿病基础，口服降糖药治疗，入院查HbA$_1$C仍高，血糖控制欠佳，糖尿病诊断明确。

经验与体会

1. 以往认为肺隐球菌感染较为罕见，免疫功能正常人群发病率仅为0.4/10万～0.9/10万；由于诊断技术进展、免疫抑制患者数量增加，其感染率和流行率显著升高，有报道其发病率可高达5%。我国南方沿海地区气候湿润、温暖，候鸟众多，隐球菌感染并不少见。复旦大学附属中山医院感染病科病房开设4年多来，已诊治近400例隐球菌感染。典型的肺隐球菌病临床症状不明显，多仅有咳嗽、咳痰，无发热、盗汗等全身毒性症状，甚至很多患者无临床症状，为体检时偶然发现。炎症标志物通常正常或轻度升高；胸部CT主要表现为胸膜下多发结节，可伴小空洞形成。对于毒性症状不明显的肺部多发结节患者，尤其是当炎症标志物水平与肺内病变范围和严重程度不匹配、常规抗细菌治疗效果不佳时，临床医生应考虑到隐球菌感染可能。本例患者长期居于福建，有糖尿病基础，有接触被鸟粪污染的树皮史，肺内多发胸膜下病灶伴小空洞，无发热等毒性症状，炎症标志物正常，首先需要考虑隐球菌感染可能。

2. 虽然隐球菌感染始于肺部，但在免疫抑制的患者中，可出现全身播散性感染，其中隐球菌性脑膜脑炎是最常出现的肺外感染。本例患者起病初有头痛，后逐渐加重，程度较重，影响睡眠，需服用止痛药才可缓解，且肺内病灶广泛，隐球菌荚膜抗原滴度高达1∶1 280，即使头颅CT和增强MRI阴性，仍需积极进行腰椎穿刺以防漏诊中枢感染。本例患者腰椎穿刺脑脊液压力极高，脑脊液白细胞及蛋白轻度升高，隐球菌荚膜抗原滴度1∶40，墨汁染色阳性，培养见隐球菌生长，考虑颅内隐球菌感染诊断明确。

3. 本例患者血及脑脊液隐球菌荚膜抗原阳性、脑脊液墨汁染色阳性、肺组织涂片阳性、肺组织及脑脊液培养隐球菌阳性，多种病原学检查均为阳性，可能与患者处于疾病早期进展阶段、病情重、病原体负荷量大有关。此外，患者脑脊液mNGS亦检测出较多新生隐球菌核酸序列，进一步印证了此隐球菌为新生隐球菌，同时也反映mNGS在隐球菌感染方面的诊断价值。

4. 根据2010年IDSA指南及2018年我国《隐球菌性脑膜炎诊治专家共识》建议，对于存在肺部严重感染（如肺部弥漫性浸润）或播散性感染（如至少2处不连续病灶或隐球菌抗原滴度≥1:512）的患者，即使脑脊液检查结果正常，也应按照中枢神经系统感染进行治疗；建议接受两性霉素B[0.7～1.0 mg/（kg·d）]联合氟胞嘧啶[100 mg/（kg·d）]的诱导治疗，疗程在4周以上，病情稳定后改氟康唑序贯治疗。两性霉素B宜用pH > 4.2的5%葡萄糖注射液稀释，不能用氯化钠注射液作为溶剂，两者混合可产生沉淀。输注时应注意遮光，时间4～6 h为宜。两性霉素B在初始使用时，可能会引起高热、寒战、静脉炎等输液反应，可从小剂量开始，逐日增加，并在使用前加小剂量糖皮质激素，以减轻不良反应的发生。两性霉素B的主要不良反应还包括低钾血症和肾功能损伤。两性霉素B能使肾小管排钾离子增加从而导致低钾血症，应在两性霉素治疗初期即开始常规补钾；由于两性霉素B在体内经肾脏缓慢排泄，每日有给药量的2%～5%以原型排出，7日内自尿排出给药量的40%，停药后自尿中排泄至少持续7周，因此停用两性霉素B后还需持续补钾2周左右。两性霉素B可引起肾血管收缩，使肾小球滤过率（glomerular filtration rate, GFR）降低50%以上，在日剂量 < 0.5 mg/kg且累积剂量 < 600 mg时，肾损伤的概率较低。有报道显示，盐负荷能减少肾损伤，可先给予0.9%氯化钠溶液500～1 000 mL再输注两性霉素B，或分2次在两性霉素B给药的前后使用。两性霉素B相关的肾损伤一般可在停止治疗后逆转。目前国内两性霉素B脂质体制剂工艺欠佳，疗效不优于两性霉素B，因其肾毒性导致肾功能不全、顽固性低钾的不良反应不少于两性霉素B，患者同样难以耐受高剂量或足剂量用药，致使目前国内治疗过程中普遍存在两性霉素B剂量不足的情况。且两性霉素B脂质体价格贵，故复旦大学附属中山医院感染病科目前多选用两性霉素B诱导治疗。本例患者确诊颅内隐球菌感染后即改为两性霉素B治疗，剂量逐渐递增，随访肌酐有上升，但仍在正常范围，因此后续剂量加量过程中密切监测肾功能、血钾情况。

5. 新生隐球菌通常在被鸟类（尤其是鸽子）粪便污染的土壤中发现。另外，隐球菌还可存在于多种树木，包括几种桉树。本例患者有接触被鸟粪污染的腐烂树皮，考虑可能是感染源。

参考文献

[1] 陈江汉，温海，吴建华，等. 两性霉素B治疗隐球菌性脑膜脑炎的不良反应及其处理[J]. 第二军医大学学报，2005, 26（4）：456, 457.
[2] 陈汝纯，黄自群. 静脉滴注两性霉素B溶媒的选择[J]. 中华医院感染学杂志，2011, 21（20）：4393.
[3] 刘正印，王贵强，朱利平，等. 隐球菌性脑膜炎诊治专家共识[J]. 中华内科杂志，2018, 57（5）：317-323.
[4] Bates DW, Su L, Yu DT, et al. Correlates of acute renal failure in patients receiving parenteral amphotericin B[J]. Kidney Int, 2001, 60(4): 1452-1459.
[5] Liu K, Ding HB, Xu B, et al. Clinical analysis of non-AIDS patients pathologically diagnosed with pulmonary cryptococcosis[J]. J Thorac Dis, 2016, 8(10): 2813-2821.
[6] Saag MS, Graybill RJ, Larsen RA, et al. Practice guidelines for the management of cryptococcal disease. Infectious Diseases Society of America[J]. Clin Infect Dis, 2000, 30(4): 710-718.
[7] Wazny LD, Brophy DF. Amiloride for the prevention of amphotericin B-induced hypokalemia and hypomagnesemia[J]. Ann Pharmacother, 2000, 34(1): 94-97.

病例89 十年痰中带血，新发肺结节：不是肺癌会是什么？

作者·张 尧 金文婷 马玉燕
审阅·胡必杰 潘 珏

病史简介

女性，70岁，浙江慈溪人，2018-12-17收入复旦大学附属中山医院感染病科。

主诉

反复咳嗽、痰血10年。

现病史

1. 患者10年前（2008年）出现咳嗽、痰血，每日1～2口，为暗红色，无黄脓痰，无发热、盗汗、乏力、胸痛等。2008-05-07外院胸部CT：左下肺背段条索影（图89-1）；2008-05-19复旦大学附属中山医院就诊。查血WBC 5.5×10⁹/L，N% 65.3%；ESR 12 mm/H；CEA 0.7 ng/mL；痰涂片找抗酸杆菌阴性。支气管镜检查：左下叶背段一亚段管口黏膜明显肿胀、充血，管腔明显狭窄，见较多黏稠分泌物，直视结合透视下于该段支气管处行经支气管活检（TBB）及经支气管肺活检（TBLB）；病理检查：（左肺下叶背段）镜下为支气管壁组织及少量肺泡组织，见较多淋巴细胞浸润，考虑炎症性病变。予左氧氟沙星抗感染治疗后症状好转，之后几年未再有痰血。

2. 2013年再次出现痰血。2013-09-12外院查血WBC 8.33×10⁹/L，N% 73.2%；CRP 0.9 mg/L，ESR 5 mm/h；CEA阴性；胸部CT：左下肺背段条索、斑片影（图89-1）。2013-09-16再次行支气管镜检查：左下叶背段一亚段管口稍变形，黏膜光滑，未见新生物，透视下经该口抵达病灶行TBLB；病理检查：（左肺下叶背段）镜下肺泡间隔轻度增宽，胶原纤维组织增生，炎症细胞浸润不明显。痰、咳出物及刷检涂片找抗酸杆菌均阴性。予抗感染治疗后咳嗽、痰血好转。

3. 2014—2017年每年出现1次咳嗽、痰血，当地医院予抗感染治疗可好转。2015年曾复查胸部CT示左下肺病灶与2013年相仿（图89-1）。之后2年未复查胸部CT。

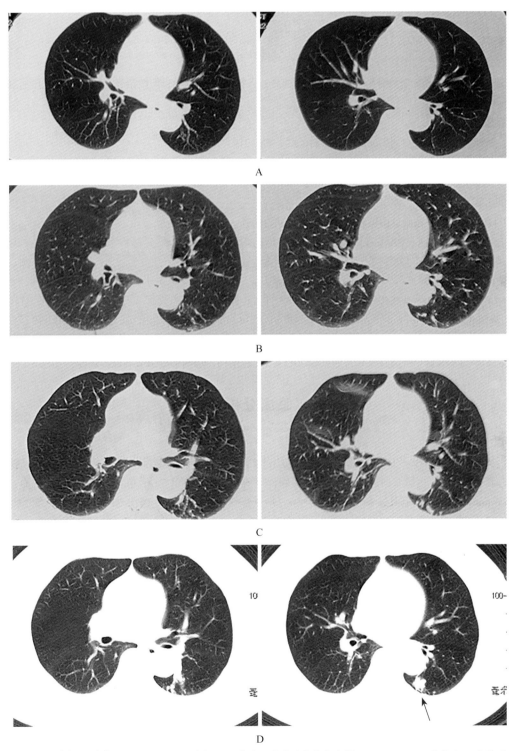

图89-1 胸部CT变化 A. 2008-05-07胸部CT：左肺下叶背段少许条索影；B. 2013-09-12胸部CT：左肺下叶背段见条索、斑片影；C. 2015-09-14胸部CT：左肺下叶背段见条索、斑片影；D. 2018-12-18胸部CT：左肺下叶背段见条片影，较前增大，远端形成结节病灶，直径约16 mm

4. 2018-04及2018-08分别出现痰血1次，量少。2018-11-30外院胸部CT：左肺下叶背段条片影，较前增大。当地考虑肿瘤，建议手术治疗。为进一步明确诊断收入复旦大学附属中山医院感染病科。

5. 病程中，患者精神尚可，睡眠较差，食欲尚可，大小便无特殊。

■ 既往史及个人史

高血压、糖尿病病史，长期口服瑞格列奈片降糖治疗。

· 入院检查 ·

■ 体格检查

1. T 36.6℃，P 88次/分，R 20次/分，BP 89/76 mmHg。

2. 神志清，两肺呼吸音清，未及明显干湿啰音；心律齐，各瓣膜区未闻及病理性杂音；腹平软，无压痛及反跳痛，双下肢无水肿。

■ 实验室检查

1. 血常规：WBC 6.13×10^9/L，N% 68.3%，Hb 130 g/L，PLT 219×10^9/L。

2. 炎症标志物：ESR 7 mm/h，CRP 1.9 mg/L，PCT < 0.02 ng/mL。

3. 血气分析（未吸氧）：pH 7.46，$PaCO_2$ 41 mmHg，PaO_2 83 mmHg，SaO_2 97%。

4. 肝肾功能：正常；HbA_1C 5.4%。

5. T-SPOT.TB：A/B 0/0；血隐球菌荚膜抗原阴性；G试验阴性。

6. 肿瘤标志物：AFP、CEA、CA19-9、NSE、CYFRA21-1、NSE阴性。

7. 细胞免疫：淋巴细胞数 1 525.3/μL，$CD4^+T$细胞计数 548/μL。

8. 免疫球蛋白：IgA、IgM、IgE、IgG、IgG4均正常范围。

9. 自身抗体：ANA 1:100，其余阴性。

10. 痰涂片找抗酸杆菌：阴性。

■ 辅助检查

2018-12-18胸部CT：左肺下叶背段见条片影，较2015年CT片增大，远端形成结节病灶，直径约16 mm（图89-1）。

· 临床分析 ·

■ 病史特点

患者为老年女性，慢性病程，主要表现为10年内多次痰血，伴咳嗽，无全身毒性症状，近年来痰血有频繁趋势。炎症标志物和肿瘤标志物均正常。胸部CT提示左下肺条片影缓慢进展，2018年胸部CT示左下肺条片影较前增加，远端形成结节病灶，直径约16 mm，2015年未见此结节，2016年和2017年未复查胸部CT。既往两次支气管镜检查，第1次（2008年）见左下叶背段支气管一亚段管口黏膜明显肿胀、充血，管腔明显狭窄，见较多黏稠分泌物；第2次（2013年）左下叶背段一亚段管口稍变形，黏膜光滑，分别行TBB和TBLB，病理检查均提示炎症性病变。

■ 诊断分析

1. 可能诊断一：肺癌。患者老年女性，近期胸部CT显示左下肺新增结节病灶，直径约16 mm，全身毒性症状不明显，需要考虑肺癌可能。但患者病程较长，反复痰血达10年，曾2次行支气管镜检查，病理检查均提示炎症性病变，本次住院查肿瘤标志物也阴性，胸部CT显示肺结节的近端为缓慢进展的左下肺条片影，肺结节与近端支气管有关联，长达5～10年病程的病灶，似乎较难用肿瘤解释。可进一步行支气管镜检查或经皮肺穿刺行组织病理检查以明确诊断。

2. 可能诊断二：肺结核。患者反复咳嗽、痰血，肺部病灶位于左肺下叶背段，为结核的好发部位，需考虑肺结核可能。但如此长的病程，胸部CT未见结核典型的多形态（空洞、钙化和纤维病灶等）特点，既往多次行痰、咳出物和刷检涂片找抗酸杆菌均阴性，病理检查未见干酪样或凝固性坏死，T-SPOT.TB阴性，故不支持结核诊断。

3. 可能诊断三：其他病原体引起的肺部感染。患者有糖尿病基础，表现为反复咳嗽、痰血，全身毒性症状不明显，炎症标志物不高，影像学检查示左下肺缓慢进展的条片、结节影，T-SPOT.TB阴性，需要考虑低度毒性病原体如非结核分枝杆菌（NTM）、放线菌、诺卡菌、隐球菌、曲霉等引起的感染。

• NTM肺病：近年来临床资料显示，NTM肺病并不少见，但对于长病程者，NTM肺病常表现为两肺多发性斑片、结节病灶，部分伴有支气管扩张或发展为支气管扩张，本例病灶相对局限，为不支持点。

- 放线菌和诺卡菌感染：脓痰和毒性症状明显，病程相对较短。
- 肺隐球菌病：常表现为靠近胸膜的多发结节病灶，很少有痰血，本例血隐球菌荚膜抗原检测阴性，也是不支持点。
- 肺曲霉病：临床表现多样，本例需考虑慢性肺曲霉病特别是曲霉结节的可能。曲霉结节可表现为多年的反复痰血，临床上该种类型较为少见，确诊有赖于肺部病灶组织病理检查及真菌培养。但本例以往两次支气管镜检查均未发现相关证据。对于低度毒力病原体引起的肺部感染，可重复支气管镜检查，支气管肺泡灌洗液或肺组织进行微生物检验包括培养、核酸检测和组织病理学检查。

进一步检查、诊治过程和治疗反应

1. 2018-12-19支气管镜检查：左下叶背段黏膜充血、肿胀，管腔稍狭窄，余各支气管管腔通畅，黏膜光滑，未见新生物。透视下左下叶背段病灶显示不清，故未行活检以及刷检。于左下叶背段灌入生理盐水40 mL，回收液送细菌、真菌及分枝杆菌涂片和培养，并行mNGS检测。

2. 拟行CT引导下左下肺病灶穿刺，因左下肺病灶紧邻大血管，穿刺风险大，故予暂缓。

3. 2018-12-20综合分析，考虑NTM肺病可能，试用阿奇霉素（0.25 g，口服，qd）+米诺环素（0.1 g，口服，q12 h）+莫西沙星（0.4 g，口服，qd）诊断性抗NTM治疗，予出院，门诊随访。

4. 2018-12-21支气管肺泡灌洗液mNGS结果回报：主要检出烟曲霉，种严格序列数达661条（图89-2）。

属			种			
属名	属相对丰度(%)	属严格序列数	种名	覆盖度（%）	种序列数	种严格序列数
曲霉属	91.21	709	烟曲霉	0.167 9	989	661

图89-2 患者支气管肺泡灌洗液mNGS结果

5. 2018-12-21电话通知患者来医院复诊，暂停抗NTM治疗，拟调整治疗方案。

6. 2018-12-24痰曲霉培养（2018-12-18送检）结果：阴性。

7. 2018-12-25 BALF真菌培养（2018-12-19送检）结果：阴性。

8. 2018-12-28来院复查，考虑慢性肺曲霉病可能大，予伏立康唑（0.2 g，口服，q12 h）治疗。

9. 2019-02-02痰、BALF分枝杆菌培养（2018-12-18、2018-12-19送检）结果：阴性。

10. 2019-03-04门诊随访：诉咳嗽好转，未再有痰血；复查胸部CT：左肺下叶背段病灶较2018-12-18稍缩小。继续伏立康唑（0.2 g，口服，q12 h）治疗。

11. 2019-06-28复查胸部CT：左肺下叶背段病灶较2019-03-04缩小。因患者服药后全身乏力明显，同时考虑费用原因，予停用伏立康唑。

12. 2019-10-14复查胸部CT：左肺下叶背段病灶较2019-06-28相仿。

13. 2020-06-19复查胸部CT：左肺下叶背段病灶较2019-10-14缩小（图89-3）。

最后诊断与诊断依据

■ 最后诊断

1. 慢性肺曲霉病：曲霉结节。
2. 2型糖尿病。

■ 诊断依据

患者为老年女性，有糖尿病基础，慢性病程，主要表现为反复咳嗽、痰血，发病时炎症标志物无明显升高，无全身毒性症状；胸部CT提示左下肺条片、结节影且病灶缓慢进展，多次支气管镜病理检查均提示炎症性病变。本次支气管肺泡灌洗液mNGS检出烟曲霉较多核酸序列（种严格序列数661条），予伏立康唑口服治疗，咳嗽、痰血症状逐渐消失，复查胸部CT示肺

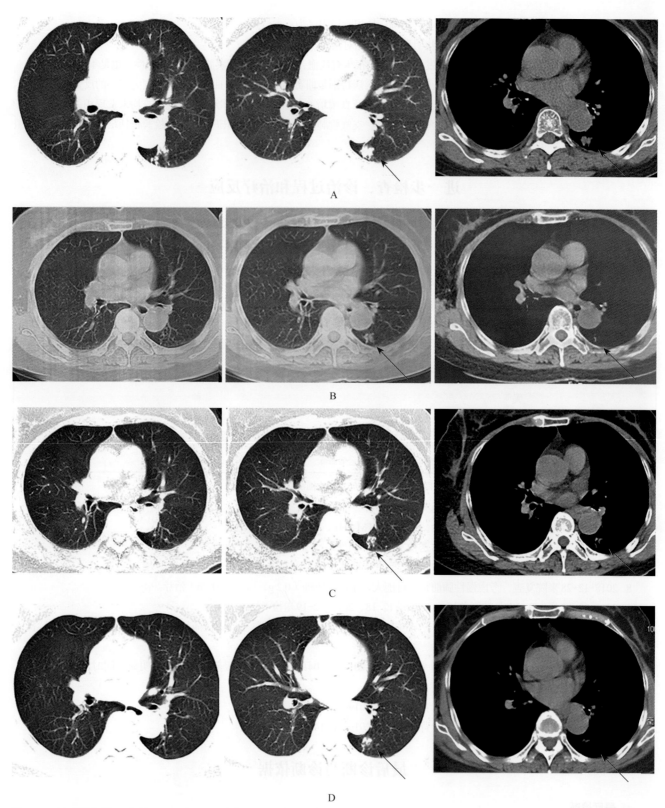

图89-3　治疗后胸部CT表现　A. 2018-12-18胸部CT：左肺下叶背段见条片、结节影；B. 2019-06-28胸部CT：左肺下叶背段病灶较2018-12-18缩小（纵隔窗更明显）；C. 2019-10-14胸部CT：左肺下叶背段病灶较2019-06-28相仿；D. 2020-06-19胸部CT：左肺下叶背段病灶较2019-10-14缩小

部病灶明显缩小。虽然没有取得组织病理学证据，但病灶处的灌洗液检出较多烟曲霉核酸序列，且结合较好的治疗效果，慢性肺曲霉病临床诊断可以成立。胸部CT显示肺部病灶主要表现为条片、结节影，故考虑为慢性肺曲霉病分型中的曲霉结节。

患者既往有糖尿病史，长期服用瑞格列奈治疗，2型糖尿病诊断明确，此次入院后HbA₁C 5.4%，血糖控制良好。

· 经验与体会 ·

1. 随着CT检查技术的普及，肺结节越来越常见，有报道胸部CT检出肺结节的阳性率高达31%。在临床工作中遇见肺结节病灶，要警惕肿瘤，但也不能忽视其他疾病如感染性疾病，甚至结缔组织疾病和血管畸形等，需要结合临床表现、实验室检查、影像学动态随访和抗感染治疗后的变化等综合分析。对于部分感染性肺结节，手术切除虽然可以明确诊断，但后续处置不当，有引发感染扩散的风险，或因不必要的肺叶切除或手术并发症使肺功能受损进而影响生活质量。本例患者为老年女性，2018年胸部CT发现新增结节灶，当地怀疑肺癌可能而建议手术切除，但笔者分析感染可能性大，进一步行支气管镜检查发现了肺曲霉病的蛛丝马迹，支气管肺泡灌洗液mNGS检出较多烟曲霉核酸序列，予伏立康唑治疗，获得较好的效果。这也提示对于肺结节的鉴别诊断，除了恶性肿瘤以外还有很多其他病因，需要临床医生仔细分析。

2. 感染性肺结节常见的原因有结核分枝杆菌感染、非结核分枝杆菌感染、肺脓肿、寄生虫感染、隐球菌感染、曲霉感染等。结核分枝杆菌感染多有低热、盗汗，典型的影像学表现有多形态性的特征；NTM感染多为慢性病程，影像学表现为两肺多发斑片、结节灶，可发展为支气管扩张；肺脓肿多急性起病，有严重的毒性症状，炎症标志物升高；寄生虫感染多有生食史，血嗜酸性粒细胞、IgE升高，典型的胸部CT表现可见虫体移行形成的隧道征；隐球菌感染多有鸽子、鸽粪接触史，隐球菌抗原多阳性；曲霉感染多有吸入史，常见于免疫抑制的患者，而慢性肺曲霉病中的曲霉结节相对少见。

3. 曲霉结节是慢性肺曲霉病（chronic pulmonary aspergillosis, CPA）中的一种类型，是指一个或多个结节，可伴或不伴空洞形成，是慢性肺曲霉病的少见类型，易与肺癌、转移癌、隐球菌结节、结核球混淆。类风湿关节炎患者发生这种结节，可以是单纯的类风湿结节，也可能合并曲霉感染。

4. 目前对于CPA，缺乏特异性的诊断指标，需要同时满足影像学表现以及具有曲霉感染的直接证据或免疫学证据。一项对于曲霉结节的病例分析表明，烟曲霉特异性IgG的阳性率仅为12.5%，而支气管镜或肺穿刺作为有创性检查，临床实施较为困难，这给曲霉结节的诊断带来极大的困难。本例患者的BALF mNGS检出大量烟曲霉序列，高度提示曲霉感染，经伏立康唑抗真菌治疗后病情好转，提示mNGS对慢性肺曲霉病的诊断具有重要的意义。研究表明，mNGS对诊断真菌感染的敏感性和特异性都明显优于传统的培养方法，同时具有检测周期短的优势。

5. CPA是否需要治疗取决于患者的临床症状和疾病类型，对于有临床症状或者疾病进展期的患者，建议抗真菌治疗。首选的治疗药物为三唑类，对于三唑类药物耐药或无法耐受的患者，可以使用两性霉素B或棘白菌素治疗。值得注意的是，CPA的治疗目标并非消除病灶，而是控制感染性疾病进展，缓解肺组织纤维化，预防出血，改善生活质量。对于无临床症状的曲霉结节，ESCMID指南建议定期随访影像学、炎症标志物和烟曲霉特异性IgG，以早期发现疾病进展。对于本例患者，因为有反复的咳嗽、痰血症状，且既往支气管镜检查见支气管黏膜肿胀、充血，故予伏立康唑口服治疗，获得良好的效果。

参考文献

[1] Cruickshank A, Stieler G, Ameer F. Evaluation of the solitary pulmonary nodule[J]. Intern Med J. 2019, 49(3): 306-315.

[2] Denning DW, Cadranel J, Beigelman-Aubry C, et al. Chronic pulmonary aspergillosis: rationale and clinical guidelines for diagnosis and management[J]. Eur Respir J, 2016, 47(1): 45-68.

[3] Miao Q, Ma YY, Wang QQ, et al. Microbiological diagnostic performance of metagenomic next-generation sequencing when applied to clinical practice[J]. Clin Infect Dis, 2018, 67(suppl 2): S231-S240.

[4] Muldoon EG, Sharman A, Page I, et al. Aspergillus nodules; another presentation of chronic pulmonary aspergillosis[J]. BMC Pulm Med, 2016, 16(1): 123.

[5] Truong MT, Ko JP, Rossi SE, et al. Update in the evaluation of the solitary pulmonary nodule[J]. Radiographics, 2014, 34(6): 1658-1679.

[6] Wilopo BAP, Richardson MD, Denning DW. Diagnostic aspects of chronic pulmonary aspergillosis: present and new directions[J]. Curr Fungal Infect Rep, 2019, 13(4): 292-300.

病例 90 脓痰 1 年，肺炎 3 个月，抗生素竟然治不好？

作者·王萌冉　金文婷　马玉燕
审阅·胡必杰　潘　珏

病史简介

男性，49岁，江苏人，2018-11-06收入复旦大学附属中山医院感染病科。

■ **主诉**

咳嗽、咳痰1年，胸痛7个月余。

■ **现病史**

1. 2017-11患者无明显诱因出现咳嗽、咳痰，痰黄、不易咳出，无发热、盗汗、胸痛、气喘、咯血等不适，患者未予重视，未行诊治。

2. 2018-03自觉右侧前上胸部疼痛，范围约手掌大小，呈发作性胀痛，吸气相加重，每次持续数分钟，休息后自行好转，每周发作1～2次，无其他不适，仍未重视，也未做心电图。后胸痛呈渐进性加重，持续时间延长，最长持续半小时。

3. 2018-08-06就诊于当地医院，查胸部CT：右肺上叶支气管狭窄、不通，右肺上叶阻塞性炎症及不张，纵隔淋巴结肿大。予抗感染治疗3天（具体药物不详）后胸痛无好转。2018-08-10复查：CRP 10.63 mg/L，ESR 120 mm/h；肺炎支原体抗体IgM阳性；复查胸部CT：右肺上叶多发片状实变影，病灶较前无明显吸收。

4. 2018-08-14当地行超声引导下肺穿刺活检，病理检查报告：肺间质纤维组织增生并水肿变性，少量淋巴细胞浸润，肺泡腔内组织细胞反应，肺泡上皮增生，表面间皮细胞增生。予左氧氟沙星、阿奇霉素等抗感染治疗。2018-09-21复查胸部CT：右肺上叶多发浸润实变影，部分较前吸收，部分较前为新出现，右肺上叶后段支气管扩张，纵隔及右肺门显示多发淋巴结。

5. 2018-10-08随访：CRP 0.64 mg/L，ESR 42 mm/h；支气管镜检查：右肺上叶开口管腔狭窄，黏膜充血、水肿，余管腔通畅；活检病理检查示：支气管黏膜固有膜内大量淋巴细胞、浆细胞及嗜酸性粒细胞浸润，符合炎症表现；肺功能提示限制性通气功能轻度减退伴气道阻塞，弥散功能受损，气道阻力增高。继续予以左氧氟沙星抗感染治疗，治疗后仍间断有咳黄脓痰，胸痛较前稍有缓解，但仍有发作，并出现右上肢抬举时胸部牵拉痛。为明确诊断和进一步治疗收入复旦大学附属中山医院感染病科。

6. 病程中患者体温正常，精神尚可，食欲、睡眠可，大小便无异常，体重无明显波动。

■ **既往史及个人史**

2015年曾有肺炎史，予抗感染治疗1个月后好转，后复查胸部CT提示支气管扩张，未予治疗；吸烟史3年，每天10～20支，已戒烟5年；工作环境中有六氟化硫、变压器油接触史。否认生食史，否认霉变环境、禽类和野生动物接触史。

入院检查

■ **体格检查**

1. T 37.5℃，P 96次/分，R 20次/分，BP 130/78 mmHg。

2. 双肺呼吸音粗，未及明显干湿啰音。心尖部未及杂音。腹平软，无压痛、反跳痛。双下肢无明显水肿。

■ **实验室检查**

1. 血常规：Hb 115 g/L，WBC 4.30×10^9/L，NE% 39.9%，Eos% 9.0%。

2. 炎症标志物：hs CRP 32.9 mg/L，ESR 85 mm/h，PCT 0.04 ng/mL。

3. 尿常规、粪常规及隐血：均阴性。

4. 肝肾功能、凝血功能：未见明显异常。

5. 肿瘤标志物：CEA 6.5 ng/mL，CYFRA21-1 3.5 ng/mL。

6. 心肌酶谱：未见明显异常。

7. 自身抗体：ANA、ANCA及抗GBM抗体均阴性；抗CCP抗体34.8 U/mL。

8. 免疫球蛋白全套：IgE 6 177 IU/mL，C3、C4均正常。

9. 细胞免疫检查：正常。

10. 痰细菌、真菌培养：阴性；血培养：阴性。

11. 肺炎支原体抗体及呼吸道病原体九联检测：均阴性。

12. 血隐球菌荚膜抗原、G试验：阴性。

13. T-SPOT.TB：A/B 0/0。

14. 血气分析（未吸氧）：PaO_2 79 mmHg。

■ 辅助检查

1. 心电图：正常心电图。

2. 超声心动图：静息状态下未见明显异常。

3. 胸部CT：右肺上叶局部实变伴轻度不张，右肺门及纵隔淋巴结肿大，两肺局部支气管扩张伴周围炎症（图90-1）。

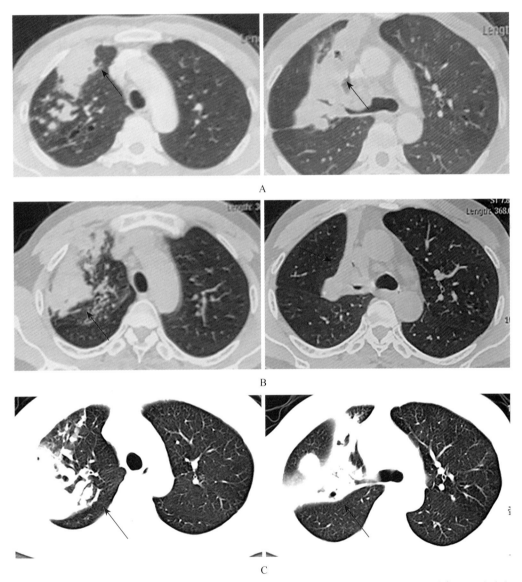

图90-1 胸部CT变化 A. 2018-08-10胸部CT：右肺上叶多发片状实变影；B. 2018-09-21胸部CT：右肺上叶多发浸润实变影，与前片相比，部分病灶吸收，部分病灶为新发，纵隔及右肺门多发淋巴结肿大；C. 2018-11-06胸部CT：右肺上叶局部实变伴轻度不张，右肺门及纵隔淋巴结肿大

· 临床分析 ·

■ 病史特点

患者为中年男性，既往有肺炎后支气管扩张病史，主要表现为反复黄脓痰及胸痛；炎症标志物升高，胸部CT提示右肺

上叶局部实变伴轻度不张，数月后随访胸部CT示右肺上叶病灶变化不明显，肺门及纵隔淋巴结稍肿大。外院予以左氧氟沙星、阿奇霉素等药物抗感染治疗效果不佳。本次入院后查血嗜酸性粒细胞轻度升高，炎症标志物及IgE明显升高，血培养及痰细菌、真菌培养均阴性，抗CCP抗体阳性，肿瘤标志物见CEA、CYFRA21-1轻度升高，T-SPOT.TB阴性。需考虑以下疾病可能。

■ 诊断分析

1. 肺癌伴阻塞性肺炎：患者中年男性，有吸烟史。胸部CT显示右上肺实变伴部分不张，肺门及纵隔淋巴结肿大，支气管镜检查也发现右肺上叶支气管开口管腔狭窄和黏膜充血、水肿，结合肿瘤标志物见CEA、CYFRA21-1轻度升高，需要考虑中央型肺癌伴阻塞性肺炎。但支气管镜检查及肺穿刺活检均未见明确肿瘤证据，必要时可再次支气管镜活检以明确。

2. 慢性肺脓肿/坏死性肺炎：常由于口腔内细菌吸入肺部导致化脓性炎症，多为混合感染，肺组织坏死后液化，常可形成空洞，若急性肺脓肿治疗不理想，可逐渐转变为慢性肺脓肿（即坏死性肺炎）。该患者慢性病程，反复有黄脓痰咳出，多次查炎症标志物明显升高，胸部CT表现为右肺上叶大片实变影，纵隔窗见部分区有低密度灶，使用左氧氟沙星治疗部分有效；但该患者非急性起病，病程较长，发热等毒性症状不明显，胸部CT未见明显坏死空洞形成，单纯细菌性感染的可能性较小。

3. 肺曲霉病：患者有支气管扩张病史，胸部CT提示病灶位于右肺上叶通气良好部位，呈阻塞性肺炎表现，有反复黄脓痰咳出，常规抗感染治疗病灶无明显吸收，血嗜酸性粒细胞及IgE明显升高，需考虑混合性肺曲霉病（变应性支气管肺曲霉病合并慢性坏死性肺曲霉病）可能。可进一步完善曲霉三联检测，必要时可再次行支气管镜检查或CT引导下肺穿刺，灌洗液送检mNGS检查以明确。

4. 非感染性疾病：患者工作环境中有六氟化硫、变压器油接触史，需考虑是否存在长期吸入导致脂质体肺炎、机化性肺炎等可能。此外，患者入院后抗CCP抗体阳性，需考虑是否合并存在结缔组织疾病进而累及肺部可能。但是，患者病程中无明显发热，胸部CT以大片实变以及肺门和纵隔淋巴结肿大为表现，既往外院肺穿刺及支气管镜活检结果均未见明确相关依据，且病灶仅累及右肺上叶，故可能性较小。

进一步检查、诊治过程和治疗反应

1. 2018-11-08支气管镜检查+右肺上叶前段活检（TBLB），镜下见气管及左、右支气管管腔通畅，黏膜光滑，未见新生物。

2. 2018-11-08考虑合并细菌感染不除外，予美罗培南（1 g，q8 h）抗感染治疗。

3. 2018-11-09初步病理检查回报：肺泡组织内见大量炎性细胞及灶性坏死。

4. 2018-11-09曲霉三联检测：GM试验≤0.25 μg/L，烟曲霉IgG抗体≥500 AU/mL，烟曲霉IgM抗体≤31.25 AU/mL。

5. 2018-11-12特异性IgE检查结果：烟曲霉特异性IgE 19 KIU/L（4级，非常高）。

6. 2018-11-13支气管肺泡灌洗液mNGS结果：检出少量黄曲霉核酸序列（图90-2）。

属			种			
属名	属相对丰度(%)	属严格序列数	种名	覆盖度（%）	种序列数	种严格序列数
曲霉属	57.29	54	黄曲霉	0.004 2	31	1
			米曲霉	0.003 7	28	2

图90-2　支气管肺泡灌洗液mNGS检查报告示黄曲霉阳性

7. 2018-11-14考虑变应性支气管肺曲霉菌病（ABPA）合并慢性肺曲霉菌病可能，予以甲泼尼龙（40 mg，qd）治疗，联合伏立康唑（200 mg，q12 h）抗曲霉治疗。

8. 2018-11-18咳出大量暗红色黏脓性痰（图90-3）。

9. 2018-11-19随访IgE 4 941 IU/mL，hsCRP 0.4 mg/L，ESR 22 mm/h，较前明显下降。

10. 2018-11-20复查胸部CT：右肺上叶炎症较前明显吸收。

11. 2018-11-21右上肺组织（2018-11-08气管镜采样）病理检查最终结果回报：肺泡组织内见大量炎性细胞及灶性坏死；特殊染色未查见真菌

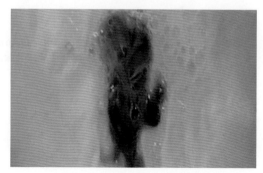

图90-3　患者治疗后咳出黏脓痰

菌丝及孢子，抗酸染色阴性，结核PCR阴性（图90-4）。

巨检	灰白灰褐碎组织一堆，共计直径0.4 cm。
病理诊断	（右上肺前段）送检肺泡组织内见大量炎性细胞及灶性坏死，正在行免疫组化及特殊染色检查以协助诊断。 补充报告（2018-11-21）： （右上肺前段）送检肺泡组织内见大量炎性细胞及灶性坏死，特殊染色未查见真菌菌丝及孢子，抗酸染色阴性，结核PCR阴性，请结合临床。 免疫组化（2018-N29319）：18S55445-001：CD68（KP1）组织细胞阳性，CK（pan）上皮阳性。 特殊染色：18S55445-001：抗酸染色阴性，六胺银染色阳性，PAS染色阴性，网状纤维染色阳性。 其他：结核PCR阴性。

图90-4 肺组织活检病理检查报告：大量炎性细胞及灶性坏死

12. 2018-11-21予停用美罗培南，改口服伏立康唑（0.2 g，q12 h）+甲泼尼龙（28 mg，qd）出院，嘱门诊定期随访。

13. 2018-12-19随访Eos 0.02×10^9/L；CRP 2.4 mg/L，ESR 29 mm/h；IgE 2 062 IU/mL；随访胸部CT见右肺上叶病灶较前明显吸收。因肝功能异常（ALT/AST 116/28 U/L），停用伏立康唑；激素逐渐规律减量。

14. 2018-03-13随访Eos 0.02×10^9/L；CRP 0.3 mg/L，ESR 22 mm/h；IgE 512 IU/mL，较前明显下降（图90-5、图90-6）。胸部CT：右上肺病灶较前片（2018-12-19）有所吸收好转（图90-7）。

15. 2019-07-08随访Eos 0.01×10^9/L；CRP 1.2 mg/L，ESR 32 mm/h；IgE 288 IU/mL。随访胸部CT：右肺上叶支气管扩张伴感染，较2019-03-13基本相仿，左肺上叶舌段及右肺中下叶局部轻度支气管扩张。予以停用甲泼尼龙。

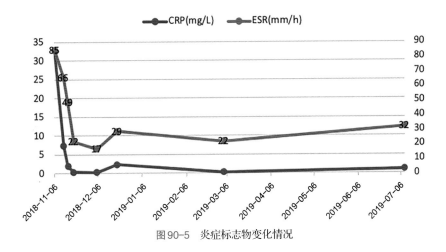

图90-5 炎症标志物变化情况

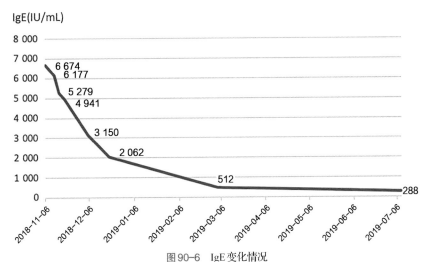

图90-6 IgE变化情况

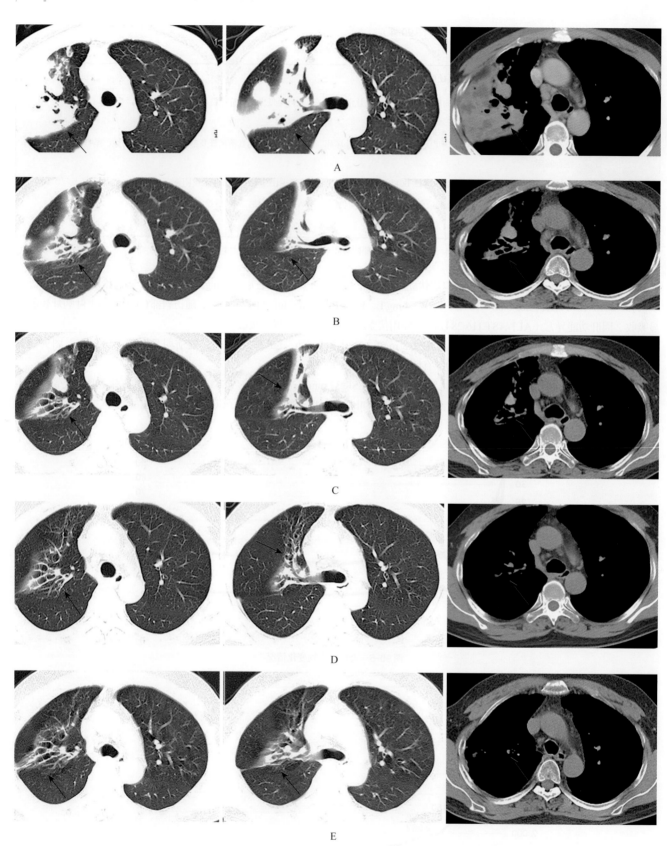

图90-7 治疗后患者胸部CT变化情况 A. 2018-11-06胸部CT：右肺上叶局部实变伴轻度不张，右肺门及纵隔淋巴结肿大；B. 2018-11-20胸部CT：右肺上叶局部实变伴轻度不张；纵隔稍大淋巴结；C. 2018-12-19胸部CT：右肺上叶病灶较前片明显吸收，支气管扩张；D. 2019-03-13胸部CT：右肺上叶病灶较前片有所吸收好转，支气管扩张；E. 2019-07-08胸部CT：右肺上叶病灶较前基本相仿，支气管扩张

最后诊断与诊断依据

■ 最后诊断

变应性支气管肺曲霉病（ABPA）。

■ 诊断依据

患者为中年男性，主要表现为反复黄脓痰伴胸痛，炎症标志物升高，胸部CT提示右肺上叶局部实变伴轻度不张，抗感染治疗效果不佳；血嗜酸性粒细胞升高，IgE明显升高，曲霉三联检测提示烟曲霉IgG明显升高，特异性IgE检查示烟曲霉特异性IgE 4级，灌洗液mNGS检查提示检出曲霉序列；糖皮质激素＋短期伏立康唑（后因为肝功能损害停用）治疗后，肺内病灶明显吸收，而呈现较多的扩张支气管和纤维条索病灶，血IgE也基本恢复正常，故诊断成立。

经验与体会

1. 曲霉广泛存在于自然界，最常见的致病菌为烟曲霉及黑曲霉，其他如黄曲霉、土曲霉等也可导致人类感染。肺曲霉病主要包括慢性肺曲霉病（chronic pulmonary aspergillosis，CPA）、变应性支气管肺曲霉菌病（allergic bronchopulmonary aspergillosis，ABPA）以及侵袭性肺曲霉病（invasive pulmonary aspergillosis，IPA）。慢性肺曲霉病又可分为曲霉结节、单发曲霉球、慢性空洞性肺曲霉病、慢性纤维性肺曲霉病以及慢性坏死性肺曲霉病。肺曲霉病与患者的免疫状态以及曲霉的毒力有关。不同类型的肺曲霉病多单独存在，但同一患者也可同时存在两种及以上类型的肺曲霉病。

2. ABPA的临床特征包括反复发作的喘息、慢性咳嗽和咳痰等，咳出带分支的黏液痰栓通常具有诊断价值，少数患者可以出现咯血；肺部的哮鸣音通常不明显，部分患者也可表现为无症状的阻塞性肺炎。实验室检查异常结果通常包括血嗜酸性粒细胞升高、血清总IgE升高。曲霉特异性IgE和IgG抗体的免疫测定（曲霉三联检测）具有较好的判断价值。咳出的痰液涂片常可见较多嗜酸性粒细胞，痰培养可发现曲霉生长。中央型支气管扩张是ABPA患者的常见特征，主要累及肺上叶及中叶，常可见痰液嵌塞导致的"牙膏样"阴影或支气管壁增厚导致的指套征，也可继发阻塞性肺炎以及肺不张。本例患者肺部影像学表现不典型，考虑患者既往黄脓痰明显，有支气管扩张基础，可能存在合并细菌感染，因此在入院后临床使用了美罗培南进行治疗，后续结合患者烟曲霉特异性IgE明显升高，使用糖皮质激素治疗后咳出较多黏稠痰液，复查胸部CT提示病灶明显吸收，故支持ABPA的诊断。

3. ABPA患者的治疗旨在控制急性炎症的发作和减少进行性肺损伤。全身性糖皮质激素和抗曲霉药物的作用，因疾病活动度不同而异。抗曲霉治疗可能有助于减少发作次数，降低糖皮质激素的剂量。根据2016年IDSA的曲霉病治疗指南推荐，急性或复发性ABPA的患者可以联合应用糖皮质激素和伊曲康唑。由于在部分患者中，伏立康唑的耐受性更好且吸收良好，故也可选择伏立康唑来替代伊曲康唑。

参考文献

[1] Agarwal R, Aggarwal AN, Dhooria S, et al. A randomised trial of glucocorticoids in acute-stage allergic bronchopulmonary aspergillosis complicating asthma[J]. Eur Respir J, 2016, 47(2): 490-498.

[2] Denning DW, Cadranel J, Beigelman-Aubry C, et al. Chronic pulmonary aspergillosis: rationale and clinical guidelines for diagnosis and management[J]. Eur Respir J, 2016, 47(1): 45-68.

[3] Patterson TF, Thompson GR 3rd, Denning DW, et al. Practice guidelines for the diagnosis and management of aspergillosis: 2016 update by the Infectious Diseases Society of America[J]. Clin Infect Dis, 2016, 63(4): e1-e60.

第八章
其他症状或体征

第一节·疼 痛

病例 **91** 老年人肺部团块伴骨质破坏，不是癌症还会是什么？

作者·缪 青 马玉燕 金文婷
审阅·胡必杰 潘 珏

· 病史简介 ·

男性，64岁，黑龙江人，2017-04-17收入复旦大学附属中山医院感染科。

■ **主诉**

左上胸和肩背疼痛1年余。

■ **现病史**

1. 2015-08至2016-05，患者左上胸、肩部疼痛，胸部CT提示左上肺阴影（10 cm×8 cm）。当地医院先后2次支气管镜检查及活检，未见肿瘤依据；病程中出现左锁骨上淋巴结肿大并进行性增大（2 cm×2 cm），细针穿刺提示真菌感染可能，未治疗。

2. 2016-06患者胸部CT示：左肺肿物，T2、T3椎体及附件；左侧肋骨多发溶骨性破坏（图91-1）。WBC 12.1×10^9/L，N% 76.6%，Eos正常范围。ESR 110 mm/h，CRP 14.51 mg/dL，PCT 0.129 ng/mL；GM试验0.595 μg/L，G试验174 pg/mL；T-SPOT.TB：A/B 0/0；IgE 7 010 IU/mL，IgG 4 220 mg/dL。CT引导下患者肺穿刺活检，病理提示：（椎旁）增生的纤维组织中伴急慢性炎细胞浸润，局部可见多量嗜酸性粒细胞浸润，及多核巨细胞，局灶可见退变的真菌；活检组织送细菌真菌培养阴性。患者赴北京某医院就诊，建议伏立康唑或伊曲康唑联合两性霉素B或两性霉素B脂质体治疗。遂使用伏立康唑（0.2 g，q12 h）+两性霉素B脂质体。两性霉素B脂质体使用后因发热，4天后停用。改为伏立康唑单独治疗，共3个月，疼痛有所好转。2016-10-17胸部CT有吸收，继续伏立康唑治疗，期间因肝损伤间断用药。

3. 2017-03-31患者复查胸部CT病灶较之前增大，患者自觉疼痛逐渐加重伴手麻（图91-2）。为明确诊断和进一步治疗，于2017-04-17收入复旦大学附属中山医院感染科。

■ **既往史及个人史**

患者高血压病史10余年，不规律服用降压药，自诉血压控制在140/80 mmHg左右。否认吸烟、酗酒史；否认动物接触、饲养史。

· 入院检查 ·

■ **体格检查**

1. T 37.3℃，P 86次/分，R 20次/分，BP 159/96 mmHg，SpO_2 94%（不吸氧）。

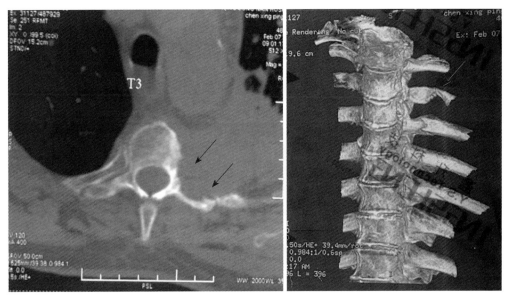

图91-1　2016-02-07患者胸椎CT示T2/T3椎体及附件多发溶骨性破坏

2. 双肺听诊未闻及明显细湿啰音，左肩关节活动受限，左上肢近端肌力Ⅲ+，远端肌力Ⅳ+。

■ 实验室检查

1. 血常规：RBC 3.89×10^{12}/L，Hb 115 g/L，WBC 12.53×10^9/L，N 8.6×10^9/L，L 2.1×10^9/L，Eos 0.76×10^9/L。

2. ESR 73 mm/h，CRP 40.3 ng/L，PCT阴性。

3. 特定蛋白：IgG 32.84 g/L，IgG4 23 g/L，IgE 5 029 IU/mL，IgA、IgM及特异性IgE阴性，蛋白电泳γ 32.1%。

4. 自身抗体：c-ANCA及p-ANCA阴性，PR3 88.2 RU/mL，MPO 5.5 RU/mL；ANA和ENA阴性。

5. 肝肾功能阴性，甲状腺功能、肿瘤标志物阴性。

6. 免疫固定电泳阴性，细胞免疫功能正常。

7. T-SPOT.TB：A/B 0/0；G试验<10，GM试验0.209；隐球菌荚膜抗原阴性。

8. 寄生虫抗体阴性。

9. 肺炎支原体抗体阴性；EBV、CMV、风疹病毒、呼吸道病原体九联检阴性。

10. 痰细菌涂片及培养、真菌培养、曲霉培养、痰涂片找抗酸杆菌，均阴性。

■ 辅助检查

1. 腹盆增强CT检查：肝右叶小血管瘤可能（5 mm），胆囊结石，双肾囊肿。

2. 心脏超声检查：左心房增大，轻度肺动脉高压伴轻中度三尖瓣反流。

3. 浅表淋巴结彩超检查：双侧颈部、锁骨上、腋窝、腘窝、腹股沟见淋巴结肿大，最大者见于腋窝，右侧最大16 mm×11 mm，左侧最大19 mm×9 mm。

临床分析

■ 病史特点

患者为老年男性，慢性病程，主要临床表现为左上胸、左肩背疼痛伴左上肺阴影；合并骨质破坏、多发淋巴结肿大。外院2次支气管镜肺活检阴性，一次锁骨上淋巴结活检和一次经皮肺穿刺活检，均提示真菌感染可能；但4次活检均未发现肿瘤证据。外周血白细胞和嗜酸性粒细胞升高，IgE显著升高。伏立康唑治疗数月，肺部病灶曾有缩小，但因肝功能损害而间断停药后病灶进展。同时血IgG、IgG4、ANCA-蛋白酶3阳性。疾病诊断和鉴别诊断如下。

■ 诊断分析

1. 肺曲霉病：患者胸部CT提示左上肺团块影，病程较长，伴IgE、嗜酸性粒细胞升高，经皮穿刺肺活检提示真菌感染，曾伏立康唑有效，停药后病灶进展，应考虑曲霉感染可能，曲霉感染可同时存在侵袭性病灶及过敏状态。但本例患者肺部病灶较大而无咯血表现、锁骨上淋巴结活检也提示有真菌感染、伴有T2/T3椎体及附件多发溶骨性破坏，这些表现在肺曲霉病中少见。确诊有赖于病理切片显示典型的曲霉菌丝表现、肺活检有真菌菌丝或核酸检测阳性。

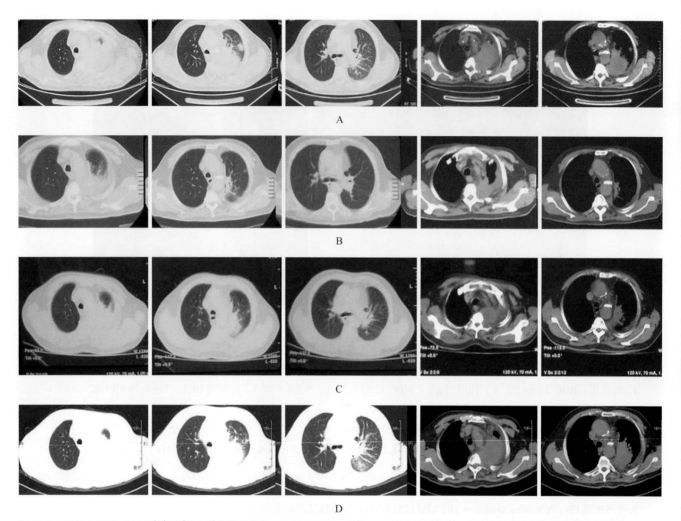

图91-2 2016-06至2017-04患者胸部CT检查结果变化　A. 2016-06-12胸部CT：左上肺团块影，病灶中间密度偏低（治疗前）；B. 2016-10-17胸部CT：左上肺病灶较前吸收（伏立康唑治疗3个月后）；C. 2017-03-31胸部CT：左上肺病灶较前增大（伏立康唑，期间因肝损间断停药）；D. 2017-04-27胸部CT：左上肺纵隔旁见团块状软组织密度影，约7.6 cm×6.7 cm，边界不清，部分与纵隔分界不清，T2、T3椎体及左侧第3～4后肋见斑片状骨质破坏（病灶较2016-03-31增大）

2. 肺毛霉病：慢性起病且病程较长的肺部病灶，伴有骨质破坏，肺病灶和左锁骨上淋巴结活检病理均提示真菌感染，应考虑毛霉感染。本例伏立康唑治疗后肺部病灶一度吸收缩小，疼痛症状缓解，似乎与传统认为的毛霉对伏立康唑耐药的认知不符合。不过，近年来的体外药敏试验和临床案例，提示个别毛霉可能对伏立康唑敏感。该病确诊同样有赖于组织病理、微生物检查或核酸检测。

3. 肿瘤性疾病：胸部CT示左上肺团块影，边界不清，伴阻塞性肺炎可能，且侵犯T2～T4椎体及左侧第3～4后肋，伴左锁骨上淋巴结肿大（图91-2），虽3次肺活检（其中：经支气管镜活检2次，经皮肤肺穿刺活检1次）的病理均无肿瘤证据，但不能完全排除原发疾病为肿瘤，必要时可再行肺活检。

4. 风湿性疾病：该患者查IgG、IgG4、IgE明显升高，自身抗体：ANCA-蛋白酶3阳性，IgG4相关性疾病、血管炎等不能除外，需进一步病理组织行IgG4免疫组化等，可复查自身抗体+ANCA+其他血管炎抗体等明确。

5. 寄生虫感染：该患者嗜酸性粒细胞、IgE升高，但否认生食史；寄生虫抗体阴性，且病理未见嗜酸性粒细胞浸润及虫体；胸部CT影像学也不支持寄生虫诊断，可暂不考虑寄生虫感染。

进一步检查、诊治过程和治疗反应

1. 2017-04-19 CT引导下患者肺穿刺。2017-04-20初步病理：增生胶原纤维组织，伴炭末沉积，期间可见退变炎症细胞。2017-05-02免疫组化结果：PAS阴性，六胺银（局灶阳性），抗酸阴性，IgG阴性，IgG4阴性。2017-05-02补充病理报告：未见IgG4相关疾病证据，纤维组织中见散在少量蜕变的菌丝及细菌孢子样结构，倾向真菌感染（图91-3）。

手术医院	中山本部	送检材料	肺组织活检	报告日期	2017-04-20
巨检	灰褐色条索状组织一条，长0.6 cm，直径0.1 cm。				
病理诊断	（肺组织）镜下为增生胶原纤维组织，伴有炭末沉积，其间可见退变炎症细胞，正在行免疫组化检查以协助诊断。 补充报告（2017-05-02）： （肺组织）结合免疫组化及特染结果，未见到明确IgG4相关疾病证据，纤维组织中散在少量退变的菌丝及孢子样结构，参考其病史，倾向霉菌治疗后改变，请结合临床。 免疫组化（2017-N8218）：17S15874-001，CD68（组织细胞阳性），CK广阴性，IgG阴性，IgG4阴性。 特殊染色：17S15874-001：PAS阴性，抗酸阴性，六胺银（局灶阳性），网状纤维染色（网状纤维略增生）。 补充免疫组织化学（2017-05-03）： 免疫组化（2017-N8218）：17S15874-001，IgG（阴性，未见浆细胞），IgG4（阴性，未见浆细胞）。				

图91-3 2017-05-02患者肺穿刺组织复旦大学附属中山医院病理会诊报告

2. 2017-05-02因患者病情复杂、诊断困难，进行MDT，请风湿科、血液科、病理科、放射科参加。

（1）放射科：肿瘤可能性较小，不排除真菌感染合并纵隔纤维化可能。

（2）血液科：血常规示嗜酸性粒细胞略高，考虑为反应性增高，暂不考虑血液科相关疾病可能。

（3）风湿科：血常规嗜酸性粒细胞略高，血IgG4升高，肺组织病理示：IgG（阴性，未见浆细胞），IgG4（阴性，未见浆细胞），结合患者病史，IgG4相关疾病可能性小但不除外。

（4）病理科：（肺穿刺）镜下见显著退变组织，六铵银染色见有着色粗大菌样物，结合病史，提示为退变真菌成分（毛霉较曲霉可能性大）。

（5）讨论结果：考虑真菌（毛霉）感染合并IgG4相关性疾病可能大（图91-4）。

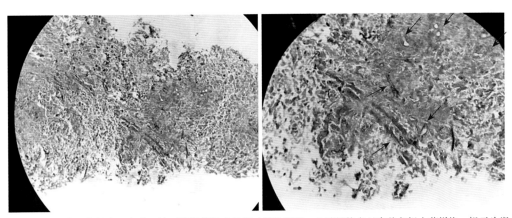

图91-4 患者肺穿刺病理会诊：镜下见显著退变组织（箭头所指：六胺银染色见有着色粗大菌样物，提示为退变菌成分，毛霉较曲霉可能性大）

3. 2017-05-04患者开始使用两性霉素B，每日按1～3～5～10～15～20 mg，逐日增加剂量，同时加用甲泼尼龙（40 mg，qd）。

4. 2017-05-09患者复查胸部CT显示较前吸收，因两性霉素B刚启用几天，日剂量偏小，病灶缩小，考虑与激素治疗有关；故停用两性霉素B，继续用甲泼尼龙（40 mg，qd）。

5. 2017-06-06复查胸部CT显示较前稍增大，建议加用两性霉素B，患者存在顾虑。遂伏立康唑（0.2 g，q12 h）治疗。

6. 2017-06-13胸外科会诊：病灶较大，与周围组织粘连明显，暂不考虑手术治疗。

7. 2017-06-16患者复查胸部CT结果显示，肺部病灶较前无明显吸收，故停用伏立康唑，予两性霉素B脂质体治疗；其间根据肾功能水平调整剂量范围20～60 mg，qd。

8. 2016-06-16患者开始皮质激素逐渐减量，至2017-06-30停用。

9. 2017-07-18生化检测肌酐逐渐升高，为减轻两性霉素B毒副反应，加用甲泼尼龙片（美卓乐）（8 mg，口服，qd）。

10. 2017-07-27患者复查胸部CT结果较前相仿，继续两性霉素B治疗。

11. 2017-09-18两性霉素B累计剂量为1 350 mg。患者因肾功能无法耐受，改口服泊沙康唑单药治疗，予以出院随访。

12. 2018-04-27患者诉胸痛较前基本缓解，随访ESR 41 mm/h，CRP 16.8 mg/L，IgG 21.59 g/L，IgE 491 IU/mL，IgG4 9.18 g/L；但胸部CT较前吸收，空洞明显变小（图91-5、图91-6）。嘱继续泊沙康唑治疗，门诊随访。

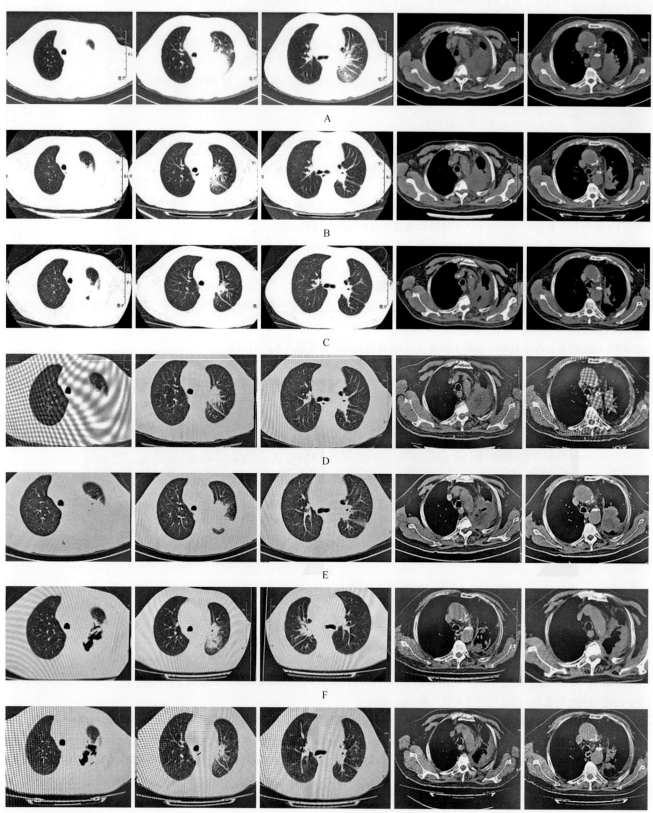

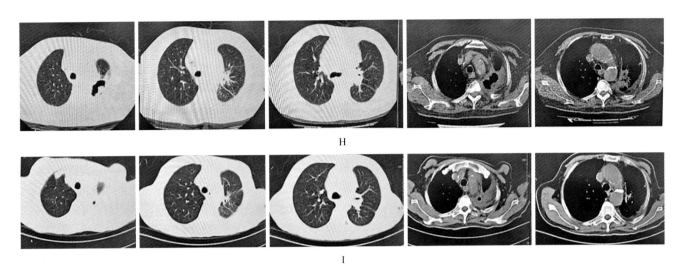

H

I

图91-5 患者用药情况及胸部CT变化 A. 2017-04-27胸部CT（入院时），治疗：2017-05-04开始两性霉素B逐渐爬坡+甲泼尼龙（40 mg，qd）；B. 2017-05-09胸部CT：左上肺病灶较2017-04-27缩小，治疗：2017-05-10开始单用甲泼尼龙（40 mg，qd），停抗真菌；C. 2017-05-16胸部CT：左上肺病灶较2017-05-09进一步缩小，似见空洞形成，治疗：继续甲泼尼龙（40 mg，qd）；D. 2017-06-06胸部CT：左上肺病灶较2017-05-16增大，中间见坏死，治疗：2017-06-06开始伏立康唑+甲泼尼龙（40 mg，qd）；E. 2017-06-16胸部CT：左上肺病灶较2017-06-16增大，伴空洞形成，治疗：2017-06-16开始改用两性霉素B（20～25 mg，qd），皮质激素2017-06-30开始逐渐减停；F. 2017-07-06胸部CT：左上肺病灶较2017-06-16略缩小，病灶内空洞较前增大，治疗：继续两性霉素B（20 mg，qd；2017-07-18，8 mg）；G. 2017-07-27胸部CT：左上肺病灶较2017-07-06缩小，治疗：继续两性霉素B（20 mg，qd）+甲泼尼龙片（8 mg）；H. 2017-08-28胸部CT：左上肺病灶较2017-07-27稍缩小，空洞仍存在，治疗：2017-09-18开始改用泊沙康唑口服治疗；I. 2018-04-27胸部CT：左上肺病灶较2017-08-28病灶进一步吸收，治疗：继续泊沙康唑口服治疗

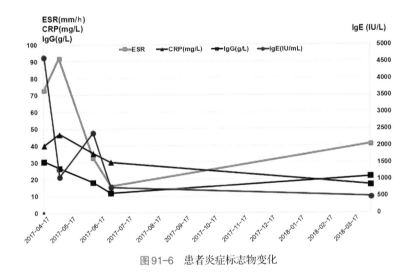

图91-6 患者炎症标志物变化

最后诊断与诊断依据

■ 最后诊断
肺毛霉病。

■ 诊断依据
患者为老年男性，慢性病程，主要临床表现为胸背痛伴左上肺阴影，合并骨质破坏、多发淋巴结肿大。外院2次支气管镜肺活检阴性，一次锁骨上淋巴结活检和一次经皮肺穿刺活检，均提示真菌感染可能。肺穿刺镜下见显著退变组织，六铵银染色见有着色粗大菌样物。结合病史，提示为退变真菌成分（毛霉较曲霉可能性大）。予以两性霉素B序贯泊沙康唑治疗近1年，病灶较前明显吸收，故考虑肺毛霉病诊断可以成立。另外，患者嗜酸性粒细胞、IgE、IgG、IgG4水平较高，多次风湿科及病理科会诊均考虑IgG4相关性疾病，但诊断依据不足，且单用激素治疗时，病灶出现反复，抗毛霉治疗后有下降，考虑毛霉病继发过敏状态可能。

· 经验与体会 ·

1. 毛霉主要分布于土壤及腐败的食物中，易形成大量孢子进入呼吸道致感染。毛霉目中，临床较常见的为毛霉属及根霉属，以肺部、鼻、眼眶、脑及消化道受累多见。毛霉病多见于糖尿病及免疫抑制患者中，糖尿病患者中鼻-眶-脑型多见；血液系统疾病患者骨髓移植、化疗后抑制者肺毛霉菌病多见。通常毛霉病进展迅速，可导致肺炎伴梗死和坏死，感染可蔓延至邻近器官（如纵隔、心脏）或血型播散至其他脏器。多数患者存在发热伴咯血，该患者慢性起病，无明确免疫抑制因素，与典型免疫抑制宿主肺毛霉病表现不同。近年来，毛霉病确诊的人数不断增加，发病率大概在1.2/100万人，但因临床医生对该病认识不足、诊断不足，可能存在发病率被低估的情况。

2. 本例患者合并存在IgG4、IgE、嗜酸性粒细胞升高，寄生虫感染、IgG4相关疾病诊断依据不足，考虑为毛霉病引起的过敏状态可能大；类似变应性支气管肺曲霉病（ABPA），感染与过敏同时存在。所以早期我们使用皮质激素+抗真菌药物治疗显示较好疗效，过敏状态改善后，后期单用泊沙康唑抗真菌治疗取得较好疗效，影像学检查显示病灶进一步吸收。

3. 毛霉病的药物治疗首选两性霉素B或脂质体，除此以外，泊沙康唑也有抗毛霉活性。既往认识认为伏立康唑、伊曲康唑无抗毛霉活性。因国内丝状真菌无法开展常规药敏，临床医生无法获得体外药敏数据，故缺乏相关认识。国外研究显示，伏立康唑、伊曲康唑对毛霉属、根霉属部分有活性，多项研究显示伊曲康唑MIC值较伏立康唑低；这也能解释该患者期初伏立康唑治疗有效，后期因肝损间断服药，可能导致低剂量暴露后的耐药。后期两性霉素B脂质体、序贯泊沙康唑取得较好疗效。另外，毛霉的用药疗程无明确的界定，该患者服药近1年，病灶虽有吸收，但相对缓慢，目前仍在抗真菌治疗中；可见毛霉的治疗时间较长，需根据病灶吸收情况综合评估。

参考文献

[1] Araujo R, Olivereira M, Amorim A, et al. Unpredictable susceptibility of emerging clinical moulds to tri-azoles: review of the literature and upcoming challenges for mould identification[J]. Eur J Clin. Microbiol Infect Dis, 2015, 34(7) : 1289–1301.

[2] Kim JH, Williams K. Posaconazole salvage treatment for invasive fungal infection[J]. Mycopathologia, 2014, 178(3–4): 259–265.

[3] Lamoth F, Calandra T. Early diagnosis of invasive mould infections and disease[J]. J Antimicrob Chemother, 2017, 72(suppl_1): i19–i28.

病例92 意料之外的腰痛

作者·张 尧 金文婷 马玉燕 黄声雷
审阅·胡必杰 潘 珏

· 病史简介 ·

女性，50岁，湖北人，2018-05-16收入复旦大学附属中山医院感染病科。

■ 主诉

右侧腰痛1周余。

■ 现病史

1. 患者2018-05初无明显诱因下突感右侧腰痛，并自觉低热（未测体温），无恶心、呕吐、腹痛、腹泻、尿频、尿急、尿痛、血尿，无盗汗。2018-05-06外院CT平扫提示右侧肾上腺区占位。

2. 2018-05-09患者来复旦大学附属中山医院急诊就诊，查血：RBC 3.47×10^{12}/L，Hb 111 g/L，WBC 13.91×10^9/L，N% 78.4%，CRP > 90 mg/L；患者胸部平片示：两肺少许慢性炎症。予头孢唑肟+奥硝唑抗感染治疗。

3. 2018-05-10外院患者增强CT提示后腹膜占位：脓肿或肿瘤性病变伴感染可能。再次来复旦大学附属中山医院急诊，继续头孢唑肟抗感染治疗，腰痛明显好转。

4. 2018-05-14复旦大学附属中山医院患者PET/CT报告：右肾上腺区感染性病变伴邻近肝门部、后腹膜、膈下淋巴结炎可能，MT不除外；肝周及盆腔积液；左肺下叶炎性小结节及纵隔气管隆突下和左侧锁骨区淋巴结炎可能（图92-1）。因病情复杂，于2018-05-16收入感染病科以进一步明确诊断。

5. 病程中，患者精神可，胃纳差，夜眠尚可，大小便正常，近2周体重减轻5 kg。

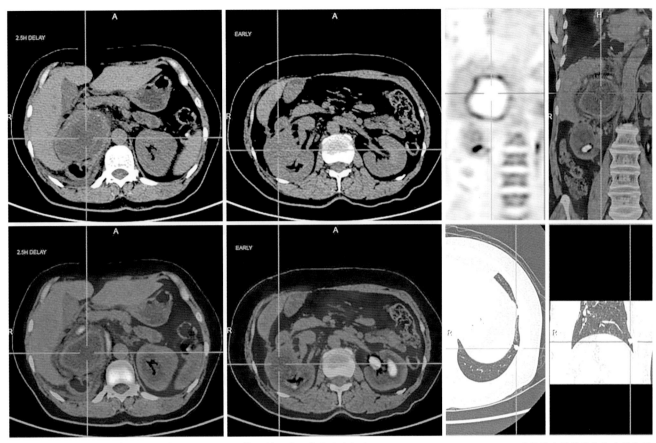

图 92-1 2018-05-14 患者 PET/CT 表现 PET/CT：① 右肾上腺区感染性病变（84.6 mm×64.7 mm，SUV_{max} 6.4，病灶见大范围液化和分隔）伴邻近肝门部、后腹膜、膈下淋巴结炎可能，MT 不除外；② 右肾局部明显增厚（SUV_{max} 3.0），考虑为生理性改变；肝周及盆腔积液；③ 左肺下叶炎性小结节及纵隔气管隆突下和左侧锁骨区淋巴结炎可能；两肺慢性炎症；右侧胸腔积液

■ 既往史及个人史

患者否认高血压、糖尿病等慢性病史。30 岁时因肝脓肿行手术治疗，具体不详。否认近期腰腹部外伤史、否认牙科操作史；否认结核、肝炎等传染病史。吸烟史 20 年，平均 10 支/天。

· 入院检查 ·

■ 体格检查

1. T 36.9℃，P 78 次/分，R 18 次/分，BP 95/67 mmHg。

2. 腹部平软，无压痛和反跳痛；右肾叩击痛阳性。

■ 实验室检查

1. 血常规：Hb 115 g/L，WBC 12.13×10⁹/L，N% 77.4%，Eos% 0.2%，PLT 562×10⁹/L。

2. 炎症标志物：hsCRP 174.4 mg/L，ESR 116 mm/h，PCT 0.07 ng/mL。

3. 肝肾功能、免疫球蛋白、补体全套基本正常。

4. 自身抗体阴性。

5. 肿瘤标志物、甲状腺功能、心肌损伤标志物阴性。

6. 出凝血功能：D-D 二聚体 1.43 mg/L，其余阴性。

7. T-SPOT.TB：A/B 3/5。

8. 血隐球菌荚膜抗原、肺炎支原体抗体、呼吸道病原体九联检、G 试验阴性。

9. 尿常规、粪常规及粪隐血阴性。

■ 辅助检查

1. 心电图检查正常。

2. 心脏超声检查正常。

3. 上腹部增强MRI检查：右侧腹膜后肾上腺区域占位，感染性病变机会大，周围结构明显受压；肝右叶下角动脉期异常强化灶，异常灌注可能大；右肾皮质局部增厚；右侧胸腔少量积液（图92-2）。

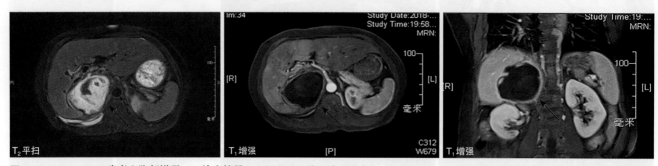

图92-2　2018-05-16患者上腹部增强MRI检查结果　右侧腹膜后肾上腺区域占位（7.6 cm×6.5 cm），内部信号不均匀；增强后病灶内部呈轻度片絮样强化，壁较厚且明显强化，感染性病变机会大，周围结构明显受压；肝右叶下角动脉异常强化灶，异常灌注可能大；右肾皮质局部增厚

临床分析

■ 病史特点

患者为中年女性，以右腰痛起病，伴有低热，影像学检查PET/CT提示右侧肾上腺区较大病灶（8 cm×6 cm），病灶内有大范围液化和分隔；MRI显示肾上腺病灶增强后内部呈轻度片絮样强化。PET/CT还显示多处（肝门部、后腹膜、膈下、纵隔气管隆突下和左侧锁骨区）淋巴结肿大提示炎症可能。血液学检查显示，血WBC和中性粒细胞升高，血炎症标志物CRP和ESR升高明显，但PCT正常。

■ 诊断分析

1. 肾上腺脓肿：根据影像学提示肾上腺液化病灶表现，结合患者有发热毒性症状，以及血白细胞计数及分类和CRP、ESR升高，应考虑本病。文献报道病原体有金黄色葡萄球菌、大肠杆菌、沙门菌、肺炎链球菌、诺卡菌、脆弱拟杆菌等。但本病极其罕见，确诊有赖于病灶穿刺和相应的微生物检查。

2. 肾上腺结核：多由肺结核经血行播散所致，极少数情况可引起肾上腺结核病甚至脓肿形成；部分可由腹腔结核直接蔓延所致。可有盗汗、乏力等表现，但本例T-SPOT.TB阴性、胸部CT未见肺结核典型表现。病灶穿刺做微生物检查，可有助于明确或排除诊断。

3. 肾上腺囊肿伴感染：通常无明显自觉症状，多为体检意外发现；少数较大的肾上腺囊肿可产生压迫症状；极少具有内分泌功能，血炎症标志物正常，影像学增强检查无增强。少数可以继发感染引起发热和炎症标志物升高等表现。但本例病灶内部密度不均匀，PET/CT显示病灶壁糖代谢升高明显，不支持本病诊断。

4. 肾上腺寄生虫感染：以包虫囊肿最为常见，影像学可表现为厚壁、钙化，并可见头节；该患者无类似影像学表现。PET/CT显示病灶壁糖代谢升高明显，且血嗜酸性粒细胞不高；患者否认新疆、内蒙古、青海等疫区居住或旅游史，否认牛羊接触史。必要时可做寄生虫抗体检查。

5. 肾上腺恶性肿瘤继发感染：PET/CT提示右侧肾上腺糖代谢明显增高、伴有多处淋巴结肿大，需警惕肾上腺恶性肿瘤（原发或继发）伴感染的可能；但PET/CT提示病灶内有大范围液化，似不支持肿瘤的诊断。确诊有赖于病灶穿刺行组织病理检查。

进一步检查、诊治过程和治疗反应

■ 诊治过程

1. 2018-05-17行超声引导下患者右侧肾上腺脓肿穿刺置管引流术，引流液呈脓性伴恶臭（图92-3）；脓液常规示：WBC 280 000/mm³，N% 90.0%，L% 10.0%。脓液涂片：少量革兰阴性杆菌、少量革兰阳性球菌；找抗酸杆菌、找真菌阴性。脓液送细菌、真菌、分枝杆菌培养、mNGS。

2. 2018-05-17术后患者出现畏寒、寒战、发热，T_max 39℃。抽血培养和血mNGS检查。予厄他培南（1 g，静脉滴注，qd）

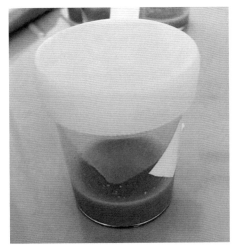

图92-3　2018-05-17患者右侧肾上腺脓肿引流液，恶臭明显

抗感染。之后患者腰痛好转、未再有畏寒、寒战。

3. 2018-05-18患者脓液细菌培养报告：大肠埃希菌（++）（图92-4）。

编号	细菌名称	结果/浓度	菌落计数
BMX_ECO	大肠埃希菌	（++）	

图92-4　2018-05-18患者肾上腺脓液细菌培养报告　大肠埃希菌（++）（2018-05-17采集）

4. 2018-05-21脓液细菌培养和药敏报告（2018-05-17采集）：大肠埃希菌（图92-5）。

编号	药敏名称	直径	结果	MIC/RAD
1	氨苄西林		R耐药	> 16
2	阿莫西林/克拉维酸		S敏感	≤4/2
3	阿米卡星		S敏感	≤8
4	氨曲南		S敏感	≤2
5	氯霉素		S敏感	8
6	头孢他啶		S敏感	≤1
7	环丙沙星		S敏感	1
8	头孢噻肟		S敏感	≤1
9	头孢唑啉	21	I中介	
10	头孢吡肟		S敏感	≤2
11	庆大霉素		S敏感	≤2
12	亚胺培南（泰能）		S敏感	≤1
13	左氧氟沙星LVX		S敏感	≤1

（续图）

编号	药敏名称	直径	结果	MIC/RAD
14	美罗培南		S敏感	≤1
15	莫西沙星		S敏感	2
16	氨苄西林/舒巴坦		S敏感	8/4
17	复方磺胺甲噁唑片（SXT）		R耐药	>2/38
18	四环素		R耐药	>8
19	哌拉西林/他唑巴坦		S敏感	≤4/4
20	头孢西丁	23	S敏感	
21	头孢呋辛	23	S敏感	
22	多黏菌素			≤0.5
23	头孢哌酮/舒巴坦	27	S敏感	

图92-5　患者脓液细菌培养及大肠埃希菌药敏报告（2018-05-17标本）

5. 2018-05-21患者脓液厌氧培养和药敏报告（2018-05-18采集，脓液注厌氧血培养瓶）：奇异变形杆菌（图92-6）。

6. 2018-05-21患者脓液标本mNGS[2018-05-17采集（图92-7）、2018-05-18采集（图92-8）]：检出消化链球菌属、卟啉单胞菌属、锥形杆菌属、普氏菌属、变形杆菌属、斯莱克氏菌属、厌氧球菌属、梭杆菌属、埃希菌属、放线菌属。

编号	药敏名称	直径	结果
1	阿米卡星	17	S敏感
2	头孢他啶	28	S敏感
3	哌拉西林/他唑巴坦	28	S敏感
4	头孢哌酮/舒巴坦	26	S敏感
5	左氧氟沙星	20	S敏感
6	亚胺培南（泰能）	24	S敏感
7	头孢吡肟	26	S敏感
8	头孢曲松	32	S敏感
9	复方磺胺甲噁唑片（SXT）	6	R耐药
10	头孢呋辛钠	24	S敏感
11	头孢哌酮	24	S敏感
12	头孢西丁	22	S敏感
13	氨苄西林/舒巴坦	22	S敏感
14	美罗培南	26	S敏感
15	头孢唑林	23	S敏感
16	磷霉素	30	

图92-6　患者脓液厌氧培养及奇异变形杆菌药敏报告（2018-05-18标本）

拉丁文种名	中文种名	覆盖度	覆盖率(%)	深度	绝对丰度	相对丰度(%)	拉丁文属名	中文属名	属绝对丰度	属相对丰度(%)	比对序列数	种严格比对序列数	属严格比对序列数
Peptostreptococcus_stomatis	消化链球菌	173687/1988774	87.33	13.81	242 396.572	21.56	Peptostreptococcus	消化链球菌属	246 062.388 6	21.88	482 072	422 617	432 518
Peptostreptococcus_anaerobius	厌氧消化链球菌	61595/2117400	2.91	6.25	3 665.816 6	0.33	Peptostreptococcus	消化链球菌属	246 062.388 6	21.88	7 762	2 688	432 518
Porphyromonas_endodontalis	牙髓卟啉单胞菌	1620356/2064868	78.47	10.51	166 024.656 3	14.76	Porphyromonas	卟啉单胞菌属	169 891.559 8	15.11	342 819	253 640	258 213
Porphyromonas_gingivalis	牙龈卟啉单胞菌	184735/2378872	7.77	1.77	2 772.322 3	0.25	Porphyromonas	卟啉单胞菌属	169 891.559 8	15.11	6 595	3 007	258 213
Pyramidobacter_piscolens	鱼腥味锥形杆菌	2283076/2563404	89.06	5.48	98 018.884 3	8.72	Pyramidobacter	锥形杆菌属	98 018.884 3	8.72	251 262	234 854	234 854
Prevotella_baroniae	巴伦昔氏菌	2542762/3129177	81.26	3.94	64 249.801 1	5.71	Prevotella	普氏菌属	87 659.291 4	7.8	201 049	181 641	232 076
Prevotella_dentalis	牙普氏菌	445053/3341085	13.32	1.21	3 232.183 6	0.29	Prevotella	普氏菌属	87 659.291 4	7.8	10 799	1 186	232 076
Hallella_seregens	嗜血清霍氏菌	437391/3267323	13.39	1.38	3 705.173 9	0.33	Prevotella	普氏菌属	87 659.291 4	7.8	12 106	813	232 076
Prevotella_oris	口普氏菌	79771/3346788	2.38	1.89	909.23	0.08	Prevotella	普氏菌属	87 659.291 4	7.8	3 043	664	232 076
Prevotella_nigrescens	变黑普氏菌	79813/2987072	2.67	2.17	1 169.037 8	0.1	Prevotella	普氏菌属	87 659.291 4	7.8	3 492	582	232 076
Prevotella_intermedia	中间普氏菌	60916/2699437	2.26	3.38	1 535.505 4	0.14	Prevotella	普氏菌属	87 659.291 4	7.8	4 145	493	232 076
Prevotella_enoeca	抑制普氏菌	63105/2861432	2.21	2.19	975.735 2	0.09	Prevotella	普氏菌属	87 659.291 4	7.8	2 792	262	232 076
Proteus_mirabilis	奇异变形杆菌	501037/4063606	12.33	1.09	2 704.002 3	0.24	Proteus	变形杆菌属	5 478.338 9	0.49	10 988	704	20 555
Proteus_vulgaris	普通变形杆菌	468349/3794983	12.34	1.09	2 699.353 3	0.24	Proteus	变形杆菌属	5 478.338 9	0.49	10 244	470	20 555
Slackia_exigua	斯莱克氏菌	626050/2096299	29.86	1.25	7 520.396 7	0.67	Slackia	斯莱克氏菌属	7 543.145 2	0.67	15 765	14 073	14 115
Anaeroglobus_geminatus	厌氧球菌	552851/1799414	30.72	1.3	8 038.728 2	0.71	Anaeroglobus	厌氧球菌属	8 038.728 2	0.71	14 465	13 006	13 006
Fusobacterium_nucleatum	具核梭杆菌	320116/2507720	12.77	1.19	3 065.733	0.27	Fusobacterium	梭杆菌属	6 228.250 7	0.55	7 688	3 238	8 523
Escherichia_coli	大肠埃希菌	170383/5399183	3.16	1.04	659.359	0.06	Escherichia	埃希菌属	1 072.533 5	0.1	3 560	249	706
Actinomyces_cardiffensis	加地夫放线菌	5506/2214991	0.248 6	1.23	62.302 7	0.01	Actinomyces	放线菌属	199.727 4	0.02	138	54	155
Actinomyces_urogenitalis	放线菌	1602/2703472	0.059 3	1.05	12.576 4	0	Actinomyces	放线菌属	199.727 4	0.02	34	19	155
Actinomyces_turicensis	苏黎世放线菌	3078/1967795	0.156 4	1.09	34.556 4	0	Actinomyces	放线菌属	199.727 4	0.02	68	15	155

图92-7 患者脓液标本(2018-05-17采集)mNGS检测结果

拉丁文种名	中文种名	覆盖度	覆盖率（%）	深度	绝对丰度	相对丰度（%）	拉丁文属名	中文属名	属绝对丰度	属相对丰度（%）	比对序列数	种严格比对序列数	属严格比对序列数
Pyramidobacter_piscolens	鱼腥味锥形杆菌	2192335/2563404	85.52	3.84	65 808.588 9	26.24	Pyramidobacter	锥形杆菌属	65 808.588 9	26.24	168 694	159 052	159 052
Porphyromonas_endodontalis	牙髓卟啉单胞菌	1453612/2064868	70.4	3.17	44 909.408 3	17.91	Porphyromonas	卟啉单胞菌属	45 922.221	18.31	92 732	68 442	69 576
Porphyromonas_gingivalis	牙龈卟啉单胞菌	65138/2378872	2.74	1.27	697.809 7	0.28	Porphyromonas	卟啉单胞菌属	45 922.221	18.31	1 660	741	69 576
Peptostreptococcus_stomatis	消化链球菌	1257704/1988774	63.24	1.89	23 937.360 4	9.54	Peptostreptococcus	消化链球菌属	24 521.567 4	9.78	47 606	41 215	42 538
Prevotella_baroniae	巴伦普氏菌	837036/3129177	26.75	1.27	6 804.025 5	2.71	Prevotella	普氏菌属	17 894.202 3	7.14	21 291	18 300	40 999
Prevotella_intermedia	中间普氏菌	437495/2699437	16.21	1.18	3 841.171 3	1.53	Prevotella	普氏菌属	17 894.202 3	7.14	10 369	6 389	40 999
Prevotella_oris	口普氏菌	76916/3346788	2.3	1.18	545.000 2	0.22	Prevotella	普氏菌属	17 894.202 3	7.14	1 824	827	40 999
Prevotella_nigrescens	变黑普氏菌	87252/2987072	2.92	1.34	784.714 9	0.31	Prevotella	普氏菌属	17 894.202 3	7.14	2 344	525	40 999
Anaeroglobus_geminatus	厌氧球菌	376646/1799414	20.93	1.17	4 901.595 7	1.95	Anaeroglobus	厌氧球菌属	4 901.595 7	1.95	8 820	8 060	8 060
Fusobacterium_nucleatum	具核梭杆菌	189784/2507720	7.57	1.1	1 679.613 4	0.67	Fusobacterium	梭杆菌属	2 760.62	1.1	4 212	1 854	4 298
Fusobacterium_hwasookii	梭杆菌	71156/2463707	2.89	1.07	624.668 4	0.25	Fusobacterium	梭杆菌属	2 760.62	1.1	1 539	311	4 298
Proteus_mirabilis	奇异变形杆菌	106384/4063606	2.62	1.02	536.469 3	0.21	Proteus	变形杆菌属	1 096.513 9	0.44	2 180	158	4 112
Proteus_vulgaris	普通变形杆菌	102088/3794983	2.69	1.02	548.355 6	0.22	Proteus	变形杆菌属	1 096.513 9	0.44	2 081	80	4 112
Slackia_exigua	斯莱克氏菌	147788/2096299	7.05	1.04	1 475.934 5	0.59	Slackia	斯莱克氏菌属	1 477.198 3	0.59	3 094	2 740	2 746
Escherichia_coli	大肠埃希菌	63995/5399183	1.19	1.01	241.147 6	0.1	Escherichia	埃希菌属	396.577 8	0.16	1 302	104	286
Escherichia_fergusonii	弗格森埃希菌	23373/4588711	0.509 4	1.01	103.732 8	0.04	Escherichia	埃希菌属	396.577 8	0.16	476	102	286
Actinomyces_cardiffensis	加地夫放线菌	1471/2214991	0.066 4	1	13.544 1	0.01	Actinomyces	放线菌属	49.548 1	0.02	30	12	38
Actinomyces_turicensis	苏黎世放线菌	834/1967795	0.042 4	1	8.639 1	0	Actinomyces	放线菌属	49.548 1	0.02	17	5	38

图 92-8 患者脓液标本（2018-05-18 采集）mNGS 检测结果

7. 2018-05-21患者血标本mNGS［2018-05-17采集（图92-9）］结果：检出消化链球菌属、卟啉单胞菌属、锥形杆菌属、普氏菌属、斯莱克氏菌属、厌氧球菌属。

8. 2018-05-25脓液标本mNGS［2018-05-23采集（图92-10）］：检出消化链球菌属、卟啉单胞菌属、锥形杆菌属、普氏菌属、变形杆菌属、斯莱克氏菌属、厌氧球菌属、梭杆菌属、埃希菌属、放线菌属，序列数较2018-05-17采集标本明显降低。

9. 2018-05-23患者脓液厌氧菌培养（2018-05-18采集，脓液注入厌氧血培养瓶）：苏黎世放线菌。考虑革兰阴性杆菌和厌氧菌多种病原体混合感染，患者腰痛好转，炎症标志物逐渐下降，但体温未能将至37℃以下，暂继续予厄他培南（1 g，静脉滴注，qd）抗感染治疗。治疗期间，评估患者肾上腺激素水平ACTH-F节律、肾素-醛固酮、甲氧基肾上腺素、甲氧基去甲肾上腺素均正常。

10. 2018-05-24患者脓液引流约300 mL后未能继续出液。复查增强MRI：右侧肾上腺脓肿较2018-05-16稍缩小（6.6 cm×5.1 cm）。次日更换引流管，再次引流出黄脓性液体约230 mL。

11. 2018-05-31患者血培养（2018-05-17采集，延长培养时间至2周）报告阴性。体温转平，炎症标志物继续下降（图9-11）。复查增强MRI：右侧肾上腺脓肿较2018-05-24缩小（6.4 cm×3.1 cm）（图9-13）。

12. 2018-06-01患者带管出院，改用法罗培南（0.2 g，口服，tid）门诊抗感染治疗。

■ **出院后随访**

1. 2018-06-05患者引流脓液（2018-05-30采集，脓液注入厌氧血培养瓶）培养报告：奇异变形杆菌。

2. 2018-06-11患者门诊复查炎症标志物基本正常（图9-12）；彩超显示：右侧肾上腺区囊实性占位（4.9 cm×3.1 cm），考虑脓肿治疗后改变。继续法罗培南抗感染治疗+脓肿引流。

3. 患者目前每日引流量5～10 mL，引流脓液较前稀薄。

最后诊断与诊断依据

■ **最后诊断**

右侧肾上腺脓肿（厌氧菌为主的混合感染）。

■ **诊断依据**

患者为中年女性，以右腰痛起病，伴有低热。患者血液学检查显示WBC、CRP、ESR升高；影像学检查PET/CT提示右侧肾上腺区较大病灶（8 cm×6 cm），病灶内有大范围液化和分隔；MRI显示肾上腺病灶增强后内部呈轻度片絮样强化。肾上腺病灶穿刺，引流出大量脓液。引流后当天有一过性寒战高热。多次脓液细菌培养分别报告大肠埃希菌、奇异变形杆菌、苏黎世放线菌生长；脓液mNGS检出多种厌氧菌如锥形杆菌属、卟啉单胞菌属、消化链球菌属、普氏菌属、厌氧球菌属等高浓度核酸序列，以及大肠埃希菌、奇异变形杆菌和苏黎世放线菌核酸序列；同时在血液中也检出部分上述细菌的核酸序列。予以厄他培南抗感染治疗、脓肿穿刺引流后，腰痛、发热等症状好转，随访炎症标志物逐渐下降，肾上腺占位逐渐缩小。因此，右侧肾上腺脓肿的诊断可以明确，以多种厌氧菌为主的混合菌感染。

经验与体会

1. 肾上腺脓肿是一种极其罕见的感染，通常发生在免疫功能受损宿主，或近期有外科操作的患者中。肾上腺脓肿可由血流感染播散所致，但更多的继发于肾上腺出血；约70%的出血发生在右侧肾上腺，可能与解剖结构有关，右侧肾上腺位于肝脏和脊柱之间，更易于受到压迫。此外，右肾上腺静脉与下腔静脉直接相通，容易导致肾上腺血流紊乱，以及血液外渗。

2. 文献报道的肾上腺脓肿病例甚少。有限的病例中，报告的病原体有金黄色葡萄球菌、大肠杆菌、沙门菌、肺炎链球菌、诺卡菌、脆弱拟杆菌、组织胞浆菌等。本例肾上腺引流液呈脓性，伴恶臭，考虑厌氧菌感染。脓液常规细菌培养，报告大肠埃希菌、奇异变形杆菌、放线菌生长。由于厌氧菌培养对标本采集、转运及处理的技术要求高、资源消耗大、菌种鉴定困难。在多种病原菌混合感染的情况下，仅采用脓液注入厌氧血培养瓶的方法，快速生长的兼性厌氧菌将会掩盖专性厌氧菌的生长；导致结果未能检出厌氧菌。令人欣喜的是，采集脓液标本做mNGS检测，结果有多种厌氧菌高浓度核酸检出，同时也检测到普通培养中分类出的3种其他细菌。因此，提示二代测序技术在疑似厌氧菌感染，尤其是多种病原体引起的混合感染中，获得快速、准确的病原学诊断，优势十分显著；可为指导临床精准选择有效的抗感染药物提供重要依据。

3. 对于原因不明的发热，影像学资料对于寻找隐匿病灶具有重要意义。本例是以腰痛、发热为主要表现，通过腹部CT及时发现肾上腺病灶。结合影像学特征和炎症标志物情况，我们很快排除了恶性肿瘤的可能。对于脓肿的治疗，通常切开引流+

拉丁文种名	中文种名	覆盖度	覆盖率（%）	深度	绝对丰度	相对丰度（%）	拉丁文属名	中文属名	属绝对丰度	属相对丰度（%）	比对序列数	种严格比对序列数	属严格比对序列数
Pyramidobacter_piscolens	鱼腥味锥形杆菌	15122/2563404	0.589 9	1.01	118.982 4	15.89	Pyramidobacter	锥形杆菌属	118.982 4	15.89	305	271	271
Porphyromonas_endodontalis	牙髓卟啉单胞菌	16672/2064868	0.807 4	1.01	163.690 9	21.86	Porphyromonas	卟啉单胞菌属	168.375 1	22.49	338	229	234
Prevotella_baroniae	巴伦普氏菌	6270/3129177	0.200 4	1	40.266 2	5.38	Prevotella	普氏菌属	47.765 1	6.38	126	107	120
Peptostreptococcus_stomatis	消化链球菌	4133/1988774	0.207 8	1	41.734 3	5.57	Peptostreptococcus	消化链球菌属	43.623 4	5.83	83	65	67
Anaeroglobus_geminatus	厌氧球菌	2734/1799414	0.151 9	1	30.565 5	4.08	Anaeroglobus	厌氧球菌属	30.565 5	4.08	55	45	45
Slackia_exigua	斯莱克氏菌	500/2096299	0.023 8	1	4.770 3	0.64	Slackia	斯莱克氏菌属	4.770 3	0.64	10	9	9

图 92-9　患者血标本（2018-05-17 采集）mNGS 检测结果

拉丁文种名	中文种名	覆盖度	覆盖率（%）	深度	绝对丰度	相对丰度（%）	拉丁文属名	中文属名	属绝对丰度	属相对丰度（%）	比对序列数	种严格比对序列数	属严格比对序列数
Prevotella_veroralis	真口普氏菌	19792/2994185	0.661	1.01	133.926 3	2.36	Prevotella	普氏菌属	856.520 4	15.1	401	255	190 7
Prevotella_intermedia	中间普氏菌	19057/2699437	0.706	1	141.881 4	2.5	Prevotella	普氏菌属	856.520 4	15.1	383	249	1 907
Prevotella_melaninogenica	产黑色普氏菌	18529/3168282	0.584 8	1	118.045	2.08	Prevotella	普氏菌属	856.520 4	15.1	374	214	1 907
Prevotella_baroniae	巴伦普氏菌	5984/3129177	0.191 2	1	38.668 3	0.68	Prevotella	普氏菌属	856.520 4	15.1	121	88	1 907
Pyramidobacter_piscolens	鱼腥味锥形杆菌	17302/2563404	0.675	1	135.757	2.39	Pyramidobacter	锥形杆菌属	135.757	2.39	348	324	324
Porphyromonas_endodontalis	牙髓卟啉单胞菌	13713/2064868	0.664 1	1	133.664 7	2.36	Porphyromonas	卟啉单胞菌属	152.459 8	2.69	276	212	244
Porphyromonas_somerae	卟啉单胞菌	1831/2355993	0.077 7	1	15.704 6	0.28	Porphyromonas	卟啉单胞菌属	152.459 8	2.69	37	24	244
Peptostreptococcus_stomatis	消化链球菌	10416/1988774	0.523 7	1	105.592 7	1.86	Peptostreptococcus	消化链球菌属	107.009 5	1.89	210	181	185
Peptostreptococcus_anaerobius	厌氧消化链球菌	147/2117400	0.006 9	1	1.416 8	0.02	Peptostreptococcus	消化链球菌属	107.009 5	1.89	3	2	185
Actinomyces_graevenitzii	放线菌	3086/2205815	0.139 9	1	28.107 5	0.5	Actinomyces	放线菌属	85.476 7	1.51	62	47	141
Actinomyces_odontolyticus	龋齿放线菌	4528/2432045	0.186 2	1.01	37.828 2	0.67	Actinomyces	放线菌属	85.476 7	1.51	92	47	141
Fusobacterium_nucleatum	具核梭杆菌	5589/2507720	0.222 9	1.01	45.459 6	0.8	Fusobacterium	梭杆菌属	73.504 3	1.3	114	58	117
Fusobacterium_periodonticum	牙周梭杆菌	1039/2615523	0.039 7	1	8.029	0.14	Fusobacterium	梭杆菌属	73.504 3	1.3	21	9	117
Anaeroglobus_geminatus	厌氧球菌	1601/1799414	0.089	1	17.783 6	0.31	Anaeroglobus	厌氧球菌属	17.783 6	0.31	32	30	30
Slackia_exigua	斯莱克氏菌	1393/2096299	0.066 5	1	13.356 9	0.24	Slackia	斯莱克氏菌属	13.672 9	0.24	28	24	24
Escherichia_fergusonii	弗格森埃希菌	250/4588711	0.005 4	1	1.089 6	0.02	Escherichia	埃希菌属	2.669 7	0.05	5	2	2
Escherichia_coli	大肠埃希菌	250/5399183	0.004 6	1	0.926 1	0.02	Escherichia	埃希菌属	2.669 7	0.05	5	0	2

图 92-10　患者脓液标本（2018-05-23 采集）mNGS 检测结果

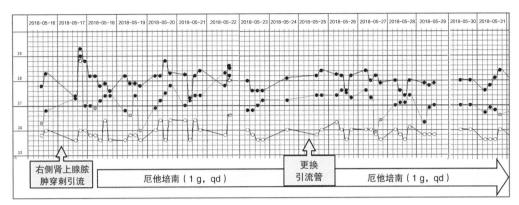

图92-11　患者体温及治疗情况

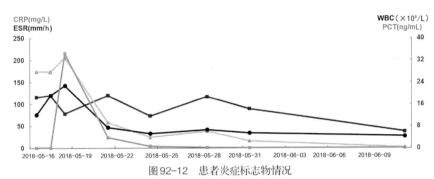

图92-12　患者炎症标志物情况

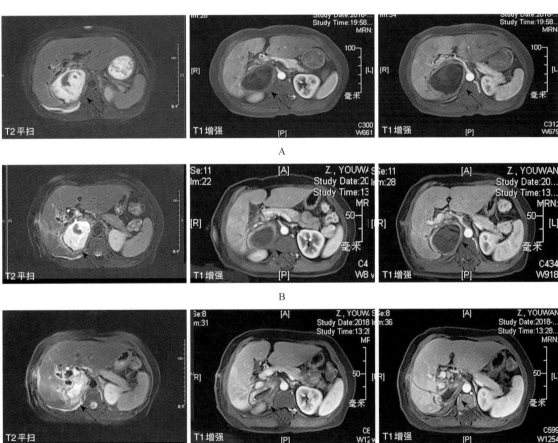

图92-13　患者腹部及肾上腺增强MRI表现　A. 2018-05-16上腹部增强MRI：右侧腹膜后肾上腺区域占位（7.6 cm×6.5 cm），内部信号不均匀，增强后病灶内部呈轻度片絮样强化，壁较厚且明显强化，感染性病变机会大，周围结构明显受压；B. 2018-05-24肾上腺增强MRI：右侧肾上腺脓肿（6.6 cm×5.1 cm），较2018-05-16片稍缩小；C. 2018-05-31肾上腺增强MRI：右侧肾上腺脓肿（6.4 cm×3.1 cm），较2018-05-24片缩小

系统性抗生素治疗，即可获得满意结果。本例疗程相对较长，可能与脓肿病灶较大、且脓肿位置不容易彻底引流，以及病原体种类多浓度高等因素有关。

参考文献

[1] Jackson C, Mccullar B, Joglekar K, et al. Disseminated Nocardia Farcinica Pneumonia with Left Adrenal Gland Abscess[J]. Cureus, 2017, 9(4): ell60.

[2] Patre V, Mandle H, Khandwal O. Nonsurgical management of bilateral adrenal abscess in newborn with therapeutic aspiration under ultrasonographic guidance. [J] .Indian J Urol, 2012, 28: 453–455.

[3] Rumińska M, Witkowska-Sdek E, Warcho S, et al. Adrenal abscess in a 3-week-old neonate-a case report[J]. Journal of Ultrasonography, 2015, 15(63): 429–437.

[4] Urratia A, Santesmases J, Benítez RM, et al. Adrenal gland abscess due to Streptococcus pneumoniae.[J]. Journal of Infection, 2010, 60(1): 88, 89.

病例 93　追查腹痛原因，竟是"赤脚"惹的祸

作者·李　冰　金文婷　马玉燕　贾漫琳　史庆丰
审阅·胡必杰　潘　珏

病史简介

男性，82岁，江西人，2018-06-01收入复旦大学附属中山医院感染病科。

■ 主诉

上腹部隐痛1个月余。

■ 现病史

1. 2018-04中旬患者无明显诱因下出现上腹隐痛，无发热寒战、腹胀腹泻、反酸嗳气、恶心呕吐、纳差消瘦等症状。至当地医院查血常规：WBC 4.06×10^9/L，N% 73.3%，ESR 9 mm/h；粪隐血+/−。胸部CT报告两肺慢性感染，左侧胸腔少量积液；腹盆腔增强CT报告前列腺增生伴钙化。予头孢噻肟和左氧氟沙星抗感染治疗共14天，患者自觉腹痛较前稍好转。

2. 2018-05-03当地医院随访，查体示患者心律不齐，脉搏短绌，诊断"心房颤动"。考虑上腹不适可能与心房颤动相关，予达比加群（110 mg，口服，bid）；治疗后仍反复上腹部隐痛。

3. 2018-05-28患者至复旦大学附属中山医院心内科就诊，血常规：WBC 4.68×10^9/L，N% 70.1%，Eos% 6.6%，CRP 0.9 mg/L；粪隐血阳性；超声心动图：室间隔基底段增厚。因患者两次粪隐血阳性，2018-05-31行胃镜检查：见胃窦充血水肿，散在黏膜点片状糜烂；十二指肠球部见虫体（图93-1）。为行进一步诊治收入感染科。

■ 既往史及个人史

诊断为"心房颤动"1个月，否认高血压、糖尿病。否认生食鱼肉史。患者系农民，经常赤足田间劳作。

入院检查

■ 体格检查

1. T 36.7℃，P 78次/分，R 20次/分，BP 122/78 mmHg。

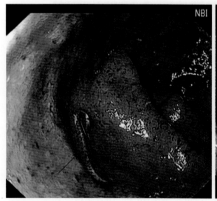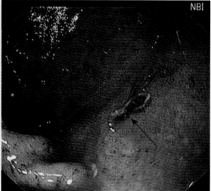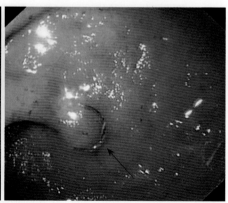

图93-1　2018-05-31患者行胃镜检查（箭头所指为十二指肠球部虫体）

2. 皮肤巩膜无黄染，无皮疹；腹平软，无压痛反跳痛，肝脾肋下未扪及；移动性浊音阴性。

实验室检查

1. 血常规：Hb 144 g/L，WBC 4.78×10^9/L，N% 60.5%，Eos% 6.3%。

2. 粪常规：黄色，未见红细胞及白细胞，粪隐血为阳性；未找到原虫阿米巴、蛔虫卵、钩虫卵及鞭虫卵。

3. 炎症标志物：CRP < 0.3 mg/L，ESR 12 mm/h。

4. 生化：ALT/AST 28/37 U/L，Alb 39 g/L，Cr 125 μmol/L，IgE 1 232 IU/mL。

5. 肿瘤标志物：胃泌素释放肽前体80.2 pg/mL，细胞角蛋白19片段5.8 ng/mL，其余正常。

6. 自身抗体：ANA 1∶100，其余正常。

7. 肝炎标志物阴性。

8. 隐球菌荚膜抗原阴性。

9. T-SPOT.TB：A/B 8/8。

辅助检查

1. 心电图检查：心房扑动呈4∶1房室传导，左心室肥大伴ST-T改变（RV5+SV1=40 mm）。

2. 心脏超声检查：室间隔基底段增厚；主动脉瓣钙化（左室射血分数67%）。

· 临床分析 ·

病史特点

患者为老年男性，江西人，慢性起病，病程1个月余，主要表现为上腹部隐痛，反复查粪隐血阳性，外周血IgE升高，胃镜下十二指肠球部见线形虫体。上腹部隐痛伴便血的诊断和鉴别诊断考虑如下。

诊断分析

1. 寄生虫感染：患者江西人，务农，长期赤足田间劳作，胃镜下十二指肠处发现虫体，伴IgE显著增高，首先考虑寄生虫感染可能。虫体形态为线状，应属线虫，而肠道寄生虫中常见的溶组织内阿米巴呈包囊状，与此不符。寄生于人体肠道的线虫主要有钩虫、蛔虫、蛲虫等。

• 钩虫病：钩虫是常见肠道寄生虫，体长约1 cm左右，伴透明，肉红色，虫体前端较细，顶端有一发达口囊。患者可出现消化道症状，如恶心呕吐、上腹痛、消化道出血等，本例胃镜下见大量虫体，从胃镜照片见虫体咬附在胃黏膜上；故首先考虑钩虫感染，需反复送检粪常规，观察粪便中是否存在虫卵，根据虫卵形态可进一步验证。另外亦可完善血清寄生虫抗体检测，明确病原体。

• 蛔虫病：蛔虫是人体内最常见的寄生虫之一，寄生于小肠，其成虫呈圆柱形似蚯蚓；雄虫长20～35 cm，雌虫长15～31 cm。蛔虫病多见于儿童，常因吞食含有感染期虫卵的食物得病，典型临床表现为右上腹钻顶样疼痛，可出现呕吐、腹痛、腹胀症状，呕吐或排便出蛔虫。患者否认生食史、饮生水史，且镜下所见虫体较短较小，与蛔虫形态不符。

• 蛲虫病：亦经口感染，成虫寄生于人体的回盲部，以盲肠、阑尾、结肠、直肠及回肠下段多见。蛲虫损伤肠道黏膜，造成黏膜的炎症及出血，临床可表现为腹痛、脓肿形成及肛周瘙痒等。患者生食史、饮生水史，且虫体见于十二指肠，需采集肛周拭子观察有无虫卵；粪便中的虫卵检出率低，必要时可进一步行肠镜检查。

2. 腹腔结核：可表现为腹胀腹痛、便血，也可表现为发热、腹水、肠梗阻等，部分合并肺结核。腹部CT可表现为肠壁水肿、系膜、肠系膜增厚、腹膜增厚等，但患者无发热盗汗等结核中毒症状。CRP及红细胞沉降率等炎症指标正常，T-SPOT.TB升高不明显；影像学检查无提示，结核依据不足。

3. 胃肠道恶性肿瘤：患者老年男性，存在腹痛和消化道出血，肿瘤可能性大，虽胃镜下已见十二指肠虫体，但肿瘤标志物中胃泌素释放肽前体升高，仍不能排除合并消化道肿瘤的可能。可行腹盆增强CT及肠镜等检查，必要时可完善PET/CT。

4. 其他可能引起腹痛及消化道出血的疾病：常见的有消化道溃疡、溃疡性结肠炎、克罗恩病等，少见的有变应性紫癜、肠系膜血栓形成、出血坏死性肠炎、whipple病、肠套叠、缺血性肠病等；可进一步性肠镜及病理活检明确诊断。

· 进一步检查、诊治过程和治疗反应 ·

1. 2018-06-01患者外周血送中国疾病预防控制中心寄生虫研究所（上海）。

2. 2018-06-02建议患者行肠镜检查，家属考虑年龄较大，拒绝检查。粪标本送复旦大学基础医学院病原生物学系查寄生虫。予阿苯达唑0.4 g，bid驱虫治疗。

3. 2018-06-03患者血寄生虫抗体全套检测均为阴性（图93-2）。

血清	项目	结果
1	囊虫	阴性
2	肺吸虫	阴性
3	华支睾吸虫	阴性
4	血吸虫	阴性
5	包虫	阴性
6	旋毛虫	阴性
7	曼氏猎头蚴	阴性
8	弓形虫IgG	阴性
9	广州管圆线虫	阴性
10	片形吸虫	阴性

图93-2　患者寄生虫抗体检测报告

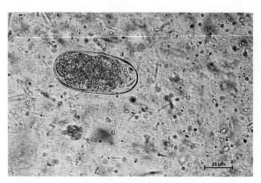

图93-3　2018-06-02外送患者粪便标本见钩虫卵

4. 2018-06-04患者腹盆部增强CT检查：肝及双肾微小囊肿，左肾小钙化灶，右肾小结石或小钙化灶；胆囊小结石；前列腺稍大伴钙化灶。

5. 2018-06-05外送患者粪便找寄生虫（饱和盐水浮聚法）报告：钩虫卵阳性，未找到寄生虫原虫，未找到阿米巴包囊（图93-3）。

6. 2018-06-06考虑钩虫病诊断明确，热病推荐钩虫治疗方案为阿苯达唑400 mg，qd，3天；本患者阿苯达唑400 mg，bid已经用4天，患者诉腹痛缓解。随访患者外周血 WBC 3.95×10⁹/L，N% 67.1%，Eos% 4.3%，CRP 0.5 mg/L，ESR 5 mm/h，IgE 925 IU/mL，故停抗寄生虫治疗，并予出院。

7. 出院1个月后电话随访：患者诉恢复良好，出院后未再腹痛，故未至医院随访。

最后诊断与诊断依据

■ **最后诊断**

1. 钩虫病。
2. 房颤。

■ **诊断依据**

患者为老年男性，江西人，长期田间赤足劳作，慢性起病，主要表现为上腹部隐痛，无发热、腹泻及消瘦。实验室检查粪隐血多次阳性，胃镜发现十二指肠球部虫体，粪标本请寄生虫专家镜检找见多枚钩虫卵，故钩虫病诊断明确。

经验与体会

1. 钩虫感染在年降水量不低于100 cm的热带及亚热带地区多见，发病率最高的是非洲，其次是亚洲。造成人类感染的钩虫主要有十二指肠钩虫和美洲钩虫。人体皮肤直接接触被钩虫卵污染的泥土可感染，本例患者为农民，长期赤足田间劳作，属于感染钩虫病的高危人群。钩虫卵在泥土中孵化成丝状蚴，幼虫经皮肤至皮下血管及淋巴管移行至肺泡，经支气管上行至口咽，吞咽后进入消化道；于小肠内发育为成虫。一般钩虫感染至少6～8周后才能在粪便中发现钩虫卵，未有文献提及可致医院感染发生。

2. 粪标本找虫卵是临床上确诊钩虫病最简单和经济的方法，需要连续数日多次采样。在充分固定的粪便标本中罕见幼虫，但偶尔会在咳出的痰中发现活的幼虫。通常情况下钩虫紧紧地黏附在黏膜上，当血清学检查显示缺铁性贫血时，曾经到过钩虫流行区者可以考虑为钩虫感染。然而，由于防病意识提高和卫生条件改善，我国寄生虫病例已经显著减少并正成为罕见病；医院检验科的年轻技术人员对寄生虫形态学检验能力，包括肠道线虫病（钩虫和蛔虫病等）的粪标本找虫卵检验明显不足，导致临床上对寄生虫感染的误诊漏诊率甚高。本例患者复旦大学附属中山医院多次粪便检查均未检测到虫卵，而外送复旦大学基础医学院病原生物学系采用饱和盐水浮聚法，镜下检出多枚钩虫卵。饱和盐水浮聚法是诊断钩虫感染的最常用方法，检出率较直接涂片法提高5～6倍。

3. 目前尚无可靠的血清学检测可以用于诊断钩虫病，除了粪便标本找虫卵，临床医生可通过消化道内镜检查协助诊断。本例患者便是通过胃镜检查发现了寄生于十二指肠的成虫。由于钩虫大多寄生于小肠，十二指肠水平部以下难以经胃镜观察，往往需行双球囊小肠镜或胶囊内镜检查。

4. 寄生虫感染常伴随外周血嗜酸性粒细胞升高，但该患者嗜酸性粒细胞数正常。钩虫感染往往嗜酸性粒细胞仅轻度升高，且在病程的各个阶段均有变化。对于怀疑钩虫感染的患者，除嗜酸性粒细胞外，还应完善IgE检查。该患者入院检查示IgE显著升高，在予以抗寄生虫治疗后，IgE大幅下降；可见IgE在寄生虫感染的诊断中有一定的提示作用，同时在评价患者对抗感染治疗反应性方面也有一定价值。

5. 阿苯达唑是钩虫感染的首选药物，一项系统综述纳入了55项RCT研究结果，统计显示阿苯达唑对钩虫感染的治愈率达79.5%。最近一项随机对照研究比较了阿苯达唑单剂（400 mg）与三倍剂量（400 mg连服3天），发现增加剂量和疗程能进一步提高对钩虫感染的治愈率。本例患者收入复旦大学附属中山医院感染病科时，即考虑钩虫感染，予400 mg，bid服用4天，取得了良好的疗效。

参考文献

[1] Jourdan PM, Lamberton PHL, Fenwick A, et al. Soil-transmitted helminth infections[J]. Lancet, 2018, 391(10117): 252-265.
[2] Moser W, Schindler C, Keiser J. Efficacy of recommended drugs against soil transmitted helminths: systematic review and network meta-analysis[J]. BMJ, 2017, 358: j4307.
[3] Phosuk I, Intapan PM, Thanchomnang T, et al. Molecular detection of Ancylostoma duodenale, Ancylostoma ceylanicum, and Necator americanus in humans in northeastern and southern Thailand[J]. Korean J Parasitol, 2013, 51(6): 747-749.
[4] Steinmann P, Utzinger J, Du ZW, et al. Efficacy of single-dose and triple-dose albendazole and mebendazole against soil-transmitted helminths and Taenia spp.: a randomized controlled trial[J]. PLoSOne, 2011, 6(9): e25003.

病例 94 鼻塞、流涕、面部疼痛，背后的真正原因是什么？

作者·骆 煜 金文婷 马玉燕
审阅·胡必杰 潘 珏

病史简介

女性，66岁，上海人，2019-01-03收入复旦大学附属中山医院感染病科。

■ 主诉

左侧面部疼痛伴头痛1个月余。

■ 现病史

1. 2018-10-24患者出现鼻塞、流涕，呈黄脓涕，伴咽痛、咳嗽，无发热、胸痛，无腹痛、腹泻。至社区医院就诊，考虑上呼吸道感染，予以头孢氨苄和抗病毒口服液治疗后好转。

2. 2018-11-23患者突发左侧面部疼痛，伴头痛，无发热、咳嗽、咳痰、流涕、咽痛、上睑下垂等，2018-12-03至神内科门诊就诊，考虑面神经炎，予以口服腺苷钴胺+维生素B1（呋喃硫胺）+加巴喷丁等治疗，无明显好转。

3. 2018-12-07患者至上海眼耳鼻喉科医院就诊，查鼻窦CT：左侧前组筛窦、上颌窦慢性炎症，涉及左侧鼻腔中鼻道。右侧筛窦底、上颌窦黏膜稍增厚（图94-1）。考虑上颌窦炎症，分别于2018-12-09、2018-12-16行两次经鼻上颌窦穿刺引流，抽出黄脓色液体；第二次穿刺引流不佳。

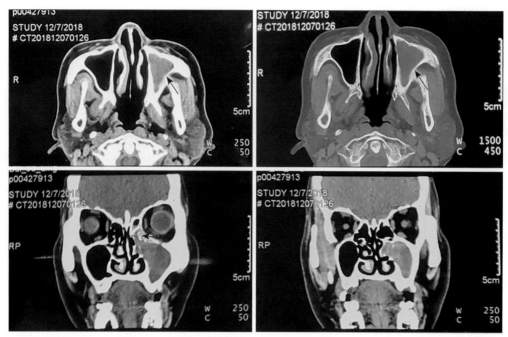

图94-1 2018-12-07患者鼻窦CT检查结果 左侧前组筛窦、上颌窦慢性炎症，累及左侧鼻腔中鼻道。右侧筛窦底、上颌窦黏膜稍增厚

4. 2018-12-27患者至眼耳鼻喉科医院在全麻下行左上颌窦+筛窦+额窦开放术，术中见左侧上颌窦充满霉菌样物。术后病理报告"（左鼻）黏膜慢性炎，小区间质内及裂隙处见霉菌菌丝，倾向侵袭性霉菌病；另坏死组织见成片霉菌菌丝菌孢；特殊染色：六胺银及PAS均阳性"。术后面部疼痛和头痛好转，每日2次鼻腔冲洗，呈淡血性液体。建议感染病科就诊。

5. 2019-01-03为进一步诊治，收入复旦大学附属中山医院感染病科。追问病史，患者于2018-10-22至外院口腔科行左侧上磨牙拔牙术（3颗）。患病以来，睡眠、食欲尚可，大小便正常，体重无明显改变。

■ **既往史及个人史**

患者既往有慢性胃炎（胃窦糜烂型）病史。30年前曾行阑尾切除术。否认高血压、糖尿病等。

入院检查

■ **体格检查**

1. T 36.2℃，P 92次/分，R 22次/分，BP 142/75 mmHg。

2. 左侧颊部轻压痛，双肺呼吸音清，未闻及明显啰音。心律齐，未闻及杂音。腹平软，无压痛或反跳痛；双下肢无水肿。

■ **实验室检查**

1. 血常规：WBC 5.15×10^9/L，N% 57.1%，Hb 131 g/L，PLT 219×10^9/L。

2. 炎症标志物：hsCRP 29.5 mg/L，ESR 46 mm/h，PCT < 0.02 ng/mL。

3. 尿常规：白细胞酯酶（++），白细胞计数181/μL。

4. 肝肾功能：ALT/AST 24/23 U/L，白蛋白47 g/L，Cr 75 μmol/L。

5. 自身抗体、肿瘤标志物均阴性。

6. 特定蛋白：免疫球蛋白G 11.78 g/L，免疫球蛋白E 15 IU/mL。

7. 甲状腺功能、心肌标志物、出凝血功能均正常。

8. T-SPOT.TB A/B 0/1，血隐球菌荚膜抗原阴性，G试验：12.6 EU/mL。

9. GM试验0.54 μg/L，烟曲霉抗体IgG 52.93 AU/mL，IgM 56.62 AU/mL。

■ **辅助检查**

1. 心电图检查：窦性心律；房性早搏三联律。

2. 胸部平扫+增强CT检查：两肺散在少许慢性炎症及陈旧灶，左下肺局灶性气肿（图94-2）。

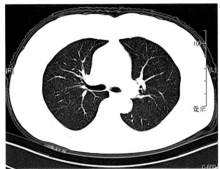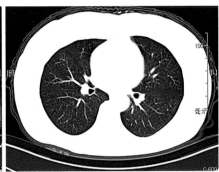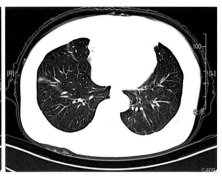

图94-2 2019-01-03患者胸部CT检查结果 双下肺少许纤维条索影，无新发炎症病灶

· 临床分析 ·

■ 病史特点

患者为老年女性，左侧面部疼痛伴头痛1月余，外院鼻窦CT主要表现为"左侧前组筛窦、上颌窦充满积液等慢性炎症表现"。外周血白细胞正常，ESR和CRP升高。发病前曾行左侧上磨牙拔牙术。疾病诊断和鉴别诊断考虑如下。

■ 诊断分析

1. 感染性疾病。

· 细菌性鼻窦炎：最常见细菌为肺炎链球菌、流感嗜血杆菌和卡他莫拉菌，细菌性鼻窦炎也可以是病毒感染的并发症。患者发病前曾行左侧上磨牙拔牙术，需考虑牙源性细菌引起；由牙根感染蔓延至鼻窦腔所致时，需考虑微需氧菌和厌氧菌。可表现为发热、脓性鼻分泌物、面部疼痛。

· 病毒性鼻窦炎：病程通常少于4周，与普通感冒相关，最常见的病因为鼻病毒、流感病毒和副流感病毒，大多数呈自限性，通常在7～10日内消退。本患者2018-10-24出现鼻塞、流涕、咽痛等症状，后转为左侧面部疼痛和头痛，且病后2月余面部疼痛症状仍明显，不支持本病诊断。

· 真菌性鼻窦炎：多见于免疫抑制或糖尿病控制不佳的患者，引起侵袭性感染最常见的真菌有曲霉，其他尚包括毛霉、镰刀菌和着色真菌等，部分同时合并肺部真菌感染。文献介绍对于单侧鼻部症状和不明原因面部疼痛、牙痛或头痛的患者，尤其老年妇女，应警惕本病的可能。本例外院CT显示左侧筛窦和上颌窦炎症表现，全麻下行左上颌窦+筛窦+额窦开放术；术后病理报告"黏膜慢性炎，并见霉菌菌丝，六胺银和PAS染色阳性"。因此真菌性鼻窦炎可以考虑，需要鉴别的是何种真菌（曲霉、毛霉或其他）引起，以及侵袭性还是非侵袭性？

2. 非感染性疾病。

· 自身免疫疾病：肉芽肿性多血管炎（GPA；即Wegener肉芽肿）患者中约90%存在鼻、鼻窦或耳部受累；病理显示坏死性肉芽肿，同时可累及肺和肾脏，C-ANCA及丝氨酸蛋白酶3（PR3）阳性；病理活检可进一步明确。该患者自身抗体阴性，同时组织病理提示真菌感染，故暂不考虑该诊断。

· 鼻窦肿瘤：临床上较少见，以上颌窦和筛窦的腺癌和鳞状细胞癌最常见。该病主要表现为面部疼痛、牙痛、鼻塞和鼻衄，晚期出现面部不对称、口腔和鼻腔内可见肿瘤；本例已经行病理检查，未发现肿瘤证据，故不考虑。

进一步检查、诊治过程和治疗反应

■ 诊治过程

1. 2019-01-04外院手术切片复旦大学附属中山医院病理科会诊：（左鼻）黏膜急慢性炎，部分黏膜表面破溃；见较多中性粒细胞浸润及菌丝和孢子，为真菌感染，倾向曲霉菌感染。

2. 2019-01-04起予以患者伏立康唑（0.2 g，口服，q12 h；负荷剂量0.4 g，q12 h）抗感染治疗。继续每日2次鼻腔冲洗。

3. 2019-01-07患者副鼻窦增强MRI检查：两侧副鼻窦炎，左侧为著（图94-3）。嘱出院，治疗方案：伏立康唑（0.2 g，口服，q12 h）+鼻腔冲洗，门诊随访。

■ 出院后随访

1. 2019-01-15患者自诉无面部疼痛和头痛症状，自觉鼻腔冲洗液颜色转清，改为每日1次冲洗。

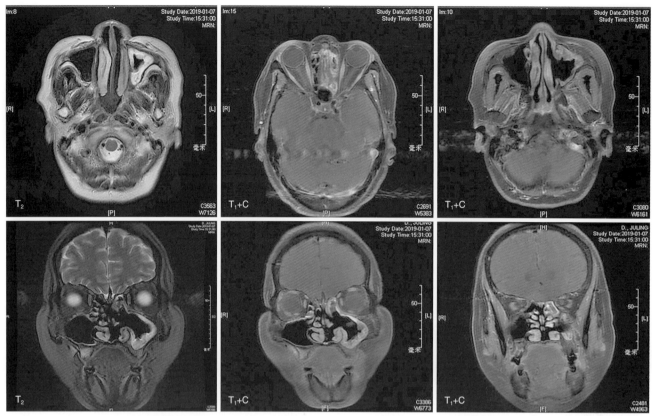

图94-3　2019-01-07患者副鼻窦增强MRI检查结果　两侧副鼻窦炎，左侧为著（左侧上颌窦内膜增厚，明显强化，窦腔开口扩大；两侧筛窦、左侧蝶窦及额窦黏膜增厚强化；右侧上颌窦见少量积液）

2. 2019-01-18、2019-01-30、2019-02-15患者复查炎症标志物逐渐下降至正常（图94-4）。

3. 2019-03-02患者复查副鼻窦MRI+增强检查：双侧上颌窦及筛窦炎症，左侧为著（较前略有好转）（图94-5）。

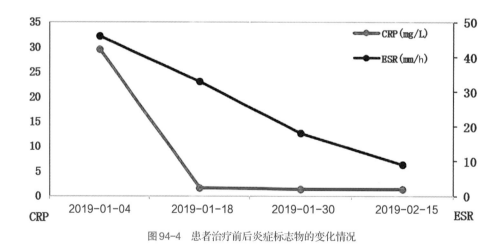

图94-4　患者治疗前后炎症标志物的变化情况

最后诊断与诊断依据

■ 最后诊断

慢性侵袭性真菌性鼻窦炎（曲霉感染，累及左上额窦、筛窦）（chronic invasive fungal rhino-sinusitis，CIFRS）。

■ 诊断依据

患者为老年女性，左侧面部疼痛伴头痛1月余，外院鼻窦CT示：左侧前组筛窦、上颌窦慢性炎症，涉及左侧鼻腔中鼻道。于2018-12-27在全麻下行左上颌窦+筛窦+额窦开放术，术中见左侧上颌窦充满霉菌样物。术后病理示：（左鼻）黏膜慢性炎，

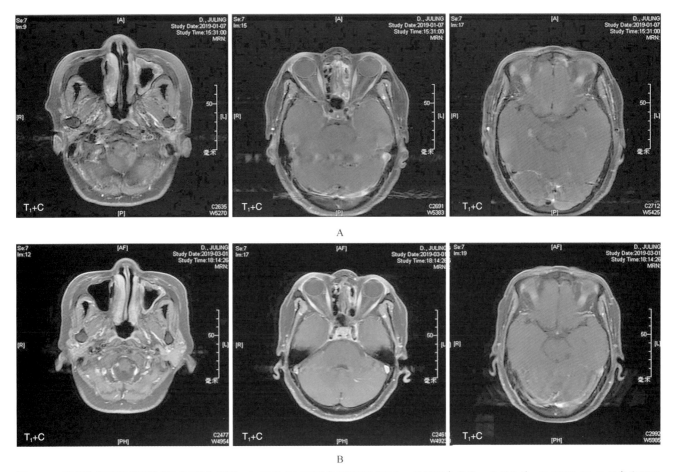

图94-5 患者治疗前后的副鼻窦MRI变化情况 A. 2019-01-07副鼻窦增强MRI示：两侧副鼻窦炎，左侧为著；B. 2019-03-01副鼻窦增强 MRI示：双侧上颌窦及筛窦炎症，左侧为著（较前略有好转）

部分黏膜表面破溃，见菌丝和孢子；特殊染色：六胺银及PAS均阳性，倾向曲霉感染。该患者整个病程超过12周，病理提示真菌侵犯黏膜，故考虑为CIFRS的诊断。

经验与体会

1. 真菌性鼻窦炎包括多种真菌感染，有的仅仅有局部轻微症状，有的可以快速致命。侵袭性真菌性鼻窦炎大致可分为急性和慢性。该患者虽然症状出现仅有数周，但无免疫抑制基础及暴露史，且无发热、鼻出血，无菌丝侵入血管导致组织梗死等证据；故仍考虑为慢性侵袭性真菌性鼻窦炎。

2. 慢性侵袭性真菌性鼻窦炎患者通常表现出慢性鼻窦炎的症状，很少有全身主诉。这些患者通常较年长，仅有轻度免疫功能受损。糖尿病和低剂量糖皮质激素是常见的危险因素。曲霉某些种和棕黑色霉菌（非毛霉目）更可能引起这种形式的鼻窦炎。这是一种缓慢破坏性的病变，典型的病程超过12周；组织病理学显示组织破坏伴稀疏的炎症反应。

3. 免疫功能受损患者数量显著增多使得侵袭性真菌感染这一不寻常表现有所增加。对于有鼻窦相关主诉（尤其是面部疼痛）的免疫功能受损患者，必须高度警惕本病。应仔细检查鼻孔和口腔有无坏死区域。需由耳鼻喉科医生早期进行鼻内镜评估。但由于该患者免疫功能正常，容易出现漏诊。

4. 侵袭性真菌性鼻窦炎的诊断取决于对受累区域活检显示真菌侵犯的组织病理学证据。疑似患者的评估应该包括早期鼻内镜检查并对受累组织活检。对于感染范围的评估，应该采用CT或MRI来进行。CT扫描常显示单个鼻窦受累，有肿块病变和黏膜增厚，常见骨侵蚀；而进行MRI来评估颅内和海绵窦受累情况。应该尽快开展外科评估以进行诊断性活检和清创术。许多患者需要根治性手术清创来获得治愈，有时需要多次手术。2016年美国IDSA曲霉病诊断和管理指南建议，鼻窦曲霉感染建议外科手术和全身性伏立康唑或AmB制剂的脂质制剂均可用于侵袭性治疗。单纯手术切除可用于治疗真菌球型鼻窦炎。可能需要扩大鼻窦造口术以改善引流并防止复发。

5. 鼻窦真菌感染活检标本培养通常呈阳性。区分毛霉病原体与曲霉和着色真菌很重要，因为相应的抗真菌治疗不同。该患者考虑曲霉菌感染，首选方案为伏立康唑加或不加棘白菌素类。若由于重度不良反应而不能耐受伏立康唑者，可选择两性霉素B脂质剂型或艾沙康唑。药物治疗通常持续至少3～6个月。某些持续为免疫抑制状态的患者需要终身治疗。

参考文献

[1] Chakrabarti A, Denning DW, Ferguson BJ, et al. Fungal rhinosinusitis: a categorization and definitional schema addressing current controversies[J]. Laryngoscope, 2009, 119(9): 1809–1818.

[2] Gillespie MB, O'Malley BW. An algorithmic approach to the diagnosis and management of invasive fungal rhinosinusitis in the immunocompromised patient[J]. Otolaryngol Clin North Am, 2000, 33(2): 323–334.

[3] Melancon CC, Clinger JD. The use of frozen section in the early diagnosis of acute invasive fungal sinusitis[J]. Otolaryngol Head Neck Surg, 2017, 157(2): 314–319.

[4] Patterson TF, Thompson GR 3rd, Denning DW, et al. Practice guidelines for the diagnosis and management of aspergillosis: 2016 Update by the Infectious Diseases Society of America[J]. Clin Infect Dis, 2016, 63(4): e1–e60.

病例 95　初二男生腰痛2个月，磁共振报告腰椎结核：你信吗？

作者·黄英男　金文婷　马玉燕　周春妹
审阅·胡必杰　潘珏

病史简介

男性，15岁，初二学生，安徽人，2019-02-11收入复旦大学附属中山医院感染病科。

■ 主诉

腰痛2个月余。

■ 现病史

1. 2018年12月患者无明显诱因下出现腰痛，伴髋部疼痛，无明显下肢肌力改变，服用止痛药后未见明显缓解。

2. 2019-01-23患者腰椎MRI平扫示：L3、L4椎体呈长T_1长T_2信号灶，压脂相上呈高信号；椎体上下缘局部骨质信号异常，呈囊性改变；右侧腰大肌局部水肿，考虑L3、L4腰椎结核伴右侧腰大肌寒性脓肿形成。胸部CT未见明显异常。

3. 2019-01-28患者至复旦大学附属中山医院骨科门诊，查血常规：WBC 6.9×10^9/L，N% 62.2%；炎症标志物：ESR 62 mm/h，CRP 29.6 mg/L；T-SPOT.TB：A/B 0/0。考虑结核不除外，予异烟肼＋利福平＋乙胺丁醇＋吡嗪酰胺四联抗结核治疗。

4. 用药后患者疼痛有所缓解，弯腰时仍有疼痛，2019-02-11复查血常规：WBC 5.22×10^9/L，N% 52.1%；炎症标志物：ESR 16 mm/h，CRP < 0.3 mg/L。为明确病情和进一步治疗收住感染病科。

■ 既往史及个人史

患者否认生食、旅游及动物接触史；否认慢性病史，否认手术外伤史；否认家族遗传病史，否认传染病史。

入院检查

■ 体格检查

1. T 36.5℃，P 80次/分，R 20次/分，BP 130/86 mmHg。

2. 患者体型消瘦，身高180 cm，体重54 kg。L3/L4水平脊柱区叩痛阳性，压痛阴性。

■ 实验室检查

1. 血常规：WBC 4.23×10^9/L，N% 43.8%，L% 48.2%，M% 6.1%，Hb 145 g/L，PLT 246×10^9/L。

2. 炎症标志物：ESR 8 mm/h，CRP < 0.3 mg/L，PCT < 0.02 ng/mL。

3. 生化：ALT/AST 11/14 U/L，LDH 142 U/L，Alb 44 g/L，Cr 57 μmol/L。

4. 肿瘤标志物：CEA、CA19-9、CA72-4等均阴性。

5. 自身抗体阴性。

6. 细胞免疫正常。

7. T-SPOT.TB：A/B 0/0。

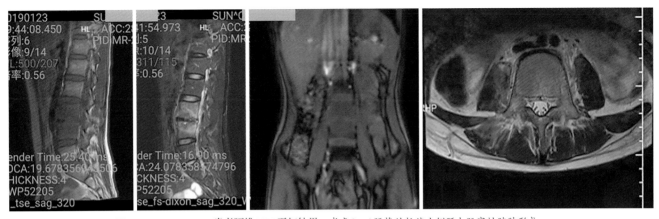

图95-1　2019-01-23患者腰椎MRI平扫结果　考虑3、4腰椎结核伴右侧腰大肌寒性脓肿形成

8. 隐球菌荚膜抗原及G试验阴性。

辅助检查

1. 心脏超声检查未见明显异常。

2. 胸部CT检查未见明显异常。

临床分析

病史特点

患者为少年男性，主诉腰痛2月余，无明显发热、局部红肿热痛等表现，既往体健。实验室检查提示炎症标志物升高；但T-SPOT.TB：A/B 0/0，细胞免疫、肿瘤标志物及自身抗体等均阴性。影像学MRI检查显示L3、L4椎体骨质异常信号，腰大肌局部水肿；CT显示肺部、腹腔及腹膜后淋巴结未见明显异常，四联抗结核治疗后症状有所好转。

诊断分析

诊断考虑以下疾病。

1. 感染性疾病：患者局部疼痛起病，慢性病程，毒性症状不明显。炎症标志物升高，MRI提示腰椎椎体骨质异常信号；首先考虑感染性疾病，尤其是低毒力病原体引起的感染，常见有以下几种。

• 分枝杆菌：包括结核和非结核分枝杆菌。结核是骨关节慢性感染常见病因，可伴有消耗症状，但通常T-SPOT.TB阳性；非结核分枝杆菌如偶发分枝杆菌等也可引起骨关节感染，但临床少见。确诊有赖于组织病理学和病原学检查。

• 诺卡菌：诺卡菌可以引起多个部位如肺、脑、皮肤、骨关节及心内膜炎等的慢性化脓性病变或肉芽肿等。60%患者为免疫缺陷宿主。确诊有赖于病原学，但有研究报道微生物检验敏感性低，仅1/3的涂片及培养阳性。

• 布鲁氏菌：布鲁氏菌病临床表现多样，病情轻重不等；骨关节受累是布鲁氏菌病的最常见表现。椎体中最常见累及腰椎，且利福平治疗有效。但本病一般有牛羊等家畜接触史、未消毒奶制品摄入史或职业暴露史，确诊有赖于血清学检查，PCR或细菌培养等。

• 隐球菌：隐球菌感染椎体通常提示存在播散性感染。播散性感染患者中，骨骼系统感染概率＜10%，椎体是最常见感染部位。但本患者细胞免疫正常，隐球菌抗原阴性，肺部CT未见明显异常；也无明显头痛等中枢累及表现，考虑本病可能性小。

2. 肿瘤性疾病：骨肉瘤及良性骨肿瘤常见于十几岁的青少年，但多发生在长管状骨，骨巨细胞瘤多发生在21～40岁；亦多发生于长管状骨，病变局部骨皮质变薄，与本患者不符。患者血常规基本正常，LDH不高，查体及影像学均未见明显淋巴结和肝脾肿大，故血液系统肿瘤可能性亦不大。患者年轻男性，胸腹盆CT未见占位，肿瘤标志物阴性，实体肿瘤或转移的可能性也暂不考虑。

进一步检查、诊治过程和治疗反应

诊治过程

1. 2019-02-13行CT引导下患者腰椎L3、L4穿刺活检，取得骨性组织送微生物检查及病理。骨组织涂片找细菌、真菌、抗酸杆菌结果均阴性。

2. 2019-02-14患者腹盆部CT+增强检查：腹腔器官未见明显异常；后腹膜未见肿大淋巴结；腹盆腔内无积液。L3下缘、L4椎体上缘骨质破坏，邻近腰大肌未见明显肿大及异常强化灶；考虑L3、L4椎体结核。

3. 2019-02-14患者腰椎MR+增强检查：腰椎顺列，L3、L4椎体内见异常信号，T_1W_1等低信号，T_2W_1抑脂像高信号；椎间隙狭窄，正常椎间盘信号消失；椎旁未见明显异常信号。考虑L3、L4椎体感染性病变（结核？）（图95-2）。

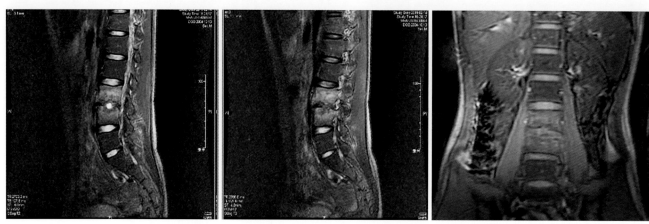

图95-2　2019-02-14患者腰椎MR+增强结果　L3、L4椎体感染性病变（结核？）

4. 2019-02-14患者腰椎穿刺（2019-02-13采样）病理初步报告：送检骨组织造血成分减少，以淋巴细胞、浆细胞为主，局灶滤泡形成；间质纤维组织明显增生伴较多小血管，未见明确肉芽肿病变。

5. 2019-02-16患者腰椎骨组织（2019-02-13采样）mNGS报告：检测诺卡菌属严格核酸序列16条（图95-3）。

属			种			
属名	属相对丰度（%）	属严格序列数	种名	覆盖度（%）	种序列数	种严格序列数
诺卡菌属	0.08	16	诺卡菌	0.002 4	52	16

图95-3　2019-02-16患者腰椎组织（2019-02-13采样）mNGS检测报告

6. 考虑腰椎诺卡菌感染可能，为了快速控制病情，2019-02-17起予患者复方磺胺甲噁唑（1.14 g，口服，tid）+利奈唑胺（0.6 g，静脉滴注，q12 h）+亚胺培南（1.0 g，静脉滴注，q8 h）抗感染治疗。因患者恶心呕吐症状明显，考虑亚胺培南引起，于2019-02-18起调整为美罗培南（1 g，静脉滴注，q8 h）；并嘱患者卧床休息，避免下床活动。

7. 2019-02-20患者腰椎穿刺病理正式报告：慢性炎症伴纤维组织增生，不排除为治疗后反应（图95-4）。

8. 2019-02-21随访患者血常规：WBC 3.28×10^9/L，N% 34.8%，Hb 152 g/L，PLT 198×10^9/L；炎症标志物：ESR 3 mm/h，CRP < 0.3 mg/L，PCT < 0.02 ng/mL；予出院。嘱患者回当地继续复方磺胺甲噁唑+利奈唑胺+美罗培南方案抗感染，同时利血细胞生升白细胞治疗。

■ 治疗反应

1. 2019-03-08患者身高180 cm，体重57 kg；较2019-02-11增加3 kg。

2. 2019-03-13患者门诊随访，腰痛症状已缓解，弯腰时仍有轻微疼痛，复查血常规：WBC 3.91×10^9/L，PLT 181×10^9/L；炎症标志物：ESR 5 mm/h，CRP < 0.3 mg/L。腰椎MR+增强：L3、L4椎体感染性病变，范围较2019-02-14减小好转。骨组织细菌、真菌、分枝杆菌培养回报均为阴性。2019-03-13起抗感染方案调整为复方磺胺甲噁唑（1.44 g，口服，tid）+米诺环素（0.1 g，口服，q12 h）+利福平（0.45 g，口服，qd）。2019-04-01因医院抗菌药物品种调整，米诺环素改为多西环素（0.1 g，口服，q12 h），磺胺及利福平用药同前。

3. 2019-04-24、2019-06-19患者复查腰椎MRI结果显示均较前逐渐吸收（图95-5），随访血常规、炎症标志物及肝肾功能无殊。目前仍复方磺胺甲噁唑+多西环素+利福平抗感染治疗中，患者自我感觉良好，无腰痛等不适主诉，体重较治疗前增加约15 kg。

巨检	腰椎 L3、L4：灰黄色条索状组织条，长 1.5 cm、直径 0.2 cm（脱钙）。
病理诊断	（腰椎 L3、L4 穿刺，经 CT 引导下穿刺活检）送检骨组织骨髓造血成分减少，以淋巴细胞、浆细胞为主，局灶滤泡形成；间质纤维组织明显增生伴较多小血管，未见明确肉芽肿病变，正在试行免疫组化及特殊染色检查以协助诊断。 补充报告（2019-02-20）： （腰椎 L3、L4 穿刺，经 CT 引导下穿刺活检）送检骨穿刺组织，镜下骨组织轻度增生，骨小梁轻度增多、稍增粗，骨小梁间纤维组织增生；散在少量骨髓造血组织三系细胞，细胞形态、比例未见异常，另见淋巴细胞、浆细胞及组织细胞反应。免疫组化结果示浆细胞为多克隆性增生，未见到肉芽肿结节及组织坏死，未见到转移性肿瘤、淋巴造血系统肿瘤、血管瘤等肿瘤形态学证据；为慢性炎症伴纤维组织增生，不排除为治疗后反应，请结合临床。 免疫组化（2019-N03201）：19S06271-001，Ki-67（2% 阳性），CD68（KP1）组织细胞阳性，CK（pan）阴性，CD138（部分阳性），CD235α（个别阳性），CD61（少数巨核细胞阳性），CD20（少数阳性），CD79α（少数阳性），MUM-1（少数阳性），CD34（血管阳性），D2-40（淋巴管阳性），CD3（少数阳性），CD1a 阴性，κ（少数阳性），λ（少数阳性）。 特殊染色：网状纤维染色（网状纤维轻度增生）。

图 95-4　2019-02-20 患者腰椎穿刺病理正式报告　慢性炎症伴纤维组织增生

最后诊断与诊断依据

■ 最后诊断

脊柱（L3、L4 椎体及椎间盘）感染：诺卡菌引起可能大。

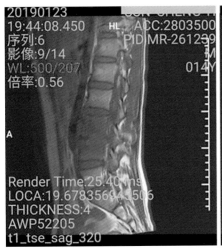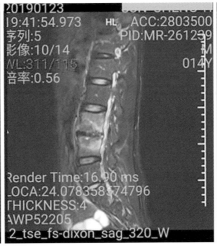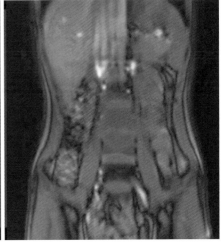

A

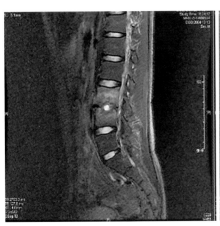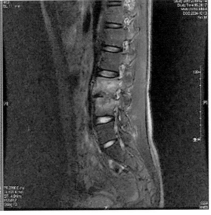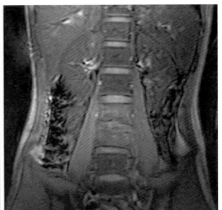

B

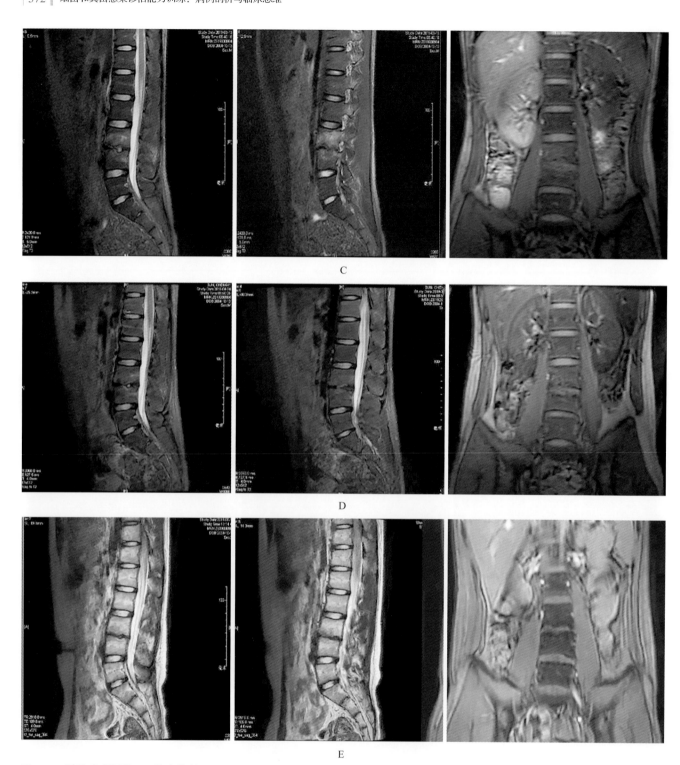

图95-5 随访患者腰椎MRI检查结果 A. 2019-01-23腰椎MRI平扫：考虑3、4腰椎结核伴右侧腰大肌寒性脓肿形成；B. 2019-02-14腰椎MR+增强：L3、L4椎体感染性病变；C. 2019-03-13腰椎MR+增强：L3、L4椎体感染性病变，范围较2019-02-14减小好转；D. 2019-04-24腰椎MR+增强：L3、L4椎体感染性病变，较前2019-03-13稍好转；E. 2019-06-19腰椎MR+增强：L3、L4椎体感染性病变，较前2019-04-24稍好转

■ 诊断依据

患者为男性少年，腰痛起病，慢性病程，毒性症状不明显，炎症标志物升高，T-SPOT.TB阴性。腰椎MRI显示L3、L4椎体骨质异常信号，初期有腰大肌局部水肿；腰椎穿刺病理为炎症改变，mNGS检出诺卡菌属严格核酸序列16条。抗诺卡菌（主要为复方磺胺甲噁唑+多西环素+利福平）治疗后，腰疼症状及影像学改变逐渐好转，体重明显增加；故脊柱感染诊断明确，病原体考虑诺卡菌引起可能大，结核感染可排除。

经验与体会

1. 椎体感染主要来自血源性感染播散，少部分为术中、术后接种感染。急性感染主要为金黄色葡萄球菌、链球菌及G-杆菌引起，在世界不同地区均相似；亚急性和慢性感染通常由分枝杆菌、布鲁氏菌及真菌引起。病原谱因地理区域而异，但仍以结核感染为主。本例患者T-SPOT.TB：A/B 0/0，组织病原测序提示诺卡菌，针对诺卡菌治疗后患者持续好转，故结核感染可除外。植入物相关椎体感染还需注意凝固酶阴性葡萄球菌及痤疮丙酸杆菌等。症状主要有发热，局部疼痛和神经损伤。诺卡菌引起的骨关节感染不常见，多于皮肤损伤或创伤有关，主要累及脊柱；也有累及头骨、骶骨、股骨和胫骨的报道。

2. 诺卡菌属于放线菌目诺卡菌属，分布于世界各地的土壤、腐烂蔬菜和水生环境中。其侵入人体的方式包括吸入（最常见）、随食物摄入，以及通过皮肤直接侵染。诺卡菌为需氧菌，菌落表面不规则、褶皱，背面可呈棕色-白色；光滑或颗粒状，可产生可溶性棕色或黄色色素。镜下为纤细的丝状革兰阳性菌，通常呈长的串珠样、有分支的杆状体。由于诺卡菌的细胞壁中含有分枝菌酸成分，一般表现为抗酸染色阴性、弱抗酸染色阳性；可以此与放线菌相鉴别。诺卡菌病通常被视为一种机会性感染，但大约1/3的感染者免疫功能正常，患者以男性为主。诺卡菌病的两大特征：能够播散至几乎任何器官（尤其是中枢神经系统），即使经过适当的治疗仍然有复发或进展的趋势。

3. 诺卡菌病治疗通常需要2或3种抗菌药物，多以磺胺类药物为基础，联合其他敏感药物如阿米卡星、亚胺培南、三代头孢菌素、米诺环素、氟喹诺酮类、利奈唑胺和替加环素等。Huang L等从国内7个城市的8家三级综合医院收集了53个非重复性诺卡菌分离株，体外药敏显示不同菌株药敏不同：所有诺卡菌分离株均对利奈唑胺敏感，其次为亚胺培南和阿米卡星（均为92.5%的易感率）。特地唑胺是一种新的恶唑烷酮类抗菌药物，对诺卡菌感染活性较利奈唑胺更高。治疗上推荐长疗程，所有免疫功能受损患者及中枢神经系统受累患者都应至少治疗1年。中山医院感染病科近4年以来已成功诊治15例诺卡菌病，包括肺、脑、皮肤、血流，以及本例骨关节感染。

4. 近年来，低毒力病原体不仅在免疫抑制患者中，在免疫功能正常、无有创操作史的患者中的感染也越来越多。临床工作中发现，如非结核分枝杆菌、隐球菌等传统意义上主要存在于免疫抑制者中的病原体，在免疫正常患者中其实已经并不少见。这种现象一部分归功于临床医生的警惕性，以及病原检测技术的进步，但这些看似免疫正常的患者是否存在潜在的免疫抑制，值得进一步探索。

参考文献

[1] Brown-Elliott BA, Wallace RJ Jr. *In Vitro* susceptibility testing of tedizolid against Isolates of Nocardia[J]. Antimicrob Agents Chemother, 2017, 61(12): e01537-17.

[2] Huang L, Cheng XC, Xu HP, et al. Clinical features, identification, antimicrobial resistance patterns of Nocardia species in China: 2009-2017[J]. Diagn Microbiol Infect Dis, 2019, 94(2): 165-172.

[3] Sorrell TC. Nocardia Species[M]//Mandell GL, Bennett JE, Dolin R (Eds). Principles and practice of infectious diseases. Philadelphia: Churchill livingstone elsevier, 2010: 3199.

[4] Vanegas S, Franco-Cendejas R, Cicero A, et al. Nocardia brasiliensis-associated femorotibial osteomyelitis[J]. Int J Infect Dis, 2014, 20: 63-65.

[5] Werner Z. 骨髓炎 [M]//Dennis LK. 哈里森感染病学（英文第三版，中文第一版）.胡必杰，潘珏，高晓东主译.上海：上海科学技术出版社，2019：236.

病例 96 腰痛、腿痛、关节痛，迁延不愈苦寻因

作者·马玉燕 金文婷
审阅·胡必杰 潘珏

病史简介

男性，68岁，广东人，长居上海，2020-04-21收入复旦大学附属中山医院感染病科。

■ 主诉

腰痛3年余，左膝关节疼痛3个月。

■ 现病史

1. 2016年底患者出现腰痛，隐痛，无发热，行理疗后自觉症状改善。

2. 2017-03患者疼痛进行性加重；2017-04外院腰椎CT及MRI检查示：L5椎体骨质破坏及边缘异常信号。

3. 2017-05-09患者至复旦大学附属中山医院骨科就诊，考虑肿瘤可能，行PET/CT检查：多处骨质破坏伴糖代谢异常增高，第5腰椎病理性骨折，考虑炎性病变（结核）可能，恶性病变（包括转移瘤）不除外（图96-1）；腹膜后淋巴结炎可能，转移不除外。2017-05-16患者行腰椎肿块切除减压姑息性+植骨内固定术，术中见：L5神经根起始部纤维疤痕样增生，质地偏硬；未见炎性肉芽和脓液。刮除部分椎体病变组织送病理：浆细胞增生性病变，浆细胞肿瘤不能完全排除（图96-2）。

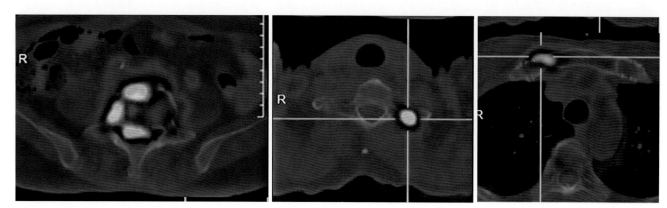

图96-1　2017-05-09患者PET/CT检查结果　第1胸椎左侧横突、右侧第1胸肋关节处、第5腰椎及骶椎可见溶骨性骨质破坏伴糖代谢异常增高，以第5腰椎为著，SUV_{max} 13.0

巨检	L5椎体肿瘤：灰白色碎组织，共计直径1.5 cm。L5椎体附件：灰白色质硬组织，共计直径2 cm，脱钙。
	（L5椎体肿瘤）送检组织几乎全部取材，镜下骨组织及纤维组织增生，增生纤维组织中可见到淋巴细胞、浆细胞及组织细胞反应；部分区可见到骨髓造血组织，骨髓造血组织三系细胞均可见到，细胞形态未见异常；部分增生纤维组织中可见较多浆细胞，增生浆细胞呈多克隆性，其部分区可见较多T、B淋巴细胞，未见到转移性肿瘤及血管瘤等肿瘤证据；为骨、纤维组织及浆细胞增生，考虑浆细胞增生性病变，浆细胞肿瘤不能完全排除，建议临床进一步相关检查。
病理诊断	（L5椎体附件）镜下为骨组织及增生纤维组织、少许椎间盘组织，骨小梁间纤维组织增生，少量淋巴细胞、浆细胞浸润；部分区浆细胞增生明显，部分区可见到骨髓造血组织，其余未见特殊病变。
	免疫组化（2017-N10895）：17S19801-001，CD138阳性，CD38阳性，K（部分阳性），λ（部分阳性），IgG阳性，IgM阴性，CD20（部分阳性），CD3（部分阳性），CD56阴性，Cyclin-D1阴性，Ki-67（约10%阳性），EMA阳性，CDla阴性，CK广阴性，CD68（组织细胞阳性），CD34阴性，CD235a（部分阳性），MPO（部分阳性），CD31（少数巨核细胞阳性），IgG阳性，IgM（少数阳性），κ（部分阳性），λ（部分阳性）。
其他报告	手术标本检查与诊断（小标本）17S19801已审核。

图96-2　2017-05-16患者椎体病变组织病理示浆细胞增生性病变，浆细胞肿瘤不能完全排除

4. 2017-06-10患者转至血液科查免疫固定电泳阴性，游离轻链正常，骨髓流式、涂片、活检均未发现浆细胞克隆性证据；考虑多发性骨髓瘤诊断证据不足。2017-07-31再次至骨科行腰椎椎体次全切除术+髂骨取骨植骨术，术后病理：考虑浆细胞增生性病变；后未随访。

5. 2018-02患者出现颈部疼痛，外院PPD强阳性，ESR升高（具体数值未见），考虑颈椎及腰椎结核。予HERZ+LVX抗结核一年，颈腰部疼痛好转；随访颈椎MRI骨质修复，ESR降至正常，停抗结核药。

6. 2020-01患者出现左侧膝关节疼痛，行走后加重，休息后稍好转；伴低热，T_{max} 37.5℃，无盗汗消瘦等。

7. 2020-04-01患者膝关节疼痛加重，外院MRI检查示左膝关节面下骨软骨损伤，关节腔积液，髌上囊肿胀；痛风性关节炎可能（图96-3）。

8. 2020-04-03患者就诊复旦大学附属中山医院骨科查体：浮髌试验阳性，膝眼压痛，半月板试验阳性。查血常规：WBC 14.00×10^9/L，N% 82.7%；ESR 52 mm/h，CRP 144.7 mg/L；Cr 121 μmol/L。平片：左膝关节退变，关节腔积液；髁间隆突可疑透亮线，建议CT和关节镜检查，予双氯芬酸钠止痛。关节镜专科医师评估后考虑感染可能大。

9. 2020-04-15患者转诊感染病科门诊，查T-SPOT.TB：A/B 0/0，2017年骨髓病理加做抗酸阴性、PAS阴性、六胺银阴性、网状纤维染色阴性。患者左膝关节疼痛进行性加重，仍有发热，炎症标志物升高，2020-04-21收入病房。

10. 病程中，患者精神、饮食尚可，大小便正常，近3个月体重减轻3 kg。

■ **既往史及个人史**

2014年患者因"胸腔积液、纵隔淋巴结肿大"在广东省人民医院就诊，行纵隔淋巴结活检，诊断"淋巴结肉芽肿"；予

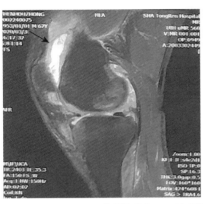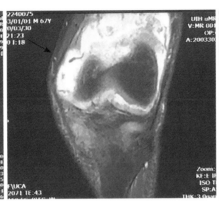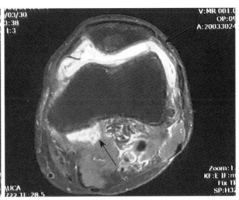

图96-3 2020-04-01患者膝关节MRI检查结果　左膝关节面下骨软骨损伤，关节腔积液，髌上囊肿胀，痛风性关节炎可能；左侧膝关节外侧半月板后角撕裂，前交叉韧带、内外侧副韧带变性

激素治疗后好转（患者自诉，病理报告及出院小结未见）。2014年于广东省人民医院行甲状腺部分切除，术后病理"良性"（未见报告），目前左甲状腺素钠片口服。高血压5年，自服珍菊降压片（1片，qd）；血压控制可。2017年发现糖耐量异常，未诊治。机会性吸烟、饮酒；否认旅游、生食、宠物饲养、禽类接触史。

<h2 style="text-align:center">入院检查</h2>

体格检查

1. T 37.3℃，P 80次/分，R 18次/分，BP 120/70 mmHg。

2. 神志清，精神尚可，左侧腹股沟处可及一枚约1.5 cm×1.5 cm大小淋巴结，质地韧，活动度尚可；心脏各瓣膜区未闻及杂音，双肺未闻及干湿啰音。全腹软，无压痛，左膝关节膝眼压痛，浮髌试验阳性；神经系统检查阴性。

实验室检查

1. 血常规：WBC $15.24×10^9$/L，N% 76.0%，L% 14%，Hb 95 g/L，PLT $585×10^9$/L。

2. 炎症标志物：CRP 121.5 mg/L，ESR 111 mm/h，PCT 0.08 ng/mL。

3. 肝肾功能：ALT/AST 21/13 U/L，Alb 36 g/L，Cr 132 μmol/L。

4. 糖化血红蛋白7.4%。

5. 病原学方面：血隐球菌荚膜抗原阴性，G实验10.6 pg/mL。

6. 肿瘤标志物：PSA 6.95 ng/mL，其余肿瘤标志物正常。

7. 免疫球蛋白定量：IgG 31.3 g/L，IgG 42.8 g/L，IgA 4.99 g/L，IgM 0.96 g/L。

8. 免疫固定电泳阴性。

9. 细胞免疫：T细胞总数 1 079 cells/μL，CD4 756 cells/μL，CD8细胞 302 cells/μL。

<h2 style="text-align:center">临床分析</h2>

病史特点

患者为老年男性，病程3年余，主要表现为脊柱多节段疼痛伴关节疼痛，炎症标志物明显升高；近期出现左膝关节疼痛、低热。PET/CT等影像学提示有骨质破坏，多次病理均无明确肿瘤依据，未行微生物学相关检查。其间曾抗结核治疗有效，后再次反复，T-SPOT.TB阴性；综合考虑患者感染性疾病可能大，病原体方面考虑如下。

诊断分析

1. 普通细菌：金黄色葡萄球菌是脊柱关节感染最常见的病原体，通常会出现发热且进展迅速，头孢菌素、喹诺酮类和万古霉素，通常治疗效果良好。该患者病程较长，进展缓慢，左膝关节局部红肿不明显，不符合金黄色葡萄球菌感染的特点。可行关节积液穿刺培养和mNGS进一步寻找病原学依据。

2. 诺卡菌：诺卡菌感染常见于免疫功能受损宿主，可引起慢性化脓性或肉芽肿性病理改变，主要通过土壤、沙土暴露及灌木刺扎造成的损伤等引起皮肤感染；皮损表现没有特异性，可表现为脓肿形成、溃疡、结节甚至窦道形成等。诺卡菌易局部播散或经血源传播，可累及肺、骨关节和颅脑等，临床常规抗菌药物治疗效果不佳。该患者有糖耐量异常3年，存在糖尿病基础，慢性病程，病情反反复复，迁延不愈；需考虑诺卡菌感染可能，可穿刺左膝关节积液行弱抗酸染色、培养和mNGS检查，寻找病原学依据。

3. 非结核分枝杆菌：该患者病程3年，进展缓慢，需考虑低度毒力病原体感染可能；患者抗结核后似乎有效，后又反复，T-SPOT.TB阴性，可符合NTM感染特点。可送检关节积液分枝杆菌培养及mNGS等检查进一步明确。

4. 结核分枝杆菌：结核是脊柱关节常见的慢性感染病原体，常合并肺内结核感染，有发热、乏力、消瘦等毒性症状，T-SPOT.TB A/B阳性、红细胞沉降率升高。该患者慢性病程，主要为脊柱骨关节病变，外院PPD阳性，红细胞沉降率升高；抗结核曾有效，需考虑结核可能。但患者T-SPOT.TB A/B阴性为不支持点，入院后可关节积液分枝杆菌培养及mNGS等检查进一步明确。

进一步检查、诊治过程和治疗反应

■ 诊治过程

1. 2020-04-22考虑骨关节感染可能大，暂予哌拉西林/他唑巴坦（3.375 g，静脉滴注，q8 h）抗感染；糖尿病饮食，监测空腹血糖5～7 mmol/L。

2. 2020-04-22超声引导下患者左膝关节积液量少，难以穿刺；滑膜增厚明显，遂行滑膜活检，组织微生物学检查：细菌、真菌涂片+培养阴性，涂片找抗酸杆菌隐性；mNGS检出人葡萄球菌序列（考虑污染，图96-4）。后续病理：炎症性病变（图96-5）。

属名	属相对丰度(%)	属严格序列数	种名	覆盖度（%）	种序列数	种严格序列数
葡萄球菌属	2.35	366	人葡萄球菌	0.313 6	200	170

图96-4 2020-04-22患者左膝关节滑膜组织mNGS检出少量人葡萄球菌核酸序列（考虑污染可能大）

巨检	膝关节滑膜：灰白色条索状组织3条，长分别为2 cm、1.5 cm、1.5 cm，直径均为0.1 cm。
	（超声引导下左膝关节滑膜活检）增生纤维组织间可见较多淋巴细胞、浆细胞浸润，小血管增生。正在行免疫组化检查以协助诊断。
病理诊断	补充报告（2020-04-24）（超声引导下左膝关节滑膜活检）增生纤维组织间可见较多淋巴细胞、浆细胞浸润，小血管增生。患者血清IgG4 2.8 g/L，血清IgG 31.31 g/L，免疫组化结果提示IgG4/IgG > 40%。
	免疫组化（2020-N06449）：20S13913-001，λ（部分阳性），κ（部分阳性），IgG4（ > 40/HPF），IgG阳性，IgM（个别阳性），CD79α（淋巴细胞阳性），CD20（淋巴细胞阳性），CD3（淋巴细胞阳性）。

图96-5 2020-04-22患者左膝关节滑膜病理检查结果，考虑炎症性病变

3. 2020-04-23 PET/CT检查示：患者左侧膝关节及股骨下段周围软组织、左侧上臂肌、多处骨骼及淋巴结（腹膜后、盆腔、左侧腹股沟）炎性病变可能，浆细胞增生性病变累及待排（图96-6）。

4. 2020-04-24 B超声引导下行左侧腹股沟淋巴结穿刺活检，组织微生物检查：细菌、真菌及培养涂片阴性，涂片找抗酸杆菌阴性，mNGS阴性，病理：炎症性病变，伴肉芽肿形成（96-7）。

5. 2020-04-26患者仍有发热，T_{max} 37.6～38.3℃，复查WBC 18.12×10^9/L，N% 80.2%，Hb 97 g/L；CRP 109.9 mg/L，ESR 86 mm/h；哌拉西林/他唑巴坦效果不佳，予停药改利奈唑胺（0.6 g，静脉滴注，q12 h）抗感染。

6. 2020-04-27根据MDT多学科讨论建议，整形外科行左侧腹股沟完整淋巴结活检，组织行细菌、真菌涂片及培养阴性，涂片找抗酸杆菌阴性，mNGS阴性，病理：炎症伴非干酪性肉芽肿形成，抗酸可疑阳性（图96-8）。

7. 2020-04-30综合病史，考虑NTM引起的骨关节、淋巴结感染。予患者加用阿奇霉素（0.25 g，口服，qd）+多西环素（0.1 g，口服，q12 h）联合抗NTM；因血色素偏低（Hb 97 g/L），利奈唑胺减量（0.6 g，静脉滴注，qd）。

8. 2020-05-07患者左侧腹股沟淋巴结组织分枝杆菌培养：NTM阳性（第14天回报呈阳性，图96-9）。

9. 2020-05-08患者体温转平，左膝关节疼痛好转，随访WBC 12.85×10^9/L，CRP 37.0 mg/L，ESR 94 mm/h；较前下降。

10. 2020-05-11患者左膝关节滑膜组织分枝杆菌培养：NTM阳性（第19天回报呈阳性，图96-10）。

■ 出院后随访

1. 患者继续阿奇霉素（0.25 g，口服，qd）+多西环素（0.1 g，口服，q12 h）+利奈唑胺（0.6 g，口服，qd）抗NTM。

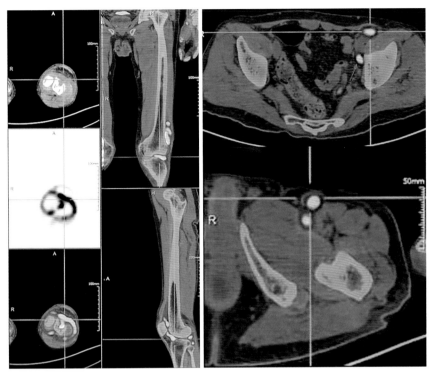

图96-6 2020-04-23患者PET/CT检查结果 左侧膝关节及股骨下段周围软组织、左侧上臂肌、多处骨骼及淋巴结（腹膜后、盆腔、左侧腹股沟）炎性病变可能，浆细胞增生性病变累及待排；第1胸椎左侧横突、右侧第1胸肋关节病灶基本消失

巨检	淋巴结：灰白色条索状组织3条，长分别为0.5 cm、1.2 cm、1.8 cm，直径均为0.1 cm。
病理诊断	（超声造影引导左侧腹股沟淋巴结活检）镜下见淋巴组织、淋巴组织增生，其间散在多灶巨细胞成分，正在行免疫组化检查以协助诊断。 2020-04-28补充报告： （超声造影引导左侧腹股沟淋巴结活检）镜下见淋巴组织增生，其间散在多灶巨细胞成分，呈肉芽肿样改变，部分多核巨细胞内有胆固醇样结晶；增生淋巴组织间见散在中性粒细胞形成的微脓肿，以及多量增生的浆细胞成分，浆细胞分化较成熟；总体印象为炎症性病变，伴肉芽肿形成。 免疫组化（2020-N06650）：20S14573-001，LCA（弥漫+++），CD20（片状+++），CD3（部分淋巴细胞阳性），EMA（部分浆细胞阳性），CK（pan）阴性，CD30（散在少量阳性细胞），CD15（多量中性粒细胞阳性），Bc12（弥漫+++），Bc16（部分细胞弱阳性），CD10（散在少量阳性细胞），MUM-1（片状浆细胞阳性），Ki-67（60%阳性），CD5（较弥漫+++），Cyclin-D1（散在少量阳性细胞），CD21（树突细胞阳性），CD35（树突细胞阳性），IgG（部分阳性），IgG4（约90个/HPF），GranB（个别细胞阳性），Perforin（散在少量阳性细胞），CD56（散在个别阳性细胞），CD138（片状浆细胞+++），CD19（片状+++）。 其他：20S14573-001，（原位杂交）EBER阴性。

图96-7 2020-04-24患者左侧腹股沟淋巴结病理结果，考虑炎症性病变，伴肉芽肿形成

腹股沟淋巴结：灰黄灰白组织1枚，大小2.3 cm×2×1.3 cm，切面灰白灰黄色，质中。

（左侧腹股沟淋巴结活检）淋巴结内散在肉芽肿病变，未见凝固性坏死，淋巴结内较多中性粒细胞浸润，考虑炎症性病变；正在行免疫组化及特殊染色检查以协助诊断。

2020-04-30补充报告：

（左侧腹股沟淋巴结活检）特殊染色未见明确阳性菌，考虑慢性炎伴淋巴组织增生，伴非干酪性肉芽肿形成。

免疫组化（2020-N7093）：20S15032-001，CK（pan）阴性，CD38（部分阳性），CD138（部分阳性），CD20（部分阳性），CD3（部分阳性），CD79α阳性，MUM-1（部分阳性），Ki-67（30%阳性），IgG（部分阳性），IgM（少量阳性），CD21（滤泡树突细胞阳性），CD35阳性，CD5（部分阳性），CD10（少量阳性），Bc12阳性，Bc16（部分阳性），κ（部分阳性），λ（部分阳性），CD68（KP1）（组织细胞阳性）。

特殊染色：20S15032-001，抗酸（可疑阳性），六胺银阴性，PAS阴性，网状纤维染色（网状纤维阳性）。

其他：20S15032-001，（原位杂交）EBER阴性。

图96-8 2020-04-27患者左侧腹股沟完整淋巴结活检病理考虑炎症性病变，伴肉芽肿形成

编号	细菌名称	结果/浓度	菌落计数
FZGJPY	分枝杆菌培养	阳性	
MPB64	结核分枝杆菌复合群特异性抗原MPB64	阴性	

图96-9　2020-05-07患者左侧腹股沟淋巴结分枝杆菌培养NTM阳性（2020-04-24采样）　结核分枝杆菌复合群包括人型结核杆菌、牛型结核杆菌、非洲分枝杆菌、田鼠分枝杆菌，MPB64为结核分枝杆菌复合群特异性抗原，牛分枝杆菌的某些亚种缺少该抗原，其他的非结核分枝杆菌不具备该抗原。MPB64阴性考虑非结核分枝杆菌

编号	细菌名称	结果/浓度	菌落计数
FZGJPY	分枝杆菌培养	阳性	
MPB64	结核分枝杆菌复合群特异性抗原MPB64	阴性	

图96-10　2020-05-11患者左侧膝关节滑膜组织分枝杆菌培养NTM阳性（2020-04-24采样）　结核分枝杆菌复合群包括人型结核杆菌、牛型结核杆菌、非洲分枝杆菌、田鼠分枝杆菌，MPB64为结核分枝杆菌复合群特异性抗原，牛分枝杆菌的某些亚种缺少该抗原，其他的非结核分枝杆菌不具备该抗原。MPB64阴性考虑非结核分枝杆菌

2. 患者体温转平（图96-11），左侧膝关节肿痛较之前缓解，可行走，偶感疼痛；无红肿、皮温增高等，无发热、咳嗽咳痰等。

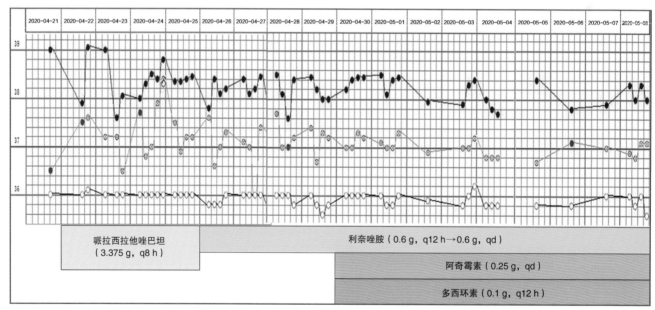

图96-11　患者治疗前后体温变化情况

3. 2020-05-19患者复查WBC 8.77×10^9/L，CRP 0.6 mg/L，ESR 59.2 mm/h（图96-12）。

4. 2020-05-26 NTM菌种鉴定基质辅助激光解吸电离飞行时间质谱（matrix-assisted laser desorption/ionization time-of-flight mass spectrum，MALDI-TOF-MS）法失败。

5. 2020-08-11患者再次复查血常规：WBC 8.02×10^9/L，N% 64.9%，Hb 117 g/L，PLT 245×10^9/L；ESR 17 mm/h，hsCRP 0.8 mg/L。

6. 2020-08-13患者行左侧膝关节增强MRI示：关节积液较前减少（图96-13）。

7. 2020-09-02 MALDI-TOF-MS法菌种鉴定再次失败，已联系微生物室再次转种纯化，择期再次鉴定或行全基因组测序。

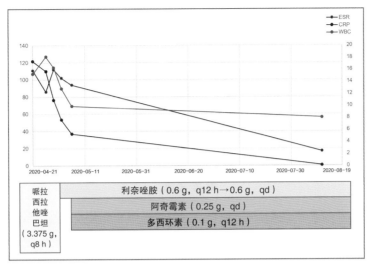

图96-12　患者治疗前后炎症标志物变化情况

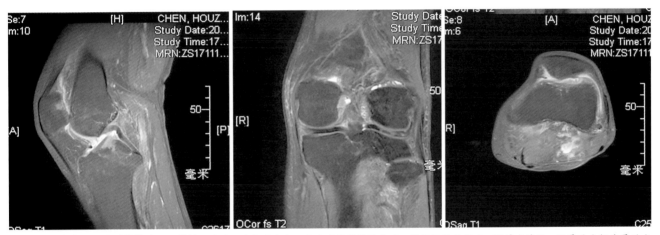

图96-13　患者左侧膝关节增强MRI结果　关节积液较前减少，左膝关节髌骨软化症、退行性骨关节病，股骨内外髁、胫骨平台轻度骨髓水肿；左膝关节外侧半月板前后角撕裂，内侧半月板后角损伤（Ⅱ度）；左膝关节周围韧带及肌群水肿；左膝关节髌上囊内游离体

最后诊断与诊断依据

■ 最后诊断
1. 非结核分枝杆菌感染（左膝关节、淋巴结、脊柱？）。
2. 2型糖尿病。

■ 诊断依据
　　患者为老年男性，慢性病程；脊柱多阶段多部位疼痛，左膝关节疼痛积液伴左侧腹股沟淋巴肿大，伴低热。炎症标志物明显升高，T-SPOT.TB阴性，影像学多发骨质破坏、关节积液、淋巴结肿大。病理可见肉芽肿，抗酸可疑阳性，左膝关节滑膜组织及左侧腹股沟淋巴结培养NTM阳性。抗NTM治疗后患者体温转平，关节疼痛好转，关节积液减少；炎症标志物降至正常，故考虑关节、淋巴结NTM感染诊断明确。患者脊柱多节段病变数年，反复病理显示炎症性病变，无肿瘤证据；虽无病原学依据，从一元论角度考虑脊柱NTM感染可能。患者糖化血红蛋白7.4%，明显升高，考虑2型糖尿病诊断明确。

经验与体会

　　1. 非结核分枝杆菌（NTM）可引起肺病、淋巴结病、皮肤软组织感染和骨关节感染等，在严重免疫抑制人群中甚至可出现播散性NTM病。通常毒力较低，进展缓慢，容易迁延不愈，且常被误诊漏诊。该患者存在糖尿病基础，慢性病程，符合低毒力病原体感染表现；且T-SPOT.TB阴性，需考虑NTM感染可能。

2. NTM不同菌种引起的疾病特点相似、难以通过临床表现判断菌种，不同菌种之间药物敏感性差异较大。因此国际指南建议对临床分离的NTM应该鉴定到菌种水平，并进行药敏试验，实现个体化的药物选择。目前我国许多临床实验室尚无法常规开展菌种鉴定与药敏测试工作。遗憾的是，该患者培养到NTM后，联系微生物室针对该菌株行菌种鉴定，因菌株平板转种后生长缓慢，多次鉴定均无结果。所幸，患者联合抗NTM治疗后症状好转、炎症标志物下降、关节积液减少，抗感染有效。

3. 抗NTM的治疗方案尚缺乏广泛的临床研究，没有标准的治疗方案，很大程度上是基于指南中发表的案例研究和专家意见。通常是采用以大环内酯类为基础的3～4药的药物联合方案，疗程6～12个月。研究显示，利奈唑胺有很好的抗分枝杆菌作用，效果显著。本例患者通过阿奇霉素+多西环素+利奈唑胺经验性抗感染治疗4月后，体温转平，关节疼痛好转，炎症标志物降至正常，疗效明显。

参考文献

[1] Henkle E, Hedberg K, Schafer SD, et al. Surveillance of extrapulmonary nontuberculous Mycobacteria infections, Oregon, USA, 2007-2012[J]. Emerg Infect Dis, 2017, 23(10): 1627-1630.
[2] Jeong SH, Kim SY, Huh HJ, et al. Mycobacteriological characteristics and treatment outcomes in extrapulmonary Mycobacterium abscessus complex infections[J]. Int J Infect Dis, 2017, 60: 49-56.

病例 97　耳疼、失聪、鼻咽堵，两肺结节、淋巴肿：感染还是肿瘤转移？

作者·金文婷　马玉燕
审阅·胡必杰　潘珏

病史简介

男性，62岁，吉林人，2019-01-02收入复旦大学附属中山医院感染病科。

■ 主诉

耳痛、听力下降2个月余，发现肺部结节1个月。

■ 现病史

1. 2018-10患者出现左侧耳部疼痛，伴耳鸣、听力下降，无发热、寒战、盗汗。2018-10-23于当地医院五官科就诊，诊断为中耳炎，予头孢曲松治疗1周后症状无明显好转。2018-11-01行耳鼻内窥镜检查：左耳鼓膜浑浊，鼓室积液；右耳鼓膜内陷，鼓气良好；鼻中隔右偏，双侧鼻腔及鼻咽部黏膜光滑；行鼓膜穿刺见脓性液体，继续予头孢曲松抗感染。2018-11-08查WBC 6.9×10⁹/L，N% 73.9%，L% 15.8%；内耳CT示：双侧中耳乳突炎，建议MRI检查除外左侧胆脂瘤（图97-1）；停抗生素治疗。左耳听力进行性下降，伴耳鸣、头痛，无发热，同时右耳听力也下降。2018-11中旬出现右侧耳前无痛性肿块、逐渐增大，约一周后出现左侧面部麻木感、左眼闭合费力、左侧鼻唇沟变浅、口角向右侧歪斜。2018-11-19复查耳内窥镜：双耳鼓膜充血膨隆，鼓室积液；再次头孢曲松抗感染1周，症状无好转。

2. 2018-11-29患者就诊于复旦大学附属中山医院耳鼻喉科，行鼓膜分泌物细菌培养（2018-12-04回报）：烟曲霉（++），念珠菌属（+++）。

3. 2018-12-03患者于眼耳鼻喉医院住院，查WBC 9.93×10⁹/L，N% 84.2%，L% 6.8%，血白蛋白34 g/L，肌酐66 μmol/L；尿常规：隐血（++），蛋白（++），白细胞（+）。头颅MRI增强：双侧中耳乳突炎，右侧腮腺肿块，鼻咽左侧壁软组织增厚，涉及部分颅底、咽旁间隙及海绵窦底；鼻咽癌可能（图97-2）。胸部增强CT：两肺多发结节，考虑转移；左侧胸腔少量积液，纵隔和肺门区淋巴结转移可能（图97-4 A）。2018-12-04行鼻内镜见左侧鼻咽部新生物，病理示：（左鼻咽）黏膜及肉芽组织慢性炎，伴大片坏死、炎性渗出，并见不典型类上皮细胞、个别朗罕氏巨细胞反应，肉芽肿性病变不除外；抗酸阴性。

4. 2018-12-05患者上海肿瘤医院检查，2018-12-07 PET/CT考虑：① 鼻咽占位，累及左侧筛窦，FDG高代谢，MT可能。两肺多发MT，两侧肺门淋巴结MT，两侧上颈部、颌下、右侧锁骨上淋巴结MT不除外，左侧胸腔积液。② 鼻中隔及左侧下鼻甲黏膜增厚，FDG高代谢。③ 脾脏弥漫性FDG代谢增高。④ 双侧乳突小房炎症可能，右侧腮腺炎症可能，左侧腮腺腺瘤可能；双侧肾上腺增生，左肾囊肿；双侧肱骨良性病变，双侧髋关节置换术后；金属伪影致盆腔显示不清（图97-3）。2018-12-07耳前肿块病理示炎性坏死，组织细胞，多核巨细胞，倾向炎性病变，肿瘤证据不足，建议综合性医院进一步就诊。

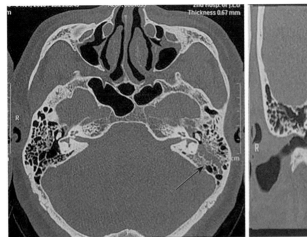
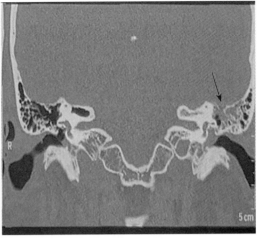

图97-1 外院2018-11-08患者内耳CT检查结果

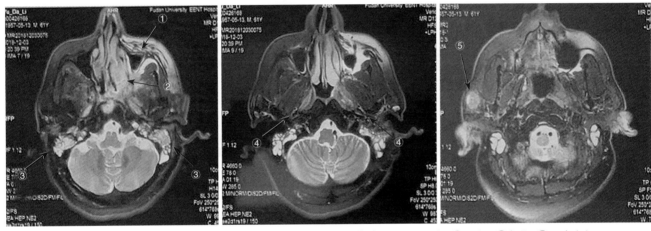

图97-2 外院2018-12-03患者头颅MRI检查结果 ①上颌窦；②鼻咽软组织增厚；③乳突；④中耳；⑤腮腺肿块

5. 2018-12-12复旦大学附属中山医院查WBC 11.8×10^9/L，N% 82.2%，L% 6.7%。支气管镜检查：左下叶背段开口处黏膜粗糙，充血，未见新生物；其余支气管腔未见异常。外周超声结合透视，活检钳不能抵达病灶，故未进行活检。2018-12-13全麻下行鼻咽部肿物活检术+左侧下鼻甲部分切除术，活检病理示：（左鼻咽顶）黏膜及肉芽组织急慢性炎，伴大量坏死及炎性渗出，间质内淋巴细胞；（左咽隐窝）浆细胞、中性粒细胞及多核巨细胞浸润，少数细胞有异型，组织有挤压及变性，部分区域病变侵及软骨组织。免疫组化：CKpan（上皮阳性），CD68（组织细胞阳性），Lysozyme（阳性），CD34（血管阳性），ERG（血管阳性），Ki67（5%阳性），CD3（部分阳性），CD20（部分阳性），六胺银阴性，PAS阴性，抗酸阴性。肿瘤医院病理会诊：主要为纤维性坏死伴炎症细胞浸润。再次头孢曲松抗感染治疗，症状仍不缓解。

6. 2018-12-23患者因胸闷、气促、双下肢水肿就诊于复旦大学附属中山医院急诊，查WBC 18.19×10^9/L，N% 90.4%；PCT 0.49 ng/mL；ALT/AST 62/84 U/L，白蛋白28 g/L，Cr 125 μmol/L；CRP > 90 mg/L；D-D二聚体5.73 mg/L，c-TNT 0.74 ng/mL，BNP 1 605 pg/mL。血气分析：pH 7.43，PaO_2 51.8 mmHg，$PaCO_2$ 40.3 mmHg；考予肺部多发结节、双侧胸腔积液、心功能不全、低蛋白血症，对症利尿、保肝、美罗培南抗感染治疗。

7. 2018-12-24患者于徐汇区中心医院住院，继续美罗培南抗感染，并予丙种球蛋白（5 g，qd）治疗。2018-12-26行左侧胸腔穿刺引流，共引流黄色胸腔积液3 000 mL，胸腔积液常规：总细胞7 528×10⁶/L，红细胞6 000×10⁶/L，白细胞1 528×10⁶/L，多核细胞53.5%，单核细胞46.5%，李凡他试验（++）。胸腔积液生化：总蛋白30 g/L，白蛋白16 g/L，葡萄糖4.4 mmol/L，氯99 mmol/L，LDH 682 U/L；胸腔积液ADA 14 U/L。上述处理后，患者胸闷、水肿症状好转，但因排尿困难，2018-12-26予留置导尿，2018-12-28患者复查胸部CT双肺结节病灶较前增大，部分空洞形成（图97-4 B）。

8. 3日前患者出现发热，T_{max} 38℃，无明显咳嗽咳痰，因耳、鼻症状仍未缓解，为明确诊断和进一步治疗，于2019-01-02收入复旦大学附属中山医院感染病科。

9. 病程中，患者精神、饮食、夜眠差，大便未见明显异常，近期排尿困难，予留置导尿管，2个月内下降3 kg。

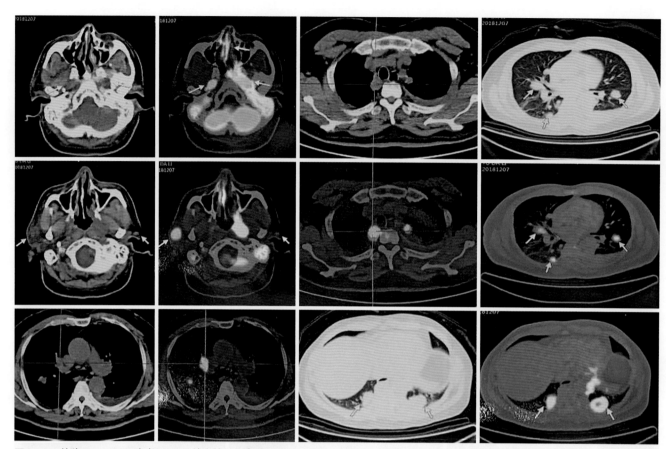

图97-3　外院2018-12-07患者PET/CT检查结果　① 鼻咽占位，累及左侧筛窦（SUV$_{max}$ 11.7），MT可能，两肺多发MT、两侧肺门淋巴结MT（SUV$_{max}$ 12.5），两侧上颈部、颌下、右侧锁骨上淋巴结MT不除外，左侧胸腔积液；② 鼻中隔及左侧下鼻甲黏膜增厚（SUV$_{max}$ 9.8）；③ 脾脏弥漫性FDG代谢增高；④ 双侧乳突小房炎症可能，右侧腮腺炎症可能

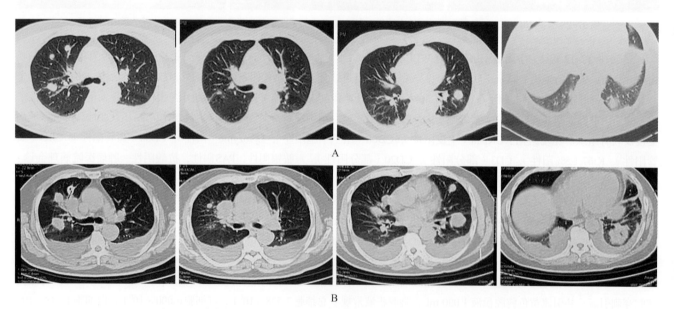

图97-4　患者外院2018-12-04（A）及本院2018-12-28胸部CT（B）检查结果

■ 既往史及个人史

2007年因双侧股骨头坏死行双侧髋关节置换术；否认高血压、糖尿病、心脏病史。

入院检查

体格检查

1. T 36.2℃；P 80次/分；R 20次/分；BP 139/93 mmHg。

2. 神志清，精神可，右耳前可及一质韧肿块，局部无皮肤发红、皮温升高，无触痛、波动感。双眼结膜充血，眼球无突出、瞳孔等大等圆、对光反射灵敏。双耳听力明显下降，耳郭、乳突无压痛。鼻中隔右偏，鼻窦区无压痛。左侧额纹、鼻唇沟变浅、左眼眼裂稍增大，伸舌右偏。双肺呼吸音清，未闻及干湿啰音，心律齐，各瓣膜区未闻及杂音。

实验室检查

1. 血常规：WBC 13.92×10^9/L，N% 81.6%，Hb 109 g/L。

2. 炎症标志物：hsCRP 115.9 mg/L，PCT 0.22 ng/mL，ESR 37 mm/h，铁蛋白1 217 ng/mL。

3. 尿常规：pH 6.5，比重1.014，隐血（++++），蛋白（+）。

4. 血气分析（未吸氧）：pH 7.53，PaO_2 53 mmHg，$PaCO_2$ 39 mmHg，SpO_2 91%，BE 9.2，SB 32 mmol/L，DBIL 32.6 mmol/L。

5. 生化：白蛋白29 g/L，ALT/AST 48/62 U/L，Cr 121 μmol/L；估算GFR（CKD-EPI方程）55 mL（min·1.73 m²），K^+ 3.1 mmol/L，Ca^{2+} 2.01 mmol/L，P 0.87 mmol/L。

6. 心肌损伤标志物：c-TNT 0.21 ng/mL，BNP 2 692 pg/mL。

7. 细胞免疫：淋巴细胞数1 466.7 cells/μL，CD4 T细胞21.9%，CD8 T细胞41.2%，CD4/CD8 0.5。

8. G试验阴性；T-SPOT.TB：A/B 0/0。

9. CMV抗体、风疹病毒、EBV IgM阴性，HIV抗体阴性。

10. 甲状腺功能、肿瘤标志物基本正常。

临床分析

病史特点

患者为老年男性，既往无明确基础疾病，主要表现为耳部疼痛、听力进行性下降、耳道及鼻窦脓性分泌物；CRP、ESR升高，头孢曲松抗感染治疗效果不佳。头颅MRI：双侧中耳乳突炎，左侧上颌窦、筛窦及蝶窦少许炎症。胸部CT：多发结节病灶、部分伴空洞形成。PET/CT提示全身多发病灶，鼻咽部、鼻窦、肺、中耳、淋巴结、乳突、腮腺，SUV均明显升高。鼻窦部病灶、腮腺病灶病理提示肉芽肿性炎症性病变。分泌物培养提示曲霉、百念珠菌。

诊断分析

1. 慢性细菌性感染：患者慢性病程，反复耳鼻查体可见脓性分泌物，抗普通细菌感染效果差。患者全身毒性症状不明显，CRP、ESR有所升高，病理反复肉芽肿性炎症，需考虑非结核分枝杆菌可能。可进一步对患者行分泌物分枝杆菌培养、肺穿刺活检、肺组织微生物检查以明确。

2. 侵袭性真菌感染：如曲霉、毛霉等都可累及鼻及鼻窦、肺、淋巴结，该患者反复抗细菌治疗无好转，且病灶持续进展，从耳鼻部扩展至肺、淋巴结。患者鼻腔活检提示肉芽肿性炎症，鼻腔分泌物培养提示曲霉，需考虑全身曲霉感染可能。可进一步对患者行GM试验、再次活检等证实。

3. 鼻咽部肿瘤伴全身转移：该患者以耳鼻部症状起病，反复抗感染效果不佳，PET/CT提示全身多发病灶，鼻咽部、鼻窦、肺、中耳、淋巴结、乳突、腮腺，SUV均明显升高，需考虑肿瘤性疾病可能。虽两次病理均无肿瘤证据，在合并感染情况下也可能存在标本留取表浅，未达到肿瘤病灶的可能性；可考虑重复活检以明确。

4. ANCA相关性血管炎：可累及耳鼻喉、肺、气管支气管、肾等多系统，也可仅累及单一器官，如耳或鼻。该患者有全身多部位病灶，炎症标志物升高；入院前有低热，入院后检查尿蛋白、尿隐血阳性，Cr升高，需考虑该疾病。可进一步完善自身抗体检测、肺内病灶穿刺活检等进一步明确。鼻腔见大量脓性分泌物，培养提示曲霉、念珠菌，不排除同时合并感染。

进一步检查、诊治过程和治疗反应

诊治过程

1. 2019-01-02送曲霉三联检。

2. 2019-01-03 开始予患者以美罗培南（1.0 g，静脉滴注，q12 h）+泊沙康唑（5 mL，口服，qid）抗感染治疗。

3. 2019-01-03 耳鼻喉科会诊，① 鼻咽镜检查：双侧鼻腔大量血痂完全堵塞总鼻道及中鼻道，质硬，清理后见大量脓性分泌物，局部黏膜苍白；鼻咽部较多痂皮覆盖，左侧黏膜稍隆起。右侧鼻黏膜光滑，未见明显新生物（图97-5）。② 耳道内镜检查：右侧外耳道大量脓性分泌物，送微生物培养，右侧鼓膜无法窥及；左侧外耳道通畅，鼓膜完整、浑浊，鼓室内情况不明（图97-6）。诊断意见：① 鼻腔鼻咽感染；② 鼻咽肿物；③ 肺占位性病变。会诊建议：完善微生物培养检查；加强鼻腔清洗护理，诺斯清（喷鼻，tid）；必要时再行鼻咽部活检术。

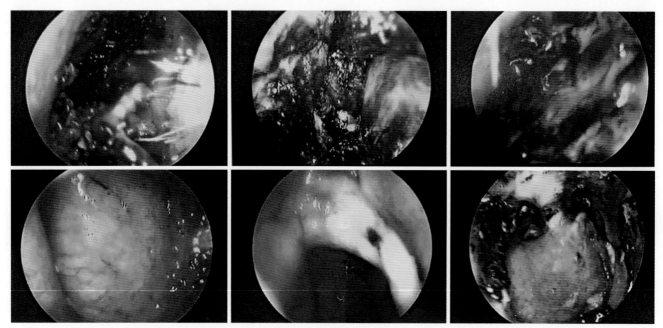

图97-5　患者鼻咽镜图像

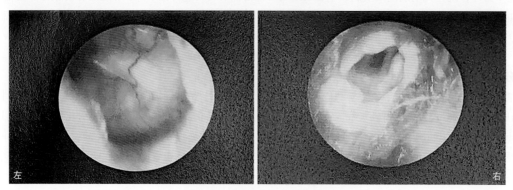

图97-6　患者耳道内窥镜图像

4. 2019-01-03 患者鼻咽部及耳道脓性分泌物微生物检查：鼻咽部涂片找细菌、真菌、抗酸杆菌阴性；右耳道分泌物涂片找细菌、抗酸杆菌阴性，找真菌见中量真菌孢子。

5. 2019-01-03 嘱借外院鼻咽部活检标本病理切片，至复旦大学附属中山医院病理科专家会诊。

6. 2019-01-03 自身抗体回报：抗核抗体颗粒 1:320，p-ANCA 阳性，c-ANCA 阴性，PR3 > 200 RU/mL，MPO 2.3 RU/mL；鼻、耳、肺、肾多系统累及，考虑血管炎多系统累及，请风湿科会诊。

7. 2019-01-04 患者头颅 MRI 示：双侧中耳乳突炎；左侧上颌窦、筛窦及蝶窦少许炎症。

8. 2019-01-04 风湿科会诊：考虑 ANCA 相关血管炎（肉芽肿性多血管炎）；肺部占位、炎症可能大，肿瘤待排；肾功能不全；多浆膜腔积液。建议：需完成检查明确肺部占位性质，胸腔积液培养、找脱落细胞等排除感染、肿瘤，必要时行肺活检；积极保护重要脏器功能。如无禁忌，可予以甲泼尼龙（80 mg，静脉滴注，qd）、羟氯喹（0.2 g，口服，qd）、复方磺胺甲噁唑（0.96 g，口服，tid）。

9. 2019-01-04曲霉三联检阴性。

10. 2019-01-04综合分析，考虑ANCA相关血管炎可能性大，加用甲泼尼龙（80 mg，静脉滴注，qd）治疗，继续美罗培南联合泊沙康唑抗感染治疗。

11. 2019-01-05患者转风湿科进一步治疗。

■ 转住风湿科

1. 2019-01-05考虑肉芽肿性血管炎，予患者以甲泼尼龙（80 mg，静脉滴注，qd×7天）+免疫球蛋白（20 g，静脉滴注，qd×5天）治疗，并加用环磷酰胺（50 mg，静脉滴注，qd）调节免疫。同时复方磺胺甲噁唑+泊沙康唑抗感染；妥布霉素地塞米松滴鼻，左氧氟沙星滴耳。

2. 微生物培养陆续回报。

（1）患者鼻咽分泌物培养：白色念珠菌（++），表皮葡萄球菌（+++）。

（2）患者右耳道分泌物培养：白色念珠菌（++），近平滑念珠菌（++）。

3. 2019-01-07外院鼻咽部活检病理切片复旦大学附属中山医院病理科会诊：少量黏膜组织、软骨组织及炎性渗出物；部分区见到凝固性坏死，肉芽肿病变不明显；部分区肌性小血管壁可见到中性粒细胞、淋巴细胞浸润；部分区可见到较多中性粒细胞、淋巴细胞、浆细胞。免疫组化无肿瘤依据，考虑炎症性病变，考虑血管炎（图97-7）。

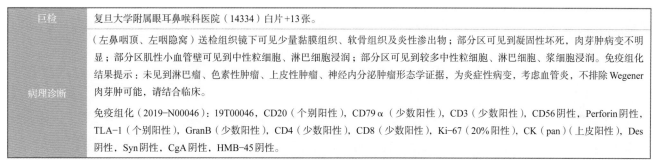

巨检	复旦大学附属眼耳鼻喉科医院（14334）白片+13张。
病理诊断	（左鼻咽顶、左咽隐窝）送检组织镜下可见少量黏膜组织、软骨组织及炎性渗出物；部分区可见到凝固性坏死，肉芽肿病变不明显；部分区肌性小血管壁可见到中性粒细胞、淋巴细胞浸润；部分区可见到较多中性粒细胞、淋巴细胞、浆细胞浸润。免疫组化结果提示：未见到淋巴瘤、色素性肿瘤、上皮性肿瘤、神经内分泌肿瘤形态学证据，为炎症性病变，考虑血管炎，不排除Wegener肉芽肿可能，请结合临床。
	免疫组化（2019-N00046）：19T00046，CD20（个别阳性），CD79α（少数阳性），CD3（少数阳性），CD56阴性，Perforin阴性，TLA-1（个别阳性），GranB（少数阳性），CD4（少数阳性），CD8（少数阳性），Ki-67（20%阳性），CK（pan）（上皮阳性），Des阴性，Syn阴性，CgA阴性，HMB-45阴性。

图97-7　患者左侧鼻咽顶及咽隐窝组织（2018-12-04外院留取）病理会诊报告

4. 2019-01-09患者复查hsCRP 4.1 mg/L，ESR 5 mm/h，较入院前明显下降。耳痛、耳道流脓等症状明显缓解。

5. 2019-01-12甲泼尼龙改为泼尼松（60 mg，口服，qd）；继续环磷酰胺（50 mg，口服，qd）调节免疫；复方磺胺甲噁唑+泊沙康唑抗感染。

■ 出院后随访

1. 2019-01-13患者予以出院，此后门诊规律随访，泼尼松剂量风湿科门诊逐渐减量，环磷酰胺（50 mg，qd）治疗，复方磺胺甲噁唑抗感染。

2. 患者出院后仍有鼻腔分泌物、鼻腔不畅、双耳闷胀感，1月后尿蛋白、尿隐血转阴，炎症标志物正常，肌酐降至正常。多次耳鼻喉科随访左侧鼻腔大量血痂及脓痂，2019-01发现左眼巩膜穿孔（血管炎相关性可能）。

3. 2019-03-29患者复查胸部CT示：双肺多发结节均较前明显缩小，空洞消失，胸腔积液吸收。患者复查头颅MRI示：双侧中耳炎症较2019-01-03好转，鼻窦炎症部分好转，双侧乳突炎较前相仿（图97-8）。

4. 2019-06-02患者复查CRP 0.9 mg/L，红细胞沉降率7 mm/h，p-ANCA转阴，PR3抗体滴度降至正常（图97-9），2019-06-04复查胸部CT：双肺多发结节均进一步缩小（图97-10）。目前泼尼松联合环磷酰胺治疗。

最后诊断与诊断依据

■ 最后诊断

1. 肉芽肿性多血管炎（累及鼻、耳、肺、淋巴结、肾、眼）。

2. 合并感染性中耳乳突炎、鼻窦炎可能？

■ 诊断依据

患者为老年男性，既往无明确基础疾病，主要表现为耳痛、听力下降、耳道及鼻窦脓性分泌物等，后续相继出现双肺结节、尿隐血尿蛋白阳性、Cr升高等多系统受累表现。CRP、ESR升高，头孢曲松抗感染效果不佳，鼻窦部病灶、腮腺病灶病

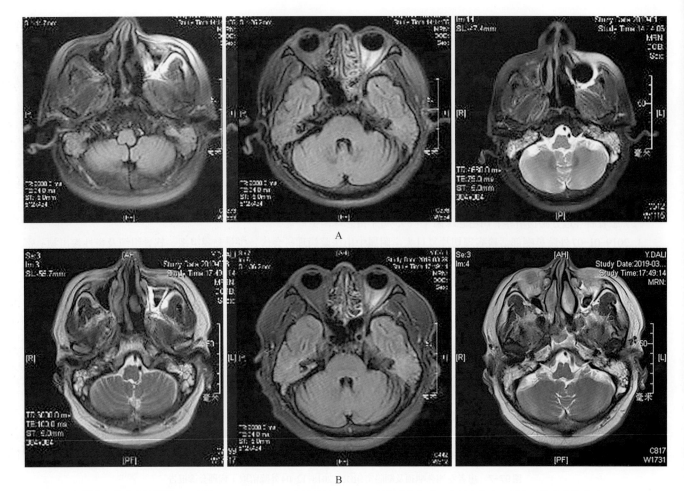

图97-8　患者治疗前后头颅增强MRI比较　A. 2019-01-04头颅增强MRI：双侧中耳乳突炎，左侧上颌窦、筛窦及蝶窦少许炎症；B. 2019-03-29头颅增强MRI：双侧中耳炎症较前好转，鼻窦炎症部分好转，双侧乳突炎较前相仿

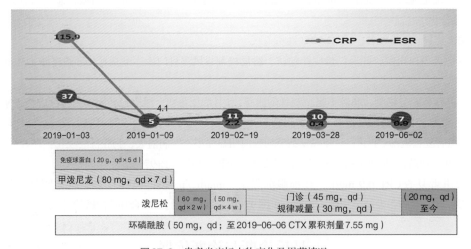

图97-9　患者炎症标志物变化及用药情况

理提示肉芽肿性病灶，并在血管周围见较多中性粒细胞、淋巴细胞、浆细胞浸润。入院查自身抗体p-ANCA阳性，PR3抗体>200，予以糖皮质激素、环磷酰胺治疗后，炎症标志物降至正常、肌酐下降、尿蛋白转阴、尿隐血阴性，PR3抗体滴度逐渐下降；肺内结节病灶逐渐减少，耳疼较前缓解；部分鼻窦炎症较前缓解；故考虑肉芽肿性血管炎累及多部位诊断明确。患者反复多次鼻、耳内镜检查提示有脓性分泌物，微生物培养有曲霉等病原菌检出，考虑合并感染可能。

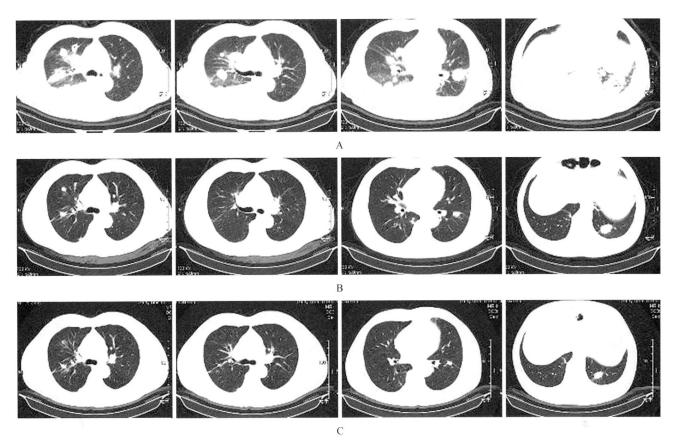

图97-10　患者治疗前后胸部CT检查结果　A. 2019-01-03胸部CT：双肺多发结节，部分空洞形成，右侧胸腔积液；纵隔肺门淋巴结增大；B. 2019-03-29胸部CT：双肺多发结节均较前明显缩小，空洞消失，无胸腔积液；C. 2019-06-04胸部CT：双肺多发结节均进一步缩小

经验与体会

1. 抗中性粒细胞胞质自身抗体（ANCA）相关血管炎，包括肉芽肿性多血管炎（Granulomatosis with polyangiitis，GPA，即Wegener肉芽肿）、显微镜下多血管炎（microscopic polyangiitis，MPA）和嗜酸性肉芽肿性多血管炎（Eosinophilic Granulomatosis with Polyangiitis，EGPA，即Churg-Strauss综合征）。GPA或MPA患者都可出现耳鼻喉（ear，nose and throat，ENT）表现，但GPA患者更为多见（估计发生率为90% vs 35%）。耳鼻喉表现包括鼻结痂、鼻窦炎、中耳炎、耳痛、耳漏、持续性鼻溢、脓性/血性鼻分泌物、口腔和/或鼻溃疡，以及多软骨炎。患者常会发生传导性和（或）感音神经性听力损失，两者均可导致重度永久性听力损害。GPA更典型的表现为鞍鼻畸形的骨和软骨破坏、上气道和眶后肿块、颅神经卡压。该例患者起病时即表现为耳鼻部症状，多次五官科就诊，均因见脓性分泌物、鼻窦炎、中耳炎等表现而考虑感染性病变，反复抗感染治疗效果不佳。耳鼻喉科医生很多情况是第一个接触到大多数GPA的医生，对于反复发作的上呼吸道感染、中耳炎、黏膜溃疡和喉炎患者，必须考虑到这一诊断。正确和早期诊断对即将实施的治疗至关重要，并可避免不可逆转的器官损害。本例从出现较典型症状至明确诊断长达2个月，反映我国相关临床医生对这类疾病的认知不足。

2. PET/CT目前广泛应用于肿瘤病灶的诊断、评估，以及部分疑难感染性疾病的鉴别诊断。GPA患者病灶在PET/CT上通常显示^{18}F-FDG摄取明显增加，甚至在普通CT尚未表现结构异常或没有临床症状情况下，PET/CT已出现受累脏器^{18}F-FDG摄取升高的表现。因此，PET/CT既可检测隐匿性结果及部位，也可用于评估GPA病情严重程度。鉴于其敏感性，也有个别报道用于GPA治疗后的疗效评估。该病例PET/CT提示多部位病灶代谢明显增高，最初被怀疑为癌症伴多发转移病灶，由于中山感染病科对PET/CT在非肿瘤疾病的诊断方面积累了较丰富的经验，本例外院多次活检均无肿瘤证据；结合相关病史，入院当天我们便考虑血管炎等非肿瘤性疾病的可能性，并积极进行相关检查和诊断性治疗。

3. 目前GPA的治疗仍以全身性糖皮质激素及免疫抑制剂治疗为主，该患者在静脉冲击治疗后，耳痛好转、肺内病灶明显吸收，但仍有持续性的鼻腔不畅伴双耳闷胀感。文献报道提示鼻窦GPA的治疗比较困难，标准的药物治疗及外科手术干预通常无效或效果不佳，以培养为导向的抗生素及局部抗生素冲洗对改善疗效，可能有所帮助。

参考文献

[1] Ito K, Minamimoto R, Yamashita H, et al. Evaluation of Wegener's granulomatosis using 18F-fluorodeoxyglucose positron emission tomography/computed tomography[J]. Ann Nucl Med, 2013, 27(3): 209–216.

[2] Saleh Farghaly HR, Alqarni AO, Nasr HA-18F-fluorodeoxyglucose positron emission tomography/computed tomography in the assessment of occult involvement in Widespread granulomatosis with polyangiitis(Wegener's granulomatosis) [J]. Indian J Nucl Med, 2019, 34(2): 153–156.

[3] Wojciechowska J, Krajewski W, Krajewski P, et al. Granulomatosis with polyangiitis in Otolaryngologist practice: A review of current knowledge[J]. Clin Exp Otorhinolaryngol, 2016, 9(1): 8–13.

第二节 · 肺部阴影或空洞

病例98 没有发热和痰血的两肺小结节伴空洞，最终竟然是这个原因

作者·李 娜 金文婷 马玉燕
审阅·胡必杰 潘 珏

· 病史简介 ·

男性，47岁，上海人，2019-05-31收入复旦大学附属中山医院感染病科。

■ 主诉

发现双肺结节伴空洞1个月。

■ 现病史

1. 患者2019-04底受凉后出现鼻塞、流涕，随后出现咳嗽、咳少量黄痰，无发热、盗汗，无胸闷、气促，无骨痛、皮疹，无腹痛、腹泻，无尿频、尿急、尿痛等不适。

2. 2019-05-02患者就诊上海某三甲医院，胸部CT报告"两肺弥漫多发小结节及环状影，感染性病变？"，予左氧氟沙星（0.5 g，口服，qd×3天）后咳嗽、咳痰症状缓解。

3. 2019-05-11患者再次就诊该三甲医院，查血常规、CRP（＜1 mg/L）、肿瘤标志物（CEA 3.44 ng/mL）正常，自身抗体、G试验、乳胶凝集试验、结核抗体、寄生虫抗体均阴性，特异性IgE未见异常。2019-05-13支气管镜检查：气管支气管黏膜未见明显异常。肺泡灌洗液：涂片见柱状上皮细胞和炎症细胞，未见肿瘤细胞；刷检未见肿瘤细胞；灌洗液mNGS检查阴性。2019-05-14 PET/CT：两肺多发结节，部分呈环形或伴空泡，代谢增高，考虑感染性病变，建议抗感染后复查；纵隔3A组炎性淋巴结可能；右颈部炎性淋巴结首先考虑。2019-05-11至2019-05-25予莫西沙星+头孢吡肟静脉抗感染治疗15天，复查胸部CT示两肺部分病灶较前略吸收，继续予口服莫西沙星+头孢克肟抗感染治疗5天。

4. 2019-05-31因为患者两肺病灶吸收不佳，为明确诊断和进一步治疗，收入复旦大学附属中山医院感染病科。

5. 起病以来，精神、胃纳、睡眠尚可，大小便无特殊，体重无明显改变。

■ 既往史及个人史

患者为办公室职员，常进食"刺身"（含生鱼片）；家中养猫；否认近期外出旅游及接触禽类、潮湿或发霉环境等；否认高血压、糖尿病等慢性病史。2018-07父亲脊柱结核手术，曾短期陪伴。2018-12外院行胃镜下胃底隆起EFTR术（内镜下全层切除术），术后病理示：胃肠道间质瘤（极低危），术后未予放化疗。吸烟20余年，平均20支/天。

· 入院检查 ·

■ 体格检查

1. T 36.7℃，P 62次/分，R 19次/分，BP 110/62 mmHg。

2. 神志清，精神可，查体合作。无贫血貌，无皮疹、瘀点、瘀斑。浅表淋巴结未扪及肿大。双肺呼吸音清，未闻及明显干湿啰音。心律齐，各瓣膜区未闻及病理性杂音。腹平软，无压痛、反跳痛。双下肢无水肿。四肢脊柱无畸形，活动自如。神经

系统查体阴性。

■ 实验室检查

1. 血常规：WBC 6.78×10^9/L，N% 55.6%，L% 28.9%，Eos% 6.2%，Hb 125 g/L。

2. 炎症标志物：hsCRP < 0.3 mg/L，ESR 3 mm/h，PCT 0.05 ng/mL。

3. 肝肾功能和电解质：γ-GT 143 U/L，其余肝肾功能、电解质正常。

4. 出凝血功能、心脏标志物及心肌酶正常。

5. 特定蛋白：IgE 615 IU/mL，IgA、IgG、IgM、IgG4、补体均正常。

6. 血糖正常。

7. 抗O阴性，RF 16 IU/mL。

8. 甲状腺功能、肿瘤标志物、肝炎标志物、HIV、梅毒抗体均阴性。

9. 自身抗体：ANA颗粒1:100，其余自身抗体均阴性。

10. 细胞免疫检查：B淋巴细胞CD19 23.4%，其余淋巴细胞比例及计数正常。

11. 细胞因子：IL-6 4.4 pg/mL。

12. 病毒抗体：EBV-IgA、CMV-IgG、HSV1-IgG均阳性。

13. 呼吸道病原体九联检、肺炎支原体抗体均阴性。

14. 血隐球菌荚膜抗原阴性；G试验阴性。

15. T-SPOT.TB：A/B 2/0。

16. 血气分析（未吸氧）：PaO_2 97 mmHg，SpO_2 97%。

■ 辅助检查

1. 2019-05-31患者心电图示：① 窦性心动过缓；② V_4-V_5导联ST段抬高1 mm，以J点抬高为主，提示心室早期复极。

2. 2019-05-31患者胸部增强CT示：两肺见散在多发小结节影，大者长径约11 mm，边界清楚，部分结节内见空洞及小空泡影，壁薄、光滑；两上肺气肿（图98-1）。

· 临床分析 ·

■ 病史特点

患者为中年男性，亚急性病程，主要表现为咳嗽、咳痰；炎症标志物不高，胸部CT及PET/CT示两肺多发结节，部分伴空泡。既往长期吸烟史，有胃间质瘤手术史，外院支气管镜检查无阳性发现，予以喹诺酮类及头孢类抗菌药物抗感染治疗后症状好转，两肺部分病灶似略有吸收。需考虑以下疾病可能。

■ 诊断分析

1. 感染性疾病。

• 肺部真菌或非结核分枝杆菌感染：部分真菌如曲霉、隐球菌，或非结核分枝杆菌肺部感染，也可表现为多发结节、空洞。但该患者双肺多发靠近胸膜下结节伴空泡形成，非以上疾病的典型影像表现，需进一步行支气管镜下肺泡灌洗液或穿刺进行微生物及组织病理学检查以明确诊断。

• 肺部寄生虫感染：常有生食鱼虾史，亚急性或慢性起病，全身毒性症状相对不明显，累及肺部时可表现为多发斑片渗出影、空洞、"虫体移行征"等。该患者常进食"刺身"（含生鱼片），外周血IgE升高，但外周血嗜酸性粒细胞不高、特异性IgE及寄生虫抗体检查阴性，多次复查胸部CT病灶部位无明显变化，寄生虫感染依据不足。

2. 非感染性疾病。

• 肺部肿瘤：本例胸部影像学表现为双肺多发圆形/类圆形结节影，边界清，部分有小空洞。分泌性肺腺癌，可有类似表现，但以往所见病灶多较为密集分布，甚至咳较多水样泡沫痰。同时，该患者半年前有胃镜下胃底间质瘤手术史，也需考虑胃癌复发和肺转移可能性，但转移性肿瘤结节伴类似空泡表现少见。再则是淋巴管腺肌瘤，较罕见，多见于育龄女性，通常隐匿起病，主要累及肺部，典型影像学表现为双肺弥漫性薄壁囊性改变，直径在数毫米至数厘米。进一步可行腹盆部增强CT、胃肠镜、经支气管镜或经皮穿刺肺活检，获取组织病理检查以明确或排除诊断。

• 其他疾病：血液系统疾病如肺朗格汉斯细胞组织细胞增生症（PLCH），是一种罕见病，亚急性或慢性病程，早期阶段典型表现为肺中上叶多发性囊腔和结节，囊壁多为薄壁，大小不一。• 自身免疫性疾病肺内表现如Wegener肉芽肿，以血管壁的炎症为特征，主要侵犯上、下呼吸道和肾脏。该病通常以鼻黏膜和肺组织的局灶性肉芽肿性炎症为开始，可表现为肺内多发

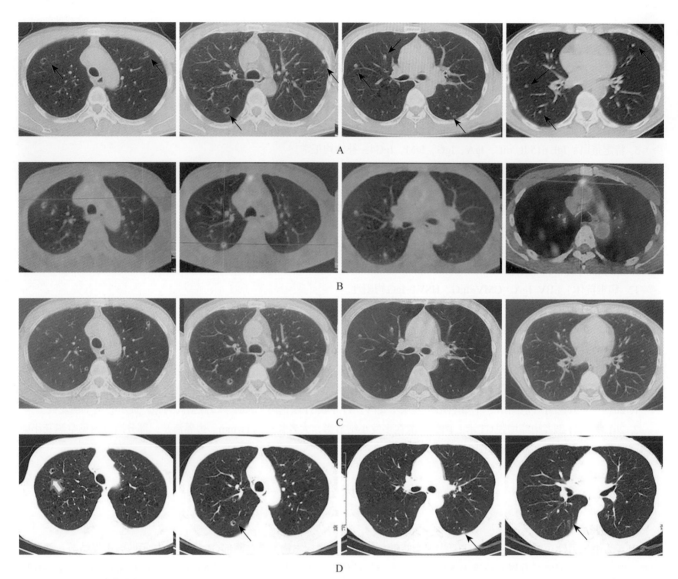

图98-1 2019-05患者胸部CT比较 A. 2019-05-02胸部CT：两肺弥漫多发小结节及环状影；B. 2019-05-14 PET/CT：两肺多发结节，部分呈环形或伴空泡，代谢增高，纵隔淋巴结增大伴代谢增高，炎性可能；C. 2019-05-23胸部CT：部分病灶似略有吸收（抗感染治疗半月后）；D. 2019-05-31胸部CT：两肺多发结节，边界清，部分结节内见空洞及小空泡影（较2019-05-23外院相仿）

结节及空洞，结节大小3～9 mm；空洞开始为厚壁，以后可发展为薄壁。但该患者自身抗体检查仅ANA 1：100，ANCA相关抗体阴性，故诊断可能性较小，明确诊断有赖于肺组织活检和病理学检查。

· 进一步检查、诊治过程和治疗反应 ·

1. 2019-06-03 CT引导下对患者右上肺小结节穿刺，肺组织送检病理、微生物学检查。

2. 2019-06-04患者腹、盆腔增强CT示：胃间质瘤术后改变；肝、右肾小囊肿。

3. 2019-06-05患者肺组织活检病理报告（图98-2）：（肺穿刺）镜下见大量嗜酸性粒细胞及少量组织样细胞，结合免疫组化结果，符合朗格汉斯细胞组织细胞增生症。免疫组化（2019-N14603）：19S27876-001，Ki-67（40%阳性），CD1a阳性，Langerin阳性，S-100（部分阳性），CD68（KP1）（组织细胞阳性），CK（pan）阴性，CD21阴性，CD35阴性，TTF-1阴性。

4. 2019-06-05血液科会诊：可考虑骨髓穿刺检查；进一步排除寄生虫、结核等感染；必要时可口服激素治疗。

5. 2019-06-06患者心脏超声示：二尖瓣前叶冗长、关闭时错位，建议随访；肺动脉收缩压35 mmHg；LVEF 70%。

6. 2019-06-06患者行骨髓穿刺活检；2019-06-10骨髓活检初步病理报告：骨髓未见到明确肉芽肿性病变（图98-3）。

7. 2020-06-10考虑PLCH以肺表现为主，且病灶较轻，暂不行药物治疗，予以出院，建议戒烟，随访胸部CT。

巨检	灰白色条索组织1条，长0.6 cm，直径0.1 cm。
病理诊断	（肺穿刺）镜下见大量嗜酸性粒细胞及少量组织样细胞，倾向朗格汉斯细胞组织细胞增生症，正在行免疫组化检查以协助诊断。 追加补充报告（2019-06-05）： （肺穿刺）镜下见大量嗜酸性粒细胞及少量组织样细胞，结合免疫组化结果，符合朗格汉斯细胞组织细胞增生症。 免疫组化（2019-N14603）：19S27876-001，Ki-67（40%阳性），CD1a阳性，Langerin阳性，S-100（部分阳性），CD68（KP1）（组织细胞阳性），CK（pan）阴性，CD21阴性，CD35阴性，TTF-1阴性。

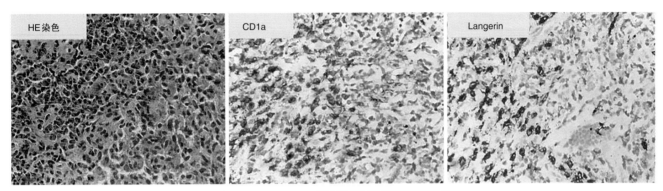

图98-2　2019-06-03送检患者肺组织活检病理结果

巨检	灰褐色条索状组织条，直径0.2 cm。
病理诊断	（骨髓）镜下骨髓造血组织与脂肪组织比约占30%，造血组织三系细胞均可见到，HE切片中淋巴细胞、浆细胞数目无明显增多，未见到明确肉芽肿性病变，需进一步加做免疫组化以协助诊断。 2019-06-22补充报告： （骨髓）免疫组化结果示造血组织三系细胞均可见到，巨核系细胞轻度增生，约占骨髓有核细胞5%，形态及分布未见明显异常；有核红细胞约占骨髓有核细胞30%，细胞轻度增生，细胞体积稍增大，分布未见明显异常；粒系细胞约占骨髓有核细胞45%，细胞轻度增生，形态及分布未见明显异常，嗜酸性粒细胞比例稍增多，约占骨髓有核细胞15%，淋巴细胞、浆细胞数目不增多，余未见特殊病变。请结合临床。 免疫组化（2019-N15101）：19S28770-001，CD117阴性，CD138（少数阳性），CD20（少数阳性），CD235a阳性，CD3（少数阳性），CD34（个别阳性），CD56阴性，CD61（巨核阳性），CD79α（少数阳性），Cyclin-D1阴性，Ki-67（40%阳性），MPO阳性，Langerin阴性，CD1a阴性，κ（少数阳性），λ（少数阳性）。 特殊染色：19S28770-001，网状纤维染色（MF-0），铁染色阴性。

图98-3　2019-06-06送检患者骨髓活检病理报告

最后诊断与诊断依据

■ 最后诊断

肺朗格汉斯细胞组织细胞增生症。

■ 诊断依据

患者为中年男性，既往长期吸烟史；亚急性病程，主要表现为咳嗽、咳痰。外周血炎症标志物不高，胸部CT提示两肺多发小结节和囊泡；PET/CT提示部分结节糖代谢增高。肺穿刺病理示：镜下见大量嗜酸性粒细胞及少量组织样细胞，免疫组化示CD1a阳性，Langerin阳性，S-100（部分阳性），符合朗格汉斯细胞组织细胞增生症。PET/CT、骨髓穿刺结果提示无其他部位累及证据，故诊断为肺朗格汉斯细胞组织细胞增生症。

经验与体会

1. 肺朗格汉斯细胞组织细胞增生症（pulmonary Langerhans cell histiocytosis，PLCH），既往称为肺嗜酸性肉芽肿、肺朗格汉斯细胞肉芽肿病和肺组织细胞增生症X，是少见的囊性间质性肺病，多见于20～40岁的年轻成人。PLCH较罕见，尚不清楚其确切发病率和患病率。在日本有估计其患病率为男性0.27/10万，女性0.07/10万。估计3%～5%的成人弥漫性实质性肺疾病是由PLCH引起。病因尚未明确，可能与吸烟、病毒感染等因素有关，英国的一项多中心（53个中心）研究显示，96.7%的PLCH患者既往或当前吸烟，平均吸烟时间为19.9年+/-16.9年。

2. PLCH临床表现多样，但通常不具有特异性，常见咳嗽、呼吸困难、胸闷、胸痛、气胸、肺动脉高压等呼吸系统相关表现。pLCH肺外器官累及者（发生率＜20%）会出现相关症状，如囊性骨病变、骨质破坏、淋巴结肿大、中枢性尿崩症、肝脾肿大等；另有皮肤及五官受累的报道。约1/3的患者可出现全身系统性症状包括乏力、体重减轻、发热和盗汗等。成人PLCH的病程多变且不可预测，可从无症状到导致呼吸衰竭和数月内死亡的进行性疾病。典型的胸部CT表现以结节、囊性空腔和伴发的肺间质性改变为主。肺结节一般多发，多为两肺对称分布的小叶中心性结节，直径多≤1 cm，边界多清楚；早期结节多集中于中上肺叶，后逐渐累及两肺中下叶，肺门或纵隔淋巴结肿大罕见。有条件时应对患者进行心脏超声检查评估有无肺动脉高压。

3. PLCH的早期炎性病变围绕较小的细支气管，通常混合含有嗜酸性粒细胞、淋巴细胞和中性粒细胞，并伴有细支气管壁和邻近肺实质的破坏。PLCH的病理细胞类型是单核细胞-巨噬细胞系的一种树突状细胞，类似于皮肤朗格汉斯细胞。朗格汉斯样细胞表达CD1a、S100蛋白和langerin蛋白（CD207），典型表现为成簇出现，且数量远高于其他肺病中的数量。

4. 根据典型的临床表现和肺部HRCT表现，通常可以作出PLCH的临床诊断。症状和影像学表现随戒烟而改善有助于巩固诊断。支气管肺泡灌洗液（BALF）提示示朗格汉斯样树突状细胞（CD1a和CD207阳性）＞5%，强烈支持诊断为PLCH，但敏感性较低。确诊仍需依赖组织病理学检查。该患者为中年男性，长期吸烟史，肺部影像表现典型，肺活检病理进一步确诊为PLCH。

5. PLCH目前尚无统一公认的治疗和预后指南。对本病的治疗首先是劝诚患者戒烟，并避免二手烟暴露。最近的一项前瞻性研究表明，戒烟≥6个月可改善肺功能。若PLCH仅局限于肺部，预后一般良好，偶尔可出现自发缓解。若患者无症状或症状轻微，通常可予以观察。患者确诊后的第1年，每3个月随访1次，可识别可能发生进展性疾病的可能。进行性或有症状的PLCH患者应接受治疗，但最佳治疗方案尚未确定。伴有COPD或气流受限的患者建议吸入支气管扩张剂及或联合吸入性糖皮质激素；全身性糖皮质激素治疗主要针对系统性LCH或重症PLCH患者，但目前其应用及疗效仍存在争议，有待大规模临床试验的验证。化疗药物如长春碱、甲氨蝶呤、环磷酰胺、依托泊苷、克拉屈滨或阿糖胞苷已用于对皮质类固醇激素无应答或多器官受累的进展性疾病患者，但此类药物疗效数据有限。此外，对戒烟或药物治疗后仍进展的患者可考虑肺移植。本例患者起病初有咳嗽、咳痰症状，戒烟及口服喹诺酮类抗生素3天症状即消失，PET/CT提示仅肺部受累，心脏超声提示无肺动脉高压，肺功能示一氧化碳弥散量轻度降低；考虑全身治疗副反应大，疗效不确切，故暂未予药物治疗，嘱患者继续戒烟并避免二手烟，密切随访。

6. 虽然对PLCH的自然病程或受累成人的长期预后知之甚少，但该病患者总体生存情况良好，大多数报告显示5年生存率估计值可达75%以上。2002年的一项研究回顾性分析了1976—1998年间梅奥诊所的102例经组织病理证实的PLCH患者病例，证实成人PLCH患者的生存率低于一般人群，中位生存期为确诊后12.5年。据估计，5年和10年生存率分别为74%和64%，在随访期间死亡的患者中，近一半患者的死因是呼吸衰竭；其他主要原因是恶性肿瘤，其中血液系统恶性肿瘤多见。短生存期的预测因素包括年龄较大、FEV_1较低、残气量较高、FEV_1/FVC低和一氧化碳弥散量降低。该患者肺功能提示小气道功能障碍、一氧化碳弥散量轻度降低，为影响生存期的因素，因此在随访过程中应注意复查肺功能检查。

参考文献

[1] Elia D, Torre O, Cassandro R, et al. Pulmonary Langerhans cell histiocytosis: a comprehensive analysis of 40 patients and literature review[J]. Eur J Intern Med, 2015, 26(5): 351-356.

[2] Mason RH, Foley NM, Branley HM, et al. Pulmonary Langerhans cell histiocytosis (PLCH): a new UK register[J]. Thorax, 2014, 69(8): 766, 767.

[3] Torre O, Elia D, Caminati A, et al. New insights in lymphangioleiomyomatosis and pulmonary Langerhans cell histiocytosis[J]. Eur Respir Rev, 2017, 26(145): 170042.

[4] Vassallo R, Ryu JH, Colby TV, et al. Pulmonary Langerhans'-cell histiocytosis [J]. N Engl J Med, 2000, 342(26): 1969-1978.

[5] Vassallo R, Ryu JH, Schroeder DR, et al. Clinical outcomes of pulmonary Langerhans'-cell histiocytosis in adults[J]. N Engl J Med, 2002, 346(7): 484-490.

[6] Vassallo R, Harari S, Tazi A. Current understanding and management of pulmonary Langerhans cell histiocytosis[J]. Thorax, 2017, 72(10): 937-945.

[7] Zhang L, Pacheco-Rodriguez G, Steagall WK, et al. BRAF and NRAS mutations in circulating Langerhans-like CD1a+ cells in a patient with pulmonary Langerhans' cell histiocytosis[J]. Eur Respir J, 2017, 50(4): 1700521.

作者·苏 逸 金文婷 马玉燕
审阅·胡必杰 潘 珏

病例 99 多次两肺炎症，来去匆匆，会是什么？

· 病史简介 ·

女性，46岁，江苏人，2019-10-22收入复旦大学附属中山医院感染病科。

■ 主诉

发现肺部阴影4个月。

■ 现病史

1. 2019-06-28患者无明显诱因下突发抽搐伴意识丧失约数分钟，意识恢复后出现咳嗽咳痰，诉有咯血，否认发热、胸痛和呼吸困难，也无大小便失禁。至当地医院就诊，查胸部CT示双肺片絮状密度增高影，以右肺上叶为著，双下肺节段性肺不张，双侧少量胸腔积液。血常规：WBC 18.7×10⁹/L，N% 89.6%，CRP 4.7 mg/L，ESR 5.0 mm/h。予以甲泼尼龙（40 mg，qd）、左氧氟沙星、美洛西林舒巴坦抗感染治疗，多索茶碱平喘、布地奈德特布他林雾化吸入等治疗，2019-06-30患者复查胸部CT示双肺炎症，较2天前明显吸收。转至复旦大学附属中山医院呼吸科就诊，复查血常规：WBC 15.15×10⁹/L，N% 67.6%，CRP 0.9 mg/L，BNP 1 159.0 pg/mL。心脏超声示二尖瓣风湿样改变伴轻度二尖瓣狭窄及轻中度反流、室间隔基底段增厚。2019-07-03随访胸部CT示两肺炎症大部分吸收，予以莫西沙星抗感染治疗，呋塞米、螺内酯利尿，辅以止咳化痰等对症支持治疗，2019-07-04好转出院。

2. 2019-10-18患者骑行电动车时再次发作意识丧失，醒来后再次剧烈咳嗽伴咯血，否认发热、胸闷等不适。至急诊，胸部CT示双肺广泛炎症渗出病变（图99-1），予以甲泼尼龙（60 mg，qd）治疗。为进一步诊治，2019-10-22收入复旦大学附属中山医院感染病科。发病以来患者睡眠、饮食可，大小便如常，体重无明显改变。

■ 既往史及个人史

患者2013年冬季睡眠中突然发作癫痫，惊叫、双眼凝视伴全身僵直2～3分钟，随后意识丧失4～5分钟，醒来无法记忆发作过程；至某三甲医院就诊，诊断为癫痫，未使用抗癫痫药物。此后每年发作1～2次，今年6月起服用托吡酯片（25 mg，口服，qd）治疗癫痫。2019-06-28发作前十余天在农场工作（转运小鸡，粉碎干草），否认生食牛羊肉海鲜；否认宠物接触史；否认疫区驻留史。

· 入院检查 ·

■ 体格检查

1. T 36.5.0 ℃，P 60次/份，R 18次/分，BP 100/60 mmHg。

2. 神志清，皮肤巩膜无黄染，心脏二尖瓣舒张期杂音；双下肺呼吸音稍粗，未闻及明显啰音；双下肢不肿。

■ 实验室检查

1. 血常规：WBC 6.69×10⁹/L，N% 47.5%，Hb 134 g/L，PLT 253×10⁹/L。

2. 炎症标志物：CRP 17.2 mg/L，ESR 14 mm/h，PCT 0.03 ng/mL。

3. 心肌标志物：心肌肌钙蛋白0.003 ng/mL，BNP 80.9 pg/mL。

4. 血气分析：pH 7.42，PaO_2 52 mmHg，$PaCO_2$ 42 mmHg，SpO_2 87%。

5. 尿粪常规、肝肾功能、肿瘤标志物、凝血功能、自身抗体、甲状腺功能均正常。

6. T-SPOT.TB：A/B 1/0；隐球菌荚膜抗原阴性，呼吸道病原体9联检均阴性。

7. 痰涂片及普通细菌培养均阴性。

■ 辅助检查

1. 胸部CT：双肺散在病变，右下肺新发结节病灶（图99-2）。

2. 常规心电图：正常心电图。

3. 常规经胸超声心动图：二尖瓣风湿样改变伴轻度二尖瓣狭窄及轻中度反流；室间隔基底段增厚。

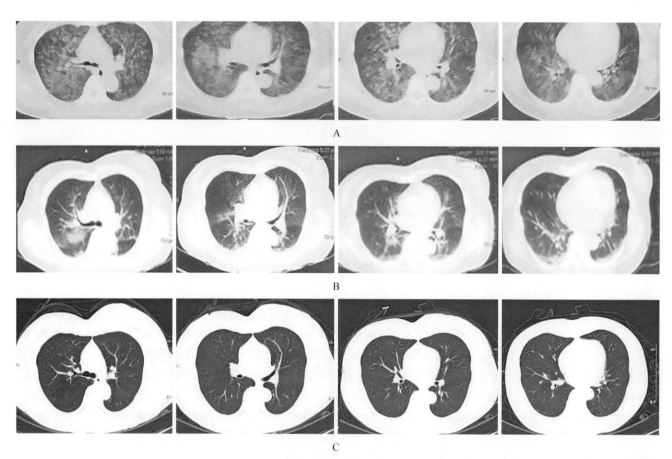

图99-1 2019-06至2019-07患者胸部CT变化 A. 2019-06-28胸部CT：双肺片絮状密度增高影，以右肺上叶为著，双下肺节段行肺不张；B. 2019-06-30胸部CT：双肺病变较前吸收；C. 2019-07-03胸部CT平扫：双肺病变基本吸收

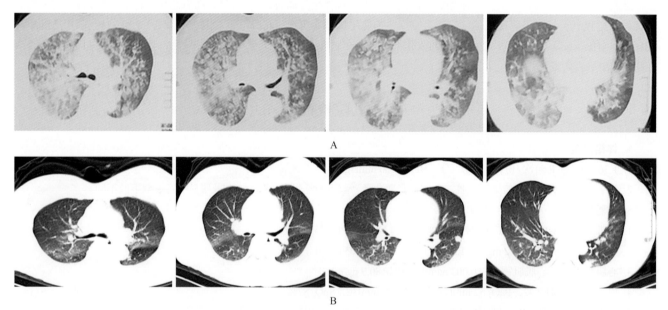

图99-2 2019-10-18和2019-10-22患者胸部CT检查结果 A. 2019-10-18胸部CT平扫：双肺弥漫性病变；B. 2019-10-22胸部CT平扫：双肺散在病变，较2019-10-18显著吸收

临床分析

■ 病史特点

患者为中年女性，两次均为急性起病，表现为意识丧失恢复后咳嗽咳痰，详细追问病史患者咳出物系咳粉红色泡沫痰；

无发热，炎症标志物无明显升高，两肺渗出病灶可在数日内迅速吸收。需考虑以下几种疾病。

■ **诊断分析**

1. 肺部感染：患者于意思丧失后出现的双肺病变，误吸所致肺部感染不能除外。患者两次发作后均使用了抗生素后好转，肺部感染需要考虑。但病程中无发热，炎症标志物无明显升高，无咳黄脓痰，肺部病灶呈弥漫广泛分布；病情似与肺部病变程度不匹配，肺部感染可能性小。

2. 变应性肺炎：患者首次发作前有粉尘、农作物、牲畜接触史，此类物质所致的过敏可导致肺部弥漫性病变；患者两次发作后均使用了激素治疗后好转，似乎支持患者肺部为过敏原因导致的肺部病变。但是详细追问病史，患者近一次发作并未有特殊物品的吸入或接触史，过敏原并不明确。

3. 肺水肿：包括心源性肺水肿及非心源性肺水肿。该患者存在二尖瓣狭窄基础，癫痫发作时各种因素所致左房压力增加可以进一步诱发心源性肺水肿。非心源性肺水肿主要病因有急性呼吸窘迫综合征（ARDS）、高原性肺水肿和神经源性肺水肿，神经源性肺水肿可发生在多种神经系统疾病和操作之后，包括头部损伤、颅内手术、癫痫大发作、蛛网膜下腔出血或脑内出血，以及电休克治疗后。该患者每次肺部病变均发生于癫痫大发作后，症状发生迅速，数日内快速缓解，需要高度考虑癫痫所致神经源性肺水肿。

进一步检查、诊治过程和治疗反应

1. 2019-10-22患者入院后予以吸氧3 L/min。

2. 2019-10-22患者腹部、盆腔平扫+增强CT示：子宫肌瘤或腺肌症，请结合超声。

2019-10-23患者头颅MRI平扫+增强+DWI示：脑内少许腔隙缺血灶，未见转移灶；筛窦炎。

2019-10-23患者脑电图示：痫样放电，全导中高幅慢波夹杂尖波阵发性发放。

3. 2019-10-23神经内科专家门诊就诊，调整抗癫痫药物。

4. 2019-10-25考虑患者为神经源性肺水肿，病情平稳后出院，嘱出院后神经内科门诊控制癫痫。因患者双肺新发的结节样病灶，考虑合并肺部感染可能，予以头孢地尼（0.1 g，口服，tid）+多西环素（0.1 g，口服，q12 h）出院，嘱感染病科门诊随访肺内结节。

5. 2019-10-26痰mNGS回报检测结果阴性，为口腔定植菌。

最后诊断与诊断依据

■ **最后诊断**

神经源性肺水肿（合并心源性肺水肿可能），癫痫。

■ **诊断依据**

患者为中年女性，急性病程，既往有癫痫病史，癫痫病情控制不佳，每次于发作意识丧失后出现咳粉红色泡沫痰，不伴有发热及炎症标志物升高。胸部CT立即表现出双肺弥漫性的病变，数日内迅速好转，考虑神经源性肺水肿。患者心脏超声示风湿样二尖瓣改变，二尖瓣轻度狭窄，可能合并心源性肺水肿。

经验与体会

1. 神经源性肺水肿（Neurogenic pulmonary edema，NPE）可发生在多种神经系统疾病和操作之后，包括头部损伤、颅内手术、癫痫大发作、蛛网膜下腔出血或脑内出血、电休克治疗。机制为交感神经过度兴奋（通过激活脑干中的特定CNS触发区）伴儿茶酚胺激增将血液从体循环转移进入肺循环，同时左心房压和肺毛细血管压继发性升高。压力诱导的机械性损伤和（或）神经系统对毛细血管通透性的直接控制，可能促进了肺毛细血管渗漏。

2. NPE一般在严重CNS损伤后数分钟到数小时内发病，但也有发作更迅速（立即）和迟发（数小时到数日）的病例，通常在数日内缓解。呼吸困难是最常见的症状，许多患者会有轻度咯血。体格检查一般见呼吸过速、心动过速和肺底啰音。NPE的严重程度差异明显，轻度病例可能从未被发现。虽然NPE可为暴发性并导致死亡，但更多时候死亡原因是诱发NPE的神经系统损伤。

3. NPE的临床表现可能与吸入性肺炎相混淆，因为两者在意识改变的情况中（如癫痫发作后状态）都很常见。NPE往往比吸入性肺炎发展更快、缓解更快，而误吸主要表现为发热和局灶性阴影；特别是肺下段区域阴影，需要使用抗生素治疗才可以缓解。该患者两次病程中均使用了抗生素，但病程中无发热，炎症标志物不高，肺部病灶缓解迅速；考虑肺内病灶为神经源性肺水肿所致，误吸可能性不大。

4. NPE患者的结局通常取决于神经系统损伤的病程，而不是NPE。治疗应侧重于神经系统疾病，而对NPE给予支持治疗。许多NPE发作都能被很好耐受，会在48～72小时内缓解。大多数NPE患者存在低氧血症，需要吸氧，通过利尿剂和限制静脉补液量来维持心脏充盈压在较低水平可减轻肺水肿，部分重症患者可能需要机械通气。

5. 该患者存在二尖瓣狭窄基础，癫痫发作时各种因素所致左心房压力增加可以进一步诱发心源性肺水肿。此外，严重神经系统损伤后引起神经源性心肌顿抑所诱发的心力衰竭也进一步加重肺水肿。患者首次发作后数日复旦大学附属中山医院查BNP升高，因此合并心源性肺水肿的可能。

参考文献

[1] Al-Dhahir MA, Sharma S. Neurogenic pulmonary edema[J]. Stat Pearls[Internet]. Treasure Island (FL): Stat Pearls Publishing, 2019.

[2] Kerro A, Woods T, Chang JJ, et al. Neurogenic stunned myocardium in subarachnoid hemorrhage[J]. J Crit Care, 2017, 38: 27–34.

病例 100　中年男性肺空洞3个月余，气管镜竟无结果

作者·姚雨濛　金文婷　马玉燕　审阅·胡必杰　潘珏

病史简介

男性，45岁，上海人，2019-05-08收入复旦大学附属中山医院感染病科。

■ 主诉

发现肺空洞3个月余。

■ 现病史

1. 2019-01-30患者体检行胸部CT：右肺上叶斑片影伴空洞形成（图100-1），无发热、盗汗，咳嗽、咳痰，气急、胸痛、咯血等不适。2019-02-11查T-SPOT.TB：A/B 2/0，痰涂片找抗酸杆菌3次检查均阴性，未予药物治疗。

2. 2019-02-25患者外院查血WBC 3.69×10^9/L，N% 68.6%，ESR 78 mm/h，隐球菌荚膜抗原阴性，真菌1-3-β-D葡聚糖122.7 pg/mL（< 100 pg/mL阴性，> 150 pg/mL阳性），肝肾功能、肿瘤标志物正常范围。2019-02-27行支气管镜，镜下见两侧各叶段支气管管腔通畅，黏膜光整，见少许黏痰，未见新生物、坏死物。于右上叶前段灌洗和刷检：肺泡灌洗液GM试验阴性，细菌、真菌涂片及培养均阴性，刷检涂片未见恶性细胞；未做活检。患者诉偶有少量黄痰，未予治疗。

3. 2019-04-09患者复查胸部CT示：右肺上叶空洞型病变，结核可能，两肺慢性炎症，两侧胸膜局部增厚，与前片相仿（图100-1）。未治疗。2019-05-08为明确诊断和进一步治疗，收住复旦大学附属中山医院感染病科。

4. 病程中精神尚可，胃纳一般，大小便如常，体重无明显减轻。

■ 既往史及个人史

患者否认吸烟史；发现蛋白尿4年，外院诊断为"肾小球肾炎"，具体不详，未予药物治疗。2015年体检行胸部CT无异常；家族史：父亲有鼻咽癌病史。

入院检查

■ 体格检查

1. T 37℃，P 76次/分，R 20次/分，BP 105/74 mmHg。

2. 身高177 cm，体重47 kg。神志清，体型消瘦，双侧呼吸音清，未闻及干湿啰音，心律齐；腹软，双下肢不肿。

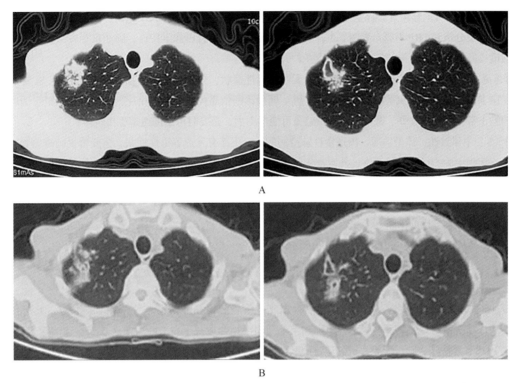

图100-1 患者胸部CT检查结果 A. 2019-01-30患者胸部CT示：右肺上叶斑片阴影，伴不规则薄壁空洞形成；B. 2019-04-09患者胸部CT示：右肺上叶斑片影范围较前扩大，内伴不规则空洞形成，原空洞性病灶较前相仿

实验室检查

1. 血常规：WBC 5.41×10^9/L，N% 72.2%，Hb 119 g/L，PLT 162×10^9/L。

2. 动脉血气分析：pH 7.43，$PaCO_2$ 42 mmHg，PaO_2 100 mmHg，BE 3.2，SpO_2 98%。

3. 尿常规：PRO、RBC及WBC均阴性；粪常规及粪隐血均阴性。

4. 炎症标志物：ESR 41 mm/h，hsCRP < 0.3 mg/L，PCT < 0.02 ng/mL。

5. 生化：Alb 47 g/L，ALT/AST 33/30 U/L，Cr 65 μmol/L。

6. 隐球菌荚膜抗原阴性；G试验 15.8 pg/mL。

7. 自身抗体阴性。

8. 细胞免疫正常范围。

9. 肿瘤标志物：SCC、CYFRA21-1、NSE、CEA等均阴性。

辅助检查

1. 心电图：窦性心动过速，左胸导联低电压，QRS电轴右偏。

2. 心脏彩超：少量心包积液。

· 临床分析 ·

病史特点

患者为中年男性，慢性病程，无明确免疫抑制基础；体检发现右上肺空洞病灶，临床症状不突出，仅有少量咳黄痰，也无发热、盗汗等毒性症状。血白细胞分类及CRP不高，但红细胞沉降率增快，胸部CT显示以右上肺斑片影伴空洞形成，2月余内随访示病灶范围相仿。

诊断分析

1. 慢性感染性疾病。

· 肺分枝杆菌病：患者体型消瘦，慢性病程，且为右上肺病灶伴空洞形成，需要考虑肺结核或非结核分枝杆菌病可能。虽既往痰找抗酸杆菌3次阴性，不能排除分枝杆菌病诊断。由于T-SPOT.TB阴性，且空洞壁薄，非结核分枝杆菌感染可能性大。可多次采集咳痰标本或再次支气管镜检查采集BALF或肺病灶活检，进行分枝杆菌涂片、培养及核酸检测以明确或排除诊断。

• 肺真菌病：体检发现右上肺斑片影伴空洞病灶，慢性病程，间隔2个多月胸部CT随访，病灶变化不大。红细胞沉降率增快，但血白细胞计数及分类和CRP不高，真菌1-3-β-D葡聚糖稍升高，结合影像学特点，肺曲霉等真菌感染不能除外；确诊则有赖于经支气管镜或经皮穿刺肺活检行组织病理学检查。

• 其他病原体感染：肺部空洞性病灶，慢性病程，无明显毒性症状，个别炎症标志物（ESR）升高，需要考虑低度毒力病原体如放线菌、诺卡菌、甚至寄生虫等引起感染的可能性。明确诊断依靠痰或肺组织涂片与细菌培养、组织病理学等检查。外周血嗜酸性粒细胞正常，也无生食虾、蟹等，寄生虫感染可能性不大，必要时可送测血寄生虫抗体。

2. 原发性肺癌：中年男性，体型消瘦，出现慢性肺空洞病灶，不伴有发热等毒性症状，需要警惕肺鳞癌等原发性肺恶性肿瘤。虽无吸烟史，病程中肿瘤标志物均正常，外院支气管镜刷检未发现肿瘤证据，仍不能完全除外。可再次行支气管镜检查并行活检以明确或排除肺鳞癌等原发性肺恶性肿瘤诊断。

3. 自身免疫性疾病肺累及：ANCA相关血管炎等自身免疫性疾病可导致肺空洞表现，患者曾有蛋白尿，具体不详；可完善自身抗体、肺组织病理检查等协助诊断。

· 进一步检查、诊治过程和治疗反应 ·

1. 2019-05-10患者支气管镜检查：气管、两侧各叶段支气管管腔通畅，黏膜光滑，未见新生物。于右上叶尖段注入生理盐水30 mL灌洗。灌洗液送微生物涂片、培养mNGS。外周超声结合透视于右上叶后段病灶处行肺活检（TBLB）并刷检。

2. 2019-05-10患者灌洗液、肺组织涂片-找抗酸杆菌、普通细菌和真菌均阴性。

3. 2019-05-11患者右上肺TBLB病理：少量肺组织，局部较多慢性炎细胞浸润，考虑炎症性病变。

4. 2019-05-12患者灌洗液细菌培养：草绿色链球菌（++），奈瑟菌（++）。

5. 2019-05-14患者肺组织细菌培养阴性，肺组织mNGS极少量检出人类疱疹病毒4型（EBV）。

6. 2019-05-15教授查房：与患者沟通病情后，复查胸部CT，示原右上肺斑片阴影与空洞病灶较1月前相仿，右上肺新增少量斑片影（图100-2）。综合分析疾病过程，考虑肺非结核分枝杆菌病可能大，嘱带药出院口服抗感染治疗。方案：阿奇霉素（0.25 g，口服，qd）+利福平（0.45 g，口服，qd）+乙胺丁醇（0.75 g，口服，qd）+莫西沙星（0.4 g，口服，qd）。

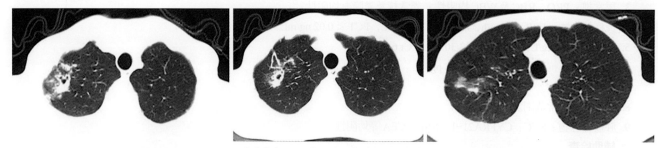

图100-2　2019-05-15患者胸部CT示右上肺斑片和空洞影较前相仿，新增少量斑片影

7. 2019-05-20患者右上肺TBLB病理补充报告：PAS阴性，抗酸阴性，六胺银阴性，结核PCR检测阴性（图100-3）。

8. 2019-05-23患者支气管肺泡灌洗液（2019-05-10采样）分枝杆菌培养：非结核分枝杆菌生长。之后，微生物实验室采用MALDI-TOF对此菌进行菌种鉴定，结果为"堪萨斯分枝杆菌"。

9. 2019-05-10采集的患者支气管肺泡灌洗液，申请补做mNGS检测，2019-06-19回报：检出少量分枝杆菌序列，主要为堪萨斯分枝杆菌（图100-4）。

10. 2019-07-04患者门诊随访：2019-05-15出院后一直口服阿奇霉素+利福平+乙胺丁醇+莫西沙星四联抗感染治疗。无咳痰等不适。除了灌洗液培养出NTM和mNGS检出分枝杆菌核酸序列外，追踪住院期间灌洗液真菌培养、肺组织真菌及分枝杆菌培养均为阴性。复查红细胞沉降率下降至6 mm/h。复查胸部CT，右上肺斑片阴影范围较前略减少，空洞型病灶壁变薄（图100-5）。考虑治疗有效，继续阿奇霉素（0.25 g，口服，qd）+利福平（0.45 g，口服，qd）+乙胺丁醇（0.75 g，口服，qd）+莫西沙星（0.4 g，口服，qd）。

11. 2019-10-28　患者门诊随访：自觉无特殊不适，体重增加1 kg。复查胸部CT，右上肺斑片阴影明显吸收，空洞型病灶壁进一步吸收变薄（图100-5）。继续四联抗感染治疗。

12. 患者用药方案：阿奇霉素（0.25 g，口服，qd）+利福平（0.45 g，口服，qd）+乙胺丁醇（0.75 g，口服，qd）+莫西沙星

巨检	灰白色碎组织一堆，共计直径0.3 cm。
病理诊断	（右上后肺，TBLB）少量肺组织，局部较多慢性炎细胞浸润，考虑炎症性病变，正在行免疫组化、特殊染色及结核PCR检查以协助诊断。 补充报告（2019-05-20）： （右上后肺，TBLB）少量肺组织，局部较多慢性炎细胞浸润，考虑炎症性病变。 免疫组化（2019-N11900）：19S22986-001，CK（pan）（上皮阳性），CD68（KP1）（组织细胞阳性）。 特殊染色：19S22986-001，PAS阴性，抗酸阴性，六胺银阴性，网状纤维染色（网状纤维阳性）。 结核PCR检测结果为阴性。

图100-3 2019-05-20患者右上肺TBLB病理（2019-05-10采样）补充报告

检出分枝杆菌列表

属			种			
属名	属相对丰度(%)	属严格序列数	种名	覆盖度（%）	种序列数	种严格序列数
分枝杆菌属	0.01	5	堪萨斯分枝杆菌	0.003 1	4	4
			脓肿分枝杆菌	0.001	1	1
			玛尔摩分枝杆菌	0.000 8	1	0
			奥布分枝杆菌	0.000 7	1	0

图100-4 2019-06-19患者灌洗液（2019-05-10采集）mNGS检测报告

（0.4 g，口服，qd）。

最后诊断与诊断依据

最后诊断

堪萨斯分枝杆菌肺病（*Mycobacterium kansasii* pulmonary disease）。

诊断依据

患者为中年男性，体检发现右上肺空洞病灶，慢性病程，临床症状不突出，偶有少量黄痰；无发热盗汗等毒性症状。红细胞沉降率增快但血白细胞计数及分类和CRP不高，T-SPOT.TB阴性。间隔3个多月（2019-05-15 vs 2019-01-30）随访胸部CT，显示总体病灶变化不大，且空洞壁较薄。支气管镜检查，肺活检病理提示为炎症性病变，结核PCR阴性。支气管肺泡灌洗液分枝杆菌培养阳性，菌种鉴定为堪萨斯分枝杆菌，同时mNGS也检出少量堪萨斯分枝杆菌核酸序列。予阿奇霉素+利福平+乙胺丁醇+莫西沙星四联抗NTM治疗，患者治疗5个月后咳痰消失，红细胞沉降率降至正常，CT显示肺内病灶明显吸收，仅残留一薄壁空腔病灶。据此，堪萨斯分枝杆菌肺病诊断成立。

经验与体会

1. 临床上，慢性肺部空洞型病变常见肺结核与原发性肺癌，但在结核病与肿瘤性疾病以外的鉴别诊断中，切不能遗忘其他感染病与风湿免疫病。感染病原体中，包括非结核分枝杆菌、放线菌、诺卡菌、厌氧菌、曲霉、毛霉，以及寄生虫等。十分重要的是，痰或灌洗液找抗酸杆菌阴性，并不能除外分枝杆菌感染。本例患者在初期就诊时，未能考虑到NTM病。在首次气管镜检查后，也未关注后续分枝杆菌培养结果。感染科结合胸部CT为上肺斑片阴影伴薄壁空洞，且T-SPOT.TB阴性的特点，积极完善支气管镜下采集标本行分枝杆菌培养等病原学及病理检查，使本例获得及时诊治。

2. 全世界范围内，鸟-胞内分枝杆菌复合群是临床最常分离的NTM。但有报道，在我国最常见分离的NTM为脓肿分枝杆菌复合群（41.7%），其余依次为鸟-胞内分枝杆菌复合群（22.8%）、戈登分枝杆菌（16.8%）；堪萨斯分枝杆菌位列第四，占

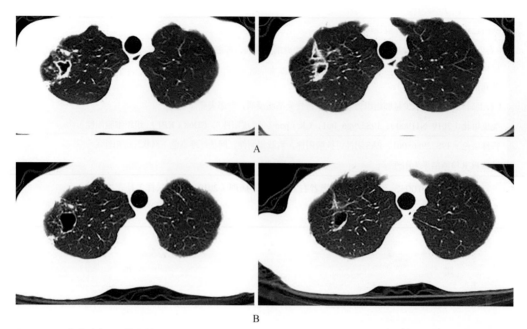

图100-5　患者胸部CT检查结果　A. 2019-07-04患者CT示：右上肺斑片阴影范围较前略减少，空洞型病灶壁变薄，继前阿奇霉素（0.25 g，口服，qd）＋利福平（0.45 g，口服，qd）＋乙胺丁醇（0.75 g，口服，qd）＋莫西沙星（0.4 g，口服，qd）治疗；B. 2019-10-28患者CT示：右上肺斑片阴影明显吸收，空洞型病灶壁进一步吸收变薄，继前阿奇霉素（0.25 g，口服，qd）＋利福平（0.45 g，口服，qd）＋乙胺丁醇（0.75 g，口服，qd）＋莫西沙星（0.4 g，口服，qd）治疗

12.3%。我国不同地理区域内，NTM分离率与分布有所不同，上海的堪萨斯分枝杆菌分离率较广州高（18.6% vs 9.0%）。

3. 堪萨斯分枝杆菌肺病的影像学主要表现为纤维空洞型病变（50%），病灶通常累及双上肺。根据ATS/IDSA指南，依据痰培养阳性诊断NTM病时，需要分别2次咳痰分离出同种NTM方能诊断。但也有学者提出，对于堪萨斯分枝杆菌，由于单次痰分离出堪萨斯分枝杆菌者与确诊NTM病者在临床症状或并发症方面无明显差异，故认为应适当放宽诊断标准。

4. 堪萨斯分枝杆菌具有一定毒力，若不治疗，64%的患者可在1年内发生影像学进展，因此建议尽早治疗。目前，根据ATS/IDSA指南，推荐的堪萨斯分枝杆菌病药物为利福平＋异烟肼＋乙胺丁醇；根据英国胸科协会指南，推荐利福平＋克拉霉素或阿奇霉素＋乙胺丁醇。其治疗疗程根据痰培养阴转的时间，在12～18个月间。本例患者在诊断初期菌种鉴定结果回报前，考虑针对常见的鸟-胞内分枝杆菌复合群治疗，经验性使用了利福平＋乙胺丁醇＋大环内酯类＋氟喹诺酮的方案，取得了良好治疗效果，因此后续未调整抗感染方案。堪萨斯分枝杆菌病治疗失败与利福平和或克拉霉素耐药有关。CLSI标准目前推荐对分离株检测利福平和克拉霉素体外药敏，当利福平耐药时，进一步检测二线用药（阿米卡星、乙胺丁醇、利奈唑胺、莫西沙星、利福布丁、磺胺甲噁唑）敏感性。

参考文献

[1] Bakuła Z, Kościuch J, Safianowska A, et al. Clinical, radiological and molecular features of Mycobacterium kansasii pulmonary disease[J]. Respiratory Medicine, 2018, 139: 91-100.

[2] De Stefano MS, Shoen CM, Cynamon MH. Therapy for Mycobacterium kansasii Infection: Beyond 2018[J]. Front Microbiol, 2018, 9: 2271.

[3] Pang Y, Tan Y, Chen J, et al. Diversity of nontuberculous mycobacteria in eastern and southern China: a cross-sectional study[J]. Eur Respir J, 2017, 49(3): 1601429.

病例 101 胸腹水猛增愁煞人，隐秘的角落里谁在作祟？

作者·李 冰 金文婷 马玉燕
审阅·胡必杰 潘 珏

· 病史简介 ·

男性，61岁，浙江人，2019-05-27收入复旦大学附属中山医院感染病科。

▣ 主诉

腹胀腹痛8个月，胸闷伴咳嗽咳痰2个月。

▣ 现病史

1. 2018-10患者无明显诱因出现右上腹胀痛伴发热（未测体温），无腹泻、恶心呕吐，纳差消瘦，皮肤巩膜黄染，未重视。2019-01，腹胀加重，外院超声：肝胆胰脾双肾未见异常。

2. 2019-04初患者腹胀进一步加重，伴胸闷、咳嗽及少量黄痰，随访超声见腹水、脾大。2019-04-16患者于当地医院查：CRP 39.5 mg/L，血氨43 µmol/L，PT 15.1 s，白蛋白26.6 g/L。行腹腔穿刺，腹水生化：LDH 369 U/L，ADA 39 U/L，总蛋白45.1 g/L，葡萄糖7.1 mmol/L；腹水常规及微生物培养结果未见。

3. 2019-04-18患者超声检查示：两侧胸腔积液（右侧深度98 mm，左侧深度104 mm）。行胸腔穿刺，胸腔积液：LDH 264 U/L，ADA 35 U/L，总蛋白44.5 g/L，CA12-5 2 755.2 U/mL，未见肿瘤细胞；胸腔积液常规及微生物培养结果未见。胸腹增强CT：右上叶团片影，两侧胸腔积液；腹盆腔积液，腹膜、网膜广泛增厚伴结节及多发淋巴结影（图101-1）。结核T细胞检测阳性（具体不详）。考虑结核性腹膜炎、胸膜炎，2019-04-22起异烟肼（0.3 g，qd）＋利福平（0.45 g，qd）＋乙胺丁醇（0.75 g，qd）＋吡嗪酰胺（0.5 g，tid）治疗。

4. 2019-05，患者腹胀、胸闷症状无缓解。2019-05-08 CRP 68.1 mg/L，PET/CT：腹盆腔积液；腹膜、大网膜、肠系膜广泛代谢增高，右肺上叶纵隔旁高代谢团片影及周围多发淋巴肿大，两侧胸膜增厚伴钙化；两侧胸腔大量积液。痰涂片找抗酸杆菌阴性，痰Xpert MTB/RIF阴性。2019-05-11第二次胸穿，胸腔积液李凡他试验阳性，ADA 16.0 U/L；涂片见非典型性细胞，细菌培养阴性；细胞块免疫组化示散在间皮细胞，胸腔积液常规及结核培养结果未见。每日可引流淡黄色澄清胸腔积液100～200 mL，继续原方案抗结核治疗。

5. 2019-05-27收住感染病科。发病以来，精神、睡眠欠佳，胃纳尚可，大便3次/天，成形，近半年体重下降5 kg。

▣ 既往史及个人史

患者否认高血压、糖尿病、病毒性肝炎、结核等疾病。抽烟10余年，平均每日1包，已戒烟20余年；饮白酒10余年，平均每日250 mL，戒酒2个月。有石棉接触史。父亲曾患结核，已故。否认手术及过敏史。

· 入院检查 ·

▣ 体格检查

1. T 36.5℃，P 82次/分，R 18次/分，BP 123/83 mmHg。

2. 双肺呼吸音清，未闻及干湿啰音，右下肺呼吸音低，左侧胸腔置管引流；皮肤巩膜无黄染，无肝掌、蜘蛛痣；全身浅表淋巴结未扪及肿大；腹平软，无压痛、反跳痛，未扪及肝脾肿大，移动性浊音阴性，肠鸣音4次/分。

▣ 实验室检查

1. 血常规：Hb 128 g/L，WBC 3.55×10⁹/L，N% 85%，PLT 192×10⁹/L。

2. 尿常规与粪常规均阴性。

3. 炎症标志物：CRP 46.8 mg/L，ESR 18 mm/h，PCT 0.12 ng/mL。

4. 生化：ALT 48 U/L，AST 61 U/L，TBIL 6.1 µmol/L，UCB 3.6 µmol/L，Alb 35 g/L，肌酐67 µmol/L，尿酸639 µmol/L，钾4.3 mmol/L，钠138 mmol/L。

5. 凝血功能：PT 11.1 s，TT 16.3 s，APTT 26.4 s，INR 1.02，D-D二聚体1.68 mg/L。

6. 自身抗体：ANA 1：100，其余均无特殊；肿瘤标志物和心肌标志物均正常。

7. T-SPOT.TB：A/B 45/89。

8. 血气分析（不吸氧）：PaO$_2$ 89 mmHg，PaCO$_2$ 41 mmHg。

■ **辅助检查**

1. 心电图：窦性心律，HR 97次/分；T波改变（T波在Ⅱ、Ⅲ、aVF导联双相、低平）。

2. 心脏彩超：静息状态下超声心动图未见异常。

3. 胸部增强CT：右上肺纵隔旁MT伴两侧胸膜多发转移可能；两侧胸腔积液（图101-1）。

4. 腹盆部增强CT：腹盆腔多发积液，腹膜、网膜及肠系膜增厚伴结节，腹腔多发小淋巴结，考虑转移可能；胆囊壁稍增厚，肝微小囊肿（图101-2）。

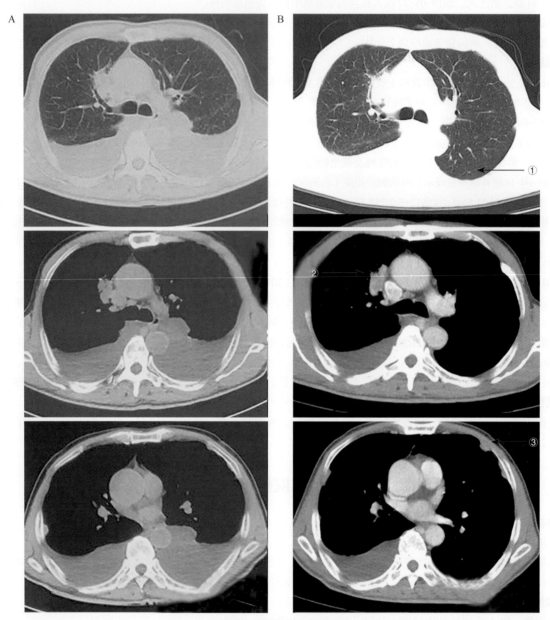

图101-1　2019-04-17（A）及2019-05-28（B）患者胸部CT表现　①左侧胸腔积液减少；②右上叶纵隔旁占位；③胸膜结节

· **临床分析** ·

■ **病史特点**

患者为老年男性，慢性起病，病程8个月，主要表现为腹胀、腹痛、胸闷进行性加重。影像学检查显示双侧胸腔及腹盆腔积液，右上肺纵隔旁占位，诊断与鉴别诊断考虑如下。

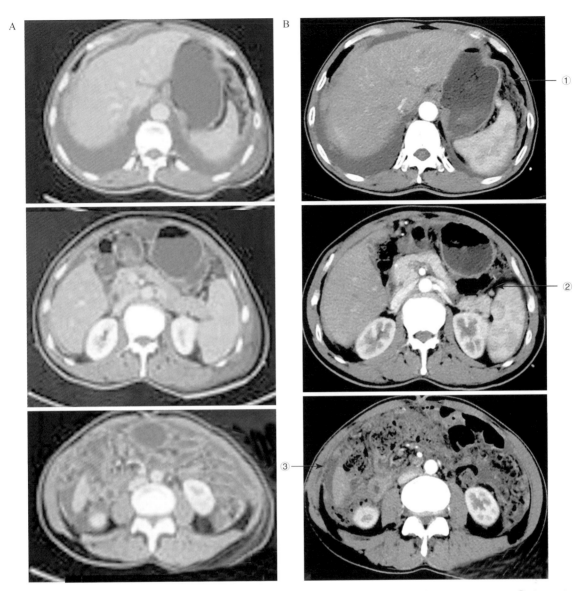

图101-2　2019-04-19（A）及2019-05-28（B）患者腹部CT表现　① 腹膜增厚伴渗出；② 腹腔淋巴结肿大；③ 腹腔积液

■ 诊断分析

1. 肿瘤性疾病。

• 肺恶性肿瘤伴全身多发转移：老年患者慢性起病，有多年吸烟史；CT发现右上肺纵隔旁阴影，伴淋巴结及胸腹膜受累；PET/CT显示病灶代谢显著升高，首先考虑肺恶性肿瘤伴远处转移。但患者肿瘤标志物均为阴性，反复胸腹水脱落细胞检查未见明确肿瘤细胞。需进一步行肺组织活检明确诊断。

• 恶性间皮瘤：患者以胸腹水为主要临床表现，且有石棉接触史，需要考虑胸膜或腹膜恶性间皮瘤。虽多次胸腹水脱落细胞中无明确证据，但胸腔积液细胞块免疫组化提示散在间皮细胞；仍应尽可能获得病变胸膜或腹膜组织明确病理类型。

• 淋巴瘤：影像学检查发现多发淋巴结肿大伴代谢增高，淋巴瘤不能除外，可行淋巴结及骨髓穿刺活检协助诊断。

2. 感染性疾病。

• 结核：患者存在低热，病程长达8个月，有结核患者接触史。虽患者外院胸腹水涂片找抗酸杆菌阴性，体液ADA无显著升高，Xpert MTB/RIF阴性，标准四联抗结核治疗1个月效果不佳；但T-SPOT.TB显著升高（T-SPOT.TB：A/B 45/89）伴炎症指标升高。因此，要考虑多部位结核感染的可能，可采集相关标本送结核培养及mNGS检测，必要时予诊断性抗结核治疗。

• 非结核分枝杆菌：堪萨斯分枝杆菌、海分枝杆菌等NTM感染亦可造成T-SPOT.TB升高，但以胸腹水为主要表现的NTM较为少见；需行病原学检查以鉴别。

· 进一步检查、诊治过程和治疗反应 ·

1. 2019-05-28患者外院带入左侧细胸管引流胸腔积液30 mL，行右侧胸腔穿刺，放置细胸管，引流黄色浑浊胸腔积液590 mL。右侧胸腔积液检查：WBC 4 399/mm³，多个核细胞14%，单个核细胞86%，RBC 3 400/mm³，蛋白定性阳性；蛋白34.4 g/L，葡萄糖5.3 mmol/L，LDH 115 U/L，ADA 27 U/L；CEA 0.6 ng/mL；脱落细胞未见恶性肿瘤细胞。胸腔积液涂片找抗酸杆菌阳性，细菌、真菌涂片及培养阳性；mNGS未见致病微生物。痰涂片找抗酸杆菌阴性，痰细菌、真菌涂片及培养均阴性。

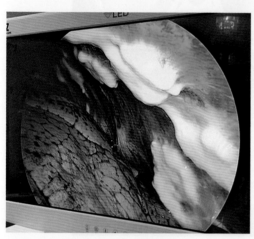

图101-3　2019-05-30患者胸腔镜术中所见右侧胸壁结节

2. 2019-05-29考虑患者耐药结核菌引起多浆膜腔积液可能，予异烟肼（0.3 g，qd）+利福平（0.45 g，qd）+左氧氟沙星（0.6 g，qd）+阿米卡星（0.4 g，qd）抗结核治疗。

3. 2019-05-30患者胸腹部影像学表现，结合患者既往石棉接触史，为排除胸膜肿瘤，全麻下行右侧胸腔镜探查及胸膜、纵隔旁肿物活检。术中见胸壁粟粒样结节伴多个白色胶原增生结节（图101-3）。右侧肺门近上腔静脉处占位包绕上肺静脉，尝试肿块活检，但考虑出血风险大，放弃进一步活检。活检钳取多处胸膜组织送病理、微生物培养及mNGS检查。术后右侧胸膜放置粗胸管一根，引流180 mL。术中胸膜结节冰冻病理示：增生胶原纤维组织伴炎症细胞浸润，类上皮细胞反应，多灶肉芽肿结节形成。

4. 2019-05-31患者术后一过性发热，T_{max} 38.4 ℃，CRP 53.1 mg/L，PCT 0.1 ng/mL，WBC 7.86×10⁹/L，N% 95.5%。左侧细胸管引流出350 mL，右侧粗胸管引流出400 mL，右侧细胸管未引流出胸腔积液。因此，继续原抗结核方案。

5. 2019-06-03患者CRP 51.5 mg/L，PCT 0.09 ng/mL，WBC 2.82×10⁹/L，N% 76.6%。患者右侧细胸管连续数日未引流出胸腔积液，考虑引流不畅，予拔除。右侧粗胸管引流出240 mL，胸腔积液再次送脱落细胞检查：未见恶性肿瘤细胞。胸膜涂片未找抗酸杆菌，细菌、真菌涂片及培养均阴性，mNGS未见致病微生物。因白细胞明显下降，停利福平，余抗结核用药同前。

6. 2019-06-04患者胸膜结节病理：肉芽肿性病变，特殊染色阴性，结核PCR阴性（图101-4）。

巨检	胸膜结节1：大小1.5 cm×1 cm×0.2 cm。胸膜结节2：结节大小0.8 cm×0.6 cm×0.5 cm，灰白质韧。
病理诊断	（胸膜结节1、胸膜结节2）肉芽肿性病变，正在行免疫组化、特殊染色及结核PCR检查以协助诊断。
	2019-06-04补充报告：
	（胸膜结节1、胸膜结节2）肉芽肿性病变，伴间皮纤维性增生，胶原化结节形成，特殊染色未见阳性菌，请结合临床。
	免疫组化（2019-N14291）：
	19S27263-001，CD68（KP1）（组织细胞阳性），CK（pan）（少数阳性）。
	19S27263-002，p16阴性，Bob1阴性，calretinin（间皮阳性），HBME-1阴性，Ki-67（部分阳性）。
	特殊染色：19S27263-001，PAS阴性，抗酸阴性，六胺银阳性，网状纤维染色阴性。
	结核PCR检测结果阴性。

图101-4　患者胸膜结节病理报告

7. 2019-06-10患者胸腹腔积液超声示右侧胸腔少量积液，左侧胸腔及下腹部未见积液。胸外科医生随访后拔除双侧胸管。

8. 2019-06-11患者WBC 3.99×10⁹/L，N% 76.4%，CRP 17.8 mg/L。仍有腹胀，调整为全口服抗结核方案：异烟肼（0.3 g，qd）+吡嗪酰胺（1 g，qd）+左氧氟沙星（0.4 g，qd）+利奈唑胺（0.6 g，q12 h）。2019-06-13予出院，继续此抗结核方案。

■ **出院后随访**

1. 2019-06-27患者腹胀较前明显缓解，至复旦大学附属中山医院随访胸腹CT：右上肺纵隔旁占位伴较前相仿；右侧胸腔积液，较前吸收；腹盆腔积液及腹膜增厚伴结节，总体较前有所吸收。WBC 3.79×10⁹/L，N% 80.6%，PLT 124×10⁹/L，CRP 16.8 mg/L，ESR 19 mm/h。因患者血细胞减少，利奈唑胺减量至0.6 g，qd，其余同前。

2. 2019-07-16患者痰（2019-05-28送检）、胸腔积液（2019-05-28、2019-05-29送检）及胸膜组织（2019-05-30送检）分枝杆菌培养均为阴性。

3. 2019-07-18为全面评估病情，再次收入患者主感染病科病房，胸腹CT：右上肺纵隔旁占位，腹盆腔积液基本吸收；腹膜、网膜及肠系膜增厚伴结节较前相仿（图101-5、图101-6）。WBC 3.48×10⁹/L，N% 80.7%，PLT 151×10⁹/L，CRP 7.6 mg/L，ESR 26 mm/h（图101-8）。2019-07-22因肺部阴影较前略增大，行气管镜检查：右肺上叶前段阴影处行活检及刷检。灌洗液、肺组织、刷检及咳出物涂片找抗酸杆菌均阴性，灌洗液及肺组织细菌、真菌涂片及培养均阴性，刷检及咳出物未见明显恶性肿瘤细胞。2019-07-23右上叶前段肺活检组织病理：支气管壁组织，黏膜固有膜内少量淋巴细胞浸润，符合慢性炎症改变。继续异烟肼（0.3 g，qd）+吡嗪酰胺（1 g，qd）+左氧氟沙星（0.4 g，qd）+利奈唑胺（0.6 g，qd）抗结核，予患者出院。

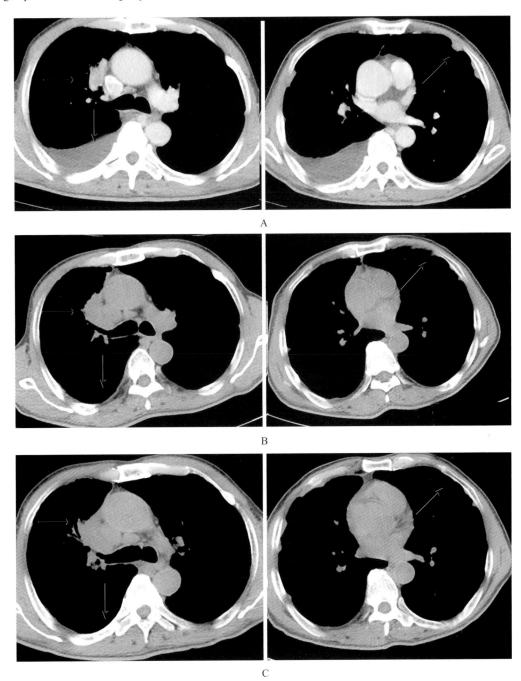

图101-5　2019-05至2019-07患者胸部CT变化　A. 2019-05-28；B. 2019-06-28；C. 2019-07-18；右上肺纵隔旁阴影较前略增大；右侧胸腔积液较前吸收，胸膜结节较前缩小

4. 2019-09-16患者灌洗液及肺组织（2019-07-22送检）分枝杆菌培养均为阴性。

5. 2019-10-15患者诉双下肢麻木明显，停利奈唑胺，改为异烟肼（0.3 g，qd）+吡嗪酰胺（1 g，qd）+乙胺丁醇（0.75 g，qd）+左氧氟沙星（0.4 g，qd）+阿米卡星（0.6 g，qd）抗结核。患者下肢麻木好转，该方案治疗2个月后自行停用阿米卡星（图101-9）。

6. 2019–11至2020–07：患者定期随访，右肺上叶纵隔旁阴影较前明显缩小（图101–7），未再出现胸腹腔积液。因尿酸持续升高，2020–06起抗结核方案调整为（图101–9）：异烟肼（0.3 g，qd）+乙胺丁醇（0.75 g，qd）+左氧氟沙星（0.4 g，qd）。2020–07–28随访T-SPOT.TB：A/B 12/18（阴性对照孔0，阳性对照孔348），目前继续随访中。

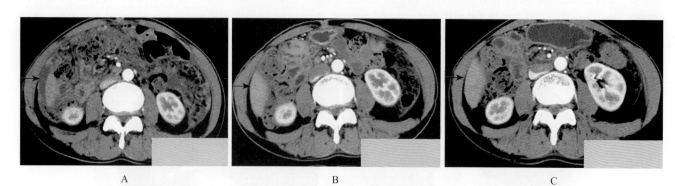

图101–6 2019–05至2019–07患者腹部CT变化 A. 2019–05–28；B. 2019–06–28；C. 2019–07–18

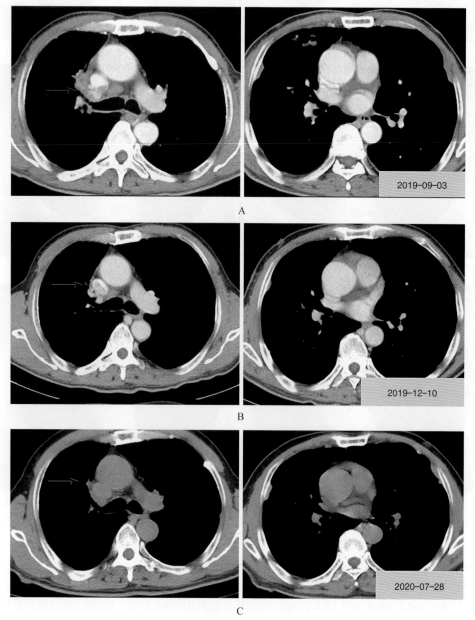

图101–7 2019–09至2020–07患者胸部CT变化 A. 2019–09–03；B. 2019–12–10；C. 2020–07–28；右上肺纵隔旁阴影较前缩小

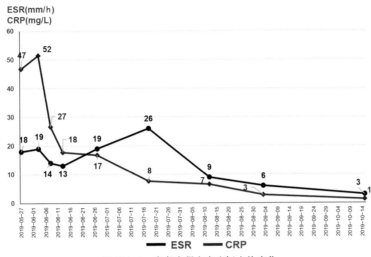

图 101-8　患者病程中炎症标志物变化

	2019-05-29	2019-06-03	2019-06-11	2019-10-15	2019-12-15	2020-06-30
调整原因		血细胞减少	腹胀无缓解	下肢麻木	自行停用	尿酸升高
利福平	+					
异烟肼	+	+	+	+	+	+
乙胺丁醇				+	+	+
吡嗪酰胺			+	+	+	
左氧氟沙星	+	+	+	+	+	+
阿米卡星				+		
利奈唑胺			+			

图 101-9　患者抗结核方案调整

最后诊断与诊断依据

■ 最后诊断

右上肺纵隔旁占位，多浆膜腔积液伴多发淋巴结肿大：结核？

■ 诊断依据

患者为老年男性，慢性起病，病程8个月，主要表现为腹胀、腹痛、胸闷进行性加重，有结核患者接触史，T-SPOT.TB阳性。影像学检查显示双侧胸腔及腹盆腔积液，右上肺纵隔旁阴影及多发淋巴结肿大。多次胸腹水送检均提示渗出液，白细胞增多，以单个核细胞为主。胸腔镜下胸膜活检及支气管镜下肺活检，病理提示肉芽肿性病变，未见肿瘤性病变。虽然胸腹水、痰液、胸膜及肺组织等多种标本分枝杆菌培养均为阴性，但经过抗结核治疗，患者胸腹水显著减少，腹胀、腹痛及胸闷等症状明显缓解；胸膜结节缩小、右上肺阴影缩小，炎症指标及T-SPOT.TB下降，故诊断多部位结核（腹膜、胸膜、肺、淋巴结）。

经验与体会

1. 结核在我国发病率较高，且病原学诊断往往非常艰难。在对该患者的诊治过程中尽管我们努力通过不同手段获取各种微生物标本并反复送检，但涂片、培养、mNGS及病理等检查均未能确诊结核，甚为遗憾。由于患者长期炎症指标升高，T-SPOT.TB阳性；我们尝试诊断性抗结核治疗。经过长期密切随访，患者症状明显改善，病灶有所吸收，根据疗效判断多部位结核感染可能性大。在诊断过程中，T-SPOT.TB数值的显著升高有一定提示作用。当患者处在感染窗口期、免疫功能低下、肺外结核时，T-SPOT.TB容易出现假阴性。中山医院从2020-06起微生物实验室的T-SPOT.TB检测同时报告ESAT-6、CFP-10致敏细胞数和阴性、阳性对照孔数值。至今其已累积报告近4 000份，为临床准确解读T-SPOT.TB结果并判断是否存在假阴性或假阳性提供助力。

2. 患者老年男性，长期吸烟，当发现肺部占位及多浆膜腔积液时肿瘤性疾病首先考虑。除较为常见的肺部恶性肿瘤伴远处转移外，由于患者有石棉接触史且存在大量胸腹水，不能忽略原发于胸膜或腹膜的恶性间皮瘤。恶性间皮瘤以胸膜间皮瘤多见，腹膜间皮瘤仅占7%～30%。33%～50%的患者在诊断前有石棉接触史。该患者收入复旦大学附属中山医院后以胸腔积液为主要表现，腹水较前减少；为同时对肺部占位及胸膜组织活检，我们选择了胸腔镜探查。虽然患者多次体液脱落细胞及组织病理均不支持肿瘤诊断，但在抗结核治疗后腹部症状缓解而肺部占位无明显吸收的情况下仍时刻警惕合并肿瘤的可能性；故为明确诊断后续再次进行了支气管镜下肺活检。另一方面，当肿瘤依据不足的情况下，我们没有放弃抗感染治疗，最终取得了较好的疗效。

3. 患者在外院曾接受标准四联抗结核治疗，但疗效欠佳，收入复旦大学附属中山医院感染病科后考虑耐药结核可能，后续使用了利奈唑胺。利奈唑胺是治疗多重耐药结核的有效药物之一，但存在较为明显的副作用，除了对血细胞的抑制外，其对神经系统的毒性亦不容忽视；该患者因双下肢麻木加重而停用利奈唑胺。一项纳入57位使用利奈唑胺治疗多重耐药结核患者的回顾性研究发现，经过中位时间为13个月600 mg，qd的治疗后，其中32%的患者确诊周围神经病变。治疗1年后，这部分患者即使停止使用利奈唑胺，仍有78%存在不可逆的周围神经损伤。因此，在利奈唑胺治疗多重耐药结核时需密切关注神经系统的不良反应，及时调整用药。

参考文献

[1] Jaspard M, Butel N, Helali Nl , et al. Linezolid-associated Neurologic adverse events in patients with multidrug-resistant tuberculosis, France[J]. Emerg Infect Dis, 2020, 26(8): 1792–1800.

[2] Kusamura S, Kepenekian V, Villeneuve L, et al. Peritoneal mesothelioma: PSOGI/EURACAN clinical practice guidelines for diagnosis, treatment and follow-up[J]. Eur J Surg Oncol, 2020, SO748–7983(20): 30113–X.

[3] Yang C, Zhang SJ, Yao L, et al. Evaluation of risk factors for false-negative results with an antigen-specific peripheral blood-based quantitative T cell assay (T-SPOT VR .TB) in the diagnosis of active tuberculosis: A large-scale retrospective study in China[J]. JInt Med Res, 2018, 46(5): 1815–1825.

第三节 · 咯 血

病例 102 反复咯血的始作俑者会是曲霉吗？

作者·李 冰 金文婷 马玉燕
审阅·胡必杰 潘 珏

病史简介

女性，34岁，江苏人，2016-12-28收入复旦大学附属中山医院感染病科。

■ 主诉

9个月内咯血两次，每次持续数天。

■ 现病史

1. 2016-02底患者无明显诱因下咯血，持续数天，每日咯血量100～200 mL，无咳嗽咳痰、胸闷气促，发热盗汗、乏力、纳差等症状。2016-03-01当地医院胸部CT示：左下肺支气管闭塞，右下肺磨玻璃小结节，右肺中叶小结节（图102-1）。CRP 9.9 mg/L，ESR 45 mm/h，痰找抗酸杆菌2次均阴性，T-SPOT.TB阴性（具体不详）。

2. 2016-03-04患者支气管镜检查见左下叶管腔内坏死物，管腔完全阻塞，其余管腔内见少许白黏痰（图102-2）。左下叶管腔内坏死物病理示：变性坏死组织，小灶区见真菌菌落（图102-3）。当地医院考虑曲霉菌感染，2016-03-05起静脉予伏立康唑（0.2 g，q12 h）抗真菌治疗。

3. 患者抗真菌治疗18天后，2016-03-23随访胸部CT示左下肺病灶较前基本吸收（图102-4）。2016-03-25复查支气管镜检查，见左肺上叶和下叶各段支气管腔均通畅，未见新生物和出血（图102-5），予以出院。出院后口服伏立康唑2周后自行停药。

4. 2016-11患者再次咯血，每日咯血量约100 mL左右，含血块，2016-11-04外院胸部CT见左下叶支气管管腔稍狭窄，右下肺磨玻璃小结节，右肺中叶小结节（图102-6）；GM试验0.09（阴性）。2016-11-07起再次予伏立康唑抗真菌治疗，但患者仍有咯血。2016-11-14支气管镜示：左下叶支气管开口处可见黑色脓性坏死物阻塞管腔，生理盐水反复冲洗；吸出坏死物后见黏膜充血，少许渗血；其余各支气管见少许白黏痰（图102-7）。坏死物未送病理及微生物检查。仍考虑曲霉菌感染，继续伏立康唑治疗。

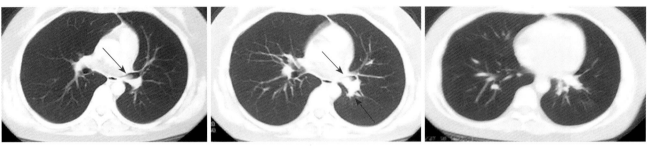

图102-1 2016-03-01患者胸部CT结果 左肺下叶支气管腔未显示（阻塞？），左肺上叶支气管似有部分阻塞

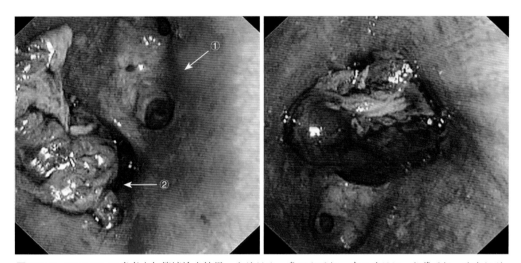

图102-2 2016-03-04患者支气管镜检查结果 内镜描述：鼻咽喉通畅，声门关闭好，气管通畅，隆突锐利；左侧下叶支气管管腔内见坏死物完全阻塞，无法吸除，于活检钳活检组织2块送检病理；其余各级支气管管腔内见少许白色黏痰，予以吸除；管腔通畅，黏膜正常，未见异常新生物及活动性出血。① 左肺上叶；② 左肺下叶

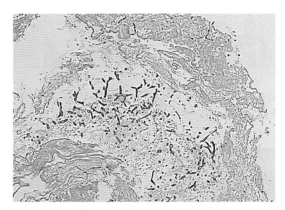

图102-3 2016-03-07患者坏死组织病理报告 病理诊断：（气管坏死组织）送检组织大部分为变性坏死组织，小灶区见真菌菌落

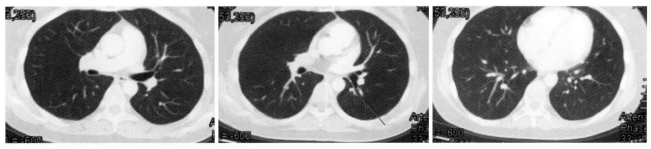

图102-4 2016-03-23患者胸部CT检查结果 左肺上叶、下叶支气管管腔均通畅，箭头所指处示原堵塞支气管现通畅

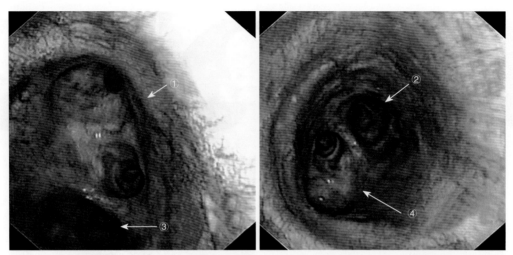

图102-5　2016-03-25患者支气管镜检查结果　内镜描述：鼻咽喉通畅，声门关闭好，气管通畅，隆突锐利；左侧及右侧各级支气管管腔内见少许白色黏痰，予以吸除，管腔通畅；黏膜轻度充血，未见异常新生物及活动性出血。①、②左肺上叶；③、④左肺下叶

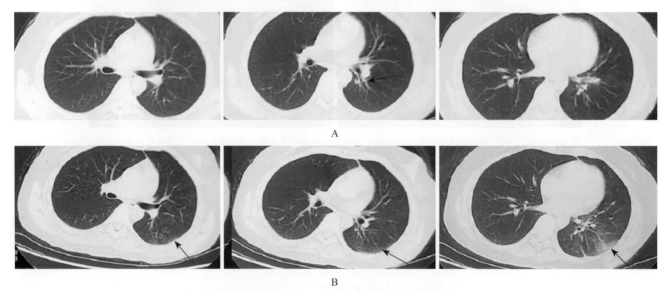

图102-6　2016-11-04与2016-12-22患者胸部CT检查结果　A. 2016-11-04胸部CT：左肺下叶支气管管腔稍狭窄；B. 2016-12-22胸部CT：左下肺淡片状渗出影，叶段支气管管腔未见明显狭窄

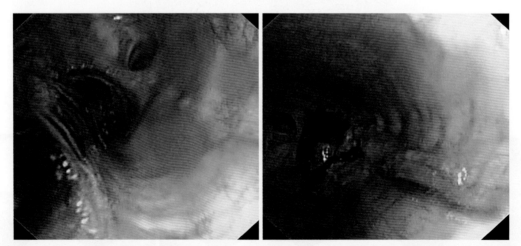

图102-7　2016-11-14患者支气管镜检查结果　内镜描述：鼻咽喉通畅，声门关闭好，气管通畅，隆突锐利；左下叶支气管开口处可见黑色脓性坏死物阻塞管腔，予以生理盐水反复冲洗后吸出；吸出后见黏膜充血，少许渗血，予以肾上腺素稀释后局部喷洒止血；其余左侧及右侧各级支气管管腔内见少许白色黏痰，予以吸除，管腔通畅，黏膜正常，未见异常新生物及活动性出血

5. 2016-12-22随访患者胸部CT：左下肺片状渗出影，管腔未见明显狭窄（图102-6）。2016-12-24因肝功能异常改卡泊芬净，目前仍有咯血，为进一步明确诊断和进一步治疗，于2016-12-28收住复旦大学附属中山医院感染病科。

既往史及个人史

14年前患急性淋巴细胞白血病，末次化疗8年前，造血干细胞移植术后至今未复发。曾在激素使用期间出现股骨头坏死。职业为公司文员，环境通风良好，否认生食史、发霉物及禽类接触史。

入院检查

体格检查

1. T 36.5℃，P 80次/分，R 20次/分，BP 100/60 mmHg。
2. 心律齐，各瓣膜区未闻及杂音；双肺呼吸音清，未闻及明显啰音。

实验室检查

1. 血常规：Hb 116 g/L，WBC 8.92×10^9/L，N% 62%，PLT 263×10^9/L。
2. 炎症标志物：CRP 4.6 mg/L，ESR 6 mm/h，PCT 0.11 ng/mL。
3. 尿常规、粪常规均阴性。
4. 肺炎支原体抗体、呼吸道病原体九联检均阴性。
5. G试验及血隐球菌荚膜抗原均阴性。
6. T-SPOT.TB A/B 0/0。
7. 生化：ALT/AST 41/130 U/L，Alb 48 g/L，Cr 44 μmol/L。
8. 细胞免疫：CD4/CD8 0.9，CD4 819 cells/μL，CD8 936 cells/μL。
9. 血气分析（不吸氧）：pH 7.39，PO_2 86.0 mmHg，PCO_2 44.0 mmHg。
10. 肿瘤标志物、自身抗体均正常。
11. 凝血功能：PT 11.3 s，D-D二聚体 0.19 mg/L。

辅助检查

1. 心电图：正常（HR=88次/分）。
2. 心脏彩超：静息状态下未见异常，肺动脉压力正常，左室射血分数64%。
3. 胸部平扫CT：右肺上中叶近胸膜下见微小结节影，所见各支气管腔通畅；肺门及纵隔未见肿大淋巴结，胸膜无增厚；胸腔内无积液。

临床分析

病史特点

患者为青年女性，9个月内多次咯血，每天量100～200 mL。不伴发热、咳嗽咳痰等症状，炎症标志物无明显升高，胸部CT显示左肺下叶支气管腔狭窄、闭塞，支气管镜检查见左肺下叶管腔内坏死物，两次发病均病理提示：变性坏死组织，小灶区见真菌菌落。抗真菌治疗后管腔变通畅。既往有急性淋巴细胞白血病接受化疗及造血干细胞移植史。疾病的诊断和鉴别诊断考虑如下，关键点是咯血原因，及其与曲霉的关系。

诊断分析

1. 支气管肺曲霉感染并引发咯血：患者有血液病基础，以咯血为主要表现；起病初胸部CT见支气管管腔阻塞征象，支气管镜下见管腔内坏死物，病理见真菌菌落菌，外院抗曲霉治疗后好转。但仔细分析病史，至少有两点强力不支持本病，首先，第1次与第2次支气管镜检查时间间隔21天，镜检由第1次左下叶支气管腔内阻塞和坏死，第2次管腔完全通畅、黏膜光滑，恢复如此之快，不能用普通的"支气管肺曲霉感染、抗曲霉治疗有效"来解释。其次，根据患者述说，几次咯血均属于中等量咯血范畴，但同期胸部CT未见明显肺空洞病灶，之后也未见支气管扩张改变，也不符合常见的支气管肺曲霉感染的特点。

2. 气道血凝块引起支气管内曲霉球：支气管镜发现左下叶支气管阻塞，局部活检的病理报告为"真菌菌落"；照片显示为呈45°分枝的菌丝，可判断为曲霉菌。鉴于上述分析，曲霉菌感染证据不足，故可考虑支气管内曲霉球可能。此病临床罕见，文献报道多为支气管肺曲霉继发，罕见的有气道异物或支气管结石阻塞引发。此例可能是气道内积血没有及时咳出，出现支气管腔内血块形成阻塞支气管。

3. 咯血原因：常见的有支气管扩张、支气管肺癌、肺结核等，本例胸部CT影像学和支气管镜检查，均不支持这些疾病。

少见原因中，肺动脉高压、子宫内膜异位症、肺出血-肾炎综合征等，缺乏相应的病史支持。在众多不明原因的咯血中，研究显示局部支气管动脉畸形，可成为一种重要原因，确诊有赖于支气管动脉造影。

进一步检查、诊治过程和治疗反应

1. 2016-12-28暂停患者抗曲霉治疗。复查患者胸部CT示：未见肺内明确病灶，左下肺病灶较外院2016-12-22吸收，各管腔无明显狭窄（图102-8）。

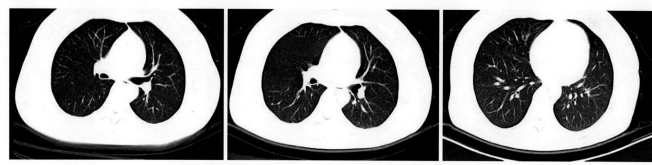

图102-8　2016-12-28复旦大学附属中山医院胸部CT示：左下肺病灶较外院2019-12-22吸收，所见各支气管腔通畅

2. 2016-12-29外院气管镜下管腔内坏死物（2016-03-04采样）病理标本复旦大学附属中山医院会诊：（气管坏死组织）纤维素性渗出物中包裹真菌成分，呈杆状，曲霉可能性大。

3. 2016-12-30患者气管镜检查：气管黏膜光滑、管腔通畅、隆突锐利；左下叶外基底段管腔内见异常血管迂曲隆起，呈念珠状，左侧余各支气管及右侧各支气管管腔通畅，黏膜光滑，未见新生物。肺泡灌洗液细菌、真菌涂片＋培养均阴性，涂片找抗酸杆菌阴性，分枝杆菌培养阴性。未行活检（图102-9）。

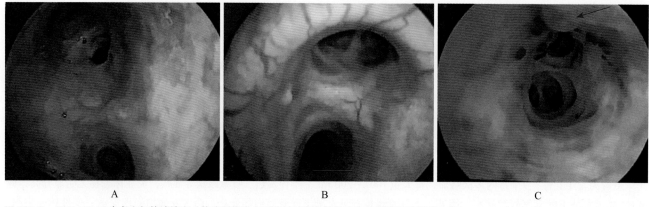

图102-9　2016-12-30患者支气管镜检查（箭头所指为左下叶外基底段管腔内串珠样隆起的异常血管）　A.左主支气管；B.右主支气管；C.左下叶外基底段

4. 2016-12-30考虑患者有支气管动脉畸形可能，请介入科行支气管动脉造影：术中见左下支气管动脉造影示血管纤细扭曲，中远段血管明显异常紊乱增多；局部可见肺动静脉早显。同时，用微导管超选择插管至靶血管支，造影明确导管位置后进行栓塞，复造影示栓塞良好，异常血管消失。插管至右侧支气管动脉造影示其与肋间动脉共干，右上支气管动脉末梢可见肺动脉早显，其余未见异常；插管至左侧胸廓内动脉造影未见异常（图102-10）。

5. 术后患者咯血停止，于2017-01-05出院。

6. 出院后随访：患者出院后至今未再出现咯血（2018-01外院随访胸部CT无特殊，末次随访时间：2018-08-24）。

最后诊断与诊断依据

■ 最后诊断

1. 咯血：左肺支气管动脉畸形。

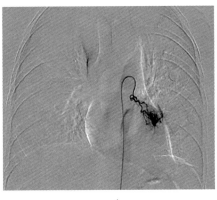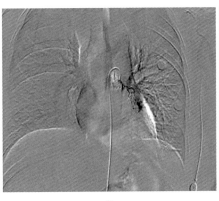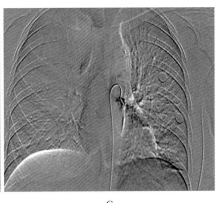

图102-10　2016-12-30患者支气管动脉造影下行异常动脉栓塞　A.左下肺支气管动脉栓塞前；B.微导管超选择定位靶动脉；C.左下肺支气管动脉栓塞后

2. 左支气管内曲霉球。

3. 急性淋巴细胞白血病（造血干细胞移植术后）。

■ 诊断依据

患者为青年女性，既往因急性淋巴细胞白血病接受过化疗及造血干细胞移植，主要表现为反复少量至中等量咯血，病程中无发热、咳嗽咳痰等症状。此次发病时外院查GM试验阴性，收治复旦大学附属中山医院后查炎症标志物均正常，胸部CT未见明显支气管管腔阻塞及肺部病灶，曲霉感染依据不足。为明确诊断，复旦大学附属中山医院再次行支气管镜检查，见左下叶外基底段管腔内异常血管迂曲隆起，呈念珠状；未见管腔内坏死物，其余支气管管腔通畅。进一步介入下左下支气管动脉造影示血管纤细扭曲，中远段血管明显异常紊乱增多，局部可见肺动静脉早显，支气管动脉畸形诊断明确。回顾患者外院诊疗经过，2016-03及2016-11支气管镜示左下叶支气管管腔内坏死物且病理见真菌菌落，为左支气管内曲霉球。患者咯血的最终病因为左肺支气管动脉畸形，而曲霉球可能因畸形血管破裂出血后血块表面曲霉定植形成。

经验与体会

1. 支气管内曲霉球（Endobronchial Aspergilloma）为曲霉（主要是烟曲霉）在支气管管腔内过度生长形成的真菌球，是近年来发现的曲霉病新类型，既往鲜有文献报道。临床指南将曲霉病分为侵袭性、慢性及变应性三大类，分类中亦未提及这一类型。支气管内曲霉球常因支气管镜检查意外发现，可见于免疫功能不全或存在肺部基础疾病的患者。支气管管下曲霉球呈坏死性团块，可导致管腔阻塞，但支气管管壁通常无菌丝侵犯，确诊依靠病理发现曲霉菌丝。本例患者曾因急性淋巴细胞白血病接受造血干细胞移植，虽无明显霉菌接触史，但免疫功能不全，为曲霉病易感人群。患者起病时胸部CT见支气管管腔阻塞征象但无肺部病灶，支气管镜下见管腔内坏死物，病理见真菌菌落，故诊断为支气管内曲霉球。

2. 与曲霉感染侵袭支气管血管导致的咯血不同，本例患者的反复咯血并非支气管内曲霉球引起。首先，患者起病初咯血后的首次支气管镜检查见腔内坏死物，予伏立康唑抗真菌18天后，随访支气管镜见病灶处坏死物已消失且支气管黏膜未受累，无法用曲霉感染解释。其次，患者时隔8个月后再次咯血，抗真菌治疗后坏死物消失，但咯血仍未停止；经介入治疗栓塞畸形动脉后并未再抗曲霉治疗，至今未再咯血，与曲霉感染不符。故患者咯血的根本原因是存在支气管动脉畸形，而曲霉球是由畸形血管破裂出血后血块表面曲霉定植形成。既往曾报道过肿瘤、支气管异物或结石造成管腔狭窄后表面被曲霉定植，但曲霉定植于血块形成曲霉球十分罕见；迄今为止国内外文献均未报道，此为首例。

3. 支气管内曲霉球往往合并基础疾病，单纯药物抗霉菌治疗效果不确切，应积极寻找原发病并对因治疗。我们通过支气管动脉造影发现支气管动脉畸形，找到了患者咯血的根本原因，同时在介入下完成了支气管动脉栓，实现了止血。支气管动脉栓塞适用于内科保守治疗无法控制的咯血，术后短期止血成功率达70%～99%，并发症发生率仅0～6.6%，是处理急性咯血创伤性较小的首选治疗方法。但栓塞后10%～57%的患者可能因靶血管栓塞不完全、栓塞血管再通或靶血管周围侧枝形成出现再出血，复发的中位时间为术后2月。该患者支气管动脉栓塞由经验丰富的介入科医生完成，术中采用超选择插管技术，精确定位靶血管，提高了栓塞成功率，减少了再出血风险；亦进一步减少了栓塞非目标血管所致的并发症。术后至今近2年，患者未再咯血，理想的疗效离不开多学科协作下对于疾病的正确诊断与个体化精准治疗。

参考文献

[1] 蒋胜华，王继旺，查王健，等. 支气管内曲霉球的临床特征分析[J]. 中国内镜杂志，2016，22（2）：70-74.

[2] Ma JE, Yun EY, Kim YE, et al. Endobronchial aspergilloma: Report of 10 cases and literature review[J]. Yonsei Med J, 2011, 52(5): 787-792.

[3] Panda A, Bhalla AS, Goyal A. Bronchialartery embolization in hemoptysis: a systematic review[J]. Diagn Interv Radiol, 2017, 23: 307-317.

[4] Patterson TF, Thompson GR, Denning DW, et al. Practice guidelines for the diagnosis and management of aspergillosis: 2016 update by the infectious diseases society of America[J]. Clin Infect Dis, 2016, 63(4): 1-60.

病例103 伏立康唑治曲霉球9个月，病灶缩丁点；停药5个月"球"又疯长，怎么办？

作者·李 冰 金文婷 马玉燕 张羽仪
审阅·胡必杰 潘 珏

病史简介

女性，70岁，上海人，2018-12-29收入复旦大学附属中山医院感染病科。

■ 主诉

反复咳嗽咳痰伴咯血1年余。

■ 现病史

1. 2017-06患者出现咳嗽黄痰、少量咯血伴低热（T不详）。2017-06-28胸部平扫CT：右肺上叶曲霉球；左肺上叶炎症。WBC 9.6×10⁹/L，N% 73.6%，ESR 83 mm/h，CRP 37.3 mg/L，PCT 0.07 ng/mL，CEA 1.80 ng/mL，痰涂片找抗酸杆菌阴性。2019-07-03予哌拉西林他唑巴坦+左氧氟沙星抗感染。2019-07-05胸部增强CT：右上叶空洞考虑曲霉球，左肺上叶前段病灶较前片无明显变化。2019-07-11气管镜检查，见气管管腔内血性分泌物，左上叶开口疑似血性分泌物涌出，右上叶开口通畅。患者未行支气管镜下肺活检，肺泡灌洗液曲霉抗原阳性，冲洗液涂片未见恶性肿瘤细胞。

2. 2017-07-13起予患者抗真菌治疗，伏立康唑（200 mg，口服，q12 h），用药2～3天后体温转平，咳嗽咳痰好转，未再咯血。之后一直规律服用伏立康唑，2017-12-30胸部CT示左上肺病灶基本吸收，右肺病灶略缩小。2018-04-02复查胸部CT右肺病灶未见进一步吸收，故停抗真菌治疗。2018-05-16复查胸部CT病灶2018-04基本相仿。

3. 2018-12患者再次出现咳嗽伴少量咯血，2018-12-12随访胸部增强CT：右肺尖见一47 mm×41 mm不规则软组织影，增强呈不均匀强化，边界清，边缘见分叶，密度尚均匀；右肺中叶见一直径0.3 cm磨玻璃密度结节；两肺散在斑片、条索影（图103-1）。WBC 9.7×10⁹/L，N% 80.0%，ESR 108 mm/h，CRP 24.66 mg/L。2018-12-17再次行气管镜检查，右肺尖肿块活检，病理见菌团及少量碎散支气管黏膜组织，曲霉可能性大。活检组织涂片见大量真菌菌丝（有隔，成45°分枝）。

4. 为进一步诊治，2018-12-29收入感染科。

■ 既往史及个人史

患高血压10年余，否认糖尿病。2011年因盆腔恶性肿瘤行子宫及附件切除术，术后未行放化疗。患者长期居住一楼，居住环境潮湿，有禽类饲养史。

入院检查

■ 体格检查

1. T 36.2℃，P 92次/分，R 22次/分，BP 142/75 mmHg。

2. 双肺呼吸音清，未闻及明显干湿啰音。

■ 实验室检查

1. 血常规：WBC 7.48×10⁹/L，N% 64.7%，Hb 121 g/L。

2. 炎症标志物：CRP 29.3 mg/L，ESR 74 mm/h，PCT 0.07 ng/mL。

3. 生化：ALT/AST 18/20 U/L，Alb 45 g/L，Cr 76 μmol/L。

4. 自身抗体：ANA核仁1∶100浆颗粒1∶100，其余正常。

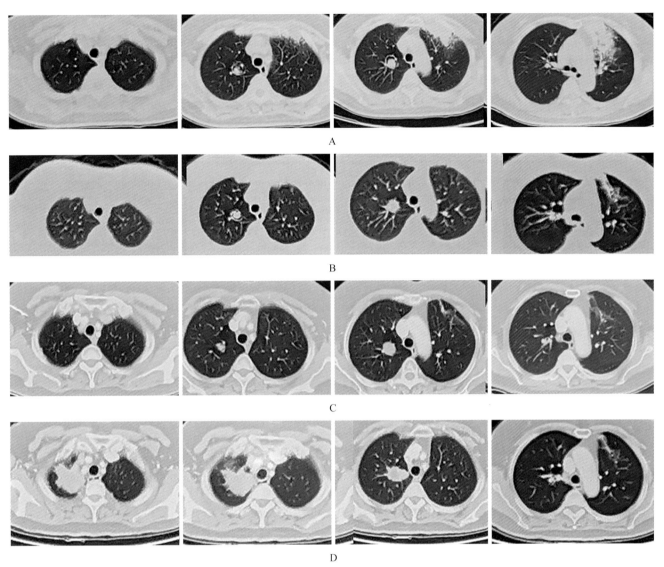

图103-1　患者入院前胸部CT变化　A. 2017-06-28胸部平扫CT：右肺上叶曲霉球，左肺上叶炎症；B. 2017-12-30胸部平扫CT：右肺上叶曲霉球较前缩小，左肺上叶病灶较前吸收；C. 2018-05-16胸部CT：右肺上叶曲霉球空洞基本消失，结节病灶大小基本相仿，左上肺进一步吸收；D. 2018-12-12胸部CT：右肺尖新增47 mm×41 mm病灶，原右上叶病灶较前增大，该病灶上方新增病灶，左上肺条索影较前相仿

5. 痰培养细菌涂片未见致病菌，痰涂片找真菌、痰涂片找抗酸杆菌均阴性，痰细菌、真菌、结核培养结果未归。

6. 肿瘤标志物均正常。

7. 隐球菌荚膜抗原阴性。

8. T-SPOT.TB：A/B 0/0。

9. 肺炎支原体抗体、呼吸道病原体九联检、G试验、血培养均阴性。

10. 血气分析（未吸氧）：pH 7.42，PCO_2 41.0 mmHg，PO_2 82.0 mmHg，SPO_2 96.0%。

■ **辅助检查**

1. 心电图：窦性心律（HR 67次/分），T波改变（T波在Ⅰ、aVL导联低平）。

2. 心脏彩超：静息状态下超声心动图未见异常（左室射血分数65%）。

· 临床分析 ·

■ **病史特点**

患者为老年女性，慢性病程，主要表现为反复咳嗽、黄痰伴少量咯血。病初表现为右肺上叶空洞性结节、左肺上叶斑片渗出影，BALF曲霉抗原阳性；考虑曲霉感染，伏立康唑治疗9月后左上肺病灶基本吸收，右上肺病灶部分吸收。停药半年余后再次出现症状，右上肺病灶较前明显增大，右肺尖肺组织活检，涂片见大量真菌菌丝（有隔，成45°分枝）。需考虑以下诊断。

■ 诊断分析

1. 肺曲霉病：起病初右上肺为肺曲霉球表现，伏立康唑治疗后，左肺病灶基本吸收，右上肺曲霉球变成结节病灶，后期未再吸收，停伏立康唑后再次出现症状，且原病灶及上方明显增大，肺活检涂片见45°分枝真菌菌丝、有分隔，仍需考虑该疾病。但伏立康唑治疗后期效果不佳，需考虑耐药等可能。

2. 肺毛霉病：大多数肺毛霉感染患者存在发热伴咯血，其临床表现与其他侵犯血管的霉菌性肺部感染相似，胸部CT可见局灶性实变，可出现与曲霉感染类似的晕轮征。病灶活检亦能见霉菌菌丝，但该菌丝粗大且无分隔、分枝呈90°，可与曲霉菌丝相鉴别。治疗首选两性霉素B，近期临床研究见伏立康唑亦有部分抗菌活性。该患者使用伏立康唑症状有所好转，但病灶吸收不佳，不除外毛霉感染的可能。

3. 肺恶性肿瘤：患者老年，本次反复咯血1年余，迁延不愈，右上肺结节经抗感染治疗后吸收不佳，原发性肺部恶性肿瘤基础上继发真菌感染不能除外。又因患者既往存在盆腔恶性肿瘤病史，亦不能除外目前出现肺部转移。但患者肿瘤标志物均阴性，气管镜检查管腔未见新生物，冲洗液涂片未见恶性肿瘤细胞，病灶处组织活检的病理亦不提示肿瘤。

4. 肺结核：患者起病初曾有发热，咳嗽咳痰明显，伴有咯血，红细胞沉降率显著升高，右肺尖亦为结核好发部位。但T-SPOT.TB阴性，多次痰涂片找抗酸杆菌阴性，肺组织活检病理未见凝固性坏死，抗酸染色阴性，但找见真菌菌丝，因此肺结核可不予考虑。

进一步检查、诊治过程和治疗反应

1. 2018-12-30因患者既往口服伏立康唑，后期随访发现病灶吸收不理想，故此次入院后予两性霉素B抗曲霉治疗，剂量从5 mg，qd开始，快速增加日剂量，2019-01-02加至25 mg，qd后维持。

2. 2019-01-02患者胸部平扫CT示：右肺尖占位，曲霉感染可能；左上肺少许炎症，右肺中叶微小结节。

3. 2019-01-04患者肌酐升至154 μmol/L，考虑患者短期出现肾功能损害，故停用两性霉素B；后肌酐渐降至正常水平。

4. 2019-01-08起予患者伏立康唑（0.2 g，q12 h）+卡泊芬净（50 mg，qd）抗曲霉治疗。

5. 2019-01-21随访患者胸部CT，右上肺病灶较2019-01-02相仿。

6. 2019-01-24为明确患者病灶性质，行气管镜检查：气管及各支气管管腔通畅，黏膜光滑，未见新生物（图103-2）。透视下于右上叶尖段病灶处行活检及灌洗。镜检后出现一过性发热，T_{max} 38.7℃。

7. 2019-01-25外院气管镜肺组织活检标本复旦大学附属中山医院病理会诊：支气管黏膜组织内大量菌落及炎性渗出坏死物，考虑曲霉。

8. 肺组织病理见曲霉菌团（图103-3、图103-4）；灌洗液培养流感嗜血杆菌（＋），肺组织及灌洗液细菌、真菌涂片、涂片找抗酸杆菌均阴性，灌洗液及肺组织真菌、曲霉培养阴性，继续予伏立康唑（0.2 g，静脉滴注，q12 h）+卡泊芬净（50 mg，静脉滴注，qd）。

9. 2019-02-11随访患者胸部CT：右肺尖病灶较2019-01-21有缩小，密度下降，右上肺少许新发炎症（气管镜检查引起可能）；体温转平，咳嗽咳痰好转，CRP 0.6 mg/L；ESR 25 mm/h，PCT 0.04 ng/mL。

10. 2019-02-14患者出院，转至当地医院，继续伏立康唑（0.2 g，静脉滴注，q12 h）+卡泊芬净（50 mg，静脉滴注，qd）治疗。

11. 2019-03-11患者胸部CT示：右肺尖病灶较2019-02-11明显缩小，改为伏立康唑（0.2 g，口服，q12 h）治疗。

12. 2019-04-22患者胸部CT示：右肺尖病灶较2019-03-11进一步缩小；右上肺炎症，较前好转（图103-5），无明显咳嗽咳痰，未再咯血，2019-04-22 ESR 17 mm/h，CRP 1.5 mg/L，继续口服伏立康唑单药治疗（图103-6）。

最后诊断与诊断依据

■ 最后诊断

1. 肺曲霉病：

（1）右上叶曲霉球；

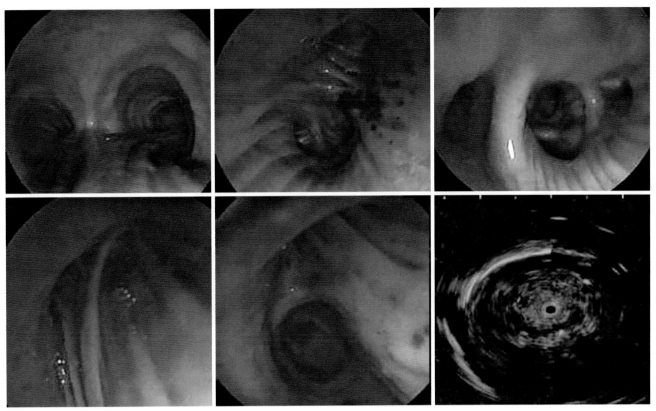

图 103-2　2019-01-24患者支气管镜下表现

巨检	灰白灰褐色组织6粒，直径均0.1 cm。
病理诊断	（右上叶尖段TBLB）送检支气管壁组织，黏膜下可见较多淋巴细胞、浆细胞，少量组织细胞浸润，内见较多炎性渗出物，边缘见少量霉菌菌团，正在行免疫组化及特殊染色检查以协助诊断。 补充报告（2019-01-29） （右上叶尖段，TBLB）送检支气管壁组织，黏膜下可见较多淋巴细胞、浆细胞及少量组织细胞浸润，内见较多炎性渗出物，边缘见少量曲霉菌团，考虑炎症性病变。 免疫组化（2019-N02108）：19S04367-001，CD68（KP1）（组织细胞阳性），CK（pan）（上皮阳性）。 特殊染色：19S04367-001，PAS阴性，抗酸阴性，六胺银（示少量真菌菌丝），网状纤维染色（网状支架塌陷）。

图 103-3　2019-01-29患者肺组织活检（2019-01-24采样）病理报告

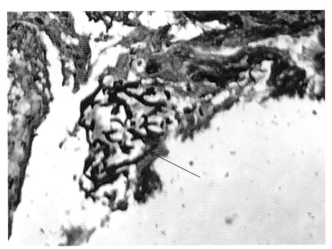

图 103-4　患者肺组织活检病理见组织边缘少量曲霉菌团，六胺银染色（红色箭头）

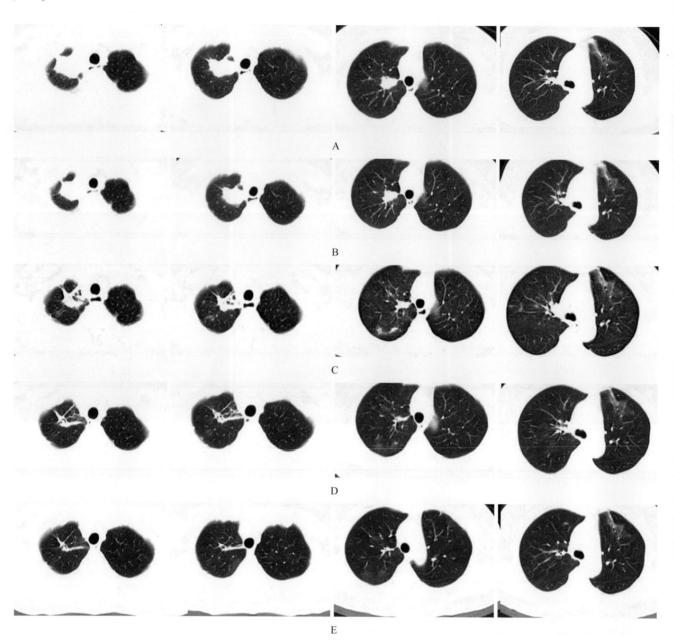

图103-5　患者入院后胸部CT变化　A. 2019-01-02胸部CT：与2018-12-12片相仿；B. 2019-01-21胸部CT：右肺尖团块影（4.1 cm×3.4 cm）；C. 2019-02-11胸部CT：右肺尖团块影缩小（3.0 cm×2.0 cm），右上叶新增斑片影；D. 2019-03-11胸部CT：右肺上叶病灶较2019-02-11明显吸收；E. 2019-04-22胸部CT：右肺上叶病灶较2019-03-11进一步吸收

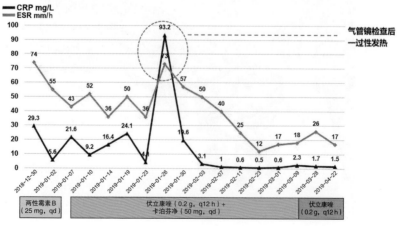

图103-6　患者炎症指标变化及用药情况

（2）右肺尖半侵袭性肺曲霉病；

（3）左上肺慢性炎症：曲霉感染可能。

2. 盆腔恶性肿瘤切除术后。

3. 高血压。

▓ 诊断依据

患者为老年女性，慢性病程，主要表现为反复咳嗽、黄痰伴少量咯血。患者起病初表现为右肺上叶空洞性结节、左肺上叶斑片渗出影，予抗细菌治疗效果不佳；肺泡灌洗液曲霉抗原阳性，考虑右上肺曲霉球，伏立康唑治疗9个月后右上肺病灶部分吸收，而左上肺病灶基本吸收。患者停药半年余后再次出现咯血，右上肺病灶较前增大，原病灶上方新增病灶，右肺尖TBLB病理涂片见大量真菌菌丝（有隔，45°分枝）。复旦大学附属中山医院住院时支气管镜下肺组织病理见曲霉菌团，伏立康唑联合卡泊芬净抗曲霉治疗，症状好转，未再咯血；随访胸部CT病灶基本吸收，故诊断。左上肺病灶影像学表现为渗出影，非典型曲霉感染病灶，虽无组织涂片或培养阳性依据及组织病理学依据，但考虑抗细菌治疗无效而抗曲霉治疗后明显吸收，故仍考虑曲霉感染的可能性大。

经验与体会

1. 曲霉作为一种腐生真菌在自然界和患者体内普遍存在。曲霉引起的肺部感染通常使由空气传播的分生孢子引起的。肺曲霉病诊断需要依靠影像学、微生物检验及组织病理学证据。本例患者外院第一次诊断依靠BALF曲霉抗原和影像学表现，未行肺活检和曲霉培养；ELISA夹心法检测灌洗液中曲霉抗原，该方法敏感度为66.7%，有助于侵袭性曲霉病的早期诊断，但不能取代培养和组织病理检查。后续通过组织病理学确诊肺曲霉病。活检标本涂片发现丝状真菌，常见有曲霉和毛霉，形态相似，但最佳治疗方案不同，因此除微生物实验室人员外，病理医生也应具备鉴别的能力。曲霉的菌丝较窄（通常为$3\sim6\,\mu m$）、透明状、有分隔，分枝呈45°夹角；而毛霉的菌丝宽大，无分隔，分枝呈直角。

2. 根据2015年慢性肺曲霉病诊疗指南的亚型分类，本例患者病程初期右肺上叶病灶为曲霉球，后新增右肺尖团片影，为侵袭性肺曲霉病。单个曲霉球通常抗曲霉药物疗效不佳，若病情稳定无咯血，可暂不用药；而侵袭性肺曲霉病往往侵犯血管，易引发咯血，需抗曲霉治疗。

3. 2016 IDSA指南中推荐伏立康唑作为侵袭性肺曲霉的首选治疗方案。该患者初期使用伏立康唑治疗，症状好转、咯血停止，但继续治疗发现效果不佳，右上肺病灶没有进一步吸收。肺曲霉病通常要求足够的治疗疗程，但究竟应该用多长时间，个体差别较大。本例外院使用伏立康唑9个月，在残留明显病灶情况下停抗真菌治疗，后续没有及时随访影像学表现。直到半年后患者咯血症状复发，复查胸部CT示病灶显著增大。

4. 本例患者入院后再次肺活检，仍提示肺曲霉病。指南中强烈推荐两性霉素B脂质体或艾沙康唑作为替代治疗方案，故我们予以两性霉素B。但用较小剂量两性霉素B治疗下短期内出现明显肾毒性，停用两性霉素B。指南虽不推荐棘白菌素类作为肺曲霉病的首选用药，但它可作为补救治疗或与其他药物联合，很多体外实验提示唑类药物与棘白菌素有协同或叠加作用。一篇系统综述回顾了五项总共纳入872名患者的临床研究，结果显示伏立康唑联合卡泊芬净治疗侵袭性肺曲霉菌病的死亡率较伏立康唑单药降低。因此，我们尝试使用伏立康唑联合卡泊芬净的治疗方案。

5. 本例患者伏立康唑联合卡泊芬净初期治疗2周，随访胸部CT病灶无明显变化。分析原因，不能除外曲霉病基础上合并其他病原体感染或其他疾病如恶性肿瘤的可能性，因此再次气管镜检查。病理结果，依旧符合曲霉感染。明确诊断后，坚定信心，继续伏立康唑联合卡泊芬净治疗，最终取得了良好的疗效。本例成功治疗的经验，提示肺曲霉病若伏立康唑单药治疗效果不佳或存在两性霉素B治疗禁忌时，可考虑唑类药物与棘白菌素联合方案。

参考文献

[1] Denning DW, Cadranel J, Beigelman-Aubry C, et al. Chronic pulmonary aspergillosis: rationale and clinical guidelines for diagnosis and management[J]. Eur Respir J, 2016, 47(1): 45−68.

[2] Jean-Paul Latge, Georgios Chamilos. Aspergillus fumigatus and aspergillosis in 2019[J]. Clin Microbiol Rev, 2019, 33(1): e00140−18.

[3] Patterson TF, Thompson GR, Denning DW, et al. Practice guidelines for the diagnosis and management of aspergillosis: 2016 Update by the Infectious Diseases Society of America[J]. Clin Infect Dis, 2016, 63(4): e1−e60.

[4] Shokouhi S, Mirzaei J, Sajadi MM, et al. Comparison of serum PCR assay and histopathology for the diagnosis of invasive aspergillosis and mucormycosis in immunocompromised patients with sinus involvement[J]. Curr Med Mycol, 2016, 2(4): 46−48.

[5] Zhang M, Sun WK, Wu T, et al. Efficacy of combination therapy of triazole and echinocandin in treatment of invasive aspergillosis: a systematic review of animal and human studies[J]. J Thorac Dis, 2014, 6(2): 99−108.

第四节·其　他

病例104 隐球菌还是结核菌？双菌"傍地走"，安能辨谁是真凶？

作者·王萌冉　金文婷　马玉燕　陈　翔
审阅·胡必杰　潘　珏

· 病史简介 ·

男性，33岁，浙江人，2018-03-27收入复旦大学附属中山医院感染病科。

■ 主诉

发现肝门肿块、肺结节4个月。

■ 现病史

1. 4个月前患者自觉偶有腹痛，主要位于脐上，阵发性烧灼样痛，不剧烈，伴恶心，无明显发热、呕吐、腹泻等不适。2017-11-06至当地医院查血常规未见异常，CRP 9.6 mg/L，ESR 17 mm/h；ALT/AST 54/39 U/L；上腹部增强MRI：肝门部及门静脉-下腔静脉间隙多发肿大淋巴结；胸部CT示右下肺结节。予头孢曲松抗感染治疗13天，腹痛消失。

2. 2017-11-28患者就诊于复旦大学附属中山医院，查PET/CT：右肺下叶空泡结节、多处（右侧锁骨区、纵隔内气管右旁及右肺门）稍大淋巴结、肝门区及门腔静脉间隙肿大淋巴结，均伴糖代谢异常增高；T-SPOT.TB：A/B 42/85；血隐球菌荚膜抗原阴性。2018-11-30患者于复旦大学附属中山医院行CT引导下右肺下叶病灶穿刺活检，病理：镜下见多量组织细胞聚集而成的肉芽肿，组织细胞内见大量真菌成分；特殊染色：PAS（++），抗酸阴性，六胺银（++++），网状纤维染色（+）。

3. 2017-12-13考虑患者为肺隐球菌感染，收入感染病科，当天开始氟康唑（0.6 g，qd）抗隐球菌治疗；肝门淋巴结肿大，考虑隐球菌感染可能，建议超声胃镜下肝门淋巴结穿刺活检，患者拒绝。2017-12-17随访氟康唑谷浓度为21.7 mg/L，予以减量（0.4 g，qd）。

4. 2017-12-27患者复查胸部CT，右肺病灶较前略有吸收；上腹部增强MRI，肝门区、门腔静脉间隙多发淋巴结肿大，与前相仿。2018-01-30再次复查胸部CT右肺病灶较前吸收，继续予以氟康唑（0.4 g，qd）治疗。

5. 2018-03-20患者复查胸部CT示病灶较前相仿（图104-1），T-SPOT.TB：A/B 53/29；同时上腹部增强MRI示肝门区多发淋巴结肿大，较前无明显缩小（图104-2），自觉无明显腹部不适。故于2018-03-27再次收入感染科。

■ 既往史及个人史

患者否认高血压、糖尿病等慢性病史；否认结核、肝炎等传染病史。否认疫区接触史；否认生食石蟹、蝲蛄或食用醉虾醉蟹史；否认家禽、家畜或发霉物质接触史；否认发病前外出旅游史。

· 入院检查 ·

■ 体格检查

1. T 36.7℃，P 80次/分，R 22次/分，BP 130/78 mmHg。

2. 全身皮肤无皮疹，无瘀点瘀斑，未扪及浅表淋巴结肿大。双肺呼吸音清，未闻及明显啰音。心尖部未及杂音。腹平软，无压痛，反跳痛。

■ 实验室检查

1. 血常规：WBC 6.89×10^9/L，N% 64.7%，Hb 143 g/L。

2. 炎症标志物：hsCRP 2.8 mg/L，ESR 6 mm/h，PCT 0.05 ng/mL。

3. 尿常规、粪常规及隐血均阴性。

4. 肝肾功能：ALT/AST 27/23 U/L，Cr 77 μmol/L，BUN 4.2 mmol/L。

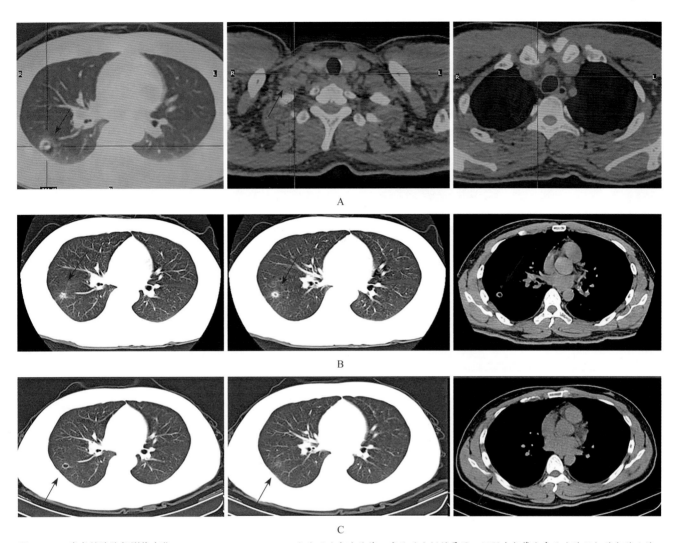

图104-1　患者外院胸部影像变化　A. 2017-11-28 PET/CT：右肺下叶空泡结节、多处（右侧锁骨区、纵隔内气管右旁及右肺门）稍大淋巴结；B. 2017-12-27 胸部CT：右肺下叶病灶较前略有吸收；C. 2018-03-20 胸部CT：右肺下叶少许炎症，较前吸收

5. 出、凝血功能、甲状腺功能、肿瘤标志物、心肌损伤标志物均阴性。

6. 细胞免疫检查正常。

7. 自身抗体：ANA 1：100，ANCA及抗GBM抗体均阴性。

8. 免疫球蛋白及补体全套正常。

9. 血隐球菌荚膜抗原、肺炎支原体抗体、呼吸道病原体九联检、G试验均阴性。

10. 痰涂片及普通细菌和真菌培养阴性。

11. 血气分析：PaO$_2$ 79 mmHg，SpO$_2$ 96%。

■ **辅助检查**

心电图正常。

临床分析

■ **病史特点**

患者为青年男性，因腹痛于外院就诊，发现右肺结节及肝门淋巴结肿大；炎症标志物基本正常，多次随访T-SPOT.TB明显升高，血隐球菌荚膜抗原检测阴性；PET/CT检查见右肺下叶空泡结节、多处（右侧锁骨区、纵隔内气管右旁及右肺门）稍大淋巴结。气管镜下肺穿刺活检病理见多量组织细胞聚集而成的肉芽肿，组织细胞内见大量真菌成分；特殊染色：PAS（++），抗酸阴性，六胺银（++++）；氟康唑抗隐球菌治疗肺内病灶吸收；考虑肺隐球菌病成立。上腹部增强MRI见肝门部及

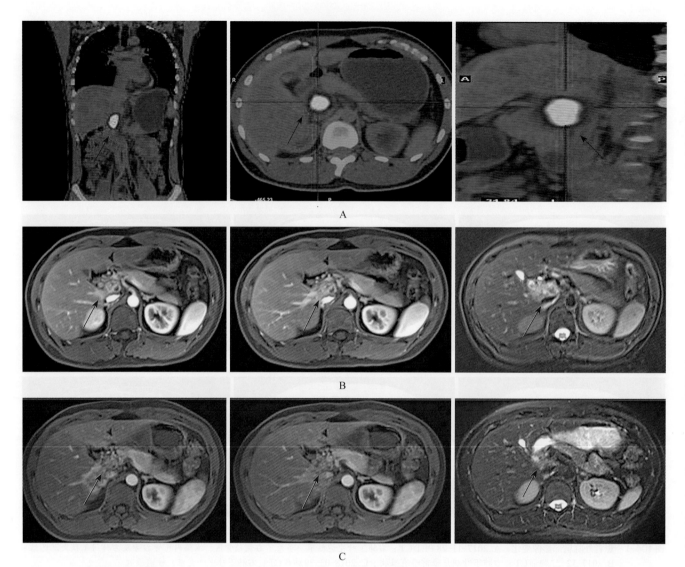

图104-2　患者外院腹部影像变化　A. 2017-11-28 PET/CT：肝门区及门腔静脉间隙肿大淋巴结；B. 2017-12-27上腹部增强MRI：肝门区、门腔静脉间隙多发异常信号，考虑为增大淋巴结；C. 2018-03-22上腹部增强MRI：肝门区、门腔静脉多发淋巴结肿大较2017-12-27相仿

门腔静脉间隙多发肿大淋巴结，抗隐球菌后复查肝门部肿大淋巴结未见明显缩小，故肝门部病灶需考虑以下疾病。

■ **诊断分析**

1. **肝门淋巴结隐球菌感染**：患者肺部隐球菌病病理诊断明确，以一元论考虑患者肝门部淋巴结肿大为隐球菌感染可能。但肺外隐球菌病通常累及淋巴结较少，且患者无免疫抑制状态，播散性隐球菌病可能较低。同时，经过氟康唑抗隐球菌治疗4个月，肝门部淋巴结也未见明显缩小，故该可能较小。

2. **肝门淋巴结结核**：多为亚急性或慢性病程，淋巴结肿大多为单个肿大或多个粘连，一般不伴有高热等毒性症状。患者多次随访T-SPOT.TB均明显升高，需要考虑存在活动性结核可能性；鉴于PET/CT检查显示肝门部、门腔静脉间隙处多发淋巴结肿大伴糖代谢明显升高，如果能排除隐球菌感染或肿瘤转移，结核感染可成为一种解释，可做腹腔淋巴结穿刺活检以明确诊断。

3. **肝门淋巴结其他感染**：如寄生虫、非结核分枝杆菌等感染。非结核分枝杆菌最常见感染部位为肺，也可累及淋巴结，最常见累及部位为颈部，也可累及其他淋巴结。多数非结核分枝杆菌感染，通常临床症状较轻微，炎症标志物升高不明显，T-SPOT.TB阴性。该例患者淋巴结肿大部位在肝门处，且多次查T-SPOT.TB明显升高，故非结核分枝杆菌感染的可能性小。寄生虫感染多可出现发热、嗜酸性粒细胞升高、IgE升高等，可查寄生虫抗体排除。

4. **肿瘤性疾病**：该例患者PET/CT提示右侧锁骨区、纵隔内气管旁、肝门部及门腔静脉间隙处多发淋巴结肿大，以及右肺下叶病灶，均伴糖代谢异常增高，需考虑恶性肿瘤伴淋巴结转移可能或血液系统恶性肿瘤如淋巴瘤，可通过淋巴结穿刺活检以明确诊断。

5. **IgG4相关性疾病**：IgG4相关疾病主要是自身免疫介导的炎性纤维化疾病，可以造成器官肿大、组织破坏等，亦可以引起全身多发淋巴结肿大，病理可见IgG4阳性浆细胞浸润。本例患者IgG水平、补体水平等均未见明显异常，故可能性较小，可通过淋巴结穿刺活检以排除。

进一步检查、诊治过程和治疗反应

1. 2018-03-28患者全麻下行超声胃镜检查及肝门部淋巴结活检；超声胃镜下探及肝门部多发淋巴结肿大，部分融合成团，内部回声偏低，最大者约为1.5 cm×1.6 cm；予22G穿刺针进行穿刺，穿刺出少量淡血性液体及组织条（图104-3、图104-4）。

2. 患者病理结果示：血凝块内可见淋巴细胞、坏死组织及嗜伊红渗出物；特殊染色未检出明确阳性病原体（图104-5）。

3. 考虑患者恶性肿瘤、结核感染依据不足，出院后继续予以氟康唑（0.4 g，qd）抗隐球菌治疗。

■ 出院后随访

1. 2018-04-11随访患者血常规未见明显异常；随访炎症标志物：ESR 4 mm/h，CRP 2.3 mg/L，PCT 0.06 ng/mL；T-SPOT.TB：A/B 35/88。

2. 2018-04-16患者结核培养（2018-03-28超声胃镜下肝门淋巴结组织）回报：结核分枝杆菌阳性（图104-6）。电话通知

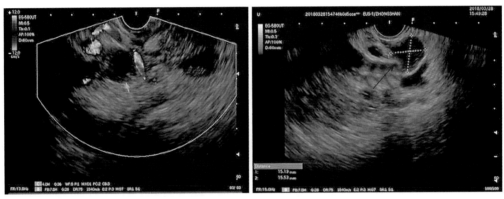

图104-3　2018-03-28患者超声胃镜下肝门淋巴结活检

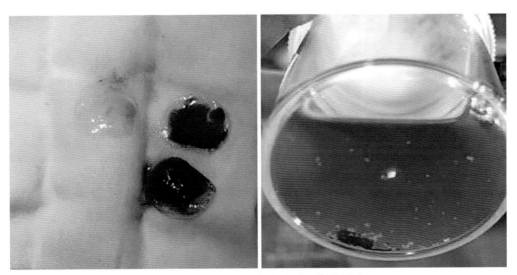

图104-4　患者超声胃镜下肝门淋巴结活检组织

病理诊断	（经超声内镜引导下肝门淋巴结FNA）血凝块内可见淋巴细胞、坏死组织及嗜伊红渗出物，特殊染色未检出明确阳性病原体，请结合临床。 免疫组化（2018-N7312）：18S13492-001：CK（pan）阴性，CD68（KP1）（少量组织细胞阳性）。 特殊染色：18S13492-001：PAS阴性，抗酸阴性，六胺银阴性，网状纤维染色阴性。

图104-5　2018-03-28患者肝门淋巴结活检病理：无感染病原体提示

编号	细菌名称	结果 / 浓度
MPB64	结核分枝杆菌复合群特异性抗原MPB64	阳性
FZGJPY	分枝杆菌培养	阳性

图104-6　2018-04-16患者超声胃镜下肝门淋巴结组织匀浆培养：结核分枝杆菌阳性

患者来感染科调整抗感染方案。

3. 2018-04-24患者胸部CT提示右肺下叶结节状密度增高影，考虑疗程已4月余，病灶稳定，同时抗隐球菌及结核药物毒副反应大，予停用氟康唑。淋巴结结核诊断明确，予以异烟肼（0.3 g，qd）+利福平（0.45 g，qd）+吡嗪酰胺（1 g，qd）+乙胺丁醇（0.75 g，qd）抗结核治疗。

4. 2018-06-21患者随访胸部CT：右下肺病灶较2018-04-24基本相仿；随访上腹部增强MRI：肝门区、门腔静脉间隙多发炎性淋巴结轻度肿大，较2018-03-22有缩小；

5. 2018-08-10患者再次至复旦大学附属中山医院感染病科随访，复查T-SPOT.TB：A/B 28/59；胸部CT示右下肺病灶较2018-06-21略有缩小；上腹部增强MRI示：肝门区、门腔静脉间隙多发小结节影，较2018-06-21略有缩小（图104-7、图104-8）。

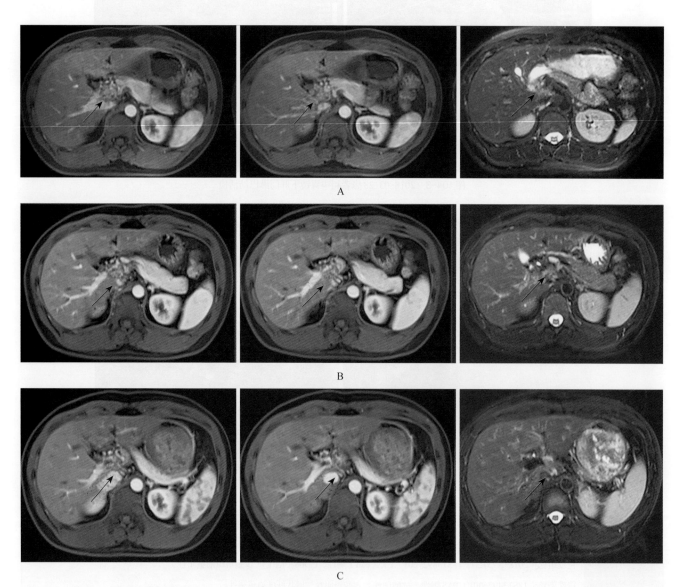

图104-7　患者治疗后腹部影像学变化　A. 2018-03-22上腹部增强MRI：肝门区、门腔静脉多发淋巴结肿大；B. 2018-06-21上腹部增强MRI：肝门区、门腔静脉多发淋巴结较2018-03-22缩小；C. 2018-08-10上腹部增强MRI：肝门区、门腔静脉多发淋巴结较2018-06-21缩小

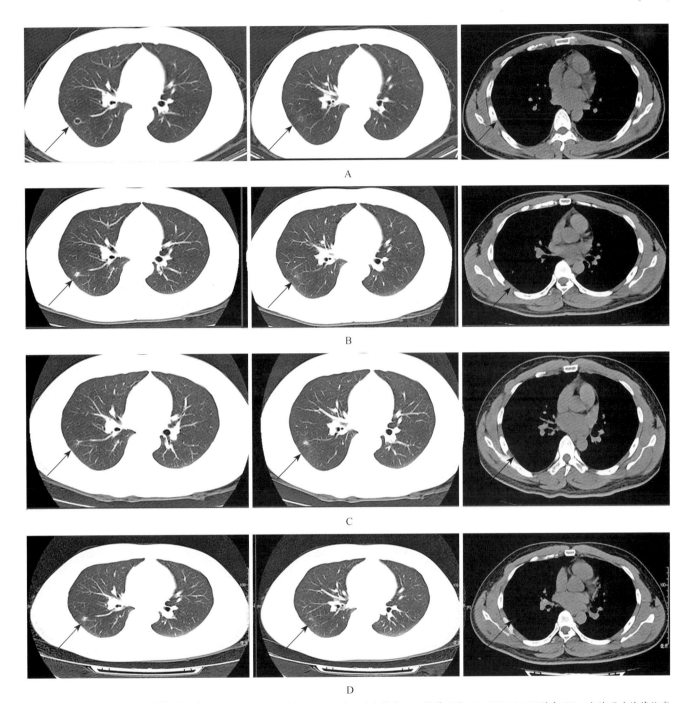

图104-8 患者治疗后胸部影像学变化 A. 2018-03-20胸部CT：右肺下叶少许炎症，较前吸收；B. 2018-04-24胸部CT：右肺下叶结节状密度增高影；C. 2018-06-21胸部CT：右肺下叶结节较2018-04-24基本相仿；D. 2018-08-10胸部CT：右肺下叶结节较前略有缩小

最后诊断与诊断依据

■ 最后诊断

1. 肝门淋巴结结核。
2. 右肺隐球菌病。

■ 诊断依据

患者为青年男性，因上腹部疼痛发现肝门肿块和右肺小结节，无其他伴随症状。患者炎症标志物基本正常，多次随访T-SPOT.TB明显升高，血隐球菌荚膜抗原检测阴性。患者PET/CT检查见右肺下叶病灶及肝门部淋巴结代谢明显升高；肺穿刺活检病理见多量组织细胞聚集而成的肉芽肿，组织细胞内见大量真菌成分；特殊染色：PAS（++），抗酸阴性，六胺银（++++）；

肺真菌感染诊断明确。鉴于氟康唑治疗有效，结合胸部CT的影像学表现和病理所见，肺隐球菌感染首选考虑。抗真菌治疗后肝门淋巴结无缩小，而该处肿大淋巴结穿刺，病理内见淋巴细胞及坏死组织，培养结果为"结核分枝杆菌"；改用抗结核治疗后，肝门部淋巴结有部分吸收，故肝门淋巴结结核诊断可以明确。

· 经验与体会 ·

1. 结核病可累及全身几乎所有的器官和组织，累及肺实质以外的结核病均称为肺外结核，目前占结核病20%～25%，其中没有合并肺结核的约占14%。最常累及的部位包括淋巴结、胸腹膜、心包、泌尿生殖系统、骨关节、消化道及中枢神经系统等。其中淋巴结结核占首位，淋巴结结核中颈部淋巴结最多见；腹部淋巴结结核较少，后者最主要累及的淋巴结依次为：肠系膜淋巴结（73.7%）、肝门部及门腔间隙淋巴结（63.2%）、肝十二指肠韧带周围淋巴结（57.9%）、肝胃韧带周围淋巴结（47.4%）和腹主动脉周围上部淋巴结（47.4%）。腹腔淋巴结结核的临床症状通常不典型，可能包括持续性的腹痛、发热、消瘦等，其确诊金标准为淋巴结活检病理检查，以及病原学结核分枝杆菌培养。复旦大学附属中山医院感染病科开设病房3年以来，已收治肺外结核百余例，淋巴结结核、腹腔结核患者超过半数。

2. 2016年美国IDSA《成人和儿童结核病的诊断指南》及英国国家卫生与临床优化研究所（NICE）《结核病指南》均推荐怀疑肺外结核者尽量获取标本送检病理学检查及分枝杆菌培养。本例患者肝门淋巴结穿刺活检病理学检查虽未见明确凝固性坏死，特殊染色也未见明确阳性菌证据；但淋巴结组织培养阳性。因此对于病理学检查阴性的患者，不能轻易除外结核诊断，培养阳性仍为确诊金标准。

3. 超声内镜（简称EUS）是微型高频超声探头安置在内镜前端，当内镜进入胃腔后，在内镜直接观察腔内形态的同时，又可进行实时超声扫描，以获得管道壁各层次的组织学特征及周围邻近脏器的超声图像。复旦大学附属中山医院内镜中心开展超声内镜检查及超声内镜下穿刺诊断数量，每年超过3 000例，积累了丰富的经验。本例患者最终以明确诊断，正是得益于超声胃镜下淋巴结穿刺活检术。

4. 隐球菌是一种机会性致病的病原体，其感染主要在免疫力低下患者中较为多见。隐球菌可以感染人体的任何组织和脏器，最常见的部位是肺部和颅脑，其他包括皮肤、淋巴结及骨关节等。播散性隐球菌病更常见于免疫抑制患者，但腹腔淋巴结隐球菌病少见。隐球菌感染的临床表现多种多样，常见慢性隐匿起病的无症状患者，多于体检时发现病灶；急性重症感染多见于免疫抑制患者。其确诊主要依靠病理检查和病灶标本的病原学涂片和培养。一旦确诊，需早期治疗，防止感染播散至中枢神经系统。

5. 本例患者全身症状轻微，仅起病初有轻度腹痛，影像学检查才发现肝门淋巴结肿大。虽早期即有T-SPOT.TB升高，但由于患者肺内病灶病理活检及特殊染色均明确提示隐球菌感染，故以一元论考虑认为隐球菌感染可能性大而未抗结核治疗。但对于少见、疑难或治疗后无明显效果的临床病例，尤其是部分病灶有效，部分病灶无明显效果的患者，不能拘泥于一元论解释，需完整考虑临床可能性。本例最终肝门淋巴结培养显示结核分枝杆菌阳性，故肝门淋巴结结核诊断明确，与肺隐球菌病同时存在，予以抗结核治疗后肝门部病灶逐渐吸收，T-SPOT.TB逐渐下降。

参考文献

[1] Perfect JR, Dismukes WE, Dromer F, et al. Clinical practice guidelines for the management of cryptococcal disease: 2010 update by the infectious diseases society of America[J]. Clin Infect Dis, 2010, 50(3): 291-322.

[2] Sotgiu G, Falzon D, Hollo V, et al. Determinants of site of tuberculosis disease: An analysis of European surveillance data from 2003 to 2014[J]. PLoS ONE, 2017, 12(11): e0186499.

[3] Sunnetcioglu A, Sunnetcioglu M, Binici I, et al. Comparative analysis of pulmonary and extrapulmonary tuberculosis of 411 cases[J]. Ann Clin Microbiol Antimicrob, 2015, 14: 34.

[4] Wang J, Chen Q, Wu X, et al. Role of endoscopic ultrasound-guide fine needle aspiration in evaluating mediastinal and intra-abdominal lymphadenopathies of unknown origin[J]. Oncol Lett, 2018, 15(5): 6991-6998.

病例105 肺和脑，炎或癌？
除了开颅，抗菌抉择同样艰难

作者·张 尧 金文婷 马玉燕 陈璋璋 孙 伟
审阅·胡必杰 潘 珏

病史简介

男性，44岁，安徽人，2017-12-29收入复旦大学附属中山医院感染病科。

主诉

头晕伴视物模糊、发现肺部多发结节1个月余。

现病史

1. 1个月余前患者无明显诱因下偶出现头晕伴视物模糊、记忆力下降，无视物旋转、黑矇、晕厥，否认发热、咳嗽咳痰、胸闷气急、恶心呕吐、消瘦等。2017-11-27当地医院查头颅MRI示：右枕部镰旁、右侧顶枕部局部脑沟内见不规则异常信号影，增强后病灶不均匀强化；右侧枕顶叶见大面积脑水肿，考虑窦组织细胞增生伴巨淋巴结病（RDD）（图105-1）。胸部CT示：两肺多发团块结节（图105-2）。血液科、呼吸科、胸外科多科会诊后诊断不明，建议上级医院就诊。

2. 2017-12-11患者至感染科专家门诊，查血WBC 7.07×10^9/L，N% 64.8%，Eos% 0.05%，CRP 11.4 mg/L，ESR 35 mm/h，IgE < 10 IU/mL，CEA 5.7 ng/mL；T-SPOT.TB：A/B 23/1；血隐球菌荚膜抗原、血清寄生虫抗体阴性。复查胸部CT较2周前外院CT相似（图105-2）。

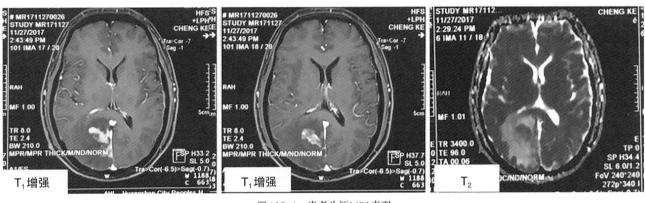

图105-1 患者头颅MRI表现

3. 2017-12-23拟患者颅内肿瘤可能，收入复旦大学附属中山医院神经外科，查血WBC 5.92×10^9/L，N% 59.9%，Eos% 1.2%，CRP 10.0 mg/L，ESR 35 mm/h；痰涂片找抗酸杆菌阴性。入院后神经外科综合分析，考虑肿瘤可能性小，遂请感染病科会诊。感染科建议气管镜检查明确肺内病灶性质。2017-12-29行支气管镜：各气管支气管管腔通畅；气管镜灌洗液细菌、真菌涂片阴性，灌洗液涂片找抗酸杆菌阴性；TBLB病理示：部分区实变，散在炎症细胞浸润。为明确肺部、颅内病灶性质于当日转入感染科。

4. 追问患者病史，病程中偶有盗汗，精神、睡眠、胃纳尚可，大小便无殊，体重无明显减轻。

既往史及个人史

患者长期从事建筑工地渣土运送工作；母亲家中有饲养鸡、猪等家畜，接触较少；发病前4个月曾多次饮用当地生泉水。否认高血压、糖尿病等慢性病史。

入院检查

体格检查

1. T 37.5℃，P 80次/分，R 19次/分，BP 126/76 mmHg。

2. 神志清，精神尚可，双肺未闻及明显啰音；四肢活动可，肌力Ⅴ级，脑膜刺激征阴性，巴氏征阴性。

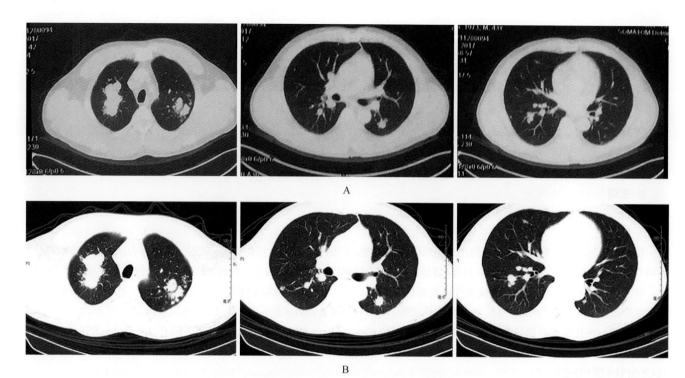

图105-2　患者胸部CT表现　A. 2017-11-27；B. 2017-12-13

■ 实验室检查

1. 血常规：WBC 7.2×10^9/L，N% 74.3%，Eos% 0.4%。

2. 血气分析（不吸氧）：pH 7.41，$PaCO_2$ 37.0 mmHg，PaO_2 85.0 mmHg。

3. 炎症标志物：CRP 13.7 mg/L，ESR 54 mm/h，PCT 0.03 ng/mL。

4. 免疫球蛋白：IgG 16.59 g/L，IgA 2.57 g/L，IgM 1.88 g/L，IgE 19 g/L，IgG4 3.14 g/L。

5. 肺炎支原体抗体、呼吸道病原体九联检、G试验、EBV抗体、CMV抗体均阴性。

6. 痰普通细菌、真菌涂片＋培养阴性；支气管镜灌洗液细菌、真菌涂片＋培养阴性。

7. 肿瘤标志物：CEA 5.2 ng/mL，AFP、CA19-9、CA12-5、PSA阴性。

8. 肝肾功能、甲状腺功能、自身抗体、RF、补体、铁蛋白、心肌标志物均正常，Cr 107 mmol/L。

9. 细胞免疫正常。

■ 辅助检查

心脏彩超：未见明显异常，未见赘生物。

临床分析

■ 病史特点

患者为中年男性，亚急性病程，以头晕、视物模糊、记忆力减退等神经系统症状起病，无发热、肢体乏力、恶心呕吐、咳嗽、咳痰等表现。外院查头颅MRI提示颅内多发病变伴病灶周围脑水肿，胸部CT提示两肺多发团块结节影。查ESR、CRP等炎症标志物轻度升高，复旦大学附属中山医院T-SPOT.TB：A/B 23/1，血隐球菌荚膜抗原和寄生虫抗体均阴性。CEA轻度升高。长期从事建筑工地渣土运送工作，发病前有饮用生泉水史。

■ 诊断分析

1. 可能诊断一：颅内和肺部病灶，首先按一元论考虑同种疾病。

（1）感染性疾病：主要考虑毒力低且常呈现慢性过程的病原体引起的感染。

·结核病：最常见感染部位为肺，颅内结核多继发于肺结核或其他结核病灶，可分为脑膜结核、脑实质结核、混合性颅内结核。脑实质结核可表现为脑实质的结核瘤、结核性脑脓肿、伴发脑膜炎等，有单发或多发病灶，可合并脑室扩张。该患者T-SPOT.TB阳性，肺内病灶影像学表现可符合结核，但患者毒性症状不明显，也无呼吸道症状，而且颅内有一病灶较大，此类结核病变少见。

• 寄生虫病：肺和脑可以同时感染的寄生虫病，最常见为囊虫病、包虫病、吸虫病、弓形虫病等，影像学可表现为颅内多发病变，可有颅高压症状、精神症状。该患者发病前有饮用生泉水史，需考虑寄生虫感染可能；但血寄生虫抗体阴性，血嗜酸性粒细胞、IgE不高，不支持寄生虫病的诊断。

• 真菌感染。① 隐球菌病：最常见病变部位为肺，中枢感染多见于免疫抑制人群，该患者血隐球菌荚膜抗原阴性，肺部影像学表现也非典型隐球菌感染特点。灌洗液、脑脊液隐球菌荚膜抗原、肺或脑组织病理、真菌培养、基因检测有助于本病诊断和鉴别诊断。② 曲霉病：该患者肺部影像学表现，不是典型的曲霉感染表现，且肺曲霉病同时合并脑曲霉病甚为罕见。脑曲霉病可表现为多发结节、脓肿，通常为免疫功能受损宿主或鼻窦部感染蔓延至颅内。确诊有赖于血、灌洗液GM试验、血曲霉抗体、肺或脑组织病理、真菌培养、基因检测等。③ 脑毛霉病罕见，多数合并鼻-眶毛霉病，且通常进展快，鼻窦外蔓延的标志是腭组织坏死形成腭焦痂、鼻甲破坏、鼻周肿胀、受累鼻窦部位的面部皮肤红斑和发绀等，患者无类似症状。

• 诺卡菌感染：诺卡菌病可累及多部位，包括肺、脑、皮肤等，多见于免疫抑制人群，肺诺卡菌病影像学缺乏特异性，无结构性肺病者多表现为结节、团块、实变、或伴空洞形成，未及时治疗可播散至中枢。脑诺卡菌病典型影像学表现为脑脓肿样病灶，可有环形强化，也可表现为多发病灶。确诊有赖于痰液、肺泡灌洗液、肺活检、脑脊液或脑组织活检标本的培养、基因检测和组织病理等检查。

（2）非感染性疾病：肿瘤性病变如淋巴瘤或实体肿瘤多发转移等，患者血CEA轻度升高，不除外肿瘤性病变累及中枢可能；患者血IgG、IgG4升高，不能排除IgG4相关性疾病、结缔组织系统疾病等。可进行腰穿、骨髓穿刺、肺活检、PET/CT等检查。

2. 可能诊断二：二元论疾病诊断，患者颅内病灶和肺部病灶，不排除两种病原体感染或某部位肿瘤合并另一部位感染等可能。如抗感染疗效不佳，患者条件允许，可再次行支气管镜+TBLB检查、或经皮肺穿刺活检、脑组织活检等，以明确诊断。

进一步检查、诊治过程和治疗反应

■ 诊治过程

1. 2017-12-29由于患者颅内病灶明显，入院后即开始抗结核治疗，异烟肼（0.3 g，口服，qd）+利福平（0.45 g，口服，qd）+吡嗪酰胺（1.0 g，口服，qd）+左氧氟沙星（0.6 g，静脉滴注，qd）。

2. 2017-12-31患者痰液mNGS检测检出TB核酸序列（2017-12-29送检）（图105-3）。

拉丁文种名	中文名	覆盖度	覆盖率
Mycobacterium_tuberculosis	结核分枝杆菌	127/4424435	0.002 9
Mycobacterium_africanum	非洲结核分枝杆菌	127/4389314	0.002 9
Mycobacterium_KMS	分枝杆菌	137/5737227	0.002 4
Mycobacterium_bovis	牛分枝杆菌	96/4376711	0.002 2
Mycobacterium_intracellulare	细胞内分枝杆菌	107/5501090	0.001 9

图105-3 患者痰液mNGS检测结果

3. 2018-01-02患者PET/CT示：两肺及右脑肉芽肿性病变可能（SUV_{max}为19.0），双侧颈部、纵隔、双肺门炎性淋巴结及会厌右前部炎症可能（图105-4）。

4. 2018-01-02考虑患者存在脑水肿，加用甘露醇降颅压治疗（Cr逐渐上升至125 μmol/L，考虑甘露醇相关；2019-01-10调整为甘油果糖，后Cr降至正常），调整为抗结核治疗为"异烟肼+利福平+吡嗪酰胺+莫西沙星"。

5. 2018-01-03曲霉三联检结果回报：GM试验1.03 μg/L（阳性），烟曲霉IgM ≥ 500 AU/mL（阳性），烟曲霉IgG 93.65 AU/mL（偏高，未达到阳性标准）。

6. 2018-01-03腰椎穿刺术脑脊液检查，脑脊液压力210 mmH$_2$O；常规：WBC 0 mm^3，RBC 0 mm^3；生化：蛋白0.38 g/L，葡萄糖4.1 mmol/L，氯125.9 mmol/L，LDH 15 U/L；ADA 1.0 U/L；隐球菌荚膜抗原检测阴性，涂片找隐球菌、找细菌、找抗酸杆菌均阴性。

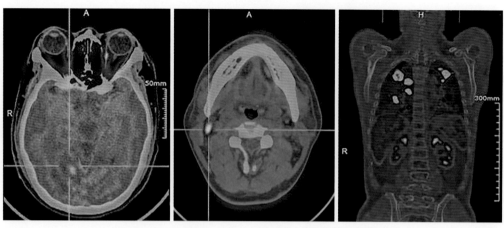
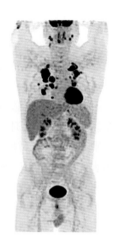

图105-4 患者PET/CT表现

7. 2018-01-03 神经内科及外院放射科专家会诊：颅内真菌感染可能。

8. 2018-01-03 加用泊沙康唑抗真菌治疗（首剂0.6 g，口服；后0.4 g，口服，q12 h），同时联系病理科加做IgG、IgG4染色，并请病理科专家会诊，以进一步明确诊断。

9. 2018-01-08 患者气管镜肺活检（2017-12-27采集）病理补充报告：提示为慢性炎症，未见恶性肿瘤证据，PAS、抗酸、六胺银均阴性。病理专家会诊：慢性炎症性病变伴肺泡巨噬细胞和组织细胞增生，特染提示铁染色阳性，未见到真菌菌丝及孢子、未见到肉芽肿结节及凝固性坏死；IgG（各别阳性），IgG4阴性，IgG4相关疾病证据不足（图105-5）。

病理诊断	（右上叶尖、前段）镜下为肺泡组织，肺泡间隔纤维组织增生增宽，部分区纤维化，肺泡结构不清，另见散在少量淋巴细胞浸润；部分肺泡腔内可见到较多增生肺泡巨噬细胞，大部分巨噬细胞胞浆内可见色素颗粒沉积。特染结果示铁染色呈阳性反应，未见到霉菌菌丝及孢子，抗酸染色呈阴性反应，未见到明确肉芽肿结节及凝固性坏死病灶；可见到少数多核巨细胞，参考其影像学，为慢性炎症性病变伴肺泡巨噬细胞和组织细胞增生；部分组织细胞内可见到含铁血黄素沉积，提示有陈旧性出血或铁尘吸入沉积，未见到明确肿瘤性病变证据，请结合临床，必要时重新活检。 免疫组化（2018-N00013）：17S59235，Ki-67（5%阳性），TTF-1（肺泡上皮阳性），CK（pan）（灶性阳性），CD68（滤泡巨噬细胞阳性），P40阴性，P63阴性。 特殊染色：17S59235-001，网状纤维染色（网状纤维轻度增生），铁染色（部分阳性），抗酸阴性，六胺银阴性，PAS阴性。 补充报告（2018-01-17）：加做免疫组化结果显示未见到IgG4相关硬化性疾病形态学证据，请结合临床。 免疫组化（2018-N00013）：17S59235，CD138（少数阳性），IgG（个别阳性），IgG4阴性，κ（个别阳性），λ（个别阳性）。

图105-5 患者支气管镜活检病理报告

10. 2018-01-11 患者咳痰（2017-12-27神经外科住院期间送检）分枝杆菌培养阳性，结核分枝杆菌复合群特异性抗原MPB64阳性（图105-6）。考虑患者肺结核诊断明确，颅内病灶性质不明；转至负压隔离病房继续抗结核及抗真菌治疗。

编号	细菌名称	结果/浓度
MPB64	结核分枝杆菌复合群特异性抗原MPB64	阳性
FZGJPY	分枝杆菌培养	阳性

图105-6 患者痰分枝杆菌培养结果（2017-12-27送检）

11. 2018-01-16 患者复查头颅增强MRI，示颅内病灶较2017-11-27片稍缩小；复查胸部CT平扫，示肺内病灶较2017-12-13相仿；随访炎症标志物逐渐下降。

12. 2018-01-18 患者病情较稳定，予出院，口服药物治疗，门诊随访。因颅内真菌感染证据不足，充分权衡利弊后，予停用泊沙康唑。继续异烟肼（0.3 g，口服，qd）+利福平（0.6 g，口服，qd）+吡嗪酰胺（1.0 g，口服，qd）+莫西沙星（0.4 g，口服，qd）四联抗结核治疗。

■ 出院后随访

1. 2018-01-22患者痰分枝杆菌培养：结核杆菌阳性（2017-12-30送检）（图105-7）。

2. 2018-03-07患者痰（2017-12-26送检）、灌洗液（2017-12-29送检）、脑脊液分枝杆菌（2018-01-03）培养均阴性。

3. 患者头晕、视物模糊逐渐好转，复查炎症标志物转为正常（图105-10），2018-02-06、2018-03-07、2018-04-10复查头颅增强MRI（图105-8）和胸部CT平扫（图105-9）病灶明显缩小。

编号	细菌名称	结果/浓度
MPB64	结核分枝杆菌复合群特异性抗原MPB64	阳性
FZGJPY	分枝杆菌培养	阳性

图105-7　患者痰分枝杆菌培养结果（2017-12-30送检）

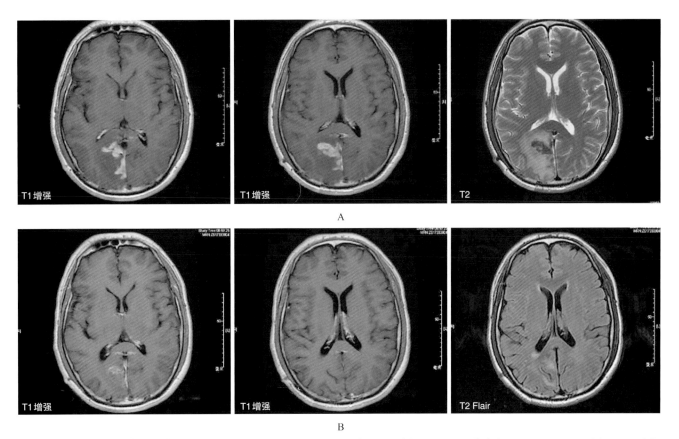

图105-8　治疗后患者头颅MRI变化　A. 2018-01-16头颅MRI：右侧枕叶病变，水肿较2017-11-27片稍缩小；B. 2018-04-10头颅MRI：右侧枕叶病变，水肿较2018-01-16片明显缩小

最后诊断与诊断依据

■ 最后诊断

肺和颅内结核病。

■ 诊断依据

患者为中年男性，亚急性病程，以头晕、视物模糊、记忆力减退等神经系统症状起病。患者头颅MRI提示颅内多发病灶伴灶周水肿，增强后病灶明显强化；虽然无咳嗽、痰血等呼吸道症状，但胸部CT示两肺多发团块结节影，双上肺为著；T-SPOT.TB阳性。尤其是痰结核培养2次阳性，支气管镜肺活检病理虽未见明确肉芽肿病变或干酪样坏死，但也未显示肿瘤性病变证据；而且抗结核治疗后肺部病灶缩小，故肺结核诊断明确。同时，抗结核治疗后，随着肺部病灶吸收，颅内病灶亦逐渐吸收，

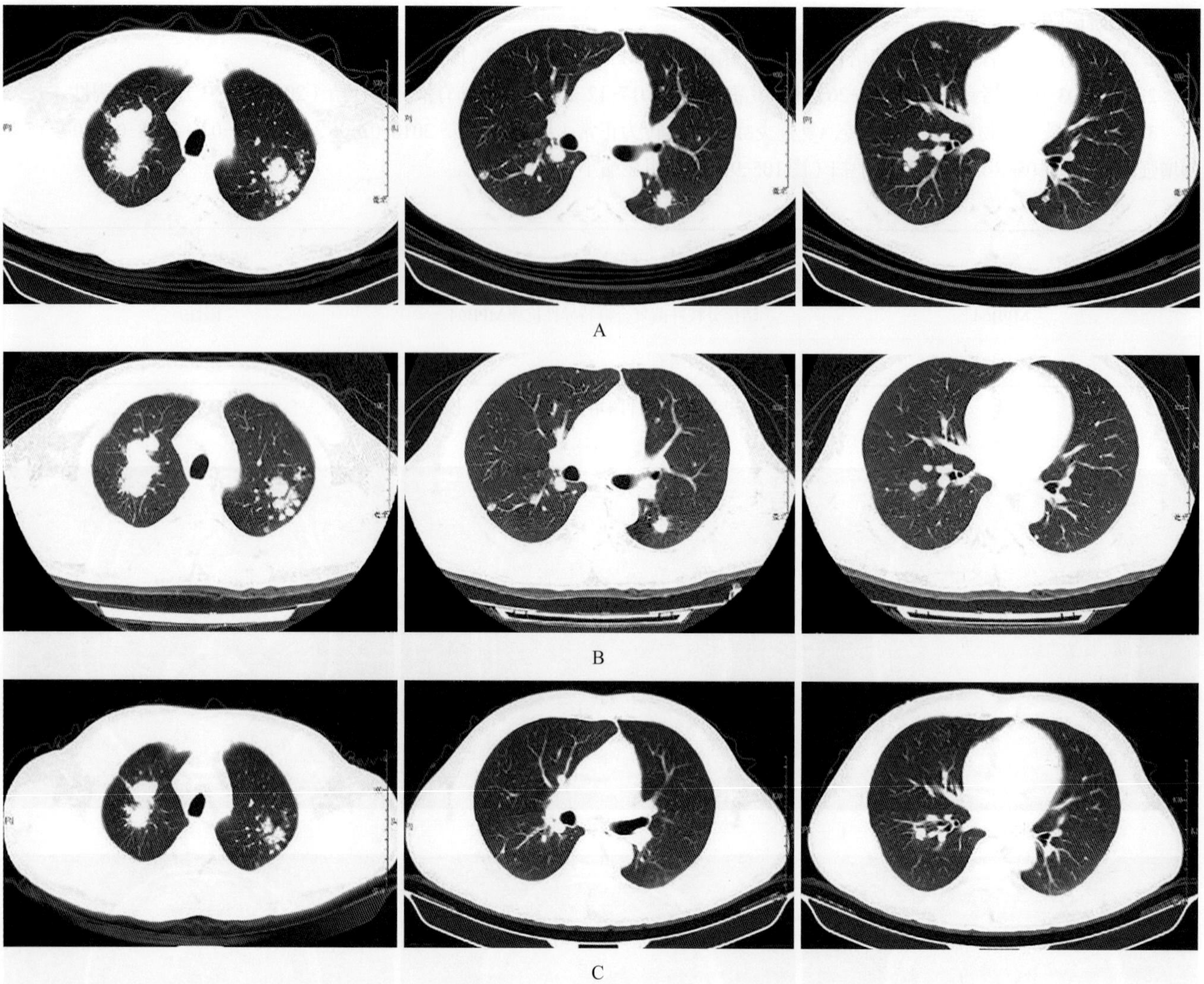

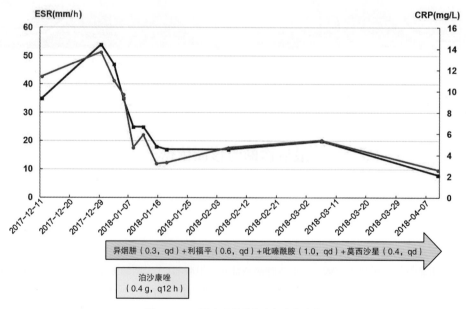

图105-9　治疗后患者胸部CT变化　A. 2017-12-13胸部CT：两肺多发团块结节影，以两上肺为主，局部可见小树芽征；B. 2018-01-16胸部CT：两肺多发团块结节影，较2017-12-13片相仿；C. 2018-04-10胸部CT：两肺多发团块结节影，较2017-12-13片缩小

图105-10　治疗后患者炎症标志物变化

按照一元论解释，颅内病灶，可以判断为中枢神经系统结核。

经验与体会

1. 结核是一种慢性感染性肉芽肿性疾病，目前仍是威胁人类健康的主要公共卫生问题之一；在中低收入国家中，结核位居死亡原因的前八位。结核病可累及全身各个部位，临床表现不典型，是导致结核不能早期发现、早期诊断、早期治疗，继而增加患者死亡的重要原因。本例患者全身症状轻微，仅偶有头晕、视物模糊、盗汗、无发热、乏力、纳差等，影像学检查后才发现头颅、肺部多发病灶。颅内结核是结核病最严重的类型，可引起30%以上的死亡率和25%以上的致残率。国外有研究表明，肺外结核比例可高达49.4%，其中结核性脑膜炎占肺外结核5.4%。我国颅内结核的确切发病率，缺少系统的流行病学资料。

2. 由于肺外结核常隐匿起病，缺乏特异性的临床表现，临床检测方法有限，故诊断困难。其中，早期、准确的中枢神经系统结核的诊断，尤为困难。根据解剖部位可分为结核性脑膜炎、脑膜结核瘤和神经系统的其他结核（结核性脑脓肿、结核性脑肉芽肿）三类。影像学表现多样，可表现为脑膜（基底池、室管膜、软脑膜）的增厚，强化的结节状及环状病灶，多伴有周围水肿，脑实质的炎性水肿等，具有多部位发病、多种表现同时存在的特点；且MRI检查优于CT检查。对于颅内结核处理，除了强调结核菌培养、组织病理学检查、核酸检测等确诊依据外，应根据临床具体情况如临床表现、脑脊液检查、影像学表现等综合判断，尽早开始有效的经验性治疗。本例患者，始终未能获得颅内感染的病原体证据，而是在治疗后病灶吸收才得以诊断，也反映颅内结核诊断的艰难性。

3. 临床医师对中枢神经系统结核的认识，更多是结核性脑膜炎，其典型脑脊液特点为渗出液、以淋巴细胞升高为主、ADA升高、糖和氯化物减低等，但对脑实质结核认识较少，容易出现漏诊、误诊。该例腰穿脑脊液压力升高，但常规、生化、ADA等均无结核提示。由于脑组织活检创伤大，临床接受度低，病原学诊断非常困难。该患者有头颅、肺内多发病灶，是一元论，还是两元论？是感染性非感染性？如何制定治疗方案？临床决策困难。本例患者，起初考虑影像科和神经内科等多科意见，同时予以抗结核及抗真菌治疗，后痰培养结核分枝杆菌阳性，肺内病灶诊断明确。从一元论考虑，最终决定停用抗真菌药物，仅予抗结核治疗，并取得良好临床效果。在临床怀疑结核但无法取得病原学依据的病例，何时启动诊断性抗结核治疗，是一个很有挑战性的临床决策。

4. 抗结核药利福平是细胞色素P450酶（CYP）3A、2B6、2C9、2C19、2C8、1A2的强效诱导剂，同时也是P-糖蛋白酶（P-gp）的诱导剂；伏立康唑是肺曲霉病的首选药物，主要经CYP2C19代谢。当两种药物合用时，利福平可使伏立康唑血药峰浓度下降93%，药时曲线下面积（area under the cure，AUC）下降96%，两者应避免同时使用。泊沙康唑主要经非酶途径代谢，利福霉素类对其影响较伏立康唑小，因此该患者在抗曲霉治疗时首先选择泊沙康唑。

5. 据WHO结核病最新报告，2015年全球新发耐多药结核病48万例；我国新发的结核病患者中，对任何一种抗结核药物耐药率为20.1%。故在制定抗结核治疗方案时要考虑耐药结核菌感染可能。本例患者抗结核治疗，联合使用异烟肼、利福平、吡嗪酰胺、莫西沙星，获得良好效果。我们建议耐药结核菌或耐药基因的检测应常规化，以进一步改善耐药结核和重症结核患者的预后。

6. 患者入院时痰、支气管肺泡灌洗液涂片找抗酸杆菌阴性，但痰分枝杆菌培养结核分枝杆菌阳性。这种情况的患者是否有传染性，以及是否需要隔离目前尚无定论，编者认为按照标准预防做好个人防护还是非常重要的。

参考文献

[1] Norbis L, Alagna R, Tortoli E, et al. Challenges and perspectives in the diagnosis of extrapulmonary tuberculosis[J]. Expert Rev of Antiinfect Ther, 2014, 12(5): 633-647.

[2] Sotgiu G, Falzon D, Hollo V, et al. Determinants of site of tuberculosis disease: An analysis of European surveillance data from 2003 to 2014[J]. PLoS One, 2017, 12: e0186499.

[3] Sunnetcioglu A, Sunnetcioglu M, Binici Irfan, et al. Comparative analysis of pulmonary and extrapulmonary tuberculosis of 411 cases[J]. Ann Clin Microbiol Antimicrob, 2015, 14: 34.

病例 **106** 声嘶3个月的年轻男性，背后还有更深的故事

作者·苏 逸 金文婷 马玉燕
审阅·胡必杰 潘 珏

病史简介

男性，33岁，江苏人，2018-09-12收入复旦大学附属中山医院感染病科。

■ 主诉

渐进性声嘶3个月余，发热伴头痛半月。

■ 现病史

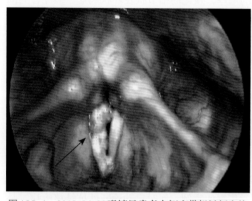

图106-1 2018-06-22喉镜见患者右侧声带粗糙新生物

1. 2018-06-10患者感冒后出现声嘶，否认咳嗽咳痰、痰中带血，无吞咽困难。2018-06-22症状加重，喉镜检查：右侧声带全程粗糙新生物，双侧声带运动好（图106-1）。2018-06-29耳鼻喉科住院，行喉探查术+软组织活检术，术后病理：（右声带肿物）活检组织内较多泡沫样组织细胞，特殊染色提示大量真菌孢子，考虑真菌感染，特殊染色六胺银阳性，PAS阳性，同时找见抗酸阳性细菌；耳鼻喉科考虑炎症病变，但未予治疗。

2. 2018-08-30患者无明显诱因发热，T 38～39℃，伴畏寒、头痛，否认咳嗽咳痰、胸闷胸痛、腹痛腹泻、尿频尿急等。2018-09-05复旦大学附属中山医院血常规：WBC 9.96×10⁹/L，N% 77.6%，ESR 30 mm/h，CRP 23.4 mg/L；总胆红素37.4 μmol/L，直接胆红素17.8 μmol/L，ALT 20 U/L，AST 23 U/L，尿素11.2 mmol/L，肌酐213 μmol/L；估算肾小球滤过率34 mL/（min·1.73 m²），尿酸654 μmol/L，G试验148.8；T-SPOT.TB：A/B 1/1。隐球菌荚膜抗原阳性，滴度为1:80。

3. 2018-09-07胸部CT：右肺下叶薄壁空洞病灶，炎性或结核灶可能（图106-2）。2018-09-12拟"肺部及喉部病变原因待查"收入院。

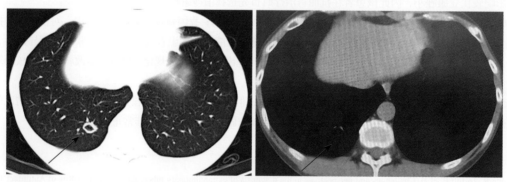

图106-2 2018-09-07患者胸部CT：右肺下叶薄壁空洞

■ 既往史及个人史

患者高血压病史8年余，予以氯沙坦钾片（0.1 g，口服，qd）；苯磺酸氨氯地平（5 mg，口服，qd）降压治疗。7年前因尿毒症行同种异体肾移植术（其父给予），目前环孢素（50 mg，口服，bid）+吗替麦考酚酯（0.5 g，口服，bid）+泼尼松（8 mg，口服，qd）抗排异治疗。2018-06-28发现乙肝大三阳，未予抗病毒治疗。

入院检查

■ 体格检查

1. T 39.0 ℃，P 104次/分，R 24次/分，BP 90/63 mmHg。

2. 神志清，声音嘶哑，皮肤巩膜无黄染；双肺未闻及啰音，心脏未闻及杂音；双下肢不肿。

■ 实验室检查

1. 血常规：WBC 7.73×10^9/L，N% 76.5%，Hb 124 g/L，PLT 238×10^9/L。

2. 尿常规：白细胞4/μL，红细胞8/μL。

3. 炎症标志物：PCT 0.47 ng/mL，CRP 17.2 mg/L，ESR 50 mm/h。

4. 肝肾功能：总胆红素 39.7 μmol/L，直接胆红素 17.7 μmol/L，肌酐 332 μmol/L，尿素 11.7 mmol/L。

5. 细胞免疫：淋巴细胞总数 737.3 /μL，CD4 35%，CD8 33.2%，CD4/CD8 1.1。

6. 肿瘤标志物、凝血功能、甲状腺功能均阴性。

7. 自身抗体、免疫球蛋白、补体均阴性。

8. 病毒：CMV DNA 阴性，血浆 EBV DNA 5.35×10^3，单个核 EBV DNA 4.77×10^4，HBV DNA 3.64×10^5。

■ 辅助检查

1. 心脏彩超：左室壁稍后，极少量心包积液。

2. 腹盆部CT：肾移植术后，双肾萎缩，左肾囊肿。

3. 头颅MRI：脑内小缺血灶，双侧副鼻窦炎。

4. 喉镜：右侧声带中后段边缘见淡红色肿物，表面粗糙，与前次相仿（图106-3）。

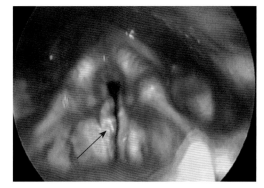

图106-3 2018-09-13患者喉镜检查结果 右侧声带中后段边缘见淡红色肿物，表面粗糙

临床分析

■ 病史特点

患者为年轻男性，有免疫抑制基础，亚急性病程，临床表现为发热及声嘶，病变累及肺、喉部。患者实验室检查提示炎症标志物升高，血清学示隐球菌夹膜抗原阳性，T-SPOT.TB阴性；病理活检组织内较多泡沫样组织细胞，见大量真菌孢子，考虑真菌感染，特殊染色（PAS、六胺银、抗酸）均为阳性；肺部CT示右肺下叶薄壁空洞。综合上述，需考虑以下疾病。

■ 诊断分析

1. 隐球菌感染：免疫抑制患者，隐球菌夹膜抗原1∶80，喉部病理见泡沫样组织细胞，大量真菌孢子，PAS及六胺银染色阳性符合隐球菌病。患者肺内病灶位于右下肺，病灶伴有小空洞，可为隐球菌病的肺内表现。考虑该患者为多部位隐球菌感染。病灶累及2个部位，可能是肺部病灶经气道播散至声门，但也不能完全除外血行播散之可能。

2. 分枝杆菌感染：包括结核和非结核分枝杆菌。病变的声带活检组织，病理科抗酸染色阳性，胸部CT示薄壁空洞，T-SPOT.TB不高，故需考虑非结核分枝杆菌（NTM）感染可能。但此患者的声带活检的病理报告为大量真菌孢子，是否合并感染，可以请复旦大学附属中山医院病理科复核。喉结核时有报告，但本例T-SPOT.TB不高，肺部病灶系薄壁空洞，与NTM感染相比，结核的可能性则更小。

3. 曲霉菌病：声带病灶和肺部空洞，曲霉病也有可能，但此患者病理报告仅为真菌孢子，未见真菌菌丝，因此曲霉感染的可能性较小。

进一步检查、诊治过程和治疗反应

■ 诊治过程

1. 2018-09-12考虑患者隐球菌感染（累及喉部、肺部），因PCT偏高，不除外合并细菌感染可能。根据患者肌酐清除率，使用氟康唑（0.2 g，静脉滴注，qd）+美罗培南（0.5 g，静脉滴注，q8 h）抗感染治疗；第二天起热退，仍诉头痛。

2. 2018-09-13病理会诊，考虑隐球菌诊断明确，抗酸阳性菌为认为是"污染"可能大（图106-4）。

3. 2018-09-14消化科会诊考虑慢性乙型病毒性肝炎，建议恩替卡韦分散片（0.5 mg，口服，q72 h）。

4. 2018-09-15患者血培养真菌瓶：1瓶，70 h报阳。

5. 2018-09-15考虑存在隐球菌血流感染，调整抗真菌药物为氟康唑（0.3 g，静脉滴注，qd）+氟胞嘧啶（1.5 g，口服，bid）。随访炎症标志物较入院时均有下降，PCT 0.35 ng/mL，CRP 15.9 mg/L，ESR 14 mm/h；当日停用美罗培南。

手术医院	中山本部	送检材料		报告日期	2018-09-13
巨检	本院（18S30978）HE×1张，IHC×15张。				
病理诊断	（右声带肿物）镜下黏膜鳞状上皮轻度增生，细胞无异型，部分黏膜表面溃疡形成，可见炎性肉芽肿组织；黏膜固有膜及黏膜下层可见大量增生泡沫状组织细胞，少量淋巴细胞浸润，未见明确肉芽肿结节，组织坏死不明显，中性粒细胞浸润不明显，特殊染色结果可见到大量散在六胺银及PAS阳性真菌孢子，未见菌丝，真菌孢子多位于组织细胞胞浆内；抗酸染色可见小灶区阳性物，部分阳性物位于病变组织外，局部未见到组织坏死及肉芽肿结节，不排除人为操作误差所致。参考其病史及临床所见，为真菌感染，倾向隐球菌感染，结核证据不充分，建议临床进一步进行相关检查。 原免疫组化结果：18S30978-001，CK（pan）（上皮阳性），p63（上皮阳性），p40（上皮阳性），Ki-67（15%阳性），CD3（部分阳性），CD4（部分阳性），CD8（部分阳性），CD68（KP1）阳性，CD20（少量阳性），CD79α（少量阳性），CD56阴性，CD138（少量阳性），CD10阴性。 特殊染色：18S30978-001，六胺银阳性，抗酸阴性，PAS阳性。				

图106-4　2018-09-13患者病理会诊：倾向隐球菌

6. 2018-09-18患者血培养阳性，菌种鉴定为新生隐球菌（图106-5、图106-6）。

编号	细菌名称	结果/浓度	菌落计数
TP20	血培养仪报警时间	70 h	
TP19	血培养报阳瓶数	只有一瓶	
TP6	涂片-找真菌	阳性	

图106-5　2018-09-15患者血培养（2018-09-12采样）真菌瓶70 h报阳

编号	细菌名称	结果/浓度	菌落计数
BMX_UYN	新型隐球菌	阳性	

图106-6　2018-09-18患者血培养（2018-09-12采样）菌种鉴定

7. 2018-09-20由于患者血培养隐球菌阳性，考虑存在血流播散，虽头颅MRI增强未见异常，仍不能除外隐球菌脑膜炎。因此，予腰穿检查：CSF压力130 mmH₂O，白细胞125/mm³，红细胞100/mm³，单核细胞98%；CSF生化：蛋白0.51 g/L，葡萄糖1.7 mmol/L（同步血糖6.3 mmol/L），氯123 mmol/L。脑脊液乳胶凝集试验1∶10；脑脊液涂片找隐球菌阳性，革兰染色见真菌孢子（图106-7、图106-8）。

8. 2018-09-20患者血培养隐球菌药敏回报：氟康唑MIC=4（图106-9）。

9. 2018-09-23患者脑脊液NGS结果回报：新生隐球菌（图106-10）。

编号	细菌名称	结果/浓度	菌落计数
TP13	涂片-找隐球菌	阳性	

图106-7　2018-09-20患者脑脊液涂片找隐球菌

10. 2018-09-23随访患者肌酐196 μmol/L，较前下降，根据氟康唑MIC值及肌酐清除率调整感染方案为氟康唑（0.4 g，静脉滴注，qd）+氟胞嘧啶（1.5 g，口服，bid）。

11. 2018-09-30氟康唑谷浓度40 mg/L（2018-09-25送检），调整氟康唑剂量（0.3 g，静脉滴注，qd）。

12. 2018-10-03患者诉恶心呕吐明显，查体：脑膜刺激征阴性，急查炎症指标及血培养，因炎症指标显著上升（PCT 1.46 ng/mL），加用美罗培南（1 g，静脉滴注，q12 h）。

13. 2018-10-07复查患者血培养回报阴性（2018-10-03留取）。

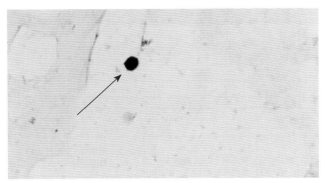

图106-8　2018-09-20患者脑脊液革兰染色（箭头所指为真菌孢子）

细菌名称	结果 / 浓度	菌落计数	
新型隐球菌	阳性		
药敏名称	直径	结果	MIC/RAD
5-氟胞嘧啶			≤ 4
两性霉素B			≤ 0.5
氟康唑			4
伊曲康唑			≤ 0.125
伏立康唑			0.125

图106-9　2018-09-20患者血培养隐球菌药敏结果

拉丁文种名	中文名	覆盖度	覆盖率（%）	种严格比对序列数	属严格比对序列数
Cryptococcus	新生隐球菌	2 643/1 891 625	0.014	49	51

图106-10　2018-09-23患者脑脊液mNGS回报：新生隐球菌

14. 2018-10-09患者复查腰穿，CSF常规：白细胞32/mm³，单核细胞78%；生化：蛋白质0.24 g/L，葡萄糖2.4 mmol/L，氯108 mmol/L，免疫球蛋白结果正常；涂片找隐球菌阴性；脑脊液隐球菌荚膜抗原阴性。

15. 2018-10-09患者复查氟康唑浓度27.3 mg/L，未予调整氟康唑剂量。

16. 2018-10-11患者仍有反复恶心，考虑与氟胞嘧啶副反应相关，减少氟胞嘧啶剂量，患者恶心明显好转，出院带药氟康唑（0.3 g，口服，qd）+氟胞嘧啶（1 g，口服，q12 h）。

■ 出院后随访

1. 患者出院后未再发热，未有恶心呕吐，声嘶缓解。

2. 2018-11-09患者复查PCT 0.13 ng/L，CRP 0.6 mg/L，ESR 19 mm/h，肌酐184 μmol/L（图106-11、图106-12）。

3. 2018-11-09患者复查胸部CT：较前明显吸收，复查喉镜，好转明显（图106-13、图106-14）。

4. 患者继续氟康唑（0.3，口服，qd）+氟胞嘧啶（1 g，口服，q12 h）治疗。

最后诊断与诊断依据

■ 最后诊断

1. 播散性隐球菌病（喉、肺、脑和血流）。

2. 肾移植术后。

3. 慢性乙型病毒性肝炎。

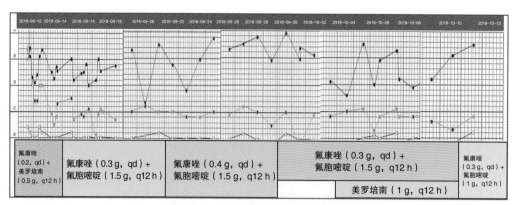

图106-11 患者体温变化及用药情况

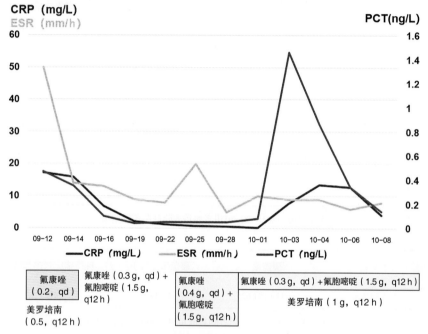

图106-12 患者炎症标志物变化及用药情况

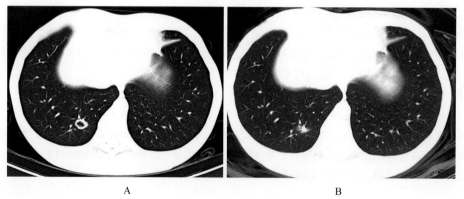

图106-13 2018-09-07（A）和2018-11-09（B）患者胸部CT检查结果

■ 诊断依据

患者肾移植术后长期服用免疫抑制剂，亚急性起病，期初表现为声音嘶哑，后出现发热头痛，炎症标志物升高。患者喉部活检病理示炎性肉芽组织，特殊染色可见大量六胺银及PAS阳性真菌孢子；血隐球菌荚膜抗原1∶80，血培养新生隐球菌阳性；CSF找见真菌孢子、CSF隐球菌荚膜抗原阳性。肺部影像学可符合肺隐球菌病表现，使用抗隐球菌病后未再发热、头痛缓解，血培养转阴、CSF白细胞降低、隐球菌滴度转阴，肺内和喉部病灶基本吸收，故播散性隐球菌病诊断成立。

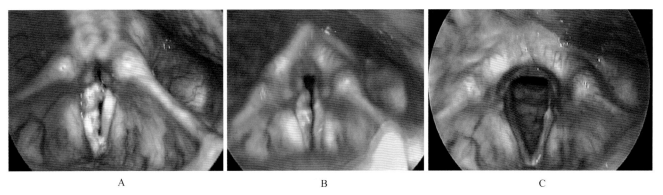

图106-14 患者喉镜随访声带变化 A. 2018-06-29；B. 2018-09-13；C. 2018-11-09

经验与体会

1. 隐球菌为机会性感染病原体，对于免疫抑制者需考虑到此类病原体。AIDS、长期使用皮质激素、器官移植、肿瘤化疗、糖尿病等患者，是隐球菌病的高危人群。该患者肾移植术后、长期服用免疫抑制剂，亚急性起病、初期全身中毒性症状不明显，需考虑到低度毒力的病原体感染可能，包括隐球菌感染。

2. 隐球菌播散性感染指出现至少两处不连续病灶。该患者起病在喉部，后发现肺部病灶，虽然有经气道播散可能，但血行播散不能完全除外。入院后在使用抗真菌药物治疗前，行血培养，结果发现血培养有隐球菌生长，证实血流感染并提示存在血行播散。头颅增强MRI未发现脑膜强化及脑实质病变，但腰椎穿刺进一步证实有中枢神经系统累及。此结果再次表明，头颅增强MRI阴性，不可以轻易除外中枢神经系统感染；对于疑似病人建议同时腰椎穿刺脑脊液检查，以明确是否存在颅内感染。

3. 该患者为肾移植术后播散性隐球菌病，指南推荐器官移植受者的治疗方案为两性霉素B或两性霉素B脂质体联合氟胞嘧啶的诱导治疗方案，但也同时指出考虑到两性霉素B存在肾毒性风险。故在肾移植中应谨慎使用，不推荐两性霉素B作为肾移植患者的一线用药。如果需要使用，两性霉素B的耐受剂量不确定，建议每日使用0.7 mg/kg，并密切监测肾功能。目前已有文献报道使用氟康唑联合氟胞嘧啶成功救治肾移植术后隐球菌脑膜炎的病例。本例选择氟康唑联合氟胞嘧啶的治疗方案，并最终取得成功。

4. 氟康唑具有高度口服的生物利用度和线性药代动力学，因主要是肾脏排泄，肾功能损害患者需要下调剂量。因此在氟康唑治疗初期，经与临床药师沟通后采用起始0.2 g，qd的治疗方案，在严密监测肾功能逐渐好转后才逐渐提高剂量，保证了临床治疗的安全性。指南强烈推荐在使用氟康唑时进行药物浓度检测，该患者服用免疫抑制药物，会与三唑类药物相互作用，因此药物浓度检测更加重要。指南推荐在治疗重症感染时，氟康唑浓度达到15～20 mg/L，该患者使用氟康唑0.4 g，qd情况下测得浓度较高，调整日剂量后仍稍高于指南推荐的浓度值；考虑到该治疗剂量有效，且临床密切监测下未出现肝肾功能的毒副作用，故未再调整剂量。

5. 由于了解并洞悉更多的循证医学依据及感染性疾病相关的国际指南，了解细菌真菌的最新耐药状况，并能早期合理的使用抗生素。根据最新文献报告，感染病专家在处置非艾滋病患者的隐球菌感染时，更能从全局的视角分析和诊治疾病，减少感染性疾病的误诊和漏诊可以显著降低患者90天内的病死率，显著改善患者的预后。

参考文献

[1] Ashbee HR, Barnes RA, Johnson EM, et al. Therapeutic drug monitoring (TDM) of antifungalagents: guidelines from the British Society for Medical Mycology[J]. J Antimicrob Chemother, 2014, 69: 1162-1176.

[2] Iyer SP, Movva K, Wiebel M, et al. Cryptococcal meningitis presenting as sinusitis in a renal transplant recipient[J]. Transpl Infect Dis, 2013, 15(5).

[3] Perfect JR, Dismukes WE, Dromer F, Clinical practice guidelines for the management of cryptococcal disease: 2010 update by the infectious diseases society of America[J]. Clinical Infectious Diseases, 2010, 50: 291-322.

[4] Spec A, Olsen MA, Raval K, et al. Impact of infectious diseases consultation on mortality of cryptococcal infection in patients without HIV[J]. Clinical Infectious Diseases, 2017, 64(5): 558-564.

作者·蔡思诗 金文婷 马玉燕
审阅·胡必杰 潘珏

病例107 接触霉变物后鼻塞、高热，这个病因并不简单

·病史简介·

男性，52岁，江苏人，2018-11-22收入复旦大学附属中山医院感染病科。

■ 主诉

鼻塞伴鼻周肿胀1个月余，发热、肺部病灶半个月。

■ 现病史

1. 患者2018-10初出现鼻塞、鼻周肿胀伴压痛，鼻塞进行性加重，通气困难。2018-11-07至当地医院查鼻窦CT示双侧上颌窦、筛窦、蝶窦、右侧额窦炎症（图107-1）；予感冒灵口服，症状进行性加重。

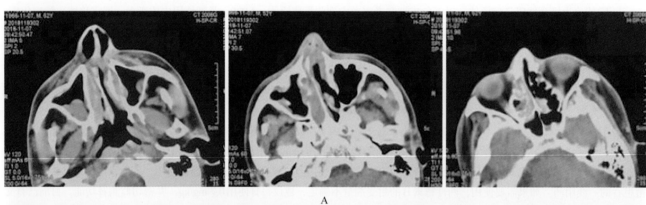

A

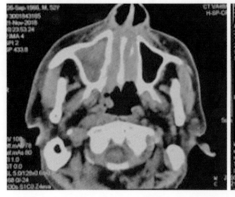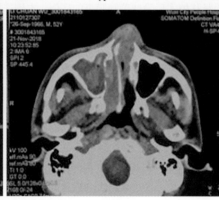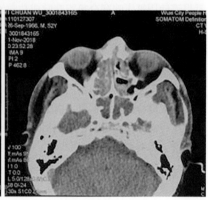

B

图107-1　2018-11患者外院鼻窦CT检查结果　A. 2018-11-07鼻窦部CT：双侧上颌窦、筛窦、蝶窦、右侧额窦炎症；B. 2018-11-21鼻窦部CT：较2018-11-07加重

2. 2018-11-10患者开始间断发热，T_{max} 39.5℃，稍咳嗽、少量白痰。2018-11-14当地医院查血WBC $10×10^9$/L，N% 64.3%；胸部CT平扫：两肺散在炎症（图107-2）；予美洛西林舒巴坦+左氧氟沙星治疗，症状无改善。

3. 2018-11-17患者复查胸部CT见双肺多发空腔病灶，较前明显进展（图107-2）。考虑肺部感染加重，2018-11-18调整患者抗感染方案为亚胺培南+西司他丁+卡泊芬净+伏立康唑，并予丙种球蛋白、胸腺肽治疗。其间进行G试验、GM试验、T-SPOT.TB、痰涂片找抗酸杆菌均阴性；支气管镜检查示支气管黏膜急慢性炎症，管腔通畅，未活检。

4. 患者仍发热，鼻塞、鼻周肿痛加重。2018-11-21患者复查胸部CT示两肺病灶较前略加重（图107-2），2018-11-21复查鼻窦CT也较2018-11-07有所加重（图107-1）。当地医院五官科会诊，建议待"肺部感染"控制后行鼻窦手术治疗。为明确诊断和进一步治疗，2018-11-02收住复旦大学附属中山医院感染病科。

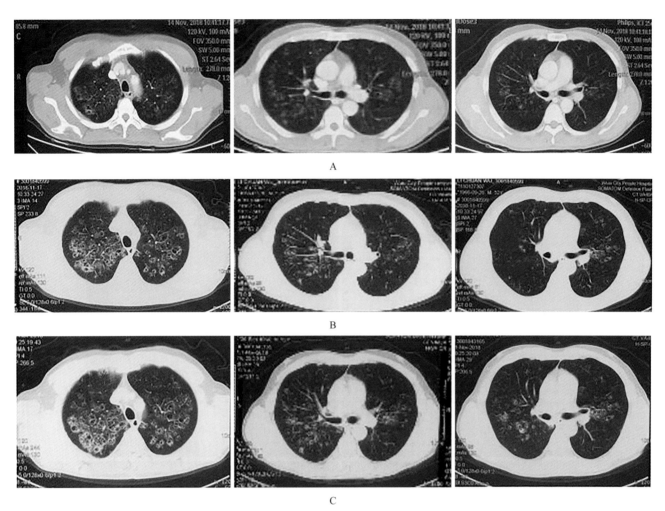

图107-2 2018-11患者外院胸部CT检查结果 A.2018-11-14胸部CT：中上肺为主的空洞结节或气囊，空洞形态稍怪异；B.2018-11-17胸部CT：双肺病灶较前明显进展；C.2018-11-21胸部CT：较2018-11-17略进展

5. 追问患者病史，2018-09-29回淮安老家时曾至家中地下室搬运东西，地下室环境潮湿，有很多发霉的物品。

既往史及个人史

患者1岁时患小儿麻痹症，留有面部左偏，言语、感觉及四肢肌力均正常。慢性鼻窦炎十余年，发作时多伴少量脓涕，无明显鼻塞。否认高血压、糖尿病、冠心病史。

入院检查

体格检查

1. T 38.5 ℃，P 110 次/分，R 24 次/分，BP 120 / 80 mmHg。

2. 神志清，皮肤巩膜无黄染，全身浅表淋巴结未扪及肿大。面部左偏，鼻周轻度肿胀，皮肤不红、皮温正常，鼻部压痛阳性。双眼结膜轻度充血。双肺听诊呼吸音粗，未闻及啰音。心脏听诊无杂音，双下肢无水肿。

实验室检查

1. 血常规：WBC 2.36×10^9/L，N% 73.3%，Hb 123 g/L，PLT 134×10^9/L。

2. 炎症标志物：hsCRP 20.6 mg/L，ESR 7 mm/h，PCT 0.19 ng/mL。

3. 肝肾功能：ALT/AST 12/60 U/L，Cr 70 μmol/L，BUN 4.6 mmol/L，LDH 1 189 U/L。

4. 细胞免疫：淋巴细胞总数 327.5 /μL，CD4 43.2%，CD8 38.8%，CD4/CD8 1.1。

5. 免疫球蛋白：IgE 1 871 IU/mL，其余阴性。

6. 铁蛋白 > 2 000 ng/mL，D-D二聚体 4.07 mg/L。

7. 肿瘤标志物、甲状腺功能、自身抗体、补体均阴性。

8. 隐球菌荚膜抗原阴性，T-SPOT.TB：A/B 0/0。

9. 病毒：CMV-DNA阴性，EBV抗体阴性，血浆EB病毒DNA 1.13×10^5，单个核细胞EB病毒DNA 9.13×10^6。

10. 血气分析：pH 7.46，PaO_2 79 mmHg，$PaCO_2$ 30 mmHg，SpO_2 96%。

■ **辅助检查**

1. 2018-11-22超声心动图：极少量心包积液，LVEF 61%。

2. 2018-11-22副鼻窦平扫+增强MRI：双侧鼻窦区，鼻前庭区及上颚部区域炎性或感染性病变；颈部散发淋巴结肿大（图107-3）。

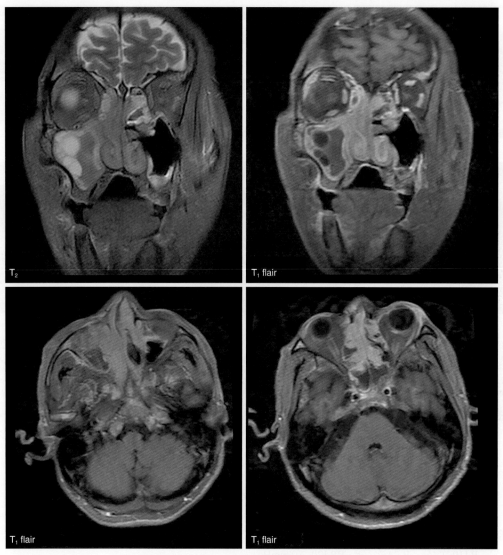

图107-3　2018-11-22副鼻窦增强MRI检查结果

临床分析

■ **病史特点**

患者为52岁男性，亚急性病程，主要表现为鼻塞、鼻周肿胀伴压痛，后出现高热和咳嗽咳痰。患者CT显示全组鼻窦炎症和双肺较广泛的小空洞病灶，CRP稍升高，ESR和PCT正常范围，先后使用左氧氟沙星、亚胺培南西司他丁、卡泊芬净和伏立康唑等抗细菌、真菌治疗，病情仍无改善；复查胸部CT示病变持续进展。患者有慢性鼻窦炎十余年，本次病前有明显的霉变物品近距离接触史。

■ 诊断分析

综合目前资料，诊断和鉴别诊断考虑如下。

1. 肺部感染：患者有咳嗽、发热，胸部CT示两肺广泛的小空洞病灶，需要考虑本病。根据影像学表现，结合患者起病前有霉变物质接触，考虑曲霉感染可能大。但患者G试验和GM试验均阴性，卡泊芬净和伏立康唑联合抗曲霉治疗无效，为不支持点。不排除其他病原体引起肺部感染的可能性，可行支气管镜下肺泡灌洗液和肺活检，以明确或排除诊断。

2. 慢性鼻窦炎急性发作：患者慢性鼻窦炎十余年，时有脓涕、咳嗽，本次发病前有霉变物质接触，需考虑急性发作或者曲霉引起本病可能。但患者以往发病均无出现本次这样严重的鼻塞、鼻周肿胀和高热，而且通常的曲霉性鼻窦炎以单次为主，抗细菌和真菌治疗无效，本病难以解释。

3. 毛霉菌病：该病多见于免疫抑制或糖尿病者，易累及鼻-眶-脑、肺等部位，毛霉侵蚀性强，鼻部累及者，通常进展迅速。该患者无明确糖尿病、免疫抑制史，鼻窦病变已1个月余，似病程相对进展慢，故可能性小。

4. 淋巴瘤：患者病变累及全身多部位（鼻腔、鼻窦、肺），入院查血乳酸脱氢酶、铁蛋白明显升高，血常规白细胞进行性下降。尤其是鼻窦病变病程较长且严重、抗感染治疗无效，需要考虑结外淋巴瘤可能，可行鼻腔黏膜和肺组织活检以明确诊断。

进一步检查、诊治过程和治疗反应

■ 诊治过程

1. 2018-11-22重新阅读外院CT（图107-4），除了鼻窦和肺部病灶，双侧肾上腺和脾脏有增大，建议行PET/CT。

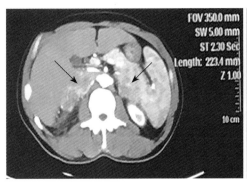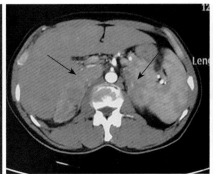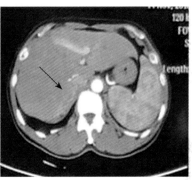

图107-4 2018-11-14患者外院腹部增强CT检查结果

2. 2018-11-23患者支气管镜检查：双侧支气管管腔通畅，黏膜光整。右肺上叶尖段行经支气管镜肺活检。灌洗液、肺组织涂片找细菌、真菌、抗酸杆菌阴性。

3. 2018-11-23患者血常规：WBC 1.85×10^9/L，N% 70.9%。因有发热、粒细胞减少，予以美罗培南（1 g，静脉滴注，q12 h）+米诺环素（100 mg，口服，q12 h）抗感染。

4. 2018-11-23患者PET/CT示：考虑为血液淋巴系统恶性肿瘤累及鼻腔、副鼻窦、心包、肝脏、胆总管、双侧肾上腺、双肾、胰腺、前列腺、精囊腺、双侧睾丸、阴茎、全身多处骨骼、多处淋巴结（图107-5）。

5. 2018-11-24患者病情严重，考虑淋巴瘤可能大，加用甲泼尼龙（40 mg，静脉滴注，q12 h）。

6. 2018-11-26患者行左侧颈部淋巴结粗针穿刺活检、骨髓穿刺及活检。

7. 2018-11-26患者右肺上叶尖段肺组织初步病理（2018-11-23活检）：穿刺肺组织肺泡间隔明显增宽，胶原纤维组织增生，间质大量淋巴细胞浸润，待免疫组化。

8. 2018-11-27患者颈部淋巴结初步病理：可见星空现象，待免疫组化。

9. 2018-11-27患者骨髓初步病理：镜下骨髓造血组织与脂肪组织比约占30%，造血组织三系细胞均可见到，造血组织中散在少数核深染细胞，正在行免疫组化检查以协助诊断。

10. 糖皮质激素使用后患者发热明显缓解，考虑感染性疾病依据不足，2018-11-26停美罗培南、米诺环素，2018-11-28甲泼尼龙减少剂量（30 mg，静脉滴注，q12 h）。

11. 2018-11-28患者颈部淋巴结病理正式报告：可见星空现象，结合免疫组化结果，考虑NK/T细胞淋巴瘤（图107-6）。

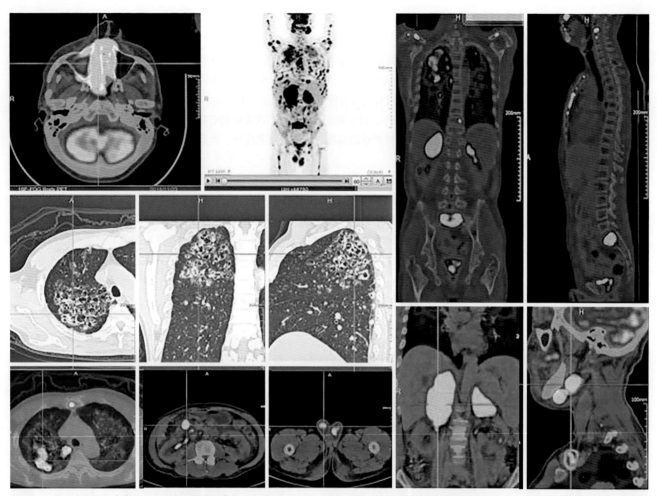

图107-5　2018-11-23患者PET/CT检查结果　鼻窦、颈部淋巴结、肺、肾上腺处糖代谢异常增高病灶SUV_{max}分别为15.1、18、10.2、21.1。考虑为血液淋巴系统恶性肿瘤累及鼻腔、副鼻窦、心包、肝脏、胆总管、双侧肾上腺、双肾、胰腺、前列腺、精囊腺、双侧睾丸、阴茎、全身多处骨骼、多处（右侧咽旁间隙、双侧颈部、锁骨区、胸内、胰周、左侧腹股沟）淋巴结；两肺感染可能，肿瘤累及不除外

巨检	淋巴结：灰白色条索组织2条，长分别为1.2 cm、0.8 cm。
病理诊断	（超声引导下左侧颈部肿大淋巴结活检）穿刺淋巴组织，可见星空现象，正在行免疫组化检查以协助诊断。 补充报告（2018-11-28）： （超声引导下左侧颈部肿大淋巴结活检）穿刺淋巴组织，可见星空现象，结合免疫组化结果，考虑NK/T细胞淋巴瘤。 免疫组化（2018-N31249）：18S58789-001，Bcl2（95%阳性），Bc16（部分阳性），CD10阴性，CD20阴性，CD3阳性，CD30阴性，CD5（部分阳性），CD56（100%阳性），CD68（KP1）（组织细胞阳性），CD79α阴性，c-Myc（部分阳性），Cyclin-D1（少量阳性），Ki-67（80%阳性），MUM-1阴性，TDT阴性。 其他：18S58789-001，（原位杂交）EBER阳性。

图107-6　2018-11-28患者左侧颈部淋巴结穿刺病理（2018-11-26留取）：NK/T细胞淋巴瘤

骨髓病理正式报告：符合NK/T细胞淋巴瘤累及骨髓（图107-7）。

12. 2018-11-30患者肺活检病理正式报告：（右肺上叶尖段活检组织）参考免疫组化结果，并复习淋巴结穿刺切片，符合T细胞淋巴瘤（图107-8），血、痰、肺组织、BALF行mNGS均检出EBV核酸序列（图107-9）。

13. 2018-11-30患者NK/T细胞淋巴瘤诊断明确，出院后至外院血液科进一步治疗（图107-10）。

■ **出院后随访**

1. 2018-11-30随访患者胸部CT较前2018-11-23 PET/CT双肺病灶相仿（图107-11），患者家属自行联系外院血液科，从复旦大学附属中山医院出院。家属诉当地化疗后第二天鼻塞症状明显好转，鼻子可通气；化疗第三天开始粒缺、血小板明显下

巨检	灰黄色条索状组织1条，长0.6 cm，直径0.2 cm。
病理诊断	（骨髓）镜下骨髓造血组织与脂肪组织比约占30%，造血组织三系细胞均可见到，造血组织中散在少数核深染细胞，正在行免疫组化检查以协助诊断。 补充报告（2018-11-28）： （骨髓）免疫组化结果示巨核系细胞约占骨髓有核细胞的4%，细胞形态及分布未见异常；有核红细胞约占骨髓有核细胞的20%，细胞数目稍减少，形态及分布未见异常；粒系细胞约占骨髓有核细胞的40%，细胞数目稍减少，形态及分布未见异常。B淋巴细胞及浆细胞数目不增多，T淋巴细胞呈片状增生，且表达CD56，参考其病史，可符合NK/T细胞淋巴瘤累及骨髓。 免疫组化（2018-N31125）：18S58765-001，CD235a（++），MPO（+），CD61（巨核阳性），CD34阴性，CD20（少数阳性），CD79α（少数阳性），CD3（部分阳性），CD56（部分阳性），CD10阴性，CyclinD1阴性，K167（50%阳性），TDT阴性，CD138（少数阳性），CD117（个别阳性），CD5（少数阳性），CD23（个别阳性），CD4（个别阳性），CD8（部分阳性）。 特殊染色：网状纤维染色（MF-2），刚果红阴性。

图107-7 2018-11-28患者骨髓活检病理（2018-11-26留取）：NK/T细胞淋巴瘤累及骨髓

病理诊断	（肺右上叶尖段，TBLB）镜下穿刺肺组织，肺泡间隔明显增宽，胶原纤维组织增生，间质大量淋巴细胞浸润，正在行免疫组化检查以协助诊断。 补充报告（2018-11-30）： （肺右上叶尖段，TBLB）参考免疫组化结果，并复习淋巴结穿刺切片（18S58789），符合T细胞淋巴瘤。 免疫组化（2018-N31024）：18S58404-001，CK（pan）（上皮阳性），CK7（上皮阳性），TTF-1（8G7G3/1）（上皮阳性），NapsinA（上皮阳性），CD68（KP1）（组织细胞阳性），Ki-67（淋巴细胞50%阳性），CD3阳性，CD79α阴性，CD20（少量阳性），CD5（少量阴性），CD23阴性，Ki-67（70%阳性），CD10阳性，Bc12阳性，Bc16（部分阳性），CD56阳性，Perforin阴性，GranB阴性。

图107-8 患者肺活检病理（2018-11-23留取）：结合淋巴结病理、基因重排，符合T细胞淋巴瘤

标本	采样时间	病原体（种名）	覆盖度（%）	相对丰度（%）	种序列数	种严格序列数
血	2018-11-22	人类疱疹病毒4型（EBV）	89.6	99.4	13 154	12 414
痰	2018-11-22	人类疱疹病毒4型（EBV）	10.4	88.8	384	361
肺组织	2018-11-23	人类疱疹病毒4型（EBV）	82.1	98.9	1 439	1 351
BALF	2018-11-23	人类疱疹病毒4型（EBV）	15.8	99.1	594	559

图107-9 血、痰、肺组织、BALF行mNGS均检出EBV核酸序列

降，伴肾功能损伤，故暂停化疗，待血常规肾功能等指标恢复正常再继续治疗。

2. 2018-12-10外院化验，血常规：WBC 0.2×10^9/L，Hb 58 g/L，PLT 12×10^9/L；炎症标志物：hsCRP 19 mg/L，PCT 0.23 ng/mL；肝肾功能：ALT/AST 5/14 U/L，Scr 149 μmol/L，BUN 6.75 mmol/L，LDH 284 U/L。

最后诊断与诊断依据

■ 最后诊断
NK/T细胞淋巴瘤（鼻、肺、淋巴结、骨髓等多部位累及）。

■ 诊断依据
患者为52岁男性，以鼻塞症状起病，后出现高热和肺内广泛的小空洞结节或气囊。患者血液检验示粒系细胞减少，血LDH、铁蛋白明显升高，血浆和单个核细胞EBV DNA载量高；PEC-CT显示鼻窦、颈部淋巴结、肺、肾上腺等处糖代谢异常增高病灶；颈淋巴结穿刺和骨髓穿刺活检病理均显示NK/T细胞淋巴瘤，故考虑淋巴瘤诊断明确。同时结合PEC/CT，考虑淋巴瘤累及鼻、鼻窦、双肺、淋巴结、骨髓、心包、肝脏、胆总管、双侧肾上腺、双肾、胰腺、前列腺、精囊腺、双侧睾丸、阴茎、骨骼等部位。

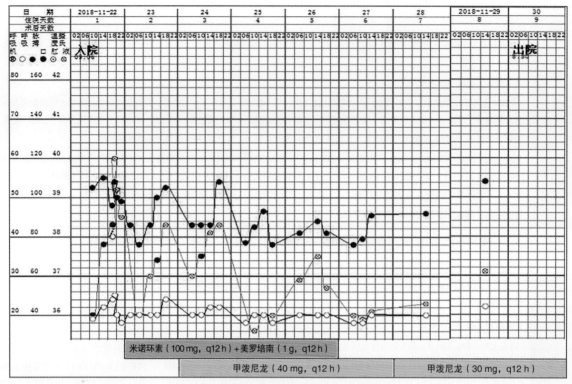

图107-10　患者体温变化及用药情况

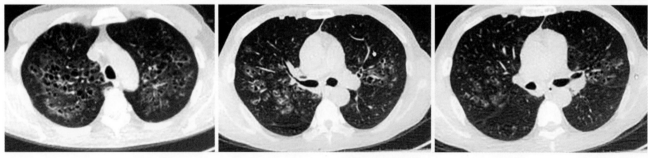

图107-11　2018-11-30患者胸部CT结果

经验与体会

1. NK/T细胞淋巴瘤为非霍奇金淋巴瘤中的一种T细胞亚类，肿瘤细胞来源于NK细胞（nature killer cell）或NK样T细胞。结外NK/T细胞淋巴瘤（extranodal NK/T-cell lymphoma，ENKTL）进展快、病情凶险、治疗效果不佳、预后极差。ENKTL的累及部位中，较常见的为鼻腔/鼻咽、皮肤软组织、胃肠道、睾丸等，相对于病变局限于鼻腔/鼻咽部者，有鼻外累及的ENKTL进展更凶险。

2. 鼻外ENKTL中，肺受累者很罕见，临床表现多有发热、咳嗽、咳痰；胸部影像学表现多样，可为多发结节、团块、空洞、渗出、实变、不张，亦可有胸腔积液。原发性肺NK/T细胞淋巴瘤（无其他部位受累）非常罕见，易被误诊为肺部感染而延误诊治。这类疾病预后极差，治疗方案包括肺部病灶切除、化疗、联合放化疗，但多数病人仍在短期内死亡（文献报道的病例中只有1个联合肺叶切除+放疗的病人存活，其余9例都死亡）。

3. NK/T细胞淋巴瘤的发病和EB病毒（Epstein-Barr virus，EBV）感染有密切联系。EBV可感染B淋巴细胞、NK细胞、T淋巴细胞、咽部上皮细胞等，在淋巴细胞中增殖并潜伏。病毒DNA可与宿主细胞DNA整合、进而引起细胞转化，故可引起鼻咽癌、胃腺癌、Burkitt's淋巴瘤、B/NK/T细胞淋巴瘤等多种恶性肿瘤。该患者血浆EBV DNA 1.13×10^5，单个核细胞EBV DNA 9.13×10^6，颈淋巴结粗针穿刺病理原位杂交EBV-EBER阳性；血、痰、肺组织、BALF mNGS均检出大量EBV，也可进一步证明EBV感染与淋巴瘤关系密切。

4. 该患者胸部CT以双上肺空洞结节或气囊病灶，似沿支气管分布，结合有霉变物质接触史，需考虑肺曲霉病可能，但两联抗曲霉治疗后，仍有发热、肺部病灶进展。另外，后续BALF、肺组织常规微生物涂片+培养和NGS均无曲霉证据，病理无肉芽肿性病灶、PAS及六胺银染色阴性，进一步排除曲霉可能性。

5. 患者鼻部病变逐渐加重，在多种抗感染治疗无效，应及早进行有创检查，寻找微生物学或组织病理学证据。值得指出的是，本例PET/CT检查，对疾病的诊断线索辨别、全面评估病情，以及淋巴结活检有创检查的决策，也起到了关键作用，使病例在入院后较短时间内NK/T细胞淋巴瘤的诊断由疑似转为确诊。

参考文献

[1] Chan JK, Sin VC, Worg KF, et al. Nonnasal lymphoma expressing the natural killer cell marker CD56: a clinicopathologic study of 49 cases of an uncommon aggressive neoplasm[J]. Blood, 1997, 89(12): 4501–4513.

[2] Cheung MMC, Chan JKC, Lau WH, et al. Primary non-Hodgkin's lymphoma of the nose and nasopharynx: clinical features, tumor immunophenotype, and treatment outcome in 113 patients[J]. J Clin Oncol, 1998, 16(1): 70–77.

[3] Laohaburanakit P, Hardin KA. NK/T cell lymphoma of the lung: A case report and review of literature[J]. Thorax, 2006, 61(3): 267–270.

[4] Lee S, Shin B, Yoon H, et al. A case of primary pulmonary NK/T cell lymphoma presenting as pneumonia[J]. Respir Med Case Rep, 2015, 17: 1–4.

[5] Yang L, Feng W, Chen C, et al. Primary pulmonary T-cell lymphoma mimicking pneumonia: A case report and literature review[J]. Exp Ther Med, 2016, 12(1): 365–368.

病例 108 淡出"江湖"的肺炎病原体，你还记得吗？

作者 · 缪青 马玉燕 金文婷
审阅 · 胡必杰 潘珏

· 病史简介 ·

男性，34岁，浙江人。2018-12-19收入复旦大学附属中山医院普外科，2018-12-22转SICU，2018-12-28转入感染病科。

■ 主诉

发现甲状腺肿物1个月，切除术后发热1周。

■ 现病史

1. 1月前患者体检发现右侧甲状腺上极异常回声，约10 mm×5 mm，边缘不光整，穿刺活检考虑甲状腺乳头状癌。患者无不适。2018-12-19患者入住复旦大学附属中山医院普外科，术前检查：T 36.9℃，全身体检正常，肝肾功能和血常规正常，炎症标志物未测，胸部X片及心电图无特殊。自诉术前常规喉镜检查，未见异常。

2. 2018-12-20患者行全甲状腺切除+颈淋巴结清扫。患者术后第1天出现发热，T_{max} 40℃，查体：HR 122次/分，R 22次/分，BP 114/72 mmHg，SpO_2 94%。颈部手术区无红肿。双肺呼吸音粗，可闻及散在细湿啰音。血常规：WBC 12.85×10⁹/L，N% 92.2%，L% 5.8%，CRP 75.0 mg/L，PCT 0.35 ng/mL。抽血培养病原体，并予以头孢呋辛（2.25 g，静脉滴注，qd）抗感染。

3. 患者术后第2天，T_{max} 39℃，无呼吸困难，无颈部肿胀，切口无明显波动感，引流液色深，约200 mL；予急诊清创止血术，术中见术区有血凝块300 mL，缝合、结扎出血处，术区放置引流管3根。患者术后因两肺满布湿啰音，拔管后氧合差，再次气管插管后送SICU，手术当天使用头孢西酮（一代头孢）一次。

4. 2018-12-22患者转入SICU时当天，初步血培养（术后第1天发热时采样）结果：革兰阳性球菌，4瓶，报阳时间3 h（图108-1）。查血常规：WBC 9.18×10⁹/L，N% 97.1%，Hb 96 g/L，CRP 357.3 mg/L，PCT 23.59 ng/mL，D-D二聚体2.54 mg/L；c-TNT 0.040 ng/mL，BNP 3 319.0 pg/mL。血气分析（SIMV 0.4 PEEP 5，吸氧浓度0.4）：pH 7.40，PCO_2 35.60 mmHg，PO_2 130.0 mmHg。床旁胸片示两肺渗出，双侧胸腔积液。床边支气管镜检查：导管前端距隆突约3 cm，至主支气管见管壁附着大量黄黏痰，左主支气管腔内见少量白黏痰，黏膜水肿明显；右中下叶支气管有少量白黏痰堵塞，黏膜水肿明显。床边超声心动图：未见赘生物。予万古霉素（0.5 g，q6 h）+比阿培南（0.3 g，q12 h）抗感染治疗。

5. 患者术后第4天，T_{max} 38℃，炎症标志物较前下降，WBC 13.59×10⁹/L，N% 90.4%，PCT 10.37 ng/mL；心肌指标及肝肾功能均较前好转；血培养：化脓性链球菌。药敏试验显示，对青霉素、阿莫西林、左氧氟沙星、头孢噻肟、头孢吡肟、万古霉素、利奈唑胺、氯霉素均敏感；对红霉素、克林霉素耐药（图108-1）。床旁胸片示两肺少许渗出，较前2018-12-23大致相仿（图108-2），双侧少量胸腔积液。血氧饱合（FiO_2：0.4）好转，拔除气管插管。

编号	细菌名称	结果/浓度	菌落计数
TP14	血培养涂片-革兰阳性球菌	阳性	
TP19	血培养报阳瓶数	同时四瓶	
TP20	血培养仪报警时间	3 h	

A

编号	细菌名称	结果/浓度	菌落计数	
STRPYO	化脓性链球菌	阳性		
编号	药敏名称	直径	结果	MIC/RAD
1	阿莫西林		S敏感	≤ 0.25
2	克林霉素		R耐药	> 1
3	红霉素		R耐药	> 4
4	利奈唑胺		S敏感	≤ 1
5	青霉素		S敏感	≤ 0.031 25
6	左氧氟沙星 LVX		S敏感	≤ 0.5
7	头孢噻肟		S敏感	≤ 0.5
8	头孢吡肟		S敏感	≤ 0.5
9	万古霉素		S敏感	≤ 0.5
10	氯霉素		S敏感	4

B

图108-1　患者血培养及药敏报告　A. 2018-12-22血培养：革兰阳性球菌（2018-12-21采样）；B. 2018-12-24血培养最终报告：化脓链球菌

6. 2018-12-26患者术后第6天，T_max 38℃，抗生素降级为哌拉西林/他唑巴坦（4.5 g，q8 h），转回普外科病房。

7. 2018-12-28患者术后第8天，体温再次升高，T_max 39℃，否认明显咳嗽、咳痰、胸痛和气急，为进一步诊治，转入感染病科（图108-3）。

■ 既往史及个人史

患者乙型肝炎10余年，未予用药。

· 入院检查 ·

■ 体格检查

1. T 37.8℃，P 80次/分，R 20次/分，BP 104/70 mmHg。

2. 神志清，精神尚可，颈部伤口纱布覆盖中，引流管已拔，伤口未见红肿；双肺听诊呼吸音稍轻，未及明显细湿啰音。心前区无隆起，心界不大，心率100次/分，律齐。腹部平软，肝脾肋下未及，无压痛和反跳痛，神经系统检查阴性。

■ 实验室检查

1. 血常规：WBC 30.47×10^9/L，N% 65.0%，L% 13.0%，Hb 94 g/L，PLT 378×10^9/L；尿常规、粪常规未见异常。

2. 炎症标志物：ESR 37 mm/h，hsCRP 217.8 mg/L，PCT 1.19 ng/mL。

3. 血气分析（不吸氧）：pH 7.53，PO_2 61 mmHg，PCO_2 33 mmHg，SpO_2 94%。

4. 生化：IgG 17.92 g/L，IgE 900 IU/mL，Alb 33 g/L，ALT/AST 45/40 U/L，Cr 80 μmol/L，c-TNT < 0.003 0 ng/mL，BNP 42.9 pg/mL。

5. D-D二聚体：4.6 mg/L。

6. 甲状腺功能：FT_3 0.6 pmol/L，FT_4 6.1 pmol/L，TSH 13.450 μIU/mL。

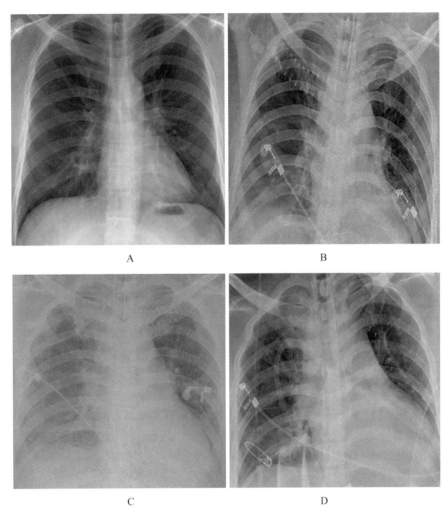

A   B

C   D

图108-2　患者胸部X片变化　A. 2018-12-19：胸片无殊；B. 2018-12-22：两肺渗出，双侧胸腔积液；C. 2018-12-23：两肺渗出，较前进展；D. 2018-12-24：两肺少许渗出，较前相仿

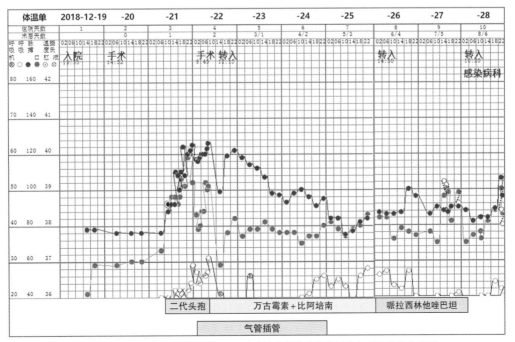

图108-3　转入复旦大学附属中山医院感染病科前患者体温变化及抗菌药物使用

7. 病原学检查：抗O 509 IU/mL，呼吸道病原体九联检阴性，T-SPOT.TB阴性。

8. 其他：细胞免疫功能基本正常范围，ANA、自身抗体谱、ANCA均阴性。

■ **辅助检查**

1. 病理报告：（甲状腺右叶及峡部）乳头状癌，周围甲状腺结节状增生，切缘未见癌累及，另检出甲状腺旁淋巴结2枚均见癌转移（2/2）。（右侧中央淋巴结）检出淋巴结5枚，均见癌转移（5/5）。

2. 胸部CT：右肺中叶胸膜下类结节，两侧胸腔积液伴下肺压缩不张部分实变，随访；前纵隔少量渗出，少量心包积液（图108-4）。

3. 腹盆增强CT：肝脏小囊肿，左肾囊肿机会大。

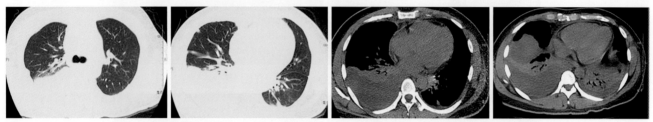

图108-4　2018-12-27患者胸部CT检查结果　两侧胸腔积液伴下肺压缩不张部分实变，前纵隔少量渗出，少量心包积液；右肺中叶胸膜下类结节

临床分析

■ **病史特点**

患者为青年男性，既往体健，甲状腺腺癌切除术后高热，血液检查示血WBC及炎症标志物明显升高，PCT高达23.59 ng/mL，血培养检出化脓性链球菌。查体两肺湿啰音，肺部影像学显示双肺渗出伴双侧胸腔积液，抗感染治疗后，炎症标志物有下降但体温仍有明显波动，综合病史，考虑术后感染，具体分析如下。

■ **诊断分析**

1. 手术部位感染：患者手术后出现高热和炎症标志物显著升高，术后第二天予以急诊清创止血，血培养为化脓性链球菌，需首先考虑手术切口感染，但术后数天均未发现局部红肿和脓性分泌物，与患者严重脓毒症表现不符合。

2. 化脓性链球菌引起的肺部感染和继发血流感染：术后突发高热，病程进展迅速，2天内出现肺部病灶及较多胸腔积液。拔气管插管和支气管镜检查时，均见气道大量脓性痰，血培养检出化脓性链球菌，需考虑本菌引起的术后肺部感染。但临床上化脓性链球菌引起的肺炎，已经极其罕见，而且患者使用广谱抗菌药物后，炎症标志物虽有好转，但体温波动仍明显，需要考虑其他病原体，或者化脓性链球菌合并其他病原体引起的肺部感染。必要时可进行血、胸腔积液和痰液病原体核酸检测等技术，以明确病原学诊断。

3. 化脓性链球菌肺外感染：患者使用敏感抗生素后，体温控制不佳，考虑其他血行播散病灶，包括隐匿脓肿病灶、中枢感染、心内膜炎等，必要时可行腹盆部CT、中枢和骨关节MRI和心脏彩超等检查。

进一步检查、诊治过程和治疗反应

1. 2018-12-28介入超声下患者胸腔积液穿刺，引流600 mL黄色胸腔积液。胸腔积液常规：蛋白定性试验阳性，比重1.020，白细胞5 387/mm³，多核细胞52.0%，单个核细胞48.0%，红细胞5 500/mm³（图108-5、图108-6）；予以美罗培南（1 g，q12 h）+万古霉素（1 g，q12 h）抗感染治疗。

2. 2018-12-29患者颈部甲状腺伤口愈合好，未见红肿、脓液渗出，术后一周拆线。

3. 2018-12-31患者血mNGS（2018-12-28采样）报告：中等量疱疹病毒6型和少量化脓性链球菌核酸序列（图108-7）。

4. 2019-01-01患者仍有发热，T_{max}38℃，胸腔积液ADA 58.0 U/L，胸腔积液培养阴性，后因胸腔积液引流不畅，指标未再复测。

5. 2019-01-02患者血培养、痰培养（2018-12-28采集）回报阴性。

6. 2019-01-03患者胸腔积液mNGS（2018-12-28采样）：中等量化脓性链球菌和疱疹病毒6A型核酸序列（图108-8）。

7. 2019-01-03患者胸管引流少，考虑胸腔积液粘连、分隔，予尿激酶胸腔注射以减少粘连。因D-D二聚体升高，行肺动脉CTA：未见明显栓塞征象，附见肺部病灶较前略缩小，胸腔积液明显减少。

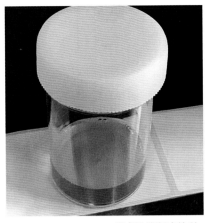

图108-5 2018-12-28患者胸腔积液外观

项目	结果
颜色	黄色
透明度	微浊
蛋白定性试验	阳性
比重	1.020
红细胞	5 500
白细胞	5 387
多个核细胞	52.0
单个核细胞	48.0

图108-6 2018-12-28患者胸腔积液常规报告

种名	覆盖度（%）	种相对丰度（%）	种序列数	种严格序列数
人类疱疹病毒6A	16.71	84.14	589	303
人类疱疹病毒6B	2.87	14.04	100	4
人类疱疹病毒4型（EBV）	0.371 6	1.71	13	12

检出细菌列表

属			种			
属名	属相对丰度(%)	属严格序列数	种名	覆盖度（%）	种序列数	种严格序列数
链球菌属	5.94	48	酿脓链球菌	0.087 5	34	24

图108-7 2018-12-31患者血mNGS检测结果

检出病毒列表

种名	覆盖度（%）	种相对丰度（%）	种序列数	种严格序列数
人类疱疹病毒6A	15.75	59.04	569	310
人类疱疹病毒6B	2.46	8.46	83	10

检出细菌列表

属			种			
属名	属相对丰度(%)	属严格序列数	种名	覆盖度（%）	种序列数	种严格序列数
链球菌属	85.08	89	酿脓链球菌	0.211	82	50

图108-8 2019-01-03患者胸腔积液mNGS检测结果

8. 2018-01-04患者体温转平，CRP 182 mg/L，PCT 0.2 ng/mL，ESR 81 mm/h，炎症标志物较前有所下降。追问病史，患者手术前一天有明显咽喉疼痛，但未告诉医生进行相应处理。考虑肺部感染为化脓性链球菌引起，抗感染治疗降级为哌拉西林/他唑巴坦（4.5 g，q8 h）。

9. 2019-01-08患者未再发热（图108-9），否认咳嗽咳痰、气急胸痛、食欲尚可，颈部无明显不适。复查CRP 68 mg/L，PCT 0.1 ng/mL，ESR 25.6 mm/h，炎症标志物进一步好转（图108-10）。患者超声示双侧未见胸腔积液。患者复查胸部CT：肺炎基本吸收，残留少许炎症病灶（图108-11）。患者复查心脏彩超无特殊，予以出院，嘱患者抗感染治疗阿莫西林（1 g，口服，qid）。

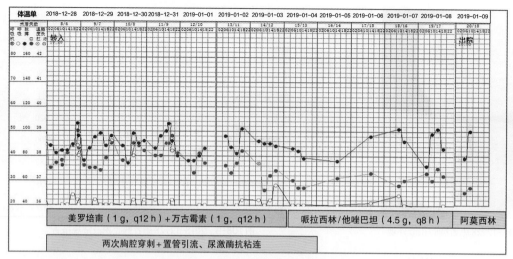

图108-9　患者体温单及抗感染治疗方案

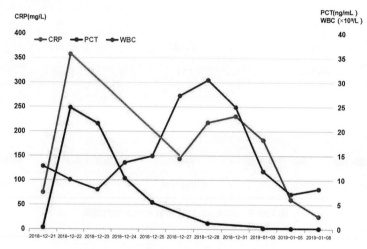

图108-10　患者治疗后反应及炎症标志物变化

最后诊断与诊断依据

最后诊断

1. 化脓性链球菌肺炎（伴肺炎旁胸腔积液、血流感染）。
2. 合并肺部疱疹病毒6型感染可能。
3. 甲状腺癌术后。

诊断依据

　　患者为青年男性，既往体健，甲状腺癌切除术后突发高热，病程进展迅速，2天内出现肺部病灶及较多胸腔积液。查体两肺湿啰音，拔气管插管和支气管镜检查时，均见气道内较多脓性痰，血培养检出化脓性链球菌；胸腔积液检查显示为渗出液和单核细胞升高为主的WBC升高；血液和胸腔积液mNGS检测均有化脓性链球菌核酸序列。经胸腔积液引流+抗感染治疗后，病情逐渐控制，肺部炎症明显吸收，胸腔积液消失，因此化脓性链球菌肺炎伴继发血流感染的诊断可以建立。患者胸腔积液和血液中同时检出较多的人类疱疹病毒6型，临床意义不甚明确，可能为肺部混合感染的病原体。

经验与体会

　　1. 化脓性链球菌存在于人类黏膜与皮肤，临床表现通常为咽炎及无症状带菌者、猩红热、丹毒、脓皮病、蜂窝织炎、淋巴管炎、坏死性筋膜炎、肌炎、肺炎、中毒性休克。其中，肺炎可迅速发生大量胸腔积液或脓胸，脓腔常分隔包裹，并可能由于

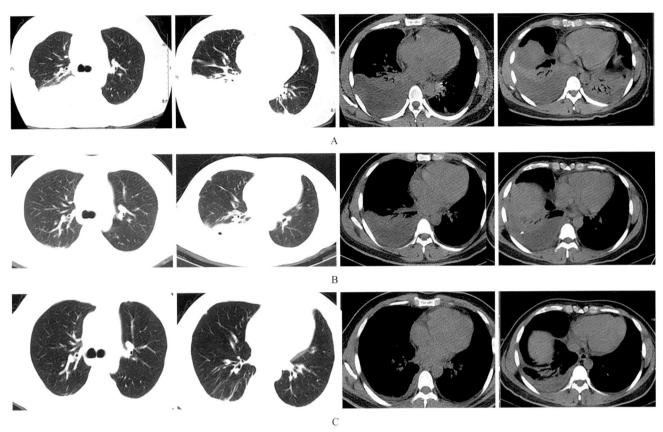

图108-11 患者胸部CT变化情况 A. 2018-12-27胸部CT：两侧胸腔积液伴下肺压缩不张部分实变，前纵隔少量渗出，少量心包积液，右肺中叶胸膜下类结节；B. 2019-01-23胸部CT：两肺部分不张，较前略好转，右侧胸腔积液，右肺中叶胸膜下类结节较（2018-12-27）相仿；C. 2019-01-08胸部CT：两肺炎症伴部分不张，较前好转，右侧胸腔积液，右肺中叶胸膜下类结节，较前相仿

纤维素性渗出而致肺不张，使处理复杂化，但胸腔置管引流是必要的。治疗可选择青霉素或克林霉素。本例患者在使用广谱抗菌药物情况下，体温仍未降至正常，可能与胸腔积液包裹分隔有关，因此在抗感染同时，积极脓腔引流，最终使得胸腔积液基本吸收，患者肺部功能无明显受损。目前，由于抗生素的广泛使用，临床确诊的典型的化脓性链球菌肺炎已经十分罕见，通过这个案例，提升了对化脓性链球菌感染临床表现和影像学的认识，以及临床诊断能力和自信。

2. 该患者化脓性链球菌的感染途径值得思考，患者甲状腺术前一天有咽痛史，提示存在咽喉部化脓性链球菌感染。术前麻醉的气管插管操作，可能导致咽部大量存在的化脓性链球菌直接引入下呼吸道。化脓性链球菌对很多抗菌药物均十分敏感，但由于甲状腺手术属于一类切口，常规不允许围手术期使用抗菌药物来预防手术部位感染。其与其他很多全麻+气管插管的大手术或二类切口手术不同，后者即使口咽部存在化脓性链球菌，手术期间有抗菌药物使用，化脓性链球菌容易被抑杀。另外，手术切口也是链球菌入侵的传统途径，该患者术区后出血，是否合并链球菌感染，因未行微生物检查而不明确；但二次手术后伤口愈合良好，故该患者经手术切口引发肺部感染的可能性不大。

3. 目前关于社区获得性化脓性链球菌肺炎有些个案报道，总体说来，患者死亡率较高（38%），68%的患者既往体健，75%的患者血培养阳性。其中有一例个案报道，甲状腺MT术后5天，出现化脓性链球菌肺炎，合并急性呼衰及脓毒血症；头孢噻肟及庆大霉素联合使用，获得了较好的临床结果，与本例患者有一定相似性。

4. 该例患者转入感染病科时，血培养及胸腔积液培养均已阴性，所幸通过外周血及胸腔积液mNGS仍能检测到化脓性链球菌的核酸序列；为明确肺部感染的病原学诊断和血流感染病原体的来源，提供了重要线索，增强了针对性抗感染治疗的信心。mNGS有助于抗菌药物的合理使用，体现了mNGS的优势（良好的敏感性和较长时间的阳性检出窗口），同时反映出抗菌药物暴露后常规细菌培养技术的局限性。

参考文献

[1] Akuzawa N, Kurabayashi M. Bacterial pneumonia caused by Streptococcus pyogenes infection: A case report and review of the literature[J]. J Clin Med Res, 2016, 8(11): 831−835.

[2] Mori N, Hosoo S, Oymada Y, et al.Characteristics of mucoid Streptococcus pyogenes isolated from two patients with pneumonia in a local community[J]. IDCases, 2016, 6: 43−46.

[3] Saldías F, Yáñez J, Saldías V. Community-acquired pneumonia caused by Streptococcus pyogenes. Report of one case[J]. Rev MédChile, 2008, 136(12): 1564−1569.

病例 109 糊状大便、痛经、不孕，真相只有一个

作者·张 尧 马玉燕 金文婷 黄 鹤 孙 伟
审阅·胡必杰 潘 珏

· 病史简介 ·

女性，32岁，上海人，2018-03-29收入复旦大学附属中山医院感染病科。

■ 主诉

大便性状改变1年，发现子宫内膜增厚3个月。

■ 现病史

1. 2017-04开始出现大便性状改变，不成形糊状便，无黏液脓血便，无恶心呕吐、腹痛等不适。就诊上海某三级甲等医院，查WBC 3.49×10⁹/L，N% 44.3%，ESR正常，肝肾功能、肿瘤标志物未见明显异常；粪隐血阴性。胸部增强CT：左肺下叶小结节，增殖灶可能，右肺下叶钙化增殖灶，左侧胸膜局限性增厚伴隆起；腹部增强CT：未见明显异常；胃镜：慢性浅表性胃炎；肠镜：回肠末端见多发颗粒样隆起灶，病理：（回盲部）黏膜慢性炎伴活动性，间质内淋巴组织增生及淋巴滤泡形成。T-SPOT.TB：A/B > 50/ > 50，后转至结核病定点的某三甲专科医院就诊，痰涂片找抗酸杆菌阴性，痰TB DNA阴性。肠镜病理会诊：（回盲部）黏膜急慢性炎，未见肉芽肿，特殊染色抗酸阴性。未予特殊治疗。

2. 2017-12患者因不孕症就诊于妇产科三甲专科医院。妇科彩超：子宫内膜增厚欠均（内膜厚度16 mm）。2018-03-27行腹腔镜探查术+宫腔镜探查术+输卵管通液术+宫腔镜下诊刮术，腹腔镜下见大网膜粘连于右侧盆腔，双侧输卵管走形扭曲，串珠样粗糙，伞端封闭；右侧卵巢与右侧输卵管包裹成团，右侧子宫圆韧带后方可见一直径1.5 cm黄色脂肪结节样赘生物。宫腔镜下见子宫内膜息肉样增厚。双侧输卵管插管通液示右侧输卵管不通。术后病理：（宫腔）子宫内膜呈不规则增生伴肉芽肿性炎，（右侧圆韧带下方赘生物）纤维脂肪组织伴变性坏死。建议转至综合医院进一步就诊。

3. 为进一步诊治，2018-03-29收住复旦大学附属中山医院感染病科。

4. 入院时患者仍有大便性状改变，为不成形糊状便，每日排便1～2次。病程中，无腹痛，无阴道出血，无发热盗汗、咳嗽咳痰等不适，体重无明显变化。

■ 既往史及个人史

否认慢性病史，否认肝炎、结核病史；否认结核接触史。已婚，未生育，15 3～4/22～23量少，痛经明显。

· 入院检查 ·

■ 体格检查

1. T 36.5℃，P 80次/分，R 20次/分，BP 94/52 mmHg。

2. 神志清，精神可，心肺无特殊。腹部平软，无压痛和反跳痛，神经系统检查阴性。

■ 实验室检查

1. 血常规：WBC 3.77×10⁹/L，N% 60.7%，L% 32.1%，Hb 118 g/L，PLT 228×10⁹/L。

2. 炎症标志物：ESR 17 mm/h，hsCRP < 0.3 mg/L，PCT < 0.02 ng/mL。

3. 生化：IgG 16.37 g/L，IgE < 10 IU/mL。

4. 肝肾功能、自身抗体、甲状腺功能、肿瘤标志物均阴性。

5. 病原学检查：T-SPOT.TB：A/B 34/42。

· 临床分析 ·

■ 病史特点

患者为青年女性，慢性病程，主要表现为"经常糊状便，伴痛经和不孕"。病初胸部CT报告"左肺下叶小结节，增殖灶可能；右肺下叶钙化增殖灶，左侧胸膜局限性增厚伴隆起"。肠镜检查为"回盲末端见多发颗粒样隆起灶"，病理：（回盲部）黏膜急慢性炎但未见肉芽肿。最近腹腔镜检查提示，盆腔脏器包括双侧输卵管、卵巢和大网膜慢性炎症改变；宫腔镜见"子

宫内膜息肉样增厚"，诊刮病理为"子宫内膜呈不规则增生伴肉芽肿性炎"。两次T-SPOT.TB升高，其中病初外院检查升高显著（抗原A和B，均＞50）。

■ 诊断分析

1. 结核病：患者肠镜病理及宫腔镜病理均提示炎症性病变，宫腔镜病理见肉芽肿性炎，两次查T-SPOT.TB阳性，从一元论的角度，首先考虑多部位结核，包括子宫和附件结核、肠道结核（肠道病变位于回肠末端，为肠结核的好发部位），以及肺结核。患者胸部CT提示右下肺陈旧灶，左侧局部胸膜增厚伴钙化，提示曾有肺结核感染。确诊有赖于相关部位病变组织的病理和微生物检查。

2. 生殖道非特异性感染：盆腔炎性疾病常见的病原体为淋病奈瑟菌、沙眼衣原体、生殖支原体等，罕见病原体为大肠埃希菌、厌氧菌、放线菌等，不排除多种病原体混合感染的可能，有时候与结核不容易鉴别。但患者子宫内膜增厚，病理为肉芽肿病变，其他病原体感染的机会少见。

3. 克罗恩病：患者以大便性状改变起病，肠道检查病变位于回盲部，需考虑克罗恩病可能。但该病多表现为腹痛、腹泻、便血，伴有发热、乏力等全身症状，关节炎、葡萄膜炎等肠外表现，且肠镜下典型的表现为"鹅卵石样改变"，与该患者不符。必要时可重复肠镜检查等明确。

4. 肿瘤性疾病：患者肠道病变伴生殖道、盆腔病变，炎症标志物不高，需排除消化道肿瘤盆腔种植转移、软组织肿瘤或血液系统肿瘤等。但外院相关病理结果均未提示肿瘤性病变，其中子宫内膜为肉芽肿病变，且T-SPOT.TB升高，故肿瘤性疾病可能性不大。

进一步检查、诊治过程和治疗反应

■ 诊治过程

1. 2018-03-30外院宫腔活检病理切片复旦大学附属中山医院会诊：（宫腔）子宫内膜间质见散在分布肉芽肿病灶，符合肉芽肿性炎。（右侧圆韧带下方赘生物）纤维脂肪组织、胆固醇结晶沉积及变性无结构物。

2. 2018-04-01患者试用抗结核治疗：异烟肼（0.3 g，口服，qd）+利福平（0.45 g，口服，qd）+左氧氟沙星（0.6 g，口服，qd）+阿米卡星（0.4 g，静脉滴注，qd）。

3. 2018-04-02患者肠镜检查：末端回肠颗粒样增生显著（图109-1）。盲升结肠、横结肠、降结肠、乙状结肠及直肠黏膜均无充血水肿。未见肿块及息肉。

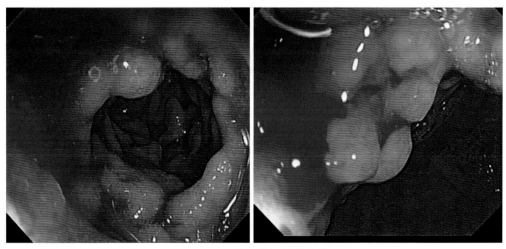

图109-1　患者肠镜下病灶表现

4. 2018-04-02妇科会诊：可重复宫腔镜检查，但考虑操作可引起宫腔粘连，患者为育龄期妇女，有生育要求，故暂不进行。

5. 2018-04-02患者胸部CT平扫结果：左下肺炎性结节机会大，两肺少许慢性炎症，右下肺陈旧灶，左侧局部胸膜增厚伴钙化。腹盆CT平扫+增强：子宫内膜稍增厚，双侧附件区囊状影，盆腔内腹膜增厚伴渗出，盆腔积液（图109-2）。

6. 2018-04-03患者肠镜病理结果：（末端回肠）黏膜固有膜内多个淋巴滤泡形成，小灶可见组织细胞沉积，特殊染色未查见明确阳性病原体。免疫组化结果示T、B淋巴细胞均增生。特殊染色：PAS、抗酸及六胺银阴性。

7. 2018-04-04患者盆腔MRI平扫+增强结果：子宫肌层内小肌瘤可能大；双侧附件区囊性灶，生理小囊肿可能大；双侧附件略增厚；盆腔积液（图109-2）。

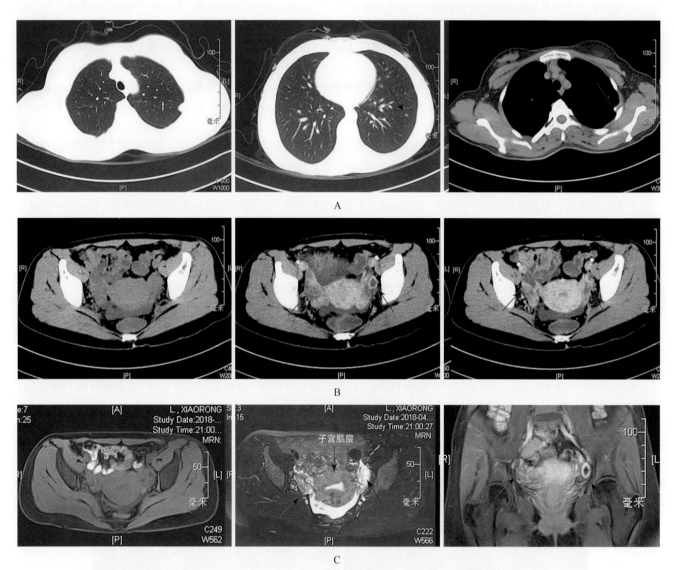

图109-2 患者胸部CT（A）、腹盆增强CT（B）及MRI（C）表现

8. 2018-04-05患者因出现耳鸣，调整为全部口服抗结核治疗：异烟肼（0.3 g，口服，qd）+利福平（0.45 g，口服，qd）+乙胺丁醇（0.75 g，口服，qd）+左氧氟沙星（0.4 g，口服，qd）。

9. 2018-04-09患者出院并嘱严密门诊随访。

■ **出院后随访**

1. 2018-07-16患者复查腹盆增强CT：子宫内膜稍增厚，双侧附件区囊性灶，较2018-04-02好转（图109-3）。

2. 2018-11-01患者外院复查妇科彩超示：子宫卵巢未见明显占位图像（内膜厚度10 mm）。

3. 2018-11-19患者复查肠镜示：回肠末端淋巴滤泡样增生，较抗结核治疗前明显好转（图109-4）。盲肠、升结肠、横结肠、降结肠、乙状结肠无异常发现。诉大便性状已恢复正常，解成形便每日1次。

4. 因患者反复出现血白细胞偏低［WBC（2.5～3.5）×10⁹/L］，予以升白细胞治疗，10月份曾因此停用抗结核治疗2周，2018-11调整抗结核方案为异烟肼（0.3 g，口服，qd）+乙胺丁醇（0.75 g，口服，qd）+莫西沙星（0.4 g，口服，qd）。

5. 2019-01-09感染病科门诊复诊，患者目前月经周期28天，经量正常，痛经好转。继续予患者异烟肼（0.3 g，口服，qd）+乙胺丁醇（0.75 g，口服，qd）+莫西沙星（0.4 g，口服，qd）抗结核治疗。

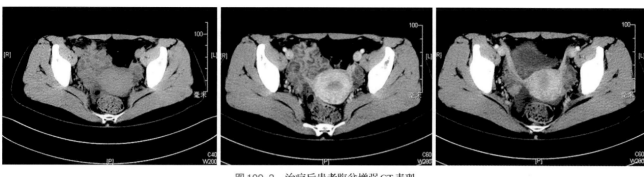

图109-3　治疗后患者腹盆增强CT表现

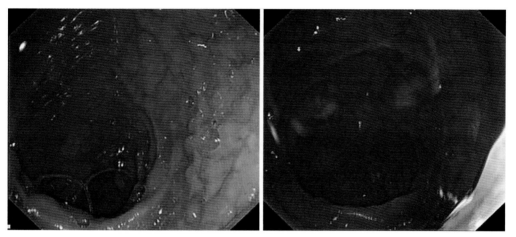

图109-4　治疗后患者肠镜表现

最后诊断与诊断依据

■ 最后诊断

1. 肠结核。

2. 女性生殖道结核（子宫、输卵管和卵巢）。

3. 肺和胸膜陈旧性结核。

■ 诊断依据

患者为青年女性，慢性病程，主要临床表现为大便性状改变（每天糊状便约2次）、不孕、痛经和经量少。腹盆增强CT和盆腔增强MRI提示子宫内膜增厚、双侧附件区囊性灶、增强后环形强化、盆腔内腹膜增厚伴渗出、盆腔积液。肠镜见回肠末端多发颗粒样增生，病理提示炎症性病变；腹腔镜检查见双侧输卵管走形扭曲、串珠样增粗、右侧卵巢与右侧输卵管包裹成团。宫腔镜诊刮术病理提示肉芽肿性炎，两次查T-SPOT.TB均阳性。给予抗结核治疗后大便性状、月经紊乱好转，复查肠镜回盲部病变明显好转，超声未见子宫内膜异常增厚，腹盆增强CT双侧附件区囊性灶好转、盆腔积液吸收。虽然没能获得结核菌培养、抗酸杆菌或结核核酸阳性结果，但根据肉芽肿病理、显著升高的T-SPOT.TB和抗结核治疗后的临床结果，肠结核和生殖道结核的诊断可以建立。胸部CT提示右下肺陈旧灶，左侧局部胸膜增厚伴钙化，肺和胸膜陈旧性结核诊断成立。

经验与体会

1. 泌尿生殖系结核是常见的肺外结核，发病率仅次于淋巴结结核，2%～20%的肺结核患者会发生泌尿生殖系结核。结核分枝杆菌可通过四种途径感染生殖道：血行播散（肺部为最常见的原发灶）、周围器官直接播撒、淋巴播散和极少数情况下可通过性传播引起原发感染；女性生殖器结核通常是肺部感染血行播散所致。

2. 女性生殖道结核最常见部位为输卵管（95%～100%），其余依次为子宫内膜（50%～60%）、卵巢（20%～30%）、子宫颈（5%～15%）、子宫肌层（2.5%）和阴道（1%）。泌尿生殖系结核通常起病隐匿，在大多数病例中常无明显临床症状或轻微的症状，最常见为不孕症（40%～76%），其他为盆腔或腹部疼痛或包块、月经失调、子宫出血等。对于有相关临床表现和相关流行病学因素的女性患者，应怀疑诊断为生殖道结核，子宫输卵管造影可证实输卵管阻塞或挛缩、和（或）宫腔粘连或畸形；通过活检子宫内膜或输卵管进行组织学检查和培养、分子检测技术等可做出诊断。

3. T-SPOT.TB在结核病的诊断中具有重要的意义，其诊断结核感染的特异性可达85%～100%，且与卡介苗无交叉反应，明显优于皮肤结核菌素试验（PPD试验）。该患者在发病初期查T-SPOT.TB：A/B A > 50/B > 50，但因为炎症标志物不高、肠镜病理未见到明确的肉芽肿病变、抗酸染色阴性，就轻易否认了结核病的可能，延误抗结核治疗近一年。

4. 抗酸涂片简单快速但敏感性较差，其阳性率较低，有时有假阴性结果出现，如果只是一次痰抗酸涂片检查阴性，通常不能证明排出的痰液中不存在结核分枝杆菌，更不能排除结核的可能。此时还应继续选择不同时段、多次进行痰涂片检查以提高检出率，必要时进行痰结核培养。

5. 在临床工作中，对于T-SPOT.TB强阳性的患者，需要保持高度的警惕性，仔细寻找可能的感染灶；若T-SPOT.TB强阳性但未找到活动性结核病灶，需要考虑潜伏结核感染。全球有5%～10%潜伏结核感染会发展为活动性结核，中国潜伏感染近20%，对于高危人群需进行潜伏性结核感染治疗，以减少活动性结核病发病而成为新的结核传染源的机会。同时应注意做好咳嗽礼仪、个人防护等卫生宣教，以避免在不知情的情况下造成结核菌播散。

6. 本例患者诊疗过程中颇感遗憾的是，没有能获得结核菌培养、涂片找抗酸杆菌或结核核酸阳性的病原学检查结果，这可能与患者进入复旦大学附属中山医院感染病科前使用过氟喹诺酮类，而且没有在疾病初期采集微生物标本有关。对结核病尤其是肺外结核的认知、正确处置，以及病原学检查，任重道远。

参考文献

[1] Aliyu MH, Aliyu SH, Salihu HM . Female genital tuberculosis: A global review[J]. International journal of fertility and menopausal studies, 2004, 49(3): 123–136.

[2] Grace GA, Devaleenal DB, Natrajan M. Genital tuberculosis in females[J]. Indian Journal of Medical Research, 2017, 145(4): 425–436.

[3] Meier T, Eulenbruch HP, Wrighton-Smith P, et al. Sensitivity of a new commercial enzyme-linked immunospot assay (T SPOT–TB) for diagnosis of tuberculosis in clinical practice[J]. European Journal of Clinical Microbiology & Infectious Diseases, 2005, 24(8): 529–536.

病例110 3次 PET/CT、多次活检未明因，一招擒"贼"解病痛

作者·马玉燕 金文婷 马艳 单玉璋
审阅·胡必杰 潘珏

· 病史简介 ·

女性，63岁，福建省人，2019-04-08收入复旦大学附属中山医院感染病科。

■ 主诉

发现肺结节、淋巴结肿大2年余，皮肤结节、腰痛1年余。

■ 现病史

1. 2016-11-26患者因发现肺结节于某A三级甲等医院行胸部CT：① 左肺门增大。② 左肺上叶尖端结节影，下叶背段结节伴斑片状影（图110-1），考虑恶性肿瘤不除外，行"左上肺尖段切除术+左下肺肿物切除术"。术后病理："左上肺尖段"为肺原位腺癌，"左下肺肿物"镜下见肺泡间隔纤维化伴炎性细胞浸润，机化性肺炎形成；细支气管管腔扩张，并查见曲霉集落，周围急慢性炎症细胞伴脓肿形成，符合曲霉感染。"纵隔第11组淋巴结"镜下见淋巴结内肉芽肿形成，伴凝固性坏死，抗酸染色未找到抗酸杆菌，结核/非结核分枝杆菌PCR检测阴性；"第9组淋巴结"淋巴组织反应性增生及尘埃颗粒沉积，未见肿瘤细胞，术后未进一步治疗。

2. 2017-10患者无诱因出现右侧颈部结节样肿大，无发热，2017-10-24于A三级甲等医院行PET/CT：全身多发高代谢影（双颈部、右侧腋窝、肝门部、腹膜后多发淋巴结转移；左侧第一肋根部、右侧第四后肋、右侧肩胛骨、胸骨、左侧第8肋肋软骨、L5椎体棘突、骶骨、双侧髂骨多发转移，图110-2）。行颈部肿物活检病理示：颈部淋巴结软组织蜂窝织性炎，伴坏死及脓肿形成，考虑生物源性感染（2019-04-02华山医院病理会诊，考虑肉芽肿性病变）建议上级医院就诊，未予治疗。

3. 2017-11-20患者收住厦门某B三级甲等医院，复查PET/CT：全身多发骨质破坏，呈高代谢，双侧颈动脉鞘区、双侧锁

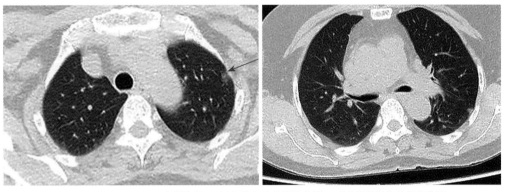

图110-1 2016-11-26患者胸部CT见左肺上叶尖端结节影，下叶背段结节伴斑片状影

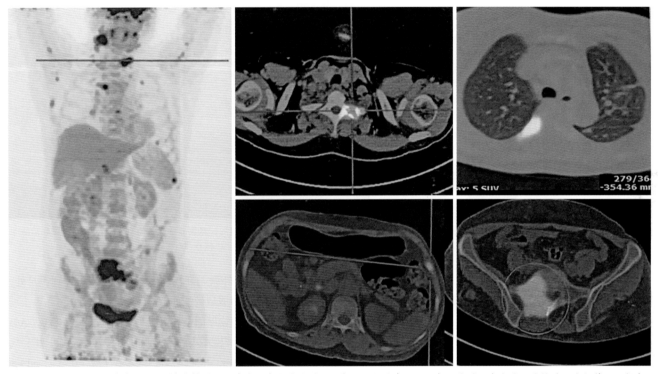

图110-2 2017-10-24患者PET/CT检查结果 全身多发高代谢影（双颈部、右侧腋窝、肝门部、腹膜后多发淋巴结转移；左侧第一肋根部、右侧第四后肋、右侧肩胛骨、胸骨、左侧第8肋肋软骨、L5椎体棘突、骶骨、双侧髂骨多发转移）

骨上、右侧胸廓入口区、腹膜后腹主动脉旁、双侧盆壁旁多发肿大淋巴结，呈高代谢；右肾中段高代谢灶，考虑恶性肿瘤-转移瘤（图110-3）。住院期间出现腰痛，2017-11-26腰椎MRI平扫：L2椎体、所见T11～L5附件、骶骨、双侧骶骨翼多发异常信号影，考虑感染性病变伴脓肿形成可能性大。2017-12-06行经CT引导下行病变骨组织穿刺活检："骶骨穿刺标本"病理提示炎性肉芽肿性病变伴较多粒细胞浆细胞浸润。免疫组化示未见肿瘤病变，结核/非结核分枝杆菌PCR均阴性；结合外院左肺结节病理考虑肺曲霉感染、曲霉感染累及骨骼可能。予伏立康唑（0.2 g，静脉滴注，q12 h）+比阿培南（0.6 g，静脉滴注，q12 h）抗感染，其间患者出现头痛且逐渐加重。行头颅MRI：斜坡信号异常，考虑恶性肿瘤可能性大；行腰穿示异常脑脊液细胞学，以淋巴细胞为主的免疫活性细胞反应（淋巴细胞比例显著增高），并发现浆细胞，未见肿瘤细胞。脑脊液细菌、分枝杆菌培养阴性，继续上述抗感染治疗；加用米卡芬净抗曲霉治疗，效果欠佳，症状无明显改善，并且头痛加重，意识模糊，结合其临床表现及形态学不能完全排除结核分枝杆菌感染。因此，2017-12-19起行诊断性抗结核治疗（利福平+异烟肼+乙胺丁醇+吡嗪酰胺），泼尼松（40 mg，qd）抗炎，1月后激素逐渐减停，头痛症状改善，出院后规律遵医嘱抗结核治疗。

4. 2018-03患者再次出现腰痛，伴左下肢无力，伴咳嗽咳痰，无发热，就诊厦门某C三级甲等医院，复查PET/CT（2018-03-07，图110-4）：全身多发骨骨质破坏，部分呈略高代谢，与旧片对比病灶明显减少，代谢减低。考虑病灶较前有减少，治疗有效，故调整用药（具体不详）后出院随诊，但腰痛及左下肢疼痛症状无明显改善。2018-09-07起加用莫西沙星（0.4 g，qd）抗感染，后改左氧氟沙星治疗2个月后未再继续使用。2019-01自行停用抗结核治疗。

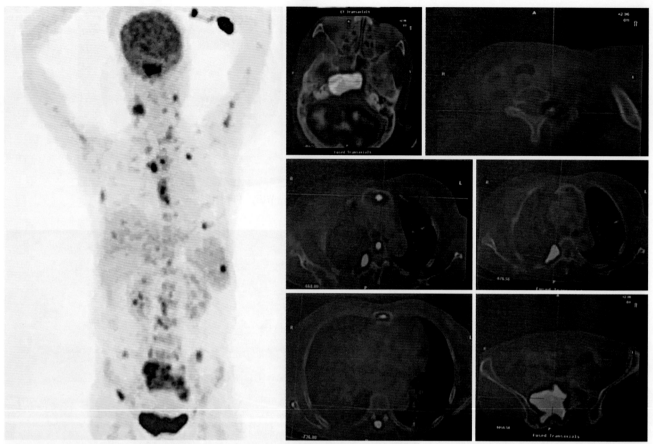

图110-3　2017-12-05患者PET/CT检查结果　全身多发骨质破坏，呈高代谢，双侧颈动脉鞘区、双侧锁骨上、右侧胸廓入口区、腹膜后腹主动脉旁、双侧盆壁旁多发肿大淋巴结，呈高代谢；右肾中段高代谢灶，考虑恶性肿瘤-转移瘤

5. 2018-08左右患者出现双上肢、双下肢皮肤多发结节，伴红肿，予中成药外涂无好转，皮疹逐渐增多延伸到手足处。2019-01部分皮疹出现破溃、脓头、脓疱（图110-5），当地予头孢地尼+克拉霉素口服后破溃处干瘪好转（图110-6）。

6. 2019-03患者膝关节及腰背疼痛加重，程度较重，严重影响活动及睡眠，就诊厦门某三级甲等医院查T-SPOT.TB：A/B 0/0。胸部CT（2019-03-06）：左肺炎症伴左侧少量胸腔积液，左下肺肺静脉旁软组织影略增多，两肺少许慢性炎症陈旧灶；气管隆突下淋巴结肿大。因此，考虑分枝杆菌感染可能，予异烟肼（0.3 g，qd）+利福平（0.45 g，qd）+乙胺丁醇（0.75 g，qd）+克拉霉素（0.5 g，bid）+左氧氟沙星（0.5 g，qd）治疗，逐渐出现胸闷、气急，行肺动脉CTA提示左侧大量胸腔积液。2019-03-28行胸腔穿刺置管引流术，胸腔积液常规WBC 520/mm³，L% 94%，胸腔积液细菌、真菌涂片及培养阴性，涂片找抗酸杆菌阴性。术后气促症状缓解，但骨痛缓解不明显，并出现右侧胸壁腋中线处一约8 cm×8 cm大小肿块，质地软，无明显压痛。腰椎MRI（2019-04-02）：L3椎体骨质破坏伴椎管狭窄，L2、L3、L5椎体及部分附件、骶骨及双侧骶骨翼多发异常信号，炎性病变（TB？）机会大，必要行增强MR检查；L2、L3椎间盘膨隆，L3～S1椎间盘突出。为明确病因就诊复旦大学附属中山医院。

7. 自发病以来患者睡眠差，精神尚可，食欲一般，大小便正常，体重近期无明显变化。

■ 既往史及个人史

患者否认高血压、糖尿病等病史。否认肝炎、结核史。患者既往生活在福建厦门地区，平时间断在家中务农，家中窗外长期有野生鸽子，及大量鸽粪；平时有经常清理鸽粪，家中居住环境通风良好，否认居住环境潮湿。自2018-07始，家中饲养八哥鸟一只，活动良好，未发现明显病症。其发病前五年左右家中有饲养家禽（鸡、鸭）及猪、牛等牲畜。近五年均未再饲养家畜。

入院检查

■ 体格检查

1. T 36.5℃，P 85次/分，R 20次/分，BP 94/71 mmHg。

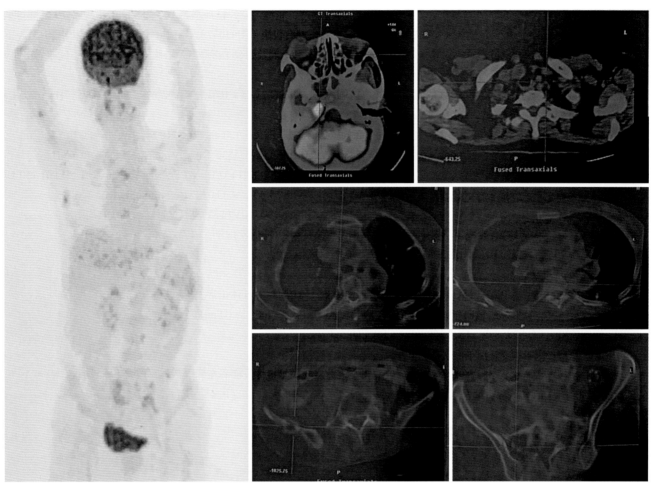

图110-4　2018-03-07患者PET/CT检查结果　全身多发骨骨质破坏，部分呈略高代谢，与旧片对比病灶明显减少，代谢减低

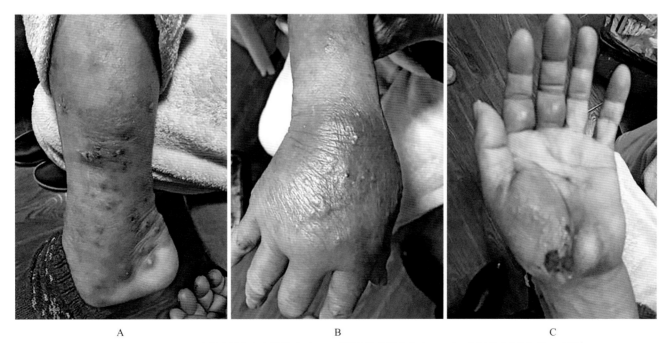

图110-5　2019-01-18患者右足多发小结节（A），双手新发结节样病变（B、C），伴局部瘙痒及红肿、破溃

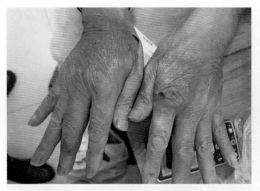

图110-6　患者使用头孢后皮疹快速好转

2. 体型消瘦，轮椅入室，精神稍萎；右侧胸廓腋中线7～8肋间可见一8 cm×10 cm左右包块（图110-7），质地中等，伴触痛，移动度差。左下肺呼吸音低，双肺未闻及明显干湿啰音。心腹查体阴性。腰椎区叩痛阳性。

■ 实验室检查

1. 血常规：WBC 21.15×10⁹/L，N% 87.6%，Eos% 3.9%，Hb 103 g/L，PLT 176×10⁹/L。

2. 炎症标志物：ESR > 120 mm/h，CRP 247.9 mg/L，PCT 0.56 ng/mL。

3. 血气（不吸氧）：pH 7.53，PaO_2 79 mmHg，$PaCO_2$ 40 mmHg。

4. 生化：ALT/AST 12/14 U/L，ALP/γ-GT 251/215 U/L，LDH 150 U/L，Alb 27 g/L，Glb 55 g/L，A/G 0.5，Cr 74 μmol/L。

5. 病原学相关检查：HIV抗体、梅毒抗体、TORCH均阴性。

6. T-SPOT.TB：A/B 10/2，呼吸道病原体九联检、隐球菌荚膜抗原、G试验均阴性。

7. EBV DNA：血浆EBV DNA阴性，单个核细胞EBV DNA 1.45×10⁴。

8. ASO、甲状腺功能、糖化血红蛋白、肿瘤标志物均阴性。

9. 自身抗体：ANA 1∶100，ENA阴性，ANCA、抗CCP抗体、RF阴性；补体正常。

10. 血清蛋白电泳：可疑M蛋白，IgG/IgA/IgM 34.87↑/3.13/1.31 g/L，IgE 283 IU/mL。

11. 细胞免疫：CD4 385 /μL，CD8 158 /μL，CD4/CD8 2.4。

■ 辅助检查

1. 患者胸部CT平扫示：左肺上叶及下叶术后改变，左肺炎症；两肺慢性炎症；左侧少量胸腔积液（图110-8）。

2. 患者心脏彩超示：正常，未见赘生物。

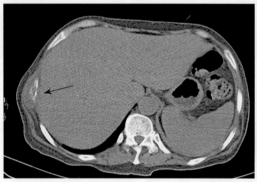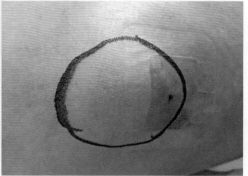

图110-7　患者右侧胸壁包块伴肋骨骨质破坏

· 临床分析 ·

■ 病史特点

患者为老年女性，发现左肺多发结节，术后病理左上肺为原位腺癌，左下肺为感染性病灶；外院曾考虑曲霉感染，短期应用伏立康唑治疗，疗效难以评价。此后反复出现淋巴结肿大、皮肤病变、腰痛等症状，伴咳嗽咳痰，外院多次PET/CT提示全身广发多发病灶，伴骨质破坏，考虑肿瘤或转移瘤可能。但反复淋巴结、骶骨穿刺等未发现肿瘤依据，均为肉芽肿性炎症，炎症标志物明显升高，无发热，诊断性抗结核效果不佳，综合病史，诊断和鉴别如下。

■ 诊断分析

1. 感染性疾病：虽3次外院PET/CT提示病灶广泛伴骨质破坏且代谢较高提示肿瘤可疑，但多次穿刺均未提示肿瘤；且发病1年多来，经抗感染后随访PET/CT病灶较前吸收、代谢减低，病灶此起彼伏，故综合考虑感染性疾病可能大。病原体方面考虑常累及肺、淋巴结、皮肤软组织、骨关节等部位的慢性低毒力病原体可能，具体如下。

• 分枝杆菌：包括结核和NTM。本患者多次查T-SPOT.TB阴性，且无盗汗、乏力等，曾抗痨一年，无明显效果，考虑可能性较小。部分NTM可引起慢性全身播散型感染，并有类似表现，曾口服克拉霉素等药物，疾病似乎曾一度被控制，故需要考虑该病原体可能。可完善微生物和组织病原学检查以明确诊断。

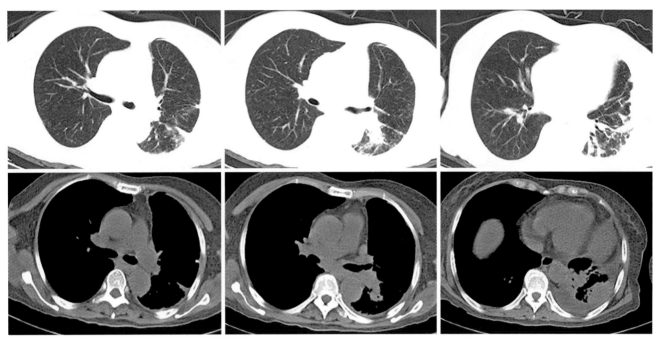

图110-8　患者胸部CT平扫检查结果　左肺上叶及下叶术后改变，左肺炎症；两肺慢性炎症；左侧少量胸腔积液

- 诺卡菌：患者皮肤破溃、皮肤软组织肿块伴肺部感染，常规抗感染效果不佳，故需考虑该病原体可能。确诊有赖于病灶处标本的微生物培养、核酸检测、组织病理学检查。
- 隐球菌：该患者主要为皮肤、淋巴结、肺、骨感染，多次病理提示肉芽肿性病变，且有鸟类及鸟粪接触史，故应考虑到该病原体可能；但多次查隐球菌荚膜抗原阴性和组织病理未发现真菌孢子，为不支持点。
- 其他病原体：包括鼻疽伯克霍尔德菌、放线菌、马尔尼菲篮状菌等，可行病灶部位穿刺培养及mNGS和组织病原学进一步寻找鉴别病原体。

2. 非感染性疾病。

- 血液系统疾病：患者有肿瘤病史，此次病灶范围广泛，伴骨质破坏，扁骨为著，多次PET/CT示代谢较高，如组织细胞相关性疾病。入院查血清蛋白电泳可疑阳性，IgG明显升高，需考虑血液系统恶性疾病如多发性骨髓瘤、组织细胞疾病等可能；但患者多次穿刺均未提示肿瘤为不支持点，入院后可完善免疫固定电泳、骨穿+活检等进一步明确。
- 风湿性疾病：患者无皮疹、关节痛等，自身抗体阴性，暂时依据不足。

进一步检查、诊治过程和治疗反应

1. 2019-04-09予患者克拉霉素（0.5 g，口服，q12 h）+阿米卡星（0.4 g，静脉滴注，qd）+利奈唑胺（0.6 g，静脉滴注，q12 h）+TMP-SMZ（0.96 g，口服，q8 h）抗感染治疗，兼顾结核和非结核分枝杆菌、诺卡菌等病原体感染。

2. 2019-04-09超声引导下患者右侧胸壁肿块穿刺活检：部分送病理，部分匀浆送检传统微生物培养、组织匀浆2 mL注入真菌血培养瓶、mNGS检查。

3. 2019-04-10患者PET/CT示：左上肺腺癌术后病例。考虑为感染性疾病累及左肺下叶、左肺门纵隔、右侧心膈角淋巴结及全身多处骨骼可能（SUV_{max} 13.8）；全身骨髓及脾脏增生性改变可能；左侧胸腔积液（图110-9）。

4. 2019-04-10骨科会诊：考虑感染可能大，建议CT引导下活检。

5. 2019-04-11行CT引导下患者右侧第4腰椎旁组织穿刺活检：部分送病理，部分匀浆送检微生物培养、组织匀浆2 mL打入血培养真菌瓶，以及mNGS检查（图110-10）。

6. 2019-04-11外院病理复旦大学附属中山医院会诊如下。

（1）（B院，肺，2016-11）送检组织为肺组织，部分区为肺浸润性腺癌，癌组织大小约0.5 cm×0.5 cm，未累及脏层胸膜，位于脏层胸膜下区。手术切除肺组织中，可见到多灶性分布真菌菌丝及孢子感染病灶；部分区可见到淋巴结样结构，其间为肉

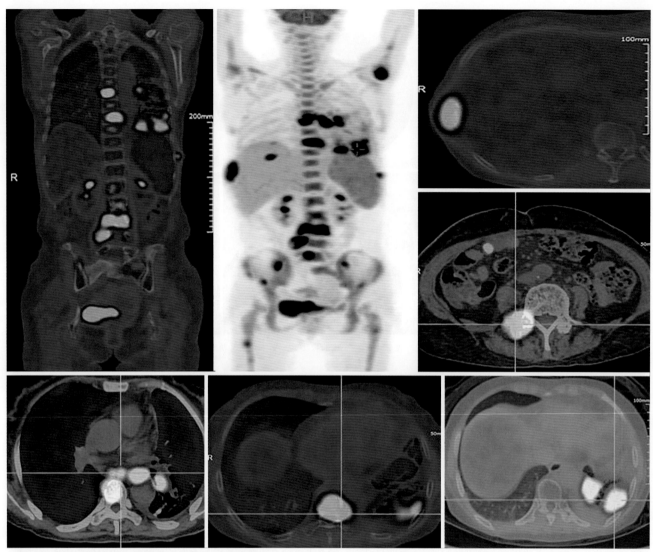

图110-9 2019-04-10患者PET/CT检查结果 左上肺腺癌术后病例，考虑为感染性疾病累及左肺下叶、左肺门纵隔、右侧心膈角淋巴结及全身多处骨骼可能（SUV_max 13.8）；全身骨髓及脾脏增生性改变可能；左侧胸腔积液

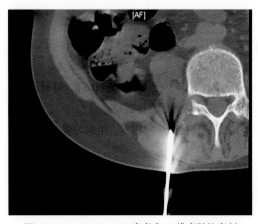

图110-10 2019-04-11患者右L4椎旁肿块穿刺

芽肿性病变伴凝固性坏死，考虑肉芽肿性炎症。

（2）（B院，淋巴结，2016-11）镜下为淋巴结组织，淋巴结慢性炎伴窦组织细胞增生。

（3）（A院，右颈部穿刺，2017-10）镜下为纤维组织，其部分区可见到组织坏死，部分区组织细胞增生，淋巴细胞、浆细胞浸润，并可见到多核巨细胞反应，为慢性炎症（肉芽肿性炎症）。

（4）（A院，颈部淋巴结，2017-10）镜下为横纹肌组织，其间部分区可见到组织坏死，及中性粒细胞浸润，肉芽肿结节不明显，为急、慢性炎症。

（5）（C院，骶骨穿刺，2017-12）送检穿刺组织镜下为纤维脂肪组织，部分区可见大量增生组织细胞、中性粒细胞、淋巴细胞及浆细胞，未见到肉芽肿结节，为急、慢性炎症。

7. 2019-04-12患者右胸壁包块组织匀浆（2019-04-09采样）mNGS检出较多马尔尼菲篮状菌核酸序列（图110-11）。

8. 2019-04-12根据患者mNGS检测结果，考虑马尔尼菲篮状菌感染可能大。立刻联系微生物室，答复：2019-04-12胸壁组织匀浆打入血真菌瓶报阳，荧光染色可见一团状真菌及少量菌丝，转种沙氏琼脂培养基平板，分置于25°及37°双相培养（图110-12）。

检出真菌列表

属			种			
属名	属相对丰度(%)	属严格序列数	种名	覆盖度（%）	种序列数	种严格序列数
篮状菌属	98.51	4 649	马尔尼菲篮状菌	0.849 9	4 920	4 362

图110-11　2019-04-12患者右胸壁包块组织匀浆mNGS（2019-04-09采样）检出较多马尔尼菲篮状菌核酸序列

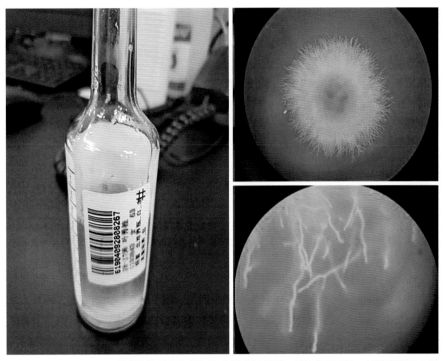

图110-12　2019-04-12患者胸壁组织匀浆打入血真菌瓶报阳，荧光染色可见一团状真菌及少量菌丝

9. 2019-04-12患者停抗细菌药物，改两性霉素B抗真菌；2019-04-12起逐渐爬坡，2019-04-14起25 mg，静脉滴注，qd。

10. 2019-04-12患者行骨穿，骨髓液打入血真菌瓶、需氧瓶，同时送mNGS检查。2019-04-16骨穿涂片回报片中浆细胞比例略增高，分类占7.5%，可见双核浆细胞；片中组织细胞略易见。2019-04-18骨髓活检回报细胞形态、分布、数目未见异常，淋巴细胞浆细胞不增多，未见到肉芽肿结节和组织坏死；特染结果显示未见霉菌菌丝及孢子，抗酸染色阴性。

11. 2011-04-15血真菌瓶转种平板后长出典型的马尔尼菲篮状菌的菌落，伴酒红色色素产生（图110-13）。

12. 2019-04-17患者头颅增强MRI报告"脑内腔隙性缺血灶"。

13. 2019-04-17患者行腰穿：压力80 mmH₂O，因压力较低仅留取少量脑脊液送mNGS、生化检查，无法送脑脊液常规等。脑脊液蛋白2.26 g/L↑，脑脊液葡萄糖2.4 mmol/L↓，脑脊液氯117 mmol/L↓，脑脊液LDH 26 U/L。

14. 传统微生物检查及mNGS结果总结见图110-14。

（1）痰：2019-04-09送检细菌、真菌涂片及培养，2019-04-17痰真菌培养回报马尔尼菲篮状菌阳性，细菌培养阴性。2019-04-29 mNGS回报（2019-04-09留取痰标本）检出马尔尼菲篮状菌核酸序列1条。

（2）右胸壁肿块穿刺组织：结果如前所述。

（3）右侧第4腰椎旁穿刺组织：2019-04-11送检mNGS，并送检普通细菌培养、真菌培养、组织匀浆打入血真菌瓶；2019-04-16 mNGS回报检出马尔尼菲篮状菌核酸序列8 347条；2019-04-17均回报马尔尼菲篮状菌阳性。

（4）骨髓液：2019-04-12送检mNGS，并将骨髓液打入血真菌瓶及血需氧瓶；2019-04-16 mNGS回报检出马尔尼菲篮状菌核酸序列1条；2019-04-17血真菌瓶回报马尔尼菲篮状菌阳性，血需氧瓶阴性。

（5）脑脊液：2019-04-17送检mNGS；2019-04-19回报检出马尔尼菲篮状菌核酸序列3条。

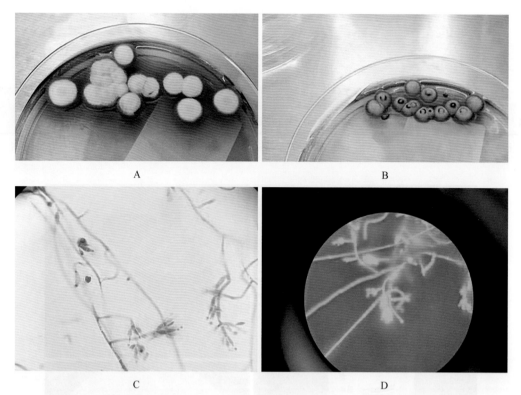

图110-13　2019-04-15患者胸壁组织培养马尔尼菲篮状菌菌落　A. 25℃菌丝相（2019-04-09标本）；B. 37℃酵母相（2019-04-09标本）；C. 25℃菌丝相乳酸酚棉兰染色；D. 25℃菌丝相荧光染色

15. 组织病理检查总结（图110-15）。

（1）右侧胸壁肿块组织（2019-04-10送检）。2019-04-11初步回报：镜下穿刺肺组织实变，间质大量淋巴细胞、浆细胞及中性粒细胞浸润，考虑急慢性炎症改变，正在行免疫组化及特殊染色检查以协助诊断。2019-04-18补充报告：特染可见到散在少许六胺银阳性孢子样物，为急慢性炎症，倾向真菌感染。特殊染色：PAS（少数可疑阳性物），抗酸阴性，六胺银（少数可疑阳性物），网状纤维染色（网状纤维无明显增生）。

（2）第4腰椎旁穿刺组织（2019-04-10送检）。2019-04-12初步回报：镜下为胶原纤维脂肪组织，胶原纤维组织间见大量淋巴细胞、浆细胞及中性粒细胞浸润，未见肉芽肿病变，倾向急慢性炎症改变，正在行免疫组化及特殊染色检查以协助诊断。2019-04-18补充报告：特染结果显示未见到真菌孢子及菌丝，抗酸染色阴性，为急慢性炎症。

（3）骨髓活检（2019-04-12送检）。2019-04-15回报：镜下骨髓造血组织与脂肪组织比约占30%，造血组织三系细胞均可见到；巨核系细胞约占骨髓有核细胞4%，细胞轻度增生，细胞形态、分布未见明显异常；有核红细胞约占骨髓有核细胞30%，细胞数目稍减少，形态、分布未见异常；粒系细胞约占骨髓有核细胞45%，细胞形态、分布、数目未见明显异常，淋巴细胞、浆细胞数目不增多，未见到肉芽肿结节和组织坏死，特染结果显示未见到霉菌菌丝及孢子，抗酸染色阴性，请结合临床。

16. 2019-04-15起患者右胸壁肿块较前逐渐缩小，腰痛较前明显好转，逐渐停用止痛药，2019-04-22起可自行下床如厕。

17. 2019-04-29目前患者咳嗽咳痰较前好转，腰痛平卧时已不明显，翻身或坐起时仍有疼痛，可忍受，较前明显好转。随访患者炎症标志物较前下降（图110-17），复查胸腹盆CT示右侧胸壁病灶（图110-18）及右侧第4腰椎旁病灶均较前缩小（图110-19），肺内病灶略吸收（图110-20）。

18. 2019-04-29马尔尼菲篮状菌药敏结果显示两性霉B、伏立康唑敏感（图110-16），继续两性霉素B（25 mg，qd），后续改伏立康唑口服抗感染。

最后诊断与诊断依据

■ 最后诊断

播散型马尔尼菲篮状菌感染（肺、淋巴结、皮肤、椎旁组织伴骨质破坏、骨髓累及，颅内累及可疑）。

编号	细菌名称	结果/浓度	菌落计数
BMX_UVM	马尔尼菲青霉	（+）	

A

编号	细菌名称	结果/浓度	菌落计数
BMX_UVM	马尔尼菲青霉	阳性	

编号	细菌名称	结果/浓度	菌落计数
BMX_UVM	马尔尼菲青霉	（+）	

B

图110-14　患者痰、右侧胸壁组织培养马尔尼菲篮状菌阳性　A.痰真菌培养；B.右侧胸壁软组织培养

手术医院	中山本部	送检材料		报告日期	2019-04-12
巨检	第4腰椎旁穿刺组织：灰白条索样状组织一条，长0.4 cm，直径0.1 cm。				
病理诊断	（第4腰椎旁穿刺组织）镜下为胶原纤维脂肪组织，胶原纤维组织间见大量淋巴细胞、浆细胞及中性粒细胞浸润，未见肉芽肿病变，倾向急慢性炎症改变，正在行免疫组化及特殊染色检查以协助诊断。 补充报告（2019-04-18）： （第4腰椎旁穿刺组织）送检组织镜下为胶原纤维脂肪组织，其间部分区可见到较多组织细胞、少量淋巴细胞及较多中性粒细胞浸润，未见到肉芽肿结节，未见到骨组织，特染结果显示未见到真菌孢子及菌丝，抗酸染色阴性，为急慢性炎症。 免疫组化（2019-N9056）：19S17604-001，CK（pan）阴性，CAM5.2阴性，CK7阴性，CD68（KP1）（组织细胞阳性），CD34阴性。 特殊染色：19S17604-001，PAS阴性，抗酸阴性，六胺银阴性，网状纤维染色（网状纤维增生）。				

手术医院	中山本部	送检材料		报告日期	2019-04-15
巨检	灰黄色条索状物1条，长1.5 cm，直径0.2 cm，脱钙。				
病理诊断	（骨髓穿刺）镜下骨髓造血组织与脂肪组织比约占30%，造血组织三系细胞均可见到；巨核系细胞约占骨髓有核细胞4%，细胞轻度增生，细胞形态、分布未见明显异常；有核红细胞约占骨髓有核细胞30%，细胞数目稍减少，形态、分布未见异常；粒系细胞约占骨髓有核细胞45%，细胞形态、分布、数目未见明显异常，淋巴细胞、浆细胞数目不增多，未见到肉芽肿结节和组织坏死，特染结果显示未见到霉菌菌丝及孢子，抗酸染色阴性，请结合临床。 免疫组化（2019-N9247）：19S17851-001，CD10阴性，CD117阴性，CD138（少数阳性），CD20（少数阳性），CD235a阳性，CD3（少数阳性），CD34阴性，CD56阴性，CD61（巨核阳性），CD68（KP1）（组织细胞阳性），CD79α（少数阳性），Cyclin-D1阴性，EMA（少数阳性），Ki-67（30%阳性），Lysozyme阳性，MPO阳性，TDT阴性。 特殊染色：19S17851-001，刚果红阳性，网状纤维染色（MF-0），PAS阴性，抗酸阴性，六胺银阴性。				

图110-15　患者右侧胸壁组织、右侧椎旁组织及骨髓病理阴性

■ 诊断依据

　　患者为老年女性，长期居住于厦门，曾有竹鼠接触史，无明显免疫缺陷病史，慢性病程（至少25年），反复多部位病变；多次穿刺提示肉芽肿性病变，未见肿瘤依据，病灶此起彼伏。本次入院后，痰、胸壁组织、椎旁软组织、骨髓的真菌培养分离出马尔尼菲篮状菌，或者mNGS检出较多数量的马尔尼菲篮状菌核酸序列。外院抗细菌、分枝杆治疗不佳；改用两性霉素B治疗后，疼痛症状较快明显缓解、炎症标志物明显下降、影像学显示胸壁病灶缩小，显示治疗有效，故本病诊断可以明确。

经验与体会

1. 马尔尼菲青霉菌（Penicillium marneffei，PM）属于青霉菌属，是青霉菌属中唯一的温度依赖性双相菌。近期，根据

申请时间	2019-04-11 16：12		备注	腰椎旁软组织，结果仅供参考

编号	细菌名称	结果/浓度	菌落计数	
BMX_UVM	马尔尼菲青霉	（＋）		

编号	药敏名称	直径	结果	MIC/RAD
1	5-氟胞嘧啶			16
2	两性霉素B			≤0.5
3	氟康唑			4
4	伊曲康唑			≤0.125
5	伏立康唑			≤0.06

图110-16　马尔尼菲篮状菌药敏结果

最新的马尔尼菲青霉菌基因测序，2011年已将PM从青霉菌属重新分类到篮状菌属（Talaromyces），称为马尔尼菲篮状菌（T. marneffei，TM）。其在25～28℃条件下生长特征为菌丝相（传播相），37℃条件下生长为酵母相（致病相），腐生，有亲土壤性。人和竹鼠是T. marneffei的仅有宿主，可引起马尔尼菲篮状菌病，以前称为青霉菌病PSM；文献报道雨季为高发季节，空气-呼吸道传播为其主要传播途径。该病多发于我国南方热带及亚热带地区，99.4%病例报道来自我国南部如广西、广东、福建、云南、重庆等。免疫力低下患者，如艾滋病、肿瘤患者化疗后易感染致病；但近年来发现部分免疫正常人也可感染，可能存在抗γ干扰素的自身抗体，增加了其播散性感染的易感性。该患者既往无明确的免疫缺陷病史，必要时可通过基因检测等寻找潜在的免疫缺陷问题。

2. 马尔尼菲篮状菌病潜伏期较长，可能长达数月到数年。免疫功能不全的患者表现有真菌感染的症状时，获得准确而全面

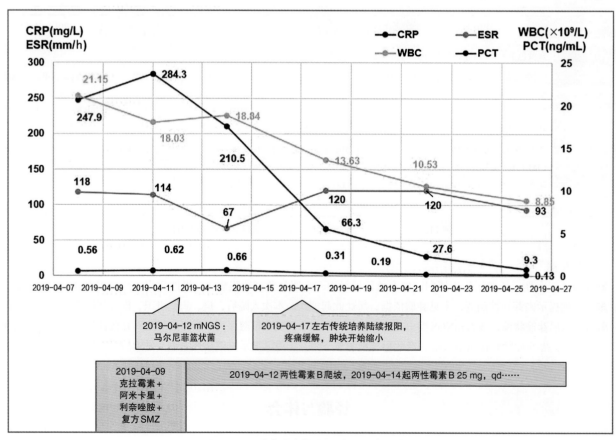

图110-17　患者治疗前后炎症标志物变化情况

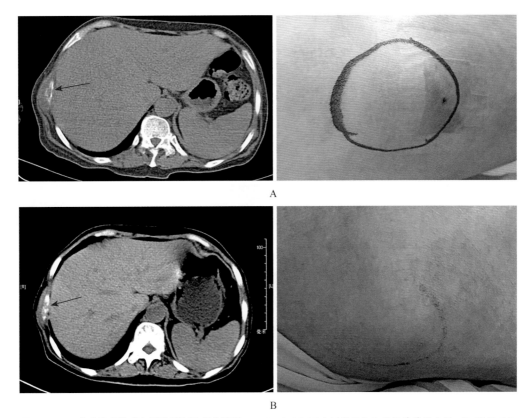

图110-18 患者治疗前后右侧胸壁包块变化情况 A. 2019-04-08右侧胸壁包块伴肋骨骨质破坏；B. 2019-04-28右侧胸壁包块伴肋骨骨质破坏较前略好转

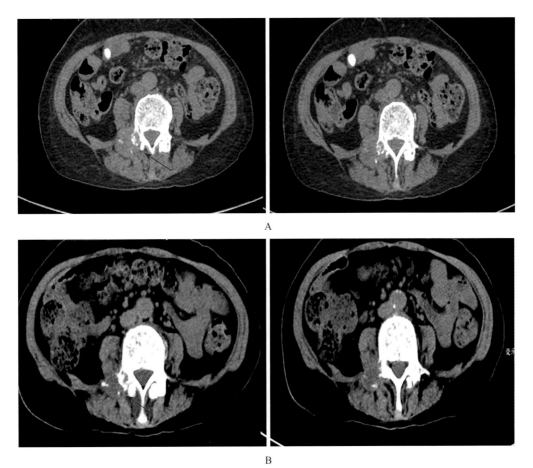

图110-19 患者治疗前后腰椎及周围软组织变化情况 A. 2019-04-08；B. 2019-04-28

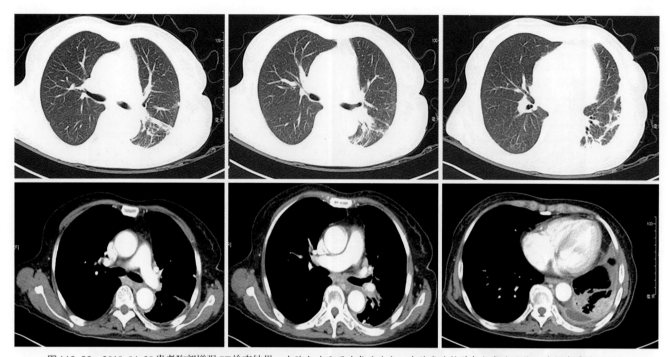

图110-20　2019-04-28患者胸部增强CT检查结果　左肺上叶及下叶术后改变，左肺炎症较前相仿或略吸收；左侧少量胸腔积液

的旅行史，了解患者有无去过流行区非常重要。长期居住于厦门，20年前曾有竹鼠接触史，可能与本病有关。

3. TM可寄生细胞内，主要侵犯单核-巨噬细胞系统引起全身广泛播散性重度深部真菌病。进入宿主体内后，在巨噬细胞中增殖，并通过网状内皮系统播散，在巨噬细胞内的免疫逃逸为其在体内播散的关键环节。由肺入侵而血液播散，可累及多个器官，常见于肺、肝和皮肤。该菌不仅能在37℃人体温度条件下生长繁殖，还具有侵犯血管的习性和潜能，形成菌血症，且全身播散型报道越来越多，病情凶险，发展迅速，死亡率很高。酵母体在活体内可逃避宿主免疫系统，因此菌丝体到酵母体的转变是该菌感染发病机制的前提。

4. 马尔尼菲篮状菌病临床上可分为局限型和播散型，局限型以肺部感染为主要临床特征，播散型是最常见临床类型。无特异性，常有发热、皮损、肝脾肿大、淋巴结病，实验室检查常见贫血、血小板减少、转氨酶升高。皮下结节或脓肿多出现在颈部、腋窝、腿部及腰部等，蚕豆至鸡蛋大小，表面红肿，质硬，边界不清，活动度差，常破溃伴黄色或红色分泌物。这些改变是免疫功能正常而并发TM感染的突出特征，在AIDS患者难以见到，因其巨噬细胞被T细胞产生的细胞因子激活而使感染得到控制。该患者病程中反复出现皮下结节或脓肿，且全身多处出现播散，临床表现较为符合。

5. 免疫正常者感染TM后一方面引起全身炎症反应，表现为反复高热、持续的白细胞及中性粒细胞显著增高，伴红细胞沉降率、CRP显著增高，导致严重进行性消耗如体重下降、贫血、严重低白蛋白血症等。另一方面，增高的中性粒细胞在病变聚集并释放溶酶导致脓肿形成，引起局部症状如皮下结节或脓肿、骨痛及溶骨性破坏等。多篇国内外文献报道，免疫功能正常者可有多发融骨性损害，甚至临床以病理性骨折为首次就诊原因。该患者入院初期因口服氨酚羟考酮片止痛故可能掩盖了发热，但入院后查WBC、中性粒细胞比例、CRP、ESR均显著升高，甚至伴PCT升高，伴有明显的骨质破坏均与慢性化脓性感染表现相吻合。

6. TM感染诊断金标准为真菌培养。也可通过血清学和核酸检测来确定，但目前国内应用抗原或抗体的方法少见报道，这类方法的可行性尚待进一步研究证实。较为常用方法为真菌血培养，标本可为血液、骨髓组织、痰液、皮损活检、淋巴结活检及支气管灌洗液等；有报道称骨髓、皮肤活检物及血液培养的敏感度分别高达100%、90%、76%。因此要提高诊断准确率和阳性率，应选取多种类型的标本（骨髓、血、痰、脑髓液、穿刺物等）进行培养。而本例患者中，新的检测手段mNGS结果提示临床TM感染可能，进而促使我们与微生物室沟通，顺利培养及鉴定出TM。复旦大学附属中山医院感染病科开展mNGS近两年来，已进行两千余例检测，积累了丰富的经验，尤其是对疑难复杂感染病原体的确定及鉴别mNGS提供了精准快速的依据。

7. 双相性真菌并没有相关的CLSI药敏标准，因其易受双相性、培养温度、时间及药敏使用的媒介物等多因素影响，不同实验方法得出的药敏结果常不一致，但药敏结果可能对临床药物选择提供一定的依据。迄今国内外对非HIV者TM感染的治疗规范及指南尚未成统一意见；建议结合患者实际情况，合理选择抗真菌药物并适当延长抗真菌药物使用时间。文献报道两性霉素B、伊曲康唑、伏立康唑均对马尔尼菲篮状菌感染治疗有效，最小抑菌浓度MIC伏立康唑＜伊曲康唑＜两性霉素B；但氟康唑效果欠佳；两性霉素B和伊曲康唑依然是治疗马尔尼菲篮状菌感染的一线药物。针对HIV阳性者，美国CDC推荐两性霉素B，剂量为0.6 mg/（kg·d），持续2周；后伊曲康唑100 mg，口服，bid，持续治疗10周。《热病》（46版）推荐两性霉素B 0.5～1 mg/（kg·d）×2周，后伊曲康唑400 mg/d×10周，再减为200 mg/d，口服；HIV感染者需要长期使用。伏立康唑能通过血脑屏障，故对有颅内播散者可为首选。该患者全身多部位感染、病灶广泛，近期快速进展，伴骨质破坏，且症状明显骨痛剧烈，为避免感染加重引起截瘫、器官衰竭等严重并发症，快速缓解症状；我们选择两性霉素B诱导治疗，待病情控制后可考虑降阶梯为伊曲康唑或伏立康唑口服。

8. 该病临床少见，容易漏诊误诊，死亡率较高，文献综述统计约为25.76%。该病容易误诊为结核、组织细胞疾病、肿瘤、组织胞浆菌病等，有文献指出，对临床上发热病因不明、有全身多发性皮下包块患者，特别是HIV阳性者，强烈建议做血液、骨髓及分泌物的真菌培养。

参考文献

[1] 张建全，柳广南，杨美玲，等. 马尔尼菲青霉病并发溶骨性破坏八例临床分析[J]. 中华临床医师杂志，2011，5（13）：3912-3915.

[2] Pruetpongpun N, Khawcharoenporn T, Damronglerd P, et al. Disseminated talaromyces marneffei and mycobacterium abscessus in a patient with anti-interferon-gamma autoantibodies[J]. Open Forum Infect Dis, 2016, 3(2): 93.

[3] Qiu Y, Liao H, Zhang J, et al. Differences in clinical characteristics and prognosis of Penicilliosis among HIV-negative patients with or without underlying disease in Southern China: a retrospective study[J]. BMC Infect Dis, 2015, 15(1): 525.

病例111 进食烧烤后呕吐、腹泻止不住，体重骤减30斤，究竟谁在作怪？

作者·李 冰 金文婷 马玉燕
审阅·胡必杰 潘 珏

· 病史简介 ·

男性，33岁，上海人，2019-09-11收入复旦大学附属中山医院感染病科。

■ 主诉

反复恶心呕吐伴腹痛腹泻20余日。

■ 现病史

1. 患者20余日前进食烧烤（含海鲜、肉类、蔬菜等）后出现恶心呕吐，每日呕吐胃内容物2～3次，伴有上腹隐痛，进食后加重，伴黄色水样便3～4次，无黏液及脓血，排便后腹痛可缓解，无发热。

2. 2019-08-28患者外院就诊，查血常规：WBC 19.79×10⁹/L，N% 87.8%；粪常规：WBC 3～8/HP，隐血阳性；腹部超声：未见明显异常。予左氧氟沙星抗感染，症状无明显好转。

3. 2019-09-03患者至复旦大学附属中山医院急诊，查WBC 28.35×10⁹/L，N% 89.8%，CRP 74.6 mg/L。腹盆平扫CT：脂肪肝，肠系膜多发稍大淋巴结；胃充盈欠佳、局部壁稍厚。予头孢唑肟＋莫西沙星（2019-09-03至2019-09-04），头孢吡肟＋左氧氟沙星（2019-09-05），左氧氟沙星（2019-09-06至2019-09-10）抗感染。患者呕吐腹泻症状无明显好转。

4. 2019-09-11为进一步诊治，收住感染科。发病以来，纳差明显，每日仅进少量流质，每日腹泻3～4次，体重下降约15 kg。

■ 既往史及个人史

既往体健，否认高血压、糖尿病、炎症性肠病、肝炎、结核等疾病。否认手术史及过敏史。

· 入院检查 ·

■ 体格检查

1. T 37.5℃，P 108次/分，R 22次/分，BP 96/82 mmHg。

2. 皮肤巩膜无黄染，无肝掌、蜘蛛痣；全身浅表淋巴结未及肿大；腹平软，无压痛、反跳痛，未扪及肝脾肿大，移动性浊音阴性，肠鸣音5次/分。

■ 实验室检查

1. 血常规：Hb 168 g/L，WBC 25.57×10⁹/L，N% 89.6%，Eos% 0.2%，PLT 650×10⁹/L。

2. 粪常规：WBC 0 ～ 2/HP，粪隐血（+），粪培养细菌、真菌均阴性。

3. 血培养：细菌、真菌均阴性。

4. 炎症标志物：CRP 157.2 mg/L，ESR 46 mm/h，PCT 0.32 ng/mL。

5. 生化：ALT 55 U/L，AST 31 U/L，TBIL 9.3 μmol/L，UCB 3.3 μmol/L，Alb 35 g/L，LDH 336 U/L，肌酐 101 μmol/L，尿酸 626 μmol/L，钾 4.3 mmol/L，钠 133 mmol/L，氯 92 mmol/L，免疫固定电泳阴性。

6. 凝血功能：PT 17.2 s，TT 16.5 s，APTT 35.3 s，INR 1.58，D-D二聚体 1.89 mg/L。

7. 自身抗体、肿瘤标志物及甲状腺功能均正常。

8. 肝炎标志物、抗HIV抗体、梅毒抗体、EBV、CMV及柯萨奇B组病毒IgM均阴性。

9. T-SPOT.TB：A/B 2/1。

■ **辅助检查**

1. 心电图：窦性心律，T波改变（T波在Ⅱ、Ⅲ、aVF导联双相、浅倒置）。

2. 心脏彩超：静息状态下超声心动图未见异常。

3. 胸部CT：两肺未见明显活动性病变。

4. 腹盆增强CT：肠系膜区多发稍大淋巴结，较2019-09-03片相仿。

临床分析

■ **病史特点**

患者为青年男性，急性起病，病程20余日，主要表现为反复恶心呕吐、腹痛腹泻，多为水样便，不含黏液及脓血。WBC、ESR和CRP等炎症指标升高明显，粪常规白细胞增多，予头孢菌素及氟喹诺酮类抗感染治疗效果不佳。诊断与鉴别诊断考虑如下。

■ **诊断分析**

1. 感染性疾病：包括细菌、病毒、寄生虫等各类病原引起的呕吐腹泻。患者进食油腻不洁食物后出现呕吐及腹痛腹泻，且血及粪便白细胞均升高，感染性疾病需首先考虑。导致急性胃肠道感染的常见细菌包括：志贺菌、沙门菌、空肠弯曲杆菌、副溶血弧菌、大肠杆菌等；但患者经头孢菌素及氟喹诺酮类治疗症状无缓解，需考虑病毒、寄生虫、其他细菌、耐药菌及结核等少见病原体。患者入院后查粪培养、血培养、T-SPOT.TB均阴性，可进一步行寄生虫抗体、肠道病毒等检查，还可行粪便、外周血mNGS检测寻找可能存在的少见致病菌。

2. 非感染性疾病。

• 自身免疫性疾病：如溃疡性结肠炎、克罗恩病等炎症性肠病。此类疾病常为慢性病程，溃疡性结肠炎可表现为腹痛腹泻及便血，而克罗恩病除腹痛腹泻外，可伴有肠梗阻、瘘管、腹腔脓肿、肛周病变。患者病程20余日，粪便中无肉眼可见的黏液脓血，除腹泻外还存在反复呕吐，腹部CT未发现肠梗阻及腹腔脓肿，查体亦无肛瘘，可行胃肠镜检查明确诊断。

• 代谢性疾病：如甲亢、肾上腺皮质功能减退、内分泌细胞瘤（如胃泌素瘤、血管活性肠肽瘤），患者除呕吐腹泻外无其他激素异常相关临床表现，可检查相关激素水平以排除。

• 肿瘤性疾病：常见的有结直肠癌、胃癌，较为隐匿的有小肠恶性肿瘤，更罕见的有累及消化道的淋巴瘤，必要时可行胃肠镜、PET/CT等寻找病灶，通过组织病理明确诊断。

• 其他：如急性中毒、放射性胃肠炎等，患者缺乏相关既往史及接触史。

进一步检查、诊治过程和治疗反应

1. 2019-09-12患者诉饮食后腹痛，解水样便5次，呕吐胃内容物1次，呕吐大量黄色液体1次；予头孢哌酮/舒巴坦（3 g，q8 h）+复方SMZ（1.44 g，tid）抗感染；并充分补液支持。

2. 2019-09-13患者体温转平，当天腹泻次数减少为1次，呕吐胃内容物1次，查呕吐物隐血阳性，随访WBC 29.95×10^9/L，N% 91.9%，Hb 136 g/L，CRP 87.9 mg/L，PCT 0.76 ng/mL。外周血mNGS：检出伤寒沙门菌核酸序列1条，意义不明（图111-1）。

3. 2019-09-14患者腹泻次数再次增多，解水样便7次，伴呕吐胃内容物3次，查体脐周及左下腹压痛明显，无反跳痛，肠鸣音活跃。加强补液支持，辅以益生菌调节肠道菌群。

4. 2019-09-15消化科会诊：建议进一步排查肠道寄生虫，监测胰高血糖素、胃泌素、ACTH及皮质醇水平，小肠增强CT，胃肠镜检查。患者及家属拒绝胃肠镜检查。

5. 2019-09-16近两日患者腹泻次数4～6次/天，呕吐2～3次/天，随访炎症标志物均较前降低：WBC 17.63×10⁹/L，N% 88.9%，ESR 42 mm/h，CRP 55.1 mg/L。凝血功能异常较前显著：PT 20.1 s，INR 1.84；停头孢哌酮舒巴坦及SMZ，改为左奥硝唑（0.5 g，q12 h）抗感染。腹部增强MRI+MRCP：肠系膜多发稍大淋巴结。

6. 2019-09-18患者腹泻及呕吐次数均为2～3次/天，查高血糖素、胃泌素、ACTH及皮质醇均正常水平；粪便mNGS：检出伤寒沙门菌种严格核酸序列数3条，未检出真菌、病毒及寄生虫（图111-1）。因外周血及粪便mNGS均检出伤寒沙门菌核酸序列，虽然数量极少，考虑伤寒沙门菌感染不能完全除外，故抗感染方案调整为哌拉西林/舒巴坦（4.5 g，q8 h）。

属名	属相对丰度(%)	属严格序列数	种名	覆盖度（%）	种序列数	种严格序列数
沙门菌属	0.18	1	伤寒沙门菌	0.001	1	1

A

属名	属相对丰度(%)	属严格序列数	种名	覆盖度（%）	种序列数	种严格序列数
沙门菌属	0.01	3	伤寒沙门菌	0.030 1	30	3

B

图111-1 患者外周血及粪便mNGS报告 A. 2019-09-13外周血（2019-09-11采样）mNGS报告：检出极少量伤寒沙门菌序列；B. 2019-09-18粪便（2019-09-16采样）mNGS报告：检出极少量伤寒沙门菌序列，未检出真菌、病毒及寄生虫

7. 2019-09-20消化科随访：腹泻较前好转，仍有进食后呕吐，再次建议胃肠镜检查并排除中枢神经系统疾病所致呕吐可能。患者及家属再次拒绝胃肠镜检查。

8. 2019-09-24患者腹泻次数增至4次/天，呕吐较前相仿，体温升至38.4℃。随访：WBC 16.21×10⁹/L，N% 89.7%，PLT 596×10⁹/L，ESR 50 mm/h，CRP 112.1 mg/L，PCT 0.84 ng/mL，血培养阴性。抗感染治疗升级并覆盖艰难梭菌：美罗培南（1 g，静脉滴注，q8 h）+万古霉素（0.125 g，口服，qid）。随访凝血功能：PT 42.9 s，INR 3.94，较前显著上升，予冰冻血浆200 mL输注。

9. 2019-09-25患者行PET/CT检查：胃壁及肠壁弥漫性糖代谢增高，肠系膜多发稍大淋巴结，均考虑为炎性病变可能；肠管扩张、积液；骨髓及脾脏反应性增生可能（图111-2）。因凝血功能异常及血小板升高请血液科会诊：建议行骨髓穿刺、活检及JAK-2、MPL、BCR/ABL、CALR基因检测。

10. 2019-09-26主任查房，仔细追问病史，患者反映此次进食烧烤前已经有反复腹泻近2年，每日2～3次糊状或水样便，但自觉与此次发病无关，故之前医生询问病史时未提及。

11. 2019-09-26调整抗感染治疗（美罗培南静脉滴注+万古霉素口服）后患者体温转平，腹泻及呕吐情况较发热前相仿；随访凝血功能：PT 13.9 s，INR 1.28。行骨髓穿刺及骨髓活检。小肠增强CT：未见异常，肠系膜区多发稍大淋巴结，较2019-09-11片相仿。

12. 2019-09-27邀请消化科、血液科、风湿科及核医学科进行MDT讨论：患者经抗感染治疗症状缓解不明显，PET/CT见胃壁及肠壁弥漫性糖代谢增高；建议予流质饮食，行胃肠镜检查，如有条件需完善小肠组织活检及各类炎症性肠病相关指标筛检。另一方面，患者凝血功能障碍及血小板异常增高，目前血液系统肿瘤依据不足，待骨髓穿刺及活检结果。

13. 2019-09-27神经内科会诊，神经系统查体未见明显异常，暂无特殊处理；骨髓JAK-2、MPL、CALR等基因检测均未发现突变。

14. 2019-09-27与患者再次沟通，终于同意行胃镜检查。胃镜检查报告：镜下见胃窦胃底黏膜肿胀糜烂，予活检（图111-3）。

15. 2019-09-29腹泻及呕吐无改善，随访WBC 18.75×10⁹/L，N% 91.7%，PLT 446×10⁹/L，ESR 37 mm/h，CRP 90.3 mg/L，PCT 0.37 ng/mL，PT 11 s，INR 1.01。

16. 2019-09-29骨髓穿刺及活检结果未见明显异常（图111-4）。2019-09-27送检胃窦及胃底组织细菌及真菌涂片、涂片找抗酸杆菌、细菌及真菌培养均阴性。

17. 2019-10-02患者仍腹泻伴呕吐，炎症指标无下降，停用碳青霉烯类，抗感染治疗调整为：甲硝唑（0.5 g，q8 h）+多西环素（0.1 g，q12 h）。继续维持水电解质平衡、营养支持及调节肠道菌群等治疗。

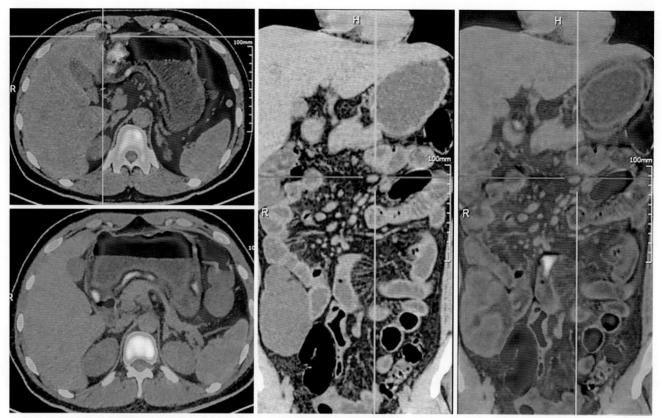

图111-2 2019-09-25患者PET/CT检查结果 胃壁及肠壁弥漫性糖代谢增高（胃壁SUV_{max} 7.6，肠壁SUV_{max} 6.2），肠系膜多发稍大淋巴结（较显著3枚约14.7 mm×10 mm、12.6 mm×8.5 mm和15 mm×9 mm，SUV_{max} 2.8）

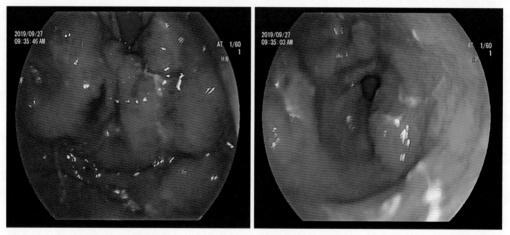

图111-3 2019-09-27患者胃镜下表现 胃底（左图）黏膜僵硬，胃窦（右图）充血水肿，散在黏膜隆起灶，质软，略僵硬，蠕动存在

18. 2019-10-08患者发热，体温波动于37.5～38.5℃，腹泻5～7次/天，呕吐3～4次/天，进食腹泻呕吐加重；予禁食，深静脉置管，加强静脉营养支持。

19. 2019-10-08无痛肠镜前评估患者麻醉风险，建议随访胃镜明确是否存在胃潴留，胃镜下见全胃黏膜充血水肿，散在黏膜点片状糜烂，并被覆白苔，胃蠕动差（与2019-09-27镜下表现比较：黏膜水肿加重，新增多发糜烂及白苔样附着物）（图111-5）。

20. 2019-10-08患者行结肠镜检查：盲升结肠、横结肠、降结肠、乙状结肠及直肠黏膜均充血水肿，未见明显肿块及息肉。

21. 2019-10-14患者胃组织病理结果：肠单形性亲上皮性T细胞淋巴瘤；停抗感染治疗（图111-6）。

22. 2019-10-16转肿瘤内科治疗，后续予以姑息一线CHOP+西达本胺方案化疗。

手术医院	中山本部	送检日期	2019-09-26	审核日期	2019-09-29
巨检	骨髓组织：灰褐色条索样物一条，长2 cm，直径0.2 cm。				
病理诊断	（骨髓）镜下骨髓造血组织与脂肪组织比约占60%，造血组织三系细胞均可见到，造血组织中散在少数核深染细胞，正在行免疫组化检查以协助诊断。				
	补充报告（2019-09-29）：				
	（骨髓）免疫组化结果示巨核系细胞轻度增生，约占骨髓有核细胞的6%，细胞大小不一，部分细胞体积较小；有核红细胞约占骨髓有核细胞的20%，细胞轻度减少，分布稍紊乱，细胞形态未见异常；粒系细胞约占骨髓有核细胞的60%，细胞轻度增生，细胞分布稍紊乱，形态未见异常。淋巴细胞数目不增多，浆细胞数目稍增多，约占骨髓有核细胞的7%，考虑反应性增生；倾向造血组织反应性增生伴有核红细胞增生轻度受抑制，请结合临床。				
	免疫组化（2019-N27007）：19S52096-001，CD138（少数阳性），CD20（少数阳性），CD235a阳性，CD3（少数阳性），CD61（巨核细胞阳性），CD34（个别阳性），CD56阴性，CD5（少数阳性），CD79α（少数阳性），Cyclin-D1阴性，EMA（少数阳性），Ki-67（60%阳性），MPO阳性，CD10阴性，CD117阴性，CD23（个别阳性），TDT阴性。				
	特殊染色：刚果红阴性，铁染色阳性，网状纤维染色（MF-0-1）。				

图111-4　2019-09-29患者骨髓活检病理报告　倾向造血组织反应性增生伴有核红细胞增生轻度受抑制

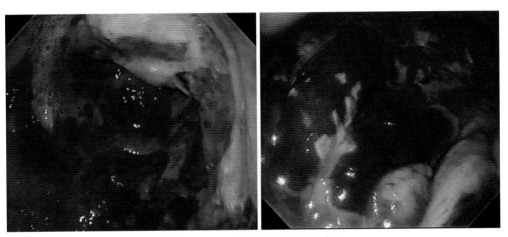

图111-5　2019-10-08患者胃镜下表现

手术医院	中山本部	送检日期	2019-09-27	审核日期	2019-10-14
巨检	胃窦：灰白色组织1粒，直径约为0.2 cm。球部：灰白色组织1粒，直径约为0.2 cm。降部：灰白色组织1粒，直径约为0.2 cm。胃角：灰白色组织1粒，直径约为0.2 cm。胃底：灰白色组织1粒，直径约为0.2 cm。				
病理诊断	补充报告（2019-10-11）：（胃窦、胃角、胃底、球部、降部）黏膜慢性炎，部分区上皮明显增生，间质及上皮巢内见大量淋巴细胞浸润，各部位活检形态基本一致。结合免疫组化及特殊染色结果，符合肠单形性亲上皮性T细胞淋巴瘤（monomorphic epitheliotropic intestinal T-cell lymphoma）。				
	免疫组化（2019-N27189）：19G66148-001，CK（pan）（上皮阳性），CAM5.2（上皮阳性），CK8（上皮阳性），CD20（少量阳性），CD79α（少量阳性），CD3阳性，Ki-67（60%阳性），CD5（少量阳性），CD10（点灶阳性），CD23（点灶阳性），CD4阴性，CD8阳性，CD56阳性，TIA-1阳性，Perforin阳性，GranB阴性。				
	19G66148-005：CK（pan）（上皮阳性），CAM5.2（上皮阳性），CK8（上皮阳性），CD20（少量阳性），CD79α（少量阳性），CD3阳性，Ki-67（60%阳性），CD5（少量阳性），CD10（点灶阳性），CD23（点灶阳性），CD4阴性，CD8阳性，CD56阳性，TIA-1阳性，Perforin阳性，GranB阴性。				
	特殊染色：19G66148-001、002、003、004、005，PAS阳性，刚果红阴性，消化PAS阳性。				

图111-6　患者胃组织活检病理报告

最后诊断与诊断依据

最后诊断

肠单形性亲上皮性T细胞淋巴瘤（累及胃肠道、肠系膜淋巴结）。

诊断依据

患者为青年男性，急性起病，主要表现为反复呕吐、腹泻伴间歇性发热。追问病史，实际病程长达两年。消化道症状可能与进食烧烤食物无关。实验室检查示WBC、CRP、ESR等炎症指标显著上升，粪培养阴性，抗感染治疗效果不佳。进一步行血和粪mNGS检查，结果示极少量伤寒沙门菌核酸序列，予以多种能覆盖本菌的抗感染治疗，也无效。病程中出现PLT异常升高伴凝血酶原时间延长，骨髓穿刺及活检未见明显异常。腹部CT、小肠增强CT及腹部MRI均提示肠系膜区多发稍大淋巴结，进一步行PET/CT示：胃壁及肠壁弥漫性糖代谢增高，肠系膜多发稍大淋巴结。胃镜检查见胃窦胃底黏膜肿胀糜烂，组织活检病理提示：肠单形性亲上皮性T细胞淋巴瘤。综合分析，诊断为肠单形性亲上皮性T细胞淋巴瘤（累及胃肠道、肠系膜淋巴结）。

经验与体会

1. 肠单形性亲上皮性T细胞淋巴瘤（monomorphic epitheliotropic intestinal T-cell lymphoma，MEITL）即肠病相关T细胞淋巴瘤Ⅱ型，是外周T细胞淋巴瘤的一种，十分罕见，仅占胃肠道淋巴瘤的1%；好发于亚洲男性，男女比例2.55∶1，中位年龄58岁。临床表现为腹痛、腹泻、肠穿孔、出血和纳差，另外近一半的患者会出现发热、盗汗、体重减轻等症状。MEITL大部分为小肠单一病变，小肠镜下见黏膜弥漫性增厚，伴细颗粒状凸起和半圆形浅溃疡，好发于空肠（50%）、回肠（45%），也可累及结直肠（31%）与胃（5%），多部位受累占36%。本例患者青年男性，腹痛呕吐及体重减轻表现突出，病程中伴间歇性发热，病灶弥漫，同时累及胃和肠道；小肠增强CT未见明显异常，内镜下表现以胃部病变更为显著，在MEILT中亦属少见。

2. 患者入院时隐瞒了既往长达2年的腹泻史，仅反映了此次不洁饮食后急性起病，且WBC、ESR、CRP等炎症指标升高明显，粪常规白细胞增多，种种线索均诱导临床医师首先考虑感染性疾病，而降低了对非感染性疾病的重视程度，对早期明确诊断增添了不少障碍。经长时间抗感染治疗，疗效甚微，经过仔细询问病史，终于发现"隐藏"信息。

3. 在患者拒绝胃肠镜检查，且CT及MRI等腹部影像学检查未见明显异常时，PET/CT发现胃壁及肠壁弥漫性糖代谢增高，给予临床医师启示，经过与患者反复沟通，最终通过胃镜检查及病灶组织活检明确诊断。值得注意的是患者在病程中曾因血小板异常升高及凝血功能障碍行骨髓穿刺及活检，结果并未见肿瘤累及。据文献报道，MEITL中累及骨髓的仅占3%，绝大多数是通过胃肠道病灶活检确诊。

4. MEITL是一种高侵袭性的恶性T细胞淋巴瘤，预后差，患者无进展中位生存时间6.9个月，中位生存时间不到1年，1年和5年生存率仅40%和11%。年龄小于55岁，接受化疗和自体干细胞移植者预后相对较好。

参考文献

[1] Hong YS, Woo YS, Park G, et al. Endoscopic findings of enteropathy-associated T-cell lymphoma type Ⅱ: A case series[J]. Gut Liver, 2016, 10(1): 147−151.

[2] Nijeboer P, de Baaij LR, Visser O, et al. Treatment response in enteropathy associated T-cell lymphoma; survival in a large multicenter cohort [J]. Am J Hematol, 2015, 90(6): 493−498.

[3] Swerdlow SH, Campo E, Pileri SA, et al. The 2016 revision of the World Health Organization classification of lymphoid neoplasms [J]. Blood, 2016, 127(20): 2375−2390.

[4] Yi JH, Lee GW, Do YR, et al. Multicenter retrospective analysis of the clinicopathologic features of monomorphic epitheliotropic intestinal T-cell lymphoma [J]. Ann Hematol, 2019, 98(11): 2541−2550.

病例112 颈、胸、腹多发淋巴结肿大，淋巴瘤还是结核？

作者 · 缪 青 金文婷 马玉燕
审阅 · 胡必杰 潘 珏

· 病史简介 ·

男性，44岁，安徽人，2018-08-24收入复旦大学附属中山医院感染病科。

主诉

乏力伴体重下降3个月。

现病史

1. 2018-05患者因乏力、体重下降（2个月内体重下降5 kg）就诊外院，诊断糖尿病，予以口服降糖药治疗。同时胸部CT报告：右肺上叶胸膜下见斑片影，边缘模糊欠清；右肺散在纤维斑点及网点影伴多发小结节；纵隔内及双侧肺门见多发明显增大淋巴结。无发热、咳嗽、咳痰、呼吸困难等不适，未予治疗。

2. 2018-08-03患者于上海某三甲医院就诊，胸部CT较前无好转，查血常规：WBC：5.50×10⁹/L，CRP 8.83 mg/L，ESR 30 mm/h。2018-08-06行超声内镜引导下的经支气管镜针吸活检（Endobronchial Ultrasound-guided Transbronchial Needle Aspiration，EBUS-TBNA），外院病理复旦大学附属中山医院会诊示见不典型肉芽结节，未见到明确凝固性坏死组织，特殊染色结果见少许抗酸染色阳性杆菌。淋巴结组织mNGS未见有意义病原体；行胸腔穿刺，胸腔积液常规：有核细胞10 000×10⁶/L，L% 91%，M% 3%，ADA 22.8 U/L。

3. 2018-08-10患者外院PET/CT示：多发区域淋巴结（左颈外及两侧颈根部、纵隔、胸壁、腹腔及腹膜后）肿大，FDG代谢异常增高。2018-08-17外院再次行EBUS-TBNA，病理示受挤压的淋巴样细胞和局部嗜酸性上皮样细胞结节形成，肉芽肿性病变不除外。

4. 2018-08-24为进一步明确病因，收入感染病科。

5. 患者自述2017年5月体检胸部CT发现纵隔内少量小淋巴结，其余未见明显异常。

既往史及个人史

患者否认其他基础疾病。

· 入院检查 ·

体格检查

1. T 35.8℃，P 80次/分，R 20次/分，BP 96/73 mmHg。

2. 查体：浅表淋巴结未及肿大，皮肤无皮疹、瘀斑等。肺部听诊清音，未闻及干湿啰音。心脏及腹部查体无特殊。

实验室检查

1. 血常规：WBC 3.57×10⁹/L，N% 43.9%，Hb 137 g/L，PLT 314×10⁹/L。

2. 炎症标志物：ESR 11 mm/h，hsCRP 9.8 mg/L，PCT 0.09 ng/mL。

3. 生化：ALT/AST 21/17 U/L，Alb 41 g/L，Cr 61 μmol/L，糖化血红蛋白5.5%，Ca^{2+} 2.22 mmol/L。

4. 血气分析（不吸氧）：PaO_2 73 mmHg，PCO_2 41 mmHg。

5. T-SPOT.TB：A/B 0/0；G试验阴性。

6. 肿瘤标志物：CEA 1.5 ng/mL。

7. 自身抗体：抗核抗体颗粒1：100，RF阴性。

8. 细胞免疫：淋巴细胞数980.5 /μL，CD4淋巴细胞422 /μL。

9. 血管紧张素转化酶（ACE）32.3 U/L。

辅助检查

胸部CT：两肺弥漫病变，伴双侧颈根部、纵隔、心隔角多发淋巴结肿大，右侧少量胸腔积液，考虑肉芽肿性炎性病变（结节病等）可能大，MT不能完全除外（图112-1）。

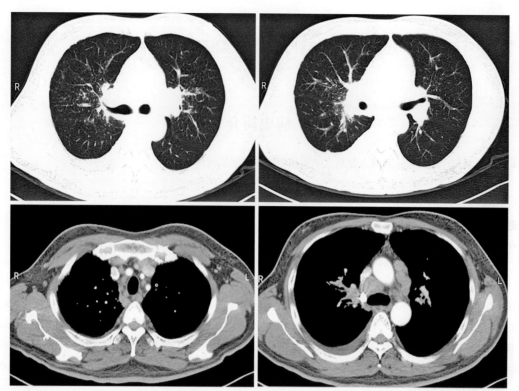

图112-1 2018-08-24患者胸部CT检查结果 两肺弥漫病变，伴双侧颈根部、纵隔、心隔角多发淋巴结肿大，右侧少量胸腔积液，考虑肉芽肿性炎性病变（结节病等）可能大，MT不能完全除外

临床分析

■ 病史特点

患者为中年男性，既往无基础疾病，发现肺部病灶、淋巴结增大3个月，伴体重下降，否认发热、盗汗、咳嗽等不适。WBC、ESR、PCT不高，CRP轻度升高，影像学示双肺多发斑点斑片影，以右上肺为著，纵隔、肺门、颈部及腹腔多发淋巴结肿大，伴胸腔积液。外院多次淋巴结病理均显示肉芽肿性病变，纵隔淋巴结组织mNGS未检出特殊病原体，需考虑如下疾病。

■ 诊断分析

1. 淋巴瘤：该患者消耗症状起病，外院PET/CT显示全身多发淋巴结肿大伴糖代谢升高，需考虑淋巴瘤等肿瘤性疾病可能。但不支持的点为该患者无发热，且外院多次活检未见明显肿瘤依据，故必要时需重复活检，寻找证据。

2. 结核感染：该患者无明显呼吸道症状，全身多发淋巴结肿大伴胸腔积液，病灶进展缓慢，外院TBNA病理见少量抗酸阳性；同时胸腔积液为以单核细胞为主的渗出液，ADA升高，因此需考虑结核感染。但该患者复旦大学附属中山医院T-SPOT.TB阴性，肺内病灶为肺门周围的斑点影伴少许间质改变，非典型结核感染表现；可重复胸腔积液穿刺送检、支气管镜肺组织活检/E-BUS，必要时诊断性治疗。

3. 结节病：该患者一般情况较好，炎症标志物基本正常，全身多发淋巴结肿大，以肺部为主，外院病理曾倾向结节病可能。因此高度怀疑结节病，但该患者并发胸腔积液，ADA升高，入院后查ACE正常范围，不完全支持该诊断。必要时可再次组织病理活检，同时进一步完善病原学检查，排除分枝杆菌、真菌、病毒等感染因素。

进一步检查、诊治过程和治疗反应

■ 诊治过程

1. 2018-08-27介入超声下患者胸腔积液穿刺：引流出约70 mL淡黄色液体，蛋白定性阳性，WBC 9 000/mm³，多核10.0%，单核90.0%，LDH 214 U/L，CEA 0.8 ng/mL，ADA 48 U/L；涂片找细菌、真菌、抗酸杆菌均阴性。

2. 2018-08-28患者行支气管镜EBUS-TBNA及经支气管镜肺活检术（TBLB）：管腔通畅，黏膜光滑，未见新生物。超声探及4R组淋巴结直径约20 mm，超声引导下行TBNA共4次，7组淋巴结直径约30 mm，超声引导下行TBNA共2次，透视引导下于右上肺后段病灶处行TBLB。

3. 2018-08-29患者气管镜活检病理示：（右上后段TBLB）肉芽肿性病变。（4R组、7组纵隔淋巴结TBNA）肉芽肿性病变（图112-2）。肺组织、淋巴结组织找细菌、真菌、抗酸杆菌均阴性。

4. 2018-08-29拔出患者胸腔引流管。综合病史，结节病与结核感染难以鉴别，考虑结核感染不除外，暂予异烟肼+利福平+乙胺丁醇+吡嗪酰胺四联抗结核治疗，予以出院，密切随访。

巨检	小瓶：灰白碎组织一堆，共计直径0.2 cm。大瓶：灰褐泥沙样物，直径0.2 cm。包埋盒：血丝样物。
病理诊断	（右上后段TBLB）肉芽肿性病变。 （4R组、7组纵隔淋巴结TBNA）肉芽肿性病变，正在行免疫组化及特殊染色检查以协助诊断。 补充报告（2018-09-06）： （4R组、7组纵隔淋巴结TBNA）肉芽肿性病变，特殊染色未查见阳性菌，请结合临床。 免疫组化（2018-N22515）：18S42251-002，CD68（KP1）（组织细胞阳性），CK（pan）阴性。 特殊染色：18S42251-002，PAS阴性，抗酸阴性，六胺银阴性，网状纤维染色（网状纤维阳性）。 备注：结核PCR结果为阴性。
巨检	
病理诊断	涂片见较多淋巴细胞，部分可疑类上皮细胞，倾向肉芽肿性病变，请做进一步检查诊断。

图112-2 2018-08-29患者纵隔淋巴结及肺组织病理报告

▣ 出院后随访

1. 2018-09-06患者支气管镜EBUS-TBNA及TBLB病理补充报告：肺组织、4R、7组淋巴结特殊染色阴性，结核PCR阴性。

2. 2018-10-19复查患者胸部CT示肺部结节及右侧胸腔积液较前增多，随访ESR 16 mm/h，hsCRP 10.3 mg/L。再次胸腔穿刺引流，胸腔积液仍为以淋巴细胞为主渗出液，ADA 37.0 U/L；抗结核方案调整为异烟肼+利福平+左氧氟沙星+吡嗪酰胺。

3. 2018-10-26患者胸腔积液、肺组织mNGS均阴性。

4. 2018-11-06复查患者胸部CT示：两肺弥漫病变，双侧颈根部、纵隔、心隔角多发淋巴结较2018-10-19相仿，右侧胸腔积液减少。复查T-SPOT.TB A/B 0/0，第一次住院时胸腔积液、肺组织、淋巴结组织分枝杆菌培养均阴性，因结核病原学证据欠充分，且抗结核效果不佳，考虑结节病可能大，予以甲泼尼龙（40 mg，qd），继续抗结核治疗。2018-11-12减量（30 mg，qd），后逐渐减量。

5. 2018-12-13患者胸部CT示较前2018-11-06明显缩小；肺内病变，较前片明显好转；原右侧胸腔积液，现基本吸收。

6. 2019-01-28患者胸部CT：两肺病灶较2018-12-13进一步吸收，多发淋巴结较2018-11-06继续缩小；停用抗结核治疗，甲泼尼龙片（4 mg，口服，qd）。

7. 2019-04-04患者胸部CT：两肺病灶基本吸收，肿大淋巴结较前相仿，继续甲泼尼龙片（4 mg，口服，qd），07-08停用甲泼尼龙片。

8. 2020-03-28患者胸部CT：两肺陈旧性改变，两侧肺门、纵隔小淋巴结，较前相仿（图112-3）。

· 最后诊断与诊断依据 ·

▣ 最终诊断

1. 结节病。

2. 合并结核病可能。

▣ 诊断依据

患者为中年男性，发现肺部病灶、淋巴结增大3个月，WBC、ESR、PCT不高，CRP略高，影像学提示双肺多发斑点斑片影，以右上肺为著，纵隔、肺门、颈部及腹腔多发淋巴结肿大，伴胸腔积液。患者多次EBUS-TBNA病理提示肉芽肿性病变，

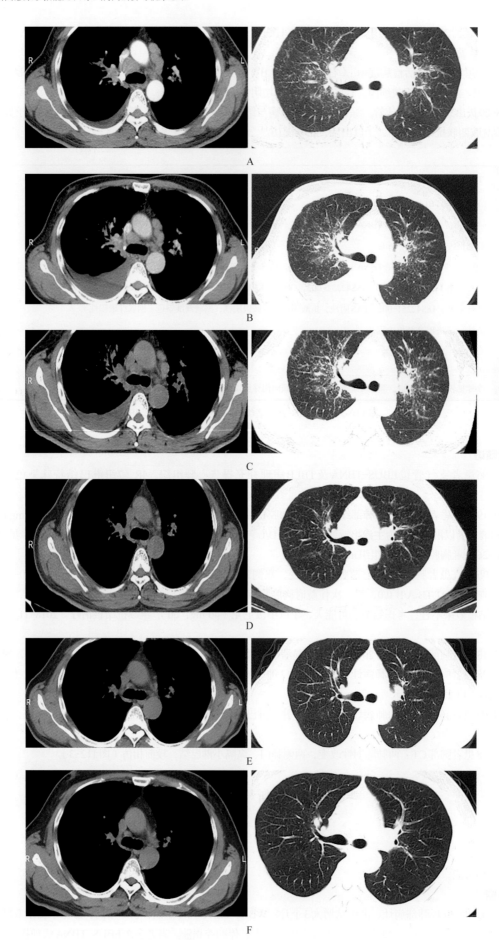

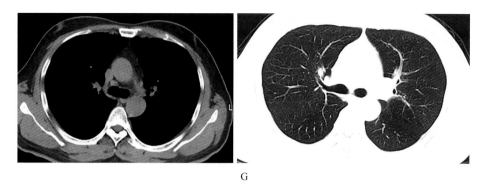

G

图112-3 患者胸部CT随访见病灶较前吸收　A. 2018-08-24胸部CT：两肺弥漫病变，双侧颈根部、纵隔、心隔角多发淋巴结肿大，右侧少量胸腔积液，2018-08-29 HRZE四联抗结核；B. 2018-10-19胸部CT：淋巴结部分略缩小，右胸腔积液增多，2018-10-24改HRZ+左氧氟沙星强效抗结核；C. 2018-11-06胸部CT：两肺病变及淋巴结较前相仿，右胸腔积液减少，2018-11-06甲泼尼龙（40 mg，qd），逐渐减量，抗结核方案同上；D. 2018-12-13胸部CT：两肺病灶较前明显好转，淋巴结较前明显缩小，右胸腔积液消失，2018-12-13甲泼尼龙（20 mg，qd），抗结核方案同上；E. 2019-01-28胸部CT：两肺病灶较2018-12-13进一步吸收，多发淋巴结较2018-11-06继续缩小，2019-01-28甲泼尼龙片（4 mg，qd），停用抗结核治疗；F. 2019-04-04胸部CT：两肺病灶基本吸收，淋巴结较前相仿，2019-04-04停甲泼尼龙片；G. 2020-03-27胸部CT：较2019年相仿，未复发，2020-03-27停药1年后随访

本次纵隔淋巴结组织结核PCR、组织mNGS均阴性；胸腔积液涂片找抗酸杆菌阴性，分枝杆菌培养阴性，胸腔积液mNGS阴性。单纯抗结核治疗效果不佳，使用激素后肺内病灶、胸腔积液迅速吸收，淋巴结逐渐缩小；结合影像、病理、微生物结果及治疗反应，考虑结节病诊断成立。

同时，该患者病程中出现胸腔积液，胸腔积液相关检查提示以单核细胞升高为主的渗出液，ADA升高；外院淋巴结组织特殊染色见少许抗酸染色阳性杆菌。结节病很少表现为胸腔积液，虽肺部病灶影像学特征不支持结核感染表现，但不能完全排除合并结核性胸膜炎和淋巴结结核感染可能，故同时予抗结核治疗5个月余。

· 经验与体会 ·

1. 深部淋巴结肿大的原因主要为结核感染、淋巴瘤、结节病等，本例患者首先考虑结节病，该病是以单个或多个脏器和组织非干酪性肉芽肿性病变为表现的疾病。结节病可侵犯全身各个脏器，肺部和淋巴系统最常受累。肺部表现从无症状至劳力性呼吸困难轻重不等，极少情况下可出现肺或其他器官功能衰竭。非特异性全身症状可包括乏力、不适、发热和体重减轻等。结节病的典型表现为对称性肺门淋巴结肿大，肺受累的典型表现是弥漫性间质性肺疾病，其他较少见的肺部表现包括气胸、胸膜增厚、乳糜胸和肺高压。

2. 结节病生理机制为多种原因引起的抗原驱动的免疫紊乱，其启动病程的确切刺激因子至今仍不明。现已发现众多微生物可能是结节病的病原体，尤其是分枝杆菌和丙酸杆菌。有荟萃分析结果表明，结节病中分枝杆菌分子诊断阳性率为26.4%，是正常人群检出率的9倍。因结节病的临床特征及病理学表现与结核分枝杆菌感染具有相似性，但两者的治疗方案完全相反，故鉴别诊断非常重要。结节病的诊断是排他性诊断，缺乏特异性的实验室指标，且分枝杆菌培养困难，在临床上两者往往难以鉴别。近几年，关于结节病合并结核的个案报道逐渐增多，甚至有部分结节病病例是在使用糖皮质激素治疗过程中出现影像学进展，进而诊断合并结核感染。因此，在诊断结节病时切记不要遗漏结核感染，同时在结节病的治疗过程中，当出现影像学进展时，除了考虑结节病进展外，还需要警惕结核感染的出现。对于本例患者，临床表现像结节病，但有胸腔积液、纵隔淋巴结组织特殊染色见少许抗酸染色阳性杆菌，故考虑两者并存；如仅用激素治疗而不抗结核治疗，会导致结核病灶播散，甚至危及生命。

3. 结节病治疗的主要药物是糖皮质激素，病变局限的无症状者或早期患者可自行缓解。本例患者结核不能完全除外，故治疗初期先抗结核治疗，但抗结核近2个月，病灶吸收不明显；加强抗结核仍效果不佳，考虑结节病可能大。此时，加用激素后肺内病灶、肿大淋巴结均快速明显好转，结合影像、病理、微生物结果及治疗反应，考虑结节病诊断成立。

4. 该患者病程中出现胸腔积液，胸腔积液常规及生化示以单核细胞升高为主的渗出液，ADA升高；外院淋巴结组织特殊染色见少许抗酸染色阳性杆菌；结节病很少表现为胸腔积液；故考虑结核性胸膜炎，且合并淋巴结结核可能。在激素使用基础上同时予抗结核治疗5个月余后胸腔积液消失，淋巴结缩小，因此考虑该患者在结节病基础上合并结核感染可能。临床上结节病与结核病鉴别困难，特别是对于γ干扰素释放试验阳性的患者，可考虑在激素治疗的同时抗结核治疗。

参考文献

[1] Crouser ED, Maier LA, Wilson KC. Diagnosis and detection of Sarcoidosis. An official American thoracic society clinical practice guideline[J]. Am J Respir Crit Care Med, 2020, 15: e26–e51.

[2] Gupta D, Agarwal R, Aggarwa AN, et al. Molecular evidence for the role of mycobacteria in sarcoidosis: a meta-analysis [J]. Eur Respir J, 2017, 30(3): 508–516.

病例 **113** 老年女性反复尿中白念菌，原因竟然是它

作者·苏 逸 金文婷 马玉燕 王苏珍 崔扬文
审阅·胡必杰 潘 珏

· 病史简介 ·

女性，65岁，江苏人，2020-09-18收入复旦大学附属中山医院感染病科。

■ 主诉

反复尿白细胞升高1个月余。

■ 现病史

1. 2020-08-10出现发热，T_{max} 38.9℃，伴畏寒，有上腹痛，剑突下明显，伴恶心呕吐，呕吐物为胃内容物，伴有血压降低（具体不详），就诊于当地医院急诊。血常规：WBC 13.7×10^9/L，N% 95.65%，hsCRP 196.13 mg/L，PCT 40.22 ng/mL；肝、肾功能及血电解质未见明显异常。予多巴胺维持血压，哌拉西林/他唑巴坦联合左氧氟沙星抗感染。2020-08-11胸部CT未见明显异常；腹部CT：右输尿管上段结石，继发其上段输尿管及肾盂肾盏扩张积液，双肾周渗出，右侧为著（图113-1）。尿常规：蛋白质（++），葡萄糖（+++），隐血（++），白细胞（+++），白细胞计数7 108/μL，红细胞计数676/μL；血培养阴性。2020-08-13尿培养回报：大肠埃希菌（产ESBL），白色念珠菌（氟康唑敏感）。后体温降至正常，炎症标志物未复查。

2. 2020-08-17转入泌尿外科，拟诊为"肾结石、右输尿管结石、右侧肾积水"，2020-08-19行经输尿管双J管置入术（图113-2），术后予头孢曲松×3天抗感染治疗。复查CT：① 两侧输尿管双J管置入术后；② 双肾结石；③ 左肾低密度灶；④ 双肾周渗出。术后反复查多次复查尿常规示白细胞数明显升高，尿涂片找见真菌孢子，尿培养示白色念珠菌。2020-08-28复查尿常规：白细胞1 875/μL；血常规WBC 12.3×10^9/L，N% 90.9%，hsCRP 4.96 mg/L。2020-09-14复查尿白细胞8 036/μL（图113-3）。

3. 为进一步诊治收入感染病科。患病以来，食纳和睡眠可，大便无殊。

■ 既往史与个人史

哮喘40余年，现泼尼松（15 mg，口服，qd）+沙美特罗替卡松粉吸入剂（每日1喷）。2016-12因左乳导管原位癌，行左乳切除术和前哨淋巴结活检术，术后服用阿那曲唑片（1 mg，qd）。高血压4年余；糖尿病4年余；2020-07因外伤后压缩性骨折，腰椎手术后。

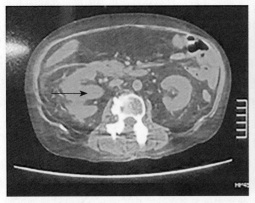 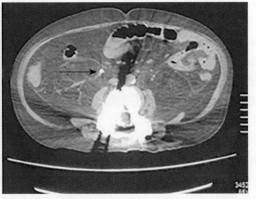

A B

图113-1　2020-08-11患者腹盆CT检查结果　A.箭头所指为右侧肾盂积水；B.箭头所指为右输尿管结石

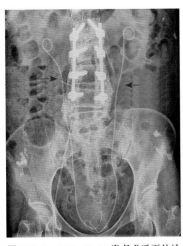

图 113-2　2020-08-20患者术后平片检查结果　箭头所指为双J管

图 113-3　患者入院前尿白细胞及培养结果

日期	尿白细胞计数（/μL）	培养结果
8.11	7 108	白色念珠菌 大肠埃希菌
8.14	1 370	
8.28	1 875	白色念珠菌
9.01	2 216	白色念珠菌
9.06	1 300	
9.10	3 544	白色念珠菌
9.14	8 036	

入院检查

■ 体格检查

1. T 37.2℃，P 70次/分，R 18次/分，BP 122/80 mmHg。
2. 双肺呼吸音清，未闻及明显啰音；心律齐，各瓣膜区未闻及杂音；腹部平软，无压痛，肝脾肋下未及，双肾区无叩痛。

■ 实验室检查

1. 血常规：WBC 8.34×10^9/L，N% 74.4%，Hb 111 g/L，PLT 345×10^9/L。
2. 炎症标志物：CRP 52.6 mg/L，ESR 12 mm/h，PCT 0.04 ng/mL。
3. 尿常规：尿蛋白（+），葡萄糖（++++），隐血（+），白细胞计数16 791/μL，红细胞计数61/μL。
4. 肝肾功能、心肌标志物及自身抗体均正常。
5. 糖化血红蛋白6.6%，随机血糖8.6 mmol/L。
6. 细胞免疫CD4 449 cells/μL，CD8 566 cells/μL，CD4/CD8 0.8。
7. T-SPOT.TB：A/B 0/0。
8. 尿涂片见真菌孢子。

■ 辅助检查

1. 心电图正常心电图。
2. 心脏彩超未见异常。

临床分析

■ 病史特点

患者为中年女性，乳腺癌术后、哮喘长期服用激素，急性起病，有高热、炎症标志物明显升高，尿常规白细胞明显升高，腹部CT提示双侧肾结石、右侧输尿管结石伴肾盂积水。尿培养提示白色念珠菌及大肠埃希菌，起初复杂性尿路感染诊断明确。予以哌拉西林/他唑巴坦+左氧氟沙星治疗后，体温高峰下降、炎症标志物下降，后因输尿管结石行双J管植入术，肾盂积水改善；但尿常规仍白细胞很高，仍需考虑尿路感染，病原体考虑如下。

■ 诊断分析

1. 白色念珠菌：患者外院术后反复尿涂片见真菌、尿培养示白色念珠菌，复旦大学附属中山医院入院后尿涂片示真菌孢子；未规范使用抗真菌药物。因此，考虑目前尿路感染病原体仍是白色念珠菌，确诊待尿培养及尿NGS检查。

2. 大肠埃希菌：大肠埃希菌是尿路感染最常见病原体，病程初期培养出产ESBL大肠埃希菌，术后使用对产ESBL大肠埃希菌无效的头孢曲松，因此可能存在合并大肠埃希菌感染情况。但外院后续多次尿培养均未见、目前无该病原体感染证据，确诊依赖尿培养及尿NGS结果。

3. 其他病原体感染：该患者为长期服用激素的免疫抑制患者，为复杂性尿路感染的易感人群。其他尿路感染病原体包括其他肠杆菌科、肠球菌及葡萄球菌或其他真菌感染不能完全排除，待进一步病原学检查。

进一步检查、诊治过程和治疗反应

1. 2020-09-18结合患者临床表现及初步结果，首先考虑白色念珠菌感染，予氟康唑胶囊（200 mg，口服，qd）+氟胞嘧啶片（1.5 g，口服，qid）抗感染；继续服用哮喘、高血压、糖尿病相关药物。

2. 2020-09-21患者尿培养（2020-09-18送检）结果：白色念珠菌（图113-4）。

细菌名称	结果/浓度	菌落计数
白色念珠菌	阳性	≥10万/mL
两性霉素B		≤0.5
氟康唑	S敏感	≤1

图113-4　2020-09-21患者尿培养药敏报告

3. 2020-09-21因患者反复尿培养白色念珠菌，且有双J管植入史，请泌尿外科会诊，有无更换双J管或取出双J管指征。泌尿外科会诊：建议按照规定时间在原手术医院更换或拔双J管。随访尿常规，尿培养，根据药敏试验对症治疗。

4. 2020-09-23患者尿NGS回报（2020-09-21送检）：检出大量白色念珠菌检出序列，未发现其他可疑病原体（图113-5）。

属			种			
属名	属相对丰度(%)	属严格序列数	种名	覆盖度（%）	种序列数	种严格序列数
念珠菌属	99.26	5 505	白色念珠菌	0.997 5	5 809	5 175
			都柏林念珠菌	0.010 1	32	4

图113-5　2020-09-23患者尿mNGS结果

5. 2020-09-25患者尿常规白细胞7 386/μL，考虑尿路感染尚未控制，建议患者去泌尿外科专家门诊就诊。

6. 2020-09-29患者泌尿外科MDT：考虑肾结石、输尿管结石诊断明确，外院因有梗阻+尿源性脓毒症，予以留置双J管，之后尿路感染迁延不愈，有更换双J管指征。但患者有哮喘病史，长期服用激素，考虑手术继发感染和组织损伤发生率较高。

7. 2020-10-08患者行经尿道膀胱镜输尿管镜输尿管扩张术+双侧输尿管软硬镜检查、扩张、钬激光碎石取石+输尿管D-J置换术，术中见输尿管有炎症水肿。取出双J管上见白色絮状物附着，结石、双J管送微生物培养（图113-6）。

8. 2020-10-09患者查WBC 19.32×10⁹/L，ESR 26 mm/h，CRP 61.1 mg/L，导尿管引流尿液略有浑浊，考虑合并细菌感染不除外；加用哌拉西林/他唑巴坦（4.5 g，q8 h），继续使用氟康唑+氟胞嘧啶。

9. 2020-10-10患者双J管NGS回报（2020-10-08送检）：检出大量白色念珠菌序列（图113-7）。

10. 2020-10-11患者肾结石培养（2020-10-08送检）结果：白色念珠菌（图113-8）。

11. 2020-10-13患者双J管培养结果（2020-10-08送检）：白色念珠菌（图113-9）。

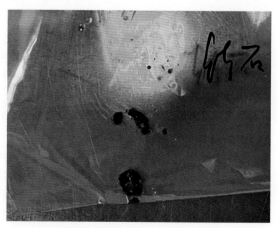

图113-6　2020-10-08患者术中结石

属			种			
属名	属相对丰度(%)	属严格序列数	种名	覆盖度(%)	种序列数	种严格序列数
念珠菌属	99.62	271 759	白色念珠菌	36.27	285 376	255 111
			都柏林念珠菌	0.396 4	1 447	86

图113-7 2020-10-10患者双J管mNGS报告

细菌名称	结果/浓度	菌落计数
白色念珠菌	(++)	
两性霉素B		≤0.5
氟康唑	S敏感	≤1
伏立康唑	S敏感	≤0.06

图113-8 2020-10-11患者肾结石培养药敏报告

编号	细菌名称	结果/浓度	菌落计数
4025	白色念珠菌	阳性	>15cfu
1	两性霉素B		≤0.5
2	氟康唑	S敏感	2
3	伏立康唑	I中介	0.25

图113-9 2020-10-13患者双J管培养（2020-10-08采样）药敏报告 WT：野生型（wild-type），未检测出相关耐药机制的菌株；NWT：非野生型（non-wild-type），存在某种耐药机制的菌株

12. 2020-10-14随访血常规：WBC 6.73×10^9/L，N% 53%，ESR 50 mm/h，CRP 4.1 mg/L，PCT 0.07 ng/mL；尿常规：白细胞13/μL，2020-10-14尿培养：阴性（图113-10～图113-12）。

13. 2020-10-15无发热，无尿频尿急尿痛，予以出院。门诊使用口服抗真菌治疗。拟3～4周后泌尿外科拔除双J管。

最后诊断与诊断依据

■ 最后诊断

1. 复杂性尿路感染：白念珠感染引起，双J管相关。

2. 肾、输尿管结石术后。

3. 乳腺癌术后，哮喘，高血压，2型糖尿病，腰椎术后。

■ 诊断依据

患者为中年女性，乳腺癌术后、哮喘长期服用激素，起病初期为急性起病，有高热、炎症标志物明显升高；尿常规白细胞明显升高，腹部CT提示双侧肾结石、右侧输尿管结石伴肾盂积水。尿培养提示白色念珠菌及大肠埃希菌，期初复杂性尿路感染诊断明确。予以哌拉西林/他唑巴坦+左氧氟沙星治疗后，患者体温高峰下降、炎症标志物下降。后因输尿管结石行双J管植入术，肾盂积水改善，但尿常规仍白细胞很高，外院反复尿培养示白色念珠菌，入复旦大学附属中山医院后尿培养、尿mNGS均检出白色念珠菌。复旦大学附属中山医院行输尿管置换术及取石术，术中取出双J管、结石均培养到白色念珠菌。予以使用氟康唑联合氟胞嘧啶治疗后患者体温转平，炎症标志物下降，尿常规WBC降至正常，尿培养转阴。故诊断为复杂性尿路感染，起病初期为白色念珠菌合并大肠埃希菌感染，后期为白色念珠菌感染。

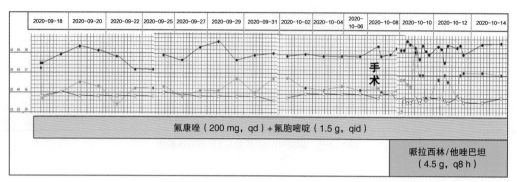

图113-10　患者体温及治疗经过

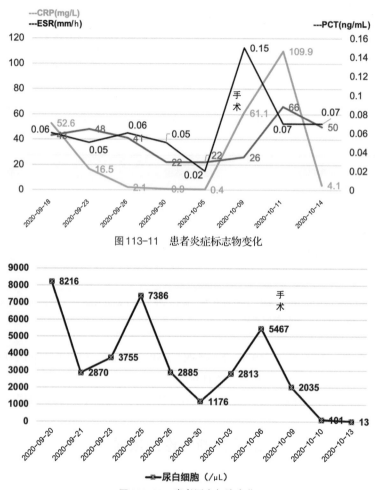

图113-11　患者炎症标志物变化

图113-12　患者尿白细胞变化

经验与体会

1. 双J管，是两头成"J"形的空心管道，也称输尿管支架管，双猪尾管，一般由不透X射线的聚酯和聚硅氧烷材料制成，直径F4～F8，长约30 cm（图113-13）。在泌尿外科疾病中，双J管具有支撑和引流的双重作用，具有解除梗阻、引流尿液、保护肾功能、减少漏尿等作用。该例患者由于输尿管结石引起肾盂积水、泌尿系统感染，在肾盂及输尿管内置入支架，可以起到充分引流，控制感染的作用。

2. 双J管相关感染是留置双J管较为常见的并发症，严重者可诱发逆行性尿源性脓毒症。细菌在导管表面可产生纤维蛋白、脂蛋白、多糖基质等多糖半百复合物从而形成生物被膜，被称为细菌生物膜。真菌生物膜是细胞外基质包裹下的由芽生孢子、假菌丝、菌丝等嵌入在胞外聚合物上形成的一种非均匀的混合物。约90%的念珠菌感染病例与医疗设备相关联的生物膜感染有关。白念珠菌、金黄色葡萄球菌是导管相关感染的常见分离菌，有时呈混合感染。且生物膜的形成是细菌适应外界环境的一种

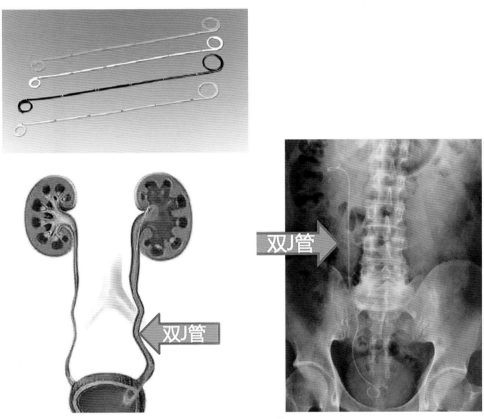

图113-13 双J管

防御反应，可促使细菌之间形成菌落并被生物膜包裹，可使病原菌避免抗菌药物的杀伤或促使耐药性的产生。因此，生物膜和病原菌菌落形成是双J管反复感染且治疗困难的重要因素。该患者尿路感染继发感染性休克，使用抗细菌药物，但未使用抗真菌药物；行双J管置入术后，白色念珠菌在泌尿系统持续繁殖导致肾输尿管慢性炎症。患者使用抗真菌治疗后炎症标志物下降，但尿白细胞无下降趋势，考虑存在双J管生物膜形成可能。

3. 双J管置入术后继发感染者，应根据尿培养及药敏试验使用敏感抗生素对症治疗；抗感染效果不佳，考虑生物膜形成时，应积极更换双J管。该患者在泌尿外科予以更换双J管、取石术后，后尿白细胞迅速下降至正常范围。

4. 单纯性的念珠菌尿往往难以区分是尿标本受到污染、膀胱定植、局部膀胱感染还是累及肾实质的上尿路病变。酵母菌数量或存在脓尿等尿液特征无法区分真菌定植和感染。若持续有念珠菌尿（尤其是糖尿病患者），应采用超声或CT对肾脏进行影像学检查，以评估是否有肾脏受累。对于有全身性症状或体征的念珠菌尿患者，应进行影像学检查及血培养以评估是否有播散性感染。本例患者尿白细胞持续升高，反复尿培养均提示白色念珠菌，影像学示肾脏及输尿管炎症，故考虑存在白色念珠菌尿路感染。

5. 美国感染病学会（IDSA）指南推荐对于氟康唑敏感的念珠菌尿路感染，氟康唑剂量为200 mg/d［3 mg/（kg·d）］。氟康唑以其活性形式排泄入尿液中，并且在尿液中可达到大多数念珠菌菌株的最低抑菌浓度。氟胞嘧啶亦可用于尿路真菌感染的治疗，可单药或与其他药物联合以治疗耐氟康唑的念珠菌感染。伏立康唑、泊沙康唑或艾沙康唑治疗念珠菌尿路感染的临床经验极少，只有在侵袭性感染累及肾脏或膀胱实质的患者中，这些药物可能会达到合适的水平。

参考文献

[1] Pappas PG, Kauffman CA, Andes DR, et al. Clinical practice guideline for the management of candidiasis: 2016 update by the infectious diseases society of America[J]. Clin Infect Dis, 2016, 62(4): e1-e50.

[2] Tobudic S, Kratzer C, Iassnigg A, et al. Antifungal susceptibility of Candida albicans in biofilms[J]. Mycoses, 2012, 55(3): 199-204.

[3] Yahav D, Green H, Eliakim-Raz N, et al. Early double J stent removal in renal transplant patients to prevent urinary tract infection-systematic review and meta-analysis of randomized controlled trials[J]. Eur J Clin Microbiol Infect Dis, 2018, 37(4): 773-778.

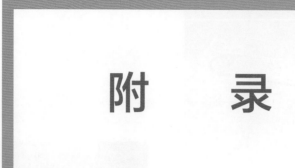

附　录

附录1·耐药结核治疗指南

整理者：金文婷

据2019年WHO全球结核病相关报道，估算2018年全球新发结核病患者约1 000万例，耐多药结核病（MDR-TB）和（或）利福平耐药结核病（RR-TB）患者48.4万例。我国是结核病高负担国家，估算2018年新发结核病患者约86.6万例，MDR-TB/RR-TB患者约6.6万例，因结核病死亡的HIV阴性患者约3.7万例。由于耐药结核病菌传播时间长、治疗方案复杂、疗程长、费用高、治疗依从性低、治愈率低，其已成为全球结核病控制面临的极大挑战，也是我国结核病控制的难点和重点问题。自1996年推出第1版耐药结核治疗管理指南以来，WHO目前共更新了九版相关内容，且从2016年以来，耐药结核治疗指南的更新速度和新研究的进展速度都明显加快。下文整理自2020年 *WHO operational handbook on tuberculosis. Module 4: Treatment-Drug-resistant tuberculosis treatment*（《结核病整合指南之模块4：耐药结核病治疗》）的药物分类和方案推荐（附表1-1、附表1-2）。

附表1-1　长程MDR-TB治疗方案的推荐药物分类

类别	药品名称	英文缩写
A组：纳入A组所有3种药物（除非不能使用）	左氧氟沙星/莫西沙星	Lfx/Mfx
	贝达喹啉	Bdq
	利奈唑胺	Lzd
B组：添加B组中1种或2种药物（除非不能使用）	氯法齐明	Csf
	环丝氨酸/特立齐酮	Cs/Trd
C组：当A组和B组的药物不能组成完整方案时，添加C组中药物	乙胺丁醇	EMB, E
	德拉马尼	Dlm
	吡嗪酰胺	Pza, Z
	亚胺培南/西司他丁或美罗培南	Ipm-Cln, Mpm
	阿米卡星（或链霉素或卷曲霉素）	Am(Sm, Cm)
	乙硫异烟胺或并丙硫异烟胺	Eto/Pto
	对氨基水杨酸	PAS
	帕司异烟肼	Pa

注：本表格用于指导个体化、长程的耐多药抗结核方案（短程方案基本上是固定的、标准化的方案，不适用本表格）。

附表 1-2　耐药结核方案

类别	2020 年版 WHO 耐药结核指南中的推荐
MDR–TB/RR–TB 长程治疗方案①	18 个月 Bdq（6 个月或更长）—（Lfx 或 Mfx）—Lzd—（Cfz 或 Cs）
MDR–TB/RR–TB 短程治疗方案②	4 ～ 6 个月 Bdq（6 个月）—（Lfx）—Cfz—Z—E—Hh—Eto/5 个月 Lfx—Cfz—Pa—Lzd
耐喹诺酮的 MDR–TB/RR–TB 治疗方案③	6 ～ 9 个月 Bdq—Pa—Lzd

注：① 长程方案：WHO 定疗程和选药方案，不定具体方案，且探索 6 个月以上 Bdq 的使用；② 短程方案：WHO 2020 年版指南在 2019 年版的基础上，采用 Bdq 替代注射类药物，采用了全口服方案；③ 耐喹诺酮的 MDR/RR–TB 治疗方案：WHO 采用了 Nix-TB 的临床研究结果，推荐在实施性研究条件下可采用 6 ～ 9 个月的（超短程）耐药方案。

参考文献

WHO. WHO operational hand book on tuberculosis. Module 4: treatment-drug-resistant tuberculosis treatment.[M]. Geneva: World Health Organization, 2020.

附录 2 · 2020 年《非结核分枝杆菌肺病的治疗：美国胸科学会 / 欧洲呼吸病学会 / 欧洲临床微生物与感染病学会 / 美国感染病学会临床实践指南》整理

整理者：姚雨濛

一、非结核分枝杆菌肺病的诊断标准[①]

1. 临床标准：肺部或全身症状。

2. 影像学标准：胸片示结节/空洞影，或 HRCT 示支气管扩张伴多发小结节。

以上同时满足，并且合理除外其他诊断。

3. 微生物学标准[②]。

（1）至少 2 次咳出痰培养阳性（若结果不确定，考虑重复抗酸染色及培养）。

（2）或者至少 1 次支气管冲洗或灌洗液培养阳性。

（3）或者经支气管/其他肺组织活检病理检查符合分枝杆菌组织学特征（肉芽肿性炎症/抗酸染色阳性）并且非结核分枝杆菌（NTM）培养阳性，或活检符合分枝杆菌组织学特点并且 1 次或以上痰或支气管冲洗液 NTM 培养阳性。

二、NTM 肺病的治疗

▇ 治疗

1. 问题：NTM 肺病患者是否应该接受抗微生物治疗，还是随访至有疾病进展证据时再治疗[即观察等待（watchful waiting）]？

推荐：符合 NTM 肺病诊断标准的患者，尤其是伴有抗酸杆菌痰涂片阳性和（或）空洞型肺病的情况下，建议开始治疗而不是观察等待（有条件推荐，疗效评估的确定性极低）。

2. 问题：患者应该接受经验性抗感染治疗，还是根据体外药物敏感试验结果进行治疗？

推荐：按以下情况决定。

（1）对于鸟-胞内分枝杆菌复合群（MAC）肺病患者，相比经验性治疗，更建议基于药物敏感试验结果给予大环内酯类药

---

① 当分离到不常见或常代表环境污染的 NTM 菌种时，应当向专家咨询。应对疑似 NTM 肺病但未达到诊断标准的患者进行随访，直到确立或排除诊断。是否给予治疗需基于个体患者的潜在风险和获益决定，达到诊断标准本身不一定代表需开始治疗。

② 为符合疾病诊断标准，当获得 2 次阳性培养结果时，菌种应当是同一种 NTM 菌种（或对于脓肿分枝杆菌而言，应当是同一亚种）。

物和阿米卡星治疗（有条件推荐，疗效评估的确定性极低）。

（2）对于堪萨斯分枝杆菌（*M. kansasii*）肺病患者，相比经验性治疗，更建议基于药物敏感试验结果的利福平治疗（有条件推荐，疗效评估的确定性极低）。

（3）对于蟾分枝杆菌（*M. xenopi*）肺病患者，专家组认为尚无足够证据以作出关于支持或反对基于药物敏感试验结果进行治疗的推荐意见。

（4）对于脓肿分枝杆菌（*M. abscessus*）肺病患者，相比经验性治疗，更建议基于药物敏感试验结果的大环内酯类药物和阿米卡星治疗（有条件推荐，疗效评估的确定性极低）。对于大环内酯类药物的使用，需要14天培养和（或）*erm*（*41*）基因测序，以评估潜在的诱导性大环内酯类耐药。

■ 鸟-胞内分枝杆菌复合群

鸟-胞内分枝杆菌复合群（MAC）肺病推荐治疗方案见附表2-1。

附表2-1　鸟-胞内分枝杆菌复合群、堪萨斯分枝杆菌、蟾分枝杆菌肺病的推荐治疗方案

病原体		药物种数（种）	治疗药物方案①	给药频率
鸟-胞内分枝杆菌复合群	结节/支气管扩张型	3	阿奇霉素（克拉霉素） 利福平（利福布丁） 乙胺丁醇	每周3次
	空洞型	≥3	阿奇霉素（克拉霉素） 利福平（利福布丁） 乙胺丁醇 静脉阿米卡星（链霉素）②	每天（阿米卡星可每周3次给药）
	难治性③	≥4	阿奇霉素（克拉霉素） 利福平（利福布丁） 乙胺丁醇 阿米卡星脂质体吸入混悬液或静脉阿米卡星（链霉素）②	
堪萨斯分枝杆菌		3	阿奇霉素（克拉霉素） 利福平（利福布丁） 乙胺丁醇	每天
		3	阿奇霉素（克拉霉素） 利福平（利福布丁） 乙胺丁醇	每周3次
		3	异烟肼 利福平（利福布丁） 乙胺丁醇	每天
蟾分枝杆菌		≥3	阿奇霉素（克拉霉素）和（或）莫西沙星 利福平（利福布丁） 乙胺丁醇 阿米卡星②	每天（阿米卡星可每周3次给药）

注：① 无法耐受一线药物或对一线药物耐药的患者，备选药物包括氯法齐明、莫西沙星和利奈唑胺。一些专家也会考虑贝达奎林或特地唑胺；
② 考虑对于空洞型、广泛的结节/支气管扩张型或大环内酯类耐药的鸟-胞内分枝杆菌复合群（MAC）使用；阿米卡星或链霉素可每周3次给药；
③ 难治性定义为接受基于指南的方案治疗6个月后，痰培养仍持续阳性；在基于指南方案治疗之上联合阿米卡星脂质体雾化吸入混悬液（ALIS）已显示出可提高难治性MAC肺病患者的培养转阴率。

1. 问题：大环内酯类药物敏感的MAC肺病患者是否应当接受包含大环内酯类药物的三药治疗，还是接受不包括大环内酯类药物的方案？

推荐：相比不包含大环内酯类药物的三药治疗，更推荐包含大环内酯类药物在内的三药治疗方案（强推荐，疗效评估的确

定性极低）。

2.问题：新诊断的大环内酯类药物敏感的MAC肺病患者，应当选择以阿奇霉素为基础的治疗方案，还是选择克拉霉素为基础的治疗方案？

推荐：建议以阿奇霉素为基础的治疗方案，而不是以克拉霉素为基础的方案（有条件推荐，疗效评估的确定性极低）。

3.问题：MAC肺病患者是否应当接受包含肠外阿米卡星/链霉素的方案，还是不包括这两者的方案？

推荐：伴有空洞或晚期/严重支气管扩张型或大环内酯类药物耐药的MAC肺病患者，建议给予包括肠外阿米卡星或链霉素在内的初始治疗方案（有条件推荐，疗效评估的确定性为中等）。

4.问题：大环内酯类药物敏感的MAC肺病患者，是否应该使用带有阿米卡星吸入的方案来治疗？

推荐：按以下情况决定。

（1）近期诊断为MAC肺病的患者，建议既不使用阿米卡星吸入（肠外剂型），也不使用阿米卡星脂质体吸入混悬液（ALIS）作为初始治疗方案的一部分（有条件推荐，疗效评估的确定性极低）。

（2）接受了至少6个月以上指南标准方案治疗后失败的MAC肺病患者，推荐在治疗方案中加入ALIS，而不仅仅是口服标准治疗（强推荐，疗效评估的确定性为中等）。

5.问题：大环内酯类药物敏感的MAC肺病患者，治疗方案是选择包含大环内酯类药物在内的三药方案，还是两药方案？

推荐：建议使用至少3种药物（包括大环内酯和乙胺丁醇）的治疗方案，它优于单用大环内酯类药物和乙胺丁醇的两药方案（有条件推荐，效果评估的确定性极低）。

6.问题：大环内酯类药物敏感的MAC肺病患者，基于大环内酯类药物的方案应该选择每天1次给药，还是每周3次给药？

推荐：按以下情况选择。

（1）对肺内非空洞或结节/支气管扩张型的MAC肺病患者，如果大环内酯类药物敏感，建议每周3次给药，而不是每天1次给药（有条件推荐，效果评估的确定性极低）。

（2）对伴有空洞或晚期/严重支气管扩张型的MAC肺病患者，如果大环内酯类药物敏感，建议基于大环内酯类药物的方案每天1次给药，而不是每周3次给药（有条件推荐，疗效评估的确定性极低）。

7.问题：大环内酯类药物敏感的MAC肺病患者，培养阴转后的治疗疗程应该＜12个月，还是≥12个月？

推荐：建议大环内酯类敏感的MAC肺病患者在培养阴转后至少接受12个月的治疗（有条件推荐，疗效评估的确定性极低）。

▧ 堪萨斯分枝杆菌

堪萨斯分枝杆菌（*M. kansasii*）肺病推荐治疗方案见附表2-1。

1.问题：对于利福平敏感者，应当选择包含异烟肼的方案还是包含大环内酯类的方案进行治疗？

推荐：建议使用利福平、乙胺丁醇联合异烟肼或大环内酯类的方案（有条件推荐，疗效评估的确定性极低）。

2.问题：对于利福平敏感者，治疗方案中是否应该包括注射用阿米卡星或链霉素？

推荐：不建议注射用阿米卡星或链霉素常规用于堪萨斯分枝杆菌肺病的治疗（强推荐，疗效评估的确定性极低）。

3.问题：对利福平敏感者，治疗是否要使用含氟喹诺酮的方案？

推荐：按以下情况选择。

（1）对于利福平敏感者，推荐应用利福平+乙胺丁醇+异烟肼或大环内酯类，而不推荐氟喹诺酮（有条件推荐，疗效评估的确定性极低）。

（2）对于利福平耐药或对任何一种一线抗生素不耐受的患者，推荐使用1种氟喹诺酮类（例如莫西沙星）作为二线治疗方案的一部分（有条件推荐，疗效评估的确定性极低）。

4.问题：对利福平敏感者，应该采用每周3次还是每天1次的治疗方案？

推荐：按以下情况选择。

（1）对非空洞型结节或支气管扩张患者，建议利福平+乙胺丁醇+大环内酯类药物每天1次或每周3次给药。

（2）对于接受基于利福平+乙胺丁醇+大环内酯类方案治疗的空洞型肺病患者，推荐每天1次而不是每周3次给药。

（3）对于所有接受异烟肼+乙胺丁醇+利福平方案治疗患者，推荐每天1次而不是每周3次给药（有条件推荐，效果评估确定性极低）。

5.问题：对利福平敏感者，治疗疗程应＜12个月还是≥12个月？

推荐：建议这类患者至少接受12个月的疗程（有条件推荐，疗效评估的确定性极低）。

▧ 蟾分枝杆菌

蟾分枝杆菌（*M. xenopi*）肺病推荐治疗方案见附表2-1。

1.问题：蟾分枝杆菌肺病患者的治疗方案是否应该包含氟喹诺酮类药物？

推荐：建议使用包含莫西沙星或大环内酯类的多药方案进行治疗（有条件推荐，疗效评估的确定性较低）。

2.问题：蟾分枝杆菌肺病患者，应当接受两联、三联还是四联的药物治疗？

推荐：建议使用至少三联药物每天给药，包括利福平、乙胺丁醇、大环内酯类和（或）氟喹诺酮类（如莫西沙星）（有条件推荐，疗效评估的确定性较低）。

3.问题：治疗方案中是否应该包括静脉注射阿米卡星或链霉素？

推荐：对于空洞型或晚期/重度支气管扩张型蟾分枝杆菌肺病患者，建议在治疗方案中加入静脉注射阿米卡星，并向专家咨询（有条件推荐，疗效评估的确定性极低）。

4.问题：在培养阴转后，治疗疗程应该持续＜12个月还是≥12个月？

推荐：建议在培养转阴后至少继续治疗12个月（有条件推荐，疗效评估的确定性极低）。

■ **脓肿分枝杆菌**

脓肿分枝杆菌（*M. abscessus*）治疗方案见附表2-2。

附表2-2　脓肿分枝杆菌治疗方案（根据大环内酯类敏感性）

大环内酯类药物敏感模式		药物种数（种）[③]	推荐用药	给药频率
突变性[①]	诱导性[②]			
敏　感	敏　感	初始阶段≥3	肠外（选择1～2种） 阿米卡星 亚胺培南（或头孢西丁） 替加环素 口服（选择2种） 阿奇霉素（克拉霉素）[④] 氯法齐明 利奈唑胺	每天（阿米卡星可每周3次给药）
		维持阶段≥2	口服/吸入（选择2～3种） 阿奇霉素（克拉霉素）[④] 氯法齐明 利奈唑胺 吸入阿米卡星	
敏　感	耐　药	初始阶段≥4	肠外（选择2～3种） 阿米卡星 亚胺培南（或头孢西丁） 替加环素 口服（选择2～3种） 阿奇霉素（克拉霉素）[⑤] 氯法齐明 利奈唑胺	每天（阿米卡星可每周3次给药）
		维持阶段≥2	口服/吸入（选择2～3种） 阿奇霉素（克拉霉素）[⑤] 氯法齐明 利奈唑胺 吸入阿米卡星	
耐　药	敏感或耐药	初始阶段≥4	肠外（选择2～3种） 阿米卡星 亚胺培南（或头孢西丁） 替加环素 口服（选择2～3种） 阿奇霉素（克拉霉素）[⑤] 氯法齐明 利奈唑胺	每天（阿米卡星可每周3次给药）

（续表）

大环内酯类药物敏感模式		药物种数（种）③	推荐用药	给药频率
突变性①	诱导性②			
耐　药	敏感或耐药	维持阶段≥2	口服/吸入（选择2～3种） 阿奇霉素（克拉霉素）⑤ 氯法齐明 利奈唑胺 吸入阿米卡星	每天（阿米卡星可每周3次给药）

注：① 突变耐药性：不存在——菌株培养3～5天后鉴定为表型敏感；存在——菌株培养3～5天后鉴定为表型耐药，或基因测序确定已知导致耐药性的 *rrl* 突变；② 诱导耐药性：功能性 *erm*（41）基因——菌株孵育14天后耐药，或基因测序确定有功能的基因序列；非功能性 *erm*（41）基因——菌株孵育14天后敏感，或基因测序发现截短序列或C28图表（脓肿分枝杆菌脓肿亚种中）；③ 初始阶段指肠外给药时期；维持阶段指接下来通常口服抗感染治疗的阶段，有时联合吸入制剂；④ 阿奇霉素（克拉霉素）在这种情况下具有活性，有条件的话应当尽可能使用；⑤ 阿奇霉素（克拉霉素）不太能有抗菌活性，但由于其免疫调节作用可以选用，但不应算作对有功能性 *erm*（41）基因的脓肿分枝杆菌有活性的药物；在这种情况下，应经常进行痰培养以检测潜在的新病原体，如鸟-胞内分枝杆菌复合体。

1. 问题：治疗方案是否要包含大环内酯类药物？

推荐：按以下情况选择。

（1）对于不存在大环内酯类诱导耐药或不由突变耐药菌株所引起者，建议应用包含大环内酯类的多药治疗方案（强推荐，疗效评估的确定性极低）。

（2）对于由大环内酯类诱导耐药或突变耐药菌株引起者，如果利用该类药物的免疫调节特性，则建议治疗方案中包含大环内酯类；但是在多药方案中，大环内酯类不作为有抗NTM活性的药物（有条件推荐，疗效评估的确定性极低）。

2. 问题：多药联用方案中，应该使用多少种抗生素？

推荐：在初始治疗阶段，推荐应用至少包含3种活性药物（体外药物敏感试验指导）的治疗方案（有条件推荐，效果评估确定性极低）。

3. 问题：应该使用短疗程还是长疗程的治疗？

推荐：建议可选短疗程或长疗程方案，并进行专家会诊（有条件推荐，疗效评估的确定性极低）。

▣ 外科手术

问题：NTM肺病患者应该采用手术+药物治疗还是单纯药物治疗？

推荐：对于特定的NTM肺病患者，建议经过专家会诊之后，以手术切除作为药物治疗的辅助疗法（有条件推荐，预计疗效的确定性极低）。

参考文献

Daley CL, Iaccarino JM, Lange C, et al. Treatment of nontuberculous mycobacterial pulmonary disease: an official ATS/ERS/ESCMID/IDSA clinical practice guideline: executive summary[J]. Clin Infect Dis 2020, 71(4): e1-e36.

附录3·慢性肺曲霉病相关指南整理

整理者：张　尧

以下内容整理自2015年欧洲临床微生物与感染性疾病学会临床指南《慢性肺曲霉病：理论基础和临床诊治指南》以及《曲霉病的诊断和管理指南：美国感染病学会2016年更新版》。

▣ 慢性肺曲霉病（CPA）的分类和定义

1. 单纯/单发曲霉球（simple aspergilloma）：单个空洞内含有单个真菌球；有血清学或微生物学证据；免疫正常宿主，症状轻微，影像学3个月内无进展。

2. 曲霉结节（aspergillus nodule）：单个或多个结节，可形成空洞，此类不常见；易与结核球、肺癌、球孢子菌病等混淆；组织侵袭不常见，但坏死多见；确诊只能依靠病理。

3. 慢性空洞性肺曲霉病（chronic cavitary pulmonary aspergillosis，CCPA）：单个或多个空洞（厚壁/薄壁）；可含有真菌球或不规则腔内物；有血清学或微生物学证据；3个月内影像学进展（新发空洞、腔旁浸润、纤维增多）。

4. 慢性纤维性肺曲霉病（chronic fibrosing pulmonary aspergillosis，CFPA）：空洞病变基础上合并至少2个肺叶的严重纤维损毁；纤维病变可表现为实变；可见大空洞外周纤维化。

5. 亚急性侵袭性肺曲霉病（subacute invasive aspergillosis，SAIA）：1~3个月内出现空洞、结节、实变伴脓肿形成等多种表现；活检可见菌丝，微生物检查见侵袭性曲霉病表现；血或呼吸道标本GM试验阳性。

■ CPA的诊断标准

1. 持续3个月（可通过临床症状或影像学病变进展推断）的慢性肺部症状或慢性疾病或影像学（首选CT）进展的病变，伴有空洞、胸膜增厚、空洞周围渗出，有时伴有真菌球。

2. 曲霉感染的直接证据（组织学镜检或培养阳性）或针对曲霉的免疫学反应阳性（曲霉抗体阳性）。

3. 没有或最小限度的免疫抑制，通常伴有1种或多种肺部基础疾病，同时排除其他可能的诊断（分枝杆菌感染、其他真菌感染、细菌感染、非感染性疾病等）。

■ CPA的治疗

1. 治疗目标。

（1）CPA：控制感染性疾病进展，阻止肺纤维化，预防出血，改善生活质量。

（2）SAIA：治愈。

2. 药物选择。

（1）单纯/单发曲霉球：无症状且主要肺功能未受影响或无肺功能逐渐丢失的患者，可以不给予抗真菌治疗并每3~6个月进行随访。

（2）进展期CPA：首选伊曲康唑（0.2 g，口服，bid）或伏立康唑（0.15~0.25 g，口服，bid）（根据血药浓度调整剂量）或泊沙康唑（0.4 g，bid）治疗；对于治疗失败或三唑类药物不耐受或三唑类药物耐药的患者，选用棘白菌素类或两性霉素作为替代治疗。

3. 治疗疗程：治疗CPA的最佳疗程尚未明确，对于具有肺部或全身症状并伴有进行性肺功能丢失或影像学进展的患者，给予至少4~6个月的抗真菌治疗。长期抑菌治疗可能会有更好的预后，但取决于患者的状态和对药物的耐受性。

■ CPA的手术治疗

1. 单纯/单发曲霉球的患者出现症状，尤其是明显的咯血，如果没有反指征，应切除病灶。

2. 对于病灶局限的慢性肺曲霉病，在接受抗真菌治疗下复发或出现威胁生命的咯血，在谨慎的风险评估后可行手术治疗，术前应给予血管栓塞作为临时处理。

■ 围手术期的抗真菌治疗

1. 若手术切除单发曲霉球而无真菌菌体物质渗漏，不需要辅助性抗真菌治疗。

2. 若外科手术操作复杂而可能存在真菌菌体物质渗漏或有残留病灶，在手术前后可给予抗真菌药物，术后抗真菌治疗疗程应个体化。

3. 对于完整切除的曲霉结节无须抗真菌治疗，术后每3~6个月临床随访影像学检查、炎性标志物和曲霉IgG/沉淀素。

参考文献

[1] Denning DW, Cadranel J, Beigelman-Aubry C, et al. Chronic pulmonary aspergillosis: rationale and clinical guidelines for diagnosis and management[J]. Eur Respir J, 2016, 47(1): 45–68.

[2] Patterson TF, Thompson GR 3rd, Denning DW, et al. Practice guidelines for the diagnosis and management of aspergillosis: 2016 update by the Infectious Diseases Society of America[J]. Clin Infect Dis, 2016, 63(4): e1–e60.

附录 4 · 侵袭性肺霉菌病定义的更新

整理者：刘海霞

侵袭性肺霉菌病（invasive pulmonary aspergillosis，IPA）的诊断分确诊、临床诊断和拟诊。确诊只需要无菌样本（组织学或体液）检测确定的微生物学证据，不涉及宿主因素；临床诊断由宿主因素、临床特征及微生物学证据三部分组成；拟诊指仅符合宿主因素和临床特征而缺少微生物学证据者。

■ 确诊标准

1. 通过无菌技术获得样本，通过组织病理学、细胞病理学或直接显微镜检查查见菌丝或酵母样形态并伴有相关组织损伤的证据。

2. 通过无菌技术获得样本，培养得到透明或着色的霉菌，对于所有临床相关的霉菌分离株，建议鉴定到种的水平。

3. 组织核酸检测：福尔马林固定、石蜡包埋的组织中发现霉菌时，PCR扩增真菌DNA结合DNA测序可确诊。

■ 临床诊断标准

至少需要存在1个宿主因素、1个临床特征和1个微生物学证据，且仅适用于免疫缺陷患者。

■ 拟诊标准

符合宿主因素和临床特征标准，但尚未发现微生物学证据。宿主因素、临床特征及微生物学证据具体内容如下。

1. 宿主因素。

（1）近期中性粒细胞减少（中性粒细胞<$0.5×10^9$/L，持续10天以上），与侵袭性真菌病发病时间有相关性。

（2）血液系统恶性疾病。

（3）接受同种异体造血干细胞移植或实体器官移植。

（4）在过去60天内，以≥0.3 mg/kg治疗剂量长时间使用皮质类固醇，时间≥3周（不包括变应性支气管肺曲霉病患者）。

（5）在过去90天内使用其他公认的T细胞免疫抑制剂。

（6）使用公认的B细胞免疫抑制剂治疗。

（7）遗传性严重免疫缺陷病。

（8）累及肠道、肺或肝脏的急性移植物抗宿主病Ⅲ级或Ⅳ级，用类固醇一线药物治疗无效。

2. 临床特征。

（1）肺曲霉病CT上至少出现下列4种影像表现中的1种：① 致密的、边界清楚的病变，伴或不伴晕轮征；② 空气新月征；③ 空洞；④ 楔形、节段性或大叶性实变。

（2）其他肺部霉菌病：和肺曲霉病CT表现类似，加反晕征。

（3）支气管炎：支气管镜下可见气管支气管溃疡、结节、伪膜、斑块或焦痂。

（4）鼻腔鼻窦疾病：急性局部疼痛（包括眼部放射痛）；鼻部溃疡伴黑色焦痂；病灶从鼻窦延伸穿过骨屏障。

（5）中枢神经系统感染表现：影像学上的局灶性病变；MRI或CT上的脑膜强化。至少出现2种特征中的1种。

3. 微生物学证据。

（1）从痰液、BALF、支气管毛刷或抽吸物中培养检出任何霉菌，例如曲霉、镰刀菌、赛多孢子菌属或毛霉。

（2）BALF、支气管刷片或抽吸液显微镜镜检有真菌成分，提示存在霉菌。

（3）气管支气管炎：通过BALF或支气管毛刷培养检出曲霉；BALF或支气管刷片显微镜镜检有真菌成分，提示存在霉菌。

（4）鼻腔鼻窦疾病：鼻窦吸出物培养检出曲霉；鼻窦吸出物显微镜镜检有真菌成分，提示存在霉菌。

（5）针对曲霉病：血浆、血清、BALF或CSF中半乳甘露聚糖抗原（GM）检测阳性；血浆、血清或全血标本2次或多次连续PCR检测阳性；血浆、血清或全血至少1次PCR检测呈阳性+BALF至少1次PCR检测呈阳性；痰、BALF、支气管毛刷或抽吸物培养检出曲霉菌种。

■ 侵袭性肺曲霉病防治

1. 保护易感人群。

（1）应将住院的异体造血干细胞移植受者安置在受保护的环境中，以减少霉菌暴露机会。其他严重免疫功能低下的高危患者给予相应防护措施。

（2）若无法提供防护病房的住院条件，推荐此类患者入住单独病房，且病房远离施工场地，也不允许将绿色植物或鲜花带入病房。对ⅠA高危门诊患者采取合理防护措施，以减少霉菌暴露机会，包括避免园艺、施肥劳作或密切接触装修或施工场地。

（3）白血病诊疗中心与移植中心应当定期监测侵袭性霉菌感染。若发现霉菌感染率超过基线水平，或者非高危人群发生侵袭性霉菌感染，应当立即对医源性感染情况进行评估。

2. 药物防治。

（1）预防：① 多数患者可优选三唑类药物防治侵袭性曲霉病；② 对于长期中性粒细胞减少患者及肺移植受者，可考虑使用两性霉素B雾化吸入制剂进行预防性治疗。

（2）治疗：① 推荐使用伏立康唑作为主要治疗用药；② 替代治疗用药包括两性霉素B脂质体、艾沙康唑或两性霉素B其他脂质制剂；当唑类和多烯类抗真菌药禁用时，可使用棘白菌素治疗；初始治疗不推荐联合使用抗真菌药物；③ 补救治疗可选药物包括两性霉素B脂质制剂、米卡芬净、卡泊芬净、泊沙康唑或伊曲康唑；使用三唑类药物进行补救治疗时，应当综合考虑之前抗真菌治疗的影响、宿主因素、药物代谢动力学及可能耐药性等多个因素。

（3）治疗疗程：建议持续治疗至少6～12周，治疗时间很大程度上取决于免疫抑制程度及持续时间、病灶部位和病情改善的证据。

参考文献

[1] Donnelly JP, Chen SC, Kauffman CA, et al. Revision and update of the consensus definitions of invasive fungal disease from the European Organization for Research and Treatment of Cancer and the Mycoses Study Group Education and Research Consortium[J]. Clin Infect Dis, 2020, 71(6): 1367–1376.

[2] Patterson TF, Thompson GR 3rd, Denning DW, et al. Practice guidelines for the diagnosis and management of aspergillosis: 2016 update by the Infectious Diseases Society of America[J]. Clin Infect Dis, 2016, 63(4): e1–e60.

附录5 · 隐球菌相关指南整理

整理者：苏 逸

■ 隐球菌病治疗临床实践指南：美国感染病学会2010年更新

见附表5-1～附表5-5。

附表5-1 推荐强度和证据质量

评估	证据类型
推荐强度	
A级	有充足证据支持推荐使用或反对使用的建议
B级	有中等证据支持推荐使用或反对使用的建议
C级	推荐使用的证据不足
证据质量	
Ⅰ级	证据来自≥1项设计适当的随机对照试验
Ⅱ级	证据来自≥1项设计良好的非随机化临床试验，来自队列或病例对照分析研究（最好来自1个以上中心），来自多时间序列分析，或来自非对照试验令人瞩目的结果
Ⅲ级	证据来自临床经验，描述性研究或专家组报告的权威观点

附表5-2 HIV感染人群隐球菌脑膜脑炎的抗真菌治疗推荐

治疗方案	疗程	证据
诱导治疗		
AmBd（每天0.7～1.0 mg/kg）+氟胞嘧啶（每天100 mg/kg）①	2周	A-Ⅰ
脂质体AmB（每天3～4 mg/kg）或ABLC（每天5 mg/kg，监测肾功能）+氟胞嘧啶（每天100 mg/kg）①	2周	B-Ⅱ
AmBd（每天0.7～1.0 mg/kg）或脂质体AmB（每天3～4 mg/kg）或ABLC（每天5 mg/kg，不能耐受氟胞嘧啶的患者）	4～6周	B-Ⅱ
可选择的诱导治疗②		
AmBd+氟康唑	—	B-Ⅰ

（续表）

治疗方案	疗程	证据
氟康唑+氟胞嘧啶	—	B-Ⅱ
氟康唑	—	B-Ⅱ
伊曲康唑	—	C-Ⅱ
巩固治疗：氟康唑（每天400 mg）	8周	A-Ⅰ
维持治疗：氟康唑（每天200 mg）①	≥1年③	A-Ⅰ
可选择的维持治疗②		
伊曲康唑（每天400 mg）④	≥1年③	C-Ⅰ
AmBd（每周1 mg/kg）④	≥1年③	C-Ⅰ

注：ABLC，两性霉素B脂质体复合物；AmB，两性霉素B；AmBd，两性霉素B脱氧胆酸盐；① 开始抗真菌治疗后进行高效抗逆转录病毒治疗2～10周；② 在一些首选推荐治疗不能施行的特殊临床情况下，可以考虑其他替代的治疗方法，但并不鼓励；③ 随着高效抗逆转录病毒治疗的成功应用，抗真菌治疗至少1年，CD4细胞计数≥100/μL，病毒负荷低或检测不到≥3个月；④ 劣于首选推荐。

附表5-3　器官移植受者隐球菌性脑膜脑炎的抗真菌治疗推荐

治疗方案	疗程	证据
诱导治疗①：脂质体AmB（每天3～4 mg/kg）或ABLC（每天5 mg/kg）+氟胞嘧啶（每天100 mg/kg）	2周	B-Ⅲ
可选择的诱导治疗		
脂质体AmB（每天6 mg/kg）或ABLC（每天5 mg/kg）	4～6周	B-Ⅲ
AmBd（每天0.7 mg/kg）②	4～6周	B-Ⅲ
巩固治疗：氟康唑（每天400～800 mg）	8周	B-Ⅲ
维持治疗：氟康唑（每天200～400 mg）	6个月～1年	B-Ⅲ

注：ABLC，两性霉素B脂质体复合物；AmB，两性霉素B；AmBd，两性霉素B脱氧胆酸盐；① 需要对免疫抑制治疗进行序贯或逐步减量。② 许多器官移植受者使用AmBd治疗可获成功，但是钙调磷酸酶抑制剂造成肾功能受损的问题很重要，而且有效剂量不明确。

附表5-4　非HIV感染、非器官移植患者隐球菌性脑膜脑炎的抗真菌治疗推荐

治疗方案	疗程	证据
诱导治疗		
AmBd（每天0.7～1.0 mg/kg）+氟胞嘧啶（每天100 mg/kg）	≥4周①、②	B-Ⅱ
AmBd（每天0.7～1.0 mg/kg）③	≥6周①、②	B-Ⅱ
脂质体AmB（每天3～4 mg/kg）或ABLC（每天5 mg/kg）+氟胞嘧啶，如有可能④	≥4周①、②	B-Ⅲ
AmBd（每天0.7 mg/kg）+氟胞嘧啶（每天100 mg/kg）⑤	2周	B-Ⅱ
巩固治疗：氟康唑（每天400～800 mg）⑥	8周	B-Ⅲ
维持治疗：氟康唑（每天200 mg）②	6～12个月	B-Ⅲ

注：ABLC，两性霉素B脂质体复合物；AmB，两性霉素B；AmBd，两性霉素B脱氧胆酸盐；① 无神经系统并发症、无明显基础疾病或免疫抑制、治疗2周后CSF培养阴性的脑膜炎患者治疗4周，在治疗的后2周，使用AmB脂质体剂型代替AmBd治疗；② 诱导治疗后使用氟康唑每天200 mg预防复发，推荐巩固治疗；③ 不能耐受氟胞嘧啶的患者；④ 不能耐受AmBd的患者；⑤ 治疗失败风险低的患者；低风险定义为根据病史早期诊断、没有未控制的基础疾病或重度免疫抑制，初始2周的抗真菌联合治疗获得很好的临床疗效；⑥ 如使用了2周的诱导治疗且肾功能正常，推荐使用较大剂量氟康唑（每天800 mg）。

附表5-5　非脑膜隐球菌病的抗真菌治疗推荐

患者分组	初始抗真菌治疗	疗程	证据
合并轻到中度肺隐球菌病的免疫抑制患者和免疫功能正常患者	氟康唑（每天400 mg）	6～12个月	B-Ⅲ
合并重度肺隐球菌病的免疫抑制患者①和免疫功能正常患者	同CNS隐球菌病	12个月	B-Ⅲ
非脑膜、非肺部隐球菌病患者			
隐球菌血症患者	同CNS隐球菌病	12个月	B-Ⅲ
CNS疾病被排除、无真菌血症、仅有1个部位感染、无免疫抑制危险因素的患者	氟康唑每天400 mg	6～12个月	B-Ⅲ

注：CNS，中枢神经系统；①应通过腰椎穿刺直接排除CNS疾病。

■ HIV感染患者隐球菌性脑膜炎治疗推荐

以下内容整理自WHO 2018年更新《HIV患者隐球菌病的诊断、预防和管理》。

1. 诱导剂量。

（1）首选方案：对于成人、青少年和儿童HIV感染者的隐球菌脑膜炎，短期（1周）诱导治疗方案为两性霉素B脱氧胆酸盐[1.0 mg/（kg·d）]联合氟胞嘧啶[100 mg/（kg·d），qid]，之后服用氟康唑1周[成人1 200 mg/d；儿童和青少年12 mg/（kg·d），最大剂量不超过每天800 mg]（强烈建议；成人：中等级别证据；儿童和青少年：低级别证据）。

（2）备选方案：① 2周氟康唑（成人每天1 200 mg，儿童和青少年每天12 mg/kg）+氟胞嘧啶[100 mg/（kg·d），qid]（强烈建议；中等级别证据）；② 2周两性霉素B脱氧胆酸盐[1.0 mg/（kg·d）]+氟康唑[成人每天1 200 mg，儿童和青少年12 mg/（kg·d），最多800 mg/d]（强烈建议，中等级别证据）。

2. 巩固方案：氟康唑（成人每天800 mg；儿童和青少年每天6～12 mg/kg，每天最多800 mg）推荐用于巩固期（诱导期后的8周）（强烈推荐，低级别证据）。

3. 维持剂量（或二级预防）：氟康唑（成人每天200 mg；青少年和儿童每天6 mg/kg）（强烈建议；高级别证据）。

对于两性霉素B和氟胞嘧啶治疗相关的毒性反应，应制定相关措施进行预防和管理。

参考文献

[1] Perfect JR, Dismukes WE, Dromer F, et al. Clinical practice guidelines for management of cryptococcal disease: 2010 update by the Infectious Disease Society of America[J]. Clin Infect Dis, 2010, 50(3): 291-322.

[2] WHO. Guidelines for the diagnosis, prevention and management of cryptococcal disease in HIV-infected adults, adolescents and children: supplement to the 2016 consolidated guidelines on the use of antiretroviral drugs for treating and preventing HIV infection[M]. Geneva: World Health Organization, 2018.

附录6·诺卡菌诊治指南节选

整理者：马玉燕

2019-09美国移植学会感染病学委员会发布了针对实体器官移植者诺卡菌感染的诊断、预防和治疗指南。指南指出，过去二十年间，随着检测技术及鉴定方法的提高与免疫受损人群的不断扩大，诺卡菌感染越来越多。不同移植器官类型及接受不同类型免疫抑制药物治疗的患者发生诺卡菌感染的危险因素不同。诺卡菌感染肺部最常见，亦可播散至血液、皮肤或中枢神经系统出现播散型感染。早期识别诺卡菌感染并启动合理的抗菌药物治疗对改善预后至关重要。由于诺卡菌不同菌种间甚至同一菌种间的不同菌株药物敏感并不相同，强烈推荐进行菌种鉴定及药物敏感试验（附表6-1）。首选治疗药物仍是磺胺类，播散型感染或严重诺卡菌感染的初始治疗建议至少两药联合（附表6-2）。复方磺胺甲噁唑（trimethoprim-sulfamethoxazole，TMP-SMX）预防性治疗可有利于减少实体器官移植患者发生诺卡菌感染。

附表6-1　常见诺卡菌菌种的药物敏感结果[①]

抗菌药物	脓肿诺卡菌	皮疽诺卡菌	新星诺卡菌复合群	巴西诺卡菌	南非诺卡菌	豚鼠耳炎诺卡菌	盖尔森基兴诺卡菌
TMP-SMX	S	V	S	S	S	S	S
亚胺培南	V	V	S	R	S	R	V
阿米卡星	S	S	S	S	V	S	S
米诺环素	V	V	V	V	V	V	V
头孢曲松	S	R	S	V	S	R	S
环丙沙星	R	V	R	R	S	V	R
阿莫西林/克拉维酸	S	V	V	S	V	R	V
利奈唑胺	S	S	S	S	S	S	S
莫西沙星	R	S	R	V	S	V	V
克拉霉素/阿奇霉素	R	R	S	R	R	V	R
替加环素[②]	S	R	V	S	X	X	V

注：① S，susceptible，敏感；R，resistant，耐药；V，variable，可变；X，not enough data for accurate results，不详；② 对替加环素的药物敏感试验尚无明确折点；自定义最低抑菌浓度（minimum inhibitory concentration，MIC）< 1 mcg/mL 为敏感。

附表6-2　移植患者诺卡菌感染的经验性治疗建议[①]

疾病类型	经验性药物选择[②]	替代药物选择[②，③]	疗程
肺部感染-稳定型	TMP-SMX[④]	亚胺培南[⑤]+阿米卡星或头孢曲松或米诺环素[⑥]或利奈唑胺	6～12个月
肺部感染-重型[⑦]	亚胺培南[⑤]+阿米卡星或TMP-SMX	利奈唑胺	6～12个月
颅内感染[⑦]	亚胺培南[⑤]+阿米卡星或TMP-SMX	利奈唑胺或头孢曲松或头孢噻肟或米诺环素	3～6周静脉治疗后改口服治疗至少12个月
播散型感染（> 1个器官受累+/-颅内感染）[⑦]	亚胺培南[⑤]+阿米卡星或TMP-SMX	初始治疗后序贯以头孢曲松、头孢噻肟、利奈唑胺或米诺环素[⑥]	9～12个月

注：① 基于动物研究和大量的系列病例报道和病例报告；此表仅作为指导，具体抗菌药物选择需结合实际药物敏感试验结果、疾病严重程度、患者免疫抑制情况和药物过敏史等；② 抗菌药物剂量：TMP-SMX 15 mg/kg，分3～4次给药，静脉或口服；亚胺培南500 mg，静脉滴注，q6 h；阿米卡星10～15 mg/（kg·d）；米诺环素200 mg，口服或静脉滴注，q12 h；利奈唑胺600 mg，口服或静脉滴注，q12 h；头孢曲松2 g，静脉滴注，q12 h；头孢噻肟2 g，静脉滴注，q8 h；部分药物需要根据患者情况调整剂量；③ 替代药物如阿莫西林/克拉维酸、氟喹诺酮和大环内酯类可能有效，但尚没有足够的依据支持其可作为初始治疗；仅标准治疗无效时考虑选用；④ 磺胺类药物可用于替代TMP-SMX，但仍首选TMP-SMX，且目前报道认为磺胺类比TMP-SMX耐药率更高；⑤ 美罗培南（1 g，q8 h）可作为替代药物，取决于菌种；相较于亚胺培南或美罗培南，厄他培南抗诺卡菌的活性更低，不推荐使用；⑥ 米诺环素对大多数诺卡菌都有不同程度的抗菌活性（附表6-1），因此米诺环素单药可用于治疗药物敏感试验证实敏感的部分菌种感染；⑦ 对于严重的和危及生命的感染，可考虑3种药物联用（如亚胺培南+阿米卡星或头孢曲松或利奈唑胺+TMP-SMX），尤其是在等待药物敏感试验结果时。

参考文献

Restrepo A, Clark NM. Nocardia infections in solid organ transplantation: guidelines from the Infectious Diseases Community of Practice of the American Society of Transplantation[J]. Clin Transplant, 2019, 33(9): e13509.

附录 7 · 2017 年中华医学会感染病学分会《布鲁菌病诊疗专家共识》节选

整理者：钱奕亦

■ 布鲁菌病诊断标准

1. 疑似诊断：符合临床表现[有发热、多汗、关节痛、头痛、乏力、厌食、肌痛、质量减轻、关节炎、脊椎炎、脑膜炎或局灶器官累及（如心内膜炎、肝脾肿大、睾丸炎/附睾炎等）]且流行病学相关（如和疑似或确诊动物、患者或污染动物制品、培养物有接触史，生活在布鲁菌病流行区，与菌苗的生产、使用和研究有密切关系等）。

2. 临床诊断：疑似诊断病例+筛查试验阳性。

筛查试验：包括虎红平板凝集试验、平板凝集试验。

3. 确诊病例：疑似或临床诊断病例+确诊试验阳性。

确诊试验包括以下几种。

（1）由血或其他临床标本中分离得到布鲁菌属。

（2）在上述基于凝集抗体检测的筛查试验基础上，加以下基于非凝集抗体的检测：① ELISA IgG 阳性；② Coomb IgG 效价1∶400，并出现显著凝集及以上。

（3）不少于2周的间隔所获取的双份血清标本抗体效价升高不低于4倍。

（4）补体结合试验：效价1∶10并出现显著凝集及以上。

（5）SAT：国内作为确诊试验，效价为1∶100并出现显著凝集及以上；或病程1年以上，效价1∶50并出现显著凝集及以上；或半年内有布鲁菌疫苗接种史，效价达1∶100并出现显著凝集及以上者。

4. 隐性感染：有流行病学史，符合确诊病例免疫学和病原学检查标准，但无临床表现。

■ 布鲁菌病治疗

见附表7-1。

附表 7-1 布鲁菌病治疗推荐抗菌药物及方案

类别	抗菌治疗方案		备注
	一线方案	二线方案	
非复杂性感染（成人以及8岁以上儿童）	① 多西环素（6周）+庆大霉素（1周） ② 多西环素（6周）+链霉素（2～3周） ③ 多西环素（6周）+利福平（6周）	① 多西环素（6周）+复方新诺明（6周） ② 多西环素（6周）+妥布霉素（1～2周） ③ 利福平（6周）+左氧氟沙星（6周） ④ 利福平（6周）+环丙沙星（6周）	即不伴局部病损 慢性期可治疗2～3个疗程
合并脊柱炎、骶髂关节炎	① 多西环素（至少3个月）+庆大霉素（1周）+利福平（至少3个月） ② 多西环素（至少3个月）+利福平（至少3个月）+头孢曲松（1个月）	环丙沙星（至少3个月）+利福平（至少3个月）	外科手术指征：复发感染、脊椎不稳定、显著的脊椎后突、脊椎病引起的难以控制的疼痛、局灶脓肿形成
合并脑膜炎、脑膜脑炎	多西环素（4～5个月）+利福平（4～5个月）+头孢曲松（1个月）	多西环素（5～6个月）+利福平（5～6个月）+复方新诺明（5～6个月）	监测脑脊液情况，待脑脊液完全正常时方可停药；不推荐外科手术
合并心内膜炎	① 多西环素（6周～6个月）+利福平（6周～6个月）+复方新诺明（6周～6个月）+庆大霉素（2～4周） ② 非复杂性感染药物基础上联合三代头孢菌素		应结合手术治疗。布鲁菌病所致感染性心内膜炎的手术指征主要包括：① 严重心功能不全、严重血流动力学紊乱；② 感染难以控制；③ 栓塞事件风险较高
妊娠	利福平（6周）	利福平（4周）+复方新诺明（孕12周后适用，疗程4周）	复方新诺明不可用于孕12周以前或孕36周以后

类别	抗菌治疗方案		备注
	一线方案	二线方案	
儿童（8岁以下）	复方新诺明儿科悬液（8～40 mg/kg，bid，口服6周）+利福平（10～20 mg/kg，qd，口服6周）	复方新诺明儿科悬液（8～40 mg/kg，bid，口服6周）+庆大霉素（5 mg/kg，qd，肌内或静脉注射7～10天）	庆大霉素慎用

注：多西环素100 mg，bid，口服；庆大霉素5 mg/kg，qd，肌内注射；链霉素1 g，qd，肌内注射；利福平10 mg/kg，最高900 mg，qd，口服；复方新诺明160/800 mg，bid，口服；环丙沙星750 mg，bid，口服；头孢曲松2 g，q12 h，静脉注射；妥布霉素1～1.5 mg/kg，q8 h，肌内注射。

参考文献

《中华传染病杂志》编辑委员会.布鲁菌病诊疗专家共识[J].中华传染病杂志，2017，35（12）：705-710.

附录8·广泛耐药革兰阴性菌感染诊治指南节选

整理者：陈璋璋

广泛耐药革兰阴性杆菌（extensively drug resistant gram negative bacilli，XDR-GNB）是指除1～2类抗菌药物（主要指多黏菌素和替加环素）外，几乎对所有类别抗菌药物不敏感的革兰阴性杆菌。XDR-GNB常见于肠杆菌科细菌、鲍曼不动杆菌、铜绿假单胞菌和嗜麦芽窄食单胞菌等。近年来，中国XDR-GNB的发生率呈不断上升趋势，由于缺乏有效的治疗药物，XDR-GNB感染成为公共卫生安全的一大威胁。我国有关感染的临床、微生物学及临床药理学专家们就XDR-GNB感染的实验室诊断、临床诊疗和医院感染控制等问题深入讨论，达成共识。其中细菌药物敏感试验的抗菌药物品种（附表8-1）及结果判定标准遵循美国临床和实验室标准化协会（CLSI）、欧洲抗菌药物敏感性试验委员会（EUCAST）或美国食品与药物监督管理局（FDA）的指南。研究提示长疗程使用广谱抗菌药物是引发XDR-GNB感染最重要的危险因素。根据现有的临床研究和实验室数据，共识提供治疗各种XDR-GNB感染的联合用药推荐方案（附表8-2），其中常用的抗菌药物有替加环素、多黏菌素、碳青霉烯类、氨基糖苷类和磷霉素等。同时建议实行严格的感染控制措施，包括手卫生、接触隔离、主动筛查、环境消毒、去定植和抗菌药物应用管理等，以遏制XDRGNB感染的传播。

附表8-1 推荐革兰阴性菌药物敏感试验的抗菌药物种类

抗菌药物种类[①]	抗菌药物品种	肠杆菌科细菌	铜绿假单胞菌	鲍曼不动杆菌	嗜麦芽窄食单胞菌
青霉素类	氨苄西林	+	−	−	−
β内酰胺酶抑制剂合剂	阿莫西林/克拉维酸	+	−	−	−
	氨苄西林/舒巴坦	+	−	+	−
	头孢哌酮/舒巴坦或替卡西林/克拉维酸	+	+	+	+
	哌拉西林/他唑巴坦	+	+	+	−
第三和第四代头孢菌素	头孢噻肟或头孢曲松	+	−	+	−
	头孢他啶	+	+	+	+
第三和第四代头孢菌素	头孢吡肟	+	+	+	−

（续表）

抗菌药物种类①	抗菌药物品种	肠杆菌科细菌	铜绿假单胞菌	鲍曼不动杆菌	嗜麦芽窄食单胞菌
单环酰胺类	氨曲南	＋	＋	－	－
头霉素类	头孢西丁或头孢美唑	＋	－	－	－
碳青霉烯类	厄他培南	＋	－	－	－
	亚胺培南	＋	＋	＋	－
	美罗培南	＋	＋	＋	－
氨基糖苷类	庆大霉素	＋	＋	＋	－
	阿米卡星	＋	＋	＋	－
氟喹诺酮类	环丙沙星	＋	＋	＋	－
	左氧氟沙星	＋	＋	＋	＋
磺胺类	甲氧苄啶/磺胺甲噁唑	＋	－	＋	＋
氯霉素类	氯霉素	＋	－	－	＋
多黏菌素类	多黏菌素E（黏菌素）或多黏菌素B	＋	＋	＋	－
四环素类	多西环素	＋	－	＋	－
	米诺环素	＋	－	＋	＋
甘氨酰环素类	替加环素	＋	－	＋	＋
其他	磷霉素	＋	＋	－	－

注：① 青霉素类、β内酰胺酶抑制剂合剂、第三和第四代头孢菌素、单环酰胺类、头霉素类、碳青霉烯类分别作为一类抗菌药物；＋：代表推荐检测该抗菌药物敏感性；－：代表该药物对此菌种没有抗菌活性，不推荐进行检测。

附表8-2　治疗XDR-GNB感染的抗菌药物联合用药方案

XDR-GNB	2种药物联合		3种药物联合
XDR肠杆菌科细菌	以替加环素为基础的联合		替加环素+多黏菌素+碳青霉烯类②
		替加环素+氨基糖苷类①	
		替加环素+碳青霉烯类②	
		替加环素+磷霉素	
		替加环素+多黏菌素	
	以多黏菌素为基础的联合		
		多黏菌素+碳青霉烯类②	
		多黏菌素+替加环素	
		多黏菌素+磷霉素	
		多黏菌素+氨基糖苷类①	
	其他联合		
		磷霉素+氨基糖苷类①	
		（头孢他啶或头孢吡肟）+阿莫西林/克拉维酸	

XDR-GNB	2 种药物联合	3 种药物联合
	氨曲南+氨基糖苷类①	
XDR 鲍曼不动杆菌	以舒巴坦及其合剂为基础的联合	
	（头孢哌酮/舒巴坦或氨苄西林/舒巴坦）+替加环素	头孢哌酮/舒巴坦+替加环素+碳青霉烯类②
	（头孢哌酮/舒巴坦或氨苄西林/舒巴坦）+多西环素	头孢哌酮/舒巴坦+多西环素+碳青霉烯类②
	舒巴坦+碳青霉烯类②	亚胺培南+利福平+（多黏菌素或妥布霉素）
	以替加环素为基础的联合	
	替加环素+（头孢哌酮/舒巴坦或氨苄西林/舒巴坦）	
	替加环素+碳青霉烯类②	
	替加环素+多黏菌素	
	以多黏菌素为基础的联合	
	多黏菌素+碳青霉烯类②	
	多黏菌素+替加环素	
XDR 铜绿假单胞菌③	以多黏菌素为基础的联合	
	多黏菌素+抗铜绿假单胞菌β内酰胺类④	多黏菌素+抗铜绿假单胞菌β内酰胺类④+环丙沙星
	多黏菌素+环丙沙星	多黏菌素+抗铜绿假单胞菌β内酰胺类④+磷霉素
	多黏菌素+磷霉素	多黏菌素静脉滴注+碳青霉烯类+多黏菌素雾化吸入
	多黏菌素+利福平	氨曲南+头孢他啶+阿米卡星
	以抗铜绿假单胞菌β内酰胺类为基础的联合	
	抗铜绿假单胞菌β内酰胺类④+氨基糖苷类①	
	抗铜绿假单胞菌β内酰胺类④+环丙沙星	
	抗铜绿假单胞菌β内酰胺类④+磷霉素	
	以环丙沙星为基础的联合	
	环丙沙星+抗铜绿假单胞菌β内酰胺类④	
	环丙沙星+氨基糖苷类①	
	双β内酰胺类联合	
	（头孢他啶或氨曲南）+哌拉西林/他唑巴坦	
	头孢他啶+头孢哌酮/舒巴坦	
	氨曲南+头孢他啶	
XDR 嗜麦芽窄食单胞菌⑤	以甲氧苄啶/磺胺甲噁唑为基础的联合	
	甲氧苄啶/磺胺甲噁唑+（替卡西林/克拉维酸或头孢哌酮/舒巴坦）	
	甲氧苄啶/磺胺甲噁唑+氟喹诺酮类⑥	
	甲氧苄啶/磺胺甲噁唑+米诺环素	
	甲氧苄啶/磺胺甲噁唑+头孢他啶	
	甲氧苄啶/磺胺甲噁唑+多黏菌素	

（续表）

XDR-GNB	2 种药物联合	3 种药物联合
XDR嗜麦芽窄食 单胞菌⑤	以喹诺酮类为基础的联合	
	氟喹诺酮类⑥+甲氧苄啶/磺胺甲噁唑	
	氟喹诺酮类⑥+（替卡西林/克拉维酸或头孢哌酮/舒巴坦）	
	氟喹诺酮类⑥+头孢他啶	
	以多黏菌素为基础的联合	
	多黏菌素+替卡西林/克拉维酸	
	多黏菌素+甲氧苄啶/磺胺甲噁唑	

注：① 氨基糖苷类包括阿米卡星、异帕米星等；② 碳青霉烯类包括美罗培南、亚胺培南等，不包括厄他培南；③ 多为MDR或XDR铜绿假单胞菌的体外研究结果或临床病例报道，联合方案的临床资料少；④ 抗铜绿假单胞菌β内酰胺类：即抗铜绿假单胞菌β内酰胺类，包括碳青霉烯类（美罗培南、亚胺培南）、头孢他啶、头孢吡肟、氨曲南、哌拉西林/他唑巴坦、头孢哌酮/舒巴坦；⑤ 多为MDR嗜麦芽窄食单胞菌的体外研究结果或临床个例报道，联合方案的临床资料很少；⑥ 氟喹诺酮类包括环丙沙星、左氧氟沙星和莫西沙星。

参考文献

[1] 王明贵. 广泛耐药革兰阴性菌感染的实验诊断、抗菌治疗及医院感染控制：中国专家共识[J].中国感染与化疗杂志，2017，17（1）：82–92.

[2] Chinese XDR Consensus Working Group, Guan X, He L, et al. Laboratory diagnosis, clinical management and infection control of the infections caused by extensively drug-resistant gram-negative bacilli: a Chinese consensus statement[J]. Clin Microbiol Infect, 2016, 22 (Suppl 1): S15–S25.

附录 9 · 感染性心内膜炎

整理者：王萌冉

在发达国家，心内膜炎每年的发病率在4～7/10万人年，在最近的数十年中没有明显变化；自然瓣膜心内膜炎中25%～35%与医疗卫生机构相关，而所有心内膜炎中，有16%～30%涉及心脏假体瓣膜。心脏假体瓣膜发生感染的风险在瓣膜置换术后6～12个月最高，此后风险逐步下降。生物瓣膜和机械瓣膜发生感染的概率是相同的。植入式心脏电生理设备的感染，尤其是永久起搏器和植入式心脏电除颤仪的感染，发病率为每1 000个设备中0.5～1.14例；植入式心脏电除颤仪发生感染的风险高于永久起搏器。

■ 病原学

虽然导致心内膜炎的细菌和真菌有很多种，但仍有一小部分细菌可引起大多数心内膜炎（附表9-1）。医疗保健相关的自然瓣膜心内膜炎，主要由金黄色葡萄球菌、凝固酶阴性葡萄球菌、肠球菌引起；其中大约55%在医院发病，45%在社区发病，社区发病者往往是发生在既往90天内与医疗保健机构有密切接触的患者。导管相关的金黄色葡萄球菌血症中有6%～25%会并发心内膜炎，而经食管超声心动图（TEE）这一检查对心内膜炎的检出率较高。

心脏瓣膜手术后2个月内发生的人工瓣膜心内膜炎大多是医院获得性的，往往是手术中假体瓣膜被污染导致，或者是菌血症的术后并发症。这类心内膜炎属于医院获得性感染的本质体现在其病原体：主要为金黄色葡萄球菌、凝固酶阴性葡萄球菌、苛养革兰阴性杆菌、类白喉杆菌、真菌。对于心脏瓣膜手术后12个月以后发生的心内膜炎，病原体的种类及其入侵人体、引起感染的致病途径类似于社区发病的自然瓣膜心内膜炎。心脏瓣膜手术后2～12个月内发生的凝固酶阴性葡萄球菌心内膜炎大多是医院获得的，且其临床发病相对延迟。无论瓣膜手术进行的时间为何，引起人工瓣膜心内膜炎的凝固酶阴性葡萄球菌至少有68%～85%对甲氧西林耐药。

与永久起搏器或植入式心脏电除颤仪相关的心内膜炎往往累及设备以及与设备接触的心内膜或血管内皮，偶尔也会同时发生主动脉瓣和二尖瓣感染。主要的病原体是金黄色葡萄球菌和凝固酶阴性葡萄球菌，大多都对甲氧西林耐药。静脉使用毒品相关的心内膜炎大多累及三尖瓣，主要由金黄色葡萄球菌引起，其中很大一部分都对甲氧西林耐药。合并HIV感染的静脉吸毒者心内膜炎病原体和非HIV感染者无明显差异。

附表 9-1 引起心内膜炎的主要病原体

病原体	病例数							
	自然瓣膜心内膜炎		瓣膜手术后（数月内发作的）人工瓣膜心内膜炎			静脉吸毒者的心内膜炎		
	社区获得性心内膜炎（n=1 718）	医疗保健机构相关心内膜炎（n=1 110）	<2个月（n=144）	2～12个月（n=31）	>12个月（n=194）	累及右心（n=346）	累及左心（n=204）	合计（n=675）
链球菌	40	13	1	9	31	5	15	12
肺炎链球菌	2	—	—	—	—	—	—	—
肠球菌	9	16	8	12	11	2	24	9
金黄色葡萄球菌	28	52[d]	22	12	18	77	23	57
凝固酶阴性葡萄球菌	5	11	33	32	11	—	—	—
苛养革兰阴性球杆菌（HACEK菌群）	3	—	—	—	6	—	—	—
革兰阴性杆菌	1	1	13	3	6	5	13	7
假丝酵母菌	<1	1	8	12	1	—	12	4
多种微生物/混合感染	3	3	3	6	5	8	10	7
类白喉杆菌	—	<1	6	—	3	—	—	0.1
培养阴性	9	3	5	6	8	3	3	3

发病机制

未受损的内皮对大多数细菌感染和血栓形成具有抵抗力。内皮损伤（如在高速血流冲击的部位或心脏内结构性损伤的低压侧）可导致致病微生物直接感染或血小板纤维蛋白血栓的形成，后一种情况称为非细菌性血栓性心内膜炎（NBTE）。在一过性菌血症中，这种血栓为细菌提供附着位点。

引起心内膜炎的微生物从黏膜表面、皮肤或局部感染灶进入血流。除了部分毒力强的病原体（如金黄色葡萄球菌）能直接黏附在完整的血管内皮或已暴露的内皮下组织，血流中的微生物一般先附着于非细菌性血栓上。金黄色葡萄球菌侵袭完整的内皮时，需要纤连蛋白结合蛋白的协助；因此这些表面蛋白可以易化既往正常的瓣膜的感染。致病菌可诱导血小板沉积，刺激血管内皮细胞释放组织因子、引起局部促凝状态，而金黄色葡萄球菌可同时诱导血管内皮细胞和巨噬细胞释放组织因子、进而促凝。纤维蛋白沉积、血小板聚集、致病菌增殖，最终形成感染性赘生物。在赘生物深部的病原微生物大多代谢活性低（非增殖性），故相对能耐受抗微生物药物的杀灭作用。赘生物表面处于增殖状态的微生物持续不断地被冲入血流。

临床表现

心内膜炎的临床表现具有很大的异质性，急性期至亚急性期是逐步过渡的。自然瓣膜心内膜炎、人工瓣膜心内膜炎、静脉吸毒者心内膜炎的临床表现及实验室检查特征见附表 9-2。

诊断

为避免延误诊断，对有心内膜炎易感因素、临床特征或有符合心内膜炎微生物学检查结果的发热患者（例如发生脑梗死、脾梗死，多次血培养提示心内膜炎相关病原体），均应充分进行临床、微生物学、超声心动图检查。

治疗

为了治愈感染性心内膜炎，赘生物中所有的细菌都必须被杀灭，然而，由于心脏局部的宿主抵抗能力不足，且细菌大多处于休眠状态，代谢不活跃，很难被抗菌药物杀死，所以清楚局部感染灶很困难。因此，抗感染治疗必须使用杀菌剂，疗程须延长。启动经验性抗感染治疗的决策必须在获得病原学诊断的需求和疾病进展乃至需紧急手术的风险之间取得平衡，在选择抗

附表9-2 感染性心内膜炎的临床表现

特点	发生率（%）
发热	80～90
寒战、出汗	40～75
厌食、消瘦、萎靡	25～50
肌痛、关节痛	15～30
背痛	7～15
心脏杂音	80～85
新发/加重的反流杂音	20～50
动脉栓塞	20～50
脾肿大	15～50
杵状指	10～20
神经系统表现	20～40
外周表现（Osler结节、甲床下出血、Janeway损害、Roth斑）	2～15
瘀点	10～40
实验室检查	
贫血	70～90
白细胞增多	20～30
镜下血尿	30～50
红细胞沉降率升高	60～90
C反应蛋白升高	>90
类风湿因子阳性	50
循环免疫复合物阳性	65～100
血清补体下降	5～40

感染治疗方案时，必须综合考虑合并的其他部位感染（如脑膜炎）、药物过敏反应、靶器官损害、药物相互作用、不良反应等（附表9-3）。

附表9-3 常见病原体引起的感染性心内膜炎的抗生素治疗

病原体	药物（剂量，疗程）	注释
链球菌		
青霉素敏感的链球菌 解没食子酸链球菌	• 青霉素G（2～3 mU，静脉注射，q4 h，4周） • 头孢曲松（2 g/d，静脉注射，每日单次给药，4周） • 万古霉素（15 mg/kg，静脉注射，q12 h，4周） • 青霉素G（2～3 mU，静脉注射，q4 h）或头孢曲松（2 g，静脉注射） **加** 庆大霉素（3 mg/kg，qd，静脉注射或肌内注射，每日单次给药或平均剂量q8 h分次给药，2周）	— 对青霉素过敏者，如非速发型变态反应，可以使用头孢曲松 如患者有严重或速发型β-内酰胺类过敏，建议使用万古霉素 如患者发生氨基糖苷类毒性反应风险大，或为人工瓣膜心内膜炎、有合并症的心内膜炎，不应使用2周方案

（续表）

病原体	药物（剂量，疗程）	注释
青霉素相对耐药的链球菌	• 青霉素G（4 mU，静脉注射，q4 h）或头孢曲松（2 g，静脉注射，qd）4周 **加** 庆大霉素（3 mg/kg，qd，静脉注射或肌内注射，每日单次给药或平均剂量q8 h分次给药，2周） • 万古霉素，用法同上，4周	对链球菌人工瓣膜心内膜炎，如链球菌对青霉素MIC≤0.1 μg/mL，建议按该剂量的青霉素治疗6周或最初2周加用庆大霉素 —
青霉素中度耐药的链球菌、营养变异性微生物或孪生球菌	• 青霉素G（4～5 mU，静脉注射，q4 h）或头孢曲松（2 g，静脉注射，qd）6周 **加** 庆大霉素（3 mg/kg，qd，静脉注射或肌内注射，每日单次给药或平均剂量q8 h分次给药，6周） • 万古霉素，用法同上，4周	对链球菌人工瓣膜心内膜炎，如链球菌对青霉素MIC＞0.1 μg/mL，建议该方案 部分患者建议该方案
肠球菌		
	• 青霉素G（4～5 mU，静脉注射，q4 h）加庆大霉素（1 mg/kg，静脉注射，q8 h），均为4～6周 • 氨苄西林（2 g，静脉注射，q4 h）加庆大霉素（1 mg/kg，静脉注射，q8 h）均为4～6周 • 万古霉素（15 mg/kg，静脉注射，q12 h）加庆大霉素（1 mg/kg，静脉注射，q8 h），均为4～6周 • 氨苄西林（2 g，静脉注射，q4 h）加头孢曲松（2 g，静脉注射，q12 h）均为6周	可使用链霉素（7.5 mg/kg，q12 h）代替庆大霉素，如对庆大霉素无高度耐药 — 对青霉素过敏者，使用万古霉素+庆大霉素（或对青霉素脱敏治疗）；对青霉素或氨苄西林耐药的肠球菌也可使用该方案 对庆大霉素或链霉素高度耐药的粪肠球菌心内膜炎，或对氨基糖苷类抗生素毒性反应风险大的患者，建议该方案
葡萄球菌		
MSSA自然瓣膜心内膜炎（无植入物）	• 萘夫西林、苯唑西林或氟氯西林（2 g，静脉注射，q4 h，4～6周） • 头孢唑林（2 g，静脉注射，q8 h，4～6周） • 万古霉素（15 mg/kg，静脉注射，q12 h，4～6周）	如致病菌株对青霉素敏感（不产β-内酰胺酶），可使用青霉素（4 mU，q4 h） 如患者对青霉素过敏，但非速发型变态反应，可使用头孢唑林 如患者对青霉素过敏呈速发型变态反应（如荨麻疹）或严重过敏，可使用万古霉素
MRSA自然瓣膜心内膜炎（无植入物）	• 万古霉素（15 mg/kg，静脉注射，q8～12 h，4～6周）	不建议常规使用利福平；对万古霉素MIC＞1.0 μg/mL的MRSA，或在万古霉素治疗期间持续性菌血症者，建议更换方案
MSSA人工瓣膜心内膜炎	• 萘夫西林、苯唑西林或氟氯西林（2 g，静脉注射，q4 h，6～8周） **加** 庆大霉素（1 mg/kg，肌内注射或静脉注射，q8 h，2周） **加** • 利福平（300 mg，口服，q8 h，6～8周）	最初的2周使用庆大霉素；在使用利福平之前要做庆大霉素的药敏试验；如果患者对青霉素严重过敏，使用MRSA的方案；如患者对β-内酰胺类轻微过敏或非速发型变态反应，可使用头孢唑林来代替苯唑西林或萘夫西林
MRSA人工瓣膜心内膜炎	• 万古霉素（15 mg/kg，静脉注射，q12 h，6～8周） **加** 庆大霉素（1 mg/kg，肌内注射或静脉注射，q8 h，2周） **加** 利福平（300 mg，口服，q8 h，6～8周）	最初的两周使用庆大霉素；在使用利福平之前要检测庆大霉素的药敏情况
HACEK菌群		
	• 头孢曲松（2 g/d，静脉注射，qd，4周） • 氨苄西林舒巴坦（3 g，静脉注射，q6 h，4周）	可以使用其他三代头孢菌素，以同等剂量 —
伯氏柯克斯体		
	• 多西环素（100 mg，口服，q12 h）**加**羟氯喹（200 mg，口服，q8 h），均使用18（自然瓣膜）或24（假体瓣膜）个月	治疗期间随访血清抗体，监测疗效以及是否复发（IgG和IgA水平下降4倍，IgM转阴）

（续表）

病原体	药物（剂量，疗程）	注释
巴尔通体		
	• 头孢曲松（2 g，静脉注射，q24 h）或氨苄西林（2 g，静脉注射，q4 h）或多西环素（100 mg，q12 h，口服），6周 加 庆大霉素（1 mg/kg，静脉注射，q8 h，3周）	如果患者对青霉素过敏，使用多西环素

附录10 · 2014年《皮肤软组织感染的诊断和管理：美国感染病学会实践指南》和2018年《皮肤软组织感染的管理意见：世界急诊外科协会与欧洲外科感染协会会议共识》

整理者：王青青

皮肤软组织感染（skin and soft tissue infection，SSTI）包括涉及皮肤和潜在皮肤下组织、筋膜或肌肉的各种生理状况，范围从简单的浅表感染到严重的坏死性感染。SSTI在急诊和住院感染患者中比例高，发生率约为496例/万人年，总体呈上升趋势；好发于65岁以上人群，以非复杂性为主。大多数SSTI呈自限性，无须住院治疗，而在住院的SSTI患者中，其死亡率可达14.9%，尤其在坏死性感染患者中。

SSTI的临床表现异质性较大，故决定了其分类多样。2014年美国感染病学会（Infectious Diseases Society of America，IDSA）发布的SSTI诊治指南根据有无化脓、有无坏死，将SSTI分为化脓性或非化脓性、坏死性或非坏死性感染。该指南囊括了不同类型SSTI的诊疗推荐，小到表皮感染，大到可威胁生命的坏死性筋膜炎，也包含了合并免疫抑制的SSTI治疗；尤其对病原体（包括耐药金黄色葡萄球菌）抗菌药物使用进行详细罗列（附表10-1～附表10-3）。

在2018年世界急诊外科协会与欧洲外科感染协会联合[the World Society of Emergency Surgery（WSES）and the Surgical Infection Society Europe（SIS-E）]发布了关于SSTI的管理共识，其强调在对SSTI患者进行分类时，应始终独立评估感染的坏死或非坏死特征、解剖范围、感染特征（化脓性或非化脓性）以及患者的临床状况发生率变化。相较于2014年美国感染病学会发布的SSTI诊治指南，2018年WSES/SIS-E的管理共识在抗生素治疗、外科切开引流、MRSA感染治疗、坏死性感染评估及高压氧、负压吸引等辅助治疗方面，有了更加全面的指导，主要分类及诊疗如下。

■ 手术切口感染

手术切口感染（surgical site infection，SSI）是手术患者中最常见的医疗相关感染，预防SSI是首要的任务；SSI的治疗原则是需要迅速并广泛地打开手术切口。当出现全身炎症反应或脏器衰竭表现或免疫抑制者，应经验性使用可覆盖革兰阳性球菌和（或）手术部位菌群的广谱抗生素。

■ 非坏死性感染

1. 浅表感染：如脓疱病、丹毒及蜂窝织炎建议使用针对革兰阳性菌的抗生素治疗。浅表脓肿的主要治疗方法是切开和引流，不建议使用抗生素。复杂脓肿（complex abscesses）常见于会阴或肛周、直肠周围或静脉注射部位出现的脓肿，当范围局限时，脓肿切开和引流效果佳；对于出现全身感染症状、或免疫抑制患者、或感染控制不佳或合并严重蜂窝织炎时需抗感染，建议使用覆盖革兰阳性、革兰阴性及厌氧菌的广谱抗生素。对于有社区获得性耐甲氧西林金黄色葡萄球菌（CA-MRSA）感染风险的患者或一线抗感染用药无效时，需覆盖CA-MRSA抗感染治疗。

2. 受损皮肤感染：受损皮肤包括动物咬伤伤口、烧伤、压疮，对受损创面进行冲洗和去除坏死组织是预防感染的主要措施。出现全身感染症状、免疫抑制、并发症严重、蜂窝织炎或严重深部伤口时，需要广谱抗生素治疗，覆盖需氧、厌氧菌。烧伤感染常常由多种病原体引起，烧伤后会出现革兰阳性菌的迅速定植，1周内出现革兰阳性菌的定植。咬伤伤口感染的主要病原体为动物或人的正常口腔菌群，也有人类的皮肤定植病原体，如动物咬伤感染中巴斯德菌多见，而人咬伤感染中链球菌多见。压疮感染也常常由多种病原体导致，包括金黄色葡萄球菌、肠球菌等需氧菌和消化链球菌、脆弱拟杆菌等厌氧菌。对于后两类感染，应予以充分清创同时抗感染治疗。

3. 复杂SSTI中MRSA治疗：复杂SSTI（cSSTI）是累及较深软组织的感染，常需要住院并进行较大手术治疗。cSSTI常常需要症状、体征、实验室检查、影像学检查及微生物检测共同协助诊断。在选择抗感染药物时，应根据当地流行病学、MRSA感染的危险因素、临床表现等，决定是否选择针对MRSA的抗菌药物。可覆盖CA-MRSA的口服药物包括克林霉素、四环素类、磺胺类和利奈唑胺；覆盖MRSA的静脉药物为万古霉素、达托霉素、头孢洛林及替加环素等。建议抗MRSA感染疗程为7～14天，但应根据患者临床反应进行个体化调整。

■ 坏死性软组织感染

坏死性软组织感染（necrotizing soft tissue infection，NSTI）可累及所有层软组织，从浅表真皮和皮下组织到深层筋膜和肌肉，呈高侵袭性，发生率不高（0.3/10万人～15/10万人），但死亡率高（20%～30%）。所以在SSTI进行分类时，应始终具体到感染的坏死或非坏死特征。尽早评估严重程度、尽早治疗对预后尤为重要。同时应进行多学科合作管理，及时评估。控制感染源包括引流、清创、感染装置及异物清除，抗生素治疗和支持措施是治疗NSTI引起脓毒血症的基石。静注免疫球蛋白、伤口清创后高压氧和伤口负压吸引可用于NSTI患者的辅助治疗。

附表10-1　链球菌和金黄色葡萄球菌引起的SSTI抗菌药物治疗

疾病	抗菌药物
疱　疹	双氯西林
	头孢氨苄
	红霉素
	阿莫西林克拉维酸
	局部用药：瑞他帕林软膏，莫匹罗星软膏
MSSA SSTI	萘夫西林或苯唑西林
	头孢唑林
	克林霉素
	双氯西林
	头孢氨苄
	多西环素，米诺环素
	复方磺胺甲噁唑片
MRSA SSTI	万古霉素
	利奈唑胺
	克林霉素
	达托霉素
	头孢洛林
	多西环素，米诺环素
	复方磺胺甲噁唑片
非化脓性SSTI（蜂窝织炎）	
链球菌皮肤感染	青霉素
	克林霉素

（续表）

疾病	抗菌药物
链球菌皮肤感染	萘夫西林
	头孢唑林
	青霉素VK
	头孢氨苄

注：MSSA，甲氧西林敏感金黄色葡萄球菌（methicillin-susceptible staphylococcus aureus）；MRSA，耐甲氧西林金黄色葡萄球菌（methicillin-resistant staphylococcus aureus）；SSTI，皮肤软组织感染（skin and soft tissue infection）。

附表10-2　手术切口感染抗菌药物治疗

手术部位	抗菌药物	
胃肠道手术	单药	替卡西林钠/克拉维酸
		哌拉西林/他唑巴坦
		亚胺培南/西司他丁
	联合用药	头孢曲松+甲硝唑
		环丙沙星+甲硝唑
		左氧氟沙星+甲硝唑
		氨苄西林/舒巴坦+庆大霉素/妥布霉素
躯干或远离腋窝及会阴的肢体部位手术	苯唑西林/萘夫西林	
	头孢唑林	
	头孢氨苄	
	复方磺胺甲噁唑	
	万古霉素	
腋窝或会阴手术	甲硝唑联合	
	环丙沙星或左氧氟沙星或头孢曲松	

附表10-3　坏死性筋膜炎抗菌药物治疗

病原体	抗菌药物
混合感染	万古霉素、利奈唑胺联合
	哌拉西林/他唑巴坦或碳青霉烯类或头孢曲松+甲硝唑
链球菌	青霉素+克林霉素
金黄色葡萄球菌	萘夫西林
	苯唑西林
	头孢唑林
	万古霉素（针对耐药菌株）
	克林霉素

（续表）

病原体	抗菌药物
梭菌属	克林霉素+青霉素
嗜水气单胞菌	多西环联合
	环丙沙星或头孢曲松
创伤弧菌	多西环联合
	头孢曲松或头孢噻肟

参考文献

[1] Sartelli M, Guirao X, Hardcastle TC, et al. 2018 WSES/SIS-E consensus conference: recommendations for the management of skin and soft-tissue infections[J]. World J Emerg Surg, 2018, 13: 58.

[2] Stevens DL, Bisno AL, Chambers HF, et al. Practice guidelines for the diagnosis and management of skin and soft tissue infections: 2014 update by the infectious diseases society of America[J]. Clin Infect Dis. 2014, 59(2): 147-59.

附录11 · 中华医学会感染病分会《发热待查诊治专家共识》（2017年）

整理者：骆 煜

"发热待查"是感染病科疑难疾病诊治中的难点，合理临床诊治流程可以提高发热待查的诊断水平。经典型发热待查是指发热持续3周以上，口温至少3次 > 38.3℃（或至少3次体温在1天内波动 > 1.2℃），经过至少1周在门诊或住院的系统全面的检查仍不能确诊的一组疾病。其中，系统全面的检查应至少包括血常规、尿常规、粪常规+隐血、肝肾功能、电解质、血培养、胸部X线和腹部B超，且患者无免疫缺陷相关疾病史。

■ 分类

引起经典型发热待查的病因超过200种，可以归纳为以下4类：感染性疾病（细菌性、真菌性、寄生虫性、其他）、肿瘤性疾病（血液系统及实体恶性肿瘤）、非感染性炎症性疾病（自身免疫性及炎症性疾病）、其他疾病（如药物热、亚甲炎、坏死性淋巴结炎、伪装热、过敏性肺炎）。

1. 感染性疾病：长期以来一直是引起发热待查的最主要的病因，以细菌感染占多数，病毒次之。近年来此类疾病有所下降，尤其在经济发达地区，其所占比例已降至30%左右。

2. 非感染性炎症性疾病（non-infectious inflammatory disease，NIID）：该组疾病在发热待查中所占的比例近年来有所上升，占20% ～ 30%。成人Still病、系统性红斑狼疮（SLE）等是年轻发热待查患者的常见病因；而老年发热待查患者中，风湿性多肌痛/颞动脉炎等的发病率日渐上升。

3. 肿瘤性疾病：血液系统肿瘤、实体肿瘤中的肾上腺样瘤、胃肠道肿瘤（尤其是结直肠肿瘤）和中枢系统肿瘤相对常见。随着CT、MRI等影像学技术的普及，肿瘤性疾病易于被早期发现，在发热待查中所占比例有所下降。

4. 其他疾病：约占10%，包括药物热、肉芽肿性疾病、栓塞性静脉炎、溶血发作、隐匿性血肿、周期热、伪装热等。

上述4类原因可解释约85%的发热待查病因。尽管在具有一定规模的医院中，经过较丰富临床经验的医师诊治并且应用了现代医学仪器、分子生物学与生物化学等诊断技术，但仍有约15%的发热待查患者始终不能查明原因。

■ 诊疗流程

诊疗流程包括4个步骤：① 判断是否属于发热待查；② 第一阶段初筛；③ 第二阶段特异性检查；④ 治疗（包括对症治疗及诊断性治疗）。发热待查诊疗的建议流程见附图11-1。

1. 病因初筛（第一阶段）：包括以下内容。

（1）病史采集：判断是否为持续发热，记录热程，判断热型，按系统顺序询问伴随症状，获取所有外院相关检查结果，了

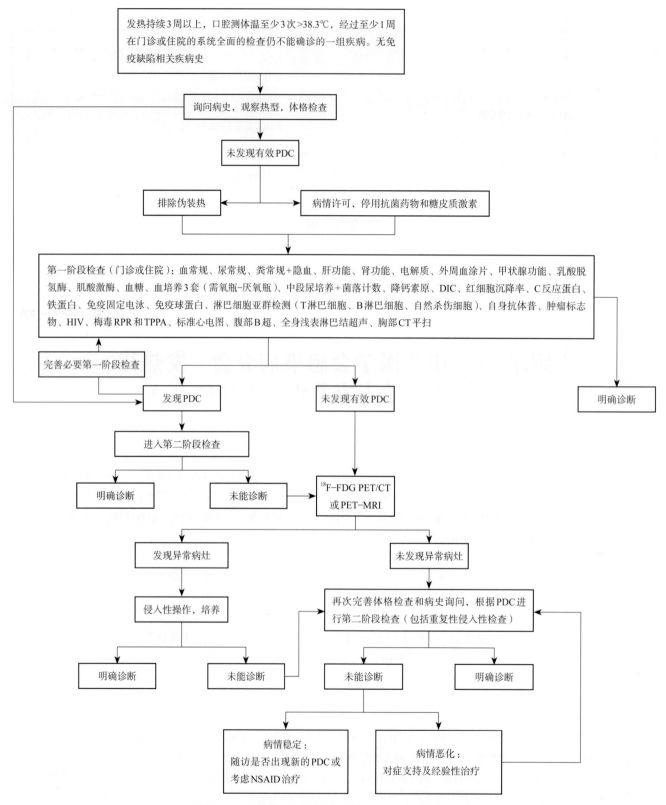

附图 11-1　发热待查诊疗的建议流程　PDC，获得的诊断线索

解相关病史。

（2）全面的体格检查：测量体温，细致有重点的入院体检，每日常规观察。

（3）根据病史和体检的结果完善辅助检查。

诊断与鉴别诊断思路为根据PDC分析：① 鉴别感染性疾病与非感染性疾病；② 感染性疾病的定位，常见感染部位包括肺部感染、尿路感染、肠道感染、胆道感染等，多具有对应的局部症状，尤其不要遗漏感染性心内膜炎、结核病、局灶感染等；③ 非感染性疾病分为肿瘤性疾病，结缔组织病及其他类疾病，多为全身累及，少局部定位表现，需根据临床表现、实验室及辅助检查推论。肿瘤中最常见的为淋巴瘤，结缔组织病中最常见为SLE、成人Still病等，其他类疾病中包括药物热等。根据可能的诊断，进入第二阶段特异性检查。

（4）特殊临床表现可提供的诊断线索：伴皮疹、淋巴结脾肿大、肝功能异常、伴血小板减少、伴关节肌肉病变。

第一阶段建议的筛查项目包括血常规、尿常规、粪便常规+隐血、肝功能、肾功能、电解质、外周血涂片、甲状腺功能、乳酸脱氢酶、肌酸激酶、血糖、血培养3套（需氧瓶+厌氧瓶）、中段尿培养+菌落计数、降钙素原、弥散性血管内凝血全套、红细胞沉降率、C反应蛋白、铁蛋白、免疫固定电泳、免疫球蛋白、淋巴细胞亚群分类（T淋巴细胞、B淋巴细胞、自然杀伤细胞）、自身抗体谱、肿瘤标志物、HIV、梅毒RPR和TPPA、标准心电图、腹部B超、全身浅表淋巴结超声、胸部CT平扫。

2. 针对性检查阶段（第二阶段）在制定检查策略时，应注意两个原则：① 特异性高；② 从无创到有创。

（1）PDC引导下的特异性有创检查：如淋巴结组织活检或穿刺（优先考虑颈后或锁骨上淋巴结）、骨髓涂片及活检、骨髓培养。

（2）正电子发射计算机X线断层扫描技术（PET/CT）在发热待查诊断中的应用。

（3）在诊断困难的病例中，必要时可多次重复有创检查，以获取临床线索。

▪ 治疗

发热待查的治疗原则：① 对于体温≤39℃的发热，建议维持水、电解质的平衡而无须处理发热。② 对于体温在39～40℃的发热，应积极使用物理降温及退热药物使核心体温降至39℃以下；同时维持水电解质的平衡。不推荐在体温调控机制正常时单独使用物理降温。③ 对于体温＞40℃的发热，或可能有脑组织损伤或感染性休克风险的患者，可在退热药物的基础上，用冷水或冰水擦拭皮肤或擦拭皮肤后使用风扇、冰毯和冰袋增加水分的蒸发。④ 诊断性治疗应局限于疟疾、结核感染等可凭借疗效做出临床诊断的特定疾病，不应作为常规治疗手段。⑤ 抗感染药物的应用不应作为常规诊断性治疗的手段。⑥ 原则上不建议在病因未明的发热患者中使用激素，尤其不应作为退热药物使用。

参考文献

《中华传染病杂志》编辑委员会.发热待查诊治专家共识[J].中华传染病杂志，2017，35（11）：641-655.